现代手性药物的制备与合成

陈仲强　吕　敏　编著

化学工业出版社

·北京·

内容简介

本书收集了1990—2018年上市或者目前仍处于临床前或临床研究阶段的手性药物共135个，详细叙述了各个药物品种的具体制备与合成方法，并对其化学结构式、分子式、分子量、CA登记号、研发厂商（研发单位）、首次上市时间和国家、性状、用途、合成路线、波谱数据等内容进行了说明。为了方便读者深入研究，每个品种后都列举了较为全面的参考文献。

本书可供药物研发、合成、制备的研究和技术人员阅读参考。

图书在版编目（CIP）数据

现代手性药物的制备与合成/陈仲强，吕敏编著.—北京：化学工业出版社，2021.2

ISBN 978-7-122-38070-8

Ⅰ.①现… Ⅱ.①陈… ②吕… Ⅲ.①不对称有机合成-药物化学-制备②不对称有机合成-药物化学-化学合成 Ⅳ.①R914.5

中国版本图书馆CIP数据核字（2020）第245145号

责任编辑：杨燕玲

责任校对：赵懿桐　　装帧设计：关　飞

出版发行：化学工业出版社（北京市东城区青年湖南街13号　邮政编码100011）

印　　装：三河市航远印刷有限公司

787mm×1092mm　1/16　印张33¾　字数864千字　2022年1月北京第1版第1次印刷

购书咨询：010-64518888　　售后服务：010-64518899

网　　址：http://www.cip.com.cn

凡购买本书，如有缺损质量问题，本社销售中心负责调换。

定　　价：198.00元

前 言

手性药物（chiral drug），是指药物分子结构中引入手性中心后，得到的一对互为实物与镜像的对映异构体。这些对映异构体的理化性质基本相似，仅仅是旋光性有所差别，分别被命名为 *R* 型或 *S* 型、D 型或 L 型、左旋或右旋。

手性（chirality）是自然界的本质属性之一。作为生命活动重要基础的生物大分子，如蛋白质、多糖、核酸、酶和受体等，几乎全是手性的，这些分子在体内往往具有重要生理功能。目前所用的药物多为低于 50 个原子组成的有机小分子，很大一部分也具有手性，它们的药理作用是通过与体内大分子之间严格手性匹配与分子识别实现的。含手性因素的化学药物的对映体在人体内的药理活性、代谢过程及毒性存在显著的差异。研究表明，手性药物具有副作用少而小，使用剂量低和疗效高等特点。研究与开发手性药物是当今药物化学的发展趋势；手性药物的研究已成为国际新药研究的主要方向之一。

《现代手性药物的制备与合成》共收集近 30 年（1990—2018 年）上市或者目前仍处于临床前或临床研究阶段的手性药物品种 135 个，其中一些品种已是畅销药物，一些个别品种作者本人曾研制过。

本书详细叙述了每个品种的具体制备与合成方法，并对其化学结构式、分子式、相对分子质量、CA 登记号、研发厂商（研发单位）、首次上市时间和国家（或研发动态）、性状、用途（有的包括药理特点或药效）、合成路线（以化学反应式表示）、波谱数据等都作了说明。为了方便读者深入研究，每一品种后都列举了较全面的参考文献，且大部分注明了文献出处，以便进一步查阅研究探讨。极个别品种因为不良反应等原因暂停研究或撤出市场也作了简要说明。

本书所引用的有关专利技术只供读者参考，在应用时，请按照知识产权保护有关法律和规定执行。

本书编著过程中部分资料的收集、整理由何勤、王成军、王小峰、许晓武、陈巍、陈沛、陈怡、陈士曼、陈虹、李泉、陈荣、刘芳、杨静、张奇华、周桂亮、欧阳姣花、柳築宁、金喜滇、王正君、金颖、金嘉、王敏等协助。

由于涉及多种学科，所查文献不一定很齐全，全书虽经过多次校对，但作者水平有限，不妥之处也在所难免，请读者多加批评指正。

陈仲强
吕　敏
山东济南循道科技有限公司试验室
2020 年 7 月

编写说明

一、《现代手性药物的制备与合成》共收集手性药物 135 个品种，大部分都是 1990—2018 年上市的药物（也包括当前处于临床前或临床研究阶段品种）。本书由前言、编写说明、目录、正文、中文名索引、英文名索引、分子式索引、美国化学文摘（CA）登记号索引所组成。

二、药物品种目录大类按应用分类编排，个别大类药物中又分了小类（按药理分类），如抗肿瘤药中的小类。每个品种都有编号。

三、分子式索引中，分子式书写依据希尔体系（Hill Convention）。

① 分子式前两位依据 C、H 个数递增顺序编排，即若 C 个数相同，按 H 个数递增顺序排。

② 自第三位起按字母顺序排列。

③ 分子式索引中都注明了药物编号，以便区别分子式相同者（即同一个分子式中有两个编号或几个编号）。

四、英文名索引按字母顺序排。第一个字母相同者，按第二个字母顺序排，以此类推。

五、中文名索引按中文名拼音字母顺序排列。

六、制备与合成

① 书中涉及的混合溶剂比，如无特别说明均指体积比（V/V）。

② 如无特别说明，乙醇均指 95%乙醇，浓硫酸指 95%～98%硫酸、浓盐酸指 36%盐酸、盐水指饱和食盐水。

③ 书中涉及一些特殊试剂，基本都作了注解说明。

④ 参考文献包括合成工艺、药理、药效、毒理、临床评价、分析等方面的。

⑤ 合成路线用化学反应式表示说明。

目 录

1

抗生素

1.1 β-内酰胺类抗生素

001 硫酸头孢噻利（Cefoselis Sulfate）

【别名】 FK-037，wincef。

【化学名】 (6*R*,7*R*)-7-[[(2*Z*)-2-(2-Amino-4-thiazolyl)-2-(methoxyimino)acetyl]amino]-3-[[2,3-dihydro-2-(2-hydroxyethyl)-3-imino-1*H*-pyrazol-1-yl]methyl]-8-oxo-5-thia-1-azabicyclo[4.2.0]oct-2-ene-2-carboxylic acid sulfate。

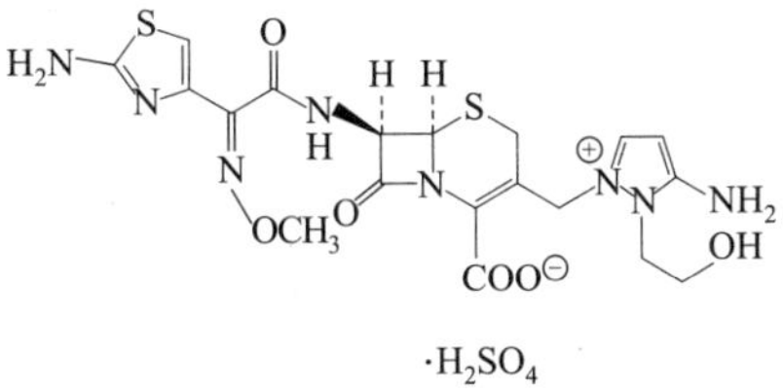

头孢噻利	CAS [122841-10-5]	$C_{19}H_{22}N_8O_6S_2$	522.56
硫酸头孢噻利	CAS [122841-12-7]	$C_{19}H_{22}N_8O_6S_2 \cdot H_2SO_4$	620.63

【研发厂商】 日本 Fujisaw 制药株式会社与美国 Johnson 公司。

【首次上市时间和国家】 1998 年 10 月首次在日本上市。

【性状】 黄色晶体，mp（熔点）213～215℃（分解）。其硫酸盐为白色结晶性粉末；无臭，味微苦；有引湿性，极易溶于水，不溶于乙醇、乙醚。

【用途】 本品为第四代头孢菌素类抗生素，具有广谱抗菌活性，对葡萄球菌的活性比第三代头孢菌素更有效，对假单胞菌属（与免疫受损患者的机会感染有关）也有效。本品的作用机制为破坏细菌细胞壁的合成，通过抑制肽聚糖合成中甘氨酸和 D-丙氨酸的转肽反应，使细胞壁溶解，从而导致细菌内容物流失而死亡。本品对多种病原菌（包括金黄色葡萄球菌和铜绿假单胞菌）有强效，其特点是对甲氧西林耐药的金黄色葡萄球菌（MRSA）有很强活性。本品对临床分离的需氧的革兰阳性菌的效果类似于头孢匹罗，强于头孢他啶、头孢唑肟；对革兰阴性菌的活性类似于头孢他啶和头孢匹罗，优于头孢哌酮。抗铜绿假单胞菌活性与头孢匹罗相当，强于头孢哌酮，但弱于头孢他啶。本品对头孢匹罗、头孢哌酮耐药的枸橼酸杆菌属和肠杆菌属有显著的活性，而且本品对金黄色葡萄球菌、大肠杆菌和铜绿假单胞菌的抑菌效果比头孢匹罗和头孢他啶要强得多。本品对大肠杆菌外膜的穿透作用略强于头孢他啶，略弱于头孢匹罗。本品对细菌的β-内酰胺酶有非常高的稳定性。本品对金黄色葡萄球菌和铜绿假单胞菌有强大的杀菌能力；对其他各种厌氧菌和需氧菌也有广泛的抗菌活性。本品对肺炎球菌、大肠杆菌等引起的感染也有效。本品用于呼吸道、消化道、泌尿道感染，外科腹膜炎，胆囊炎，胆管炎和其他腹内感染，败血症，脑膜炎，皮肤与软组织感染，五官、骨骼及关节感染，妇科盆腔炎，子宫内膜炎等的治疗。

【合成路线】 介绍文献［4］的方法路线。即以7β-氨基-3-氯甲基-3-头孢烯-4-羧酸对甲氧基苄基酯盐酸盐（ACLE）（**001-1**）为起始原料，经氨基保护、酯解得7β-甲酰氨基-3-氯甲基-3-头孢烯-4-羧酸（**001-3**），**001-3**与5-甲酰氨基-1-(2-甲酰氧乙基）吡唑反应，得到7β-甲酰氨基-3-[3-甲酰氨基-2-(2-甲酰氧乙基)-1-吡唑鎓基］甲基-3-头孢烯-4-羧酸（**001-4**），**001-4**经水解后与AE活性酯缩合成盐得硫酸头孢噻利（**001**）。

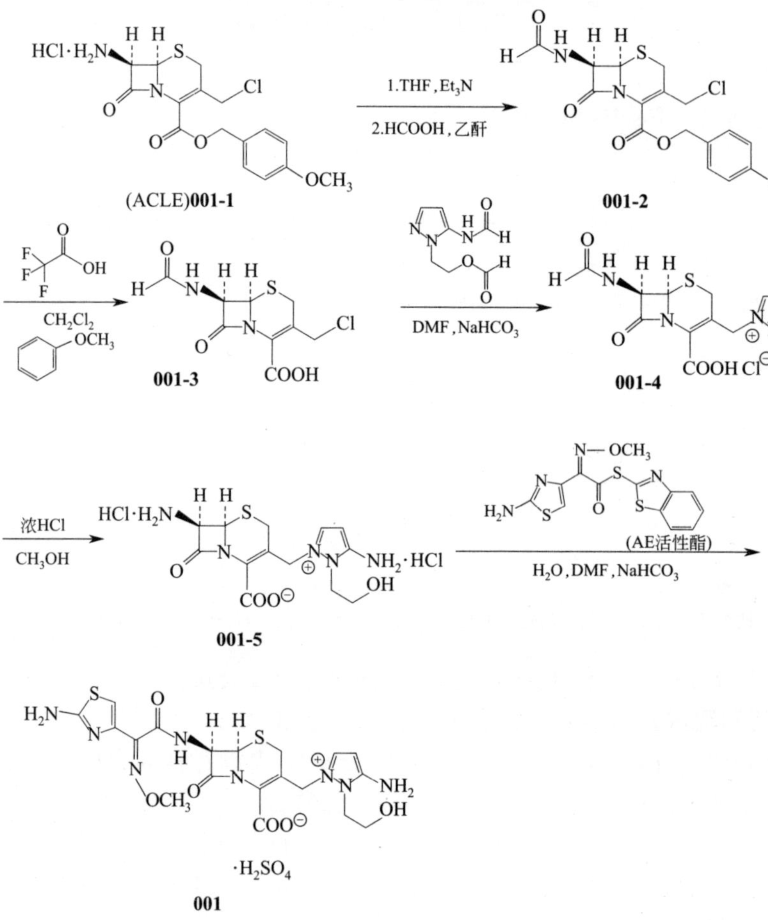

1. 7β-甲酰氨基-3-氯甲基-3-头孢烯-4-羧酸对甲氧基苄酯（001-2）的制备

在反应瓶中加入7β-氨基-3-氯甲基-3-头孢烯-4-羧酸对甲氧基苄酯盐酸盐（ACLE）160g、THF 320mL，搅拌溶解，在冰浴冷却下滴加三乙胺55mL，滴毕，移走冰浴，室温搅拌1h，过滤，用THF（50mL×3）洗涤，滤液待用。

在另一反应瓶中加入甲酸44mL、乙酐110mL，于40～50℃搅拌反应1h。然后将上述待用的滤液倾入，析出结晶，继续于45℃保温搅拌反应0.5h。降温，在冰浴下搅拌1h。过滤，滤饼用乙醇洗，得白色固体产物，与母液处理后的所得产物合并共得 **001-2** 133g，收率为 85%，mp154～155℃（分解）。

2. 7*β*-甲酰氨基-3-氯甲基-3-头孢烯-4-羧酸（001-3）的制备

在反应瓶中加入 **001-2** 110g、CH_2Cl_2 330mL 和苯甲醚 210mL，搅拌混合，并在冰浴冷却下滴加三氟乙酸 213mL，室温下搅拌反应 1h。将反应液倒入装有异丙醚 1200mL 和乙酸乙酯 1200mL 的 5L 烧杯中，过滤收集沉淀物，得到白色固体 **001-3** 56g，收率为 73%。

^{1}H-NMR（400MHz，DMSO-d_6）δ：3.63（2H，AB_q），4.55（2H，s），5.15（1H，d），5.79（1H，m），5.79（1H，m），8.12（1H，s），9.10（1H，d）。

3. 7*β*-甲酰氨基-3-[3-甲酰氨基-2-(2-甲酰氧乙基)-1-吡唑鎓基］甲基-3-头孢烯-4-羧酸盐（001-4）的制备

在反应瓶中依次加入 **001-3** 100g、DMF 400mL、$NaHCO_3$ 60g 和 5-甲酰氨基-1-(2-甲酰氧乙基）吡唑 200g，室温下搅拌反应 5h。过滤，将滤液倾入 4000mL 乙酸乙酯中，过滤，收集产生的沉淀物，得浅黄色固体 150g **001-4**，收率为 90%。

IR（KBr）：3423cm^{-1}，1770cm^{-1}，1632cm^{-1}，1574cm^{-1}。

4. 7*β*-氨基-3-[3-氨基-2-(2-羟乙基)-1-吡唑鎓基］甲基-3-头孢烯-4-羧酸盐酸盐（001-5）的制备

在室温下，往反应瓶中依次加入 **001-4** 80g 和甲醇 400mL，搅拌溶解，再加入浓盐酸 92mL，在同温度下搅拌 2h 后，将混合物滴加到盛有乙酸乙酯 800mL 的反应瓶中，析出近白色固体，过滤，滤饼用适量乙酸乙酯洗涤，得白色固体 **001-5** 68g，收率为 94.9%。

IR（KBr）：3413cm^{-1}，1786cm^{-1}，1636cm^{-1}，1592cm^{-1}。

^{1}H-NMR（400MHz，D_2O）δ：3.16～3.31（6H，m），3.57～3.60（2H，t），4.09～4.37（2H，m），4.85（1H，d），5.01（1H，d），5.06～5.28（3H，q），5.87（1H，d），7.38（2H，s），8.00（1H，d）。

5. (6*R*，7*R*)-7-[[(2*Z*)-2-(2-氨基-4-噻唑基)-2-(甲氧亚氨基）乙酰基］氨基]-3-[［2,3-二氢-2-(2-羟乙基)-3-亚氨基-1*H*-吡唑-1-基］甲基]-8-氧代-5-硫杂-1-氮杂双环［4.2.0］辛-2-烯-2-羧酸硫酸盐（硫酸头孢噻利）(001）的合成

在反应瓶中（于室温下）依次加入 **001-5** 60g、H_2O 180mL、DMF 180mL，搅拌混合，然后加入 2-甲氧亚氨基-2-(2-氨基-4-噻唑基)-(*Z*)-硫代乙酸苯并噻唑酯［AE 活性酯，CAS［80765-85-0]]54g，室温反应 3h。反应过程中用 $NaHCO_3$ 调节反应液的 pH 为中性。反应完毕，将反应液过滤，滤液用硫酸溶液调至 pH 1，然后将反应液慢慢倾入盛有丙酮 1L 的容量瓶中，析出类白色晶体，过滤，滤饼用适量丙酮洗涤，抽干，干燥，再用水/醇处理后得 **001** 81g，收率为 89.6%。

IR（KBr）：3217cm^{-1}，1771cm^{-1}，1661cm^{-1}，1606cm^{-1}，1036cm^{-1}。

^{1}H-NMR（400MHz，DMSO-d_6）δ：3.19～3.33（2H，q）3.57～3.60（2H，m），3.82（3H，s），4.03～4.33（2H，m），5.10～5.31（2H，q），5.16～5.17（1H，d），5.80～5.82（1H，m），5.89～5.90（1H，d），6.74（1H，s），7.34～7.40（4H，m），7.98～7.99（1H，d），9.64～9.66（1H，d）。

中间体 ACLE

英文名　7*β*-Amino-3-(chloromethyl)-8-oxo-(4-methoxyphenyl)methyl ester hydrochloride(6*R*-trans)。

英文别名　ZLD0592。

CAS［115369-44-3］。

分子式　$C_{16}H_{17}ClN_2O_4S \cdot HCl$（405.30）。

合成方法可参见文献［35］等。

参考文献

［1］汪啸洋．世界上市新药．北京：化学工业出版社，2006：8-11.
［2］崔德修，等．国外医药抗生素分册，2013，34（6）：250-251，256.
［3］于秀丽．中国临床医药研究杂志，2004，总 118 期：12448-12449.
［4］王亚江，等．天津药学，2010，22（4）：75-76.
［5］黄朋勉，等．精细化工中间体，2007，37（1）：15-18.
［6］薛峰，等．中国新药杂志，2005，14（3）：322-324.
［7］仲瑛，等．国外医药抗生素分册，2000，21（2）：75-78，90.
［8］马红梅，等．国外医药抗生素分册，2005，26（5）：230-232.
［9］Merck Index 15th：1933.
［10］EP，307804，1989.
［11］US，4952578，1990.
［12］Ohki H，et al. J Antibiot，1993，46：359.
［13］Neu H C，et al. Antimicrob Agents Chemother，1993，37：566.
［14］Wise R，et al. Antimicrob Agents Chemother，1994，38：2369.
［15］Chemotherapy（Tokyo）42，Suppl 3：1-464（1994）.
［16］周宇麒，等．中国药房，2002，27（2）：67.
［17］Donald G，et al. J Org Chem，1988，52（12）：983.
［18］WO，41128，1997.
［19］US，0132995 A1，2004.
［20］CN，1032540，1988.
［21］JP，04-173792，1992（JP92173792）.
［22］EP，386689，1990.
［23］夏成才，等．应用化工，2005，34（3）：137-140.
［24］郑光辉．河北化工，2010，3（7）：31-32，42.
［25］刘明亮，等．中华现代医学与临床，2005，3（5）：9-10.
［26］陈仲强，李泉．现代药物的制备与合成：第 2 卷．北京：化学工业出版社，2011：11-14.
［27］周伟澄．高等药物化学选论．北京：化学工业出版社，2006：111.
［28］Prous J，et al. Drug Fut，1994，19（4）：325-328.
［29］尤启冬，林国强．手性药物研究与应用．北京：化学工业出版社，2004：321-323.
［30］Mine Y，et al. J Antibiot，1993，46（1）：71.
［31］Kato N，et al. Antimicrob Agents Chemother，1993，37（5）：957.
［32］Fu KP，et al. Antimicrob Agents Chemother，1993，37（2）：301.
［33］Mine Y，et al. J Antibiot，1993，46（1）：88.
［34］Mine Y，et al. J Antibiot，1993，46（1）：120.
［35］邹晓斌，等．化工中间体，2008，（10）：19-21.
［36］CN，102827190 A，2012.

002　盐酸头孢卡品酯（Cefcapene Pivoxil Hydrochlorid）

【别名】　S-1006（游离酸），S-1108（酯的盐酸盐水合物），Flomox®（盐酸头孢卡品酯一水合物）。

【化学名】　(6*R*,7*R*)-3-[[(Aminocarbonyl)oxy]methyl]-7-[[(2*Z*)-2-(2-amino-4-thiazolyl)-1-oxo-2-penten-1-yl]amino]-8-oxo-5-thia-1-azabicyclo[4.2.0]oct-2-ene-2-carboxylic acid pivaloyloxy methyl ester hydrochlorid hydrate。

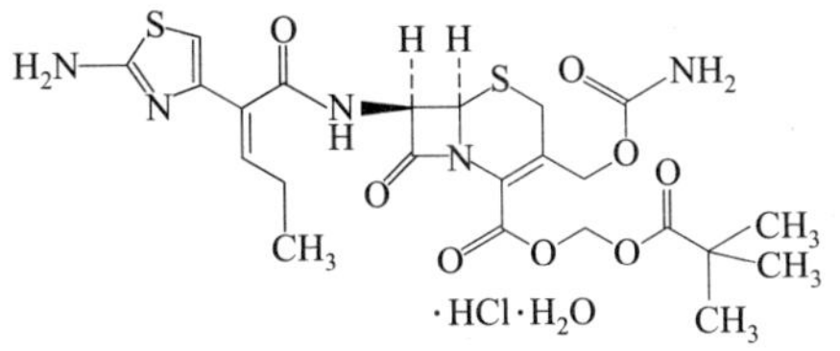

头孢卡品	CAS［135889-00-8］	$C_{17}H_{19}N_5O_6S_2$	453.49
头孢卡品酯	CAS［105889-45-0］	$C_{23}H_{29}N_5O_8S_2$	567.63
头孢卡品酯盐酸盐一水合物	CAS［147816-24-8］	$C_{23}H_{29}N_5O_8S_2 \cdot HCl \cdot H_2O$	622.11

【研发厂商】 日本盐野义制药株式会社。

【首次上市时间和国家】 1997 年，日本。

【性状】 其一水合物为白色或淡黄色结晶性粉末，有微微特异气味，易溶于 DMF、甲醇，溶于乙醇，微溶于水，几乎不溶于乙醚。

【用途】 本品是第四代可口服头孢类抗生素，药理研究表明，对好氧革兰阳性菌（G^+ 菌）的 MSSA 的 MIC_{80} 为 3.13μg/mL，与头孢替安、头孢克洛相同，对肺炎链球菌的 $MIC_{80} \leqslant 0.1\mu g$，优于头孢克洛，与头孢妥仑（cefditoren）相当，对耐青霉素（含中等程度耐药）的肺炎链球菌的活性很强，MIC_{80} 为 0.78μg/mL。本品对革兰阴性菌（G^- 菌）中的弗氏柠檬酸杆菌、阴沟肠杆菌、雷氏普罗威登斯菌、黏膜炎布兰汉氏球菌、黏质沙雷菌比头孢妥仑、头孢替安强；对变形杆菌属、流感嗜血杆菌、摩氏摩根氏菌、淋球菌的活性比头孢克洛、头孢替安强，与头孢妥仑相当；对耐氨苄西林的流感嗜血杆菌有很强的活性，MIC_{80} 为 0.05μg/mL；对厌氧菌的活性是对比药中最强的。

本品是头孢类抗生素的口服前药，口服后在肠道中经酯酶水解，生成活性的头孢菌素化合物 S-1006、新戊酸和甲醛。S-1006 具有广泛的抗菌作用，对分离得到的金黄色葡萄球菌 IC_{90} 为 2μg/mL，对链球菌 A、链球菌 B、链球菌 C、链球菌 F、链球菌 G 以及肺炎链球菌的 $IC_{90} \leqslant 0.12\mu g/mL$，对所有分离得到的流感嗜血杆菌的 $IC_{90} \leqslant 0.06\mu g/mL$，对肠杆菌科细菌的 $IC_{50} \leqslant 2\mu g/mL$。本品对 β-内酰胺酶 TEM-1 亚型稳定。本品用于细菌感染性疾病的治疗，口服，成人 200～600mg/d。

【合成路线】 具体合成路线参见文献［8，14］。

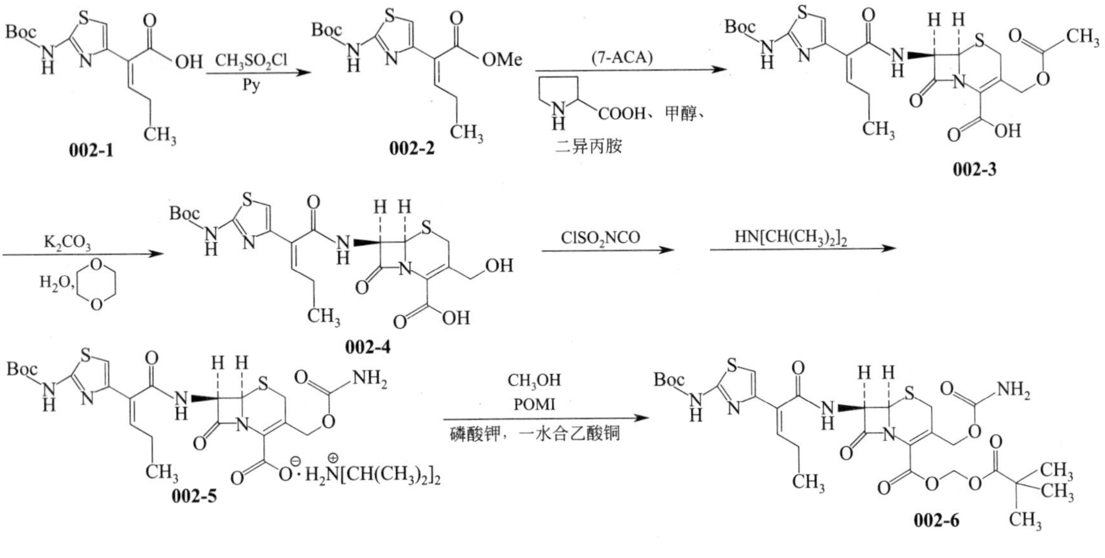

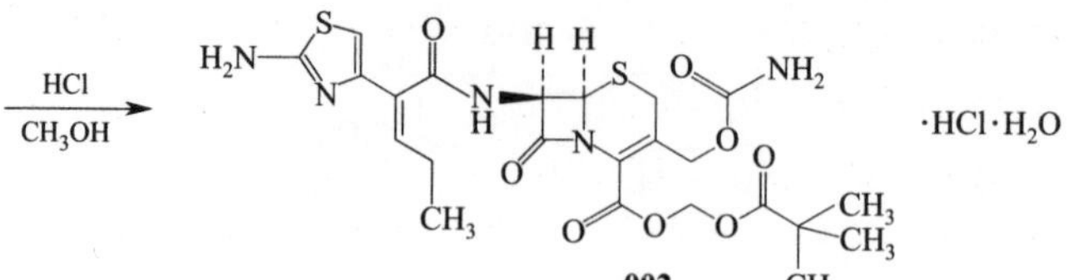

002

POMI：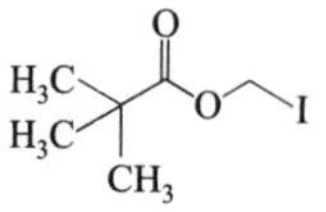　7-ACA：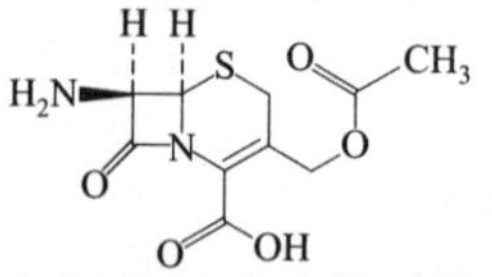

1. (*Z*)-2-(2-叔丁氧羰基氨基噻唑-4-基)-2-戊烯酸甲酯（002-2）的制备

在反应瓶中加入（*Z*）-2-(2-叔丁氧羰基氨基噻唑-4-基)-2-戊烯酸（**002-1**）29.8g（100mmol）、吡啶 90mL，搅拌溶解，于－10℃下加入甲烷磺酰氯 16g（140mmol），搅拌反应 2h 后，过滤，得含 **002-2** 化合物的溶液，置于－15℃，备用。

2. 7-[(2*Z*)-2-(叔丁氧羰基氨基噻唑-4-基)-2-戊烯酰基]氨基-3-乙酰氧甲基-3-头孢烯-4-羧酸（002-3)的制备

在反应瓶中加入脯氨酸 4.6g、二异丙胺 12.1g（120mmol）、7-ACA 23.1g（85mmol）与 100mL 甲醇，搅拌混合并降温至 10℃，然后滴入含 **002-2** 的液体（一批量），滴毕，搅拌反应 2h。自然升温至室温，用 2mol/L 盐酸调至 pH＝4，用 CH_2Cl_2 提取，合并有机相，减压浓缩，浓缩后的剩余物用甲醇重结晶，干燥，得 **002-3** 的白色固体 45.4g，收率为 96.7%（以 7-ACA 为计算基准），HPLC 纯度为 97.52%（面积归一化法）。

3. 7-[(2*Z*)-2-(2-叔丁氧羰基氨基噻唑-4-基)-2-戊烯酰基]氨基-3-羟甲基-3-头孢烯-4-羧酸（002-4）的制备

在反应瓶中（在 10℃下）加入 **002-3** 45.4g、K_2CO_3 22.7g（164mmol）、H_2O 100mL 和 1,4-二氧六环混合溶剂（水与 1,4-二氧六环的体积比为 1∶3），搅拌混合，保持在 10℃下反应 2h。用 CH_2Cl_2 提取，有机相合并后减压浓缩，浓缩剩余物用甲醇重结晶，得 **002-4** 38g，收率为 90.7%，产物为白色固体，HPLC 纯度为 97.40%（面积归一化法）。

4. (6*R*,7*R*)-7-[[(*Z*)-2-(2-叔丁氧羰基氨基噻唑-4-基)-2-戊烯酰基]氨基]-3-氨基甲酰氧甲基-8-氧代-5-硫杂-1-氮杂双环[4.2.0]辛-2-烯-2-羧酸二异丙胺盐（002-5）的制备

在反应瓶中加入二异丙胺 10.3g（100mmol），**002-4** 25.5g（50mmol）和氯磺酰异氰酸酯（chlorosulfonyl isocyanate，CSI）7.8g（55mmol），于－10℃下，将反应混合物搅拌反应 3h。用饱和 $NaHCO_3$ 水溶液调节反应液 pH 至 5，弃去水相，有机相冷却至－5℃，第二次加入二异丙胺 7.5g（75mmol），搅拌反应 20min。抽滤，用 CH_2Cl_2 洗涤滤饼，抽干，真空干燥得 **002-5** 29.2g，收率为 89.2%，产物为白色固体，HPLC 纯度为 96.37%（面积归一化法）。

5. (6*R*,7*R*)-3-[(氨基羰基)氧]甲基-7-[[(*Z*)-2-(2-叔丁氧羰基氨基噻唑-4-基)-2-戊烯酰]氨基]-8-氧代-5-硫杂-1-氮杂双环[4.2.0]辛-2-烯-2-羧酸(2,2-二甲基-1-氧代丙氧基)甲基酯（002-6）的制备

在反应瓶中（在 5℃下）依次加入磷酸钾 19.1g（90mmol）、一水合乙酸铜 3.6g（18mmol）、上述制备的化合物 **002-5** 19.6g（30mmol）和甲醇 100mL，搅拌混合，然后保持在 5℃下滴加特戊酸碘甲酯（iodomethyl pivalate，POMI）8.7g（36mmol），滴毕，搅拌反应 30min。加入磷酸水溶液终止反应，用 CH_2Cl_2 提取，饱和食盐水洗涤有机相，干燥，过滤，减压浓缩，得 **002-6** 18.3g，收率为 91.5%，产物为白色固体，HPLC 纯度为 96.22%（面积归一化法）。

6. (6*R*,7*R*)-3-[[(氨基羰基)氧]甲基]-7-[[(2*Z*)-2-(2-氨基-4-噻唑基)-1-氧代-2-戊烯-1-

基]氨基]-8-氧代-5-硫杂-1-氮杂双环[4.2.0]辛-2-烯-2-羧酸(2,2-二甲基-1-氧代丙氧基)甲基酯盐酸盐一水合物(盐酸头孢卡品酯)(002)的合成

在反应瓶中加入 **002-6** 18.3g、甲醇 70mL，搅拌溶解，于室温搅拌下滴加 100mL 用 HCl 饱和的甲醇溶液，室温下搅拌反应 1h。析出固体，过滤，滤饼用纯化水和丙酮洗涤，抽干，干燥后得白色固体 **002** 14.6g，收率为 93.7%，HPLC 纯度 99.8%（面积归一化法）。

上述介绍的合成方法优于文献［14］、［26］和 CN，102775425A，2011 介绍的方法。

参考文献

［1］ 陈言德，等．化工中间体，2009，(10)：35-38.
［2］ CN，101747344A，2010.
［3］ CN，108033971A，2018.
［4］ 周伟澄．高等药物化学选论．北京：化学工业出版社，2006：108，111-112.
［5］ 王书涛．化学通报，2012，75 (4)：341-345.
［6］ 余晓玲．河北职业技术学院学报，2008，8 (4)：39-41.
［7］ 王阁．天津大学 2010 年博士生论坛化工分论坛论文集：166-172.
［8］ CN，105198906A，2015.
［9］ Merck Index 15th：1920.
［10］ EP，49448，1982.
［11］ US，4416880，1983.
［12］ US，4731361，1988.
［13］ BE，904517，1986.
［14］ Ishikura K，et al. J Antibiot，1994，47 (4)：466-476.
［15］ 李红梅．山东大学硕士学位论文，2006. 5. 25.
［16］ Neu H C，et al. Antimicrob Agents Chemother，1992，36：1336.
［17］ Totsuka K，et al. Antimicrob Agents Chemother，1992，36：757.
［18］ Nakashima M，et al. Antimicrob Agents Chemother，1992，36：762.
［19］ Saito A，et al. J Int Med Res，2004，32：590-607.
［20］ 汪啸洋．世界上市新药．北京：化学工业出版社，2006：6-8.
［21］ CN，101863906 A，2010.
［22］ 冀亚飞，等．化工高等教育，2016，(4)：77-82.
［23］ Ishikura K，et al. J Antibiot，1994，47：453-465.
［24］ 陈仲强，陈虹．现代药物的制备与合成．第一卷．北京：化学工业出版社，2008：12-14.
［25］ CN，101863906 A，2010.
［26］ WO，2008/155615，2005.

003 头孢特仑新戊酯（Cefteram，Pivoxil）

【别名】 T-2588，Tomiron®，Ro-19-5248，富山龙。

【化学名】 (6*R*，7*R*)-7-[[(2*Z*)-2-(2-Amino-4-thiazolyl)-2-(methoxyimino) acetyl] amino]-3-[(5-methyl-2*H*-tetrazol-2-yl) methyl]-8-oxo-5-thia-1-azabicyclo [4.2.0] oct-2-ene-2-carboxylic acid pivaloyloxymethyl ester。

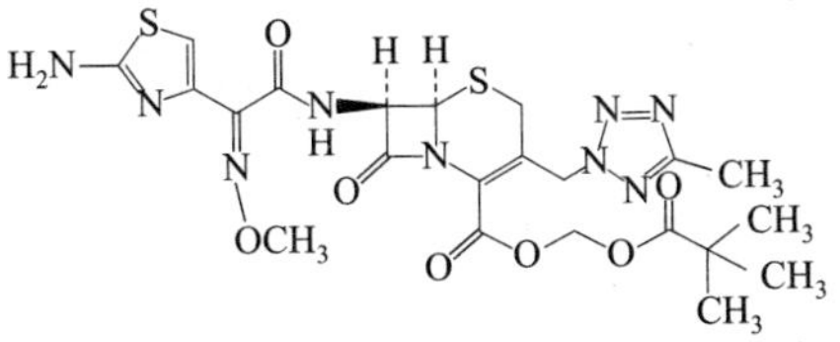

头孢特仑	CAS［82547-58-8］	$C_{16}H_{17}N_9O_5S_2$	479.49
头孢特仑新戊酯	CAS［82547-81-7］	$C_{22}H_{27}N_9O_7S_2$	593.63

【研发厂商】 日本富山化学工业株式会社。

【首次上市时间和国家】 1987 年，日本。

【性状】 本品为白色至淡黄色粉末，味苦。本品在甲醇或乙醇中易溶，在乙醚中微溶，在水中几乎不溶，mp 127～128℃。

LD_{50}：雄性或雌性小鼠、大鼠，腹腔注射分别为＞6.00g/kg，5.86g/kg，5.63g/kg，5.09g/kg；皮下注射全部＞6.00g/kg；雄小鼠、大鼠、犬经口分别为＞6.00g/kg，＞6.00g/kg，＞2.00g/kg。

【用途】 本品属第三代口服头孢菌素头孢特仑的酯化物，口服吸收后经肠管壁酯酶水解成为有抗菌活性的头孢特仑，头孢特仑通过与细菌 PBP_3、PBP_1 及 PBP_1B 结合，阻止细菌细胞壁的合成而表现出杀菌作用。

本品抗菌谱广，对大部分 G^- 菌、部分 G^+ 菌有较强的抗菌活性；对 β-内酰胺酶的稳定性明显优于第一代、第二代头孢菌素。

本品的抗菌谱：对大肠埃希菌、克雷伯杆菌属、肺炎链球菌、沙门氏菌属、异型枸橼酸杆菌、淋球菌、流感嗜血杆菌、奇异变形杆菌等有较强的抗菌作用；对部分弗劳地枸橼酸杆菌、黏质沙雷菌、普通变形杆菌、摩氏摩根菌也有一定的抗菌活性；对假单胞菌属、不动杆菌属作用较差；对肠球菌、李斯特菌、拟杆菌、梭杆菌等无作用。

本品适用于治疗敏感菌所致的下列感染：

（1）呼吸道感染　如扁桃体炎、急性支气管炎、慢性支气管炎急性发作、肺炎等。

（2）泌尿、生殖器感染　如肾盂肾炎、膀胱炎、子宫附件炎、子宫内膜炎、宫腔感染等。

（3）皮肤软组织感染。

（4）急性中耳炎、副鼻窦炎等。

【合成路线】 具体合成路线参考文献［2］。

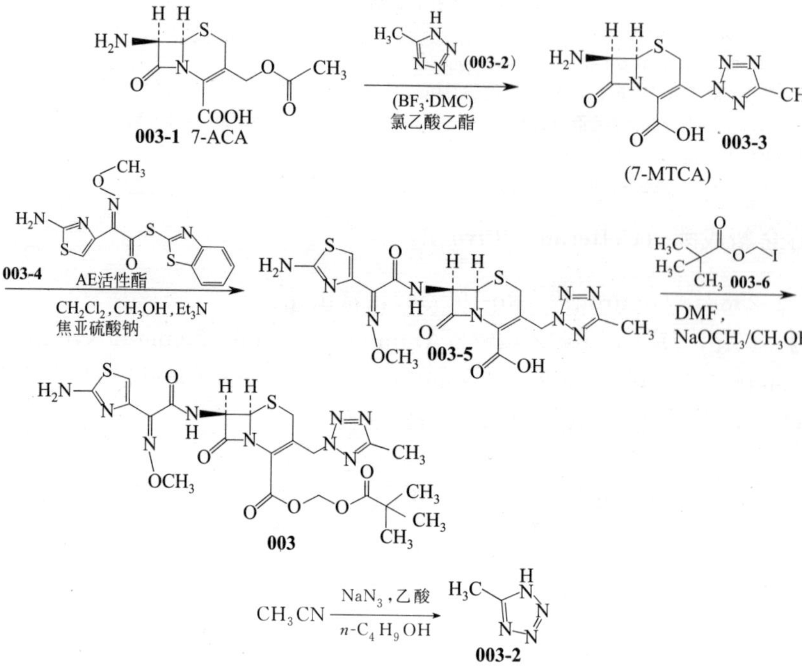

1. 5-甲基四唑（003-2）的制备

在反应瓶中加入乙腈 41.1g（1.0mol）、叠氮化钠 88g（1.32mol）、冰醋酸 80mL 和正丁醇 400mL，加热搅拌回流 4d 后，加入 NaOH 19g（0.475mol）、冰醋酸 44g 和正丁醇

40mL，继续搅拌回流 2d。反应毕，加水 1.2L，减压蒸出溶剂 1.2L，剩余物中加 50% NaOH 溶液调至 pH＝7，过滤，滤去不溶物，减压浓缩后加水 400mL，用浓盐酸调至 pH＝2，减压浓缩，冷却。加入少许甲醇，析出结晶，过滤，得粗品 **003-2**。用甲醇/乙酸乙酯重结晶，得 **003-2** 26.7g，收率为 31.8%，mp 145.2～145.7℃。

2. 7-氨基-3-[2-(5-甲基-2*H*-1，2，3，4-四氮唑基）甲基］头孢烷酸（7-MTCA）（003-3）的制备

在反应瓶中加入 7-ACA（**003-1**）20.0g（73.5mmol）、**003-2** 9.4g（111.9mmol）和氯乙酸乙酯 110mL，搅拌，冷却至 5℃，分次加入三氟化硼碳酸二甲酯络合物（BF_3·DMC）（BF_3 含量为 40%）75.0g（442.5mmol），于 35℃下搅拌反应 5h。反应完毕，加入冰水（100mL×2）提取，分取水相加入 50mL CH_2Cl_2 洗涤，用 14.0%氨水调至 pH＝3.5，冷却至 5℃，析晶 2h。过滤，依次用水和丙酮各 20mL 洗涤，抽干，产物于 35℃下真空干燥，得 **003-3** 16.9g，收率为 77.9%，纯度为 98.1%［HPLC 归一化法，色谱条件：色谱柱 Dikma C_{18} 柱（4.6mm×250mm，5μm）；检测波长 272nm；流速 1mL/min；柱温 35℃；流动相 A 为乙酸钠缓冲液（5.4g 乙酸钠加入 500mL H_2O，用冰醋酸调至 pH＝5，水加至 1000mL），流动相 B 为乙腈，A∶B＝92∶8］。

3. (6*R*，7*R*)-7-[[(2*Z*)-2-(2-氨基-4-噻唑基)-2-(甲氧亚氨基）乙酰基］氨基]-3-[(5-甲基-2*H*-四唑-2-基）甲基]-8-氧代-5-硫杂-1-氮杂双环［4.2.0］辛-2-烯-2-羧酸（头孢特仑酸）(003-5）的制备

在反应瓶中加入 **003-3** 20.0g（67.8mmol）、AE 活性酯（合成方法可参照文献［10～17］）26.0g（74.2mmol）、CH_2Cl_2 136mL、甲醇 11mL、焦亚硫酸钠 0.4g，搅拌，冷却至 0℃，滴加三乙胺 11.2mL（77.5mmol），滴加完毕，于 0℃以下搅拌反应 3h。反应完毕，加入 56mL 冰水洗涤两次；水相中加入 2.0g 活性炭脱色 30min，过滤，滤液中加入 50mL THF，用 2mol/L 盐酸调至 pH＝2.5～3.0，析晶，冷却至 5℃，析晶 2.0h，过滤，依次用水和丙酮各 20mL 分别洗涤滤饼，抽干，于 35℃下真空干燥，得 **003-5** 29.7g，收率为 90.6%，纯度为 97.0%［HPLC 归一化法，色谱条件同前，流动相 A∶B＝85∶5（体积）］。

4. 头孢特仑新戊酯（003）的合成

在反应瓶中加入 **003-5** 10.0g（20.7mmol）、DMF 73mL，搅拌，冷却至－20℃，加入 1.2mL 甲醇和 3.75mL（20.8mmol）30%甲醇钠，于－20℃下搅拌反应 20min 后，滴加 5.0mL（33.3mmol）特戊酸碘甲酯（**003-6**）（可参考文献［18］制备或外购），保持此温度反应 2.5h（HPLC 监测反应终点）。反应完毕，加入 55mL 乙酸乙酯，55mL 8mol/L 盐酸，搅拌充分后静置分层，分相；水相再用乙酸乙酯（50mL×2）提取；合并有机相，用 175mL 1mol/L 盐酸洗涤，然后加入 0.5g 焦亚硫酸钠、1.6g $NaHCO_3$、15.0g NaCl 和 175mL 水的混合液洗涤，接着加入 1.0g 活性炭脱色 30min。过滤，滤液中加入 10mL 异丙醇，再将该混合物滴加至 300mL 异丙醚中，析晶 2h，过滤，用少量异丙醚洗涤滤饼 2 次，抽干，产物于 45℃下真空干燥，得 **003** 7.1g，收率为 57.8%，纯度为 97.1%［HPLC 归一化法，色谱条件同前，A∶B＝55∶45］，mp 127～129℃（文献［6］：mp 127～128℃）。

IR（KBr）：$1783cm^{-1}$，$1741cm^{-1}$，$1675cm^{-1}$。

^1H-NMR（400MHz，DMSO-d_6）δ：1.20［9H，s，$-C(CH_3)_3$］，2.51（3H，s，四氮唑-CH_3），3.59（2H，ABq，头孢母核-SCH_2），4.04（3H，s，$-OCH_3$），5.21（1H，d，J＝5Hz，头孢母核 C^6-H），5.35～6.10（5H，m，头孢母核 3-CH_2＋头孢母核 C^7-H＋$-OCH_2O-$），7.08（1H，s，噻唑-2H），9.70（1H，d，J＝8Hz，-CONH-）。

三氟化硼碳酸二甲酯（络合物）

英文名　Boron trifluoride-dimethyl carbonate complex。

CAS［1493-13-6］。

参考文献

［1］ CN，106046026 B，2016.
［2］ 石克金，等．中国抗生素杂志，2014，39（7）：507-509.
［3］ 周学良．精细化工产品手册．药物．北京：化学工业出版社，2003：50-51.
［4］ Merck Index 15th，1949.
［5］ BE，890499，1982.
［6］ US，4489072，1984.
［7］ Wise R，et al. Antimicrob Agents Chemother，1986，29：1067.
［8］ Chau P Y，et al. Antimicrob Agents Chemother，1987，31：473.
［9］ Sato S，et al. Antimicrob Agents Chemother，1987，31：166.
［10］ 葛洪玉，等．江苏化工，2007，35（1）：32-34.
［11］ 徐缓，等．北华大学学报（自然科学版），2011，12（6）：656-658.
［12］ 胡文滨，等．河北化工，2010，33（7）：35-36.
［13］ US，4258041，1981.
［14］ US，4652651，1987.
［15］ US，4283396，1981.
［16］ 张小林，等．南昌大学学报，2000，22（3）：93-96.
［17］ 葛洪玉，等．中国新药杂志，2008，17（2）：135-137.
［18］ 霍会民，等．健康必读杂志，2013，（7）：445，407.
［19］ CN，1962666，2007
［20］ JP，57-58689，1982.
［21］ US，5387679，1995.
［22］ Hodge M，et al. J Org Chem，1965，30：3474.
［23］ Hert R M，et al. J Org Chem，1957，22：1142.
［24］ 日本公开特许，73-99592.
［25］ 日本公开特许，73-108093.
［26］ 日本公开特许，85-64986.
［27］ 日本公开特许，85-208986.
［28］ 日本公开特许，85-214783.
［29］ EP，93548，1983.

004　头孢妥仑匹酯（Cefditoren Pivoxil）

【别名】 ME-1207，Giasion，Meiact，Spectracef，美爱克，头孢托仑酯。

【化学名】 (6*R*,7*R*)-7-[[(2*Z*)-2-(2-Amino-4-thiazolyl)-2-(methoxyimino)acetyl]amino]-3-[(1*Z*)-2-(4-methyl-5-thiazolyl)ethenyl]-8-oxo-5-thia-1-azabicyclo[4.2.0]oct-2-ene-2-carboxylic acid pivaloyloxymethyl ester。

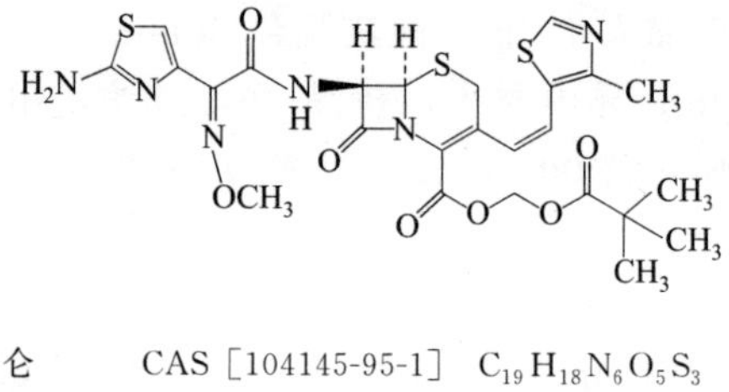

头孢妥仑	CAS［104145-95-1］	$C_{19}H_{18}N_6O_5S_3$	506.57
头孢妥仑匹酯	CAS［117467-28-4］	$C_{25}H_{28}N_6O_7S_3$	620.71

【研发厂商】 日本明治株式会社。

【首次上市时间和国家】 1994 年首次在日本上市。

【性状】 淡黄色粉末，mp 127～129℃，$[\alpha]_D^{20}$ −48.5°（c=0.5，甲醇），文献［17］：mp 206～216℃。

【用途】 本品具有广谱的抗菌作用，尤其对葡萄球菌属、链球菌（包括肺炎链球菌）等革兰阳性菌，大肠杆菌、卡他布兰汗球菌、克雷伯杆菌属、变形杆菌属、流感嗜血杆菌等革兰阴性菌，以及消化链球菌属、拟杆菌属等厌氧菌的抗菌能力比已有的头孢烯类优越。本品的作用机制为抑制细菌细胞壁合成，具有抗菌谱宽、疗效显著、安全稳定、口服吸收好、血药浓度高、体内分布广等特点，临床应用广泛。另外，本品对 β-内酰胺酶产生菌株感染的治疗效果也与同类药同等或卓越。

【合成路线】 综合文献［15］、［16］制定如下的合成路线：即利用硅烷化试剂先对 7-ACA 的氨基和羧基进行保护，同时切断乙酰氧基实现碘代，再经 Wittig 反应在 C^3 位引入甲基噻唑，一锅法制得关键中间体（6*R*，7*R*）-7-氨基-3-[（*Z*）-2-（4-甲基-5-噻唑基）乙烯基]-8-氧代-5-硫杂-1-氮杂双环［4.2.0］辛-2-烯-2-羧酸（7-ATCA）（**004-3**），**004-3** 经酰化、成盐、酯化制得头孢妥仑匹酯（**004**）。

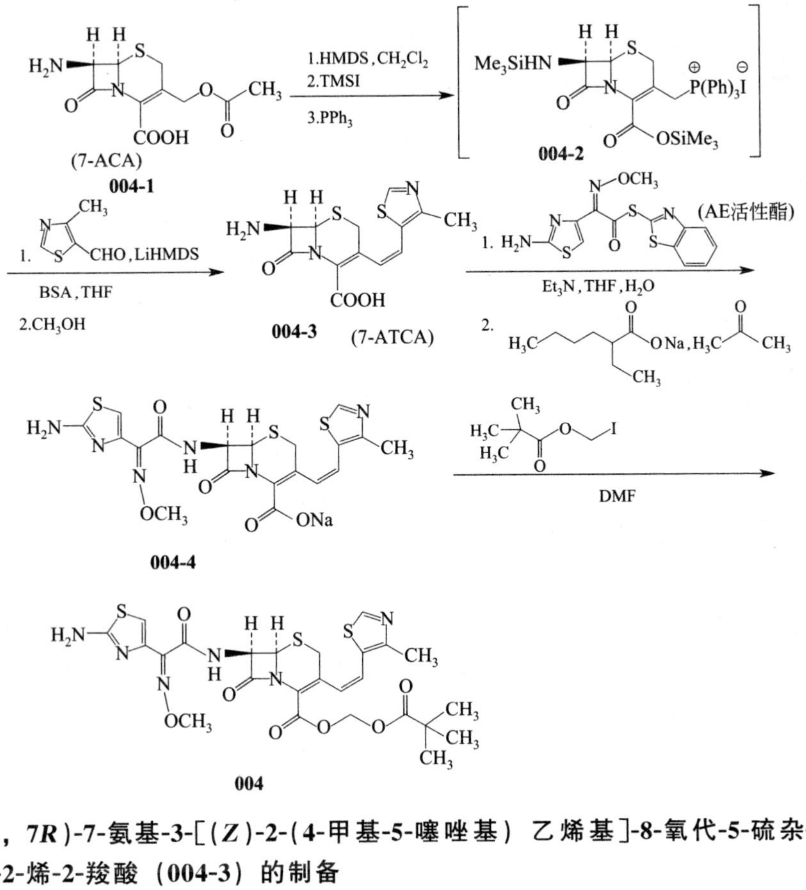

1. （6*R*，7*R*）-7-氨基-3-[（*Z*）-2-（4-甲基-5-噻唑基）乙烯基]-8-氧代-5-硫杂-1-氮杂双环［4.2.0］辛-2-烯-2-羧酸（004-3）的制备

在 N_2 保护下向反应瓶中加入 CH_2Cl_2 200mL、7-ACA 24.2g（88.9mmol）、六甲基二硅氮烷（hexamethyldisilazane，HMDS）20.5g（127.0mmol）及咪唑 0.1g（1.5mmol），搅拌升温至回流反应 8h。冰浴将亮黄色澄清反应液冷至 0℃，滴加三甲基碘硅烷（trimethylsilyl iodide，TMSI）23g（114.9mmol），保温反应 2h。加入三苯基膦 27g（102.9mmol），于 10℃反应 2h。减压蒸馏除去溶剂，加入 THF 200mL、*N*,*O*-双（三甲基硅基）乙酰胺（BAS）35.1g（171.7mmol），30%六甲基二硅基氨基锂（LiHMDS）的 THF 溶液 65mL

(116.6mmol) 及4-甲基噻唑-5-甲醛22.6g (177.7mmol)，室温反应20h。加甲醇200mL，析出固体，过滤，用10mL THF洗涤，在35℃下减压干燥得粗品。粗品用60mL 10%盐酸溶解，滴加19.5mL氨水调至pH=3.5～4.0，过滤，用10mL THF洗涤，在35℃下减压干燥，得淡黄色结晶性粉末**004-3** 16.4g，收率57.1%，mp 212～214℃。

^{1}H-NMR (400MHz，DMSO-d_6) δ：2.37 (3H，s)，3.31 (1H，d，J=18.0Hz)，3.49 (1H，d，J=18Hz)，4.84 (1H，s)，5.08 (1H，s)，6.33 (1H，d，J=11.2Hz)，6.69 (1H，d，J=11.2Hz)，8.93 (1H，s)。离子色谱检测，氯离子含量为0.074%。

ESI-MS (m/z)：324 [M+H]$^+$。

2. (6*R*，7*R*)-7-[(*Z*)-2-(2-氨基-4-噻唑基)-2-甲氧基亚氨乙酰氨基]-3-[(*Z*)-2-(4-甲基-5-噻唑基)-乙烯基]-8-氧代-5-硫杂-1-氮杂双环[4.2.0]辛-2-烯-2-羧酸钠(004-4)的制备

在反应瓶中加入**004-3** 5g (15.4mmol)、AE活性酯6.7g (18.6mmol)、THF 80mL、水80mL及三乙胺2.3mL，室温下搅拌反应2～3h。用乙酸丁酯(30mL×3)洗涤反应液，将水相与60mL丙酮、3.3g异辛酸钠(19.8mmol)加入至反应瓶，室温搅拌反应4h。滴加丙酮50mL，充分析出固体，过滤，用丙酮(10mL×2)洗涤，在35℃下减压干燥，得到浅黄色固体**004-4** 6.5g，收率为79.5%，mp 197～200℃ (文献[5]：mp 195～200℃)。

3. (6*R*，7*R*)-7-[[(2*Z*)-2-(2-氨基-4-噻唑基)-2-(甲氧亚氨基)乙酰基]氨基]-3-[(1*Z*)-2-(4-甲基-5-噻唑基)乙烯基]-8-氧代-5-硫杂-1-氮杂双环[4.2.0]辛-2-烯-2-羧酸特戊酰氧甲基酯(头孢妥仑匹酯)(004)的合成

在反应瓶中加入**004-4** 20g (37.9mmol)和DMF 120mL，搅拌冷却至−15℃，滴加特戊酸碘甲酯10g (41.3mmol)，保温反应1h。加入乙酸乙酯400mL和去离子水100mL，分液，有机相依次用2.5%亚硫酸氢钠溶液(50mL×2)和水(60mL×2)洗涤，加活性炭1.0g，室温搅拌脱色30min。过滤，滤液浓缩(约100mL)，搅拌下滴加环己烷600mL，析出固体，过滤，用15mL环己烷洗涤。于25℃，将30mL THF及湿粗品投入反应瓶中，搅拌至全溶，在冰水浴条件下冷至10℃，滴加环己烷200mL，1h加完。冷却至0℃保温3h。抽滤，用15mL环己烷洗涤滤饼，抽干，在35℃下减压干燥，得类白色固体**004** 17.2g，收率为76.9%，mp 205～208℃ (文献[17]：mp 206～216℃)，纯度为99.5% [HPLC归一化法(参考文献[18])：色谱柱C_{18}柱(4.6nm×250mm，5μm)；流动相为0.3mmol/L甲酸铵溶液(0.5%甲酸调至pH 6.0)/乙腈/甲醇=500∶250∶250)；检测波长230nm；流速1.0mL/min；进样量20μL；柱温30℃]。

^{1}H-NMR (400MHz，DMSO-d_6) δ：1.06 (9H，s)，2.37 (3H，s)，3.44 (1H，d，J=18.8Hz)，3.57 (1H，d，J=18.8Hz)，3.84 (3H，s)，5.30 (1H，d，J=4.8Hz)，5.69 (1H，d，J=6.0Hz)，5.76 (1H，d，J=6.0Hz)，5.90 (1H，dd，J=4.8Hz、8.0Hz)，6.32 (1H，d，J=11.6Hz)，6.75 (1H，d，J=12.0Hz)，6.75 (1H，s)，7.24 (2H，s)，8.94 (1H，s)，9.70 (1H，d，J=8.0Hz)。

ESI-MS (m/z)：621 [M+H]$^+$。

参考文献

[1] Merck Index 15th，1922.
[2] EP，175610，1986.
[3] US，4839350，1989.
[4] Sakagami K，et al. J Antibiot，1990，43：1047.
[5] Sakagami K，et al. Chem Pharm Bull，1991，39：2433-2436.
[6] Felmingham D，et al. Drugs Exp Clin Res，1994，20：127.

[7] Nirogi R V S, et al. Arzneim-Forsch, 2006, 56: 309.
[8] Balbisi E A, et al. Pharmacotherapy. 2002, 22: 1278-1293.
[9] WO, 2005016936, 2005.
[10] US, 10173175, 2006.
[11] 戴伟中，等. 中国医药工业杂志，2015，46 (8)：803-805.
[12] 吕俊玲，等. 中国新药杂志，2003，12 (3)：221-222.
[13] EP, 1016665, 2007.
[14] CN, 100361999C, 2008.
[15] CN, 101058584, 2007.
[16] WO, 2006/024900, 2006.
[17] US, 6294669, 2001.
[18] 王允，等. 中国医药工业杂志，2011，42 (3)：206-211.
[19] CN, 105175432 B, 2017.
[20] CN, 104788471 B, 2017.
[21] 张明发. 上海医药，2005，26 (12)：545-548.
[22] 陈林，等. 国外医药抗生素分册，2009，30 (6)：280-283.
[23] 李永伟，等. 河北工业科技，2007，24 (3)：129-130，135.
[24] CN, 109180704 A, 2019.
[25] 张明发. 上海医药，2005，26 (7)：307-310.
[26] CN, 108912145 A, 2018.
[27] CN, 10464891, 2013.
[28] 刘德梦，等. 中国抗生素杂志，1998，23 (3)：214.

005 头孢吡普（Ceftobiprole）

【别名】 BAL-9141，Ro-63-9141，Zeftera®。

【化学名】 (6*R*,7*R*)-7-[[(2*Z*)-2-(5-Amino-1,2,4-thiadiazol-3-yl)-2-(hydroxyimino)acetyl]amino]-8-oxo-3-[(*E*)-[(3′*R*)-2-oxo[1,3′-bipyrrolidin]-3-ylidene]methyl]-5-thia-1-azabicyclo[4.2.0]oct-2-ene-2-carboxylic acide。

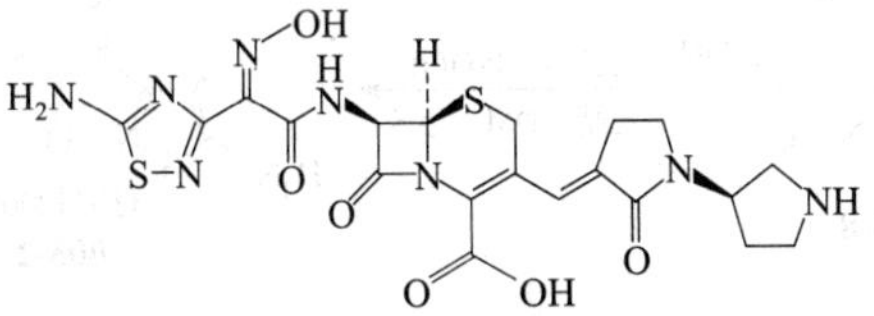

头孢吡普 CAS [209467-52-7] $C_{20}H_{22}N_8O_6S_2$ 534.58

【研发厂商】 瑞士巴塞利亚制药公司（Basilea Pharmaceutica 和美国强生制药研发公司（Johnson & amp; Johnson PRD）共同研发。

【首次上市时间和国家】 2006 年 6 月在加拿大首次上市，2008 年 11 月在瑞士上市，2008 年 12 月在乌克兰上市。

【性状】 本品是一种固体。

【用途】 此为第五代头孢菌素，与导致葡萄球菌、肺炎球菌和其他革兰阳性及革兰阴性致病菌产生耐药性的青霉素结合蛋白（PBP_{2a} 和 PBP_{2x}）具有强亲和性，并耐受多种 β-内酰胺酶，对革兰阳性及革兰阴性菌均有抗菌作用，对耐甲氧西林 MRSA 具有杀菌活性。体外试验证明，本品具广谱抗菌（包括耐药菌）活性，极少引起耐药性。本品在体内试验中也表现出很好的活性，对由甲氧西林（Meticillin）敏感金黄色葡萄球菌（MSSA）、MRSA、酿脓链球菌、肺炎球菌、大肠埃希菌、肺炎杆菌、枸橼酸分枝杆菌、黏质沙雷菌及奇异变形杆菌引起的小鼠败血症模型产生极佳疗效，甚至对由青霉素耐药的肺炎球菌菌株（23F-CTR）引起的败血症模型较第三代头孢菌素更为有效。

体外试验中，本品、头孢曲松（Ceftriaxone）和头孢噻肟的 MIC_{90} 分别为 1mg/L、4mg/L 和 8mg/L，而体内试验中三者的 ED_{50} 分别是 1mg/kg、8.8mg/kg 及＞12mg/kg（S.C）。另外，大鼠皮下脓肿模型实验显示，本品（10mg/kg，静脉注射）对金黄色葡萄球菌中万古霉素（Vancomycin）敏感菌株的杀菌作用优于万古霉素（10mg/kg 静脉注射）及利奈唑胺（Linezolid，20mg/kg，静脉注射）。

本品适应证是治疗细菌感染，尤其是 MRSA 引起的细菌感染。本品耐受性好，应用前景好。

【合成路线】 具体合成路线参见文献［2，10～13］。

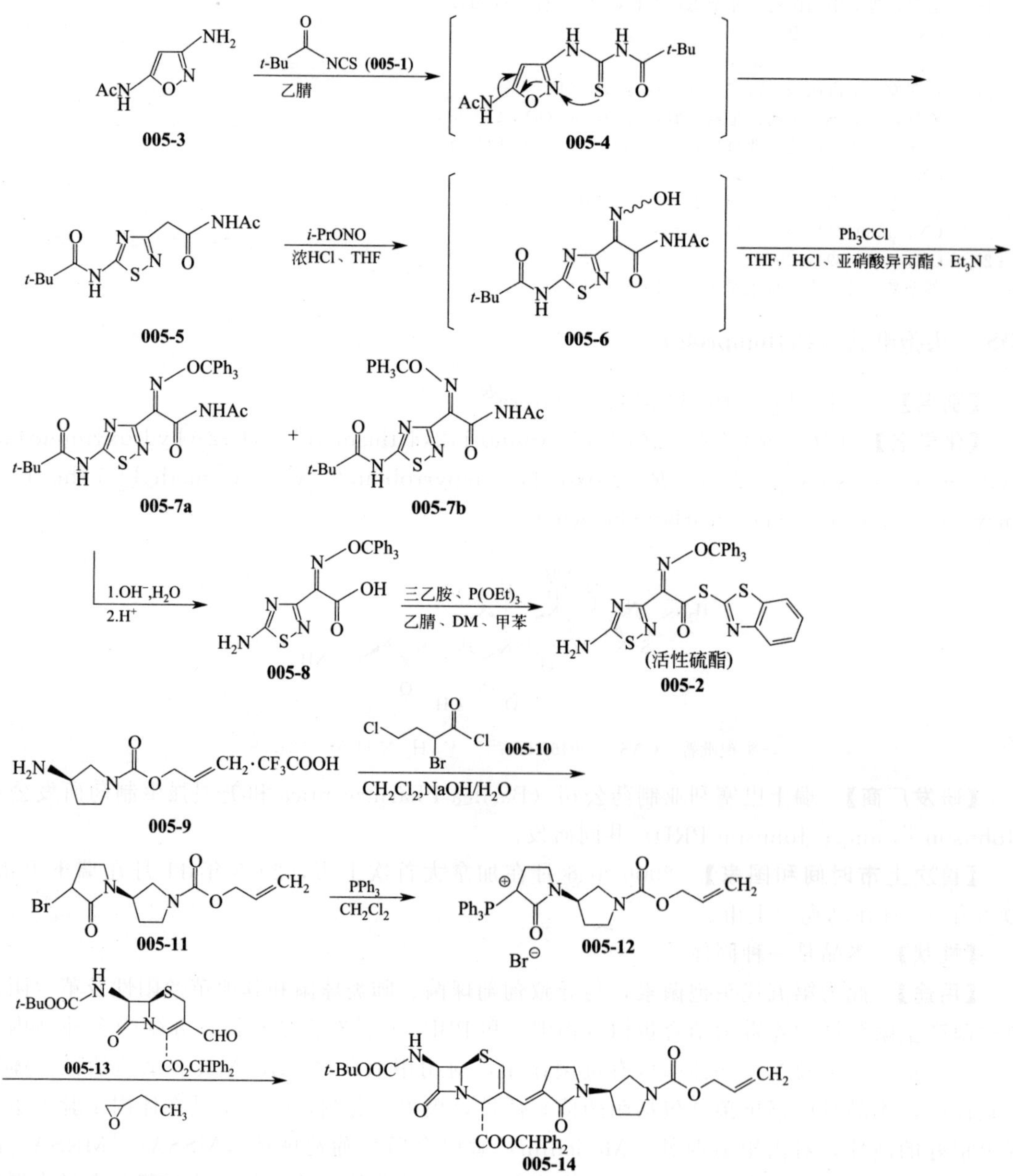

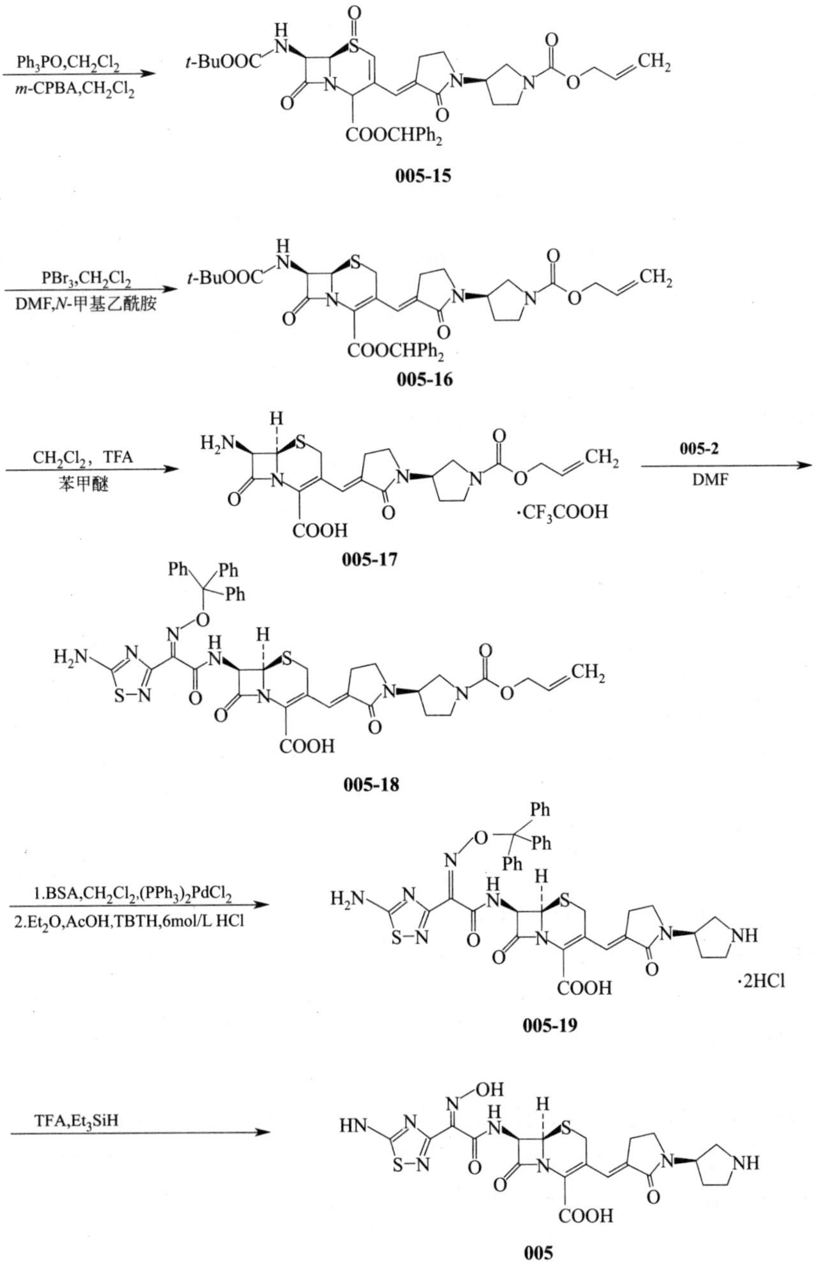

1. *N*-乙酰基-(2-(5-特戊酰氨基)-1,2,4-噻二唑-3-基)乙酰胺（005-5）的制备（参见文献［15，16］）

在反应瓶中依次加入乙腈 900g、3-氨基-5-乙酰氨基异噁唑（**005-3**）250.0g（1.77mol），搅拌溶解，于 45～50℃滴加特戊酰基硫氰酸酯（**005-1**）317.0g（2.22mol），滴毕，保持 50℃下搅拌反应 8h。减压回收溶剂，往剩余液中加入异丙醇 230mL，于 0℃搅拌析晶 2h。过滤，得黄色固体 **005-5** 362.5g，收率为 72%，HPLC 分析纯度为 99.3%，mp 131.8～134.6℃。

^{1}H-NMR（400MHz，$CDCl_3$）δ：10.41（1H，s），9.83（1H，s），4.09（2H，s），2.37（3H，s），1.34（9H，s）。

^{13}C-NMR（100MHz，$CDCl_3$）δ：177.9，175.9，172.7，168.0，162.9，41.8，39.3，27.1（3C），25.6。

ESI-MS（m/z）：307.1 $[M+Na]^+$。

ESI-HRMS（m/z）：285.1018。

2.（*Z*）-*N*-乙酰基-2-（5-特戊酰氨基-1，2，4-噻二唑-3-基）-2-三苯甲氧亚氨基乙酰胺（005-7a）的制备（参见文献[15～18]）

在反应瓶中依次加入1L THF、化合物**005-5** 150.0g（0.53mol）和36.5%盐酸10mL，于－18～－15℃下搅拌滴加亚硝酸异丙酯141.2g（1.58mol），滴加完毕后保持在－15℃搅拌反应3h。再往反应瓶中加入三乙胺76.3g（0.76mol）和三苯氯甲烷190.9g（0.69mol），于0℃下反应15h。过滤反应液，滤饼依次经1.5L石油醚、1L水和500mL乙酸乙酯打浆、过滤等处理，得白色固体**005-7a** 228.6g，收率为78%，HPLC纯度为99.5%，mp 223.5～225.6℃。

^{1}H-NMR（400MHz，DMSO-d_6）δ：12.90（1H，s），11.75（1H，s），7.23～7.31（9H，m），7.18（6H，d，J=7.2Hz），2.10（3H，s），1.24（9H，s）。

^{13}C-NMR（100MHz，DMSO-d_6）δ：178.8，175.8，169.8，160.0，149.1，143.4，（3C），128.3（6C），127.6（6C），127.3（3C），91.7，67.0，38.9，26.4（3C），25.3。

ESI-MS（m/z）：593.9 $[M+K]^+$。

ESI-H®MS（m/z）：578.1830。

将上述过滤母液减压蒸除溶剂，往剩余液中加入45mL异丙醇，室温下搅拌析晶2h。过滤，滤饼经50mL丙酮淋洗，干燥，得白色固体（*E*）-*N*-乙酰基-2-（5-特戊酰氨基-1，2，4-噻二唑-3-基）-2-三苯甲氧亚氨基乙酰胺（**005-7b**）29.3g，收率为10%，HPLC纯度为99.1%，mp 236.8～238.8℃。

^{1}H-NMR（400MHz，DMSO-d_6）δ：12.92（1H，s），10.61（1H，s）；7.69～6.93（15H，m），2.07（3H，s），1.31（9H，s）。

^{13}C-NMR（100MHz，DMSO-d_6）δ：178.6，175.1，169.8，161.6，156.6，145.1，142.9（3C），128.3（6C）127.4（6C），127.1（3C），92.6，38.8，26.3（3C），24.3。

ESI-MS（m/z）：578.0 $[M+Na]^+$。

ESI-HRMS（m/z）：578.1820。

3.（*Z*）-2-（5-氨基-1，2，4-噻二唑-3-基）-2-三苯甲氧基亚氨基乙酸（005-8）的制备（参见文献[16]）

在反应瓶中依次加入H_2O 430mL、NaOH 129.7g（3.25mol）和化合物**005-7a** 150.0g（0.27mol），搅拌升温至80℃，保持反应6h。反应完毕，冷却反应液，于0℃下用质量分数为10%的盐酸调节反应液pH=2～3，过滤，滤饼经500mL CH_2Cl_2洗涤，抽干，真空干燥，得白色固体**005-8** 70.9g，收率为65%，HPLC分析纯度为99.1%，mp 168.7～170.9℃（文献[16，19]：mp 173～174℃）。

^{1}H-NMR（400MHz，DMSO-d_6）δ：8.16（2H，s），7.21～7.32（15H，m）。

^{13}C-NMR（100MHz，DMSO-d_6）δ：183.1，163.2，160.9，148.0，143.2（3C），128.3（6C），127.6（6C），127.2（3C），91.3。

ESI-MS（m/z）：452.8 $[M+Na]^+$。

在另一反应瓶中依次加入H_2O 80mL、NaOH 4.3g（0.108mol）和化合物**005-7a** 10.0g（0.018mol），搅拌升温至80℃，保持温度搅拌反应9h。反应完毕，冷却反应液，于0℃下用质量分数为10%的盐酸调节反应液pH至5，过滤反应液，滤饼经50mL CH_2Cl_2淋洗，抽干，干燥，得白色固体（*Z*）-2-（5-氨基-1，2，4-噻二唑-3-基）-2-三苯甲氧亚氨基乙酰胺

（**005-8′**）6.5g（作为副产物），收率 84%，mp 243.0～245.0℃。

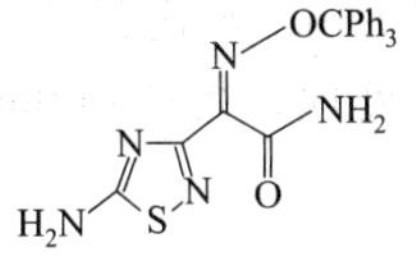

005-8′

^{1}H-NMR（400MHz，DMSO-d_6）δ：8.07（2H，s），8.05（1H，s），7.81（1H，s），7.21～7.30（15H，m）。

^{13}C-NMR（100MHz，DMSO-d_6）δ：182.8，163.5，162.1，150.0，143.6（3C），128.5（6C），127.5（6C），127.1（3C），90.8。

ESI-MS（m/z）：452.0 [M+Na]$^+$。

ESI-HRMS（m/z）：452.1141 [M+Na]$^+$。

4. (*Z*)-2-(5-氨基-1，2，4-噻二唑-3-基)-2-三苯甲氧亚氨基硫代乙酸（*S*-2-苯并噻唑）酯（005-2）的制备（参见文献［19］）

在反应瓶中依次加入乙腈 150mL、甲苯 300mL、化合物 **005-8** 20.0g（0.038mol）和三乙胺 4.6g（0.045mol）搅拌，降温至 8～10℃，加入二苯并噻唑二硫醚 19.5g（0.045mol），保持在 8～10℃，滴加亚磷酸三乙酯 12.6g（0.057mol），滴加完毕，保持在 2～5℃下继续搅拌反应 15h。反应完毕，过滤反应液，滤饼经 200mL CH_2Cl_2 淋洗，得白色固体 **005-2** 18.3g，收率为 68%，HPLC 纯度为 98.5%。mp 191.1～192.9℃。

^{1}H-NMR（400MHz，DMSO-d_6）δ：8.35（1H，s），8.24（1H，d，J=7.6Hz），8.10（1H，d，J=7.6Hz），7.43～7.65（2H，m），7.13～7.33（13H，m），7.01（1H，d，J=7.2Hz）。

ESI-MS（m/z）=601.8 [M+Na]$^+$，580.2 [M+H]$^+$。

将上述过滤母液、洗液减压蒸除溶剂，剩余物经硅胶柱色谱分离纯制，得类白色固体 **005-2′**副产物 0.9g，收率为 3%，mp 209.0～210.8℃。

^{1}H-NMR（400MHz，DMSO-d_6）δ：8.25（1H，s），8.00（1H，d，J=6.8Hz），7.46（1H，d，J=7.6Hz），7.11～7.42（17H，m），3.94～4.04（4H，m），1.24（6H，t，J=6.8Hz）。

^{13}C-NMR（100MHz，DMSO-d_6）δ：183.2，163.2，162.1，151.8，148.1，143.0（2C），135.3，128.2（6C），127.3（6C），127.0（2C），126.0（2C），124.6（2C），121.5（2C），121.1（2C），62.8（2C），15.8（2C）。

ESI-MS（m/z）：753.9 [M+K]$^+$。

5. (1*R*，3′*R*) 和 (1*S*，3′*R*)-3-溴-2-氧代-[1,3]′-双吡咯烷基-1′-羧酸烯丙酯混合物（005-11）的制备

在反应瓶中加入（*R*)-3-氨基吡咯烷-1-羧酸烯丙酯三氟乙酸盐（1：3.2)(**005-9**）47.84g（0.089mol）和 CH_2Cl_2 180mL，搅拌溶解，然后加入 50% NaOH 水溶液 72mL（0.894mol），往剧烈搅拌的混合物中于 18min 内（0℃）加入 2-溴-4-氯丁酰氯（**005-10**）21.62g（0.098mol）溶于 90mL CH_2Cl_2 溶液中。将形成的反应混合物于 0℃搅拌反应 1h。静置分层，分相，水相用 CH_2Cl_2（100mL×2）提取。合并有机相，用水（50mL×2）洗涤，然后用无水 $MgSO_4$ 干燥。过滤，滤液浓缩蒸除溶剂。32g 剩余物（黄色油状物）用 380mL CH_2Cl_2 和 190mL 50% NaOH 水溶液再溶解。溶液中加入 3.23g 道埃克斯离子交换树脂（Dowe×2×10），加料时应剧烈搅拌（在室温下）。搅拌 6h 后分相，水相用 150mL CH_2Cl_2 提取 2 次。合并有机相，用 100mL 水洗涤 1 次，然后用盐水洗涤 1 次，再用无水 $MgSO_4$ 干燥。过滤，滤液浓缩后经后处理，得产物 **005-11** 28.7g，产物为黄色油状物。

IR（neat）：1697cm^{-1}。

MS（ISP）（*m/z*）：317.2 [M]$^+$。

6.（1*R*，3′*R*）和（1*S*，3′*R*）-（1′-烯丙氧羰基-2-氧代-[1,3′]-双吡咯烷基-3-基）三苯基溴化鏻混合物（005-12）的制备

在反应瓶中加入上步制备的化合物 **005-11** 28.56g（0.090mol）、三苯基膦 23.62g（0.090mol）和 CH_2Cl_2 80mL，搅拌混合溶解。然后在真空下将反应混合物中的溶剂蒸除，得剩余油状物，将油状物加热至 100℃，保温搅拌 2h。得到的固体用 130mL CH_2Cl_2 溶解，再加至搅拌下的 1500mL 正己烷中，析出产物，过滤除去溶剂，剩余物与 1500mL 乙醚一起研磨。对形成的固体过滤收集，滤饼用正己烷洗涤，再用乙醚洗涤，抽干，真空干燥，得无色晶体 **005-12** 45.1g，收率为 78%。

IR（KBr）：1682cm^{-1}。

MS（ISP）（*m/z*）：499.3 [M]$^+$。

7.（*E*）-（2*R*，6*R*，7*R*）-3-[（*R*）-1′-烯丙氧羰基-2-氧代-1,3′-双吡咯烷基-3-基亚甲基]-7-叔丁氧碳基氨基-8-氧代-5-硫杂-1-氮杂双环[4.2.0]辛-3-烯-2-羧酸二苯甲基酯（005-14）的制备

在反应瓶中加入上步制备的 **005-12** 43.5g（0.075mol）、（2*R*，6*R*，7*R*）-7-叔丁氧羰基氨基-3-甲酰基-8-氧代-5-硫杂-1-氮杂双环[4.2.0]辛-3-烯-2-羧酸二苯甲酯（**005-13**）33.74g（0.068mol）和 950mL 环氧丁烷（butyenoxide），搅拌成悬浊液，将该悬浊液搅拌回流反应 1.5h。反应完毕，真空浓缩去溶剂，剩余物用硅胶柱色谱分离纯化[洗脱剂：乙酸乙酯：正己烷＝（2：1）～（3：1），梯度洗脱；固定相：硅胶 300g]，经后处理得黄色泡沫物，是内含产物 **005-14** 和氧化三苯基膦（摩尔比为 1：1）的混合物，产量为 67.8g。没必要进一步纯化，直接用于下步反应。

IR（KBr）：1781cm^{-1}，1744cm^{-1}。

MS（ISP）（*m/z*）：732.5 [M+NH_4]$^+$。

8.（*E*）-（5*R*，6*R*，7*R*）和（5*S*，6*R*，7*R*）-3-[（*R*）-1′-烯丙氧羰基-2-氧代-[1,3′]-双吡咯烷基-3-基亚甲基]-7-叔丁氧羰基氨基-5,8-二氧-5-硫杂-1-氮杂-双环[4.2.0]辛-2-烯-2-羧酸二苯甲基酯(1：1)的混合物（005-15）的制备

在反应瓶中加入上步制备的化合物 **005-14** 一批量、氧化三苯基膦（triphenylphosphine oxide）67.8g（0.068mol）和 400mL CH_2Cl_2，搅拌溶解并冷却至－10℃，往该溶剂中搅拌滴加间氯过氧苯甲酸（*m*-chloroperbenzoic acid，*m*-CPBA）（70%）16.82g（0.068mol）溶于 250mL CH_2Cl_2 溶液中，将得到的溶液在－5～0℃下搅拌反应 2.5h。加入 5%的硫代硫酸钠水溶液 150mL，混合物再搅拌 15min。静置分层，分相，水相用 CH_2Cl_2（100mL×2）提取，合并有机相，依次各用 150mL 5%的硫代硫酸钠水溶液、5%的 $NaHCO_3$ 水溶液和盐水洗涤。有机相用无水 $MgSO_4$ 干燥。过滤，滤液减压浓缩，剩余物用硅胶柱色谱分离纯化[洗脱剂：乙酸乙酯：正己烷（3：1）～（1：0）和乙酸乙酯：正己烷（9：1）梯度洗脱；固定相：1000g 硅胶]，经后处理，得 **005-15** 36.3g，收率为 73%。

IR（KBr）：1797cm^{-1}，1711cm^{-1}。

MS（ISP）（*m/z*）：748.5 [M+NH_4]$^+$。

9. (*E*)-(6*R*,7*R*)-3-[(*R*)-1′-烯丙氧羰基-2-氧代-[1,3′]-双吡咯烷基-3-基亚甲基]-7-叔丁氧羰基氨基-8-氧代-5-硫杂-1-氮杂-双环[4.2.0]辛-2-烯-2-羰酸二苯甲基酯(005-16)的制备

在反应瓶中加入上步制备的化合物**005-15** 36.3g(0.050mol)、370mL CH_2Cl_2、30mL DMF和44mL *N*-甲基乙酰胺(methylacetamide),搅拌溶解,并降温至−30℃,在20min内往该溶液中加入混合溶液(19.1mL(0.203mol)三溴化磷溶于56mL CH_2Cl_2 溶液中)。保持在−30℃下搅拌反应1.5h。将混合物加热至−5℃,然后加入800mL冷水终止反应。充分搅拌后静置分层,分相,水相用300mL CH_2Cl_2 提取2次,合并有机相,依次用500mL水、500mL盐水洗涤,再用无水 $MgSO_4$ 干燥。过滤,滤液真空浓缩回收溶剂。剩余物用700mL乙酸乙酯和正己烷(1∶1)混合溶剂处理,逐步析出固体沉淀,过滤,干燥,得橙色晶体**005-16** 32.9g,收率为91%。

IR(KBr):1785cm^{-1},1715cm^{-1}。

MS(ISP)(*m*/*z*):732.5 $[M+NH_4]^+$。

10. (*E*)-(6*R*,7*R*)-3-[(*R*)-1′-烯丙氧羰基-2-氧代-[1,3]′-双吡咯烷基-3-基亚甲基]-7-氨基-8-氧代-5-硫杂-1-氮杂双环[4.2.0]辛-2-烯-2-羧酸三氟乙酸盐(005-17)的制备

在反应瓶中加入上步制备的化合物**005-16** 32.9g(0.046mol)、CH_2Cl_2 320mL,搅拌溶解,并冷却至0℃,往该溶液中滴加32mL苯甲醚和180mL三氟乙酸(TFA),滴加完毕,混合物在室温搅拌下反应2.5h。将反应液浓缩至体积为50mL,倾入1000mL冰冷的乙醚中,析出固体将沉淀过滤收集,干燥,得**005-17** 24.9g,收率为98%,产物为灰褐色固体。

IR(KBr):1782cm^{-1},1680cm^{-1}。

MS(ISP)(*m*/*z*):466.4 $[M+NH_4]^+$。

11. (6*R*,7*R*)-3-[(*E*)-(*R*)-1′-烯丙氧羰基-2-氧代-[1,3′]-双吡咯烷基-3-基亚甲基]-7-[(*Z*)-2-(5-氨基-1,2,4-噻二唑-3-基)-2-三苯甲基氧亚氨基乙酰氨基]-8-氧代-5-硫杂-1-氮杂双环[4.2.0]辛-2-烯-2-羧酸(005-18)的制备

在反应瓶中加入上步制备的化合物**005-17** 3.90g(7.06mmol)和75mL DMF,搅拌溶解,然后加入步骤4中制备的中间体**005-2** 4.5g(7.76mmol),混合物于室温下搅拌反应48h。反应完毕,将反应液减压浓缩,得到的剩余物中加入55.0mL乙酸乙酯和37.5mL水进行两相分配,充分搅拌后过滤除去固体。静置分相,水相用150mL乙酸乙酯提取,合并有机相,旋蒸除去溶剂,浓缩物冷却析晶,过滤,用乙酸乙酯洗涤滤饼,抽干,干燥,得**005-18**,4.42g,收率为48%。产物为灰褐色晶体。

IR(KBr):1785cm^{-1},1681cm^{-1}。

MS(ISP)(*m*/*z*):878.6 $[M+NH_4]^+$。

12. (6*R*,7*R*)-7-[(*Z*)-2-(5-氨基-1,2,4-噻二唑-3-基)-2-三苯甲基氧亚氨基乙酰基氨基]-8-氧代-3-[(*E*)-(*R*)-2-氧代-[1,3′]-双吡咯烷基-3-基亚甲基]-5-硫杂-1-氮杂双环[4.2.0]辛-2-烯-2-羧酸二盐酸盐(005-19)的制备

在反应瓶中加入上步制备的化合物**005-18** 4.12g(4.79mmol)和 CH_2Cl_2 280mL,搅拌溶解悬浮(一部分未溶),然后往该悬浮液中加入*N*,*O*-双(三甲基硅烷基)乙酰胺[*N*,*O*-bis(trimethylsityl) acetamide,BSA]1.87mL(7.66mmol),此时形成的有机溶液中加入双(三苯基膦)合二氯化钯(Ⅱ)84mg(0.12mmol)、乙酸5.48mL(95.8mmol)和三丁基氢化锡(tributyltin hydride,TBTH)11.7mL(44.1mmol),混合物在室温下搅拌40min。滴加少量的水后,将悬浊液倾入1500mL乙醚(含12mL 6mol/L HCl的乙醚溶液)

中，搅拌 2h。将析出产物过滤收集，得 **005-19** 4.04g，收率为 99%，产物为灰褐色固体。

IR（KBr）：1781cm^{-1}，1659cm^{-1}。

MS（ISP）（m/z）：777.4 [M+H]$^+$。

13. (6*R*,7*R*)-7-[[(2*Z*)-2-(5-氨基-1,2,4-噻二唑-3-基)-2-(羟基亚氨基)乙酰基]氨基]-δ-氧代-3-[(*E*)-[(3′*R*)-2-氧代-[1,3′]-双吡咯烷-3-基]亚甲基]-5-硫杂-1-氮杂双环[4.2.0]辛-2-烯-2-羧酸(头孢吡普)(005)的合成

在反应瓶中加入上步制备的化合物 **005-19** 4.04g（4.76mmol）、三氟乙酸 26mL，搅拌冷却至 0～5℃，往该溶液中加入三乙基硅烷（Et_3SiH，triethylsilane）1.69mL，混合物搅拌 30min（在 0～5℃下）。反应完毕，将反应液倾入搅拌中的 780mL 冰冷的乙醚中，析出固体，为灰褐色，搅拌 1h 后，过滤收集固体，干燥，产物用凝胶色谱分离纯化［固定相：MCI Ge 75～150μm；洗脱剂：水⟶水和乙腈（不断增加乙腈的浓度），梯度洗脱］，经后处理得 **005** 1.24g，收率为 49%。

IR（MIR）：1764cm^{-1}，1658cm^{-1}。

^{1}H-NMR（250MHz，DMSO-d_6）δ：1.92～2.16（2H，m），3.60（1H，d，J = 17Hz），3.79（1H，d，J = 17Hz），4.66（1H，m），5.07（1H，d，J = 8Hz），5.75（1H，dd，J = 5Hz，J = 8Hz），7.30（1H，s），8.05（2H，s），9.46（1H，d，J = 8Hz），10.3（1H，brs），12.0（1H，brs）。

MS（ISP）（m/z）：535.1 [M+H]$^+$。

二苯并噻唑二硫醚

别名　二硫化二苯并噻唑。

英文名　dibenzothiazo disulfide，DM。

CAS [120-78-5]。

结构式

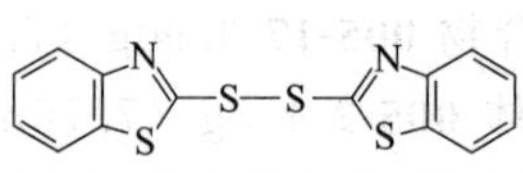

副产物 005-2′

中文名　(*Z*)-2-(5-二乙氧基磷酰氨基-1,2,4-噻二唑-3-基)-2-三苯甲氧亚氨基硫代乙酸(*S*-2-苯并噻唑)酯。

结构式

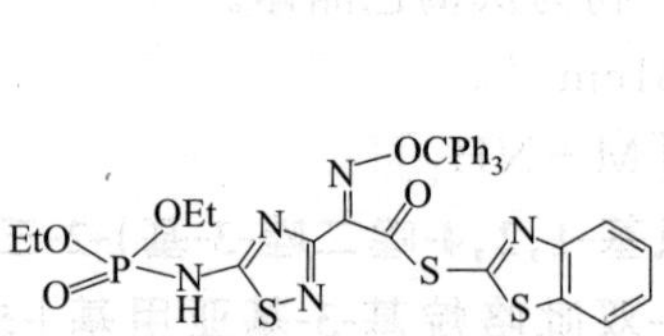

双（三苯基膦）合二氯化钯（Ⅱ）= bis（triphenylphosphine）palladium（Ⅱ）chloride，结构式如下（具体内容参见文献［23～25］）：

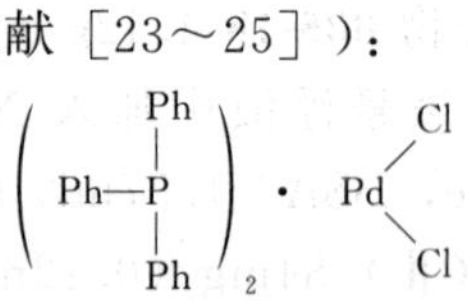

参考文献

[1] 熊礼玲，等．中国抗生素杂志，2011，(9)：641-650.

[2] 王松青，等．高校化学工程学报，2014，28（6）：1322-1327.
[3] 赵爱慧，等．食品学药物，2014，16（3）：215-217.
[4] 李晓康，等．河北化工，2012，35（4）：17-19.
[5] 崔玉彬，等．中国抗生素杂志，2010，(12)：881-891.
[6] 蔡芸，等．中国新药杂志，2006，15（17）：1504-1506.
[7] EP，849269，1997.
[8] US，5981519，1999.
[9] 武英．国外医药抗生素分册，2010，31（4）：147.
[10] WO，65920，1999.
[11] US，6232306，2001.
[12] EP，0849269，1997.
[13] US，5981519，1999.
[14] 陈仲强，等．现代药物的制备与合成．第三卷．北京：化学工业出版社，2015：30-34.
[15] Tatsuta K，et al. Bull Chem Soc Jpn，1994，67（6）：1701-1707.
[16] Zhong W H，et al. Org Process Res Dev，2011，15（3）：698-703.
[17] Tatsuta K，et al. Tetrahedron Lett，1993，34（40）：6423-6426.
[18] 窦倩倩，等．高校化学工程学报，2012，26（3）：470-474.
[19] WO，2010/123997，2010.
[20] US，4331665 A，1982.
[21] CN，101357906，2009.
[22] 吴登泽，等．化工生产学技术，2008，15（4）：39-40，49.
[23] Schoenberg A，et al. J Org Chem，1974，39：3318.
[24] Chatt J，et al. J Chem Soc，1939；163.
[25] Hartley F R，et al，Chem Rev，1970，A6：119.
[26] Merk Index 15th，1953.
[27] Alexander J，et al. J Med Chem，1996，39（2）：480-486.
[28] Heinze Krauss，et al. J Med Chem，1996，39（9）：1861-1871.
[29] EP，0408034，1991.
[30] EP，0723965，1996.
[31] EP，0774466，1997.
[32] WO，10177，1994.
[33] WO，03990，1997.
[34] Hubschwerlen C，et al. The Journal of Antibiotics，1992，48（8）：1358-1364.
[35] 张卫东，等．山东化工，2010，39：18-19，37.
[36] Pathak U，et al. Synthetic Communications，2009，39（16）：2923-2927.
[37] 尤启冬，林国强．手性药物研究学评价，北京：化学工业出版社，2011：470-471.

006 头孢吡普酯（Ceftobiprole Medocaril）

【别名】 BAL-5788（钠盐），Ro-65-5788（钠盐），Zevtera^{TM}（钠盐）。

【化学名】 (6*R*,7*R*)-7-[[(2*Z*)-2-(5-Amino-1,2,4-thiadiazol-3-yl)-2-(hydroxyimino)acetyl]amino]-3-[[(*E*,3′*R*)-1′-[[(5-methyl-2-oxo-1,3-dioxol-4-yl)methoxy]carbonyl]-2-oxo[1,3′-bipyrrolidin]-3-ylidene]methyl]-8-oxo-5-thia-1-azabicyclo[4.2.0]oct-2-ene-2-carboxylic acid。

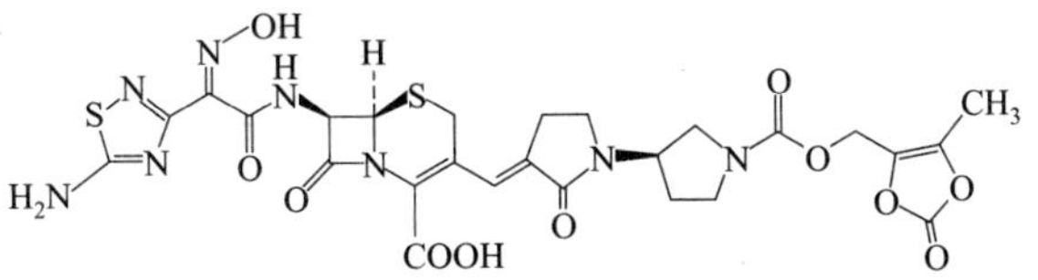

头孢吡普酯	CAS [376653-43-9]	$C_{26}H_{26}N_8O_{11}S_2$	690.66
头孢吡普酯一钠盐	CAS [252188-71-9]	$C_{26}H_{25}N_8NaO_{11}S_2$	712.64

【研发厂商】 瑞士巴塞利亚制药公司（Basilea Pharmaceutica）和美国强生制药研发公司（Johnson & amp; Johnson PRD）共同研发。

【首次上市时间和国家】 2006 年 6 月在加拿大首次上市，2008 年 11 月在瑞士上市，2008 年 12 月在乌克兰上市。

【性状】 白色或类白色粉末。本品一钠盐溶于水。

【用途】 本品为头孢吡普水溶性前体药，用途同头孢吡普（Ceftobiprole）。

【合成路线】 具体合成路线参见文献［2～5，6］。

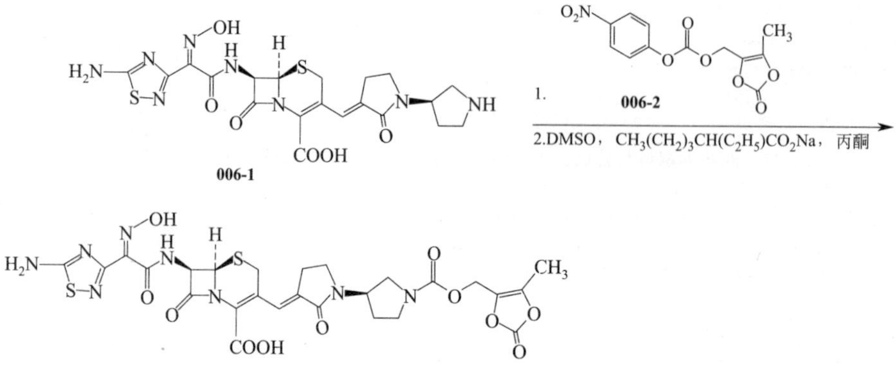

（6*R*，7*R*）-7-［［（2*Z*）-2-（5-氨基-1,2,4-噻二唑-3-基）-2-（羟基亚氨基）乙酰基］氨基］-3-［［（*E*，3′*R*）-1′-［［（5-甲基-2-氧代-1，3-二氧杂-4-基）甲氧］羰基］-2-氧代-［1,3-双吡咯烷］-3-基亚基］甲基］-8-氧代-5-硫杂-1-氮杂-双环［4.2、0］辛-2-烯-2-羧酸（头孢吡普酯）（**006**）的合成

在反应瓶中加入碳酸 5-甲基-2-氧代-［1,3］-二氧环戊烯-4-基甲基酯-4-硝基苯酯（**006-2**）13.2g（44.72mmol）和 DMSO 200mL，搅拌溶解，然后在搅拌下加入(6*R*,7*R*)-7-[[(2*Z*)-2-(5-氨基-1,2,4 噻二唑-3-基)-2-(羟基亚氨基)乙酰基]氨基]-8-氧代-3-[(*E*)-[(3′*R*)-2-氧代[1,3′-双吡咯烷]-3-基亚]甲基]-5-硫杂-1-氮杂双环[4.2.0]辛-2-烯-2-羧酸（头孢吡普）（**006-1**）20.0g（37.41mmol）。瓶中混合物在氩气保护下和室温下搅拌反应 4h。反应完毕，往反应液中加入丙酮 1000mL，搅拌均匀后，反应混合物呈微混浊状、将其通过槽纹过滤器（fluted filter）滤清。往滤清母液中加入 1mol/L 2-乙基己酸钠（Sodium-2-ethylcaproate）的丙酮溶液 34.0mL（34mmol）（在室温下 20min 内加完），得到亮黄色悬浊液，在室温搅拌 10min，析出大量固体并过滤收集，滤饼分别用 1000mL 丙酮、1000mL 正戊烷洗涤，抽滤抽干，真空干燥，所得产物悬浮在 600mL 丙酮中打浆，搅拌（室温下）2h。过滤，滤饼在真空下干燥，得 **006** 23.94g，收率为 92.68%，产物为类白色粉末。

MS（ISP)(*m*/*z*)：691.3 $[M+H]^+$；708 $[M+NH_4]^+$；713.1 $[M+Na]^+$。

说明：

头孢吡普酯的英文化学名也可以写为（6*R*,7*R*)-7-[(*Z*)-2-(5-Amino-[1,2,4]thiadiazol-3-yl)-2-hydroxyiminoacetylamino]-3-[(*E*)-(*R*)-1′-(5-methyl-2-oxo-[1，3′] dioxol-4-ylmethoxycarbonyl)-2-oxo-[1,3′]bipyrrolidinyl-3-ylidenemethyl]-8-oxo-5-thia-1-azabicyclo[4.2.0]oct-2-ene-2-carboxylic acid。

2-乙基己酸钠英文名可写成 Sodium-2-ethylhexanoate；3-heptanecarboxylic acid sodium salt，结构式如下：

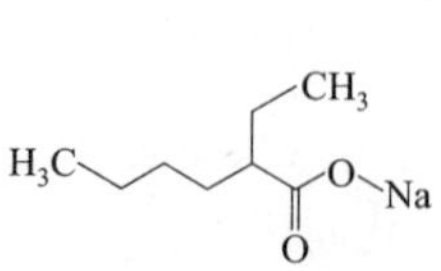

参考文献

[1] Merck Index 15th：1953.
[2] US，6232306，2001.
[3] Alexander J，et al. J Med Chem，1996，39（2）：480-486.
[4] Zhong Li，et al. Bioorg Med Chem Lett，1997，7（22）：2909-2912.
[5] Hubschwerlen C，et al. The Journal of Antibiotics，1992，45（8）：1358-1364.
[6] WO，99/65920，1999.
[7] US，546681，1995.
[8] US，5610314，1997.
[9] US，5981519，1999.
[10] EP，0841339，1998.
[11] EP，0849269，1998.
[12] Heinze-Krauss，et al. J Med Chem，1996，39（9）：1864-1871.
[13] Green T，et al. "Protective Groups in Organic Synthesis"，Chapter 7，1981：218-287.

007 氟氧头孢钠（Flomoxef Sodium）

【别名】 氟莫头孢钠，氟吗宁，氟莫克西钠，Flumarin，6315-5。

【化学名】 (6*R-cis*)-7-[[[Difluoromethyl)thio]acetyl]amino]-3-[[[1-(2-hydroxyethyl)-1*H*-tetrazol-5-yl]-thio]methyl]-7-methoxy-8-oxo-5-oxa-1-azabicyclo[4.2.0]oct-2-ene-2-carboxylic acid sodium salt。

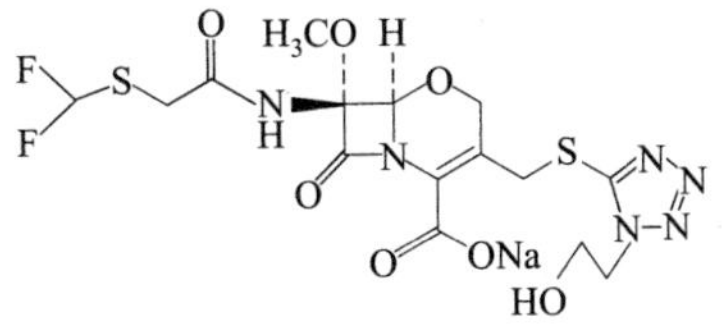

氟氧头孢	CAS [99665-00-6]	$C_{15}H_{18}F_2N_6O_7S_2$	496.47
氟氧头孢钠	CAS [92823-03-5]	$C_{15}H_{17}F_2N_6NaO_7S_2$	518.45

【研发厂商】 日本盐野义制药株式会社。

【首次上市时间和国家】 1988 年首次在日本上市。

【性状】 氟氧头孢 mp 82.5～87.5℃（以丙酮/二氯甲烷结晶）。氟氧头孢钠为白色或淡黄色粉末（含一个结晶水），无臭，极易溶于水和甲醇，稍难溶于乙醇或无水乙醇，几乎不溶于乙醚。

【用途】 本品是第三代头孢类抗生素，对 β-内酰胺酶十分稳定，其抗菌谱和其他第三代头孢菌素相似，对革兰阳性菌的抗菌作用几乎与拉氧头孢相同。本品对金黄色葡萄球菌的抗菌作用很强，特别是对耐药性金黄色葡萄球菌包括耐甲氧西林金黄色葡萄球菌（MRSA）抗菌作用很强，对革兰阳性菌和革兰阴性菌的临床效果很好，并有一定量的本品可透过血脑屏障而渗入脑脊液中。

本品临床用于治疗金黄色葡萄球菌，包括链球菌、肺炎球菌、卡他杆菌、奈氏淋球菌、大肠杆菌、克雷伯杆菌、流感杆菌、粪产碱杆菌及拟杆菌属所致的感染；用于治疗败血症，心内膜炎，各种外科及手术后感染，咽喉炎，扁桃体炎，急慢性支气管炎，肺炎，肺化脓症，肾盂肾炎，前列腺炎，附睾炎，淋病性尿道炎，胆囊炎，胆道炎，肝脓肿，腹膜炎，子宫附件炎，子宫内膜炎，盆腔、子宫旁组织炎及其他妇科感染和耳鼻喉科感染。

【合成路线】 推荐下述合成路线。

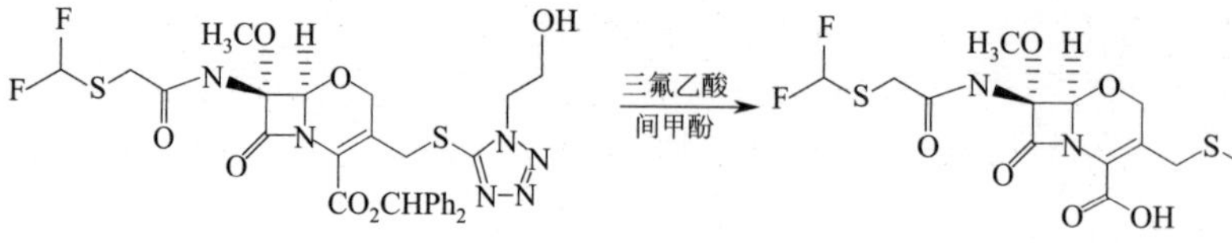

007-1　　007-2

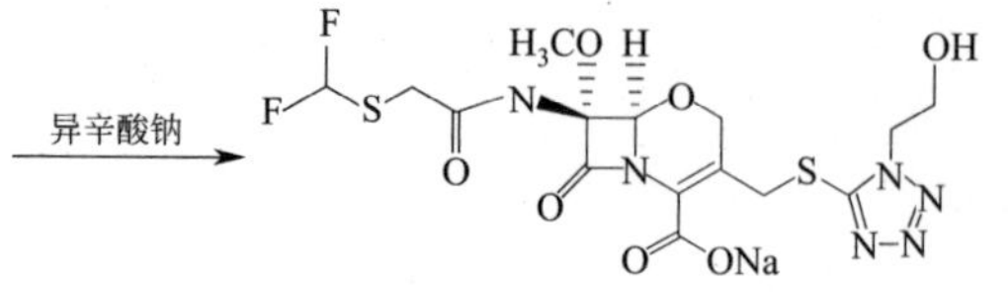

007

1. 7*β*-二氟甲基硫基乙酰氨基-3-(1-羟乙基-1*H*-四氮唑基-5-巯甲基)-3-氧头孢母核{(6*R*,7*R*)-7-[2-[(二氟甲基)硫基]乙酰氨基]-3-[[[1-(2-羟乙基)-1*H*-四唑-5-基]硫基]甲基]-7-甲氧基-8-氧代-5-氧杂-1-氮杂二环[4.2.0]辛-2-烯-2-羧酸二苯甲基酯}(007-1)的制备

在反应瓶中加入（在 N_2 保护下）1L CH_2Cl_2、氧头孢母核（7*α*-甲氧基-3-氯甲基-1-去硫-1-氧代-3-头孢-4-羧酸二苯甲基酯）42.85g（0.1mol），搅拌溶解，降温至−20℃，缓慢加入 36mL 吡啶和 2-氟甲基硫乙酰氯（F_2CHSCH_2COCl）17.66g（0.11mol），搅拌 0.5h，而后移至 4%的 $NaHCO_3$ 水溶液中，充分搅拌后静置分层。分取有机层，依次用水，饱和食盐水洗涤，再用无水 Na_2SO_4 干燥，过滤，滤液真空浓缩，得固体 7*β*-二氟甲基硫基乙酰氨基-3-氧头孢母核 41.20g，收率为 74.6%，mp 189.0～190.5℃。

在另一反应瓶中加入 DMF 380mL 和上步制得的固体产物 41.20g（74.6mmol），搅拌溶解，再将 16.3g（96.98mmol）1-羟乙基-5-硫醇钠基-1*H*-四氮唑溶于 200mL DMF 的溶液加入，加时应缓慢加入（−5℃下搅拌），滴加完毕，于−5℃搅拌反应 1h。反应完毕，将反应液注入水中，用乙酸乙酯提取，有机相用水洗，再用无水 Na_2SO_4 干燥，过滤，滤液真空浓缩，得 **007-1** 的固体 38.77g，收率为 78.5%，mp 170～172℃。

2. 氟氧头孢(酸){[(6*R*,7*R*)-7-[2-[(二氟甲基)硫基]乙酰氨基]-3-[[[1-(2-羟乙基)-1*H*-四唑-5-基]硫基]甲基]-7-甲氧基-8-氧代-5-氧杂-1-氮杂二环[4.2.0]辛-2-烯-2-甲酸}(007-2)的制备

在反应瓶中加入 CH_2Cl_2 23mL（在 N_2 保护下加料和反应）、间甲酚 30.0g（0.28mol）搅拌溶解，冷却至−20℃，搅拌下加入上步制备的 **007-1** 5.0g（7.5mmol），溶解后加入三氟乙酸 0.9g（7.9mmol），搅拌反应 3h。加入乙酸乙酯 45mL，加 5% $NaHCO_3$ 溶液 30mL 调至 pH=5.0～7.0，充分搅拌后静置分层。分液，水相中加入 36%盐酸 1mL 调至 pH=1.0～2.0，用 22mL 乙酸乙酯提取，乙酸乙酯层加入无水 $MgSO_4$ 2g、活性炭 0.2g，脱色除水 30min。过滤，滤饼用 11mL 乙酸乙酯洗涤，抽干，合并乙酸乙酯相，得 **007-2** 的乙酸乙酯溶液。冷却至 0～10℃备用（装在反应瓶中）。

3. (6*R*-*cis*)-7-[[[(二氟甲基)硫基]乙酰基]氨基]-3-[[[1-(2-羟乙基)-1*H*-四唑-5-基]硫基]甲基]-7-甲氧基-8-氧代-5-氧杂-1-氮杂二环[4.2.0]辛-2-烯-2-甲酸钠盐(氟氧头孢钠)(007)的合成

在反应瓶中加入 CH_2Cl_2 20mL、异辛酸钠 1.4g（8.4mmol）、丁酮 5mL，搅拌混合配制为成盐剂，于 45～60min 内将约 10mL 成盐剂加至上步制备的含 **007-2** 的乙酸乙酯溶液中，加入晶种 0.04g，养晶 30～120min。120min 内将剩余的成盐剂溶液及 130mL CH_2Cl_2

同时加至**007-2**的乙酸乙酯溶液中，养晶1～6h。过滤，滤饼用11mL CH_2Cl_2 洗涤，抽滤干，滤饼于20～22℃减压干燥4h。得白色固体**007** 4.58g，收率为91.6%，纯度为99.88%[HPLC归一化法：色谱柱 C_{18} 柱（4.6mm×250mm，5μm）；流动相5mmol/L溴化四丁铵溶液/甲醇（6∶4）；检测波长为246nm；流速为1.0mL/min；进样量为10μL；柱温为25℃]。

IR（KBr）：3383cm^{-1}，1770cm^{-1}，1687cm^{-1}，1610cm^{-1}。

^{1}H-NMR（500MHz，D_2O）δ：3.56（3H，s，OCH_3），3.73（2H，d，J=4.5Hz，CH_2），4.04（2H，t，CH_2），4.14（1H，s，CH_2），4.30（1H，s，CH_2），4.57（2H，t，CH_2），4.55（2H，dd，J=2.0Hz，20.0Hz，CH_2），5.19（1H，s，CH），7.13（1H，t，CH）。

ESI-MS（m/z）：519 $[M+H]^+$，541 $[M+Na]^+$。

参考文献

[1] Merck Index 15th：4136.
[2] BE，898541，1984.
[3] US，4532233，1985.
[4] Tsuji T，et al. J Antibiot，1985，38：466-476.
[5] Neu H C，et al. Antimicrob Agents Chemother，1983，30：638.
[6] Kitahashi，T et al. J Chromatogr，Sci 2003，41：173.
[7] Togo S，et al. J Antimicrob Chemother，2007，59：964.
[8] 李家泰，等．中国临床药理学杂志，1995，11（2）：65-77.
[9] 申华，等．国际检验医学杂志，2013，134（12）：1597-1599.
[10] EP. 0128536. 1984.
[11] Nagata W，et al. Philos Trans R Soc Lond Ser B，1980，289（1036）：225-230.
[12] CN，104327100 A，2015.
[13] 胡志，等．中国医药工业杂志，2007，38（11）：755-757.
[14] CN，103524534 A.
[15] 王亚娟．河北化工，2006，5（29）：27-28.
[16] 刘树林，等．中国医药工业杂志，2016，47（4）：383-384.
[17] 周学良．精细化工手册药物．北京：化学工业出版社，2003：90-93.
[18] 贾淑艳．黑龙江医药，2008，21（4）：57-59.
[19] Castaer J，et al. Drugs Fut，1986，11（6）：452.
[20] 李波，等．化学世界，2014，55（4）.
[21] 屠健德．国外医药：合成药、生化药、制剂分册，1991，(1)：47-49.
[22] 村上和久，土肥正善，野村和秀．中本省三吉田正．Chemotherapy，1987，35（S-1）：115-120（日文）.
[23] 松原尚志，大坪龍，小川文子．Chemotherapy，1987，35（S-1）：460-469.
[24] 王秀云，等．中国医药工业杂志，2006，37（3）：214-216.
[25] JP 2005179336.
[26] EP，17419，1980（CA，1981，94：121520）.
[27] Murakami M，et al. Heterocycles，1990，31（11）：2055-2064.
[28] Yoshioka M，et al. Tetrahedron Lett，1980，21（4）：351-354.
[29] 张拥军，等．化工生产技术，2007，14（4）：1-4.
[30] 日本公开特许 84—231090（CA，1986，105：787516）.
[31] DE，3503303. 1984.

008 泰比培南酯（Tebipenem Pivoxil）

【别名】 替比培南匹伏酯，替比喑南酯，L-084，TBPM-PI，ME1211，L-036（游离酸），LJC-11036（游离酸）。

【化学名】 (1*R*,5*S*,6*S*)-6-[(1*R*)-Hydroxyethyl]-1-methyl-2-[1-(2-thiazolin-2-yl)azetidin-3-ylsulfanyl]-1-carba-2-penem-3-carboxylic acid pivaloyloxymethyl ester。

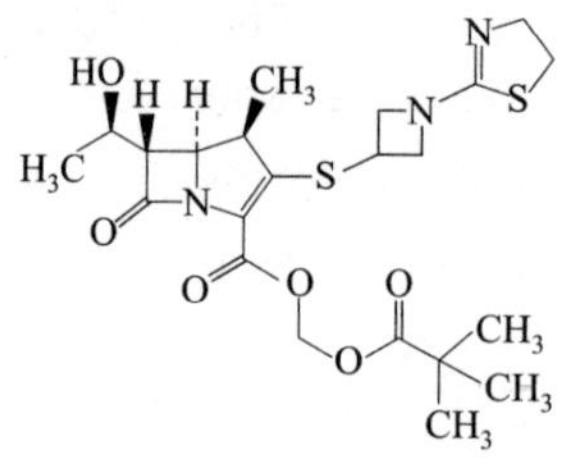

泰比培南　CAS［161715-21-5］　$C_{16}H_{21}N_3O_4S_2$　383.49

泰比培南酯　CAS［161715-24-8］　$C_{22}H_{31}N_3O_6S_2$　497.63

【研发厂商】 日本 Meiji Seika Kaisha Ltd（最早为美国辉瑞公司研发）。

【首次上市时间和国家】 2009 年 2 月获得批准并于该年 4 月首次在日本上市。

【性状】 白色固体，mp 140.0～142.0℃，也有报道 mp 136.0～137.0℃。本品易溶于甲醇、乙腈，难溶于水。

【用途】 本品为新型口服碳青霉烯（Carbapenem）类抗生素，为 Tebipenem 的匹伐酸酯前药，本品在大鼠中的口服生物利用度高。泰比培南对引起呼吸道感染的微生物（细菌）具有广谱有效的抗菌活性。与一组 β-内酰胺类抗生素相比，本品对耐多药肺炎链球菌表现出有效的抗菌活性，对青霉素（penicillin）敏感、青霉素中度敏感和对青霉素耐药细菌的 MIC_{50} 分别为 0.002μg/mL、0.004～0.016μg/mL 和 0.063μg/mL，对耐药菌株也表现出杀菌活性。在体外泰比培南对厌氧菌的抗菌活性与亚胺培南（Imipenem）、头孢托仑（Cefditoren）、阿莫西林（Amoxicillin）/克拉维酸（Clavulanic acid）、克林霉素（Clindamycin）相比，具有最好的活性，对所有的临床厌氧菌株除了痤疮丙酸杆菌（*Propionibacterium acnes*）、艰难梭菌（*Clostridium difficile*）和吉氏拟杆菌（*Bacteroides distasonis*）其 MIC_{90} 的值为＜0.03～2μg/mL。本品对消化链球菌属某些种（*Peptostreptococcus* spp.）、梭形杆菌属某些种（*Fusobacterium* spp.）和韦荣球菌属某些种（*Veillonella* spp.）的抗菌活性是亚胺培南的 2～16 倍。临床上本品用于呼吸道和泌尿道感染的治疗。

【合成路线】 可参见文献［9，15，19］的方法路线。

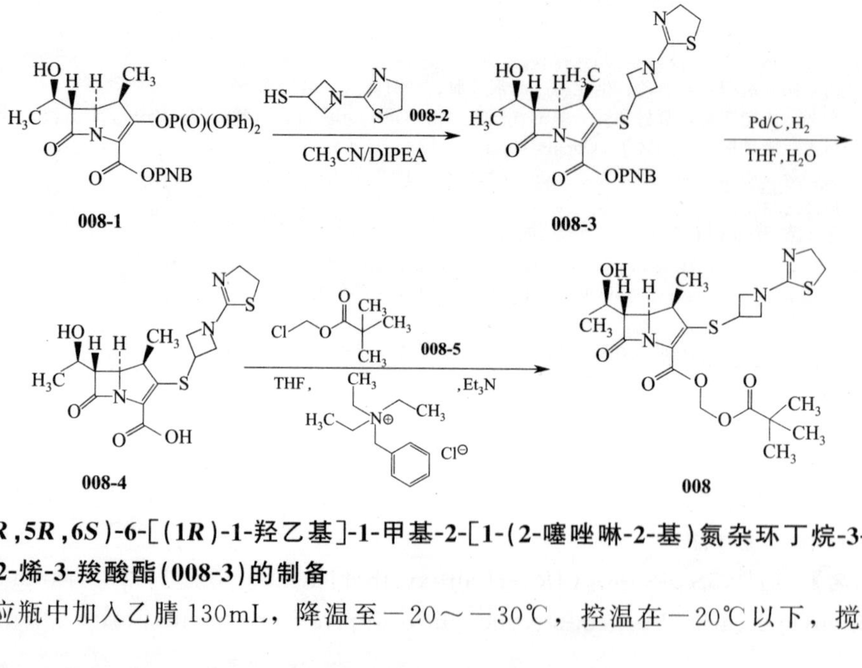

1.（1*R*,5*R*,6*S*)-6-[(1*R*)-1-羟乙基]-1-甲基-2-[1-(2-噻唑啉-2-基)氮杂环丁烷-3-基硫代]-1-碳青霉-2-烯-3-羧酸酯(008-3)的制备

在反应瓶中加入乙腈 130mL，降温至－20～－30℃，控温在－20℃以下，搅拌下加入

(1*R*，5*R*，6*S*)-6-[(1*R*)-1-羟乙基]-2-[(二苯基磷酰) 氧基]-1-甲基-碳青霉-2-烯-3-甲酸对硝基苄酯 (MAP) (**008-1**) 12.83g (21.58mmol)、3-巯基-1-(1，3-噻唑啉-2-基) 氮杂环丁烷 (**008-2**) (可参见文献 [17，18，24] 的方法制备，或者可以外购) 5.00g (28.70mmol)，然后慢慢加入 *N*,*N*-二异丙基乙胺 6.97g，控温在－20～－30℃，搅拌反应 HPLC 监控测反应至反应完成 (大约 3h)。反应完毕，往反应液中加入水 75.0mL，缓慢升温至－5～5℃，搅拌 0.5h。抽滤，滤饼用异丙醇/乙醇/乙腈 (体积比为 2：1：1) 与水的混合溶剂于－5～5℃搅拌，静置抽滤，滤饼于 45℃减压干燥，得白色固体 **008-3** 10.35g，收率为 92.5% mp 177～179℃。

IR (KBr)：2941cm^{-1}，1771cm^{-1}，1705cm^{-1}，1615cm^{-1}，1555cm^{-1}，1516cm^{-1}，1343cm^{-1}，1141cm^{-1}。

^{1}H-NMR (300MHz，$CDCl_3$) δ：8.25 (2H，d)，7.68 (2H，d)，5.52 (1H，d)，5.27 (1H，d)，4.38 (2H，m)，4.26 (2H，m)，4.15 (1H，m)，4.03 (2H，t)，3.96 (2H，m)，3.40 (3H，t)，3.31 (1H，dd)，3.18 (1H，m)，1.36 (3H，d)，1.25 (3H，d)。

ESI-SM (*m*/*z*)：519.1 $[M+H]^+$。

2. (1*R*,5*R*,6*S*)-6-[(1*R*)-1-羟乙基]-1-甲基-2-[1-(2-噻唑啉-2-基)氮杂环丁烷-3-基硫代]-1-碳青霉-2-烯-3-羧酸(008-4)的制备

在氢化釜中加入 **008-3** 13.00g (21.98mmol)、90.00mL THF，搅拌溶解，然后依次加入 H_2O 65.00mL、$NaHCO_3$ 1.05g、Pd/C (10%) 5.10g，搅拌混合后，用 N_2 置换釜中空气 3 次，然后用 H_2 置换 N_2 3 次后，充 H_2 (压力：4MPa) 剧烈搅拌反应 (升温至 45℃反应) 3h。HPLC 监测反应完成后，将反应釜内温度降至室温，放出反应液，抽滤，滤饼用少量 pH＝1.0 的盐酸洗涤，滤液用 pH＝1.0 的盐酸调节 pH 至 4.6 左右，加入 180mL THF 水溶液，室温下搅拌析晶；陈化 2h 后抽滤，滤饼晾干，得白色固体 6.82g **008-4**，收率为 81.0%，mp 170～172℃。

IR (KBr)：1739cm^{-1}，1651cm^{-1}，1575cm^{-1}。

^{1}H-NMR (300MHz，$CDCl_3$) δ：4.75 (2H，m)，4.35 (1H，m)，4.20 (4H，m)，4.01 (4H，t)，3.65 (2H，t)，3.43 (1H，dd)，3.19 (1H，dq)，1.30 (3H，d)，1.17 (3H，d)。

ESI-MS (*m*/*z*)：384.1 $[M+H]^+$。

3. (1*R*,5*S*,6*S*)-6-[(1*R*)-羟乙基]-1-甲基-2-[1-(2-噻唑啉-2-基)氮杂环丁烷-3-基硫代]-1-碳青霉-2-烯-3-羧酸新戊酰氧基甲基酯(Tibipenem Pivoxil)(008)的合成

在反应瓶中加入上步制备的中间体 **008-4** 10.0g (26.11mmol)、THF 50.0mL，搅拌溶解，然后加入 10.0g 苄基三乙基氯化铵、三乙胺 4.0mL，在 N_2 保护且搅拌下滴加特戊酸氯甲酯 (**008-5**) 5.0mL，10min 内滴加完，保持温度在 45℃下搅拌反应 2h。HPLC 监测反应完成后，依次加入 100.0mL 乙酸乙酯、100.0mL H_2O，用 1/3mol/L 枸橼酸调节 pH 至 4.0 左右。静置分层，分液，弃去有机相，水相用乙酸乙酯 (50.0mL×2) 洗涤，用 K_2CO_3 溶液调至 pH＝7.6 左右，用乙酸乙酯提取 (50.0mL×3)，合并乙酸乙酯层，用饱和盐水洗涤 (50.0mL×3)，然后加入 6.0g 活性炭搅拌 30min。抽滤，滤液用无水 $MgSO_4$ 干燥 2h，过滤，滤液浓缩至干，加入 20.0mL 丙酮溶解，浓缩后剩余油状物中在常温搅拌下滴加 40.0mL 异丙醚，滴完搅拌 1h。抽滤，滤饼晾干，得白色固体 **008** 9.82g，收率为 75.7%，mp 139～141℃。

IR (KBr)：1780cm^{-1}，1755cm^{-1}，1612cm^{-1}。

^{1}H-NMR (300MHz，$CHCl_3$) δ：5.98 (1H，d)，5.86 (1H，d)，4.37 (2H，m)，4.18 (3H，m)，4.02 (2H，m)，3.96 (2H，m)，3.41 (2H，t)，3.26 (1H，dd)，3.19 (1H，dq)，1.33 (3H，d)，1.25 (9H，s)，1.18 (1H，d)。

ESI-MS (*m/z*)：497.1 [M+H]$^+$。

参考文献

[1] Hayashi K，et al. Tetrahedron Lett，1999，40 (19)：3761-3764.
[2] JP，1996053453.
[3] JP，1999504039.
[4] WO，2004/035539，2004.
[5] 尤启冬，林国强．手性药物研究与评价．北京：化学工业出版社，2011：486-489.
[6] Kumagal T，et al. J Curr Med Chem，2002，1 (1)：1-14.
[7] 董耘，等．上海医药，2011，32 (7)：274-276.
[8] 张文君，等．河北医药，2010，32 (18)：2596-2599.
[9] Isoda T，et al. J Antibiot，2006，59 (4)：241-247.
[10] Miyauchi M，et al. J Antibiot，1997，50 (5)：429-439.
[11] EP，0774005，2003.
[12] EP，0808315. 1997.
[13] CN，101172962 A，2008.
[14] WO，2008/047909，2008.
[15] 彭东明，等．中国抗生素杂志，2013，38 (1)：41-43，58.
[16] 山田惠子，等．日本化学疗法学会雑誌，2009，57 S-1：1-14 (日文).
[17] 王杰，等．合成化学，2013，21 (3)：367-369.
[18] 黄小光，等．中国新药杂志，2012，21 (4)：428-430.
[19] 史颖，等．中国药物化学杂志，2011，21 (5)：383-385，390.
[20] CN，1060838588，2018.
[21] 翟雪、隋强，时惠麟．中国医药工业杂志，2012，43 (6)：503-506.
[22] CN，103059027 A，2013.
[23] 彭兵兵．兰州理工大学石油化工学院硕士学位论文，2013.
[24] 黄小光，等．化学与生物工程，2011，28 (12)：20-23.
[25] WO，21712，1997.
[26] US，5534510，1996.
[27] CN，10162313，2012.
[28] JP，2010018521.
[29] US，0009442，2006.
[30] US，5886172，1999.
[31] US，5783703，1997.
[32] US，5659043，1996.
[33] Wang Y，et al. Drugs Future，2006，31 (8)：676-681.
[34] Zhanel GG，et al. Drugs，2007，67 (7)：1027-1052.
[35] 邹栩，等．世界新药动态与分析．上海：第二军医大学出版社，2010：44.
[36] Bassetti M，et al. Curr Med Chem，2009，16 (5)：564-575.
[37] Hikida M，et al. Antimicrob Agents Chemother，1999，43：2010-2016.
[38] EP，0632039.
[39] EP，0717042.
[40] EP，0808315.
[41] 陈仲强，李泉．现代药物的制备与合成：第三卷．北京：化学工业出版社，2015：44-47.

009 阿维巴坦 (Avibactam)

【别名】 AVE-1330 A (钠盐)，NXL-104 (钠盐)。

【化学名】 Sulfuric acid mono[(1*R*,2*S*,5*R*)-2-(aminocarbonyl)-7-oxo-1,6-diazabicyclo[3.2.1]oct-6-yl]ester。

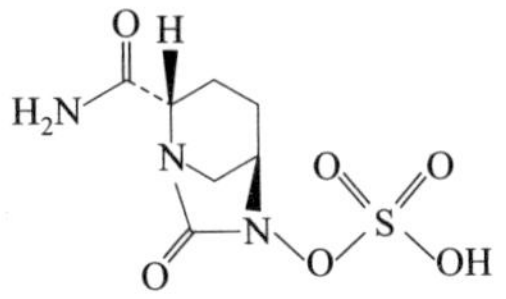

阿维巴坦（酸）　CAS［1192500-31-4］　$C_7H_{11}N_3O_6S$　265.24

阿维巴坦钠　CAS［1192491-61-4］　$C_7H_{10}N_3NaO_6S$　287.22

【研发厂商】 阿特维斯（Actavis）与阿斯利康（AZN）联合研发（US）。

【首次上市时间和国家】 2015年经美国FDA批准首次在美国上市（以阿维巴坦-头孢他啶复方制剂上市）。

【性状】 其钠盐以含水乙醇中结晶形式存在，为白色结晶性粉末，$[\alpha]_D^{20}=37.5°(c=0.50, H_2O)$。

【用途】 本品为一种新型的非β-内酰胺类β-内酰胺酶抑制剂。Avycaz复方制剂即是阿维巴坦-头孢他啶的复方制剂，据称拥有"重磅炸弹"的潜质。NXL-104（本品）与其他抑制剂相比，不仅能够抑制A类β-内酰胺酶的水解作用，还适用于C类酶和超广谱β-内酰胺酶。

本品不具备抑菌活性，但将其与头孢他啶、头孢罗林、氨曲南等联用时能够有效降低β-内酰胺类抗生素的最低抑菌浓度，本品对耐药的肠杆科菌具有很好的抗菌活性。本品能与抗生素进行多种组合，在提高抗生素疗效的同时，也丰富了市场的选择性，均有广阔的发展前景。

【合成路线】 下述是文献［9］介绍的合成路线。

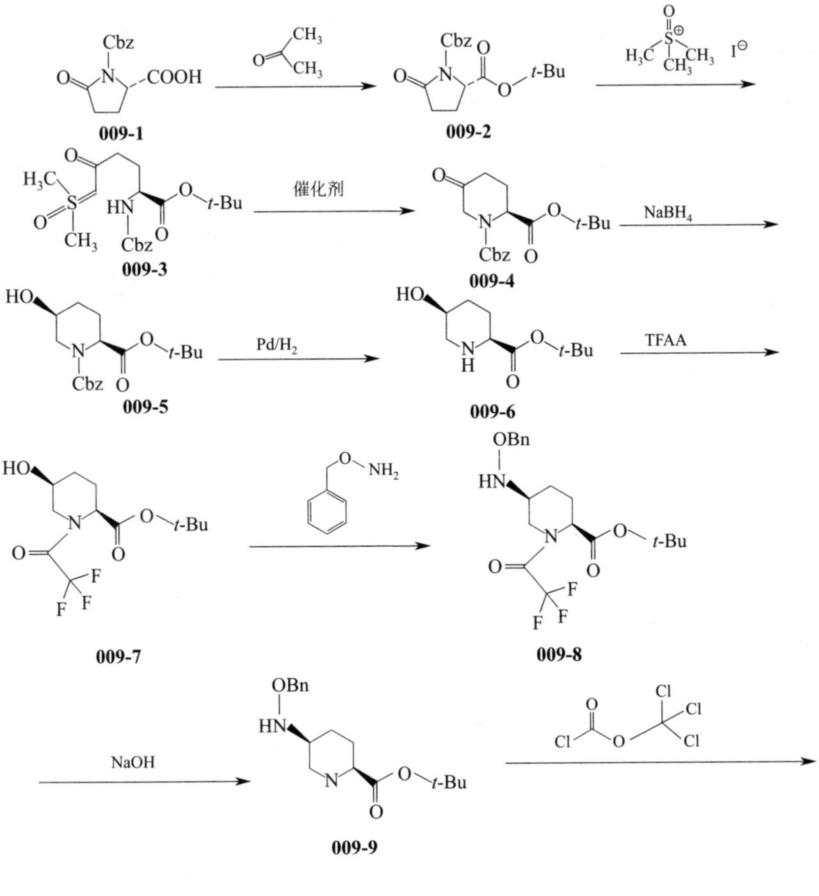

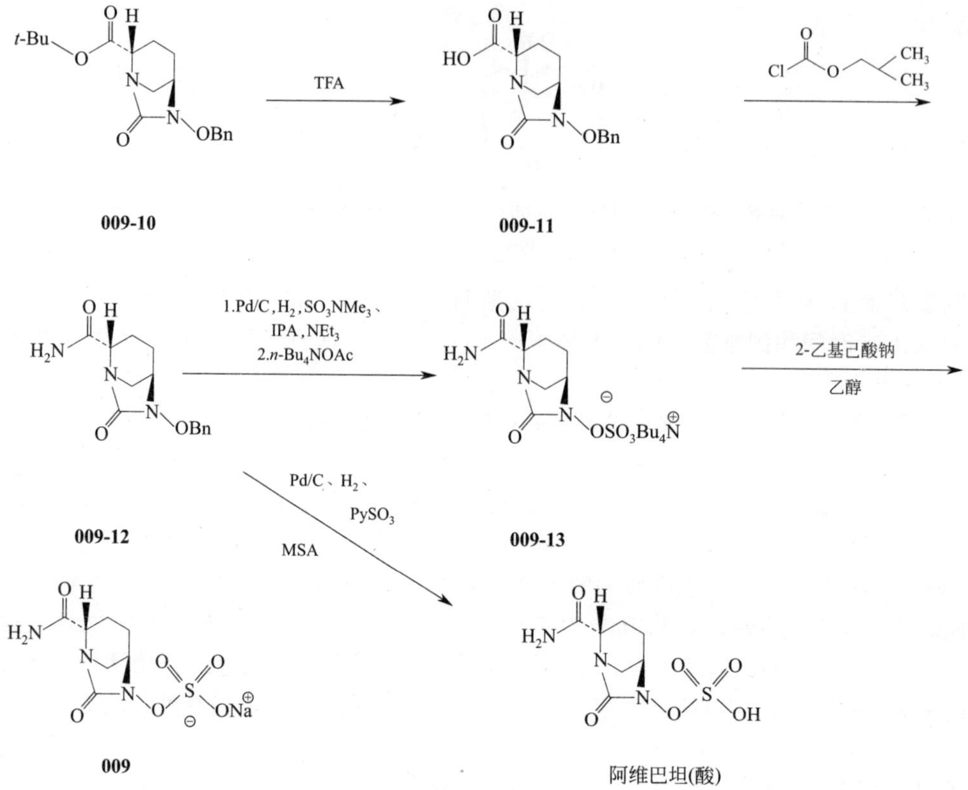

详细介绍文献［15］的合成路线和具体工艺方法如下：即以 L-焦谷氨酸为起始原料，通过 9 步反应而制得阿维巴坦（**009**）。

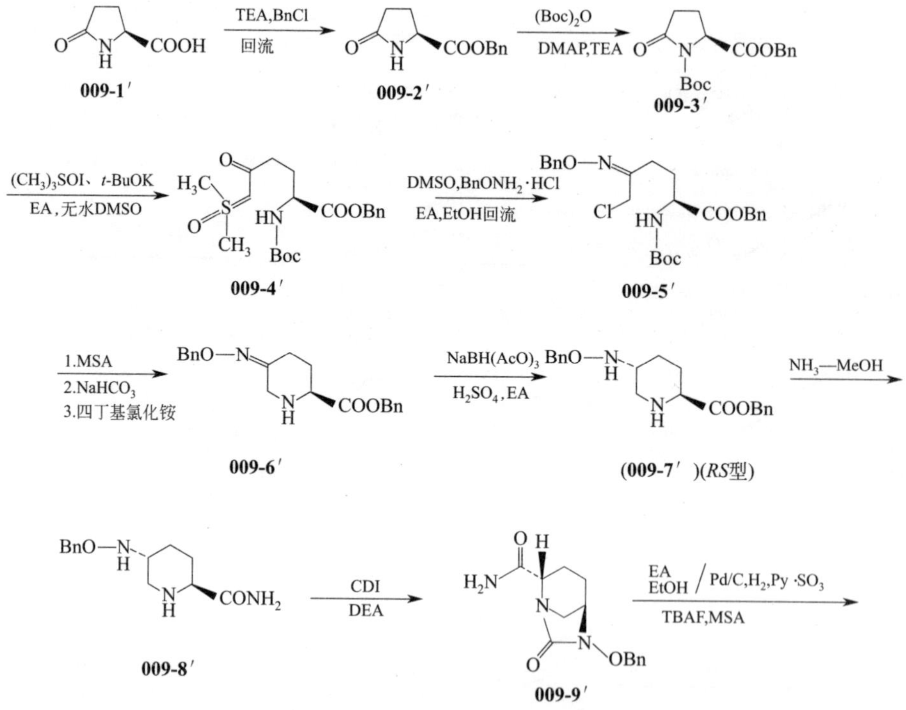

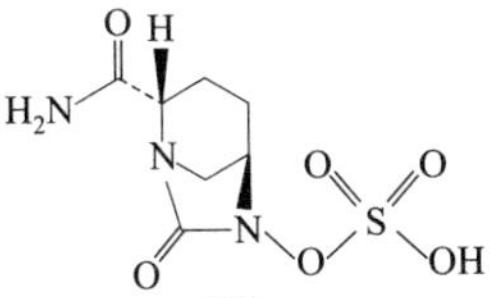

009

1. (2*S*)-*N*-叔丁氧羰基焦谷氨酸-α-苄酯（009-3′）的制备

在反应瓶中加入 100g L-焦谷氨酸（**009-1′**）、TEA 214mL 和丙酮 800mL，搅拌全溶后，于室温下加入 BnCl 100mL，升温至 65℃，回流状态下进行搅拌反应，反应 12h。回流完毕，抽滤除去三乙胺盐酸盐，将反应液减压浓缩至变为黄色油状黏稠物。再用 400mL DCM 稀释，再依次用 200mL 1mol/L 盐酸、200mL 饱和 $KHCO_3$ 溶液和 100mL 饱和盐水洗涤该稀释液，再用无水 $MgSO_4$ 干燥，过滤，滤液即为含 **009-2′**的溶液，直接用于下步反应。

在另一反应瓶加入上述制备的 DCM 混合溶液一批量、TEA 106mL、DMAP 27.5g，搅拌降温至 0℃，在此温度下一边搅拌一边滴加 Boc 酸酐的 DCM 溶液（157.5g Boc 酸酐溶于 200mL DCM），滴加完毕，移去冰浴，自然升至室温，在室温下搅拌反应 24h。反应完毕，将反应液减压浓缩，用 400mL 乙酸乙酯置换 CH_2Cl_2（DCM）作溶剂，然后分别用 200mL 1.0mol/L 磷酸二氢钠、200mL 饱和 NaCl 溶液洗涤，然后用乙酸乙酯置换，置换后的反应浓缩液用无水 Na_2SO_4 干燥，过滤，滤液中加入 10g 活性炭脱色。趁热过滤，滤液减压浓缩至体积为 100mL，加入环己烷/乙酸乙酯（7∶3）混合溶剂 200mL，室温搅拌下析出白色晶体，用少量环己烷洗涤，常温下自然风干，得 **009-3′** 207g，收率为 77.4%。

^{1}H-NMR（$CDCl_3$）δ：7.37（5H，s，Ph），5.22（2H，s，$PhCH_2$），4.65（1H，dd，2-H），2.59（1H，m，4-H_A），2.46（1H，m，4-H_B），2.32（1H，m，3*S*-H），2.02（1H，m，3*R*-H），1.42［9H，s，C（CH_3）$_3$］。

ESI-MS（*m/z*）：342.1［M+Na］$^+$。

2. (*S*)-2-(叔丁氧羰基氨基)-5-氧代-6-二甲基氧化锍己酸苄酯（009-4′）的制备

在反应瓶中依次加入叔丁醇钾 10.4g（系统要干燥好）、无水 DMSO 135mL，室温下搅拌溶解，于 30min 内分批加入碘代三甲基氧化锍 23.2g，加完继续在室温下搅拌反应 1h。等到反应结束，加入 **009-3′** 20g，继续搅拌反应 2～3h。TLC 跟踪反应结束后，滴加水 200mL，搅拌降温至−5℃，加入 EA 100mL，搅拌 30min。静置分层，分取有机相，并趁冷用 EA（50mL×5）提取水相，合并有机相，用无水 $MgSO_4$ 干燥处理中间体产物的 EA 溶液，用硅藻土过滤，并在 20℃下真空浓缩滤液至体积 50mL，加入甲基叔丁基醚 50mL，缓慢降温至−10℃，继续搅拌 2h。析出白色固体纯品，趁冷过滤，滤饼用少量 MTBE 洗涤，40℃下减压干燥 24h。得白色产物 **009-4′** 20.7g，收率为 80.3%。

^{1}H-NMR（$CDCl_3$）δ：7.33（5H，m，Ph），5.59（1H，s，1-H），5.15（2H，m，$PhCH_2$），4.36（1H，s，NH），4.30（1H，m，5-H），3.50［(6H，s，SCH_3)$_2$］，2.24（2H，m，3-H），2.09（1H，m，4*S*-H），1.99（1H，m，4*R*-H），1.42［9H，s，C(CH_3)$_3$］。

ESI-MS（*m/z*）：412.2［M+H］$^+$。

3. α-氯代-γ′-甲酸苄酯酮肟中间体（009-5′）的制备

在反应瓶中加入上步制备的中间体（**009-4′**）20g、EA 400mL，搅拌混合，加入苄氧胺盐酸盐 4.0g 的 DMSO 20mL 溶液，搅拌缓慢升温至 60℃（1h 内升温），升温至 60℃后维持在该温度下搅拌反应 2h。升温至 90℃，在该温度下搅拌反应 5～6h。TLC 跟踪反应完全后［展开剂为 DCM/MeOH（20∶1）］，停止加热，自然降温，用 100mL 饱和 $NaHCO_3$ 溶液洗去 DMSO，再用 100mL 饱和盐水洗涤，反应液用无水 $MgSO_4$ 干燥，再用硅藻土过滤，滤液减压旋蒸去除 EA，得到的浅黄色黏稠物用硅胶柱色谱分离纯化［洗脱剂为 PE/EA（4∶1)]，得到氯代酮肟中间体（**009-5′**）22.0g，冷藏保存备用于下步反应，收率为 95.2%。

^{1}H-NMR（$CDCl_3$）δ：7.35（10H，m，2×Ph），5.10～5.30（4H，m，2×$PhCH_2$），4.38（1H，m，2-H），4.06～4.21（2H，2m，6-H），2.48（2H，m，4-H），2.15（1H，m，3*S*-H），1.96（1H，m，3*R*-H），1.45（9H，s，C_4H_9）。

ESI-MS（*m/z*）：497.2 $[M+Na]^+$。

4. γ-甲酸苄酯-β-哌啶苄氧酮肟中间体（009-6′）的制备

在反应瓶中加入 **009-5′** 22.0g、乙酸乙酯 300mL，搅拌溶解，在 15min 内往反应瓶滴加甲磺酸 10.9mL，并加热至 45℃，保持 45min 左右，冷却至室温，将反应液缓缓倒入含 $NaHCO_3$ 27.7g 的水溶液 100mL 中，随后加入四丁基氯化铵 1.0g，升温至 50℃，剧烈搅拌 2.5h。TLC 检测反应完全后［展开剂为 PE/EA（1∶3)]，放冷，静置一段时间后分出 EA 相，水相用 50mL EA 反萃取一次；合并 EA 溶液，用 50mL 饱和盐水洗涤，再用无水 $MgSO_4$ 干燥，用硅藻土过滤（减压过滤），滤液中加入 10g 二氧化硅吸附杂质，抽滤，滤液于 30℃下减压旋蒸除去溶剂，剩余物进行色谱分离纯化［洗脱剂为 PE/EA（6∶1)]，经后处理，得无色油状物 **009-6′** 13.5g，冷藏备用，收率为 86.2%。

^{1}H-NMR（$CDCl_3$）δ：7.35（10H，m，2Ph），5.16（2H，s，2-CH_2Ph），5.04（2H，s，5-CH_2Ph），4.27（1H，d，2-H），3.72（1H，m，6*S*-H），3.45（1H，d，6*R*-H），2.48（1H，m，4*S*-H），2.44（1H，m，4*R*-H），2.22（1H，m，1-H），2.04（1H，m，3*S*-H），1.91（1H，m，3*R*-H）。

ESI-MS（*m/z*）：339.2 $[M+H]^+$。

5. 哌啶-β′-苄基氨基-α-甲酸苄酯（009-7′）(*RS* 型）的制备

在反应瓶中加入 EA 300mL 和上步制备的 **009-6′** 13.5g，搅拌降温至－10℃，在 10min 内缓慢滴加浓 H_2SO_4 8.3mL，滴加完毕，继续搅拌 15min。随后在－5℃下在 20min 内加入三乙酰基硼氢化钠 12g，加完，升温至 0℃搅拌 2h。TLC 跟踪［展开剂为 PE/EA（1∶3)]检测，反应完成后，往反应液中加入过饱和 $NaHCO_3$ 溶液淬灭反应，使体系变为中性，升至室温后，静置 10min 分层，分出 EA 相，用 100mL EA 提取水相，合并 EA 溶液，用水（100mL×3）洗涤 EA 溶液，所得溶液用无水 $MgSO_4$ 干燥，过滤，滤液真空浓缩（30℃下）至体积为 50mL，在室温下缓慢加入含无水乙二酸（草酸）14.0g 的丙酮溶液 10mL，并搅拌 2h。使黄白色粗产物析出。减压过滤，滤饼用少量 EA 洗涤，得到黄白色泡沫状的羟胺乙二酸盐固体粗品。该草酸盐用 200mL EA、100mL 饱和 $NaHCO_3$ 混合液进行脱酸处理，再经柱色谱分离纯化［洗脱剂为 EA/甲醇（10∶1)]，经后处理得到 *RS* 型浅黄色油状目的产物 **009-7′** 9.8g，收率为 72.5%。同时得到 *SS* 型副产物 3.3g，*SR*∶*SS*＝3∶1。

拆分光学异构体结晶：

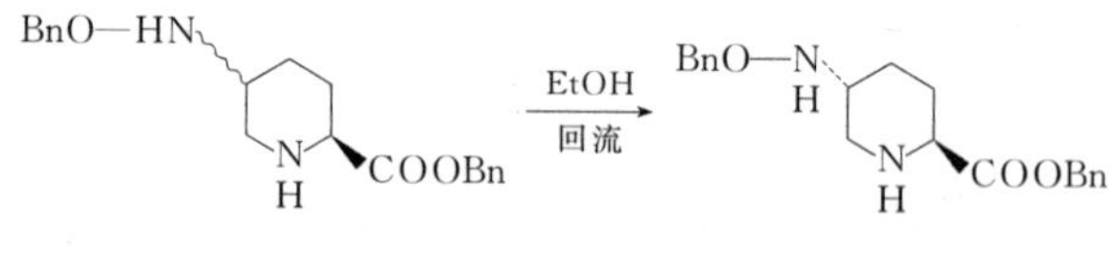

009-7′(*RS* 型)

取上步乙二酸盐 10g、加入乙醇 300mL，升温至 90℃，全溶后在乙醇中呈澄清透明后，放冷至室温，析出白色泡沫状产品，过滤，用 50mL EtOH 洗涤滤饼，晾干得到单一构型的羟基胺草酸盐 5.6g。

SR 构型产物：

^{1}H-NMR（DMSO-d_6）δ：7.35（10H，m，2Ph），5.24（2H，s，2-CH_2Ph），4.58（2H，s，5-CH_2Ph），4.05（1H，d，6*S*-H），3.40（1H，d，6*R*-H），3.13（1H，m，5-H），2.66（1H，t，2-H），2.17（1H，dd，3*S*-H），1.87（1H，d，3*R*—H），1.69（1H，q，4*R*-H），1.42（1H，q，4S-H）。

ESI-MS（*m/z*）：341.2 [M+H]$^+$。

SS 构型副产物：

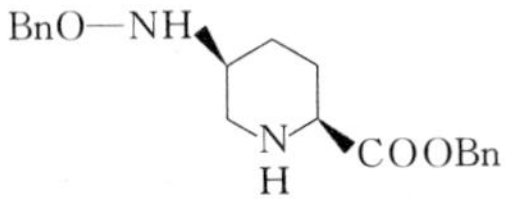

^{1}H-NMR（$CDCl_3$）δ：7.35（10H，m，2Ph），5.19（2H，dd，2-CH_2Ph），4.70（2H，s，5-CH_2Ph），3.46（2H，m，6-H），3.11（1H，m，5-H），2.58（1H，t，2-H），2.18（1H，d，3*S*-H），1.98（1H，d，3*R*-H），1.68（1H，q，4*S*-H），1.36（1H，m，4*R*-H）。

6. 哌啶-β′-苄氧氨基-α-甲酰胺中间体（009-8′）的制备

在反应瓶中加入上步制备的中间体 **009-7′**纯品 5.6g，室温环境下溶解于 50mL 饱和氨气-甲醇溶液（质量分数约 15%），搅拌 20h。该反应用 TLC 跟踪［展开剂为 EA/MeOH（2∶1）］检测，反应完全后，将反应液过滤，用 10mL 无水甲醇洗涤乙二酸铵滤饼，滤液合并后减压浓缩得到黄色油状粗品，将该粗品用 mL EA 稀释，缓慢加入含无水乙二酸 0.82g 的丙酮溶液 10mL，搅拌 20min。析出黄白色蓬松固体，抽滤，滤饼用少量 EA 洗涤，抽干，滤饼常温风干，得哌啶甲酰胺乙二酸盐（**009-8′**）4.7g，收率为 95.0%。

^{1}H-NMR（DMSO-d_6）δ：7.32（5H，m，Ph），6.94～7.18（2H，2s，$CONH_2$），6.50（1H，d，1-NH），4.57（2H，s，CH_2Ph），3.14（1H，dd，6*S*-H），2.91（1H，dd，6*R*-H），2.77（1H，m，2-H），2.23（1H，m，5-H），1.83（2H，m，3-H），1.26（1H，m，4*R*-H），1.12（1H，m，4*S*-H）。

ESI—MS（*m/z*）：250.2 [M+H]$^+$。

7.（2*S*，5*R*）-6-（苄氧基）-7-氧代-1，6-二氮杂二环[3.2.1]辛烷-2-甲酰胺（009-9′）的制备

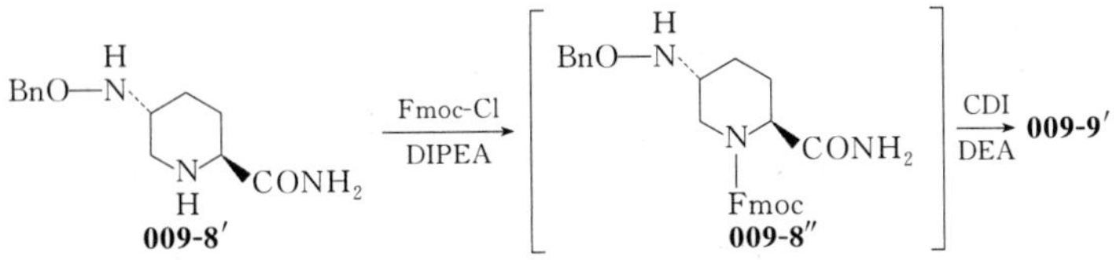

在反应瓶中加入 **009-8′** 4.7g、饱和的 NH_3-甲醇溶液 10mL，室温搅拌 20min。滤去草酸（乙二酸）铵，滤液并旋蒸除去水。加甲苯 50mL 作溶剂进行溶解，并加入 DIPEA 2.2mL，使其成为黄色澄清液，在 20min 内搅拌缓缓加入 Fmoc-Cl（9-芴甲氧基碳酰氯，9-Fluorenylmethoxycarbonyl chloride）3.0g，搅拌升温至 30℃下反应 24h。控制反应体系 pH 保持在 7.5～8.5；TLC 跟踪反应［展开剂为 EA/MeOH（2∶1）］，原料全部反应后，冷却（自然冷却），得到含中间产物 **009-8′**的反应液。加入 CDI（羰基二咪唑）2.4g，40℃持续搅拌 1h。用 TLC 跟踪［展开剂为 PE/EA（1∶4）］，原料中间体斑点消失（其 R_f 值为 0.4），反应结束。放冷，加入二乙胺 3.0mL，室温搅拌 2h。反应体系呈浅黄色黏稠状，反应用 TLC 检测［展开剂为 PE/EA（5∶1）］至完全，将反应液置于冰浴中，加入 1mol/L 盐酸水溶液 40mL，搅拌 30min。升到室温后静置分出甲苯相，并用 $MgSO_4$ 干燥，过滤，

滤液真空浓缩，浓缩剩余物经硅胶柱色谱分离纯化［洗脱剂为 PE/EA（1：3)］，后处理后得白色泡沫状产物 **009-9′** 3.8g，收率为 90.2%。

^{1}H-NMR（DMSO-d_6）δ：7.28～7.46（7H，m，Ph 和 $CONH_2$)，4.93（2H，q，CH_2Ph)，3.68（1H，*d*，2-H)，3.62（1H，s，5-H)，2.90（2H，s，8-H)，2.04（1H，m，4*R*-H)，1.83（1H，m，4*S*-H)，1.63（2H，m，3-H)。

^{1}H-NHR（400MHz，$CDCl_3$）δ：1.61（1H，m)，1.90～2.04（2H，m)，2.36（1H，m)，2.76（1H，d，*J*＝11.6Hz)，3.03（1H，d，*J*＝11.6Hz)，3.32（1H，s)，3.95（1H，d，*J*＝7.6Hz)，4.90（1H，d，*J*＝11.3Hz)，5.06（1H，d，*J*＝11.6Hz)，5.45（1H，s)，6.56（1H，s)，7.25～7.42（5H，m)（参见文献［9］)。

ESI-MS（*m*/*z*)：276.2［M＋H]$^+$。

8.(1*R*,2*S*,5*R*)-2-(氨基甲酰基)-7-氧代-1,6-二氮杂双环[3.2.1]辛-6-基]硫酸单酯(阿维巴坦)(009)的合成。

在反应瓶中加入上步制备的中间体 **009-9′** 3.5g（反应瓶为常压氢化反应瓶)、乙醇 10mL、EA 20mL、水 10mL，搅拌下加入 10% Pd/C 0.7g 和 SO_3-Py 复合物（吡啶-三氧化硫，Pyridine-sulfurtrioxide）10.8g，用氢气置换氢化反应瓶中的空气三次，通入 H_2 于常压常温下搅拌反应 10h。再补加 SO_3-Py 复合物 10.8g，继续通 H_2 反应 12h 至反应完全。通过硅藻土过滤除去不溶物，滤液减压旋蒸去除溶剂，得到 **009** 的吡啶盐粗品；该粗品用 200mL 水溶解，并用磷酸二氢钠调节至 pH＝4，并用 100mL EA 洗涤水相，加入四丁基硫酸氢铵（TBAF）4.9g，室温下搅拌 10min。用 EA 提取（50mL×5）混合液，合并 EA 相，再用无水 $MgSO_4$ 干燥，过滤，滤液浓缩后用 100mL DCM 置换 EA 作溶剂，在 0℃低温浴下 30min 内加入甲磺酸（MSA）1.6mL，加完，继续在室温下搅拌反应 2h。反应混合物真空馏干，得白色固体 **009** 0.99g，收率为 29.3%。

ESI-MS（*m*/*z*)：264.1［M＋H]$^+$。

在第三步反应制备 α-氯代-γ′-甲酸苄酮肟中间的反应中是将中间体 **009-4′** 用苄氧胺盐酸盐进行氯代，该氯化方法相比用盐酸氯代合环反应过程更温和，更易操作，作者将氯代缩合反应合并成了一步，降低了生产周期和成本。

复方抗生素药 Ceftazidime-avibactam Sodium 的商品名为 Avycaz™，主要用于治疗成人复杂性腹腔内感染（CIAI）及复杂尿路感染（CUTI）等等。

参考文献

［1］ Merck Index 15th：878.

［2］ WO，0210172，2002.

［3］ US，7112592，2006.

［4］ WO，11042560，2011.

［5］ Bonnefoy A，et al. J Antimicrob Chemother，2004，54：410.

［6］ Stachyra T，et al. Antimicrob Agents Chemother，2010，54：5132.

［7］ Livermore D M，et al. Antimicrob Agents Chemother，2011，55：390.

［8］ Walkty A，et al. Antimicrob Agents Chemother，2011，55：2992.

［9］ 雷时海，等．中国药物化学杂志，2016，26（4)：297-302.

［10］ 郁群，等．中国药物化学杂志，2015，25（5)：413.

［11］ 曾志旋，等．国外医药：抗生素分册，2014.35（2)：58-62.

［12］ 叶海伟，等．精细化工中间体，2017，47（4)：120.

［13］ CN，106866668 A，2017.

［14］ CN，106699756 A，2017.

［15］ 翟腾飞．北京化工大学学位论文（硕士)，2016.

［16］ WO，2012/172368，2012.

[17] CN，102875576 A.
[18] 钟霞，等．化学试剂，2017，(8)：884-886，894.
[19] 杨帆，等．第三军医大学学报，2013，35 (23)：2498-2501.
[20] CN，107880042 A，2016.
[21] CN，105348173 A，2016.
[22] CN，107922411 A，2018.
[23] 孙玉金，等．科技资讯，2015，23：79-80.

1.2 大环内酯类抗生素

010 塞红霉素 (Cethromycin)

【别名】 A-195773，ABT-773，Restanza，西红霉素，赛红霉素，喹红霉素。

【化学名】 (3*aS*,4*R*,7*R*,9*R*,10*R*,11*R*,13*R*,15*R*,15*aR*)-4-Ethyloctahydro-3*a*,7,9,11,13,15-hexamethyl-11-[[3-(3-quinolinyl)-2-propenyl]oxy]-10-[[3,4,6-trideoxy-3-(dimethylamino)-*β*-D-xylo-hexopyranosyl]oxy]-2*H*-oxacyclotetradecino[4.3-d]oxazole-2,6,8,14(1*H*,7*H*,9*H*)-tetrone。

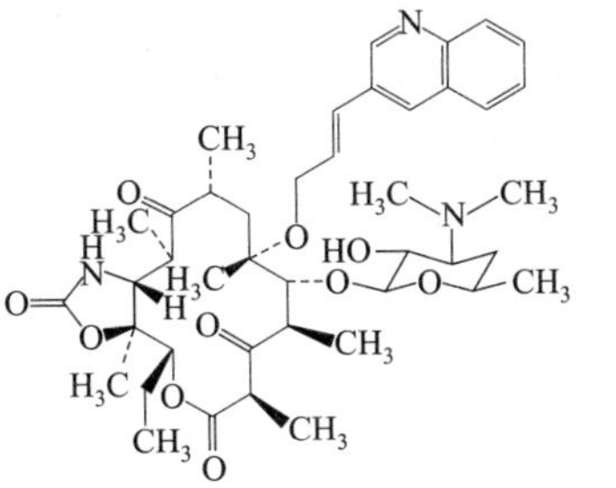

塞红霉素　CAS [205110-48-1]　$C_{42}H_{59}N_3O_{10}$　765.94

【研发厂商】 美国 Abbott；日本 Taisho Pharmacentical Co. Ltd。

【首次上市时间和国家】 2009～2010 年，美国，但又有报道该品在Ⅲ期临床阶段或注册阶段参见文献 [14～16]。未见到确实的报道。

【性状】 白色晶体，mp 211～213℃。

【用途】 本品是大环内酯类酮内酯抗生素，有广谱抗菌作用，通过干扰蛋白质的核糖体的合成发挥其抗 G^+ 菌和 G^- 菌的作用，本品对核糖体的结合亲和力是红霉素的 10～100 倍。本品对临床新近分离到的肺炎链球菌的活性比阿奇霉素、克拉霉素、克林霉素、环丙沙星的活性高；对流感嗜血杆菌、黏膜炎莫拉菌、金黄色葡萄球菌、肠球菌等抑菌活性比较高。本品适应证：各种敏感病菌感染及炎症反应的治疗。本品有口服剂和注射剂。

【合成路线】 具体合成路线参见文献 [2，9]。

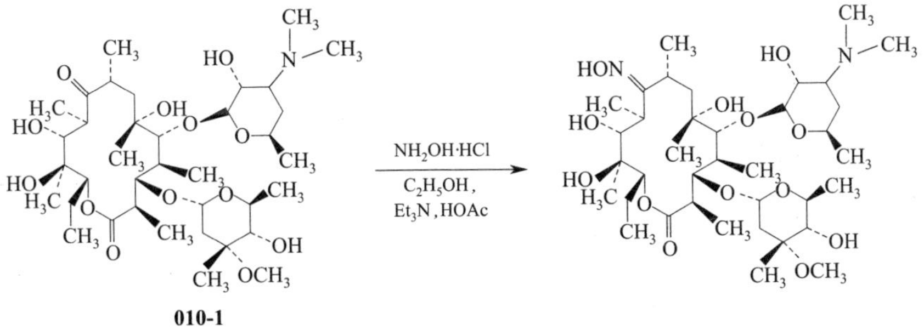

010-1
(红霉素A)

010-2

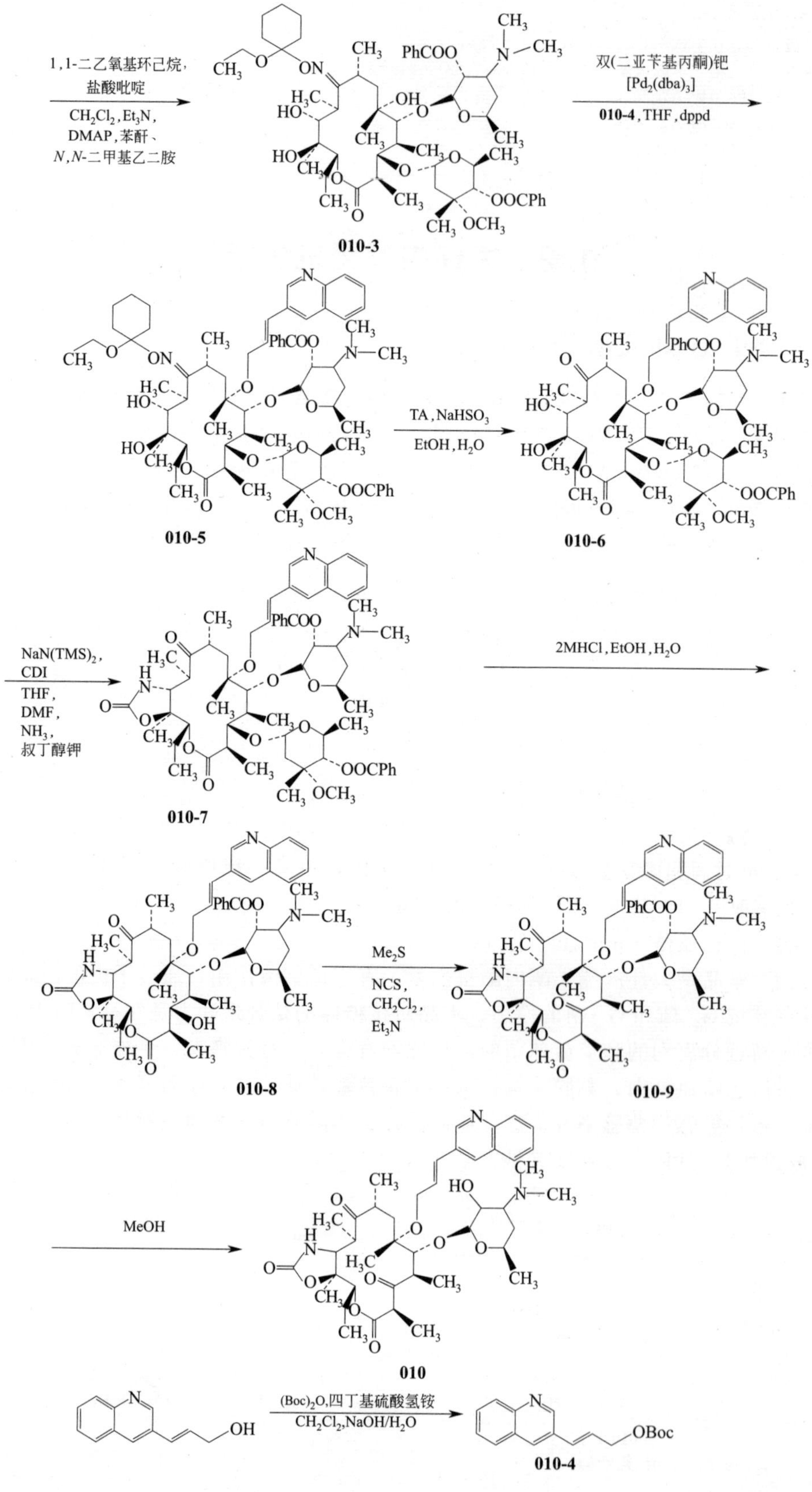
1,1-二乙氧基环己烷,
盐酸吡啶
CH2Cl2,Et3N,
DMAP,苯酐、
N,N-二甲基乙二胺
010-3
双(二亚苄基丙酮)钯
[Pd2(dba)3]
010-4,THF,dppd
010-5
TA,NaHSO3
EtOH,H2O
010-6
NaN(TMS)2,
CDI
THF,
DMF,
NH3,
叔丁醇钾
010-7
2MHCl,EtOH,H2O
010-8
Me2S
NCS,
CH2Cl2,
Et3N
010-9
MeOH
010
(Boc)2O,四丁基硫酸氢铵
CH2Cl2,NaOH/H2O
010-4

1. 红霉素 A 肟（010-2）的制备

在反应瓶中加入无水乙醇 30mL 和红霉素 A（**010-1**）(erythromycin A) 10.0g (13.62mmol)，搅拌溶解。依次再加入盐酸羟胺 9.6g（138.1mmol）、三乙胺 20mL (13.62mmol)、冰醋酸 3.5mL（61.25mmol），于 50～55℃下搅拌反应 24h。过滤除去固体，滤液用 4mol/L NaOH 溶液调至 pH=9，蒸去大部分溶剂后，调至 pH=11，用乙酸乙酯提取（100mL×2），合并有机层，依次用水洗（10mL×2），用饱和 NaCl 溶液洗（10mL×2），再用无水 Na_2SO_4 干燥，过滤，滤液减压浓缩，得白色泡沫状固体 **010-2** 9.86g，收率为 96.7%，mp 168～171℃（文献 [1]：mp 169～171℃）。

^{1}H-NMR（400MHz，$CDCl_3$）δ：8.50（1H，s）5.10（1H，dd），4.94（1H，d），4.41（1H，d），4.05（1H，m），4.03（1H，d），3.77（1H，m），3.70（1H，s），3.58（1H，d），3.48（1H，m），3.32（3H，s），3.26（1H，dd），2.99（1H，t），2.89（1H，m），2.68（1H，q），2.48（1H，m），2.35（1H，d），2.31（6H，s），2.01（1H，m），1.89（1H，m），1.67（1H，m），1.51（3H，s），1.28（3H，d），1.24（3H，s），1.22（3H，d），1.18～1.20（6H，d），1.14（3H，s），1.12（3H，d），1.05（3H，d），0.84（3H，t）。

EI-MS（m/z）：750 $[M+H]^+$。

2. 9-肟-2′,4″-二苯甲酸酯-9-*O*-(1-乙氧基环己基)红霉素 A（010-3）的制备

在反应瓶中依次加入 CH_2Cl_2 250mL、化合物 **010-2** 25g（33.36mmol）、盐酸吡啶 6.0g (53.6mmol)，搅拌溶解，再加入 1，1-二乙氧基环己烷 15.0mL（111.5mmol），搅拌反应 3h。反应完全后，在加入三乙胺 14.9g（147.8mmol）、4-二甲基氨基吡啶 4.08g (33.21mmol)、苯酐 21.16g（90.0mmol），室温搅拌反应 28h。冷却至 0℃，分次加入 *N*,*N*-二甲基乙二胺 3.54g（40.29mmol）。加完，继续搅拌 1h。将混合物转移到分液漏斗中，依次用 5%的磷酸二氢钾 250mL，7%的 $NaHCO_3$ 溶液 250mL 和饱和盐水洗涤，有机层用无水 Na_2SO_4 干燥，过滤，滤液浓缩，剩余物用乙醇重结晶，得白色固体 **010-3** 30.71g，收率为 85%，mp 137～141℃。

^{1}H-NMR（400MHz，$CDCl_3$）δ：5.00～5.07（4H，m，Ph-H^2×2，Ph-H^6×2），7.56～7.63（2H，m，Ph-H^4×2），7.45～7.50（4H，m，Ph-H^3×2，Ph-H^5×2），5.12（1H，dd，J=2.1Hz，11.0Hz，13-H），4.93（1H，d，J=4.6Hz，1″-H），4.58（1H，s，11-OH），4.44（1H，d，J=7.2Hz，1′-H），4.01～4.05（2H，m，5″-H，3-H），3.71～3.76（1H，m，8-H），3.65（1H，s，11-H），3.58（1H，d，J=7.3Hz，5-H），3.50～3.53（1H，m，5′-H），3.44～3.46（2H，m，OCH_2CH_3），3.32（3H，s，3″-OCH_3），3.25（1H，dd，J=9.8Hz，2′-H），3.17（1H，s，12-OH），3.03（1H，dd，J=9.8Hz，4″-H），2.86～2.91（1H，m，2-H），2.67（1H，q，J=7.0Hz，10-H），2.49（1H，br，3′-H），2.37（1H，d，J=15.6Hz，H-2″ax），2.33 [6H，s，3′-N$(CH_3)_2$]，2.23（1H，d，J=10.2Hz，4″-OH），1.99～2.03（1H，m，4-H）。

EI-MS（m/z）：1084 $[M+H]^+$。

3. 3-(3-喹啉)-2-(*E*)-丙烯-1-叔丁基碳酸酯（010-4）的制备

在反应瓶中一次性加入 3-(3-喹啉)-2-(*E*)-丙烯-1-醇 10.40g（56.34mmol）、四丁基硫酸氢铵 594mg（1.73mmol）、二叔丁基二碳酸酯 [$(Boc)_2O$] 13.52g（61.98mmol）和 CH_2Cl_2 100mL，搅拌冷却至 0℃，滴加 25%的 NaOH 溶液 27.0mL，保持温度不超过 10℃，反应完全后，往反应混合物中加入 CH_2Cl_2 50mL、水 125mL，继续搅拌 0.5h。分液，有机层用无水 Na_2SO_4 干

燥，过滤，滤液浓缩，得 **010-4** 粗品 14.68g，收率为 91.4%，经硅胶柱色谱分离纯化后得到精制品 **010-4** 14.0g（固体），收率为 87.2%，mp 53～56℃（文献 [7]：mp 54～57℃）。

^{1}H-NMR（400MHz，$CDCl_3$）δ：8.93（1H，d，J=2.2Hz），8.02（1H，d，J=8.5Hz），7.97（1H，s），7.70（1H，d，J=8.1Hz），7.61（1H，ddd，J=8.5Hz，6.6Hz，1.5Hz），7.46（1H，t，J=7.8Hz），6.80（1H，d，J=16Hz），6.46（1H，ddd，J=16Hz，6.3Hz，6.3Hz），4.73（2H，dd，J=6.3Hz，1.5Hz），1.47（9H，s）。

EI-SM（m/z）：286 [M+H]$^+$。

4. 6-*O*-[3-(3-喹啉基)-2-(*E*)-丙烯氧基]-9-肟-2,4″-二苯甲酸酯-9-*O*-(1-乙氧基环己基)红霉素 A（010-5）的制备

在反应瓶中加入化合物 **010-3** 15.02g（13.86mmol）、化合物 **010-4** 4.64g（16.2mmol），THF 55mL，搅拌溶解，一次性加入双（二亚苄基丙酮）钯 0.129g（0.14mmol），1，4-双（三苯基膦）丁烷（dppd）0.12g（0.27mmol），在 N_2 保护下，搅拌回流至无原料斑点（TLC 监测）。冷却至室温，加入 THF 10mL，搅拌，抽滤，滤液浓缩，得固体 **010-5** 15.54g，收率为 94%，mp 140～145℃。

^{1}H-NMR（400MHz，$CDCl_3$）δ：5.00～5.07（4H，m，Ph-H^2×2，Ph-H^6×2），7.56～7.63（2H，m，Ph-H^4×2），7.45～7.50（4H，m，Ph-H^3×2，Ph-H^5×2），5.12（1H，dd，J=2.1Hz，11.0Hz，13-H），4.93（1H，d，J=4.6Hz，1″-H），4.58（1H，s，11-OH），4.44（1H，d，J=7.2Hz，1′-H），4.01～4.05（2H，m，5″-H，3-H），3.71～3.76（1H，m，8-H），3.65（1H，s，11-H），3.58（1H，d，J=7.3Hz，5-H），3.50～3.53（1H，m，5′-H），3.46 3.44（2H，m，OCH_2CH_3），3.32（3H，s，3″-OCH_3），3.25（1H，dd，J=9.8Hz，2′-H），3.17（1H，s，12-OH），3.03（1H，dd，J=9.8Hz，4″-H），2.86～2.91（1H，m，2-H），2.67（1H，q，J=7.0Hz，10-H），2.49（1H，br，3′-H），2.37（1H，d，J=15.6Hz，H-2″ax），2.33 [6H，s，3′-N$(CH_3)_2$]，2.23（1H，d，J=10.2Hz，4″-OH），1.99～2.03（1H，m，4-H）。

EI-MS（m/z）：1237 [M+H]$^+$。

5. 6-*O*-[3-(3-喹啉基)-2-(*E*)-丙烯氧基]-9-酮-2′，4″-二苯甲酸酯红霉素 A（010-6）的制备

在反应瓶中加入 **010-5** 14.0g（11.61mmol）、酒石酸 4.90g（41.5mmol）、亚硫酸氢钠 10.36g（99.6mmol）、水 30mL 和乙醇 50mL，于 90℃搅拌反应至无原料斑点（TLC 监测）将反应液冷却至室温，加 K_2CO_3 调至碱性。冷却到 4℃，过滤，滤饼干燥，得白色固体 **010-6** 9.66g，收率为 75%，mp 214～216℃（与文献 [7] 相同）。

^{1}H-NMR（400MHz，$CDCl_3$）δ：9.13（1H，d，J=2.1Hz），8.27（1H，d，J=1.8Hz），8.02～8.06（5H，m），7.79（1H，dd，J=1.0Hz，8.6Hz），7.58～7.63（3H，m），7.44～7.52（5H，m），6.63（1H，d，J=16.2Hz），6.52～6.59（1H，m），5.16（1H，dd，J=2.4Hz，11.0Hz），5.08～5.12（1H，m），5.05（1H，d，J=4.9Hz），5.02（1H，d，J=7.6Hz），4.95（1H，d，J=9.4Hz），4.47～4.52（1H，m），4.19（1H，dd，J=4.0Hz，10.8Hz），4.02（1H，dd，J=7.6Hz，11.0Hz），3.92～9.98（1H，m），3.81（1H，d，J=5.7Hz），3.77（1H，dd，J=1.9Hz，9.7Hz），3.67（1H，s），3.56（3H，s），3.54（1H，6s），3.00～3.05（2H，m），2.99（1H，q，J=6.4Hz），2.85～2.91（1H，m），2.64～2.659（1H，m），2.50（1H，d，J=15.0Hz），2.36（6H，s），1.96～2.02（1H，m），1.87～1.92（1H，m），1.75～1.79（3H，m），1.57（1H，d，J=14.0Hz），1.49（3H，s），1.37～

1.43 (2H, m), 1.24 (3H, d, J=4.0Hz), 1.23 (3H, s), 1.22 (3H, d, J=4.3Hz), 1.14 (3H, d, J=7.0Hz), 1.04 (3H, s), 1.03 (3H, d, J=6.8Hz), 0.95 (3H, d, J=6.1Hz), 0.84 (3H, t, J=7.4Hz), 0.79 (3H, d, J=7.6Hz)。

EI-MS (m/z): 1109 $[M+H]^+$。

6. 6-*O*-[3-(3-喹啉基)-2-(*E*)-丙烯氧基]-11,12-环氨基甲酸酯-2′, 4″-二苯甲酸酯红霉素A (010-7) 的制备

在反应瓶中加入 **010-6** 9.6g (8.66mmol), 1,1′-羰基二咪唑 (CDI) 7.01g (43.3mmol), THF 70mL, DMF 13mL, 搅拌溶解, 滴加六甲基二硅氮烷钠 [NaN $(TMS)_2$] 11.53mL, 室温搅拌反应 24h。冷却到 −15℃, 通入氨气 (NH_3) 反应 4h。滴加叔丁醇钾 1.01g (9mmol) 的 THF 溶液, 滴加完毕, 转至室温反应至终点。将反应液转移到分液漏斗中, 加入乙酸乙酯 150mL, 5%的磷酸二氢钾 150mL, 充分振摇后静置分层, 有机层用 150mL 7%的 $NaHCO_3$ 溶液洗涤, 减压蒸出溶剂, 剩余物用异丙醇重结晶, 得白色固体 **010-7** 8.83g, 收率为 90%。mp 166.5~168℃ (参见文献 [7])。

^{1}H-NMR (400MHz, $CDCl_3$) δ: 9.06 (1H, d, J = 2.1Hz), 8.23 (1H, d, J = 1.9Hz), 8.03~8.07 (5H, m), 7.81 (1H, d, J=8.2Hz), 7.58~7.62 (3H, m), 7.45~7.55 (5H, m), 6.63 (1H, d, J = 16.2Hz), 6.40 (1H, ddd, J = 6.4Hz, 7.6Hz, 16.9Hz), 5.54 (1H, s), 5.09 (1H, dd, J=7.7Hz, 10.7Hz), 5.05 (1H, d, J=4.9Hz), 4.99 (1H, d, J = 9.7Hz), 4.97 (1H, m), 4.88 (1H, dd, J = 3.0Hz, 9.5Hz), 4.51 (1H, m, 11-OH), 4.14 (1H, dd, J = 6.1Hz, 11.0Hz), 3.99 (1H, dd, J = 7.6Hz, 11.0Hz), 3.93 (1H, m), 3.85 (1H, dd, J=1.5Hz, 8.8Hz), 3.75 (1H, d, J=6.1Hz), 3.71 (1H, s), 3.56 (3H, s), 3.01 (1H, m), 2.88 (1H, q, J = 7.0Hz), 2.81 (1H, m), 2.61 (1H, m), 2.51 (1H, d, J=15.0Hz), 2.36 (6H, s), 1.72~1.86 (5H, m), 1.58 (1H, dd, J = 1.5Hz, 15.0Hz), 1.47 (3H, s), 1.36~1.40 (2H, m), 1.31 (3H, s), 1.21~1.24 (9H, m), 1.14 (3H, d, J = 7.3Hz), 1.08 (3H, d, J = 6.7Hz), 0.95 (3H, d, J=6.1Hz), 0.78 (3H, d, J=7.7Hz), 0.72 (3H, t, J=7.5Hz)。

EI-SM (m/z): 1134 $[M+H]^+$。

7. 6-*O*-[3-(3-喹啉基)-2-(*E*)-丙烯氧基]-11,12-环氨基甲酸酯-3-羟基-2′-苯甲酸酯红霉素A (010-8) 的制备

在反应瓶中加入乙醇 30mL、化合物 **010-7** 6.00g (5.30mmol), 搅拌溶解, 加入 2mol/L 盐酸 30mL, 于 45℃下搅拌反应 5h。冷却至室温, 加入 30mL 甲基叔丁基醚、水 50mL, 水层加入 K_2CO_3 调节 pH=8, 用乙酸乙酯提取 (50mL×2), 有机层用无水 Na_2SO_4 干燥, 过滤, 滤液浓缩, 得固体 **010-8** 3.83g, 收率为 83%。mp 224~226℃ (与文献 [7] 相同)。

^{1}H-NMR (400MHz, $CDCl_3$) δ: 9.06 (1H, d, J = 2.1Hz), 8.22 (1H, d, J = 1.8Hz), 8.09 (2H, dd, J=1.5Hz, 7.0Hz), 8.07 (1H, d, J=6.7Hz), 7.82 (1H, d, J=6.7Hz), 7.65 (1H, s), 7.57 (1H, t, J=7.0Hz), 7.51 (1H, t, J=7Hz), 7.44~7.46 (2H, m), 6.65 (1H, d, J = 16.2Hz), 6.37 (1H, dt, J = 16Hz, 6.1Hz), 5.47 (1H, s), 5.11 (1H, dd, J=2.7Hz, 10.4Hz), 5.04 (1H, dd, J=7.6Hz, 10.4Hz), 4.88 (1H, d, J=7.6Hz), 3.95~3.99 (2H, m), 3.82 (1H, d, J=1.8Hz), 3.72 (1H, s), 3.53~3.57 (2H, m), 3.37~3.41 (1H, m), 2.91 (1H, dt, J=4.0Hz, 12.0Hz), 2.85 (1H, q, J=6.4Hz), 2.63~2.69 (1H, m), 2.53~2.59 (1H, m), 2.29 (6H, s), 1.98~2.01 (1H, m), 1.80~1.86 (1H, m), 1.71~1.77 (2H, m), 1.42~1.46 (2H, m), 1.39

(3H, s), 1.36～1.40 (1H, m), 1.32 (3H, s), 1.25 (3H, d, J=6.7Hz), 1.08 (9H, m), 0.75～0.81 (6H, m)。

EI-SM (m/z): 872 $[M+H]^+$。

8. 6-*O*-[3-(3-喹啉基)-2-(*E*)-丙烯氧基]-11,12-环氨基甲酸酯-3-酮-2′-苯甲酸酯红霉素 A (010-9) 的制备

在反应瓶中加入 CH_2Cl_2 5mL、*N*-氯代琥珀酰亚胺 (NCS) 0.78g (5.10mmol), 搅拌溶解, 冷却至－15℃, 滴加二甲基硫醚 0.42g (6.84mmol), 滴加完毕, 继续搅拌 15min, 滴加含化合物 **010-8** 4.90g (4.10mmol) 的 CH_2Cl_2 溶液, 滴加完毕, 搅拌反应 1h。加入三乙胺 0.47g (4.65mmol), 继续搅拌 1h。加入乙酸乙酯 45mL 和 0.5mol/L NaOH 溶液 18mL, 搅拌后静置分层, 分取有机层, 用饱和盐水洗涤, 浓缩, 得白色固体 **010-9** 4.7g, 收率为 96%, mp 150～152℃ (同文献 [7])。

^{1}H-NMR (400MHz, $CDCl_3$) δ: 9.02 (1H, d, J=2.1Hz), 8.15 (1H, d, J=2.1Hz), 8.06 (1H, d, J=8.4Hz), 8.02 (2H, dd, J=1.6Hz, 7.6Hz), 7.82 (1H, d, J=7.6Hz), 7.64 (1H, t, J=7.6Hz), 7.56 (1H, t, J=7.6Hz), 7.50 (1H, t, J=7.6Hz), 7.44 (2H, t, J=7.6Hz), 6.56 (1H, d, J=6.56Hz), 6.16 (1H, dt, J=16.0Hz, 6.7Hz), 5.49 (1H, s), 5.03 (1H, dd, J=7.6Hz, 10.6Hz), 4.93 (1H, dt, J=3.2Hz, 9.4Hz), 4.59 (1H, d, J=7.6Hz), 4.29 (1H, d, J=4.3Hz), 3.80～3.86 (3H, m), 3.69 (1H, dd, J=6.7Hz, 12.5Hz), 3.63 (1H, m), 3.04～3.12 (1H, m), 2.85～2.89 (2H, m), 2.59～2.62 (1H, m), 2.26 (6H, s), 1.85 (1H, ddd, J=3.4Hz, 7.6Hz, 14.5Hz), 1.75～1.82 (1H, m), 1.63 (1H, dd, J=11.7Hz, 14.7Hz), 1.54 (1H, dd, J=2.5Hz, 14.7Hz), 1.42～1.48 (2H, m), 1.44 (3H, s), 1.39 (3H, s), 1.36 (3H, d, J=16.9Hz), 1.21 (3H, d, J=6.1Hz), 1.12 (3H, d, J=7.0Hz), 1.09 (3H, d, J=6.7Hz), 1.01 (3H, d, J=7.9Hz), 0.76 (3H, t, J=7.4Hz)。

EI-MS (m/z): 870 $[M+H]^+$。

9. 塞红霉素 (010) 的合成

在反应瓶中依次加入化合物 **010-9** 4.5g (5.17mmol)、甲醇 17mL, 搅拌回流 16h, 将反应混合液浓缩至原来体积的 2/3, 加入乙酸乙酯 35mL, 0.5mol/L 盐酸 10mL, 搅拌后静置分层, 分离水层, 有机层用 5mL 0.5mol/L 盐酸洗涤, 合并水层, 加入乙酸乙酯 200mL, 15% (质量分数) 的 K_2CO_3 水溶液 15mL, 充分振摇后静置分层, 合并有机层, 减压浓缩至有固体析出, 冷却至 4℃, 搅拌 1h。过滤, 得白色固体 **010** 3.44g, 收率为 87%, mp 211～213℃ (同文献 [7])。

^{1}H-NMR (400MHz, $CDCl_3$) δ: 9.02 (1H, d, J=2.3Hz), 8.17 (1H, d, J=2.1Hz), 8.05 (1H, d, J=8.4Hz), 7.82 (1H, d, J=8.1Hz), 7.63 (1H, t, J=6.9Hz), 7.50 (1H, t, J=6.9Hz), 6.50 (1H, d, J=16.0Hz), 6.16～6.21 (1H, m), 5.48 (1H, s), 4.94 (1H, dd, J=3.2Hz, 9.1Hz), 4.40 (1H, d, J=4.7Hz), 4.36 (1H, d, J=7.3Hz), 3.96 (1H, q, J=6.7Hz), 3.91 (1H, s), 3.84 (1H, dd, J=6.5Hz, 11.9Hz), 3.71 (1H, dd, J=7.2Hz, 11.9Hz), 3.53～3.57 (1H, m), 3.50 (1H, bs), 3.16～3.22 (2H, m), 2.96 (1H, q, J=6.5Hz), 2.61～2.67 (1H, m), 2.44～2.52 (1H, m), 2.26 (6H, s), 1.84～1.90 (1H, m), 1.81 (1H, d, J=11.9Hz), 1.69 (1H, dd, J=1.2Hz, 14.5Hz), 1.66 (1H, ddd, J=1.8Hz, 2.0Hz,

12.6Hz)，1.51～1.54 (1H，m)，1.48 (3H，s)，1.43 (3H，s)，1.40 (3H，d，J = 8.0Hz)，1.39 (3H，d，J = 6.9Hz)，1.21 (1H，q，J = 11.0Hz)，1.17 (3H，d，J = 6.1Hz)，1.13 (3H，d，J = 7.5Hz)，1.11 (3H，d，J = 6.9Hz)，0.79 (3H，t，J = 7.5Hz)。

EI-MS (m/z)：766 $[M+H]^+$。

双（二亚苄基丙酮）钯

英文名　Bis(dibenzylideneacetone) palladium (0)。

CAS [32005-36-0]。

分子式　$(C_6H_5CH=CHCOCH=CHC_6H_5)_2Pd$。

结构式

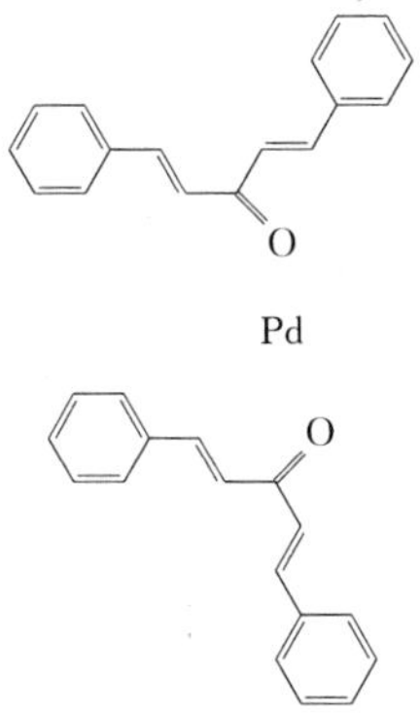

性状　固体，mp 135℃（分解），150℃分解，在空气中稳定，但其溶液可缓慢分解，微溶于 CH_2Cl_2、氯仿和苯等。

六甲基二硅氮烷钠

英文名　Sodium bis(trimethylsilyl)amide。

CAS [1070-89-9]。

分子式　$C_6H_{18}NNaSi_2$。

结构式

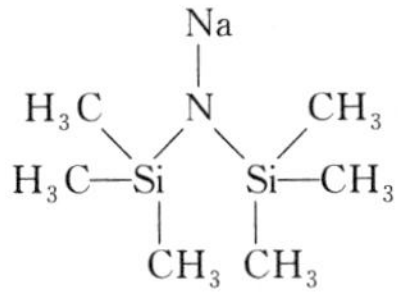

性状　商品为该品的 THF 溶液，该品为固体，mp 171～175℃，是略带黄色至淡米色结晶性粉末。

参考文献

[1] 郑忠辉，等．中国药物化学杂志，2004，14 (5)：267-270.
[2] 韩增影，等．化学研究与应用，2013，25 (1)：105-110.
[3] Jose-Marc，et al. Diagn Microbiol Infect Dis，2002，42 (2)：107-112.
[4] 张建民，等．国外医药—抗生素分册，2002，23 (6)：261-266.
[5] WO，0078773，2000.
[6] US，5866549，1999.

[7] Daniel J P，et al. Tetrahedron，2004，60：10171-10180.
[8] Yat Sun Or，et al. J Med Chem，2000，43 (6)：1045-1049.
[9] 邓志华，等．中国药物化学杂志，2003，13 (2)：89-92，96.
[10] Andress J M，et al. J Antimicrob Chemother，2000，46 (3)：1017-1022.
[11] Brueggeman A B，et al. Antimicrob Agents Chemother，2000，44 (2)：447-449.
[12] Ma Z K，et al. J Med Chem，2001，44 (24)：4134-4156.
[13] 石岩，等．中国药物化学杂志，2003，13 (2)：89-92.
[14] 王菊仙，等．国外医药—抗生素分册，2010，31 (1)：13-18，41.
[15] 尤启冬，林国强．手性药物 研究与评价．北京：化学工业出版社，2011：473-474.
[16] 郑卫．中国抗生素杂志，2009，34 (增刊)：40-44.
[17] Merck Index 15th：2018.
[18] WO，9809978，1998.
[19] US，4990602，1991.
[20] WO，0272110 Az，2002.
[21] WO，0250093，2002.
[22] Stoner E J，et al. J Org Chem，2003，68：8847-8852.
[23] Jin J，et al. Chinese J New Drugs，2004，13 (11)：1017-1019。
[24] US，2003/0199696，2003.
[25] 林赴田，等．国外医药—抗生素分册，2003，24 (3)：115-119.
[26] 顾觉奋，等．抗感染药学，2006，3 (2)：49-53.
[27] 毕万福，等．中国医药工业杂志，2012，43 (10)：871-874.
[28] 周忠华，等．华西药学杂志，2011，26 (1)：20-23.
[29] Thomas V，et al. J Med Chem，2009，52：7446-7457.
[30] 黄枢，等．有机合成试剂制备手册．北京：科学出版社，2005：23，141.
[31] 刘明东，等．华西药学杂志，2008，23 (2)：168-169.
[32] Annon. Drug Fut，2001，26 (5)：492-496.
[33] 陈仲强．李泉．现代药物的制备与合成：第三卷．北京：化学工业出版社，2015：50-58.

2

其他抗病原微生物药物

2.1 抗病毒药物

011 伐洛他滨（Valopicitabine）

【别名】 NM-283，Val-mCyd。

【化学名】 2′-*C*-Methyl-3′-*O*-(L-valyl) cytidine；[(2*R*，3*R*，4*R*，5*R*)-5-(4-Amino-2-oxopyrimidin-1-yl)-4-hydroxy-2-(hydroxymethyl)-4-methyl-tetrahydro-furan-3-yl](2*S*)-2-amino-3-methylbutanoate dihydrochloride salt.

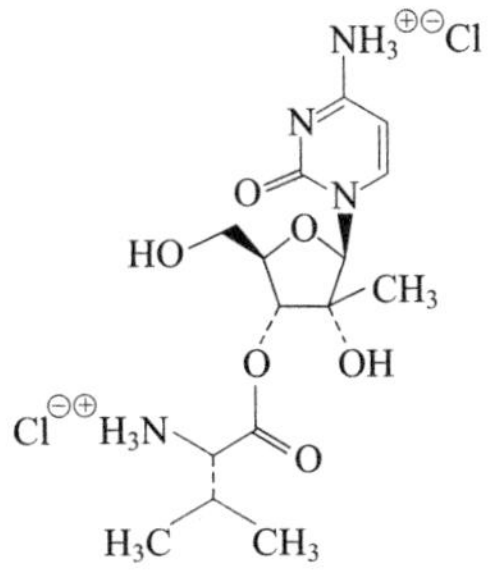

伐洛他滨 CAS [640281-90-9] $C_{15}H_{24}N_4O_6$ 356.37

【研发厂商】 美国 Idenix Pharmaceuticals Inc；意大利 Universita degli Studi di Cagliari；瑞士 Novartis Pharma AG。

【研发动态】 2011 年已进入Ⅰ/Ⅱ期临床研究，现已停止研究。

【性状】 初熔点 210℃（mp）（棕色），248～250℃（melted）。

【用途】 本品为新型的核糖核苷类似物 NM-107 的前药，口服生物利用度高。NM-107 作为以 RNA 为模板指导 RNA 合成的聚合酶（NS5B）的抑制剂，能直接抑制 HCV 的病毒 RNA 聚合酶并结合到病毒复制过程中生长着的 RNA 链中，因此终止了 RNA 链的增长。NM-107 在体外能竞争性地抑制与 HCV 相关的纯化牛病毒性腹泻病毒（BVDV）的聚合酶（K_i 大约为 160nmol/L），是牛病毒性腹泻病毒的 RNA 合成的链终止剂。NM-107 在 HCV 复制子系统和慢性感染的猩猩中都表现出抗病毒活性。在人可耐受的剂量下，本品能降低人体的病毒载量。在临床试验中本品与干扰素的联合用药也具有很好的抗 HCV-1 的活性。本品适应证为丙型肝炎。

【合成路线】 参见文献［4］。

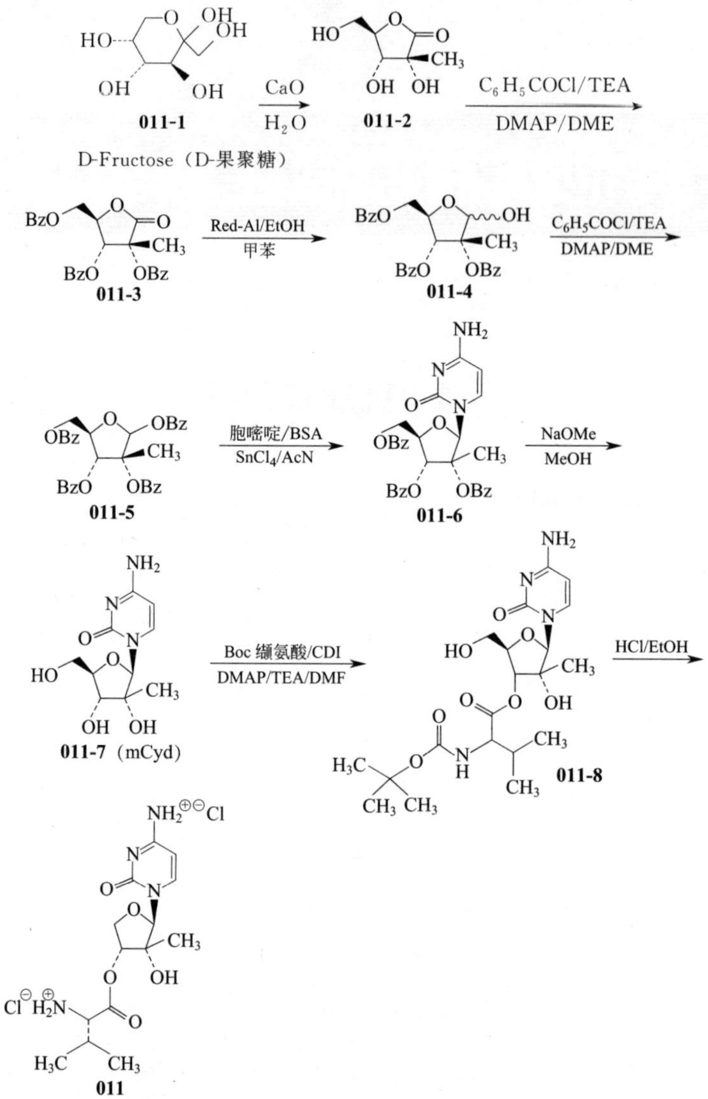

1. 2-*C*-甲基-D-核糖-γ-内酯（011-2）的制备

在反应瓶中加入 100mL 去离子水，鼓泡通入氩气 30min 后加入果聚糖（**011-1**）（D-Fructose）20.0g（0.111mol），搅拌数分钟后，瓶内溶液澄清，分批加入氧化钙（粉末）12.5g（0.223mol），5min 内加完，强烈搅拌下反应，观察到系统发热升温，反应温度达到 39.6℃（在开始加入氧化钙 10min 后所达到的温度），再经过 15min 后，反应瓶内反应混合物变成黄色，而颜色随时间延长而变深。反应 3h 后用 TLC 监测反应终点。反应达终点后，用饱和草酸水溶液调节反应液 pH＝2，产生白色悬溶液，减压蒸去水，往剩余物中加入甲苯 2mL，混合物再在减压下除去痕量水分（在 45～50℃下）。剩余物加入 2mL THF/MeOH（1∶1），充分混合后让悬浮物沉降下来，取上层澄清液进行 TLC 监测［固定相：硅胶板；展开剂：含 2％甲醇的乙酸乙酯溶液，并用 1％的高锰酸钾沉浸染色。取样点板后用电热吹风加热板，直至点于粉红底板的斑点呈现淡黄色］。在该 TLC 条件下其目的产物 **011-2** 的 R_f 值为 0.33，极性大的副产物和未

反应的原料其 R_f 值在 0.0～0.2。

在 3h 后就可观察到产物的生成，反应混合物在 25℃下连续搅拌反应 22h。反应期间，混合物的 pH 是 13.06，通过鼓入 CO_2 气体至反应混合物约 2.5h（pH 是 7.25），此时形成的碳酸钙固体通过真空抽滤除去，滤饼用 50mL 去离子水洗涤，合并水层用草酸处理［草酸的量为 5.0g（0.056mol）］，混合物在 25℃下剧烈搅拌 30min（起初大量深色物质消失，进而混合物转变成乳白色浆状物）。混合物的 pH 一般在 2～3 范围内。将该浆状反应混合物在 45～50℃下搅拌过夜。然后将混合物在 45～50℃下减压蒸发以除去 75mL 水，往剩余物中加入 30g NaCl 和 100mL THF（该剩余浆状物未加 NaCl 和 THF 之前体积约 75mL)，加完，将浆状混合物在 25℃下强烈搅拌 30min。静置分层，分取水层与 75mL 新鲜的 THF 一起搅拌 10min。该操作过程重复 3 次，合并 THF 溶液，加入 10g 无水 $MgSO_4$ 干燥 30min。过滤，硫酸镁滤饼用 60mL THF 洗涤，合并滤液，于 40℃下减压蒸发，剩余物即为暗橙色粗品（为半固体状）10.86g（可按 THF 的比例用丙酮代替，可将粗品蒸发至干）。将粗品与 20mL 丙酮混合，在 20℃下搅拌 3h。真空抽滤收集产品，滤饼用 12mL 丙酮洗涤，抽滤干，得目的产物 **011-2** 为白色晶状固体，真空干燥后得 **011-2** 2.45g，收率为 13.6%，mp158～162℃（文献 mp：160～161℃）。**011-2** 的分子式：$C_6H_{10}O_5$。

^{1}H-NMR(DMSO-d_6) δ:5.69(S,H,exch with,D_{20}),5.41(1H,d,exch,with D_{20}),5.00(1H,t,exch. with D_{20}),4.15(1H,m),3.73(2H,m),3.52(1H,m),1.22(3H,s)。

^{13}C-NMR（DMSO-d_6）δ：176.44，82.95，72.17，72.02，59.63，20.95。

2. 2，3，5-三-*O*-苯甲酰基-2-*C*-甲基-D-核糖-*γ*-内酯（011-3）的制备

在反应瓶中加入 **011-2** 3.0g（18.50mmol）、0.45g（3.72mmol）4-二甲基氨基吡啶(DMAP)、25.27g（249.72mmol）三乙胺（TEA）溶于 50mL 1，2-二甲氧基乙烷的溶液，在氩气保护下，于 25℃搅拌 30min。将该白色悬浮液冷却至 5℃，并加入苯甲酰氯 11.7g(83.23mmol)，分批在 15min 内加完。将反应混合物于 25℃继续搅拌反应 2h。用 TLC 监测反应终点［固定相：色谱硅胶；展开剂：2%甲醇的乙酸乙酯溶液］。反应完全后，加入冰水 100g 至反应混合物中，连续搅拌 30min。将产生的白色固体真空抽滤收集，滤饼用 50mL 冷水洗涤，滤饼即为粗产品，将其与 60mL 叔丁基甲基醚（MTBE）混合，在 20℃下搅拌 30min。过滤，滤饼用 25mL MTBE 洗涤，抽干，真空干燥，得 **011-3** 7.33g，收率为 83.4%，为白色固体，纯度为 97.74%（HPLC/AUC），mp 137～140℃（文献值：mp141～142℃）。

^{1}H-NMR($CDCl_3$) δ:8.04(2H,d),7.92(2H,d),7.73(2H,d),7.59(1H,t),7.45(4H,m),7.32(2H,t),7.17(2H,t),5.51(1H,d),5.17(1H,m),4.66～4.82(2H,d of an AB quart),1.95(3H,s)。

^{13}C-NMR($CDCl_3$) δ:172.87,166.17,166.08,165.58,134.06,133.91,133.72,130.09,129.85,129.80,129.37,128.78,128.60,128.49,127.96,127.89,79.67,75.49,72.60,63.29,23.80。

TOF-MS-ESI:475$[M+H]^+$

3. 2，3，5-三-*O*-苯甲酰基-2-*C*-甲基-*β*-D-呋喃核糖（011-4）的制备

在反应瓶中加入无水甲苯 2.0mL 和含双（2-甲氧基乙氧基）二氢化铝钠 65%（质量分数）的甲苯溶液 2.0mL（6.56mmol)，在氩气保护下，于 0℃搅拌混合，再在 5min 内慢慢滴加 0.38mL（6.56mmol）无水乙醇溶于 1.6mL 甲苯的溶液，加完，所得的混合物在 0℃搅拌 15min。所得试剂备用。

在另一反应瓶中加入 **011-3** 475mg（1.0mmol）和无水甲苯 10mL，搅拌下冷却至 −5℃，然后在 10min 内加入上述制备的 Red-Al/乙醇试剂。将形成的混合液于 −5℃下搅拌反应 40min。用 TLC 监测反应终点［固定相：色谱硅胶；展开剂：35%乙醇乙酯的正庚烷溶液］，显示原料斑点基本消失，取样分析（HPLC 法），若其原料残留只有 0.1%，此时反应已达终点，加入丙酮 0.2mL、水 15mL 和 1mol/L HCl 15mL 于 0℃淬灭反应。再升温至室温，加入 1mol/L HCl 5mL 以溶解反应液中无机盐（pH=2～3）。反应混合液用乙酸乙酯提取（25mL×3），取有机相用 25mL 盐水洗涤，再用无水 Na_2SO_4 干燥（Na_2SO_4 质量为 10g），过滤，滤液在减压下除去溶剂（温度为 40℃），得到目的产物 **011-4** 480mg，直接用于下步反应。

4. 1，2，3，5-四-*O*-苯甲酰基-2-*C*-甲基-*β*-D-呋喃核糖（011-5）的制备

在反应瓶中加入上步制备的化合物 **011-4** 480mg（1.0mmol）、4-二甲基氨基吡啶 12.3mg（0.1mmol）、三乙胺 506mg（5.0mmol）和无水 THF 5mL，搅拌混合并冷却至 5℃，往该溶液中加入苯甲酰氯 283mg（2.0mmol），5min 内加完。在氩气保护下将反应液于室温下搅拌反应过夜。取小样进行 HPLC 分析，若未反应的原料含量为 0.25%，则反应完成，往混合物中加入冰水 10g 和饱和碳酸氢钠水溶液淬灭反应。减压下蒸除 THF，剩余物用 50mL 乙酸乙酯提取，充分振摇或搅拌后静置分层，分取有机相用 25mL 水洗涤，再用 25mL 盐水洗涤，用无水 12g Na_2SO_4 干燥过滤，滤液减压蒸除溶剂，得到 650mg 稠厚的油状产物（粗产物），将其粗品与 5mL 叔丁基甲基醚混合，并搅拌 5min，再加入 5mL 正庚烷和 0.1mL 水，将混合物于 20℃搅拌 2h。有固体析出，过滤收集固体，滤饼用 6mL 1∶1 的正庚烷/叔丁基甲基醚的混合溶剂洗涤，再用 2mL 叔丁基甲基醚洗涤，抽滤，滤饼真空干燥，得到 **011-5** 300mg，收率为 52%，纯度为 98.43%（HPLC/AUC 法），产物为白色固体，mp 154～156.3℃（文献值：mp 155～156℃），分子式为 $C_{34}H_{28}O_9$。

^{1}H-NMR($CDCl_3$) δ:8.13(4H,m),8.07(2H,d),7.89(2H,d),7.63(3H,m),7.48(6H,m),7.15(3H,m),7.06(1H,s),5.86(1H,dd),4.79(1H,m),4.52～4.70。(2H,d of an AB quartet),1.95(3H,s)。

^{13}C-NMR（$CDCl_3$）δ：166.31，165.83，165.01，164.77，134.01，133.86，133.70，133.17，130.44，130.13，129.97，129.81，129.59，129.39，129.07，128.84，128.76，128.37，98.01，86.87，78.77，76.35，64.05，17.07。

5. 4-氨基-1-（3，4-二苯甲酰氧-5-苯甲酰氧甲基-3-甲基四氢呋喃-2-基）-1*H*-嘧啶-2-酮（011-6）的制备

在反应瓶中加入乙腈 900mL 和胞嘧啶 89g（0.80mol），在氩气保护下，搅拌或悬浊液（在 20℃条件下），然后一次性加入 *N*，*O*-双（三甲基硅烷基）乙酰胺［*N*，*O*-bis（trimethylsilyl）acetamide］537mL（2.2mol），将所得溶液加热至 80℃，并保持该温度搅拌数小时，再加入将 425.0g（0.73mol）**011-5** 悬浮于 4000mL 乙腈的悬浊液，搅拌几分钟后，反应混合物变澄清，当温度下降至 50℃左右，在 15min 内加入无水氯化锡［Tin（Ⅳ）chloride］154mL（1.31mol），混合物于 80℃连续搅拌反应。搅拌 1h 后，反应基本完成，一部分反应混合物用碳酸氢钠水溶液淬灭反应，然后将反应液充分搅拌后静置分层，水层用乙酸乙酯提取，合并乙酸乙酯层，取样进行 TLC 监测［固定相：色谱硅胶；展开剂：20%乙酸乙酯的正庚烷混合溶剂，已知糖衍生物 R_f 值为 0.40］，TLC 分析显示糖衍生物已完全耗尽，则反应完成，目的产物由 TLC 法用含 10%甲醇的二氯甲烷溶液作展开剂测出（R_f=0.37）。反应也可以用 HPLC 监控（方法 2）控制。反应完成后，将反应混合物冷却至

20℃，通过加入饱和 $NaHCO_3$ 水溶液 3000mL（控制在 30min 内加完，起初慢慢少量滴加，可观察到有放热现象，然后就可以加快一些）来淬灭反应，加完饱和 $NaHCO_3$ 溶液后再加一部分固体 $NaHCO_3$（1350g），以避免产生泡沫。检测混合物以确定其 pH≥7。停止搅拌，静置 20min 分层，排出水层并与 1500mL 乙酸乙酯一起搅拌，将混合物再静置 30min 分层，将有机层分离，该有机层再与乙腈溶液合并，用 500mL 盐水洗涤，用汽提法除去溶剂至总体积约为 750mL，产品即为 **011-6** 的粗品，可用于下步反应。如果该产物进一步汽提可得到白色泡沫状固体，收率是定量的。

6. 4-氨基-1-(3,4-二羟基-5-羟基甲基-3-甲基四氢呋喃-2-基)-1*H*-嘧啶-2-酮(011-7)的制备

在反应瓶中在 **011-6** 416g（0.73mol）中加入甲醇 2000mL、甲醇钠 13.8g（0.26mol），反应混合物在室温下搅拌反应，TLC 监测［固定相：色谱硅胶；流动相（展开剂）：30%甲醇的二氯甲烷溶液，化合物 **011-7** 的 R_f=0.21］，搅拌 30min 后有沉淀产生，反应 2h 后 TLC 显示反应完成（用 HPLC 监测也可以进行确认反应是否完成，见方法 2）。反应完毕，将反应液减压浓缩除去甲醇至体积约 500mL。剩余物为稠厚的浆状物，用 750mL 乙醇稀释，然后将其混合物在 20℃下搅拌 1h。过滤收集目的产物，滤饼用 100mL 乙醇洗涤，再用 10mL 叔丁基甲基醚洗涤，抽滤，干燥，得 **011-7** 168g，收率为 90%（两步反应），纯度>97%（HPLC/AOC）。

7. 2-叔丁氧羰基氨基-3-甲基-丁酸 5-(4-氨基-2-氧代-2*H*-嘧啶-1-基)-4-羟基-2-羟基甲基-4-甲基四氢呋喃-3-基酯（011-8）的制备

在反应瓶中加入 *N*-（叔丁氧羰基）-L-缬氨酸（*α*-氨基异戊酸）46.50g（214mmol）、羰基二咪唑（CDI）34.70g（214mmol）和无水 THF 1000mL（在 2L 的圆底烧瓶中反应），控制在 25℃和氩气保护条件下搅拌反应 1.5h，然后在 40～50℃下搅拌反应 20min。该 THF 混合液备用。

在另一反应瓶中加入上步制备的化合物 **011-7** 50.0g（195mmol）、无水 DMF1000mL，在氩气保护下将混合物加热至 100℃，保持 100℃下搅拌 20min，直至 **011-7** 全部溶解成溶液，然后往该溶液中加入三乙胺 500mL 和二甲基氨基吡啶（DMAP）2.38g（19mmol），混合物再加热至 97℃，搅拌 20min。然后慢慢通过加料漏斗加入前述制备的 THF 混合物溶液，在 2h 内加完，加料时保持反应瓶内的温度不低于 82℃。加料完毕，反应混合物在 82℃下搅拌反应 1h。HPLC 监测（产物=68%，SM=11%，杂质大约在 12min 时=17%，除去 DMAP）。将反应混合物冷却至室温，然后在真空下（30℃）除去三乙胺和 THF。溶液用乙酸中和至 pH=7.69，在真空下（35℃）除去 DMF，用乙酸乙酯夹带（200mL×2）。剩余物即为粗品，加入乙酸乙酯 500mL 和水 300mL，进行两相分配，充分搅拌后静置分层，分出的水层用 500mL 乙酸乙酯提取，合并有机层用 500mL 饱和盐水洗涤，其次有机层用 10%（质量分数）丙二酸水溶液提取（400mL×4），有机层用 TLC 监测［固定相：色谱硅胶；展开剂：20%甲醇的二氯甲烷溶液］，确定全部目的产物已从有机相中除去。将酸性水溶液提取液合并冷却（在冰浴中冷却），用三乙胺中和至 pH=7.40，使固体与溶液易分开，再往水层加入乙酸乙酯，真空抽滤收集白色固体，滤饼干燥（真空干燥），得 **011-8** 81.08g，纯度为 99.01%（HPLC）。

8.［(2*R*,3*R*,4*R*,5*R*)-5-(4-氨基-2-氧代嘧啶-1-基)-4-羟基-2-(羟甲基)-4-甲基四氢呋喃-3-基］(2*S*)-2-氨基-3-甲基丁酸酯二盐酸盐(伐洛他滨)（011）的合成

在反应瓶中加入乙醇 168mL、上步制备的化合物 **011-8** 21.0g（0.046mol），在氩气保护和搅拌条件下，往液面以下鼓泡通入干燥的氯化氢气体，通过 HCl 气体的量为 22g，搅拌反应 1h 后，反应混合物呈澄清溶液。然后将反应混合物保持其温度在 30℃以下（用冰水浴控制），导入 HCl 气体几分钟后固体开始生成，搅拌反应 4h 后，HPLC（方法 2）检测表明混合物溶液中仅仅含原料 0.8%，反应结束，将产生的固体过滤收集，滤饼分别用 20mL 乙醇和 100mL 乙醚洗涤，抽干后真空干燥 16h 得 **011** 19.06g，收率为 96.5%，纯度为 97.26%（HPLC，方法 3），mp 210℃（brown），248～250℃（melted）。

^1H-NMR(DMSO-d_6) δ：10.0(1H,s,1/2NH_2,D_2O exchangeable),8.6～8.9(4H,2brs,1/2NH_2,NH_3),5.84(1H,s,1′-H),5.12(1H,d,3′-H,$J_{3'-4'}$=8.8Hz),4.22(1H,d,4-H,$J_{3^+-4^+}$=8.7Hz),3.9～4.0(1H,m,CH),3.5～3.8(2H,m,5′-H,5″-H),2.1～2.3(1H,m,CH),1.16(3H,s,CH_3),1.0[6H,m,$(CH_3)_2CH$]。

FAB>0(GT)713$[2M+H]^+$,449$[M+G+H]^+$,357$[M+H]^+$,246$[S]^+$,112$[B+2H]^+$;FAB<0(GT)747$[2M+Cl]^+$,483$[M+G+Cl]^-$,391$[M+Cl]^-$,355$[M-H]^-$,116$[Val]^-$,110$[B]^-$,35$[Cl]^-$。

参考文献

[1] Pieea C，et al. J Med Chem，2006，49（22）：6614-6620.
[2] 纳涛．药学进展．2006，30（12）：572-573.
[3] 尤启冬．林国强．手性药物研究与评价，北京：化学工业出版社，2011：461-462.
[4] WO，2004/002422 A_2，2004.
[5] EP，1536804.
[6] US，2004077487，2004.
[7] De Francesco，et al. Nature，2005，436：953-960.
[8] Pawlotsky J-M，et al. Hepatology，2004，39（2）：554-567.
[9] 李萍，天津药学，2009，21（4）：71-74.
[10] Bouisset T，et al. Tetrahedron，2008，64：6657-6661.
[11] 陶佩珍．中国抗生素杂志，2009，34（增刊），60-68.
[12] 霍霏霏，等．中华实验临床感染病杂志，2009，3（2）：215-220.

012 度鲁特韦 (Dolutegravir)

【别名】 GSK-1349572A（钠盐），Tivicay®，GSK-1349572。

【化学名】 (4*R*,12*aS*)-*N*-[(2,4-Difluorophenyl)methyl]-3,4,6,8,12,12*a*-hexahydro-7-hydroxy-4-methyl-6,8-dioxo-2*H*-pyrido[1′,2′,4,5]pyrazino[2,1-b][1,3]oxazine-9-carboxamide;(4*R*,9*aS*)-5-hydroxy-4-methyl-6,10-dioxo-3,4,*b*,9,9*a*,10-hexahydro-2*H*-1-oxa-4*a*,8*a*-diazanthracene-7-carboxylic acid-2,4-difluorobenzylamide。

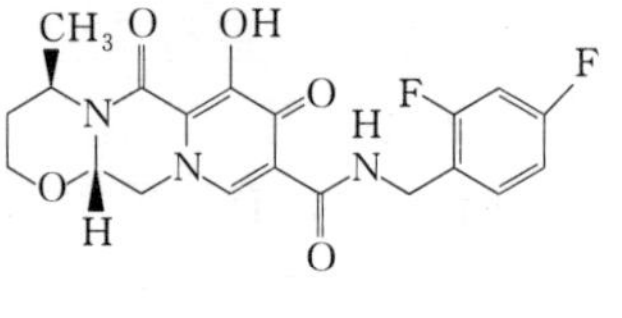

度鲁特韦	CAS [1051375-16-6]	$C_{20}H_{19}F_2N_3O_5$	419.38
度鲁特韦钠	CAS [1051375-19-9]	$C_{20}H_{18}F_2N_3NaO_5$	441.37

【研发厂商】 美国葛兰素史克与日本盐野义制药公司研发。

【首次上市时间和国家】 2013 年 8 月 12 日获美国 FDA 批准首次在美国上市。

【性状】 固体。

【用途】 本品是一种人类免疫缺陷病毒类型 1（HIV-1）整合酶抑制剂药物，通过与整合酶活性部位结合来阻断逆转录病毒脱氧核糖核酸 DNA 整合的链转移步骤，适用与其他抗逆转录病毒药联用治疗 12 岁以上和体重至少 40kg 儿童的 HIV-1 感染。

【合成路线】 介绍文献［4～6］的合成方法路线。

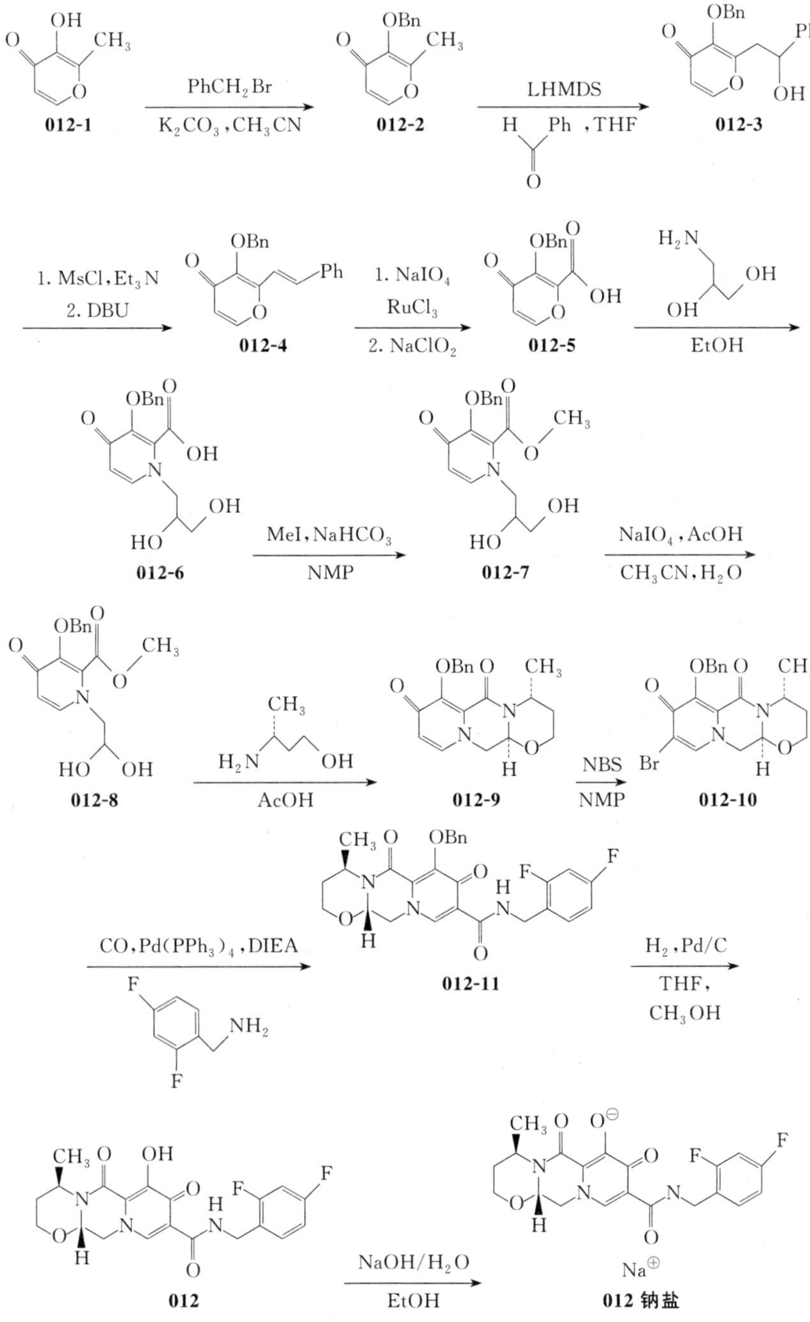

1. 2-甲基-3-［（苯基甲基）氧］-4*H*-吡喃-4-酮（012-2）的制备

在反应瓶中加入 14.0L 乙腈和 2000g 3-羟基-2-甲基-4-吡喃酮（**012-1**），搅拌打浆，然后往该浆状液中加入 2848g 溴化苄（1.05 等效量）和 2630g K_2CO_3（1.2 等效量），将混合物于 80℃下搅拌反应 5h。反应完毕后，冷却至 13℃，将产生的沉淀过滤，滤渣用 5.0L 乙腈洗涤，滤液和洗涤合并后浓缩，往浓缩剩余物中加入 3.0L THF，搅拌均匀后，浓缩

THF 溶液，得到 **012-2** 粗品 3585g，产物为油状物，未经进一步纯化，直接用于下步反应。

^{1}H-NMR(300MHz,$CDCl_3$)δ:7.60(1H,d,*J*=5.7Hz),7.30～7.40(5H,m),6.37(1H,d,*J*=5.7Hz),5.17(2H,s),2.09(3H,s)。

2. 2-(2-羟基-2-苯基乙基)-3-[(苯基甲基)氧]-4*H*-吡喃-4-酮（012-3）的制备

在反应瓶中加入 **012-2** 粗品 904g、5.88L THF，搅拌溶解后冷却至－60℃，然后往该溶液中加入 1.0mol/L 六甲基二硅基氨基锂的 THF（1.25 等效量）的溶液 5.00L（以滴加的方式加料），2h 内加完。（滴加过程控温仍在－60℃）。再在－60℃下加入 509g 苯甲醛（1.2 等效量）溶于 800mL THF 的溶液，加完，反应混合物仍在－60℃下陈化 1h。然后将该 THF 溶液倾入由 1.21L 浓盐酸、8.14L 冰水和 4.52L 乙酸乙酯组成的混合物中（在低于 2℃下进行），充分搅拌后静置分层，分取有机层，用 2.71L 食盐水洗 2 次，水溶液层用 3.98L 乙酸乙酯提取，合并有机层，浓缩，往该浓缩混合物中加入 1.63L 甲苯，再浓缩 2 次，得到 **012-3** 的甲苯浆状液，过滤，用 0.90L 甲苯洗涤滤饼，抽干，干燥，得到 **012-3** 955g，收率为 74%（以 3-羟基-2-甲基-4-吡喃酮计），产物为固体。

^{1}H-NMR(300MHz,$CDCl_3$)δ:7.62(1H,d,*J*=5.7Hz),7.2～7.5(10H,m),6.38(1H,d,*J*=5.7Hz),5.16(1H,d,*J*=11.4Hz),5.09(1H,d,*J*=11.4Hz),4.95(1H,dd,*J*=4.8Hz,9.0Hz),3.01,(1H,dd,*J*=9.0Hz,14.1Hz),2.84(1H,dd,*J*=4.8Hz,14.1Hz)。

3. 2-[(*E*)-2-苯基乙烯基]-3-[(苯基甲基)氧]-4*H*-吡喃-4-酮（012-4）的制备

在反应瓶中加入 8.82L THF、**012-3** 882g（1.0 等效量），搅拌溶解，往该溶液中再加入 416g 三乙胺（Et_3N）（1.5 等效量）和 408g 甲烷磺酰氯（1.3 等效量）（在低于 30℃时加入），确认 **012-3** 消失后，加入 440mL NMP 和 1167g DBU（1，8-二氮杂二环［5.4.0］-7-十一烯）（2.8 等效量）（仍控温在＜30℃），加完，将反应混合物陈化 30min。将反应混合物用 1.76L 16%H_2SO_4 中和，有机层用 1.76L 2%的 Na_2SO_4 溶液洗涤，有机层经浓缩后加入 4.41L 甲苯，再将混合物浓缩 3 次。剩余物中加入 4.67L 己烷，然后用冰浴冷却，析出大量固体，过滤，滤饼用 1.77L 己烷洗涤，抽滤，干燥，得 **012-4** 780g，收率为 94%，产物为固体。

^{1}H-NMR(300MHZ,$CDCl_3$)δ:7.69(1H,d,*J*=5.7Hz),7.25～7.50(10H,m),7.22(1H,d,*J*=16.2Hz),7.03(1H,d,*J*=16.2Hz),6.41(1H,d,*J*=5.7Hz),5.27(2H,s)。

4. 4-氧代-3-［(苯基甲基)氧］-4*H*-吡喃-2-羧酸（012-5）的制备

在反应瓶中依次加入 H_2O 2.47L、乙酸乙酯 2.47L、乙腈 2.47L、$RuCl_3$-nH_2O11.2g（0.02 等效量）和 **012-4** 822g（1.0 等效量），搅拌混合，再往该混合物中加入高碘酸钠 2310g（4.0 等效量），（加料时控温＜25℃）。加完，搅拌陈化 1h 后，在＜25℃下往混合物中加入 $NaClO_2$ 733g（3.0 等效量）。陈化 1h 后，过滤去沉淀，并用 8.22L 乙酸乙酯洗涤。然后往滤液中加入 1.64L 5% $Na_2S_2O_3$ 水溶液、822mL H_2O 和 630mL 浓盐酸，充分搅拌后静置分层。水层用 4.11L 乙酸乙酯提取。合并有机层并将其浓缩，往浓缩剩余物中加入 4L 甲苯，然后继续浓缩混合物。浓缩剩余物用冰浴冷却，大量固体结晶析出，过滤，用 1L 甲苯洗涤滤饼，抽滤干后，减压干燥，则制得中间体 **012-5** 372g，收率为 56%，产物为固体。

^{1}H-NMR(300MHz,$CDCl_3$)δ:7.78(1H,d,*J*=5.7Hz),7.46～7.54(2H,m),7.26～7.40(3H,m),6.48(1H,d,*J*=5.7Hz),5.6(1H,brs),5.31(2H,s)。

5. 1-（2，3-二羟基丙基）-4-氧代-3-［(苯基甲基)氧］-1，4-二氢-2-吡啶羧酸（012-6）

的制备

在反应瓶中加入乙醇 1.53L、3-氨基丙烷-1,2-二醇 407g（2.5 等效量）和 **012-5** 509g（1.0 等效量），将混合物控温在 65℃搅拌反应 1h，在 80℃反应 6h。再加入 18.8g 3-氨基丙烷-1，2-二醇（0.1 等效量）溶于 200mL 乙醇的混合溶液，混合物在 80℃搅拌反应 1h。加入 18.8g3-氨基丙烷-1,2-二醇（0.1 等效量）溶于 200mL 乙醇的混合溶液，混合物再在 80℃搅拌反应 30min。加入 509mL H_2O（冷却后加），将混合物浓缩。往剩余物中加入 2.54L H_2O 和 2.54L 乙酸乙酯，分相，水相用 1.02L 乙酸乙酯洗涤，在低于 12℃下往水相中加入 12% H_2SO_4 2.03L，得到 **012-6** 的晶体，过滤，滤饼用 1.58L 冷水洗涤，抽滤，干燥，得 **012-6** 576g，收率为 83%，产物为固体。

^{1}H-NMR(300MHz,DMSO-d_6) δ:7.67(1H,d,J=7.5Hz),7.2～7.5(5H,m),6.4(1H,d,J=7.5Hz),5.07(2H,s),4.0～4.2(1H,m),3.6～3.9(2H,m),3.38(1H,dd,J=4.2Hz 10.8Hz),3.27(1H,dd,J=6.0Hz,10.8Hz)。

6. 1-（2，3-二羟基丙基）-4-氧代-3-［（苯基甲基）氧］-1，4-二氢-2-吡啶羧酸甲酯（012-7）的制备

在反应瓶中加入 **012-6** 576g（1.0 等效量，含水 5.8%）、NMP 2.88L，搅拌打浆，往该浆状液中加入 431g $NaHCO_3$（3.0 等效量）和 160mL 碘甲烷（1.5 等效量），并将混合物于室温下搅拌反应 4h。冷却至 5℃后，再往混合物中加入 2mol/L 盐酸 1.71L 和 20% NaCl 水溶液 1.15L（加料过程控温<10℃），加完，得 **012-7** 的晶体，过滤，滤饼用 1.73L H_2O 洗涤，抽滤，干燥，得 **012-7** 507g，收率为 89%，产物为固体。

^{1}H-NMR(300MHz,DMSO-d_6) δ:7.59(1H,d,J=7.5Hz),7.28～7.40(5H,m),6.28(1H,d,J=7.5Hz),5.21(1H,d,J=5.4Hz),5.12(1H,d,J=10.8Hz),5.07(1H,d,J=10.8Hz),4.83(1H,t,J=5.7Hz),3.97(1H,dd,J=2.4Hz,14.1Hz),3.79(3H,s),3.70(1H,dd,J=9.0Hz,14.4Hz),3.50～3.65(1H,m),3.28～3.40(1H,m),3.14～3.26(1H,m)。

7. 1-（2，2-二羟基乙基）-4-氧代-3-［（苯基甲基）氧］-1，4-二氢-2-吡啶羧酸甲酯（012-8）的制备

在反应瓶中加入 **012-7** 507g（1.0 等效量）、乙腈 5.07L、H_2O 5.07L 和乙酸 9.13g（0.1 等效量），搅拌混合，然后往该混合物中加入高碘酸钠（$NaIO_4$）390g（1.2 等效量），混合物在室温下搅拌反应 2h。反应完，往反应液中加入 10% $Na_2S_2O_3$ 水溶液 1.52L，并将混合物浓缩析晶，冷却至 10℃，析出大量结晶，过滤，滤饼用水洗涤，抽干，干燥，得 **012-8** 386g，收率为 80%，产物为固体。

^{1}H-NMR(300MHz,DMSO-d_6) δ:7.62(1H,d,J=7.5Hz),7.30～7.42(5H,m),6.33(2H,d,J=6.0Hz),6.29(1H,d,J=7.5Hz),5.08(2H,s),4.85～4.95(1H,m),3.80(3H,s),3.74(2H,d,J=5.1Hz)。

8.（*4R*，*12aS*）-4-甲基-7-［（苯基甲基）氧］-3，4，12，12*a*-四氢-2*H*-吡啶并［1′，2′：4，5］吡嗪并［2，1-b］［1，3］噁嗪-6，8-二酮（012-9）的制备

在反应瓶中加入甲醇 3.78L、**012-8** 378g（1 等效量），搅拌加热溶解后，将该溶液浓缩，往剩余物中加入 1.51L 甲苯，将混合物浓缩，再往剩余物中加入 1.89L 甲苯、378mL 乙酸和 137g（*R*）-3-氨基-1-丁醇（1.3 等效量），并加热混合物至 90℃，维持在 90℃搅拌反应 2.5h，将反应液浓缩，往浓缩剩余物中加入 1.89L 甲苯，并将混合物浓缩，浓缩剩余物分别用 3.78L 和 1.89L 氯仿提取，提取液用水洗涤（1.89L×2），合并有机层并浓缩。往浓缩剩余物加入 1.89L 乙酸乙酯，并浓缩混合物，再往浓缩剩余物中加入 1.89L 乙酸乙酯，过滤，用 1.13L 乙酸乙酯洗涤，干燥，制得 **012-9** 335g，收率为 83%，产物为固体。

^{1}H-NMR(300MHz,$CDCl_3$) δ:7.58～7.70(2H,m),7.24～7.40(3H,m),7.14(2H,d,J=7.5Hz),6.47(1H,d,J=7.5Hz),5.35(1H,d,J=10.2Hz),5.28(1H,d,J=10.2Hz),5.12(1H,dd,J=3.9Hz,6.3Hz),4.90～5.05(1H,m),4.07(1H,dd,J=3.9Hz,13.5Hz),3.86～4.00(3H,m),2.06～2.23(1H,m),1.48(1H,ddd,J=2.4Hz,4.5Hz,13.8Hz),1.30(3H,d,J=6.9Hz)。

9. (4*R*,12a*S*)-9-溴-4-甲基-7[(苯基甲基)氧]-3,4,12,12*a*-四氢-2*H*-吡啶并[1′,2′:4,5]吡嗪并[2,1-b][1,3]噁嗪-6,8-二酮(012-10)的制备

在反应瓶中加入 1.66L NMP（*N*-甲基吡咯烷酮）、上步制备的中间体 **012-9** 332g（1.0 等效量），搅拌打浆，往浆状液中加入 191g NBS（1.1 等效量）。混合物于室温下搅拌反应 2h。反应完，加水 1.26L 后，将混合物搅拌 30min。再加水 5.38L 后，混合物在 10℃陈化 30min。然后在 5℃陈化 1h。过滤，用 1.33L 冷水洗涤滤饼，干燥，制得 **012-10** 362g，收率为 89%，产物为固体。

^{1}H-NMR(300MHz,$CDCl_3$) δ:7.63～7.69(2H,m),7.59(1H,s),7.24～7.38(3H,m),5.33(1H,d,J=10.2Hz),5.25(1H,d,J=9.9Hz),5.12(1H,dd,J=3.9Hz,5.7Hz),4.90～5.05(1H,m).4.11(1H,dd,J=3.9Hz,13.2Hz),3.88～4.02(3H,m),2.06～2.21(1H,m),1.49(1H,ddd,J=2.4Hz,4.5Hz,14.1Hz),1.31(3H,d,J=6.9Hz)。

10. (4*R*,12a*S*)-*N*-[(2,4-二氟苯基)甲基]-4-甲基-6,8-二氧代-7-[(苯基甲基)氧]-3,4,6,8,12,12*a*-六氢-2*H*-吡啶并[1′,2′:4,5]吡嗪并[2,1-b][1,3]噁嗪-9-甲酰胺(012-11)的制备

在反应瓶中（在 CO 气氛下），加入 **012-10** 33.5g（1.0 等效量）、34.8mL 二异丙基乙胺（DIEA）（2.5 等效量）、14.3mL 2，4-二氟苄胺（1.5 等效量）和 4.62g 四（三苯基膦）钯［Pd（PPh_3）$_4$］（0.05 等效量），溶于 335mL DMSO 溶液，搅拌混合，升温至 90℃，维持在该温度下搅拌反应 5.5h。冷却后，将沉淀过滤，滤饼用 50mL 2-丙醇洗涤。合并滤液和洗液，往其中加入 502mL H_2O 和 670mL 乙酸乙酯后，取有机层用 335mL 0.5mol/L 盐酸水溶液洗涤，再用 335mL H_2O 洗涤，水层用 335mL 乙酸乙酯提取。合并有机层并浓缩，往所得的剩余物中加入 150mL 2-丙醇，然后将其浓缩，浓缩剩余物中再加入 150mL 2-丙醇后，浓缩，并且将其剩余物冷却至 20℃析晶，过滤，得粗品 **012-11** 的结晶，在粗品结晶中加入 380mL 丙酮，搅拌加热溶解，过滤沉淀，滤饼浓缩滤液，在浓缩剩余物中加入 200mL 乙醇后浓缩，剩余物再加入 150mL 乙醇，浓缩，冷却并过滤，得 **012-11** 粗品结晶，将该粗品结晶用 450mL 丙酮溶解（通过加热），浓缩所得溶液，往浓缩剩余物加入 150mL 2-丙醇，将混合物浓缩（两次）。剩余物冷却过滤，滤饼用 2-丙醇洗涤，干燥得固体 **012-11** 34.3g，收率为 84%。

^{1}H-NMR(300MHz,$CDCl_3$) δ:10.40(1H,t,J=6.0Hz),8.35(1H,s),7.58～7.66(2H,m),7.24～7.42(5H,m),6.74～6.78(2H,m),5.30(1H,d,J=9.9Hz),5.26(1H,d,J=10.2Hz),5.15(1H,dd,J=3.9Hz,5.7Hz),4.90～5.05(1H,m),4.64(2H,d,J=5.4Hz),4.22(1H,dd,J=3.9Hz,13.5Hz),4.09(1H,dd,J=6.0Hz,13.2Hz),3.88～4.02(2H,m),1.86～2.24(1H,m),1.50(1H,ddd,J=2.4Hz,4.5Hz,14.1Hz),1.33(3H,d,J=7.2Hz)。

11.（4*R*，12*aS*）-*N*-[（2，4-二氟苯基）甲基]-3，4，6，8，12，12*a*-六氢-7-羟基-4-甲基-6，8-二氧代-2*H*-吡啶并[1′，2′：4，5]吡嗪并[2，1-b][1，3]噁嗪-9-甲酰胺（度鲁特韦）（012）的合成

在氢化反应瓶中加入 252mL THF 和 28mL 甲醇、中间体 **012-11** 28.0g（1.0 等效量）、5.6g 10% Pd/C，用 N_2 置换瓶中空气 3 次，通 H_2 搅拌反应 1h。过滤掉反应液中的 Pd/C 沉淀后，用 45mL THF 洗涤，合并洗液和滤液，加入 10% Pd/C 5.6g，混合物仍通 H_2 搅拌反应 1.5h。反应完毕，过滤除去 Pd/C，用 150mL $CHCl_3/CH_3OH$（9∶1）溶液洗涤滤渣。浓缩滤液，浓缩剩余物用 1.38L 乙醇溶解（加热下），将该溶液逐渐冷却至室温。过滤后，浓缩滤液，浓缩液冷却析晶，过滤，用乙醇洗涤滤饼，干燥，得 **012** 21.2g，收率为 92%，产物为固体。

^{1}H-NMR(300MHz,DMSO-d_6) δ：12.51(1H,s),10.36(1H,d,*J*＝5.7Hz),8.50(1H,s),7.39(1H,td,*J*＝8.7Hz,6.3Hz),7.24(1H,ddd,*J*＝2.6Hz,9.5Hz,10.8Hz),7.00～7.12(1H,m),5.44(1H,dd,*J*＝3.9,5.7Hz),4.70～4.90(1H,m),4.50～4.65(1H,m),4.54(2H,d,*J*＝5.1Hz),4.35(1H,dd,*J*＝6.0Hz,13.8Hz),3.98～4.10(1H,m),3.86～3.96(1H,m),1.94～2.10(1H,m),1.48～1.60(1H,m),1.33(3H,d,*J*＝6.9Hz)。

12. 度鲁特韦钠（Dolutegravir Sodium Salt）的合成

在反应瓶中加入 54mL 乙醇、**012** 18.0g（1.0 等效量），搅拌加热溶解，过滤，往滤液中加入 21.5mL 2mol/L NaOH 水溶液（1.0 等效量）（在 80℃时加入）。然后将溶液逐渐冷却至室温，析出晶体，过滤，用 80mL 乙醇洗涤滤饼，抽干，干燥，得固体 **012** 钠盐 18.8g，收率为 99%。

^{1}H-NMR(300MHz,DMSO-d_6) δ：10.70(1H,t,*J*＝6.0Hz),7.89(1H,s),7.30～7.40(1H,m),7.16～7.25(1H,m),6.98～7.06(1H,m),5.12～5.22(1H,m),4.74～4.87(1H,m),4.51(2H,d,*J*＝5.4Hz),4.25～4.35(1H,m),4.16(1H,dd,*J*＝1.8Hz,14.1Hz),3.90～4.05(1H,m),3.74～3.86(1H,m),1.72～2.00(1H,m),1.32～1.44(1H,m),1.24(3H,d,*J*＝6.9Hz)。

六甲基二硅基氨基锂（LHMDS）

英文名　Lithium bis（trimethylsilyl）amide；Lithium（hexamethyldisilazane）。

CAS [4039-21-1]。

分子式　$C_6H_{18}LiNSi_2$（167.33）。

结构式

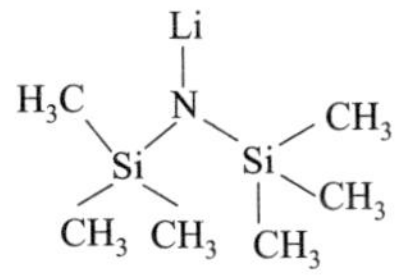

四（三苯基膦）钯［Pd（PPh$_3$）$_4$］

英文名　Tetrakis（triphenylphosphine）palladium；Tetra（triphenylphosphine palladium）。

CAS [14221-01-3]。

分子式　$C_{72}H_{60}P_4Pd$（1155.56）。

结构式

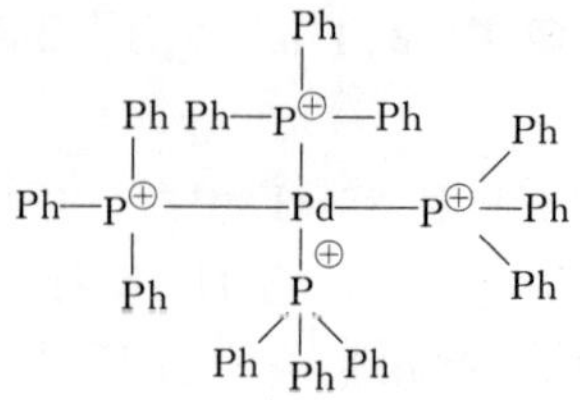

参考文献

[1] 张建礼，等．中国卫生标准管理，2016，(13)：125-127.
[2] 李艳玲，等．Herald of Medicine，2015，34 (8)：1064-1066.
[3] Merck Index 15th：3460.
[4] WO，06116764，2006.
[5] US，090318421，2009.
[6] US，8129385.
[7] 王光恒，等．化学研究与应用，2018，30 (11)：1865-1870.
[8] EP，2602260.
[9] WO，2016092527，2016.
[10] US，8129385，2012.
[11] US，8217034，2009.
[12] US，8552187，2013.
[13] WO，2015/001572，2015.
[14] WO，2015/111080，2015.
[15] WO，2011/119566，2011.
[16] WO，2012/018015，2012.
[17] Kobayashi M，et al. Antimicrob Agents Chemother，2011，55：813.
[18] Hare S，et al. Mol Pharmacol，2011，80：565.
[19] Min S，et al. Antimicrob Agents Chemother，2010，54：254.
[20] Min S，et al. AIDS，2011，25：1737.
[21] Lenz JCC，et al. Expert Opin Invest Drugs，2011，20：537-548.
[22] WO，2010/011812，2010.
[23] WO，2010/011819，2010.
[24] WO，2010/068253，2010.
[25] WO，2010/068262，2010.
[26] WO，2012/018065，2012.
[27] EP，2956123A，2015.
[28] WO，2017/208105A_1，2017.
[29] WO，2017/029642A_3，2017.
[30] EP，2742051B_1，2016.
[31] EP，30454611A_1，2016.
[32] EP，2767272A_1，2014.

013 依非韦伦 (Efavirenz)

【别名】 依法韦伦，DMP-266，Stocrin^{TM}，Sustiva^{TM}，依发韦伦，施多宁。

【化学名】 (4*S*)-6-Chloro-4-(2-cyclopropylethynyl)-1,4-dihydro-4-(trifluoromethyl)-2*H*-1,3-benzoxazin-2-one.

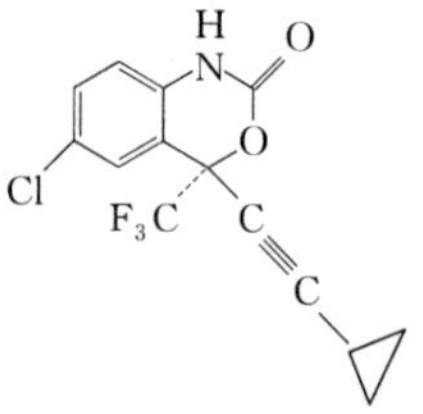

依非韦伦 CAS [154598-52-4] $C_{14}H_9ClF_3NO_2$ 315.68

【研发厂商】 美国 Merck 公司和 Dupont 公司。

【首次上市时间和国家】 1999 年 2 月首次在美国上市。

【性状】 晶体，mp139～141℃，$[\alpha]_D^{20}=-84.7°$（$c=0.005$，$CHCl_3$），$[\alpha]_D^{25}=-94.1°$（$c=0.300$，CH_3OH）。

【用途】 本品是一种Ⅰ型人类免疫缺陷病毒（HIV-1）的非核苷类逆转录酶抑制剂（NNRTI），主要作用是非竞争性地抑制 HIV-1 的逆转录酶，而对 HIV-2 逆转录酶和人细胞 DNA 的 α、β、γ、δ-聚合酶没有抑制作用。本品具有强效抗病毒活性，对耐药病毒也有效，本品在体外对野生型的 HIV 逆转录酶有高活性（$K_i=2.93$nmol/L），本品在 1.5nmol/L 浓度下对分布于细胞内的 HIV-1 型可复制病毒产生 95%的抑制作用。本品易于透过血脑屏障而达到脑髓液，浓度可达到 HIV-1 大多数野生型和临床常见株的 IC_{90} 以上，包括 K103N 突变株。本品适应证：适用于人类免疫缺陷病毒 HIV-1 感染的艾滋病成人、青少年和儿童的抗病毒联合治疗。本品不得单独使用，所以临床上只研究本品的联合用药疗效。

【合成路线】 参见文献[12,13,17,19]。

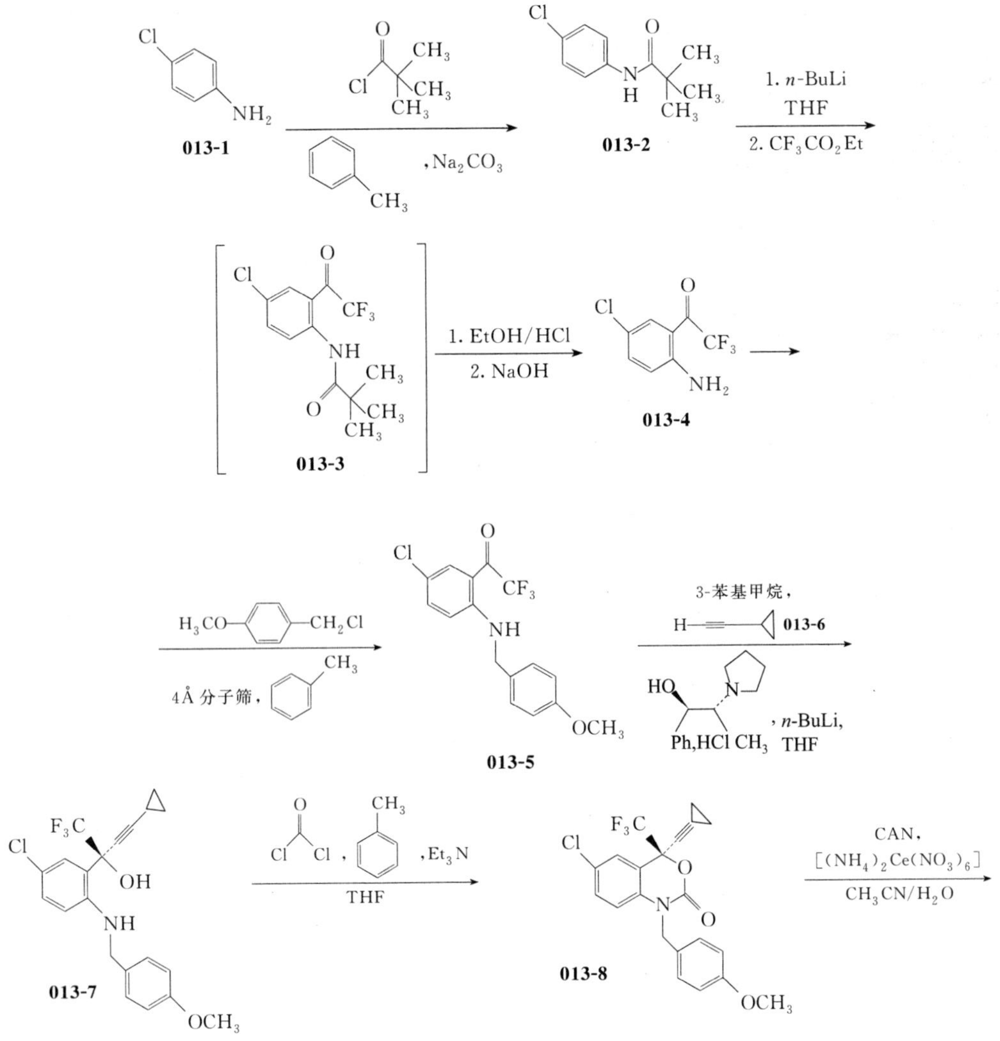

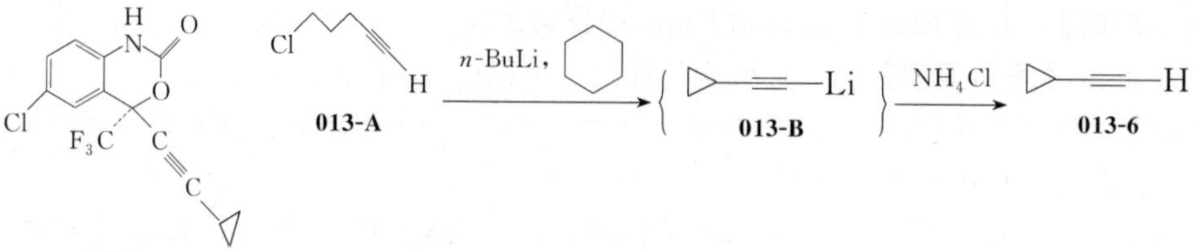

013 013-A 013-B 013-6

1. *N*-（4-氯苯基）-2，2-二甲基丙酰胺（013-2）的制备（参见文献［12］）

在反应瓶中依次加入甲苯 600mL 和 4-氯苯胺（**013-1**）76g，搅拌溶解，再加入饱和 Na_2CO_3 溶液 95mL，冰浴冷却至 10℃，缓慢滴加特戊酰氯（新戊酰氯）74mL，在 45min 内加完，将反应混合物于 5～10℃下搅拌反应 60min。反应过程用 HPLC 监控［HPLC 条件：C_8 柱；流动相 CH_3CN/水/磷酸以 40∶60∶0.1～80∶20∶0.1 在 20min 内梯度洗脱；流速 1.0mL/min，检测波长 245nm，原料保留时间 t_R=7.2min，特戊酰胺保留时间 t_R=12.6min］。加新戊酰氯时为放热反应。反应完，将反应液过滤，滤饼用去离子水洗涤（75mL×3），抽滤 10min 风干，滤饼在 40℃和 N_2 保护下真空干燥 16h，得 **013-2**108.5g，收率为 86%。产品为白色细针状晶体。

2. 4-氯-2-三氟乙酰基苯胺（013-4）的制备（参见文献［12］）

在反应瓶中加入 THF（无水的）75mL、**013-2** 10g，搅拌溶解，冷却至 0℃。然后往该溶液中滴加正丁基锂的己烷溶液（2.5mol/L）38mL，此时温度上升至 15℃，滴完，将反应液冷却至 0℃陈化 2h。

加入等效量的正丁基锂的己烷溶液时，是能量比较高的放热反应，应控制滴加速率来控制温升速率。陈化完，反应液呈亮黄色悬浮液，在搅拌下往反应液中加入纯的三氟乙酸乙酯 6.7mL，此温度上升至 10℃。反应进程用 HPLC 监测［HPLC 条件：C_8 柱；流动相 CH_3CN/H_2O/磷酸（40∶60∶0.1）→（80∶20∶0.1），在 20min 内梯度洗脱；流速 10mL/min；检测波长 245nm；**013-2** 的保留时间 t_R=12.6min，keto-pivalamide 的保留时间 t_R=11.6min］。反应产物为 **013-3**。

反应完，往含 **013-3** 的反应液中加入 6mol/L HCl 10mL 和去离子水 20mL 淬灭反应。将反应液浓缩至约 50mL（真空浓缩），添加乙醇 50mL 共沸蒸除己烷和 THF。往剩余物料中加入 6mol/L HCl 40mL，并将混合物加热至 80℃回流 1h。

将反应混合物再真空浓缩至约 50mL，此时产生了沉淀（估计是产物的盐酸盐），停止蒸馏，冷却至 0℃，再陈化 1h 后过滤，滤饼用己烷（30mL×3）洗涤，己烷洗涤是为了从产物中除去未反应的新戊酰胺。滤液和洗液中一般含产物 1.2～1.5g（8%～12%），产物损失主要是在水溶液滤液。

将滤饼（固体盐）在 40℃下真空干燥 16h。得到固体 10.4g，纯度 71.4g，按质量计，收率为 70%，将该盐用 260mL 去离子水打浆，再用 15mL 2mol/L NaOH 水溶液中和至 pH=6～7（应该注意：由于产品分解使 pH 高于 9，是至关重要的），产生的亮黄色固体通过过滤收集，用去离子水（25mL×2）洗涤滤饼，抽干，真空干燥（40℃条件下）16h。得 **013-4** 6g，纯度为 96.6%，按质量计，收率 54%。产物 **013-4** 可用己烷重结晶进一步纯化。

3. *N*-（4-甲氧基苄基）-4-氯-2-（三氟乙酰基）苯胺（013-5）的制备（参见文献［12］）

在反应瓶中加入 **013-4** 15.5g、甲苯 75mL、活性 4Å 分子筛 50g 和 4-甲氧基苄基氯 10.9g，在 N_2 保护下，将混合物于 23℃下搅拌反应 24h（通过 HPLC 监测确认反应进程情况）。此时原料物与产物在混合物中的量呈约 1∶1 的状况。

再加入新鲜的分子筛 40g，再在 23℃下搅拌反应 3 天。此时反应已基本完成，即原料残留已低于 2%。此外，可用分子筛代替碱性氧化铝或硅胶去除系统的 HCl。

将反应混合物通过硅藻土过滤，用丙酮（75mL×7）洗涤滤渣，直至以硅藻土中洗出黄色的大部分物质为宜。将滤液浓缩，得到 27g 黄色或橙色油状物，静置后固化。固体溶于 100mL 热己烷中进行纯化，然后将己烷溶液先冷至室温，然后在冰水浴中冷却至 0℃。陈化 1.5h 后，将物料过滤，用冷己烷（10mL×2）洗涤滤饼，抽滤风干滤饼 20min。然后在 40℃下真空干燥 2h。得亮黄色粉末 **013-5** 20.5g，收率为 86%。

4. 环丙基乙炔（013-6）的制备（参见文献［12］）

在反应瓶中加入含 5-氯-1-戊炔 10g 溶于环己烷 80mL 的溶液，在 N_2 保护下，冷却至 0℃，然后往其溶液中滴加含正丁基锂的环己烷溶液（2.0mol/L）122mL。加完，混合搅拌加热至 75℃并保持反应 5h。注意加正丁基锂至烷基炔溶液中是放热反应，应该用冰水浴控制其滴加时的系统温度低于 5℃。此环化反应进程用 HPLC 监测控制。反应完成后将反应液冷却至 0℃，加入饱和 NH_4Cl 溶液淬灭反应。有机相经 HPLC 检测含 **013-6** 5.5g，收率为 85%。经后处理得粗品。将所得粗品油状物 **013-6** 在装填了 4mm 玻璃珠的 150mm×12mm 蒸馏柱的蒸馏装置中进行蒸馏纯化，收集 bP 45～75℃的馏分，最后得精制品 **013-6** 4.2g，收率为 65%，产物为无色油状物。

5.（*S*）-5-氯-*α*-（环丙乙炔基）-2-［（4′-甲氧苯基）甲基］氨基-*α*-（三氟甲基）苯甲醇 013-7 的制备（参见文献［17，19］）

在反应瓶中依次加入 13.4g（66mmol，2.2eq）［（1*R*，2*S*）-1-苯基-2-（1-吡咯烷基）-1-丙醇盐酸盐］、0.01g 三苯基甲烷、4.4g 环丙基乙炔（**013-6**）（66mmol，2.2eq）和 50mL THF。在 N_2 保护下，降温至－15℃后，缓慢滴加 57mL 正丁基锂，在 50min 内滴加完，升温至 0℃，反应 30min。降温至－65℃，向上述体系中缓慢滴加溶于 25mL THF 的 10.5g（30mmol）化合物 **013-5**。滴完，于该温度下搅拌反应 1.5h。在－65℃下滴加 50mL 1mol/L 柠檬酸水溶液淬灭反应，升至室温，分液，有机相再以 50mL 1mol/L 枸橼酸水溶液洗涤，浓缩有机相，浓缩剩余液中加入甲苯（40mL×2），以此共蒸除去过量的环丙基乙炔（**013-6**），得到约 12g 橙黄色固体。以 440mL 正庚烷/甲苯混合溶剂重结晶，冷却至室温析晶。过滤，滤饼用正己烷（20mL×2）洗涤，抽干，真空干燥，得淡黄色粉末状化合物 **013-7** 10.2g，收率为 82%，纯度＞99%，ee 值为 99.9%，mp 158.0～159.4℃，$[\alpha]_D^{25}=+8.00°$（$c=1.006$，甲醇）［文献［20］：mp 163～165℃；$[\alpha]_D^{25}=+8.15°$（$c=1.006$，甲醇）］。

^{1}H-NMR(400MHz,$CDCl_3$) δ: 7.56(1H,d,$J=2.4$Hz),7.26(2H,d,$J=8.8$Hz),7.15(1H,dd,$J=8.8$Hz,2.4Hz),6.88(2H,d,$J=8.4$Hz),6.61(1H,d,$J=8.8$Hz),4.25(2H,s),3.80(3H,s),1.37(1H,m),0.86～0.89(2H,m),0.77～0.86(2H,m)。

ESI-MS(m/z):409.8$[M]^+$。

6.（*S*）-6-氯-4-（环丙基乙炔基）-1，4-二氢-4-（三氟甲基）-1-［（4′-甲氧苯基）甲基］-1，3-苯并噁嗪-2-酮（013-8）的制备（参见文献［12］）

在反应瓶中加入 THF 15mL 和上步制备的 **013-7** 3.2g（7.8mmol），搅拌溶解并降温至－10℃（在 N_2 保护下），往该混合物中加入三乙胺 5.4mL（39mmol）和含光气的甲苯溶液（1.93mol/L）4.6mL（8.89mmol）。因加入光气-甲苯溶液反应时，体系温度会上升（因为是放热反应），因此应控制其加料速率，以保证体系温度低于 20℃，加完，搅拌反应，用 HPLC 监控［HPLC 条件：C_8 柱；流动相为乙腈/H_2O/磷酸，梯度洗脱从 50∶50∶0.1→90∶10∶0.1 洗 20min；流速 1.5mL/min；检测波长 252nm；原料保留时间 $t_R=14.6$min，产物

保留时间 t_R=16.0]，反应完成一般为 15min 左右。反应完毕，将反应混合物冷却至 0℃，加入冰水 15mL 和乙酸乙酯 20mL 淬灭反应。加入饱和盐水以防止系统乳化。静置分层，分相，分出有机相，水相用 15mL 乙酸乙酯提取。合并有机相，用 40mL 1mol/L 柠檬酸洗涤，再用 25mL 饱和盐水洗涤。有机相用无水 Na_2SO_4 干燥，过滤，滤液真空浓缩得到棕色油状物 3.8g，即 **013-8** 粗品。将该粗品油状物用 25mL 己烷/乙酸乙酯（5∶1）混合溶剂结晶（3.8g 棕色油状物与混合溶剂溶解后，速冷至 0℃，并在 0℃陈化 1h）。过滤，滤饼用冷的己烷/乙酸乙酯（5∶1）（5mL×2）洗涤，然后抽滤，露于空气中干燥，得 **013-8** 2.9g，收率为 85%。产物为亮橙色固体，mp 115～116.5℃，$[\alpha]_D^{25}=-93.67°$（c=0.300，甲醇）。

IR:2248cm^{-1},1735cm^{-1},1605cm^{-1},1515cm^{-1},1497cm^{-1},1314cm^{-1},1252cm^{-1},1187cm^{-1}。

^{1}H-NMR(300MHz,$CDCl_3$) δ:7.52(1H,m),7.26(1H,dd,J=9.2Hz),7.17(2H,d,J=9Hz),6.85(2H,d,J=9Hz),6.83(1H,d,J=9Hz),5.08(2H,s),3.77(3H,s),1.40(1H,m),0.82～0.96(4H,m)。

^{13}C-NMR(75MHz, DMSO-d_6) δ: 158.6, 147.5, 134.9, 131.8, 128.1, 127.8, 127.0, 126.7,122.1,117.3,116.6,114.1,96.0,76.8,65.6,54.9,46.6,8.5,8.4,−1.3。

^{9}F-NMR(282MHz,$CDCl_3$) δ:−8.1。

HRMS calcd for $C_{22}H_{18}ClF_3NO_3$[M+H]$^+$ 436.0927,found 436.0931。

7.(4*S*)-6-氯-4-(2-环丙基乙炔基)-1,4-二氢-4-(三氟甲基)-2*H*-1,3-苯并噁嗪-2-酮(依非韦伦)(013)的合成(参见文献[13])

在反应瓶中加入乙腈 250mL 和 **013-8** 25g(0.057mol)，搅拌溶解，然后往该溶液中缓缓加入 96g(0.175mol)硝酸铈(Ⅳ)铵(CAN)溶于 100mL 水的溶液。将该混合物于环境温度下搅拌反应 1h(HPLC 监测)。反应完，加入 $Na_2S_2O_5$ 20g，来淬灭反应，以此除去对甲氧基苯甲醛(anisaldehyde)。静置分层，分取有机层，用 100mL 水洗涤。往有机层溶液中加入另一批次 $Na_2S_2O_5$ 70g，将该混合液在环境温度下陈化 12h，得到浆状液。过滤，滤饼用 200mL 乙酸乙酯洗涤，弃去滤饼。滤液真空浓缩，剩余物用乙酸乙酯/正庚烷(5∶95)结晶，经后处理得白色固体 **013** 14g，收率为 76%。

(1*R*,2*S*)-1-苯基-2-(1-吡咯烷基)-1-丙醇盐酸盐的 CAS[210558-66-0]。

参考文献

[1] Merck Index 15th:3569.
[2] 汪啸洋，世界上市新药．北京：化学工业出版社，2006:17-20.
[3] EP.582455,1994.
[4] US,5519021,1996.
[5] Young S D,et al. Antimicrob Agents Chemother,1995,39:2602.
[6] Thompson AS,et al. Tetrahedron Lett,1995,36:8937.
[7] Radesca LA,et al. Synth Commun,1997,27:4373.
[8] Rabel SR,et al. Pharm Dev Technol,1996,I:91.
[9] Staszewski S. et al. N Engl J Med,1999,341:1865.
[10] Starr SE,et al. N Engl J Med,1999,341:1874.
[11] Fortin C,et al,Expert Rev Anti Infect Ther,2004,2:671-684.
[12] WO,96/37457,1996.
[13] Michael E,et al. J Org Chem,1998,63:8536-8543.
[14] CN,101125834 A,2008.
[15] 杜世聪，等，浙江化工，2015,46(6):23-25.
[16] WO,9622955,1996.
[17] 翟洪，等：安徽医药，2012,16(5):595-597.
[18] Fuhrer W,et al. J Org Chem,1979,44:1133.
[19] Anuauya C,et al. Org Process Res & Development,2003,7(3):324-328.

[20] Tillyer RD, et al. J Org Chem, 1998, 63(23): 8536-8543.

014 马拉韦罗(Maraviroc)

【别名】 UK-427857, Selzentry®, Celsentri。

【化学名】 4,4-Difluoro-*N*-[(1*S*)-3-[(3-exo)-3-[3-methyl-5-(methylethyl)-4*H*-1,2,4-triazol-4-yl]-8-azabicyclo[3.2.1]oct-8-yl]-1-phenylpropyl] cyclohexanecarboxamide; *N*-[(1*S*)-3-[3-(3-isopropyl-5-methyl-4*H*-1,2,4-triazol-4-yl)-exo-8-azabicyclo[3.2.1]oct-8-yl]-1-phenylpropyl]-4,4-difluoro cyclohexanecarboxamide。

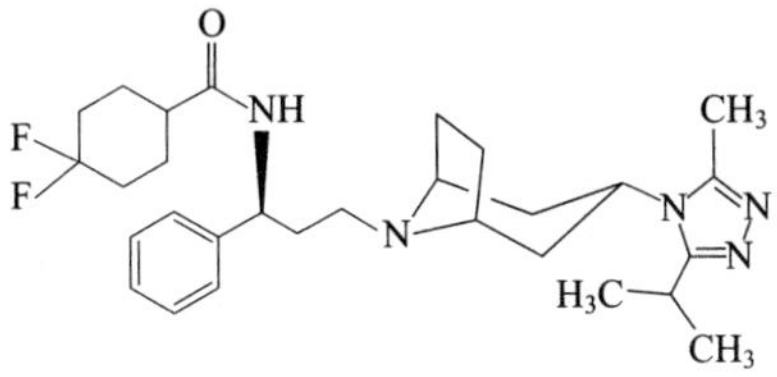

马拉韦罗　CAS [376348-65-1]　$C_{29}H_{41}F_2N_5O$　513.68

【研发厂商】 美国辉瑞（Pfizer）公司。

【首次上市时间和国家】 2007 年 8 月，在美国首次上市。

【性状】 白色固体 [结晶溶剂为甲苯/己烷（2：1）]，mp 197～198℃，$pK_a=7.3$。中等亲油性，$\lg D=2.1$。

【用途】 本品为选择性而非竞争性地拮抗 HIV 进入所必需的趋化因子 CCR5 共受体的一种小分子化合物，具有强效和广谱抗 HIV 活性。本品可有效阻断 HIVgp/20（IC_{50} = 43nmol/L）和共受体 MIP-1β 的内源性配体（IC_{50} = 3～7nmol/L）的结合，本品与该受体的结合为可逆性的，但半衰期长，有利于其发挥作用。它可抑制 HIV 进入靶细胞，对原生 HIV 分离株、对抗逆病毒药物敏感及耐药的临床分离株的重组病毒和实验室病毒株具广泛的强抗病毒活性（IC_{50}<10nmol/L），这些病毒株均是通过与 CCR5 结合而进入细胞的，然而本品对 X4 及 R5X4 分离株则无拮抗活性，且浓度高达 10μmol/L 时也无细胞毒性。本品适应证：艾滋病。本品为口服剂，规格为 100mg 和 300mg。

【合成路线】 参见文献 [2，3]。

以 2，5-二甲氧基四氢呋喃（**014-1**），苄胺（**014-2**）和酮丙二酸（Ketomalonic acid）（**014-3**）为起始原料，经九步反应而制得目的产物。

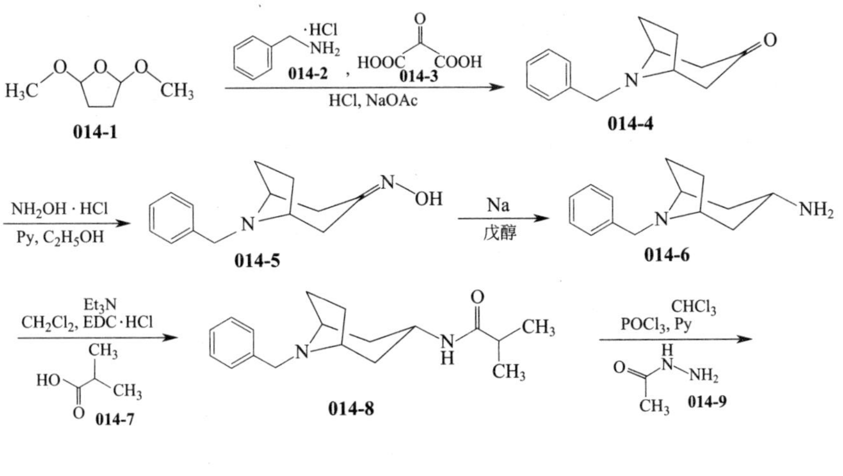

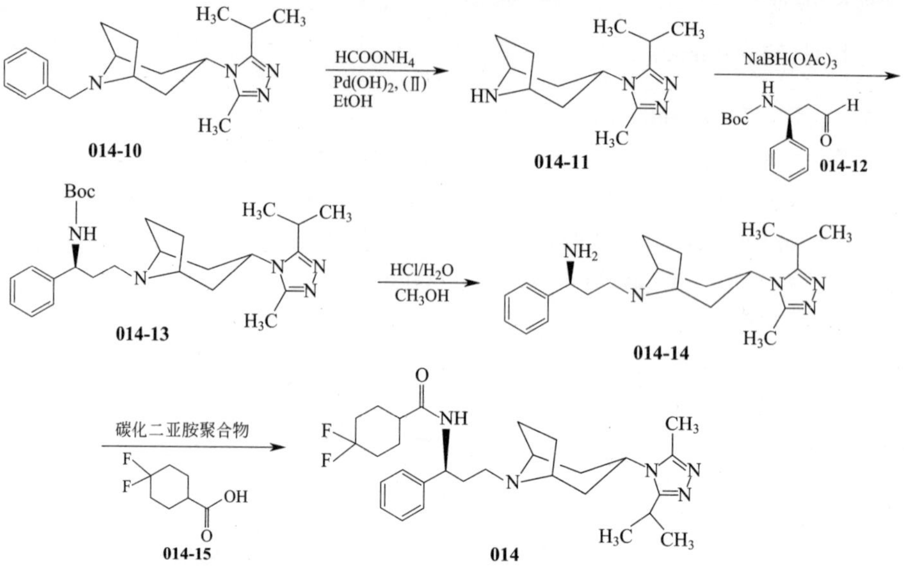

中间体 **014-12** 的合成：

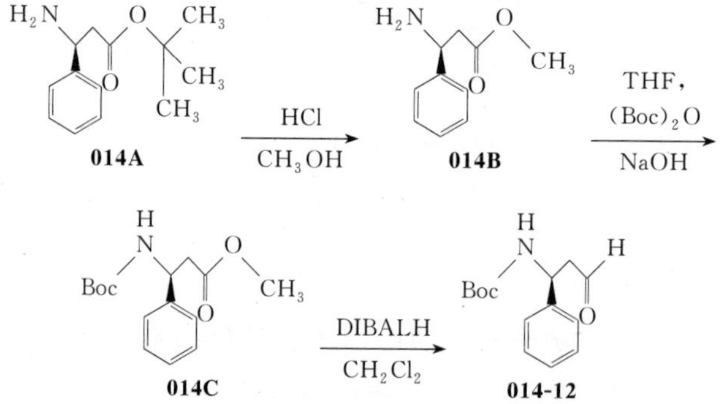

1. 8-苄基-8-氮杂双环［3.2.1］辛烷-3-酮（014-4）的制备

在反应瓶中加入 0.025mol/L 盐酸水溶液 160mL 和 2，5-二甲氧基四氢呋喃（**014-1**）50g（378mmol），搅拌溶解，并冷却至 0℃（冰盐浴冷却），在该温度下搅拌反应 16h。加入苄胺盐酸盐（**014-2**）65g（453mmol）、酮丙二酸（**014-3**）55g（377mmol）和配制的 0.069 mol/L 乙酸钠水溶液 300mL，加完，将反应混合物在室温下搅拌 1h。然后将混合物加热至 50℃，继续在该温度下搅拌 90min，然后在冰浴的冷却下，用加入 2mol/L NaOH 水溶液来碱化反应液的 pH 至 12，充分搅拌后静置分层。分相，取水相用乙酸乙酯提取 3 次。合并有机相，用水洗涤，再用无水 $MgSO_4$ 干燥，过滤，滤液减压浓缩，剩余棕色油状物进行减压蒸馏（126℃，0.4kPa），得到中间体 **014-4** 37.81g，产物为类白色固体。

^{1}H-NMR(400MHz,$CDCl_3$) δ:1.64(2H,m),2.06～2.14(2H,m),2.18(1H,s),2.23(1H,s),2.68(1H,m),2.72(1H,m),3.48(2H,s),3.73(2H,s),7.20～7.29(1H,m),7.32(2H,m),7.42(2H,d)。

LRMS(m/z):216.3[M+H]$^+$。

2. 8-苄基-8-氮杂双环［3.2.1］辛烷-3-酮肟（014-5）的制备

在反应瓶中加入上步制备的中间体 **014-4** 17.72g（82mmol）、盐酸羟胺 5.72g（82mmol）和吡啶 7.2mL（89mmol），搅拌混合，并加入乙醇 500mL，回流反应 20h。然后冷却至室温，将反应液用饱和的 Na_2CO_3 水溶液稀释。过滤，滤液在减压下浓缩。浓缩剩余物中加入 CH_2Cl_2 和水进行两相分配。充分搅拌后静置分层。取水相用 CH_2Cl_2 提取两次。合并有机相，用饱和盐水洗涤，用无水 $MgSO_4$ 干燥，过滤，滤液减压浓缩，得浅棕色固体 **014-5** 18.10g。

^{1}H-NMR(400MHz, $CDCl_3$) δ：1.45～1.56(1H,m),1.60～1.67(1H,m),1.96～2.07(2H,bm),2.12(1H,m),2.21(1H,m),2.57(1H,m),2.97(1H,m),3.32(2H,m),3.64(2H,s),7.06(1H,s),7.21～7.28(1H,m),7.32(2H,m),7.38(2H,d)。

LRMS (*m/z*)：231.2 $[M+H]^+$。

3. 8-苄基-8-氮杂双环［3.2.1］辛烷-3-外-胺（014-6）的制备

在反应瓶中加入 **014-5** 18.10g（79mmol）和戊醇 500mL，搅拌加热回流，然后在 2.5h 之内分批加入金属钠 22.0g（957mmol），加完，将混合物继续加热回流 2h。冷却至 0℃（在冰浴中冷却），加水直至系统没有大量氢气逸出，然后加入 6mol/L 盐酸水溶液将反应混合物酸化，静置分层，分相。取有机相，用 6mol/L 盐酸水溶液提取 3 次。合并水相，加入粉状 NaOH 调至 pH 12（加粉状 NaOH 大约 400g），将该水溶液提取液用乙酸乙酯提取 3 次，合并有机相，用无水 $MgSO_4$ 干燥。过滤，滤液减压浓缩除去溶剂得到 **014-6** 15.65g。

^{1}H-NMR(400MHz, $CDCl_3$) δ：1.20～1.40(2H,bm),1.48(2H,m),1.58(2H,d),1.64～1.76(2H,bm),2.00(2H,bm),2.95(1H,m),3.19(2H,bs),3.57(2H,s),7.18～7.26(1H,m),7.30(2H,m),7.37(2H,d)。

LRMS(*m/z*)：217.3$[M+H]^+$。

4. *N*-（8-苄基-8-氮杂双环［3.2.1］辛-3-基-外）-2-甲基丙酰胺（014-8）的制备

在反应瓶中加入上步制备的中间体 **014-6** 13g（60.1mmol）、异丁酸（**014-7**）5.6mL（60.5mmol）和 11.6g（60.4mmol）1-(3-二甲基氨基丙基)-3-乙基碳二亚胺盐酸盐溶于 150mL CH_2Cl_2 的混合溶液，搅拌混合溶解，再往该反应混合液中加入三乙胺 9mL（66.8mm），加完，将反应混合液于室温下搅拌反应 3h。然后，再加入异丁酸（**014-7**）1.4mL（15mmol）和 1-（3-甲基氨基丙基）-3-乙基碳二亚胺盐酸盐 2.9g（15.1mmol）。反应混合物在室温下搅拌 2 天。加入异丁酸（**014-7**）2.6mL（28mmol）、1-（3-二甲基氨基丙基）-3-乙基碳二亚胺盐酸盐 5g（26mmol）和三乙胺 3mL（22.3mmol），将反应混合物搅拌反应 24h。往反应混合物中加入饱和 Na_2CO_3 水溶液 300mL。产物用 CH_2Cl_2 提取 2 次。合并有机相，将其用盐水洗涤，再用无水 $MgSO_4$ 干燥。过滤，滤液减压浓缩，剩余物用硅胶柱色谱分离纯化［洗脱剂：$CH_2Cl_2/CH_3OH/0.88NH_3$（1∶0∶0→97∶3∶0.3，体积比），梯度洗脱］，经后处理得 **014-8** 9.2g，产物为白色粉末，分子式为 $C_{18}H_{26}N_2O$，mp 138～140℃。

^{1}H-NMR(400MHz, $CDCl_3$) δ：1.10(6H,d),1.47(2H,tr),1.60(2H,s),1.70(2H,m),1.80(2H,m),2.02(2H,m),2.27(1H,m),3.20(2H,s),4.10(1H,m),5.15(1H,m),7.20～7.40(5H,m)。

LRMS (*m/z*)：287.4 $[M+H]^+$。

5. 8-苄基-3-（3-异丙基-5-甲基-4*H*-1，2，4-三唑-4-基）-外-8-氮杂双环［3.2.1］辛烷（014-10）的制备

在反应瓶中依次加入氯仿 20mL、吡啶 16mL（196mmol）、化合物 **014-8** 9.2g（32mmol），降温至 0℃并搅拌混合，再加入三氯氧磷（$POCl_3$）9mL（96.9mmol），物料加完，将反应混合物温热至室温，在室温下搅拌反应 5h。将反应混合液在减压下蒸发浓缩，所得的剩余物溶于 40mL 氯仿，往其中加入乙酰肼（**014-9**）(Acetichydrazide) 3.6g

(48.6mmol)，将混合物搅拌加热至回流，回流反应3h。加入饱和Na_2CO_3水溶液250mL，然后用CH_2Cl_2提取产物2次。合并有机相，用盐水洗涤，再用无水$MgSO_4$干燥，过滤，滤液减压浓缩，往浓缩剩余物中加入甲苯200mL和对甲苯磺酸一水合物100mg(0.53mmol)，混合物搅拌加热回流2h后减压浓缩，剩余物用硅胶柱色谱分离纯化[洗脱剂：$CH_2Cl_2/CH_3OH/0.88NH_3$(1∶0∶0→95∶5∶0.5，体积比)，梯度洗脱]，经后处理得粗产物**014-10**。将粗产物**014-10**悬浮于40mL 6mol/L盐酸水溶液中，并加热搅拌回流12h，然后加入4mL 12mol/L盐酸水溶液，反应混合物再加热回流2h。混合物在减压下浓缩，剩余物中加入饱和200mL K_2CO_3水溶液进行碱化，其中产物用CH_2Cl_2提取3次，合并有机相，用盐水洗涤，用无水$MgSO_4$干燥，过滤，滤液减压浓缩，浓缩剩余物用硅胶柱色谱分离纯化[洗脱剂：$CH_2Cl_2/CH_3OH/0.88$(mol/L)NH_3(1∶0∶0→96∶0∶0.4，体积比)，梯度洗脱]。经后处理得**014-10** 3.12g，产物为白色粉末。

^{1}H-NMR(300MHz,$CDCl_3$) δ：1.40(6H,d)，1.70(4H,m)，2.15～2.40(4H,m)，2.60(3H,s)，3.07(1H,m)，3.37(2H,s)，3.60(2H,s)，4.30(1H,m)，7.25～7.40(5H,m)。

LRMS (m/z)：325.3 $[M+H]^+$。

6. 3-(3-异丙基-5-甲基-4*H*-1，2，4-三唑-4-基)-外-8-氮杂双环[3.2.1]辛烷(014-11)的制备

在反应瓶中依次加入乙醇400mL、化合物**014-10** 8.12g(9.6mmol)、$Pd(OH)_2$(Ⅱ)500mg，搅拌溶解，再往该溶液中加入甲酸铵6g(92mmol)，将混合物搅拌加热至回流，回流反应2h。然后加入0.88(mol/L)氨溶液2mL，混合物搅拌加热回流反应1h。然后自然冷却至室温，通过过滤助剂Arbocel^{TM}过滤，滤液中的溶剂在减压下蒸发回收，得到产物**014-11** 1.91g(白色固体)，mp 150～154℃。

^{1}H-NMR(300MHz,$CDCl_3$)δ：1.37(6H,d)，1.70～2.25(8H,m)，2.50(3H,s)，3.05(1H,m)，3.70(2H,m)，4.32(1H,m)。

LRMS(m/z)：235.0$[M+H]^+$。

7. (1*S*)-3-氧代-1-苯基丙基氨基甲酸叔丁酯(014-12)的制备

在反应瓶中加入(3*S*)-3-氨基-3-苯基丙酸叔丁酯(**014-A**) 5.04g(22.9mmol)和2.25mol/L的氯化氢甲醇液100mL，搅拌加热至回流，回流反应2.5h。将反应混合物冷却至室温，用饱和的Na_2CO_3水溶液碱化至pH=8后分相，水相用CH_2Cl_2提取4次。合并有机相，用盐水洗涤，再用无水$MgSO_4$干燥，过滤，滤液减压除溶剂，得到化合物**014-B**[(3*S*)-3-氨基3-苯基丙酸甲酯]3.97g。

^{1}H-NMR(400MHz,$CDCl_3$)δ：1.70(2H,s)，2.66(2H,d)，3.68(3H,s)，4.43(1H,t)，7.25～7.40(5H,m)。

LRMS(m/z)：180.3$[M+H]^+$。

在反应瓶中加入2mol/L NaOH水溶液25mL、THF 50mL、上述制备的化合物**014-B** 5.38g(30mmol)和二叔丁基二碳酸酯$[(Boc)_2O]$ 8.72g(40mmol)，搅拌均匀，于室温下搅拌反应2h。反应完，将反应混合物用乙酸乙酯稀释，充分搅拌后静置分层，分相，水相用乙酸乙酯提取2次，合并有机相，用水洗、盐水洗，再用无水$MgSO_4$干燥，过滤，滤液减压下浓缩，得到[(3*S*)-3-[(叔丁氧羰基)氨基]-3-苯基丙酸甲酯](**014-C**) 8.39g，产物为白色固体。

^{1}H-NMR(400MHz,$CDCl_3$) δ：1.41(9H,s)，2.84(2H,m)，3.61(3H,s)，5.10(1H,bs)，5.41(1H,bs)，7.22～7.36(5H,m)。

LRMS(m/z)：279.7[M+H]$^+$。

在反应瓶中加入 **014-C** 8.39g（30mmol）、CH_2Cl_2 150mL，搅拌溶解，并冷却至−78℃，然后往该溶液中滴加已冷至−78℃的二异丁基氢化铝（DIBALH）（1mol/L 的二氯甲烷溶液）60mL（60mmol），保持在−78℃下将该混合物搅拌反应 90min（滴加完之后）。然后加入已预冷至−78℃的甲醇 40mL。混合物让其自然升温至室温，然后倾倒至 200mL 2mol/L 盐酸水溶液中，充分搅拌后静置分层，分相，水相用 CH_2Cl_2 提取 2 次，合并有机相，用无水 $MgSO_4$ 干燥，过滤，滤液减压浓缩，得 **014-12** 6.72g，产物为白色固体。

^{1}H-NMR(400MHz,$CDCl_3$) δ：1.42(9H,s),2.86～3.00(2H,m),5.06(1H,bs),5.20(1H,bs),7.22～7.38(5H,m),9.75(1H,s)。

LRMS(m/z)：250.1[M+H]$^+$。

8. (1*S*)-3-[3-(3-异丙基-5-甲基-4*H*-1,2,4-三氮唑-4-基)-外-8-氮杂双环[3.2.1]辛-8-基]-1-苯基丙基氨基甲酸叔丁酯(014-13)的制备

在反应瓶中化合物 **014-11** 1.6g（6.84mmol）、化合物 **014-12** 2g（8.03mmol）和 CH_2Cl_2 40mL，搅拌溶解，然后往该溶液中加入三乙酰氧硼氢化钠 1.7g（8.02mmol）和冰醋酸 1mL（17.5mmol），将该反应混合物于室温下搅拌反应 2h。将反应混合物用 10%（质量分数）的 K_2CO_3 水溶液碱化，用二氯甲烷提取 2 次，合并有机提取液，用盐水洗涤，用无水 $MgSO_4$ 干燥。过滤，滤液减压浓缩，得到剩余物用硅胶柱色谱分离纯化［洗脱剂：CH_2Cl_2/CH_3OH/0.88mol/L NH_3 液（1：0：0→97.5：2.5：0.25，体积比），梯度洗脱］，经后处理，得 **014-13** 2.5g，产物为白色泡沫状物。

^{1}H-NMR(300MHz,$CDCl_3$) δ：1.40(15H,m),1.70(4H,m),1.80～2.15(4H,m),2.30(2H,m),2.40(2H,m),2.58(3H,s),3.00(1H,m),3.40(2H,m),4.30(1H,m),4.85(1H,m),6.20(1H,m),7.20～7.40(5H,m)。

LRMS(m/z)：468.4[M+H]$^+$。

9. (1*S*)-3-[3-(3-异丙基-5-甲基-4*H*-1,2,4-三唑-4-基)-外-8-氮杂双环[3.2.1]辛-8-基]-1-苯基-1-丙胺(014-14)的制备

在反应瓶中加入已经配制好的 2.25mol/L 盐酸水溶液和甲醇 70mL、上步制备的化合物 **014-13** 2.5g（5.35mmol），将混合物先搅拌加热回流 5min，然后在室温搅拌反应 1.5h。冷却至室温，将反应混合物减压浓缩，剩余物用饱和 Na_2CO_3 水溶液碱化（大约加入 Na_2CO_3 水溶液 150mL），然后用 CH_2Cl_2 提取 2 次。合并有机相，用盐水洗涤，再用无水 $MgSO_4$ 干燥，过滤，滤液在减压下浓缩，得 **014-14** 1.80g，产物为白色泡沫状物，$[\alpha]_D=+15.0°$（c=0.10，CH_3OH）。

^{1}H-NMR(400MHz,$CDCl_3$)δ：1.37(6H,m),1.42(4H,m),1.85(2H,m),2.05(2H,m),2.20(2H,m),2.42(5H,m),3.00(1H,m),3.37(2H,m),4.10(1H,m),4.30(1H,m),7.30(5H,m)。

10. 4,4-二氟-*N*-[(1*S*)-3[(3-外)-3[3-甲基-5-(甲基乙基)-4*H*-1,2,4-三唑-4-基]-8-氮杂双环[3.2.1]辛-8-基]-苯基丙基]环己烷甲酰胺(马拉韦罗)(014)的合成

在反应瓶中加入上步制备的化合物 **014-14** 1.0g（2.7mmol）、0.5g（3.0mmol）4,4-二氟环己羧酸（**014-15**）溶于 40mL CH_2Cl_2 的溶液，搅拌溶解，然后再加入 *N*-苄基-*N*′-环己基碳化二亚胺聚合物 5.0g（5.45mmol），将混合物在室温下搅拌 1.5h。混合物通过硅藻土（Celite®）过滤，滤液在减压下蒸发浓缩，剩余物用硅胶柱色谱分离纯化［洗脱剂为 CH_2Cl_2/CH_3OH/0.88NH_3 液（1：0：0→95：5：0.5，体积比），梯度洗脱］，经后处理得 **014** 0.67g，产物为白色泡沫状物。本品的白色泡沫状物进一步重结晶精制，可得到白色结晶性粉末。分子式为 $C_{29}H_{41}F_2N_5O \cdot 36H_2O$。

^{1}H-NMR(400MHz,$CDCl_3$) δ:1.39(6H,d),1.61～2.18(19H,m),2.28(2H,m),2.48(3H,s),2.85(1H,m),3.36(2H,brd),4.28(1H,m),5.15(1H,m),6.48～6.61(1H,brm),7.23(3H,m),7.36(2H,m)。

LRMS(m/z):514.4$[M+H]^+$。

EDC·HCl［1-（3-二甲基氨基丙基）-3-乙基碳二亚胺盐酸盐］

英文名 1-（3-Dimethylaminopropyl）-3-ethylcarbodi-imide Hydrochloride。

CAS［25952-53-8］。

分子式 $C_8H_{17}N_3 \cdot HCl$（191.70）。

结构式

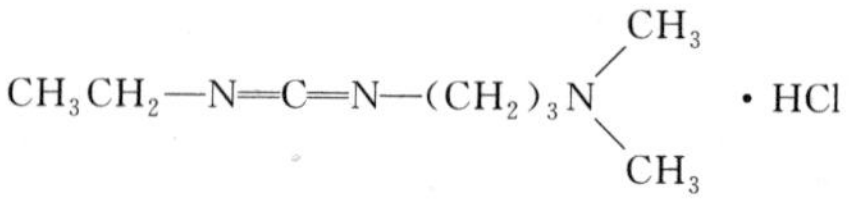

用途 用作有机合成偶联剂，常用于肽的合成。

参考文献

［1］ Merck Index 15th：5814.
［2］ WO，0190106A$_2$，2001.
［3］ US，6667314B$_2$，2003.
［4］ Price DA，et al. Tetrahedron Lett，2005，46：5005.
［5］ Wood A，et al. Prog Med Chem，2005，43：239-271.
［6］ Walker DK，et al. Drug Metab Dispos，2005，33：587.
［7］ Fätkenheuet G，et al. Nat Med，2005，11：1170.
［8］ Meanwell NA，et al. Curr Opin Investig Drugs，2007，8：669-681.
［9］ 尤启冬，林国强．手性药物研究与评价．北京：化学工业出版社，2011：442-444.
［10］ WO，0038680，2000.
［11］ Hesselgesser J et al. J Biol Chem，1998，273（25）：15687-15692.
［12］ WO，9937619，1999.

015 Pradefovir Mesilate

【别名】 MB-06866，MB-6866，HepavirB，Remofovir mesylate，甲磺酸帕拉德福韦。

【化学名】 9-[2-[(2*R*,4*S*)-4-(3-chlorophenyl)-2-oxido-1,2,3-dioxaphosphinan-2-yl-methoxy]ethyl]adenine mesylate;9-[2-[(2*R*,4*S*)-4-(3-chlorophenyl)-2-oxido-1,2,3-dioxaphosphorinan-2-yl]methoxy]ethyl-9*H*-purin-6-amine mesylate。

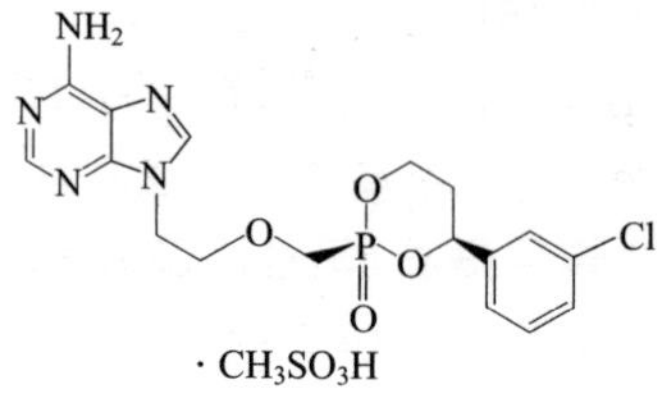

Pradefovir Mesilate	CAS［625095-61-6］	$C_{18}H_{23}ClN_5O_7PS$	519.89
外消旋体游离碱	CAS［371778-91-5］	$C_{17}H_{19}ClN_5O_4P$	423.79
游离碱	CAS［625095-60-5］	$C_{17}H_{19}ClN_5O_4P$	423.79

【研发厂商】 美国 Metabasis Therapeutics Inc.

【研发动态】 本品为乙型肝炎靶向性阿德福韦（PEMA）的前体药物，2015 年在美国获Ⅲ期临床研究批件，而在国内已进入了Ⅰ期临床研究阶段。

【性状】 白色固体粉末。

【用途】 本品为抗乙型肝炎药阿德福韦（Adefovir）的磷酸酯前体药物（又称 HepDirect 前药）。在体内本品经 CYP3A4 介导的氧化代谢而活化。

CPY 异构酶主要在肝脏实质细胞中表达，因此本品能靶向作用于肝脏而避免肾毒性。本品在血浆和组织中高度稳定，可提高阿德福韦的治疗指数，改善阿德福韦吸收较差的缺点，已表现出临床前和临床抗 HBV 活性。使用大鼠和人微粒体的亚细胞微粒体部分考察本品活化转化为阿德福韦的实验显示，由 CYP3 催化的氧化反应导致本品裂解，生成一个开环的单酸中间体，再经 β-消除反应，使其转化为阿德福韦和一个芳基乙烯基甲酮。大鼠试验表明本品具有肝脏靶向功效。整体放射自显影分析显示，大鼠经口给予单剂量（30mg/kg）^{14}C 标记的本品后，其肝脏中的放射性活性较经口给予 ^{14}C 阿德福韦酯（Adefovir dipivoxil）高 15 倍，而本品在大鼠肾中的放射性活性约是 ^{14}C 阿德福韦酯的 1/3。本品适应证：乙型肝炎。本品耐受性好，无严重不良反应。

【合成路线】 按文献［1，3］的方法路线合成。

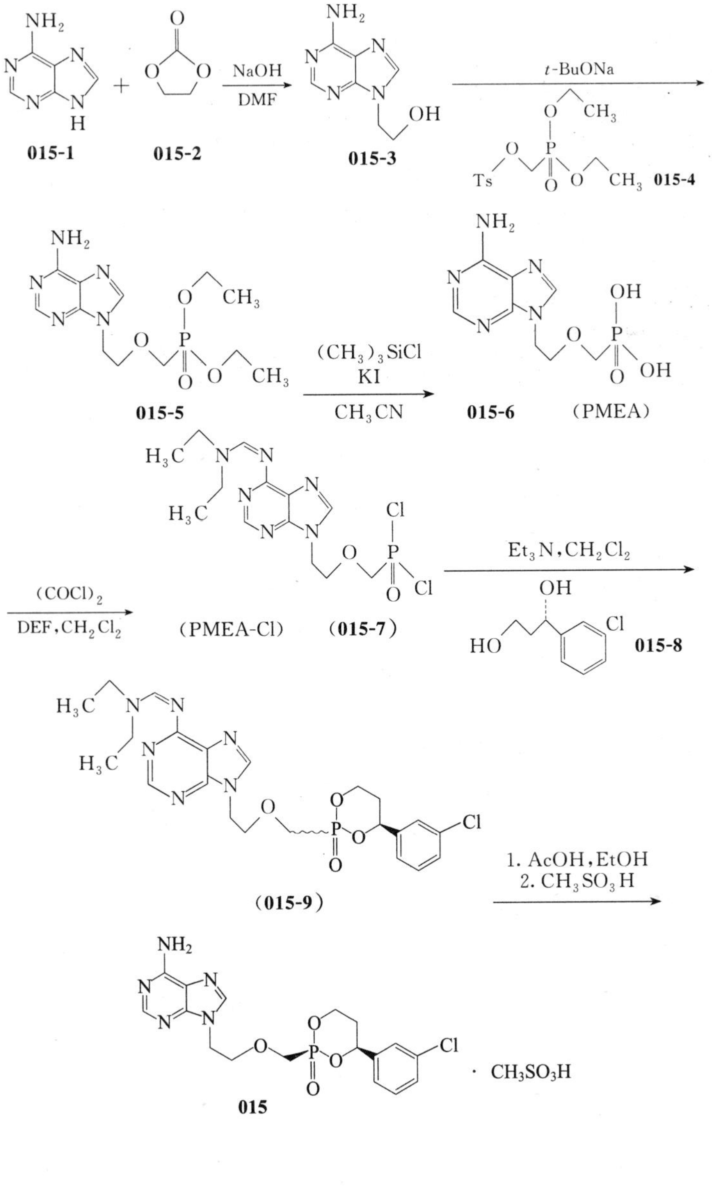

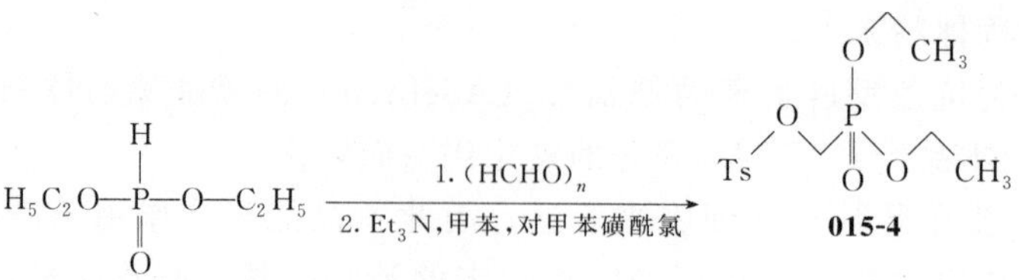

015-4

1. 9-(2-羟乙基) 腺嘌呤 (015-3) 的制备

在反应瓶中加入腺嘌呤（**015-1**）504g、碳酸亚乙酯（**015-2**）343g、DMF 3.7L 和 NaOH 7.80g，将混合物搅拌加热至回流（近似 80min 后达到回流，反应瓶温度为 145℃），回流 2h，移去加热套，将黄色反应液冷却至 100℃ 以下后，用冰浴冷却至 5℃，加入甲苯 3.8L 稀释反应液，将该稀释液在<10℃下搅拌 2h。过滤，滤饼用甲苯（0.5L×2）洗涤，然后用冷乙醇（1.5L）洗涤，真空干燥至恒重［在 50℃下、−30in Hg（1inHg=3.386kPa）下干燥 14h］。得淡黄色固体 **014-3** 624g，收率为 93.3%（上述反应在 N_2 保护下进行）。

^{1}H-NMR(DMSO-d_6) δ：3.6～3.8(2H，m)，4.1(2H，t，J=6Hz)，5.0(1H，bs)，7.2(2H，bs)，8.05(1H，s)，8.10(1H，s)。

2. 对甲苯磺酰氧甲基膦酸二乙酯 (015-4) 的制备

在反应瓶中（在 N_2 保护下）加入亚膦酸二乙酯 554g、多聚甲醛 142g、甲苯 2L 和三乙胺 53mL，将混合物在 85～90℃ 搅拌反应 2h。然后回流反应 1h。得到的黄色溶液冷却至 4℃（在冰浴冷却下），并加入对甲苯磺酰氯 718g，在保持温度<10℃下通过漏斗慢慢加入三乙胺 750mL，加完（一般 45min 加完），将反应混合物于环境温度下搅拌 14h。反应完，将反应混合物过滤，滤饼用甲苯（250mL×2）洗涤，合并滤液和洗液，用水（1L×2）洗涤，再用无水 $MgSO_4$ 200g 干燥，通过硅藻土［Celite 521 CAS［61790-53-2］］过滤，滤液减压浓缩，得 **015-4** 1004g，收率为 77.6%，产物为混浊黄色油状物。

^{1}H-NMR($CDCl_3$) δ：1.3(3H，t，J=8Hz，m)，2.4(3H，s)，4.0～4.2(4H，m)，7.2(2H，d，J=8Hz)，7.8(2H，d，J=8Hz)。

3. 9-（2-二乙基膦酰甲氧乙基）腺嘌呤（015-5）的制备

在反应瓶中（在 N_2 保护下）加入 **015-3** 464g、DMF 1.40L，冰浴冷却至 10℃，搅拌悬浮，并一次性加入叔丁醇钠 436g，加完，反应液温度升至 29℃。移去冰浴，将混合物于环境温度下搅拌反应 1h。形成微浊溶液，反应瓶装上加料漏斗（2L 容积），在冰浴冷却下冷到 5℃。加入 1130g **015-4** 溶于（通过加料漏斗加入）700mL DMF 的混合溶液，缓慢滴加并保持加料时温度在<10℃，加完后（2h 内加完），移去冰浴，然后将混合物于环境温度下搅拌反应 1h。用 HPLC 监测反应终点。反应完，将反应混合物冷至 10℃，慢慢加入 250mL 80%乙酸，加完（约 15min 加完），混合物于环境温度下搅拌 30min。此时温度逐渐升到 30℃，减压蒸除溶剂（用旋转蒸发器，在 5mmHg 条件下）得橙色泥浆状物 **015-5** 2115g，无须进一步纯化，直接用于下步反应。

4. 9-（2-膦酰甲氧基乙基）腺嘌呤（015-6）的制备

在反应瓶中加入一定量上述 **015-5** 的粗品一批量和乙腈 4.0L，于环境温度下搅拌 30min。然后过滤，滤饼用乙腈洗涤（0.5L×2），合并滤液和洗液，直接进入下步处理。

在另一反应瓶中（在 N_2 保护下）加入上述制备的 **015-5** 的溶液（2.59mol）、三甲基氯硅烷 1.315L 和 KI 1.719kg，加入 KI 之后逐步升温至 35℃，然后将混合物搅拌加热至

55℃，保持在该温度下（50～55℃）反应 1h。逐步冷至 38℃再搅拌反应 3h。用 HPLC 监测反应终点。反应完毕，缓慢加入 4L 3.5mol/L NaOH 溶液，此时温度升高，由 32℃上升至 44℃。将反应液转至分液漏斗［5 加仑（1 加仑＝3.785L）］，分液。碱性的水相用乙酸乙酯（2L）提取，然后转至 12L 的三颈反应瓶中，慢慢加入浓盐酸（搅拌下）调至 pH＝3。得到的黄色溶液在环境温度下搅拌 12h。产生沉淀，将混合物在冰浴冷却下冷至 7℃，并边用浓盐酸调至 pH＝3，再继续在冰浴冷却下搅拌 5h。过滤，过滤操作需近于 4h。收集固体并用丙酮洗涤，置于过滤漏斗中干燥，固体为粗品 **015-6**。

在另一反应瓶中加入粗品固体 **015-6** 和 1mol/L NaOH 溶液 1.25L，搅拌混合物，直至所有固体全部溶解（约 15min）。在边搅拌下缓慢加入浓盐酸溶液，调至 pH＝3。所得的混合物在环境温度下搅拌 4h。过滤，收集固体，用水洗（250mL×2）滤饼，再用 200mL 丙酮洗滤饼，然后干燥至恒重（－30inHg，60℃，14h）。得到类白色固体 **015-6** 292g，收率为 41.3％

^{1}H-NMR(D_2O)δ：3.25(2H,d,J＝8Hz),3.70(2H,t,J＝4Hz),4.10(2H,t,J＝4Hz),4.60(4H,s),7.80(1H,s),7.90(1H,s)。

5. PMEA-Cl（015-7）的制备

在反应瓶中加入 PMEA **015-6** 2.73g（0.01mol）、40mL CH_2Cl_2（在 N_2 保护下反应），搅拌混合均匀，于环境温度下加入 N,N-二乙基甲酰胺（DEF）1.27g（0.011mol），搅拌 15min。缓慢滴加草酰氯 4.25g（0.033mol），滴加时可见到冒泡剧烈，搅拌升温至回流反应 2.5h。体系溶清，冷至室温后减压回收 CH_2Cl_2，剩余物中加入 25mL CH_2Cl_2 及吡啶 0.96g（0.012mol）［内含化合物 **015-7**］，用冰浴冷却下备用于下步反应。

6. 化合物 015-9 的制备

在反应瓶中加入 **015-8** 1.86g（0.01mol）、25mL CH_2Cl_2，搅拌中加入缚酸剂三乙胺 5.14g（0.05mol），然后以液氮丙酮浴降温至－70℃，在此温度下缓慢滴加入一定量上述磷酰氯备用液（PMEA-Cl）（**015-7**）一批量，滴完，在－10～－5℃保温搅拌 1h。再换至冰浴中反应 2h。TLC 监测反应到显示完成反应。后处理时，先过滤除去大部分有机盐，滤饼用 10mL CH_2Cl_2 润洗，汇总滤液用水（50mL×3）萃取，收集有机相，用无水 Na_2SO_4 干燥过夜。过滤，滤液浓缩得到黄色固体，将其用硅胶柱色谱分离纯化［流动相：CH_2Cl_2/甲醇（20：1）］，经后处理即得 **015-9**。

7. 9-[2-[(2*R*,4*S*)-4-(3-氯苯基)-2-(环)氧化-1,2,3-二氧杂亚膦酰基-2-基-甲氧基]乙基]腺嘌呤甲磺酸盐(Pradefovir Mesilate)(015)的合成

在反应瓶中加入 **015-9** 5.06g（0.01mol）、30mL 乙醇、3mL 乙酸（AcOH），搅拌升温回流反应 6h。TLC 监测反应完成后，将反应液冷至室温，减压回收溶剂，剩余物与乙酸乙酯/甲基叔丁基醚（2：1）混合溶剂混合，搅拌析晶，过滤，得白色固体（Pradefovir）（游离碱）3g，收率为 62％，HPLC 检测纯度为 99.8％。

ESI-MS（m/z）：424 $[M+H]^+$。

^{1}H-NMR(DMSO-d_6)δ：3.07～3.17(1H,s,C^{19}-H),3.91～4.07(4H,m,$C^{12}+C^{14}$-H),4.36～4.55(6H,m,$C^{11}+C^{18}+C^{20}$-H),7.18～7.3(2H,s,N^{10}-H),7.36～7.5(4H,m,$C^{23}+C^{24}+C^{26}+C^{27}$-H),8.14～8.17(1H,s,$C^8$-H),8.17～8.22(1H,s,$C^2$-H)。

在另一反应瓶中加入游离碱 3g、乙醇 14mL 搅拌溶解，加入甲磺酸（甲烷磺酸）0.86g，搅拌 15min 后有沉淀形成，然后将混合物用 12mL 乙醇溶解，搅拌加热直至固体溶清（此时温度为 70℃）。将该溶液冷却至 46℃，则又有沉淀形成，将混合物再搅拌 2h。冷却至环境温度，然后在冰浴中冷却 2.5h。过滤，收集固体，滤饼用乙醇洗涤 2 次，抽滤干后干燥至恒重（－30inHg，55℃，14h），得到白色粉末 **015** 1.39g 左右，收率为 51.9%。

将上述产物用乙醇重结晶而得到纯度为 99%的产品（HPLC 归一化法），光学纯度>99.5%（手性 HPLC 法）。产物 **015** mp 186.5～188℃。**015** 产物为白色固体。Specific Rotation（MeOH，25℃，589nm）：＋16.427。

^{1}H-NMR(D_2O) δ：1.30～1.60(1H,m),1.80～1.95(1H,m),2.60(3H,s),3.70～3.90(4H,m),4.10～4.50(2H,m),4.60(3H,s),5.15～5.40(1H,m),6.70～6.80(2H,m),7.00～7.10(2H,m),8.00(1H,s),8.10(1H,s)。

参考文献

［1］ WO，03/095665 A_2，2003.
［2］ 尤启冬，林国强．手性药物研究与评价，北京：化学工业出版社，2011：447-448，449.
［3］ WO，2004/037161 A_2，2004.
［4］ US，2003/0225277，2003.
［5］ JP，2005/525422，2005.
［6］ EP，1532157.
［7］ US，2003/0229225，2003.
［8］ WO，2005/123729，2005.
［9］ Erion MD et al. J Am Chem Soc，2004，126（16）：5154-5163.
［10］ Drugs of the Future，2007，32：137-143.
［11］ CN，103396453A，2013.
［12］ 王姗．药学进展，2008，32（5）：232-234.
［13］ 闫荟羽，等．中国生化药物杂志，2015，35（12）：186-188.
［14］ 余永游．重庆医科大学硕士学位论文，2013.
［15］ WO，2003/095665，2003.
［16］ Sorbera LA，et al. Drugs Fut，2003，28（9）：870-879.
［17］ Graul A，et al. Drugs Fut，1999，24（11）：1173-1177.

016 特拉匹韦（Telaprevir）

【别名】 LY 570310，LY-570310，MP 424，VX950，Incivek®，Incivo。

【化学名】 (1*S*,3*aR*,6*aS*)-(2*S*)-2-Cyclohexyl-*N*-(2-pyrazinylcarbonyl)glycyl-3-methyl-*L*-valyl-*N*-[(1*S*)-1-[2-(cyclopropylamino)-2-oxoacetyl]butyl]octahydrocyclopenta[c]pyrrole-1-carboxamide.

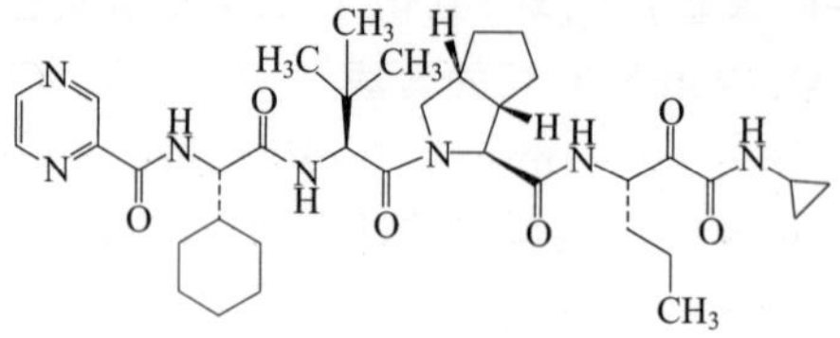

特拉匹韦 CAS［402957-28-2］ $C_{36}H_{53}N_7O_6$ 679.86

【研发厂商】 弗特克斯药品有限公司（Vertex Pharmaceuticals；USA）；美国礼来公司（Eli Lilly；USA）。

【首次上市时间和国家】 2011 年 5 月 23 日美国 FDA 批准在美国首次上市。

【性状】 白至类白色粉末，在水中的溶解度为 0.0047mg/mL。

【用途】 丙型肝炎病毒（hepatitis C virus，HCV）是一种高度变异的正链 RNA 黄病毒，具有慢性转化率高、病变率高等特征。研究表明 NS3/NS4A 多功能蛋白酶是 HCV 复制所必需的，因而 NS3/NS4A 蛋白酶抑制剂在 HCV 治疗中意义备受关注。本品是一种可逆的 HCV NS3/NS4A 蛋白酶抑制剂，动物试验和临床试验都表明本品可以有效直接地攻击 HCV 并阻断其复制，对 HCV 的抑制作用持久，用于与聚乙二醇-α-干扰素和利巴韦林联合使用，可有效地抑制 HCV 病毒的复制，用于慢性丙型肝炎的治疗。

【合成路线】 参见文献［8，12，21，26］。

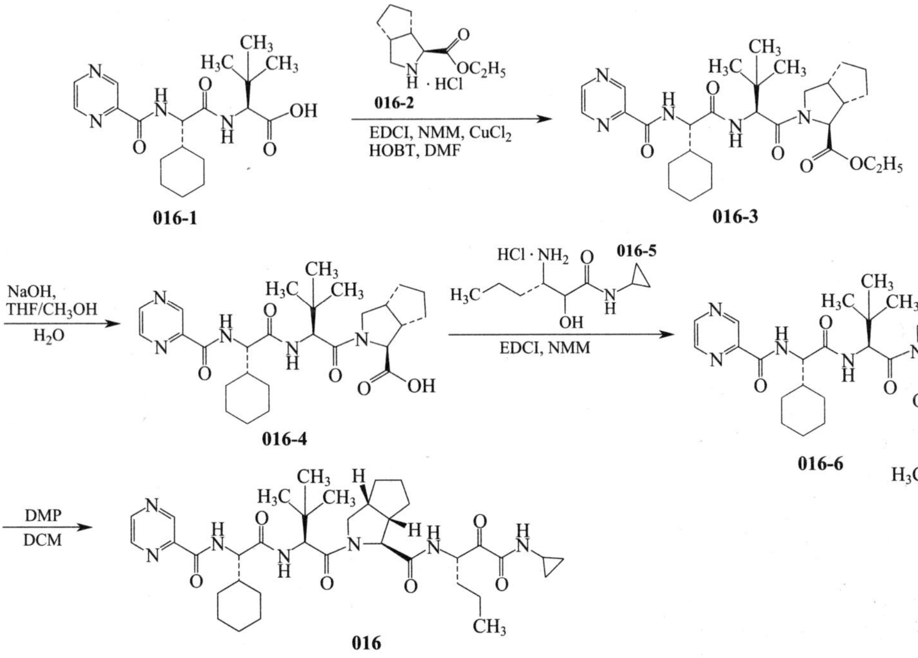

1. (1*S*,3*aR*,6*aS*)-2-[(2*S*)-2-[[(2*S*)-2-环己基-2-(吡嗪羰基)氨基]乙酰基]氨基-3,3-二甲基-1-氧代丁基]-八氢环戊二烯并[*c*]吡咯-1-羧酸乙酯(016-3)的制备

在反应瓶中依次加入化合物 **016-1** 10g（26.3mmol）、化合物 **016-2** 6.4g（28.84mmol）、EDCI 6.6g（34.08mmol）、无水 $CuCl_2$ 4.28g（31.83mmol）、HOBT 3.95g（28.9mmol），在 N_2 保护下，往反应瓶中缓慢注入 DMF 75mL，搅拌至固体全溶解，在冰浴冷却下，40min 内缓慢注入 *N*-甲基吗啉 7.4mL（67.3mmol）。投料结束后在 10℃下继续搅拌反应 15min。撤去冰浴，升温至室温继续反应 5h。然后将反应液缓慢倒入 150mL 1mol/L 盐酸中，加入 80mL CH_2Cl_2 提取，分液后，有机相依次用 5%氨水（50mL×2）、饱和 NaCl 溶液（50mL×2）洗涤，再经无水硫酸钠干燥，过滤，滤液减压蒸除溶剂，剩余物类白色固体中加入 CH_2Cl_2 15mL 和正己烷 150mL 重结晶，得白色固体 **016-3** 13.3g，收率为 92%，mp 93.2～96.2℃。

^{1}H-NMR(400MHz,$CDCl_3$) δ:9.39(1H,d,*J*=0.8Hz),8.76(1H,d,*J*=2.8Hz),8.55～8.56(1H,m),8.34(1H,d,*J*=9.2Hz),6.53(1H,d,*J*=6.4Hz),4.70(1H,d,*J*=9.6Hz),4.49(1H,dd,*J*=6.8Hz,2.0Hz),4.37(1H,d,*J*=4.0Hz),4.16～4.21(2H,m),3.83～3.87(1H,m),3.73～3.76(1H,m),2.67～2.76(2H,m),1.61～1.99(12H,m),1.41～1.49(1H,m),1.02～1.32(16H,m)。

ESI-MS(*m*/*z*):563.9[M+Na]$^+$。

2. (1*S*，3*aR*，6*aS*)-(2*S*)-2-环己基-*N*-(2-吡嗪基羰基)甘氨酰-3-甲基-L-缬氨酰八

氢环戊并［*c*］吡咯-1-羧酸（016-4）的制备

在反应瓶中依次加入 **016-3** 16.2g（29.88mmol）、THF 75mL 和甲醇 25mL，搅拌溶解，再加入质量分数为 3.5%的 NaOH 水溶液 70mL，室温下搅拌反应至原料消失（TLC 跟踪确定）后，减压浓缩，浓缩液中加入去离子水 50mL 和乙酸乙酯 50mL，在搅拌状态下缓慢滴加 1mol/L 盐酸调节体系 pH 至 1.5。分液，有机相依次用 50mL 饱和碳酸氢钠溶液和饱和盐水（100mL×2）洗涤，无水 Na_2SO_4 干燥，过滤，滤液减压浓缩蒸除溶剂。所得固体用 15mL 甲苯和 150mL 正己烷一起打浆 1h。抽滤，滤饼减压干燥，得 **016-4** 14.6g，含量为 99.9%，收率为 95%，mp 140.1～143.9℃。

^{1}H-NMR(400MHz,$CDCl_3$) δ:9.42(1H,s),8.76(1H,s),8.56(1H,s),8.37(1H,d,*J* = 9.2Hz),6.95～7.00(1H,m),5.39(1H,b),4.74(1H,d,*J* = 9.6Hz),4.59(1H,t,*J* = 7.6Hz),4.39(1H,d,*J* = 3.6Hz),3.79～3.90(2H,m),2.77～2.86(2H,m),1.86～2.00(3H,m),1.60～1.74(8H,m),1.43～1.51(1H,m),0.98～1.24(14H,m)。

ESI-MS(*m/z*):535.9$[M+Na]^+$,512.4$[M-H]^-$,1048.7$[2M+Na]^+$。

3.(1*S*,3a*R*,6a*S*)-(2*S*)-2-环己基-*N*-(2-吡嗪基羰基)甘氨酰-3-甲基-L-缬氨酰-*N*-[(1*S*)-1-[2-(环丙基氨基)-1-羟基-2-氧代乙基]丁基]八氢环戊二烯并[*c*]吡咯-1-甲酰胺(016-6)的制备

在反应瓶中依次加入 **016-4** 10g（19.45mmol）、化合物 **016-5** 4.79g（21.39mmol）、EDCI 4.52g（23.34mmol）和 HOBT 2.92g（21.39mmol），在 N_2 保护下加入 CH_2Cl_2 50mL，搅拌 0.5h。冰浴降温至 10℃以下，2.5h 内滴加（或注入）由 5.5mL（48.62mmol）*N*-甲基吗啉和 20mL CH_2Cl_2 组成的混合液，室温下反应 5h。加入饱和 $NaHCO_3$ 溶液 50mL，搅拌 0.5 小时后分液，有机相分别用 1mol/L 盐酸（50mL）、饱和盐水（50mL×2）洗涤，用无水 Na_2SO_4 干燥，过滤，滤液减压蒸除溶剂，得淡黄色固体。将固体用乙酸乙酯（10mL）和正己烷（50mL）重结晶，得到白色固体 **016-6** 11.38g，收率为 85%，mp 119.3～125.8℃。

^{1}H-NMR(400MHz,DMSO-d_6) δ:9.20(1H,d,*J* =1.6Hz),8.90(1H,d,*J* =2.4Hz),8.76～8.77(1H,m),8.52(1H,d,*J* =9.2Hz),8.25(1H,d,*J* =9.2Hz),7.72(1H,d,*J* = 4.8Hz),7.61(1H,d,*J* = 8.8Hz),5.59(1H,d,*J* = 6.0Hz),4.69(1H,dd,*J* = 6.4Hz,2.4Hz),4.56(1H,d,*J* =9.2Hz),4.26(1H,d,*J* =3.2Hz),3.75～3.81(2H,m),3.63～3.66(1H,m),2.56～2.72(3H,m),1.31～1.82(15H,m),1.01～1.23(7H,m),0.94(9H,s),0.76～0.89(4H,m),0.43～0.61(4H,m)。

ESI-MS（*m/z*）：704.2 $[M+Na]^+$。

4.(1*S*,3a*R*,6a*S*)-(2*S*)-2-环己基-*N*-(2-吡嗪羰基)甘氨酰-3-甲基-L-缬氨酰-*N*-[(1*S*)-1-[2-(环丙氨基)-2-氧代乙酰基]丁基]八氢环戊二烯并[*c*]吡咯-1-甲酰胺(特拉匹韦)(016)的合成

在反应瓶中加入 **016-6** 6g（8.71mmol）、CH_2Cl_2 60mL，在室温下搅拌溶解，分批加入 DMP 5.83g（13.06mmol），然后在室温下搅拌反应 3h。加入饱和 $NaHCO_3$ 溶液 80mL 和饱和 Na_2SO_3 溶液 50mL，搅拌 0.5h。分液，有机相用饱和盐水（50mL×2）洗涤，用无水 Na_2SO_4 干燥，过滤，滤液减压蒸除溶剂，剩余物用 10mL CH_2Cl_2 和 100mL 乙酸乙酯重结晶，得白色固体 **016** 5.1g，收率为 86%，mp 233～236℃（文献［28］：mp 230～235℃），色谱纯度为 99.9%。

^{1}H-NMR(400MHz,DMSO-d_6) δ:9.19(1H,d,*J* =1.2Hz),8.91(1H,d,*J* =2.8Hz),

8.77(1H,m),8.73(1H,d,J=5.2Hz),8.51(1H,d,J=9.2Hz),8.26(1H,d,J=6.4Hz),8.22(1H,d,J=9.2Hz),4.94(1H,m),4.68(1H,m),4.53(1H,d,J=9.2Hz),4.27(1H,d,J=3.6Hz),3.75(1H,m),3.64(1H,m),2.75(1H,m),2.63(1H,m),1.33～1.81(17H,m),0.96～1.19(5H,m),0.93(9H,s),0.88(4H,m),0.64(2H,m),0.56(2H,m)。

ESI-MS(m/z):678.3$[M-H]^-$。

DMP（Dess-Martin Periodinane，戴斯马丁试剂）（参见文献［35，36］）

英文名　(1，1，1-Tris-acetyloxy) -1，1-dihydro-1，2-benziodoxol-3- (1*H*) -one。

CAS［87413-09-0］。

分子式　$C_{13}H_{13}IO_8$（424.14）。

结构式

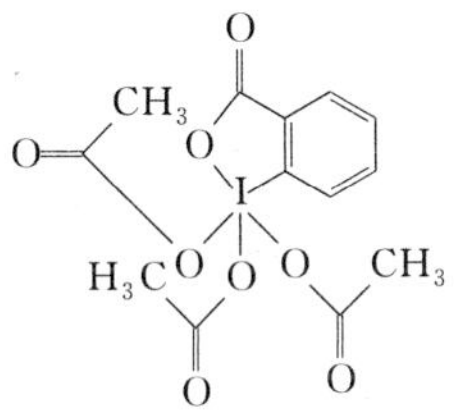

参考文献

［1］ Merck Index 15th：9256.
［2］ WO，0218369，2002.
［3］ US，050197299，2005.
［4］ Chen SH，et al. Lett Drug Des Discovery ，2005，2：118.
［5］ Perni RB，et al. Antimicrob Agents Chemother，2006，50：899.
［6］ Forestier N，et al. Hepatology，2007，46：640.
［7］ Lawtiz E，et al，J Hepatol，2008，49：163.
［8］ 薛燕，等．中国医药工业杂志，2013，44 (4)：404-407.
［9］ 刘兴．中国药物化学杂志，2011，21 (5)：412-413.
［10］ WO，2007022459，2006.
［11］ US，20100063252，2009.
［12］ Köhler V，et al. Angew Chem Int Ed Engl，2010，49 (12)：2182-2184.
［13］ Francois M，et al. J Med Chem，2009，52：7993-8001.
［14］ CN，101454274，2006.
［15］ Edward S，et al. Organic Lett，2000，2 (18)：2769-2772.
［16］ Srikanth V，et al. Bioorg Med Chem Lett，2010，20：2151-2155.
［17］ US，2007005864，2007.
［18］ WO，2009114633，2009.
［19］ WO，2007109080，2007.
［20］ WO，2005058821，2005.
［21］ Znabet A，et al，Chem Commun (Camb)，2010，46 (42)：7918-7920.
［22］ WO，2011103932，2010.
［23］ WO，2011103933，2010.
［24］ Kiss E，et al. Tetrahedron，2011，67 (47)：9173-9178.
［25］ 王莹莹，等．药物评价研究，2011，34 (6)：482-486.
［26］ 魏兴辉，等．化学研究与应用，2016，28 (2)：276-280.
［27］ WO，2014083582，2014.
［28］ WO，2013135870，2013.
［29］ WO，2013131978. 2013.
［30］ WO，2013182636，2013.
［31］ Yip Y，et al. Bioorg Med Chem Lett，2003，14 (1)：251-256.
［32］ 王宪英．王梅．临床合理用药，2013，6 (5c)：5-6.

［33］ CN，104418935A，2015.
［34］ 许寅，等，药学服务与研究，2014，14（4）：308-311.
［35］ Merck Index 15th：ONR-26.
［36］ Davis B R，et al. Comp Org Syn，1991，2：806-829.

017 埃替拉韦（Elvitegravir）

【别名】 GS-9137，JTK-303，埃格拉韦，Stribild。

【化学名】 6-［(3-Chloro-2-fluorophenyl) methyl］-1,4-dihydro-1-［(1*S*)-1-(hydroxymethyl)-2-methyl propyl］-7-methoxy-4-oxo-3-quinolinecarb oxylic acid；(*S*)-6-(3-chloro-2-fluorobenzyl)-1-(1-hydroxymethyl-2-methylpropyl)-7-methoxy-4-oxo-1，4-dihydroquinoline-3-carboxylic acid。

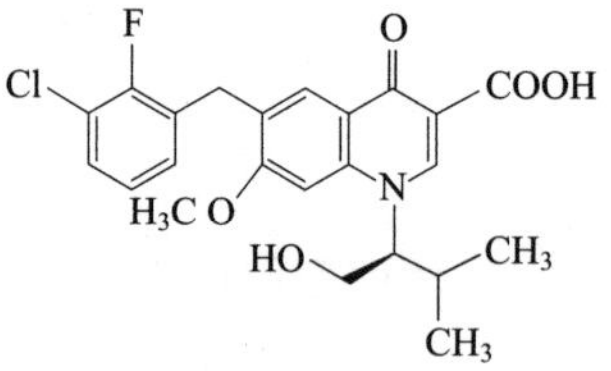

埃替拉韦　CAS［697761-98-1］　$C_{23}H_{23}ClFNO_5$　447.89
埃替拉韦钠盐　CAS［697762-15-5］

【研发厂商】 日本 Tobacco 公司研制，美国的 Gilead Sciences 公司开发（本品为喹诺酮类抗 HIV 药物）。

【首次上市时间与国家】 2012 年 8 月 27 日美国 FDA 批准首次在美国上市。2013 年欧盟批准在欧盟上市。

【性状】 以甲醇/水结晶为白色晶体，mp 151～152℃。

【用途】 本品是 HIV 整合酶抑制剂，能够防止 HIV-1 DNA 整合进入宿主的染色体 DNA 中，从而阻碍 HIV-1 前病毒的形成和病毒感染。本品是首个抗 HIV 的喹诺酮类药物，具有整合酶抑制活性的 *β*-酮基-二氢喹啉羧酸骨架结构，对传统抗病毒药物产生的耐受性有独特的临床治疗效果。本品用于治疗 HIV 感染，即艾滋病。

【合成路线】 推荐文献［11］的合成路线。

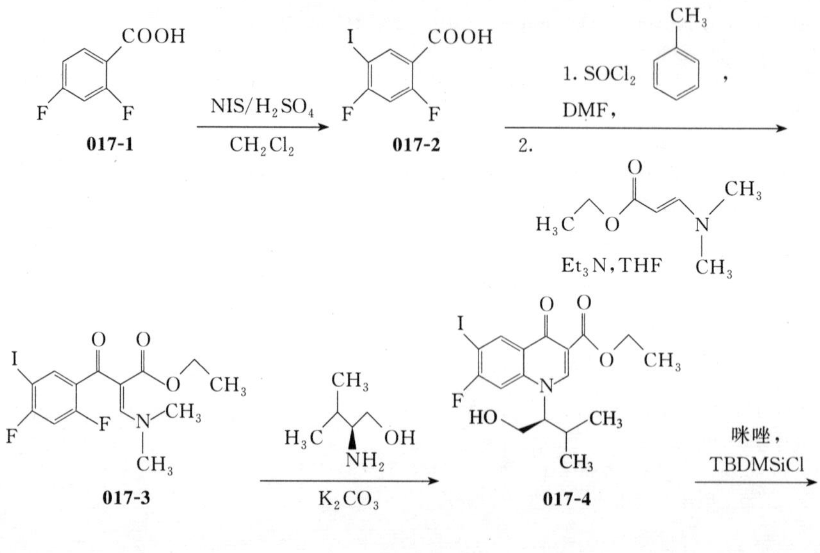

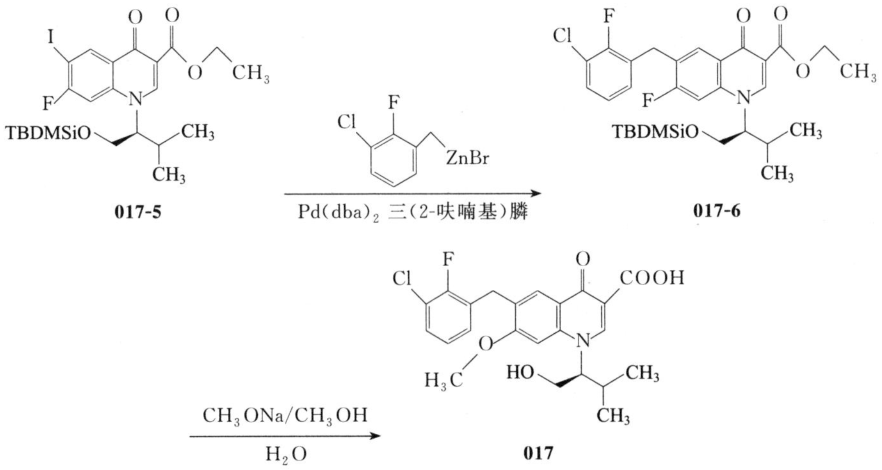

1. 2,4-二氟-5-碘本甲酸（017-2）的制备

在反应瓶中加入浓 H_2SO_4 18.61g（189.75mmol）、CH_2Cl_2 40mL 和 2，4-二氟苯甲酸（**017-1**）10g（63.25mmol），冷却至 0℃，在该温度下搅拌 30min。分批加入 *N*-碘代丁二酰亚胺 13.52g（60.09mmol），加完，搅拌反应 7h。将反应液倒入 50mL 冰水中，加入 5%亚硫酸钠溶液 5mL，在冰浴条件下搅拌 0.5h。过滤，滤饼用 100mL 水洗涤，再用 20mL50%乙醇打浆，冷却后抽滤，干燥滤饼，得白色粉末 **017-2** 14.89g，收率为 75.3%，mp 168.1～168.8℃。

^{1}H-NMR(400MHz,DMSO-d_6) δ:13.51(1H,brs,COOH),8.27(1H,t,J=7.7Hz,Ar-H),7.50(1H,t,J=8.4Hz,Ar-H)。

ESI-MS(m/z):285[M+H]$^+$。

2. 2-（2，4-二氟-5-碘苯甲酰基）-3-二甲基氨基丙烯酸乙酯（017-3）的制备

在反应瓶中加入甲苯 60mL、化合物 **017-2** 12g（42.25mmol），搅拌溶解，再加入 DMF 0.3mL 和氯化亚砜 7.54g（63.38mmol），搅拌加热回流反应 2h。冷却后过滤，浓缩滤液，浓缩剩余物中加入 THF 30mL，将混合物缓慢滴加至含 3-（*N*,*N*-二甲基氨基）丙烯酸乙酯 6.65g（46.48mmol）、三乙胺 5.13g（50.7mmol）的 THF 30mL 溶液中。滴完，加热搅拌回流反应 5h。冷却，加入水 50mL，用乙酸乙酯（50mL×2）提取，合并有机相，用 10% $NaHCO_3$ 溶液（50mL×2）洗涤，经无水 Na_2SO_4 干燥，过滤，浓缩滤液，得红棕色油状物 **017-3** 16.57g，直接用于下步反应。

3. 7-氟-1-［（*S*）-1-羟甲基-2-甲基丙基］-6-碘-4-氧代-1，4-二氢喹啉-3-甲酸乙酯（017-4）的制备

在反应瓶中加入一定量 **017-3** 一批量、THF 40mL、L-缬氨醇 4.6g（44.55mmol），搅拌，室温反应 30min。减压蒸除溶剂，剩余物中加 DMF 45mL 和碳酸钾 11.19g（80.99mmol），加热至 70℃后反应 8h。冷却，加入水 50mL，析晶后过滤，滤饼依次用 30%乙醇、乙醚/正己烷（1∶1）混合液各 50mL 洗涤，干燥，得类白色固体 **017-4** 15.61g［以 **017-3** 计收率为 82.6%］，mp 225.8～226.7℃。

^{1}H-NMR(400MHz,DMSO-d_6) δ:8.68(1H,s,C=CH),8.62(1H,d,J=7.4Hz,Ar-H),8.11(1H,d,J=11.0Hz,Ar-H),5.15(1H,t,J=5.0Hz,NCH),4.57(1H,brs,OH),4.24(2H,q,J=7.1Hz,OCH_2CH_3),3.86(1H,brs,CHHOH),3.77(1H,brs,CHHOH),2.26(1H,brs,$CHCH_3$),1.28(3H,t,J=7.1Hz,OCH_2CH_3),1.11(3H,d,J=6.4Hz,

$CHCH_3$)，0.72(3H，d，J=6.6Hz，$CHCH_3$)。

ESI-MS(m/z)：448[M+H]$^+$。

4. [(*S*)-1-叔丁基二甲基硅氧甲基-2-甲基丙基]-7-氟-6-碘-4-氧代-1，4-二氢喹啉-3-甲酸乙酯(017-5)的制备

在反应瓶中加入DMF 50mL、化合物**017-4** 10g（22.36mmol），搅拌，加入咪唑2.28g（33.54mmol）和叔丁基二甲基氯硅烷（TBDMSiCl）4.38g（29.07mmol），室温反应2h。加入水1001mL，用乙酸乙酯（60mL×2）提取，合并有机相，依次用饱和NH_4Cl溶液（60mL）、饱和盐水（60mL）洗涤，用无水Na_2SO_4干燥，过滤，浓缩滤液，得浅褐色固体**017-5** 11.96g，收率为95.3%，mp 88.5～89.7℃。

^{1}H-NMR(400MHz，$CDCl_3$)δ：8.96(1H，d，J=7.3Hz，Ar-H)，8.67(1H，s，C=CH)，7.24(1H，s，Ar-H)，4.36～4.42(2H，m，OCH_2CH_3)，4.05～4.07(1H，m，NCH)，4.02～4.04(1H，m，CHHOH)，3.90～3.93(1H，m，CHHOH)，2.43(1H，brs，$CHCH_3$)，1.41(3H，t，J=7.1Hz，OCH_2CH_3)，1.19(3H，d，J=6.4Hz，$CHCH_3$)，0.85(3H，d，J=6.6Hz，$CHCH_3$)，0.77[9H，s，$C(CH_3)_3$]，0.04(3H，s，$SiCH_3$)，0.07(3H，s，$SiCH_3$)。

ESI-MS（m/z）：562 [M+H]$^+$。

5. 1-[(*S*)-1-叔丁基二甲基硅氧甲基-2-甲基丙基]-6-(3-氯-2-氟苄基)-7-氟-4-氧代-1，4-二氢喹啉-3-甲酸乙酯(017-6)的制备

在N_2保护下，在反应瓶中加入THF 10mL和锌粉2.33g（35.62mmol），搅拌加热至65℃，加入1，2-二溴乙烷0.2mL和三甲基氯硅烷0.2mL，搅拌30min。滴加含3-氯-2-氟苄溴5.17g（23.15mmol）的THF溶液15mL，滴完，反应2h。制得乳白色3-氯-2-氟苄锌溴溶液。

在反应瓶中加入THF 30mL、双（二亚苄基丙酮）钯0.41g（0.71mmol）和**017-5** 10g（17.81mmol），搅拌，再加入三（2-呋喃基）膦0.33g（1.42mmol），加热至60℃，滴加上述制备的3-氯-2-氟苄锌溴溶液，滴完，反应2h。加入饱和NH_4Cl溶液30mL，过滤，滤液用乙酸乙酯（50mL×2）提取，有机相依次用水（50mL）、饱和$NaHCO_3$溶液（50mL）和饱和盐水（50mL）洗涤，用无水Na_2SO_4干燥，过滤，浓缩滤液，得棕色固体粗品**017-6** 8.95g，直接用于下步反应。

^{1}H-NMR(400MHz，$CDCl_3$)δ：8.68(1H，s，C=CH)，8.41(1H，d，J=8.6Hz，Ar-H)，7.26～7.29(1H，m，Ar-H)，7.21～7.24(1H，m，Ar-H)，7.04～7.07(1H，m，Ar-H)，6.96～7.00(1H，m，Ar-H)，4.35～4.40(2H，m，OCH_2CH_3)，4.12(2H，s，Ar-CH_2)，4.09～4.12(1H，m，NCH)，3.99～4.02(1H，m，CHHOH)，3.89～3.92(1H，m，CHHOH)，2.45(1H，brs，$CHCH_3$)1.40(3H，t，J=7.1Hz，OCH_2CH_3)，1.18(3H，d，J=6.4Hz，$CHCH_3$)，0.84(3H，d，J=6.6Hz)，0.75[9H，s，$C(CH_3)_3$]，0.06(3H，s，$SiCH_3$)，0.09(3H，s，$SiCH_3$)。

ESI-MS(m/z)：578[M+H]$^+$。

6. 6-[(3-氯-2-氟苯基)甲基]-1，4-二氢-1-[(1*S*)-1-(羟甲基)-2-甲基丙基]-7-甲氧基-4-氧代-3-喹啉羧酸(埃替拉韦)(017)的合成

在反应瓶中加入甲醇50mL和甲醇钠8.36g（154.8mmol），搅拌下加入水0.84mL和化合物**017-6** 8.95g（15.48mmol），加热回流反应20h。冷却，过滤，滤液减压浓缩，剩余物中加入水100mL，用乙酸乙酯（50mL×2）提取。水相用6mol/L盐酸调至pH=3，用乙酸乙酯（40mL×3）提取，合并有机相，依次用水（50mL）和饱和盐水（50mL）洗涤，用

无水 Na_2SO_4 干燥，过滤，滤液减压浓缩，剩余物中加入乙酸异丁酯 30mL，加热回流 1h。冷却至 90℃，搅拌 5h。再冷却至室温，搅拌 12h，充分析晶。抽滤，滤饼用冷乙酸异丁酯（10mL）洗涤，干燥，得白色固体 **017** 5.71g，以 **017-5** 计收率为 71.6%，mp153.8～154.7℃（文献［14］：mp153.7～153.9℃），纯度为 99.2%［HPLC 归一化法：色谱柱 Diamonsil-C_{18} 柱（4.6mm×250mm，5μm）；流动相为乙腈/0.05% TFA 溶液（2∶1）；检测波长 260nm；流速 1mL/min；柱温 35℃］。

^{1}H-NMR(400MHz,DMSO-d_6) δ:15.47(1H,s,COOH),8.89(1H,s,C=CH),8.05(1H,s,Ar-H),7.48～7.51(2H,m,Ar-H),7.18～7.29(2H,m,Ar-H),5.22(1H,t,J=4.9Hz,NCH),4.89(1H,brs,OH),4.12(2H,s,Ar-CH_2),4.05(3H,s,OCH_3),3.99(1H,brs,CHHOH),3.81(1H,brs,CHHOH),2.39(1H,brs,$CHCH_3$),1.17(3H,d,J=7.9Hz,$CHCH_3$),0.74(3H,d,J=6.6Hz,$CHCH_3$)。

ESI-MS(m/z):448[M+H]$^+$。

双（二亚苄基丙酮）钯

英文名　Bis（dibenzylideneacetone）palladium。

CAS［32005-36-0］。

分子式　$C_{34}H_{28}O_2Pd$（575.01）。

结构式

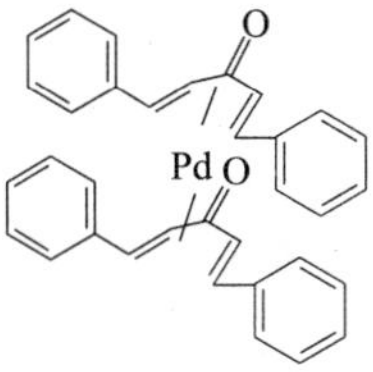

用作催化剂（偶联反应）。

参考文献

［1］ Merck Index 15th：3610.
［2］ 黄举，等，国外医药抗生素分册，2013，34（4）：157-160.
［3］ WO，04046115，2004.
［4］ US，7176220，2007.
［5］ Sato M，et al. J Med Chem，2006，49：1506-1508.
［6］ Shimura K，et al. J Virol，2008，82：764.
［7］ Dejesus E，et al. J Acquir Immune Defic Syndr，2006，43：1.
［8］ Zolopa AR，et al. J Infect Dis，2010，201：814.
［9］ Klibanov OM，et al. Curr Opin Investig Drugs，2009，10：190-200.
［10］ Shimura K，et al. Antivir Chem Chemother，2009，20：79-85.
［11］ 马帅，等．中国医药工业杂志，2014，45（1）：5-8.
［12］ Olin J L，et al. Ann Pharmacother，2012，10（1）：1671-1677.
［13］ Lampiris HW，et al. Expert Rev Anti Infect Ther，2012，10（1）：13-20.
［14］ WO，2005/113508，2005.
［15］ WO，2010/137032，2010.
［16］ Sato M，et al. J Med Chem，2009，52（15）：4869-4882.
［17］ 尤启冬，林国强．手性药物研究与评价，北京：化学工业出版社，2011：431-433.
［18］ JP，2005002092，2005.
［19］ US，2005/239819，2005.
［20］ JP，2006001927，2006.

[21] Hazuda DJ, et al. Science, 2000, 287 (5453): 646-650.
[22] Sechi M, et al. J Med Chem, 2004, 47 (21): 5298-5310.
[23] 陈玲,等. 药物与临床研究, 2013, 21 (3): 205-209.

018 雷迪帕韦 (Ledipasvir)

【别名】 Harvoni® (复方索非布韦/雷迪帕韦制剂商品名), GS5885, GS588。

【化学名】 Methyl *N*-[(2*S*)-1-[(6*S*)-6-[5-[9,9-difluoro-7-[2-[(1*S*,2*S*,4*R*)-3-[(2*S*)-2-(methoxycarbonylamino)-3-methylbutanoyl]-3-azabicyclo[2.2.1]heptan-2-yl]-3*H*-benzimidazol-5-yl] fluoren-2-yl]-1*H*-imidazol-2-yl]-5-azaspiro[2,4]heptan-5-yl]-3-methyl-1-oxobutan-2-yl]carbamate。

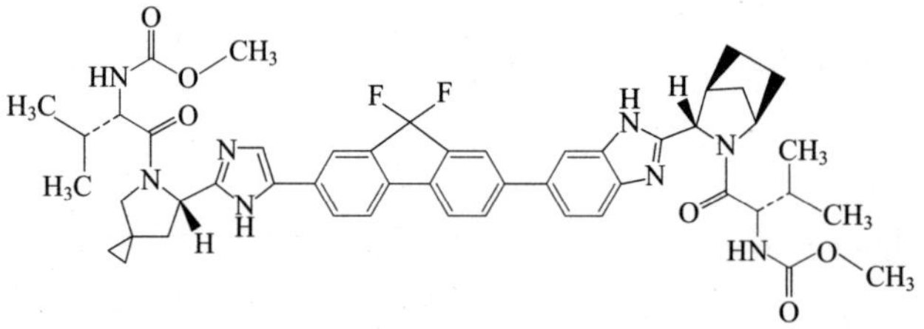

雷迪帕韦 CAS [1256388-51-8] $C_{49}H_{54}F_2N_8O_6$ 889.00

【研发厂商】 美国吉利德(Gilead)公司。

【首次上市时间和国家】 2014 年 10 月 10 日美国 FDA 批准索非布韦/雷迪帕韦在美国首次上市,以该品复方制剂商品名为 Harvoni® 上市。

【性状】 白色固体。

【用途】 本品以复方制剂 Harvoni(索非布韦/雷迪帕韦)上市,用于治疗基因/型的丙型肝炎感染。其作用机制:复方制剂中雷迪帕韦是一种丙肝病毒复制所需的 HCVNS5A 蛋白质抑制剂,索非布韦是 HCVNS5BRNA 依赖聚合酶抑制剂。Harvoni 即可单药使用,也可以和其他口服制剂比如利巴韦林联合使用。

【合成路线】 具体路线如下:

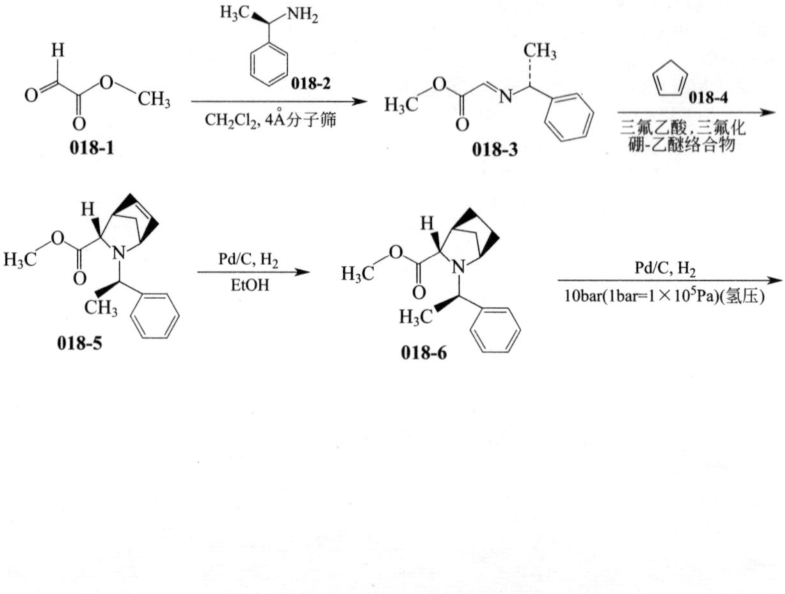

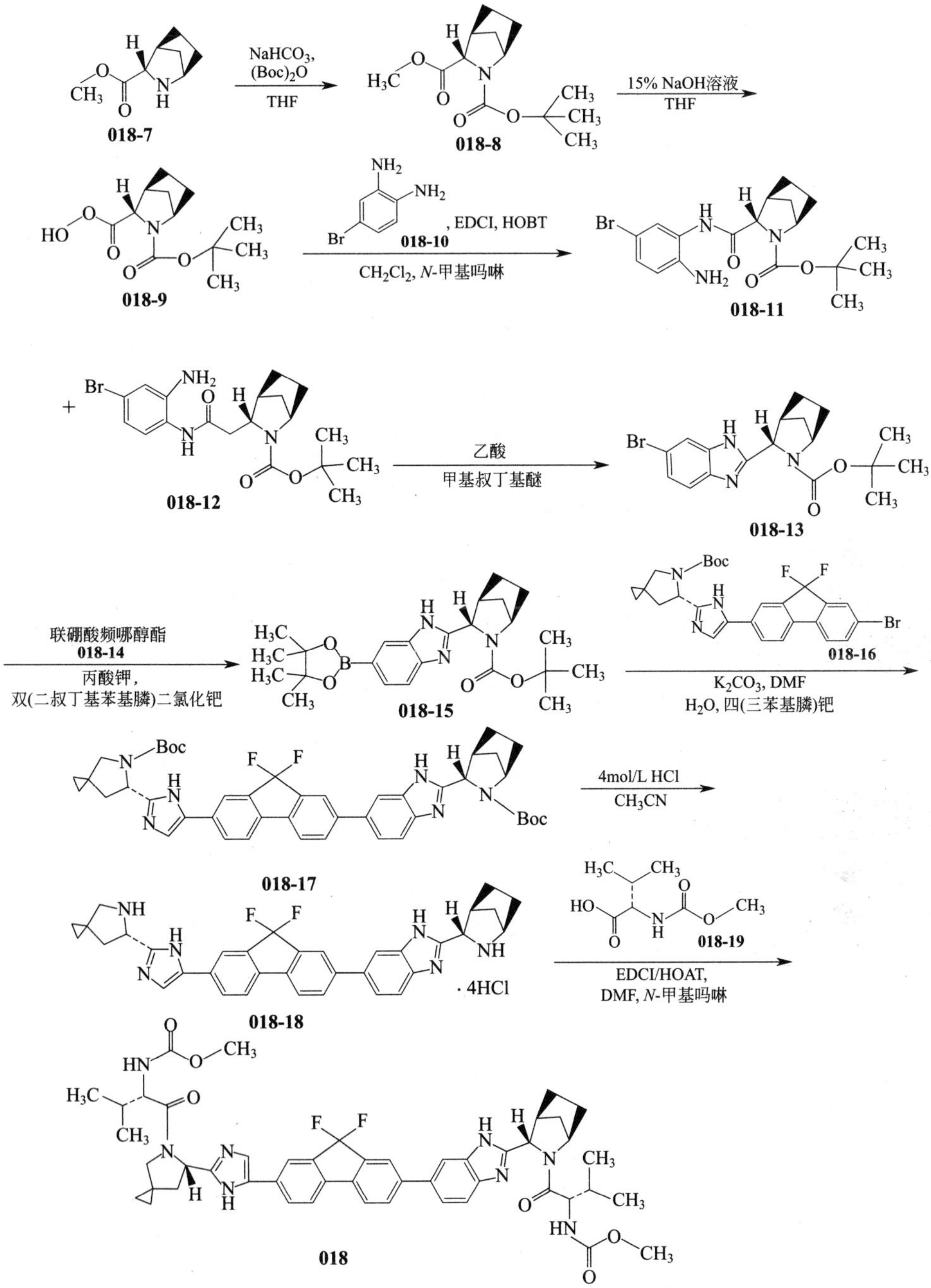

018-7
NaHCO3, (Boc)2O
THF
018-8
15% NaOH溶液
THF
018-9
018-10
, EDCI, HOBT
CH2Cl2, N-甲基吗啉
018-11
018-12
乙酸
甲基叔丁基醚
018-13
联硼酸频哪醇酯
018-14
丙酸钾,
双(二叔丁基苯基膦)二氯化钯
018-15
018-16
K2CO3, DMF
H2O, 四(三苯基膦)钯
018-17
4mol/L HCl
CH3CN
018-18
· 4HCl
018-19
EDCI/HOAT,
DMF, N-甲基吗啉
018

中间体 **018-16** 的合成：

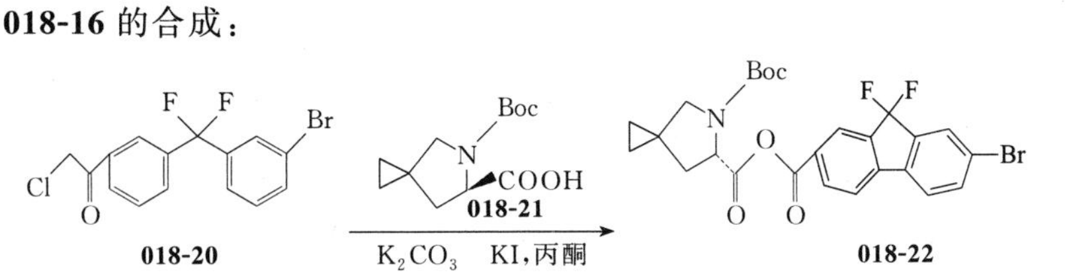

018-20
018-21
K2CO3　KI,丙酮
018-22

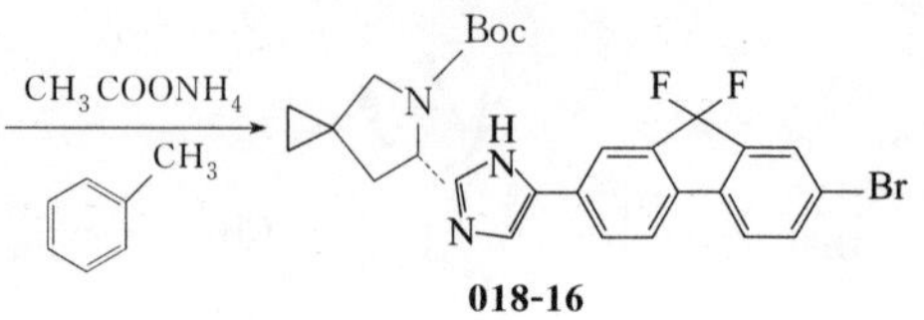

018-16

中间体 **018-20** 的合成：

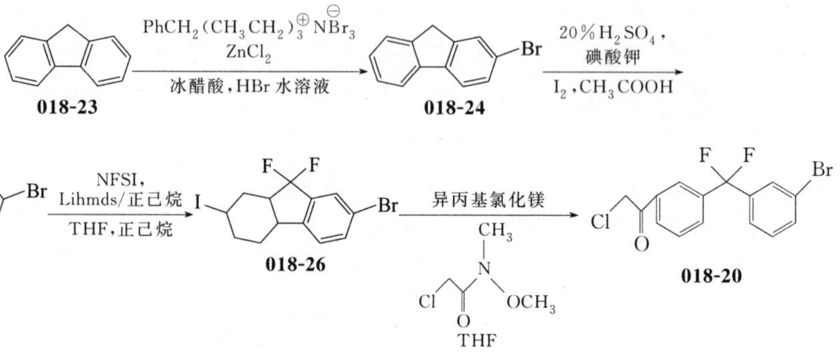

中间体 **018-21** 的合成：

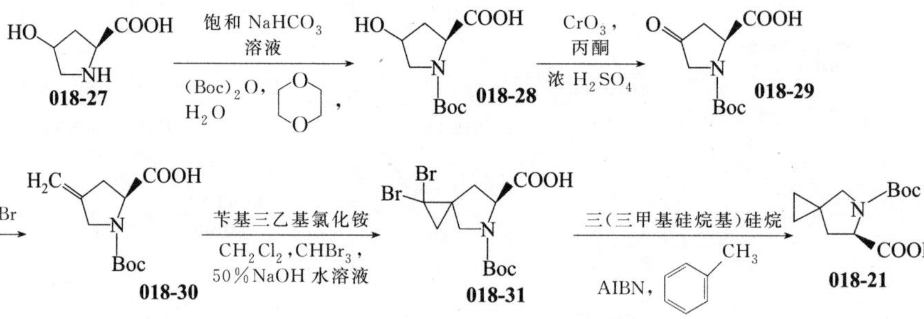

1. (1*S*,3*S*,4*R*)-2-[(1*R*)-1-苯基乙基]-2-氮杂双环[2.2.1]-庚-5-烯-3-羧酸甲酯(018-6)的制备

在反应瓶中加入 CH_2Cl_2 2L、0.4nm 分子筛 200g 和乙醛酸甲酯（**018-1**）197.7g (2.25mol)，搅拌 10min。室温下滴加 *R*（+）-*α*-甲基苄胺（**018-2**）272.1g（2.25mol)，保持室温搅拌过夜。过滤，母液搅拌冷却至－65～－75℃，控制温度低于－65℃，依次滴加三氟乙酸 245.67g（2.36mol）和三氟化硼-乙醚络合物 327.7g（2.36mol)，缓慢滴加环戊二烯（**018-4**）155.8g（2.36mol)，保持－65～－75℃反应 2h。缓慢升温至室温反应过夜。加入 1.5L 水，用 $NaHCO_3$ 水溶液调节 pH 至 8～9，分层，分取有机相浓缩至干，加乙酸乙酯 2L 溶解剩余物，加入 3mol/L 盐酸 1L，搅拌、分取水相用碳酸氢钠调节 pH 至 8～9，用石油醚提取（1L×3)，用无水 Na_2SO_4（100g）干燥，过滤，滤液减压浓缩至剩余物体积为 800mL 左右，搅拌冷却至 0～5℃析晶过夜。过滤，得白色固体 **018-5** 352.1g，收率为 60.8%。

^{1}H-NMR(400MHz,DMSO-d_6) δ:7.11～7.19(5H,m),6.42(1H,t),6.32(1H,m),4.17(1H,d,J=1.3Hz),3.21(3H,s),2.95(1H,m),2.82(1H,d,J=1.3Hz),2.00(1H,s),1.94(1H,m),1.24(4H,m)。

2. (1*R*, 3*S*, 4*S*)-2-氮杂双环 [2.2.1] 庚烷-3-羧酸甲酯 (018-7) 的制备

在反应瓶中加入无水乙醇 2.5L、**018-5** 257g（1.0mol）和 5%Pd/C 12.8g，用 N_2 置换反应体系空气 3 次，用 H_2 置换 N_2 3 次，通氢常压室温下氢化反应 12h。过滤，钯碳回收使用，滤液转移至5L的氢化釜中［此时滤液中含化合物**018-6**］，加入5% Pd/C 25.7g，用 N_2 和 H_2 分别置换3次，在10 bar压力下（氢压），通氢气在室温下反应24h。HPLC监控反应达终点后，过滤，母液在45℃下减压浓缩至干，得油状物**018-7** 159.7g，直接用于下步反应。

3.（1*R*，3*S*，4*S*）-*N*-叔丁氧羰基-2-氮杂双环［2.2.1］庚烷-3-羧酸（018-9）的制备

在反应瓶中加入含**018-7** 159.7g的THF溶液1.6L，搅拌加入20% $NaHCO_3$ 溶液1.6L，搅拌，室温滴加二碳酸二叔丁酯［$(Boc)_2O$］（等效量，与**018-7**的物质的量相同），滴完，搅拌反应6h。反应完毕，在40℃下减压浓缩至基本无液体蒸出，加入乙酸乙酯1.5L和水750mL，搅拌后静置分层，分取有机相，用无水 Na_2SO_4 干燥（100g无水硫酸钠），过滤，滤液在45℃减压浓缩至干，得油状物**018-8**。

在另一反应瓶中加入油状物**018-8**一批量、THF 1.5L，搅拌溶清，控制室温条件，滴加15%氢氧化钠溶液1.8L，保持在25～30℃反应24h。反应完毕，在40℃下减压浓缩至无液体蒸出，剩下水相用石油醚提取（500mL×3），水相用3mol/L盐酸（约2.3L）调节pH至4～5，加入乙酸乙酯1L搅拌30min。静置分层，水相用800mL乙酸乙酯提取，合并有机相用饱和NaCl溶液（800mL）洗涤，再用无水 Na_2SO_4 干燥（100g），过滤，滤液浓缩至干得固体粗品，将其用500mL正庚烷打浆3h。过滤，在30℃下真空干燥得白色固体**018-9** 197.8g，收率为82.0%［以化合物**018-5**投料计］。

^{1}H-NMR(400MHz,DMSO-d_6) δ:12.5(1H,s),4.07(1H,d,J=29.5Hz),3.58(1H,d,J=4.3Hz),2.57(1H,m),1.49～1.71(5H,m),1.36～1.40(9H,s),1.19(1H,m)。

4.(1*R*,3*S*,4*S*)-3-(6-溴-1*H*-苯并咪唑-2-基)-2-氮杂双环[2.2.1]庚烷-2-羧酸叔丁酯(018-13)的制备

在反应瓶中加入**018-9** 150g（0.62mol）、1L二氯甲烷，搅拌溶解，冷却至−5～0℃，依次投入HOBT 114.5g（0.75mol）、EDCI 143.4g（0.75mol），搅拌反应3h。加入4-溴邻苯二胺（**018-10**）116.0g（0.62mol），滴加*N*-甲基吗啉188.6g（1.86mol），滴完，缓缓升温至20～25℃，搅拌反应过夜。加入饱和 $NaHCO_3$ 溶液800mL，搅拌，分层，分取有机层，水相用 CH_2Cl_2 提取（200mL×2），合并有机相，用无水 Na_2SO_4 干燥（100g），过滤，滤母液减压浓缩至干，得油状物**018-11＋018-12**，直接用于下步反应。

在另一反应瓶中加入一批量上述油状物、乙酸225mL、甲基叔丁基醚1.5L，搅拌加热回流，保持回流反应18h。降温至0～5℃，滴加15% KOH溶液（约1400g），调节pH至13～14，分层，水相用甲基叔丁基醚（200mL×2）提取，合并有机相，用饱和NaCl水溶液500（mL）洗涤，用活性炭（20g）脱色，过滤，滤液减压浓缩至干，得到的油状物用异丙醚（800mL）精制，得白色固体**018-13** 212g，收率为86.9%。

^{1}H-NMR(400MHz,DMSO-d_6) δ:12.29～12.48(1H,m),7.71(0.5H,s),7.57(0.5H,t),7.48(0.5H,d,J=8.5Hz),7.38(0.5H,m),7.22～7.27(1H,m),4.42(1H,d,J=13.5Hz),4.19(1H,d,J=37.2Hz),2.48(1H,m),1.94(1H,d,J=10.0Hz),1.61～1.71(4H,m),1.39,1.23(9H,s),1.30(1H,m)。

5.(1*R*,3*S*,4*S*)-3-[6-(4,4,5,5-四甲基-1,3,2-二氧杂环戊硼烷-2-基)-1*H*-苯并咪唑-2-基]-2-氮杂双环[2.2.1]庚烷-2-羧酸叔丁酯(018-15)的制备

在反应瓶中加入**018-13** 200g（0.51mol）、联硼酸频那醇酯（**018-14**）155.4g（0.61mol）、丙酸钾171.6g（1.53mol）、双（二叔丁基苯基膦）二氯化钯11.5g（0.018mol）和乙酸异丙酯1.5L，搅拌加热至回流，保持回流反应2h。TLC跟踪［展开剂：

石油醚/乙酸乙酯（1∶1，体积比）]，显示原料 **018-13** 转化完全，将反应液冷却至 40～45℃，减压浓缩除乙酸异丙酯，再加入 CH_2Cl_2 1.5L 和水 600mL，搅拌溶解，分层，分取有机相用饱和 NaCl 水溶液（300mL）洗涤，有机相用无水 Na_2SO_4 干燥（50g），抽滤，滤液减压浓缩至干，加入正庚烷 2L，搅拌打浆 6h。过滤，用少量正庚烷漂洗滤饼，抽干，于 45℃下真空干燥，得类白色固体 **018-15** 210.2g，收率为 93.8%。

^{1}H-NMR(400MHz,DMSO-d_6) δ:12.31(1H,s),7.77(1H,s),7.44(2H,m),4.45(1H,d,J=10.0Hz),4.21(1H,d,J=39.2Hz),2.61(1H,m),1.93(1H,m),1.59～1.69(4H,m),1.42(4H,s),1.33(1H,m),1.22(1H,m),1.13(4H,m)。

6. 中间体 018-21 的制备

① N-Boc-顺-4-羟基-L-脯氨酸（**018-28**）的制备

在反应瓶中加入 L-羟基脯氨酸（**018-27**）8.0g、160mL 饱和 $NaHCO_3$ 溶液，搅拌溶解，降温至 0℃，滴加 $(Boc)_2O$ 18.2g（1.2eq）溶于 1.4-二氧六环的溶液，再加入与二氧六环等体积的水，滴完，将装置移至室温下搅拌过夜。TLC 跟踪确认反应达终点后，用 3mol/L 盐酸调至 pH=2～3，用乙酸乙酯多次提取，有机相用无水 Na_2SO_4 干燥，过滤，滤液减压旋蒸后得淡黄色油状物 **018-28** 10.76g，收率为 83.02%，可不经进一步纯化直接用于下步反应。

^{1}H-NMR(400MHz,$CDCl_3$) δ:4.41～4.51(2H,m),3.58～3.66(2H,m),2.28～2.31(1H,m),2.05～2.11(1H,m),1.46,1.34(9H,2s)。

②（S）-1-叔丁氧羰基-4-氧代吡咯烷-2-甲酸（**018-29**）的制备

琼斯试剂（Jone′s reagent）的制备：称取 26.72g 三氧化铬溶于 70mL 水中，冷却至 0℃，缓慢滴加 23mL 浓 H_2SO_4，滴加完毕加水至 100mL 备用。

在反应瓶中加入丙酮 160mL、**018-28** 5.9g，搅拌溶解，在冰盐浴冷却下，滴加 16mL 琼斯试剂，在该温度下反应 5h（TLC 跟踪确认反应终点）。反应完毕，加入甲醇至颜色变为青绿色，然后在 45℃下浓缩除去部分溶剂，加入乙酸乙酯多次提取，取有机相，加入饱和 NaCl 分液，再用无水 Na_2SO_4 干燥，过滤，滤液减压旋蒸得淡黄色固体，用乙腈重结晶，得纯品 **018-29** 4.58g，收率为 77.63%。

^{1}H-NMR(400MHz,DMSO-d_6) δ:12.9(1H,brs),4.50～4.54(1H,m),3.77～3.84(1H,m),3.63～3.68(1H,m),3.06～3.15(1H,m),2.50(1H,m),1.46,1.34(9H,2s)。

③ N-Boc-4-亚甲基-L-脯氨酸（**018-30**）的制备

在 N_2 保护下，在反应瓶中加入溴甲基三苯基膦 17g，加入适量无水 THF 溶解，在 0℃分批加入叔丁醇钾 5.7g，此时体系由白色变为黄色，室温搅拌 2h。然后冷却至 0℃，再分批加 4g **018-29** 的固体，此时反应液由黄色变为白色，继续在室温搅拌过夜。反应完毕，冷却至 0℃，用水和饱和 $NaHCO_3$ 淬灭反应，过滤，用乙酸乙酯提取两次，除去有机相。水相用 6mol/L 盐酸调至 pH=2，用乙醚提取。TLC 检测发现乙醚有机相中仍有三苯氧磷三苯基膦副产物，而水里没有，所以乙醚相再用 5mol/L NaOH 调至 pH=9～10，分液，水相用 6mol/L HCl 调至 pH=2，此时水相变为白色乳浊，加入提取剂乙醚，取有机相，加入 NaCl 分液，用无水 Na_2SO_4 干燥，过滤，滤液减压旋蒸得 **018-30** 黄色油状物 3.42g，放置可得固体，几乎为纯品，直接用于下步反应，收率为 85.6%。

^{1}H-NMR(400MHz,DMSO-d_6) δ:12.9(1H,brs),5.00(2H,m),4.24(1H,m),3.91(2H,m),2.98(1H,m),2.50(1H,m),1.46,1.34(9H,2s)。

④（6S）-1，1-二溴-5-氮杂螺环［2，4］庚烷-5，6-二甲酸-5-叔丁基-6-甲基酯

（**018-31**）的制备（在 N_2 保护下进行）

在反应瓶中加入 **018-30** 2.0g、三溴甲烷 6.67g、苄基三乙基氯化铵 0.14g 和 CH_2Cl_2 20mL，搅拌下滴加 6mL 50% NaOH 水溶液，于 30℃下搅拌反应。TLC 跟踪确认反应完成后，用盐酸调至 pH=2～3，用 CH_2Cl_2 提取多次后，合并提取液，用饱和 NaCl 溶液洗涤，再用无水 Na_2SO_4 干燥，过滤，滤液旋蒸后得油状物 **018-31** 6g，加入正己烷打浆成固体后析出，得 **018-31** 固体 2.88g。

^{1}H-NMR(400MHz,$CDCl_3$) δ:10.45(1H,brs),4.45～4.65(1H,m),3.86～3.99(1H,m),3.31～3.53(1H,m),1.95～2.87(2H,m),1.73～1.86(2H,m),1.46,1.34(9H,2s)。

⑤（S）-（叔丁氧羰基）-5-氮杂螺环［2，4］庚烷-6-羧酸（**018-21**）的制备

在反应瓶中（在 N_2 保护下）加入甲苯 60mL、**018-31** 5.8g，搅拌溶解，加入 22.5mL 三（三甲基硅烷基）硅烷和 AIBN 0.44g，升温至 90℃下反应。TLC 跟踪监测反应至原料消失。将反应液冷至室温，加入 EA，有机相用 K_2CO_3 溶液洗涤，合并水相，用浓盐酸调至 pH=2，水相用乙酸乙酯提取多次，合并所有有机相，加入饱和 NaCl 溶液后分液，有机相用无水 Na_2SO_4 干燥，过滤，滤液旋蒸除去溶剂得固体 **018-21** 3.12g，收率为 89.2%

^{1}H-NMR(400MHz,$CDCl_3$) δ:4.42～4.51(1H,m),3.11～3.48(2H,m),1.93～2.27(2H,m),1.50,1.45(9H,2s),0.59～0.71(4H,m)。

7. 中间体 018-20 的制备

① 2-溴芴（**018-24**）的制备

溴化物的制备：在反应瓶中加入苄基三乙基氯化铵 13.6g、溴酸钾 4.2g、160mL 水和 100mL CH_2Cl_2，搅拌溶解，搅拌下于−5℃滴加 21mL 溴化氢水溶液，搅拌 1h。分液，水相用 CH_2Cl_2 提取，合并有机相，用饱和 NaCl 溶液洗涤，无水 Na_2SO_4 干燥，过滤，滤液减压旋蒸后得固体。用 CH_2Cl_2/乙醚（5∶1）重结晶得到橙色产品约 17g，其化学式为 $PhCH_2(CH_3CH_2)_3^{\oplus}\overset{\ominus}{N}Br_3$，用于下步反应。

在反应瓶中加入上述制备的溴化物 8g、氯化锌 3g，加入适量冰醋酸溶解，搅拌下分批加入 **018-23**（芴）3g，在室温下搅拌反应过夜。随着反应进程，反应液由橙色变为白色。TLC 监测反应。反应完毕，抽滤，去除反应液中的不溶物，用正己烷冲洗滤渣，滤液旋蒸除去部分乙酸之后，加水和饱和 $NaHCO_3$ 溶液搅拌，用正己烷提取多次，合并有机相，用饱和 NaCl 溶液洗涤，用无水 Na_2SO_4 干燥，过滤，滤液减压旋蒸得 **018-24** 纯品 3.73g，收率为 84.3%。

^{1}H-NMR(400MHz,$CDCl_3$) δ:7.73～7.75(1H,m),7.60～7.66(2H,m),7.46～7.56(2H,m),7.28～7.30(2H,m),3.87(2H,s)。

② 2-溴-7-碘芴（**018-25**）的制备

在反应瓶中加入乙酸 170mL、化合物 **018-24** 4g，搅拌溶解，加入 20% H_2SO_4 适量，再加碘酸钾 0.7g 和单质碘 2.24g，升温至 80℃搅拌反应，TLC 跟踪监测反应。反应达终点后，加入 9%的硫代硫酸钠溶液适量淬灭反应。反应液变成白色浆状，用 CH_2Cl_2 洗涤，过滤除去不溶物，滤液用 CH_2Cl_2 多次提取，取有机相，加饱和的 NaCl 溶液充分搅拌后静置分层，分液，分取有机相用无水 Na_2SO_4 干燥，过滤，滤液减压旋蒸除去溶剂得淡黄色固体，用 CH_2Cl_2 和甲醇重结晶，得白色固体 **018-25** 约 5g，收率为 82.4%。

^{1}H-NMR(400MHz,$CDCl_3$) δ:7.84(1H,d),7.67(1H,dd),7.63(1H,d),7.57(1H,d),7.47(1H,dd),7.45(1H,d),3.81(2H,s)。

③ 2-溴-9，9-二氟-7-碘-9*H*-芴（**018-26**）的制备

在反应瓶中（在无水无氧条件下）加入无水 THF 15mL、化合物 **018-25** 0.5g、1.255g NFSI，搅拌溶解，用液氮/丙酮浴冷却至－78℃，反应液形成白色泥浆，滴加制备好的 Lihmds 的正己烷溶液，滴加过程温度保持在－70℃以下，滴加完毕，搅拌反应约 1h。TLC 监测确认反应终点。反应完毕，加入适量 NH_3/MeOH 溶液淬灭反应。升温时有泥浆形成，过滤，用 THF 洗涤，收集洗液和滤液，旋蒸至干，加入 CH_2Cl_2 回流搅拌有不溶固体产生，再次用硅藻土过滤，滤液旋蒸至干，剩余物中加入甲醇变成泥浆状，过滤，得淡黄色固体 **018-26** 0.4g，收率为 74.5%。

^{1}H-NMR(400MHz,$CDCl_3$) δ:7.94(1H,d),7.81(1H,d),7.74(1H,d),7.60(1H,d),7.41(1H,d),7.29(1H,d)。

④ 1-（7-溴-9，9-二氟-9*H*-芴-2-基）-2-氯乙酮（**018-20**）的制备

在无水无氧条件下，往反应瓶中加入无水 THF 500mL、化合物 **018-26** 4.98g，搅拌溶解，冷却至－10℃，滴加含异丙基氯化镁 1.40g 的 THF 溶液，滴加过程保持温度不高于 0℃。滴完，在此温度下继续搅拌 30min。然后将 2.00g 2-氯-*N*-甲氧基-*N*-甲基乙酰胺溶于甲基叔丁基醚的溶液滴入反应液中。滴加过程保持温度不高于 0℃。滴完，将反应液升温至 0℃搅拌反应。TLC 监测反应达终点后，在 0℃加入 2mol/L 盐酸淬灭反应，之后分液，水相用甲基叔丁基醚提取多次，合并有机相，用饱和 NaCl 溶液洗涤，用无水 Na_2SO_4 干燥，过滤，滤液减压旋蒸后得到产品，加入异丙醇，低温搅拌，有固体产生，抽滤，得到固体 **018-20** 3.35g，收率为 76.5%。

^{1}H-NMR(400MHz,$CDCl_3$) δ:8.20(1H,s),8.13(1H,d),7.84(1H,s),7.67(2H,m),7.53(1H,d),4.72(2H,s)。

8.（6*S*）-6-［5-（7-溴-9，9-二氟-9*H*-芴-2 基）-1*H*-咪唑-2-基］-5-氮杂螺环［2.4］庚烷-5-羧酸叔丁酯（018-16）的制备

在反应瓶中加入中间体 **018-20** 3.4g、中间体 **018-21** 2.4g、K_2CO_3 2.6g、KI 0.16g、丙酮 100mL，搅拌升温至 60℃反应 3h。TLC 监测，反应完毕，旋蒸除去反应液中的溶剂丙酮，之后分别加入乙酸乙酯和水，静置分层，分液，取水相，加入乙酸乙酯多次提取，合并有机相，加饱和 NaCl 溶液，分液，有机相用无水 Na_2SO_4 干燥，过滤，滤液旋蒸至干，得到的产品放在 100mL 正己烷和 10mL CH_2Cl_2 中搅拌过夜。抽滤，得产品 **018-22** 4.41g。

在另一反应瓶中加入 **018-22** 4.41g、6.70g 乙酸铵和 100mL 甲苯，搅拌溶解，并升温回流（120℃），回流搅拌 7h。TLC 监测，加入 100mL 饱和碳酸氢钠淬灭反应（有气泡产生）。分液，取水相，之后用乙酸乙酯（EA）多次提取，取有机相，用饱和 NaCl 溶液洗涤，用无水 Na_2SO_4 干燥，过滤，滤液旋蒸至干，得到的固体在苯中重结晶，得到固体 **018-17**，两步收率为 75.8%。

^{1}H-NMR(400MHz,DMSO-d_6) δ:11.78～12.31(1H,m),8.03～8.15(1H,m),7.84～8.02(2H,m),7.43～7.84(4H,m),4.84～5.04(1H,m),3.21～3.62(2H,m),2.09～2.42(1H,m),1.78～2.08(1H,m),1.40(4H,s),1.17(5H,s),0.31～0.75(4H,m)。

9.(6*S*)-6-[5-[7-[2-(1*R*,3*S*,4*S*)-2-氮杂双环[2.2.1]庚烷-3-基-1*H*-苯并咪唑-6-基]-9.9-二氟-9*H*-芴-2-基]-1*H*-咪唑-2-基]-5-氮杂螺环[2.4]庚烷四盐酸盐(018-18)的制备

在反应瓶中加入化合物 **018-16** 27.1g（0.05mol）、**018-15** 22.0g（0.05mol）、K_2CO_3 20.7g、DMF 400mL、水 80mL，在 N_2 保护下加入四（三苯基膦）钯 5.78g（0.015mol），搅拌加热至 75～80℃，保温搅拌反应 12h。冷却反应液至室温，加入乙酸异丙酯 250mL 和 750mL 水，搅拌分层，分取有机层，减压浓缩至干得固体粗品 **018-17**，粗品直接用于下一步反应。

在另一反应瓶加入乙腈 150mL、4mol/L 盐酸 150mL 和上述制备的粗品 **018-17**，搅拌升温至 60～65℃，搅拌反应 3h。反应完毕，将反应液冷却至室温，再加入乙腈 500mL，室温搅拌析晶 3h。抽滤，滤饼于 50℃下鼓风干燥，得类白色固体 **018-18** 31.6g，收率为 87.8%。

^{1}H-NMR(500MHz,DMSO-d_6) δ: 10.93(1H, br), 10.45(1H, br), 8.43(1H, s), 8.39(1H, s), 8.25(1H, d, J=8.0Hz), 8.07(2H, m), 8.02(1H, d, J=8.0Hz), 7.99(1H, d, J=8.5Hz), 7.96(1H, d, J=8.0Hz), 7.86(1H, s), 7.81(1H, d, J=8.5Hz), 6.37(6H, br), 5.39(1H, t), 4.97(1H, s), 4.26(1H, s), 3.73(1H, d, J=11.0), 3.31(1H, s), 3.20(1H, d, J=11.0Hz), 2.94(1H, m), 2.31(1H, m), 2.18(1H, m), 2.12(1H, m), 1.91(1H, m), 1.81(2H, m), 1.75(1H, m), 0.90(2H, m), 0.76(2H, m)。

MS(m/z): 575.2734[M+H]$^+$。

10. *N*-[(2*S*)-1-[(6*S*)-6-[5-[9,9-二氟-7-[2-[(1*S*,2*S*,4*R*)-3-[(2*S*)-2-(甲氧基羰基氨基)-3-甲基丁酰基]-3-氮杂双环[2.2.1]庚-2-基]-3*H*-苯并咪唑-5-基]芴-2-基]-1*H*-咪唑-2-基]-5-氮杂螺环[2.4]庚-5-基]-3-甲基-1-氧代丁-2-基]氨基甲酸甲酯(雷迪帕韦)(018)的合成

在反应瓶中依次加入 MOC-L-缬氨酸（**018-19**）20g（0.11mol）、EDCI 21.1g（0.11mol）和 DMF 300mL，室温搅拌反应 30min。加入化合物 **018-18** 25g（0.035mol）和 *N*-甲基吗啉 25mL，加完，保持室温反应 6h。反应完毕，加入乙酸乙酯 200mL 和水 150mL，搅拌分层，分取水相用 200mL 乙酸乙酯提取，合并有机相，分别用饱和 $NaHCO_3$ 水溶液（150mL）、饱和 NaCl 水溶液（150mL）洗涤，用无水 Na_2SO_4（30g）干燥，抽滤，滤液浓缩至干，加入丙酮 250mL，加热搅拌溶解，搅拌冷却至 10～15℃析晶过夜。过滤，滤饼用丙酮（250mL）在室温打浆 3h。过滤，滤饼在 35～40℃下真空干燥，得类白色固体 **018** 23.5g，收率为 76.1%，纯度为 99.7%（HPLC 归一化法），ee 值为 100%（手性色谱 HPLC 归一化法）。

^{1}H-NMR(500MHz,DMSO-d_6) δ: 12.19(1H, d, J=3.0Hz), 11.86(1H, s), 8.12(1H, s), 7.99(2H, m), 7.87(2H, m), 7.82(2H, m), 7.72(1H, *s*), 7.67(1H, *m*), 7.54(1H, m), 7.29(1H, d, J=8.0Hz), 7.19(1H, d, J=8.5Hz), 5.25(1H, m), 4.72(1H, d, J=7.0Hz), 4.57(1H, s), 4.21(1H, m), 4.06(1H, m), 3.86(1H, d, J=10.0Hz), 3.75(1H, d, J=10.0Hz), 3.58(6H, m), 2.70(1H, s), 2.44(1H, m), 2.24(1H, m), 2.12(1H, m), 2.09(丙酮甲基 H, s), 2.04(2H, m), 1.95(1H, m), 1.95(1H, m), 1.78(2H, m), 1.57(1H, m), 1.47(1H, m), 0.92～0.95(12H, m), 0.73(1H, m), 0.57(3H, m)。

MS(m/z): 889.4202[M+H]$^+$。

联硼酸频那醇酯

英文名　Bis (pinacolato) diboron。

CAS [73183-34-3]。

分子式　$C_{12}H_{24}B_2O_4$ (253.94)。

结构式

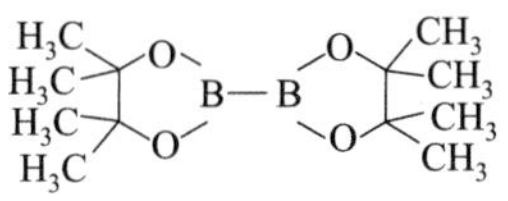

双（二叔丁基苯基膦）二氯化钯

英文名　Dichlorobis（di-tert-butylphenylphosphine）palladium（Ⅱ）。

CAS［34409-44-4］；

分子式　$C_{28}H_{46}Cl_2P_2P_d$（621.94）。

结构式

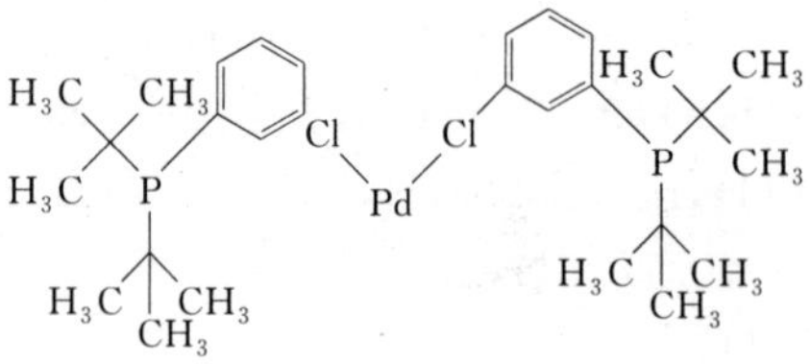

三（三甲基硅烷基）硅烷

英文名　Tris（trimethylsilyl）silane。

CAS［1873-77-4］。

分子式　$C_9H_{28}Si_4$（248.66）。

结构式

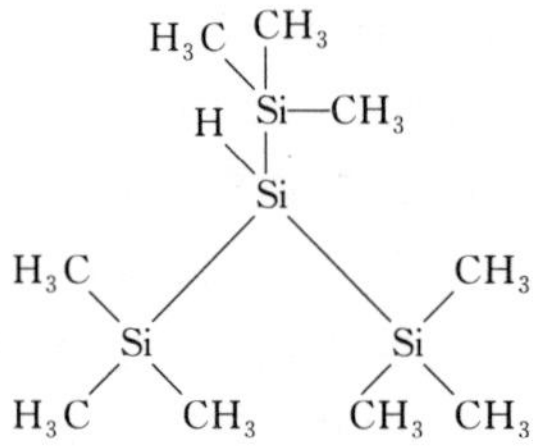

AIBN（偶氮二异丁腈）

英文名　Azodiisobutyronitrile；azobisiso-butyronitrile。

CAS［78-67-1］。

分子式　$C_8H_{12}N_4$（164.21）。

结构式

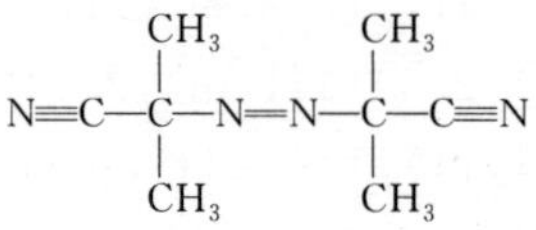

NFSI（*N*-氟代双苯磺酰胺）

英文名　*N*-Fluorodibenzenesulfonimide。

CAS［133745-75-2］。

分子式　$C_{12}H_{10}FNO_4S_2$（315.34）。

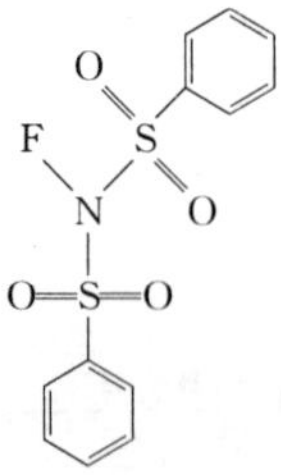

Lihmds［双（三甲基硅基）氨基锂］

英文名　Lithium hexamethydisilazide。
CAS［4039-32-1］。
分子式　$C_6H_{18}LiNSi_2$（167.33）。
结构式

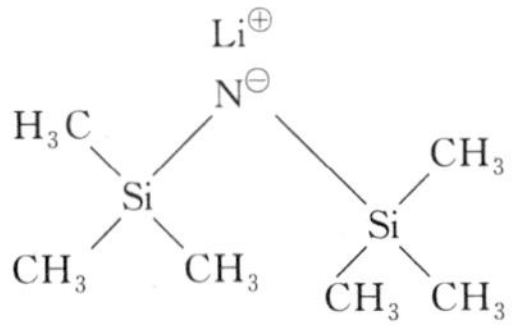

参考文献

［1］ 赵聿秋，等.上海医药，2016，37（9）：65-70.
［2］ 张合良，等.中国医药工业杂志，2016，47（6）：814-817.
［3］ CN，105399657 A，2016.
［4］ CN，104961733A，2015.
［5］ 杜磊.中国药物化学杂志，2015，25（2）：159-160.
［6］ US，2013/0324740，2013.
［7］ Sofia MJ，et al. J Med Chem，2010，53（19）：7202.
［8］ Ross BS，et al. J Org Chem，2011.76（20）：8311.
［9］ 李洪军.中国现代药物应用.2017，11（1）：145-147.
［10］ CN，104478877，2015.
［11］ 李谷东.北京化工大学学位论文（硕士学位），2013.
［12］ WO，2013040492，2013.
［13］ US，8969588，2015.
［14］ Bailey PD，et al. Tetrahedron Asymmetry，1991，2（12）：1263-1282.
［15］ Tararov VI，et al. Tetrahedron Asymmetry，2002，13（1）：25-28.
［16］ Link JO，et al. J Med Chem，2014，57（5）：2033-2046.
［17］ Hashimoto N，et al. Org Process Res Dev，2005，9（1）：105-109.
［18］ Bailey PD，et al. J Chem Soc Perkin Trans I，1991（5）：1337-1340.
［19］ Dyatkin AB，et al. Bioorg Med Chem Lett，2002，12（21）：3081-3084.
［20］ Limburg DC，et al. Bioorg Med Chem Lett，2003，13（21）：3867-3870.

019　克拉夫定（Clevudine）

【别名】 L-FMAU，Levovir，L-FMAU-TP（克利乌丁三磷酸酯），克利乌丁。

【化学名】 1-(2-Deoxy-2-fluoro-β-L-arabin ofuranosyl)-5-methyl-2,4-(1*H*,3*H*)-pyrimidinedione; 1-(2′-deoxy-2′-fluoro-β-L-arabin ofuranosyl)thymine; 2′-fluoro-5-methyl-β-L-arabinofuranosyluridine。

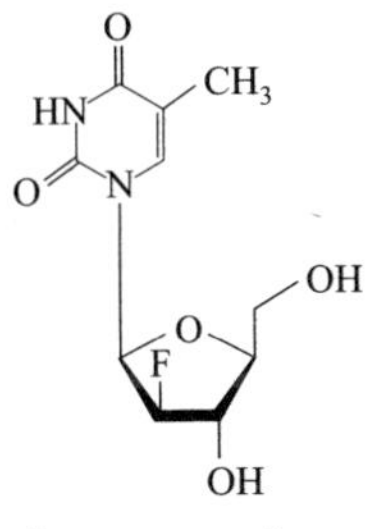

克拉夫定	CAS［163252-36-6］	$C_{10}H_{13}FN_2O_5$	260.22
克拉夫定三磷酸酯	CAS［174625-00-4］	$C_{10}H_{16}FN_2O_{14}P_3$	500.16

【研发厂商】 韩国 Bukwang Pharm CO、美国 Triangle Pharm Co、美国 Abbott。

【研发动态】 2011 年已在进行Ⅲ期临床研究，也有报道该品在 2006 年 11 月 13 日经韩国食品和药品管理局批准在韩国上市，制剂为胶囊剂（10mg 和 30mg）。

【性状】 以甲醇/氯仿结晶，为白色固体，mp 184～185℃，$[\alpha]_D^{25}=-111.7°$（$c=0.23$，甲醇）。UV（H_2O）λ_{max}：265.0nm（ε = 9695）（pH = 2）；265.5nm（ε = 9647）（pH = 7）；265.5nm [ε=7153（pH=11）]。LD_{50}=小鼠经口>5000mg/kg；大鼠经口>3000mg/kg。

【用途】 本品有抗HBV和EBV（Epstein-Barr virus；爱泼斯坦-巴尔病毒，非洲淋巴细胞瘤病毒）作用，且抗EBV选择性高于DHPG。其在细胞内被dCyd激酶、dThd激酶和线粒体dPyrd激酶催化生成单磷酸酯。该单磷酸酯可被进一步催化生成二磷酸酯及三磷酸酯。本品的三磷酸酯可抑制HBV、EBV的DNA合成酶，而本身不参与HBV/EBV的DNA合成。同时，本品的三磷酸酯不抑制细胞DNA聚合酶α、β、δ，故体内外实验均表现为低毒性，不抑制骨髓祖细胞，无细胞毒性，不影响线粒体功能，且即使在停药后，也未发现病毒感染有反跳现象。

本品适应证为治疗慢性HBV（乙肝病毒）感染，本品无明显不良反应。本品的右旋对映体D-FMAU也具有很强的抗病毒活性，但因有很大的神经毒性而停止了研究。

【合成路线】 文献[2,4,5]报道的合成路线有三条。第一条如下（参见文献[2]）：

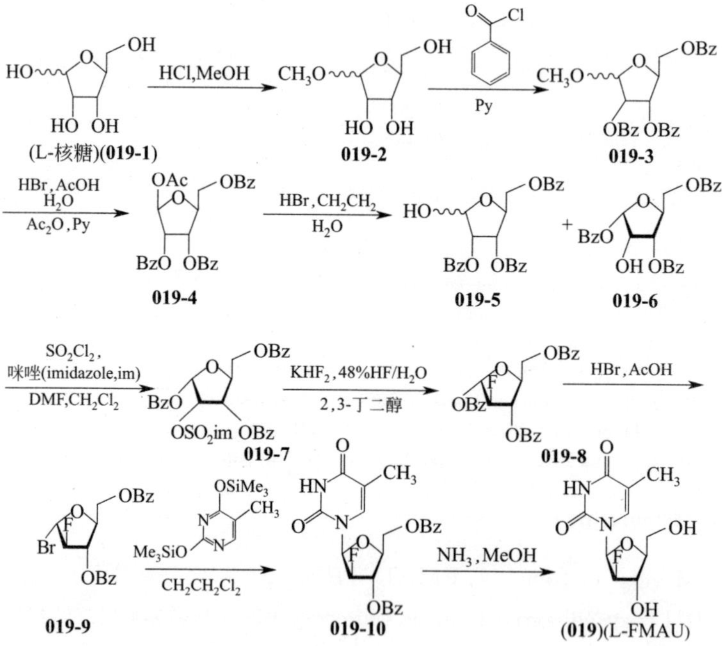

第二条合成路线如下（参见文献[4]）：

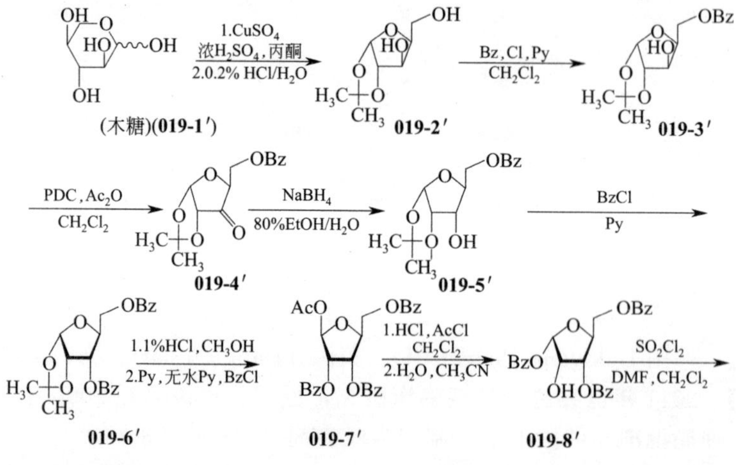

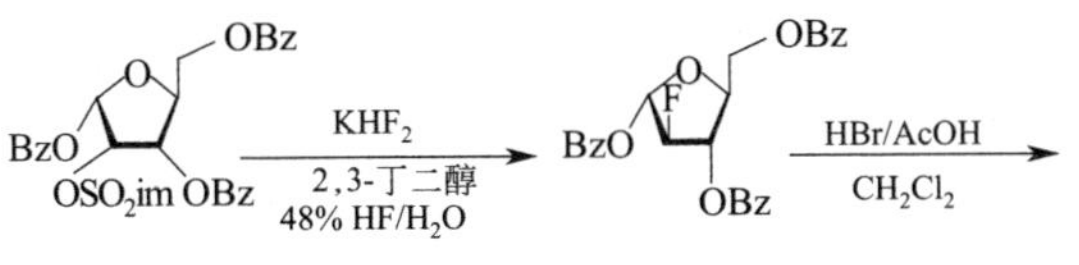

019-9′ 019-10′ 019-11′

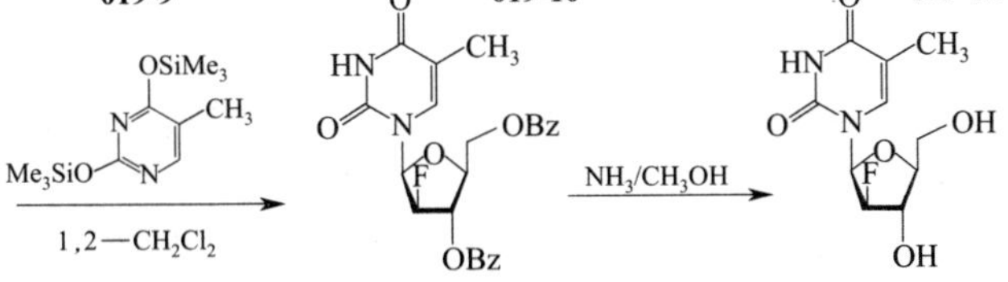

019-12′ 019(L-FMAU)

第三条合成路线如下（参见文献［5］）：

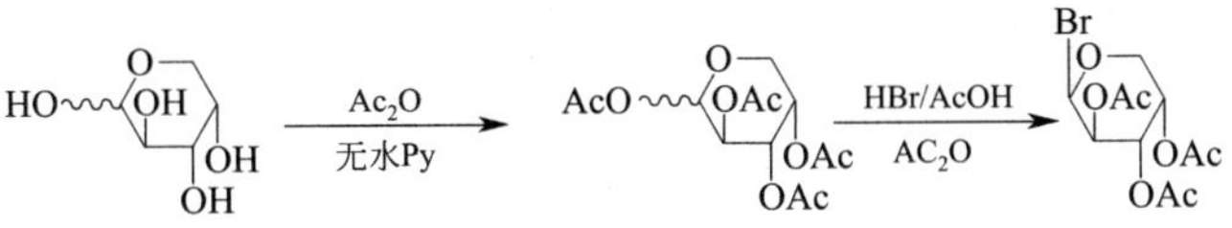

(L-阿拉伯糖)(019-1″) 019-2″ 019-3″

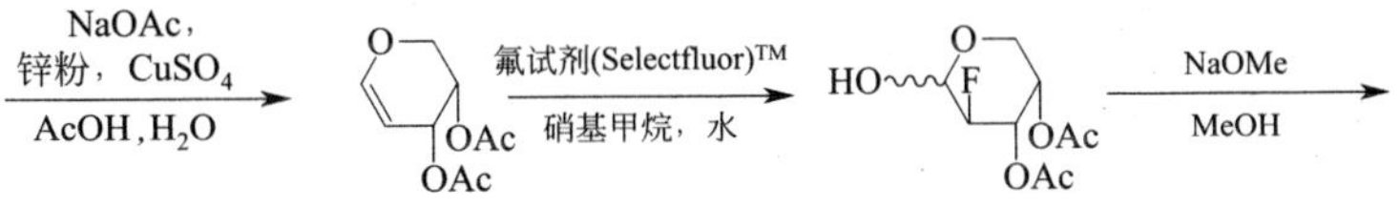

019-4″ 019-5″

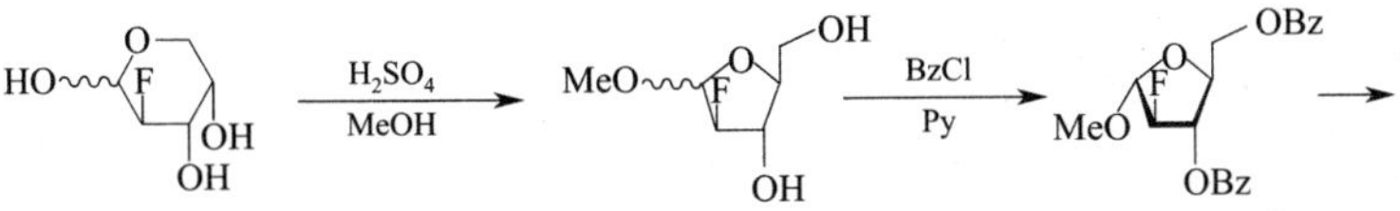

019-6″ 019-7″ 019-8″

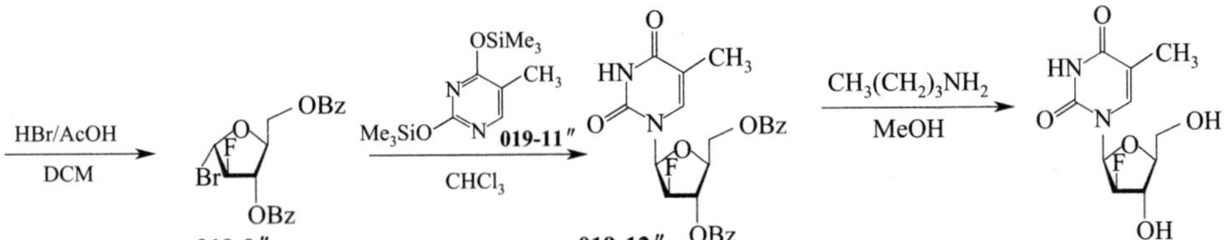

019-9″ 019-12″ (019)(L-FMAU)

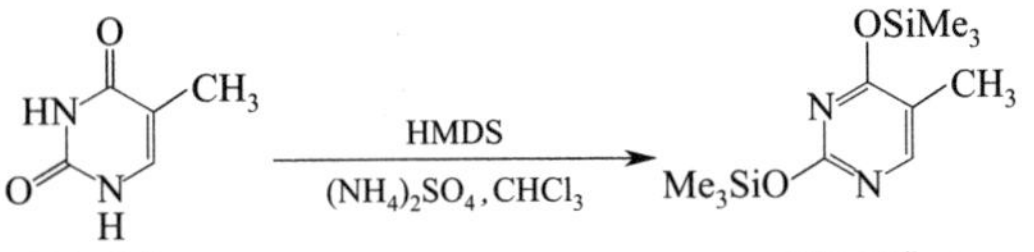

019-10″ 019-11″

介绍第三条合成路线的试验方法：

1. 1,2,3,4-四-*O*-乙酰基-L-阿拉伯吡喃糖（019-2″）的制备（参见文献［18］）

在反应瓶中加入无水吡啶 270mL，L-阿拉伯糖（**019-1″**）100g（0.67mol），搅拌悬浮，在良好的搅拌条件下慢慢加入乙酐 360mL（388g，2.8mol）（开始呈悬浊液，在 0℃条件下 30min 加完），加毕，将该悬浊液在室温下搅拌反应 4h。此时反应液变成亮棕色溶液。反应完毕，在反应液中加入甲苯进行共沸蒸馏，以除去过量的吡啶和乙酐，得到粗品 **019-2″**，**019-2″**为透明油状液，不需经进一步纯化，可直接用于下步反应。

2. 1-α-溴-2,3,4-三-*O*-乙酰基-L-阿拉伯吡喃糖（019-3″）的制备（参见文献［18］）

在反应瓶中加入将 30% HBr 溶于 AcOH（2.0mol）的溶液 400mL，乙酐 8.0mL，搅拌下加入上步制备的 4-乙酰基-L-阿拉伯吡喃糖（**019-2″**）的粗品（一批量），加完，将混合物在室温搅拌反应 36h。反应完毕，将反应液用 CH_2Cl_2（400mL）稀释，然后依次用水洗涤（600mL×3），用饱和 $NaHCO_3$ 溶液洗涤（500mL×2），再用水洗涤（600mL×3），干燥有机相后，过滤，浓缩，得到的糖浆状物用乙醚结晶，得 **019-3″** 129g（0.380mol），收率为 57%（以原料化合物计），产物为白色固体。

^{1}H-NMR（400MHz，$CDCl_3$）δ：6.67（1H，d，J=3.8Hz，1-H），5.37（2H，m）和 5.06（1H，m）（2-H，3-H 和 4-H），4.18（1H，d，J=13.3Hz，5-H），3.91（1H，dd，J=13.3Hz，1.7Hz，5′-H），2.13（3H，s，CH_3COO），2.09（3H，s，CH_3COO），2.01（3H，s，CH_3COO）。

3. 3,4-二-*O*-乙酰基-L-阿拉伯醛（019-4″）的制备（参见文献［18，25］）

在反应瓶中水 200mL、乙酸（AcOH）115mL 和乙酸钠（NaOAc）35g（0.43mol），搅拌溶解，降温至−5℃，在搅拌下往该溶液中慢慢地加入 7g（28mmol）$CuSO_4 \cdot 5H_2O$ 溶于 23mL 水的溶液，并分批加入锌粉 70g（0.11mol）（在保持反应混合物低于−5℃的情况下加入）。搅拌成悬浊液，往悬浊液中加入上步制备的 **019-3″** 34g（0.10mol），控制内温在−5℃，将混合物于强烈搅拌下反应 3h。然后在室温下反应过夜。过滤反应液，滤液用水（250mL）洗，再用 CH_2Cl_2（250mL）洗，分相，水相用 CH_2Cl_2 洗（125mL×2），合并有机相，随后用水洗（250mL×2），用 $NaHCO_3$ 饱和液洗（1250mL×2），最后用水洗（250mL×2），干燥，过滤，滤液浓缩得到无色糖浆状液约 20g，将其用快速硅胶柱色谱分离纯化［300g 硅胶，洗脱剂为己烷/乙酸乙酯（4：1）］，经后处理得 **019-4″** 12.0g（60mmol），收率为 60%，产物为无色糖浆状物。

^{1}H-NMR（400MHz，$CDCl_3$）δ：6.48（1H，d，J=6.0Hz，1-H），5.44（1H，m，3-H），5.19（1H，dt，J=4.0Hz，4.0Hz，9Hz，4-H），4.83（1H，dd，J=5.0Hz，6.0Hz，4-H），4.00（2H，m，5-H 和 5′-H），2.08（3H，s，CH_3COO），2.07（3H，s，CH_3COO）。

4. 3,4-二-*O*-乙酰基-2-脱氧-2-氟-L-阿拉伯吡喃糖（019-5″）的制备

在反应瓶中加入硝基甲烷/水（4：2）溶液 120mL，上步制备的 **019-4″** 12.0g（60mmol），搅拌溶解，然后往该溶液加入氟试剂 Selectfluor^{TM} 26g（73mmol），加时保持搅拌状态。加完，将反应液于室温下搅拌反应过夜。反应过夜后加热至回流，搅拌回流反应 1h 以使反应完全。冷却反应液至室温，真空蒸除硝基甲烷，往剩余物中加水 150mL，用乙酸乙酯提取（150mL×3）。合并有机相，先用 1mol/L HCl 洗涤（200mL×2）、再用水洗（200mL×2），干燥，过滤，滤液浓缩得到粗品 **019-5″** 9.9g（42mmol），产物为糖浆状物，收率为 70%。

^{13}C-NMR（$CDCl_3$）δ：170.35（CH_3COO），170.27（CH_3COO），95.01（1α-C，d，$J_{C\text{-}1F}$=24.5Hz），90.81（1β-C，d，$J_{C\text{-}1F}$=21.5Hz），89.10（2α-Cd，$J_{C\text{-}2F}$=184.3Hz），85.85（2β-C，d，$J_{C\text{-}2,F}$=188.0Hz），70.61（3α-C，d，$J_{C\text{-}3,F}$=19.5Hz），69.57（4β-C，d，$J_{C\text{-}4,F}$=7.7Hz），68.66（4α-C，d，$J_{C\text{-}4,F}$=8.3Hz），67.53（3β-C，d，$J_{C\text{-}3,F}$=17.8Hz），63.90（5α-C），60.26（5β-C），20.73（CH_3COO），20.67（CH_3COO），20.62（CH_3COO），20.56（CH_3COO）。

^{19}F-NMR（$CDCl_3$）δ：−205.61（dd，J=11.0Hz 和 J=51.8Hz，F-2α-anomer），−207.02（dd，J=9.0Hz 和 J=49.0Hz，F-2β-anomer）。

5. 2-脱氧-2-氟-L-阿拉伯吡喃糖（019-6″）的制备

在反应瓶中加入无水甲醇 220mL 和 **019-5″** 5.7g（24.1mmol）搅拌溶解，往该溶液加入 0.1mol/L 甲醇钠的甲醇溶液 114mL（11.4mmol），于室温搅拌反应 1h。溶液用 DOWE×50w×8-100（道埃克斯离子交换树脂）中和，滤去树脂，滤液蒸除溶剂，得到粗品 **019-6″** 3.7g（24mmol），收率为 100%。产物为黄色糖浆状物。

^{13}C-NMR（D_2O）δ：94.19（1α-C，d，$J_{C-1,F}$=23.0Hz），92.24（2α-C，d，$J_{C-2,F}$=179.6Hz），90.10（1β-C，d，$J_{C-1,F}$=20.3Hz），88.60（2β-C，d，$J_{C-2,F}$=182.3Hz），70.77（3α-C，d，$J_{C-3,F}$=18.2Hz），69.03（4β-C，d，$J_{C-4,F}$=8.0Hz），68.90（4α-C，d，$J_{C-4,F}$=10.2Hz），66.85（3β-C，d，$J_{C-3,F}$=18.2Hz），66.32（5α-C），62.21（5β-C）。

^{19}F-NMR（CD_3OD）δ：−204.11（dd，J=12.6Hz 和 J=51.7Hz，F-2α-anomer），−206.45（d，J=47.3Hz，F-2β-anomer）。

6. 1-*O*-甲基-2-脱氧-2-氟-L-阿拉伯呋喃苷（019-7″）的制备

在反应瓶中加入无水甲醇 12.2mL、H_2SO_4 60.1μL（1.1mmol）和 **019-6″** 790mg（5.2mmol），搅拌溶解，将该溶液加热回流反应 6h。反应完毕，冷却至室温，用 DOWE×SBR（一种离子交换树脂）中和，过滤，滤液蒸除溶剂，得到粗品 **019-7″** 700mg（4.21mmol），收率为 80%，产物为糖浆状物。

^{13}C-NMR（CD_3OD）δ：107.48（1α-C，d，$J_{C-1,F}$=35.6Hz），103.20（2α-C，d，$J_{C-2,F}$=178.8Hz），101.98（1β-C，d，$J_{C-1,F}$=16.8Hz），96.80（2β-C，d，$J_{C-2,F}$=199.3Hz），85.15（4α-C，d，$J_{C-3,F}$=5.0Hz），83.69（4β-C，d，$J_{C-4,F}$=10.7Hz），76.70（3α-C，d，$J_{C-4,F}$=27.0Hz），74.54（3β-C，d，$J_{C-3,F}$=21.5Hz），65.00（5β-C），62.52（5α-C），55.58（OCH_3 β），54.94（OCH_3 α）。

^{19}F-NMR（CD_3OD）δ：−189.97（ddd，J=12.0Hz，J=26.0Hz 和 J=51.0Hz，F-2α-anomer）。

7. 1-*O*-甲基-2-脱氧-2-氟-3,5-二-*O* 苯甲酰基-L-阿拉伯呋喃糖苷（019-8″）的制备

在反应瓶中加入无水吡啶 10mL、**019-7″** 664mg（4mmol），搅拌溶解，往该溶液慢慢加入苯甲酰氯（在 0℃下）2.5mL（3.0g，21.5mmol），加完，在搅拌 30min（0℃）后，在室温下放置 3h。然后向反应液中加入 10mL 水和 30mL 饱和 $NaHCO_3$ 溶液淬灭反应，并搅拌 30min。用 50mL CH_2Cl_2 和 30mL 过饱和 $NaHCO_3$ 溶液稀释，充分搅拌后静置分层，分取有机相，用饱和 $NaHCO_3$ 溶液（50mL）洗涤，用水洗涤（50mL×2），用 1mol/L 盐酸洗涤（50mL×2），用水（50mL）水洗，再分别用饱和 $NaHCO_3$ 溶液（50mL）和水（50mL×2）洗涤，干燥，过滤，滤液蒸除溶剂，得棕色糖浆状物 1.9g，将其经快速柱色谱分离纯化［50g 硅胶，洗脱剂为己烷/乙酸乙酯（95∶5）］，经后处理，得糖浆状 **019-8″**（α-端基异构体）670mg（1.79mmol），收率为 44%，$[\alpha]_D^{20}$=−98°（c=1.0，EtOH）［文献［26］：$[\alpha]_D^{20}$=+108°（c=1.8，EtOH，为 D-异构体］。

^{1}H-NMR（400MHz，$CDCl_3$）δ：7.40～8.20（15H，m，Ar-H），5.48（1H，dd，J=5.0Hz，23.1Hz，3-H），5.21（1H，d，J=10.6Hz，1-H），5.11（1H，d，J=49.2Hz，2-H），4.76（1H，dd，J=3.6Hz，12.0Hz，5-H），4.63（1H，dd，J=4.4Hz，12.0Hz，5′-H），3.45（3H，s，OCH_3）。

^{13}C-NMR（$CDCl_3$）δ：166.20（C=O），165.67（C=O），133.57（Ar），133.07（Ar），129.87（Ar），129.76（Ar），128.49（Ar），128.31（Ar），106.22（1-C，d，$J_{C-1,F}$=35.1Hz），98.20（2-C，d，$J_{C-2,F}$=182.7Hz），80.85（4-C），77.58（3-C，D，$J_{C-3,F}$=30.4Hz），63.62（5-C），54.86（OCH_3）。

^{19}F-NMR（$CDCl_3$）δ：-191.70（ddd，$J=10.0$Hz，23.0Hz 和 50.0Hz，F-2α-端基异构体）。

8. 1-(3′,5′-二-*O*-苯甲酰基-2′-脱氧-2′-氟-*β*-L-阿拉伯呋喃糖基）胸腺嘧啶（019-12″）的制备（参见文献［4］）

在反应瓶中加入无水 CH_2Cl_2 2.6mL，**019-8″** 1.31g（3.5mmol），搅拌溶解，然后冷却至 0℃，慢慢往该溶液加入将 30% HBr 溶于 AcOH 的溶液 3.7mL（5.1g）（含 1.5g HBr，18.6mmol），加完，将溶液于室温下搅拌反应过夜。反应完毕，得到的棕红色溶液在真空下浓缩（温度＜40℃），然后将浓缩液与干燥的苯共蒸发（3mL×3），再用干燥的氯仿共蒸发一次（氯仿用 3mL），得到溴糖（**019-9″**），该产物为糖浆状物，用干燥的氯仿（4mL）再溶解，得到 **019-9″**的氯仿溶液，将其定为（A）溶液备用于下步反应。

在另一反应瓶中（与上述试验的同时间进行）依次加入胸腺嘧啶（**019-10″**）971mg（7.7mmol）、硫酸铵 89mg 和 1,1,1,3,3,3-六甲基二硅氮烷（HMDS）3.7g（4.9mL，23.0mmol）溶于干燥的氯仿 33.0mL 溶液，搅拌混合，将该混合物加热搅拌回流过夜。得到一澄清溶液（经 TLC 跟踪显示 **019-10″**甲基硅烷基化完成），内含有化合物 **019-11″**，将其溶液冷却至室温作为溶液 B 供下步反应。

在另一反应瓶中加入溶液 B 和溶液 A，搅拌加热回流反应 4h。反应完毕，用甲醇淬灭反应（加甲醇 2mL），出现沉淀，将悬浊液再在室温搅拌 1h。固体通过放置硅藻土的漏斗过滤，用氯仿洗涤滤饼。有机相（约 100mL），依次用水（100mL）、$NaHCO_3$ 溶液（100mL）和水（100mL×2）洗涤，干燥，过滤掉干燥剂，滤液（有机相）蒸除溶剂，得到固体，将该固体用乙醇重结晶，得到纯的 **019-12″** 700mg（1.5mmol），收率为 42%，产物为白色固体，mp 160℃，与原始样品 **019-12″**相同（文献［6］：mp 120～122℃，为 D-异构体，L-异构体 mp 118～120℃）。

^{1}H-NMR（400MHz，$CDCl_3$）δ：8.52（1H，bs，N—H），7.43～8.13（10H，m，ArH），7.36（1H，q，$J=1$Hz，C—H thymine），6.35（1H，dd，$J=3.0$Hz，22.2Hz，1-H），5.64（1H，dd，$J=3.0$Hz，18.0Hz，3-H），5.32（1H，dd，$J=3.0$Hz，50.0Hz，2-H），4.77～4.86（2H，m，5-H 和 5′-H），4.49（1H，q，4-H），1.76（3H，d，$J=1.0$Hz，Thymine CH_3）。

9. 1-(2′-脱氧-2′-氟-*β*-L-阿拉伯呋喃糖基)胸腺嘧啶（克拉夫定）(019）的合成

在反应瓶中依次加入甲醇 15mL、正丁胺 55g（7.5mL，75mmol）和 **019-12″** 700mg（1.5mmol），搅拌加热回流反应 3h。将反应液蒸发至干，再与乙酸乙酯共蒸发三次，最后悬浮于乙酸乙酯中，过滤，滤饼干燥，得 **019** 320mg（1.23mmol），收率为 82%，本品为白色固体，mp 188℃［文献［27］：mp 185～187℃；文献［4］：mp 184～185℃；文献［6］：mp 187～188℃（D-异构体）］。$[\alpha]_D^{20}=-93°$（$c=0.25$，MeOH）［文献［4］：$[\alpha]_D^{20}=-111°$（$c=0.23$，MeOH)；文献［27］：$[\alpha]_D^{20}=-112°$（$c=0.23$，MeOH)］。

^{1}H-NMR（400MHz，DMSO-d_6）δ：11.0（1H，bs，N—H），7.58（1H，s，C—H thymine），6.09（1H，dd，$J=4.2$Hz，15.6Hz，1-H），5.85（1H，6s，OH），5.10（1H，bs，OH），5.02（1H，dt，$t=4.0$，3.8 和 $J=52.8$Hz，2-H），4.22（1H，dt，$J=3.8$Hz，4.0Hz 和 $J=20.3$Hz，3-H），3.76（1H，q，$J=4.0$Hz，9.5Hz，4-H），3.57～3.69（2H，m，5-H 和 5′-H），1.77（3H，s，Thymine CH_3）。

Selectfluor^{TM}（氟试剂商品名）

中文名　1-氯甲基-4*F*-1,4-重氮化二环[2.2.2]辛烷双(四氟硼酸)盐。

英文名 1-Chloromethyl-4-fluoro-1,4-diazoniabicyclo[2. 2. 2]octanebis(tetrafluoroborate)salt。

分子式 $C_7H_{14}ClFN_2 2(BF_4)$(354. 26)。

CAS [140681-55-6]。

结构式

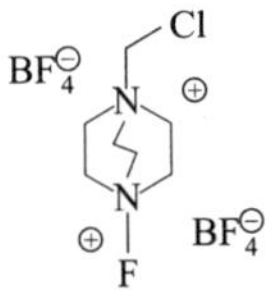

参考文献

[1] Merck Index 15th: 2351.
[2] WO, 9520595, 1995.
[3] US, 5587362, 1996.
[4] Ma T, et al, J Med Chem, 1996, 39: 2835-2843.
[5] Sznaidman M L, et al. Nucleosides Nucleotides and Nucleic Acids, 2002, 21: 155-163.
[6] Tann C H, et al. J Org Chem, 1985, 50: 3644-3647.
[7] Chu C K, et al. Antimicrob Agents Chemother, 1995, 39: 979-981.
[8] Oka K, et al. 藥学雑誌, 1963, 83: 890-891 (日文).
[9] Wright J D, et al. Pharm Res, 1995, 12: 1350-1353.
[10] Chong Y, et al. Bioorg Med Chem Lett, 2002, 12: 3459.
[11] Marcellin P, et al. Hepatology, 2004, 40: 140-148.
[12] 尤启冬, 林国强. 手性药物研究与评价. 北京: 化学工业出版社, 2011: 423-424.
[13] Yao G-Q, et al. Biochem Pharmacol, 1996, 51: 941-947.
[14] Pai S B, et al. Antimicrob-Agents Chemother, 1996, 40: 380-386.
[15] Liu S H, et al. Antimicrob Agents Chemother, 1998, 42: 833-839.
[16] Wright J D, et al. Biopharm Drug Dispos, 1996, 17: 197-207.
[17] Wright J D, et al. Antimicrob Agents Chemother, 1997, 41: 2184-2187.
[18] Balog A, et al. Synthetic Comm, 1996, 26: 935.
[19] Fu L, et al. Biochem Pharmacol, 1999, 57: 1351-1359.
[20] Tantillo C, et al. J Mol Biol, 1994, 243: 369.
[21] T. S. Chou, et al. Tetrahedron Lett, 1996, 37: 17-20.
[22] Abdulrahman H, et al. J Org Chem, 1985, 50: 2597.
[23] 张国, 等, 中国新药杂志, 2001, 10 (2): 96-99.
[24] 吴志洪, 等. 中国临床医药实用杂志, 2004, 17: 52-55.
[25] Smiatacz Z, et al. Carbohydr Res, 1988, 172: 171.
[26] Wright J A, et al. J Med Chem, 1970, 13: 269.
[27] Du J, et al. Nucleosides and Nucleotide, 1999, 18: 187.

020 贝韦立马 (Bevirimat)

【别名】 Bevirimat dimeglumine, PA-457, YK-FH 312。

【化学名】 3-*O*-(3′,3′-Dimethylsuccinyl) betulinic acid; (3*β*)-3-(3-carboxy-3-methyl-1-oxobutoxy)-lup-20(29)-en-28-oic acid。

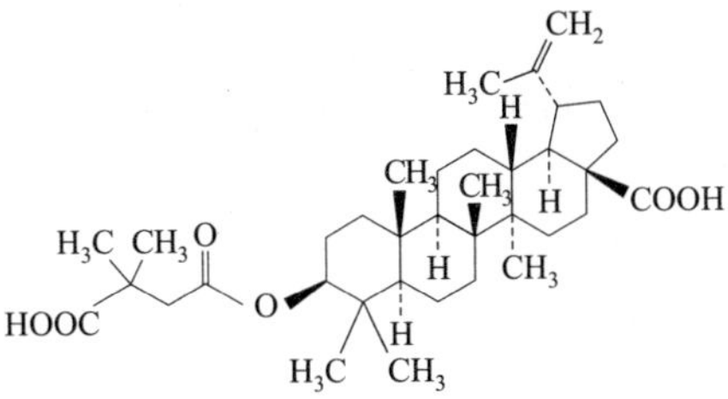

贝韦立马 CAS[174022-42-5] $C_{36}H_{56}O_6$ 584. 84

【研发厂商】 美国 Panacos Pharmaceuticals 公司。

【研发动态】 2011 年进行Ⅱ期临床研究，未见到研究进展的报道。

【性状】 无色针状结晶（甲醇结晶），mp 274～276℃，$[\alpha]_D^{19}=+23.5°$（$c=0.71$，氯仿/甲醇）。

【用途】 本品是白桦酸的衍生物，能有效并选择性抑制 HIV-1 包括耐药菌株的病毒，是成熟抑制剂的第一种新颖药物（first-in-class）。本品既不是通过抑制病毒的附着或进入，也不是通过抑制逆转录酶、整合酶或蛋白酶来产生作用。临床前实验利用多核激活半乳糖苷酶指示剂（multinuclear-activation galactosidase indicator，MAGI）测试，表明本品通过阻断 Gag 蛋白加工过程中的后期阶段，对抑制衣壳蛋白前体（p 25）向成熟衣壳蛋白（p 24）的转化具有专属性，从而抑制病毒成熟。体外实验测试了本品对外周血单核细胞（PBMC）中的野生型 HIV 病毒的 IC_{50} 为 10.3nmol/L，与齐多夫定（$IC_{50}=4.3$nmol/L）和茚地那韦（$IC_{50}=8.8$nmol/L）的活性相当，而优于非核苷类逆转录酶抑制剂（Non-nucleoside reverse transcriptase inhibitor，NNRTI）奈维拉平（$IC_{50}=40.4$nmol/L）的活性。本品在低浓度（nmol）对耐药病毒仍具有抑制作用。本品的活性对 HIV-1 具有特异性，对 HIV-2 或 SIV 不具有抑制作用。本品的治疗指数＞2500（$CC_{50}=25\mu$mol/L，与其他已上市药物联合用药时具有协同作用。本品用于 HIV/AIDS 的治疗。其耐受性好，不良反应为轻度至中度，剂型为口服片剂。

【合成路线】 参见文献［4，11，14］。

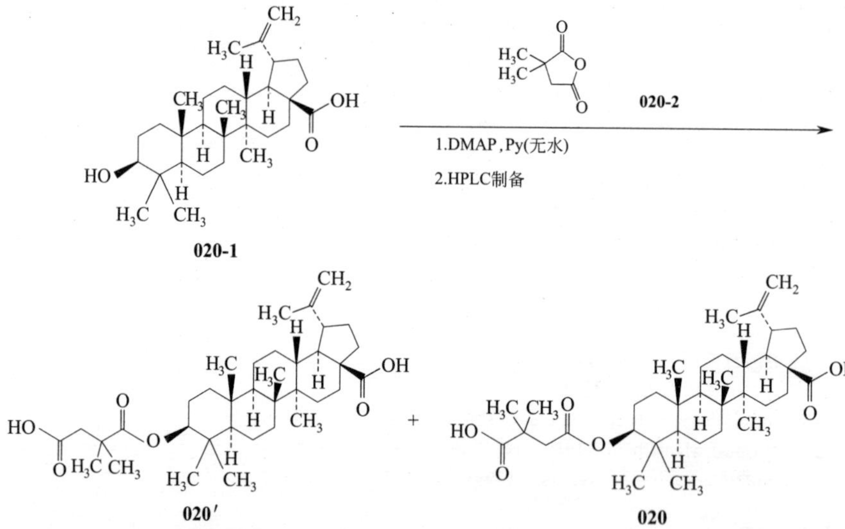

3-*O*-(3′,3′-二甲基琥珀酰基) 白桦酸 (020) 的合成

在反应瓶中加入白桦酸（桦木酸）（**020-1**）542mg（1.2mmol）和无水吡啶 10mL，搅拌溶解，再加入二甲基氨基吡啶（DMAP）（1 等效量）和 3,3-二甲基琥珀酸酐（**020-2**）（2.5 等效量），加完，搅拌加热至回流，搅拌回流反应过夜，HPLC 测试反应到终点后，加入冰水稀释，用 $CHCl_3$ 提取，分取有机相，用水洗涤，再用无水 $MgSO_4$ 干燥，过滤，滤液减压浓缩，剩余物经硅胶柱色谱分离纯化，经后处理所得的产物用甲醇重结晶，得到无色针状固体 **020**，收率为 70.0%，mp 274～276℃，$[\alpha]_D^{19}=+23.5°$ [$c=0.71$，$CHCl_3/CH_3OH$（1∶1）]。

^{1}H-NMR（吡啶-d_5）δ：0.73，0.92，0.97，1.01，1.05 [each 3H，s，4-$(CH_3)_2$，8-CH_3，10-CH_3，14-CH_3]，1.55（6H，s，3′-$CH_3\times2$），1.80（3H，s，20-CH_3），2.89，2.97（each 1H，d，$J=15.5$Hz，2′-H），3.53（1H，m，19-H），4.76（1H，dd，$J=5.0$Hz，11.5Hz，3-H），4.78，4.95（each 1H，brs，30-H）。

FABMS（m/z）：585 $[M+H]^+$。

FABMS (m/z)：583 [M－H]$^-$。

HR-FABMS calcd for $C_{36}H_{57}O_6$ 585.4155，found (m/z)：585.4161。

参考文献

[1] Merck Index 15th：1196.
[2] WO，9639033，1996.
[3] US，5679828，1997.
[4] Kashiwada Y，et al. J Med Chem，1996，39：1016-1017.
[5] Kanamoto T，et al. Antimicrob Agents Chemother，2001，45：1225.
[6] F Li，et al. Proc Natl Acad Sei USA，2003，100：13555.
[7] F Li，et al. Virology，2006，356：217.
[8] Martin D E，et al. Antimicrob Agent Chemother，2007，51：3063.
[9] Temesgen Z，et al. Curr Opin Investig Drugs，2006，7：759-765.
[10] 尤启冬，林国强．手性药物研究与评价．北京：化学工业出版社，2011. 417-418.
[11] E P，1397957，2004.
[12] Fujioka T，et al. J Nat Prod，1994，57 (2)：243-247.
[13] Kashiwada Y，et al. J Nat Prod，1998，61 (9)：1090-1095.
[14] Hashimoto F，et al. Bioorg Med Chem，1997，5 (12)：2133-2143.
[15] Merck Index 15th：1193.
[16] 国外医药抗生素分册，2009，30 (2)：95.

021 呋山那韦钙 (Fosamprenavir Calcium)

【别名】 G W-433908G，VX-175(游离酸)，Lexiva®，Telzir™。

【化学名】 *N*-[(1*S*，2*R*)-3-[[(4-Aminophenyl) sulfonyl](2-methylpropyl) amino]-1-(phenylmethyl)-2-(phosphonoxy) propyl]carbamic acid C-[(3*S*)-tetrahydro-3-furanyl]ester calcium salt。

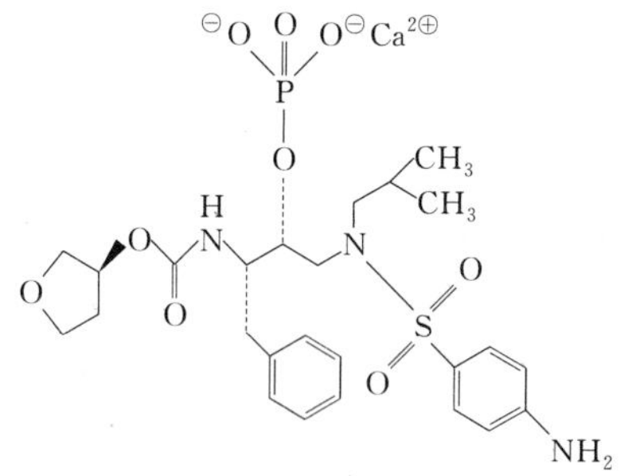

呋山那韦　CAS[226700-79-4]　$C_{25}H_{36}N_3O_9PS$　585.61

呋山那韦钙　CAS[226700-81-8]　$C_{25}H_{34}CaN_3O_9PS$　623.67

【研发厂商】 美国 Vertex Pharmaceuticals Inc，英国 Licensed to Glaxo Smith Klime Plc 联合研发。

【首次上市时间和国家】 2003 年，在美国上市。

【性状】 白色晶体，溶于水。

【用途】 HIV 蛋白酶是病毒生长成熟过程中的一种必需的酶。它在病毒成熟及闭合前体分子被切割成小分子蛋白的过程中发挥重要作用。本品为安普那韦 (Amprenavir) 高水溶性的前药，在体内经转化成安普那韦，从而发挥 HIV 蛋白酶抑制作用。研究表明，本品通过胃肠道上皮快速而完全地转变成安普那韦，其半衰期与直接使用安普那韦时相似，与静脉注射安普那韦相比，其相对生物利用度为 90%。本品临床用于治疗 HIV 感染、艾滋病，其水溶性好，耐受性好，不良反应少。

【合成路线】 介绍文献［12］的合成路线方法。

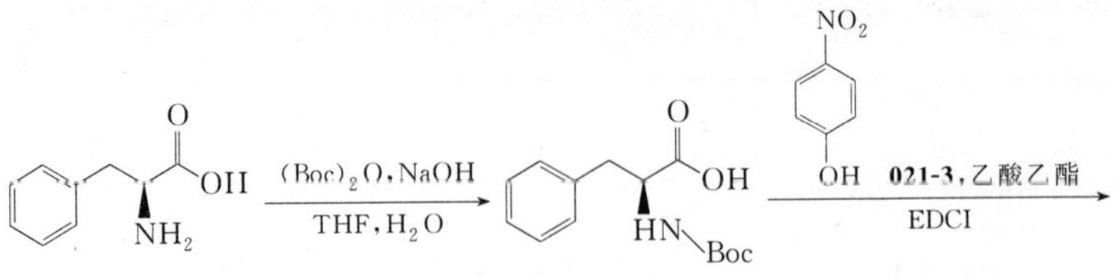

021-1 021-2

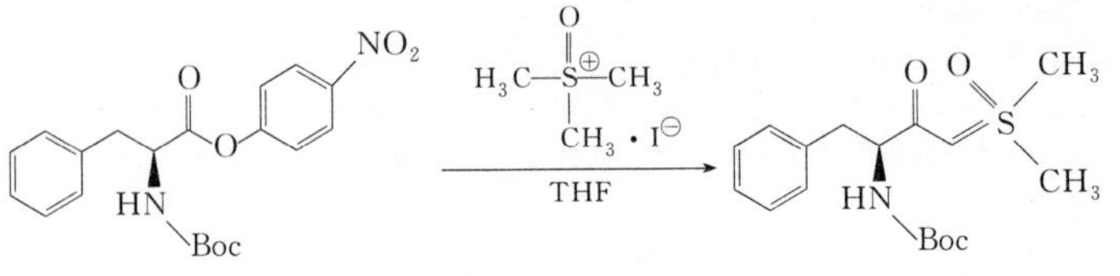

021-4 021-5

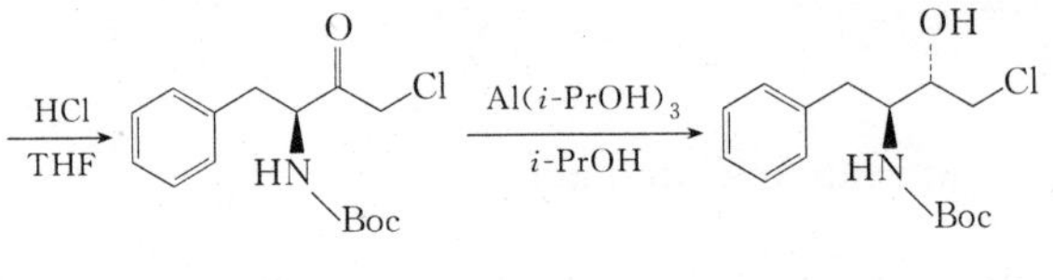

021-6 021-7

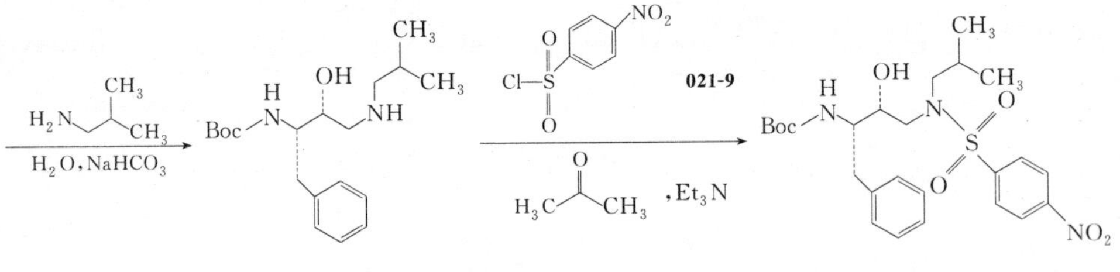

021-8 021-10

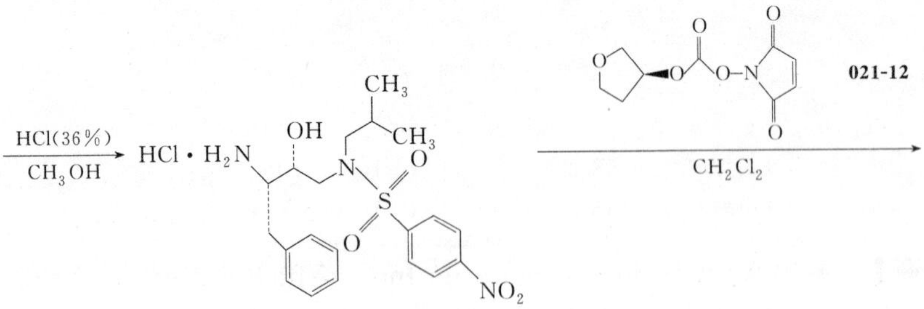

021-11

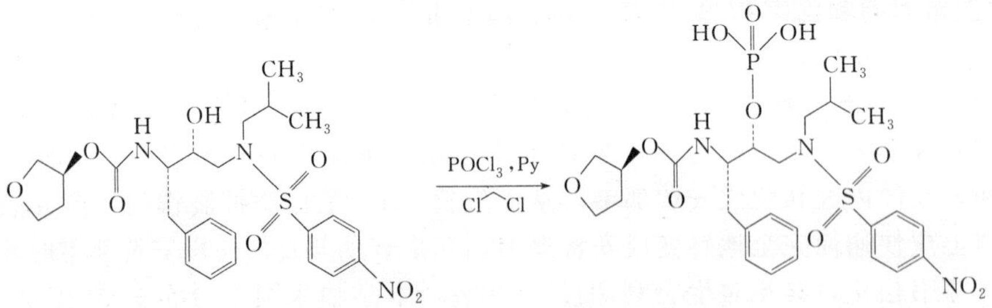

021-13 021-14

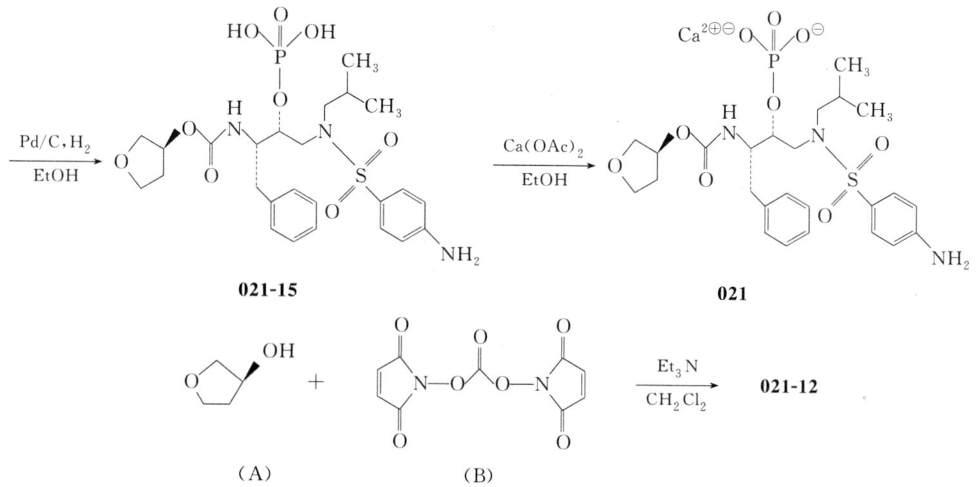

1. ***N*-叔丁氧羰基-L-苯丙氨酸（021-2）的制备**

在反应瓶中依次加入 L-苯丙氨酸（**021-1**）33g（200mmol）、THF 350g 和水 350g，搅拌下加入 NaOH 17.6g（440mmol），继续搅拌溶解，溶清后加入 $(Boc)_2O$［Di-t-butyl dicarbonate；二叔丁基二碳酸酯或碳酸酐二叔丁酯］47.96g（220mmol），于 25℃下保温搅拌反应 18h。反应完毕，减压旋蒸干溶剂，剩余物用 100mL CH_2Cl_2 提纯一次，提纯完毕，水相再用 1mol/L 盐酸调至 pH＝4，再加入 300mL 乙酸乙酯提取，分取有机相，用 30g 无水 $MgSO_4$ 干燥，过滤，滤液减压浓缩至干，得白色固体 **021-2** 51.72g，收率为 97.5%，HPLC 纯度为 99.2%，不需精制，可直接用于下步反应。

2. ***N*-叔丁氧羰基-L-苯丙氨酸-4-硝基苯酯（021-4）的制备**

在反应瓶中依次加入上步制备的化合物 **021-2** 39.8g（150mmol）、乙酸乙酯 500g，搅拌溶解，再加入对硝基苯酚（**021-3**）20.87g（150mmol）和 EDCI（1-乙基-3-[3-(二甲基氨基)丙基]碳二亚胺盐酸盐）28g(157.50mmol)，室温下搅拌 1.5h。过滤，滤液用水洗涤（300mL×2），再用饱和 $NaHCO_3$ 水溶液洗涤（300mL×1），最后用饱和盐水洗涤（300mL×3），分取有机相，用无水 $MgSO_4$ 干燥，过滤，滤液减压浓缩至干。剩余物中加入乙醇 300mL，搅拌升温溶解后降温析晶，0℃时抽滤，滤饼用 0℃的乙醇（50mL）漂洗后烘干，得白色固体 **021-4** 49.2g，收率为 85%，HPLC 纯度为 99.4%。

3. **亚甲基氧硫鎓（*S*）-2-氧-3-(叔丁氧羰基氨基)-4-苯丁烯化合物（021-5）的制备**

在反应瓶中（在 N_2 保护下）依次加入三甲基碘化亚砜 66.0g（300mmol）、无水 THF 300mL，搅拌混合，在搅拌下将配制好的 1mol/L 叔丁醇钾/THF 溶液（300mL，300mmol）慢慢加入，加完，升温至回流，保温搅拌回流反应 2.5h。保温反应完毕，将反应液降温至 0℃，慢慢滴加上步制备的化合物 **021-4** 38.6g（100.0mmol）和 300mL 无水 THF 的溶液，控制内温在 5℃以下，滴加完毕，在 0℃下保温搅拌反应 1h。反应完毕，往反应液中滴入 100mL 水，继续在 0℃保温 15min。升温至室温，过滤，滤液减压旋蒸至干，往剩余物中加入 400mL 水和 400mL 乙酸乙酯，充分搅拌后静置分层，水相再用乙酸乙酯提取（150mL×2），合并有机相，再分别用水（100mL×1）、盐水洗涤（100mL×2）。有机相用无水 Na_2SO_4 干燥，过滤，滤液减压旋蒸至干，得淡黄色固体 **021-5** 30.2g，收率为 89%（文献［13］：收率为 90%～91%），产物不要精制，直接用于下步反应。

4. **(2*S*,3*S*)-3-叔丁氧羰基氨基-1-氯-2-氧代-4-苯基丁烷（021-6）的制备**

在反应瓶中依次加入 **021-5** 27.2g（80.0mmol）、THF 500mL，控温在 20℃左右，在搅拌

和 N_2 保护下慢慢滴加配制好的 4.0mol/L 盐酸/THF 溶液 23.2mL（92.8mmol），滴完，升温至回流，搅拌回流反应 4h。反应完毕，降至室温，往反应液中加入 100mL 乙酸乙酯和 200mL 正己烷，再分别用水（200mL）、$NaHCO_3$ 水溶液（100mL）、饱和盐水（100mL）洗涤，洗涤完毕，有机相用无水 Na_2SO_4 干燥，过滤，滤液旋蒸至干，得到 25g 淡黄色固体粗品。

向淡黄色固体粗品中加入 12g 的乙酸乙酯和 60g 己烷，加热搅拌回流至完全溶解，慢慢冷却结晶，当有结晶析出时保温 30min 后，再继续降温至 0～5℃，并在 0～5℃保温 30min。抽滤，滤饼用少量溶剂洗涤，抽干，干燥，得白色固体 **021-6** 19.1g，收率为 80%（文献[13] 中收率为 81%），HPLC 纯度为 99.3%。

^{1}H-NMR（500MHz，$CDCl_3$）δ：7.15～7.35（5H，m），5.04～5.06（1H，d），4.63～4.69（1H，m），4.16～4.20（1H，d），3.96～4.00（1H，d），2.98～3.11（2H，m），1.41（9H，s）。

5.（2*S*，3*S*）-3-叔丁氧羰基氨基-1-氯-2-羟基-4-苯基丁烷（021-7）的制备

在反应瓶中加入异丙醇 300g，搅拌下加入上步制备的化合物 **021-6** 44.7g（150.0mmol），加热升温至回流，慢慢加异丙醇铝 13.5g，加完搅拌保温回流，TLC（EA∶HE=1∶2）控制反应终点，反应完全后，减压蒸馏溶剂至干，蒸馏完毕，加入水 300g，冷却至室温，缓慢滴加稀盐酸水溶液调至 pH=1～2，在 5～10℃保温 30min，抽滤，用 1000g 水洗涤至中性，得白色固体粗品。

在另一反应瓶中加入 150g 乙醇，搅拌下加入上述粗品，加热升温至回流，全溶后保温 30min。缓慢冷却析晶，冷却至 10℃左右，抽滤，用冰乙醇（30g×2）洗滤饼，抽干，滤饼干燥，得 **021-7** 35.35g，收率为 78.7%，HPLC 纯度为 99.9%。

^{1}H-NMR（500MHz，$CDCl_3$）δ：7.21～7.33（5H，m），4.58～4.60（1H，d），3.87～3.91（1H，d），3.83（1H，s），3.65～3.68（1H，dd），3.56～3.60（1H，m），3.21（1H，s），2.90～3.01（2H，m），1.37（9H，s）。

6.（1*S*，2*R*）-*N*-[1-苯甲基-2-羟基-3-（异丁氨基）丙基]氨基甲酸叔丁酯（021-8）的制备

在反应瓶中加入纯水 84g、$NaHCO_3$ 19.2g 和 **021-7** 60g（200.0mmol），搅拌下加入异丁胺 120g，慢慢加热至回流并保温反应，TLC（EA∶HE=1∶2）跟踪至反应液中无原料斑点。反应完毕，减压浓缩异丁胺至干，浓缩完毕加入 300g 纯水，搅拌 30min。冷却至 20℃，抽滤，滤饼用 100g 纯水洗涤，湿品称重后，在热风循环烘箱中于 60～70℃烘干（控制水分<0.5%），得白色固体 **021-8** 约 64.5g，收率为 95.78%，HPLC 纯度为 99.1%。

^{1}H-NMR（500MHz，$CDCl_3$）δ：7.19～7.31（5H，m），4.69～4.71（1H，d），3.79～3.81（2H，s），3.43～3.47（1H，d），2.96～3.01（1H，dd），2.83～2.89（1H，m），2.68～2.69（2H，d），2.40～2.42（2H，d），1.68～1.74（1H，m），1.36（9H，s），0.92～0.90（6H，m）。

7. *N*-[（1*S*，2*R*）-1-苯甲基-2-羟基-3-[异丁基[（4-硝基苯）磺酰基]氨基]丙基]氨基甲酸叔丁酯（021-10）的制备

在反应瓶中依次加入 **021-8** 33.65g（100.0mmol）、丙酮 200g（本反应可用 CH_2Cl_2 作溶剂，但由于 CH_2Cl_2 沸点低，要求反应温度不宜过高，否则反应时间长，后改用了丙酮作溶剂），搅拌，加入三乙胺 30g，慢慢加热至 50℃，搅拌溶解后降温至 25℃，慢慢加入对硝基苯磺酰氯（**021-9**）24.3g，控温在 25～35℃内，加完，在 30～35℃保温反应 2h。HPLC 分析跟踪，原料峰消失后反应终止，加水 250g，水浴蒸干丙酮，冷至室温，抽滤，滤饼烘干得粗品。

在另一反应瓶中加入上述粗品、甲醇 320g，升温搅拌溶清，加入活性炭 3g，保温回流 30min。抽滤，滤液再升温溶清后，慢慢降温析晶，在 0℃时抽滤，滤饼烘干，得白色结晶性粉末 **021-10** 约 50.1g，收率为 96.0%，HPLC 纯度为 99.6%。

^{1}H-NMR（500MHz，$CDCl_3$）δ：8.32～8.35（2H，d），7.95～7.97（2H，d），7.22～7.33（5H，m），4.66～4.68（1H，d），3.88（1H，s），3.76～3.83（2H，m），3.48（1H，s），3.20～3.21（2H，d），2.94～2.99（2H，d），2.86～2.92（2H，m），1.85～1.92（1H，m），1.36（9H，s），0.87～0.89（6H，m）。

8. *N*-[(3*S*)-氨基-(2*R*)-羟基-4-苯基丁基]-*N*-异丁基-4-硝基苯磺酰胺盐酸盐(021-11)的制备

在反应瓶中加入甲醇 280g，搅拌下加入 **021-10** 52.16g（100.0mmol），加热至回流，慢慢滴加 36%盐酸溶液 25mL，滴加完毕，保温搅拌反应 2h。TLC（EA：HE＝1：1）跟踪反应，反应完全后减压浓缩至甲醇蒸干，加入水 600g，打浆搅拌，抽滤，并用 100g 水漂洗滤饼，滤饼在 60℃真空烘干得白色固体 **021-11** 约 45.0g，收率为 98.26%。HPLC 纯度为 99.6%。

^{1}H-NMR（500MHz，$CDCl_3$）δ：8.33～8.35（2H，d），8.00～8.02（2H，d），7.20～7.32（5H，m）3.79～3.83（1H，m），3.33～3.35（2H，d），3.17～3.22（2H，m），2.90～2.95（1H，d），2.67～2.70（3H，m），2.54～2.60（1H，m），1.88～1.93（1H，m），0.86～0.89（6H，m）。

MS（m/z）：422.1 $[M+H]^+$。

9. (*S*)-3-四氢呋喃琥珀酰亚氨基碳酸酯(021-12)的制备

在反应瓶中加入 *N*,*N*-二琥珀酰亚氨基碳酸酯（B）30.74g（120mmol）、(*S*)-3-羟基四氢呋喃（A）8.81g（100mmol）、CH_2Cl_2 100mL，室温搅拌，滴加三乙胺 11g，控制内温在 20～25℃之间，滴完，保温搅拌至反应完全，加入 10%的柠檬酸水溶液 50mL，搅拌洗涤，分液，有机相用食盐水洗涤一次，分液后，有机相用无水 Na_2SO_4 干燥，过滤，滤液减压旋蒸至干，得类白色固体 **021-12**，可直接用于下步反应。

10. *N*-[(1*S*,2*R*)-1-苯甲基-2-羟基-3-(*N*-异丁基-4-硝基苯磺酰氨基)丙基]-(3*S*)-四氢呋喃-3-基氨基甲酸酯(021-13)的制备

在反应瓶中加入 **021-12** 11.35（50mmol）、CH_2Cl_2 120mL，搅拌下室温滴加含 **021-11** 21.05g（50mmol）的 CH_2Cl_2 溶液，滴完，室温搅拌反应 8h。TLC（EA：HE＝2：1）跟踪，确认反应完全后，分别用 150mL 水和 100mL 饱和盐水洗涤反应液，分相后有机相减压浓缩溶剂至干，向剩余物中加入 150mL 乙酸乙酯，升温至 60℃，溶液溶清后慢慢降温析晶，抽滤，滤饼在 60℃下真空干燥，得白色固体 **021-13** 约 22.08g，收率为 82.45%，HPLC 纯度为 99.7%。

^{1}H-NMR（500MHz，$CDCl_3$）δ：8.34～8.36（2H，d），7.95～7.97（2H，d），7.21～7.33（5H，m），5.14（1H，s），4.86～4.88（1H，d），3.76～3.87（5H，m），3.64～3.67（2H，m），3.11～3.24（2H，m），2.84～3.00（4H，m），2.12（1H，m），1.84～1.94（2H，m），0.86～0.90（6H，m）。

11. *N*-[(1*S*,2*R*)-1-苯甲基-2-膦酰氧基-3-(*N*-异丁基-4-硝基苯磺酰氨基)丙基]-(3*S*)-四氢呋喃-3-基氨甲酸酯(021-14)的制备

在反应瓶中依次加入上步制备的化合物 **021-13** 26.78g（50.0mmol）、CH_2Cl_2 120g、吡啶 31g，搅拌控温在 20～25℃，慢慢滴加 $POCl_3$ 22g，滴加完毕，保温反应，TLC 跟踪

（EA：MeOH＝4：1），检测反应完全后，往反应液滴入 60mL 6mol/L 稀盐酸水溶液，滴加完毕，升温至 30℃，搅拌保温 2h。降温至室温，分液，有机相用 100mL 水洗涤，再用无水 $MgSO_4$ 干燥，抽滤，滤液水浴减压蒸干溶剂，得白色固体（**021-14**）约 25g，收率为 81.2%，HPLC 含量为 99.8%。

MS（*m/z*）：614.3 [M－H]⁻。

12. *N*-[(1*S*,2*R*)-1-苯甲基-2-膦酰氧基-3-(*N*-异丁基-4-氨基苯磺酰氨基)丙基]-(3*S*)-四氢呋喃-3-基氨基甲酸酯(021-15)的制备

在反应瓶中依次加入 **021-14** 30.78g（50.0mmol）、乙醇 150g 和 Pd/C 催化剂 1.5g，真空 N_2 置换反应瓶三次，通入 H_2 置换 N_2 三次，保温在 25℃，常压加氢反应 8h（在搅拌下）。TLC 跟踪，检测反应完全后抽滤，滤液旋蒸至干，得白色固体 **021-15** 约 28.8g，收率为 98.4%，HPLC 含量为 99.5%。

13. *N*-[(1*S*,2*R*)-3-[[(4-氨基苯基)磺酰基]-(2-甲基丙基)氨基]-1-(苯基甲基)-2-(膦酰氧基)丙基]氨基甲酸-*C*-[(3*S*)-四氢-3-呋喃基]酯钙盐或[(1*S*,2*R*)-3-(((4-氨基苯基)磺酰基)(2-甲基丙基)氨基)-1-(苯甲基)-2-(膦酰氧基)丙基]-(3*S*)-四氢呋喃-3-基氨基甲酸酯钙盐(呋山那韦钙)(**021**)的合成

在反应瓶中依次加入上步制备的化合物 **021-15** 23.42g（40.0mmol）、乙醇 150g，搅拌溶解，用水浴升温至 50℃，搅拌下滴加乙酸钙（11.7g）与水（75mL）配成的溶液，滴加过程控制温度在 50℃左右，滴加完毕，维持在 50℃左右搅拌反应 30min。反应完毕，降温至室温，将反应液过滤（抽滤），滤饼用 10mL 乙醇和 10mL 水的混合液洗涤，抽干，滤饼在真空干燥器中干燥，得针状晶体（白色）**021** 23.5g，收率为 95%，mp 282～284℃，HPLC 法测含量是 99.8%（本步反应应控制好滴加乙酸钙水溶液的滴加温度和干燥温度，温度过高，容易产生副产物，使成品纯度降低，滴加温度在 50℃左右为宜，真空干燥温度控制在 60℃以下为宜）。

^{1}H-NMR（500MHz，0.1mol/L DCl 在 D_2O 中的溶液）δ：8.00～8.03（2H，d），7.68～7.70（2H，d），7.29～7.37（5H，m），4.90～4.98（1H，m），4.27～4.57（1H，m），4.20～4.23（1H，m），3.59～3.89（5H，m），3.35～3.39（1H，m），2.94～3.09（3H，m），2.66～2.72（1H，m），1.87～2.13（2.7H，m），1.32～1.33（0.3H，m），0.78～0.82（6H，m）。

MS（*m/z*）：584[M－H]⁻。

EDCI 作缩合脱水剂比 DCC 好，也比 DCU 好。

三甲基碘化亚砜 CAS [1774-47-6]。

参考文献

[1] Merck Index 15th：4276.
[2] WO，9933815，1999.
[3] US，6559137，2003.
[4] WO，0004033，2000.
[5] U S，6514953，2003.
[6] Falcoz C，et al. J Clin Pharmacol，2002，42：887.
[7] Chapman T M，et al. Drugs，2004，64：2101-2124.
[8] Tribut O，et al，Drugs，2005，65：633-659.
[9] 陈仲强，等．现代药物的制备与合成：第一卷．北京：化学工业出版社，2008：87-90.
[10] 尤启冬，林国强．手性药物研究与应用．北京：化学工业出版社，2004：285-286.
[11] 尤启冬，林国强．手性药物研究与评价，北京：化学工业出版社，2011：438-439.

［12］ 姚庆旦．浙江大学学位论文（硕士），2010.5.
［13］ Dengjin Wang，et al. Org Syntheses，2007，84：58-67.
［14］ Abdel-Magid A F，et al. J Org Chem，1996，6（11）：3849-3862.
［15］ 陶佩珍．中国新药杂志，2002，11（11）：842-846.
［16］ 胡娟，等．中国医药工业杂志，2006，37（11）：723-726.
［17］ 徐鹏．华东师大硕士学位论文，2010.
［18］ Meyers A I，et al. J Org Chem，1996，61（23）：8207-8215.
［19］ WO，9633184，1996.
［20］ 高玲玲，等．化学世界，2008，2：103-106.
［21］ WO，9405639，1994.
［22］ J P，1996501299，1996.
［23］ WO，9633792，1996.
［24］ WO，9633793，1996.
［25］ WO，0100635，2001.
［26］ WO，9948885，1999.
［27］ Mart L，et al. Drugs Fut，2001，26（3）：224.

022　盐酸达卡他韦（Daclatasvir Dihydrochloride）

【别名】 BMS-790052，DCV，Daklinza®，达卡他韦。

【化学名】 *N*,*N*-[[1,1′-Biphenyl]-4,4′-diylbis[1*H*-imidazole-5,2-diyl-(2*S*)-2,1-pyrrolid-inediyl[(1*S*)-1-(1-methylethyl)-2-oxo-2,1-ethanediyl]]]biscarbamic acid *c*,*c*′-dimethyl ester dihydrochloride。

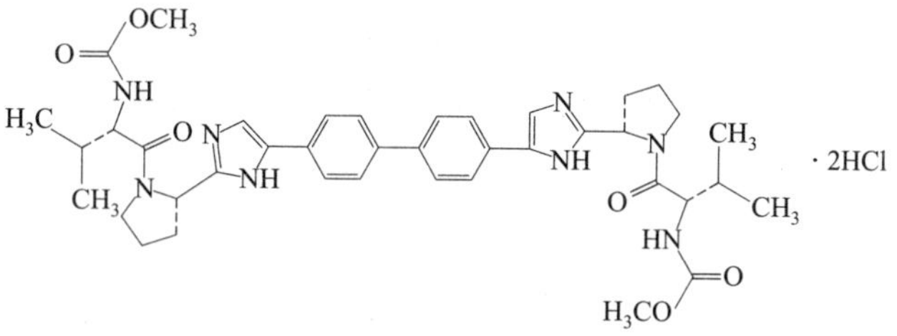

达卡他韦	CAS[1009119-64-5]	$C_{40}H_{50}N_8O_6$	738.88
盐酸达卡他韦	CAS[1009119-65-6]	$C_{40}H_{50}N_8O_6 \cdot 2HCl$	811.80

【研发厂商】 美国百时美施贵宝公司（Bristol Myers Squibb Co）。

【首次上市时间和国家】 2015 年 7 月 24 日首次经 FDA 批准在美国上市。

【性状】 白到类白色粉末，mp 267℃，也有文献报道为 mp 266～268℃。

【用途】 丙型肝炎病毒（HCV）是引起肝脏疾病的主要病因，目前尚无疫苗预防 HCV 感染。HCV 感染护理治疗方案的现有标准涉及单独或与利巴韦林联合使用干扰素-*α*。该治疗较为烦琐，且具有至衰弱或其他严重不良反应，许多患者不能持续反应。DCV 是一种高选择性丙型肺炎病毒 NS5A 抑制剂，是具有直接抗病毒作用的小分子药物，也是首个用于丙型肝炎病毒 NS5A 复制复合物抑制剂。

DCV 是 HCV 编码的非结构蛋白 NS5A 的抑制药。DCV 结合至 HCV NS5A 的 *N* 端，抑制病毒 RNA 的复制和子代病毒粒子的装配。生化试验和计算机模拟分析数据表明，DCV 与蛋白结构内 *N* 端相互作用，可导致结构扭曲，干扰 NS5A 的功能，这也是 DCV 产生耐药病毒株的原因。DCV 适用于与 Sofosbuvir（SOV）联合应用治疗慢性丙型肝炎病毒基因 3 型感染患者。使用该药时，不良反应程度为轻度至中度，安全性尚好。

【合成路线】 具体路线如下：

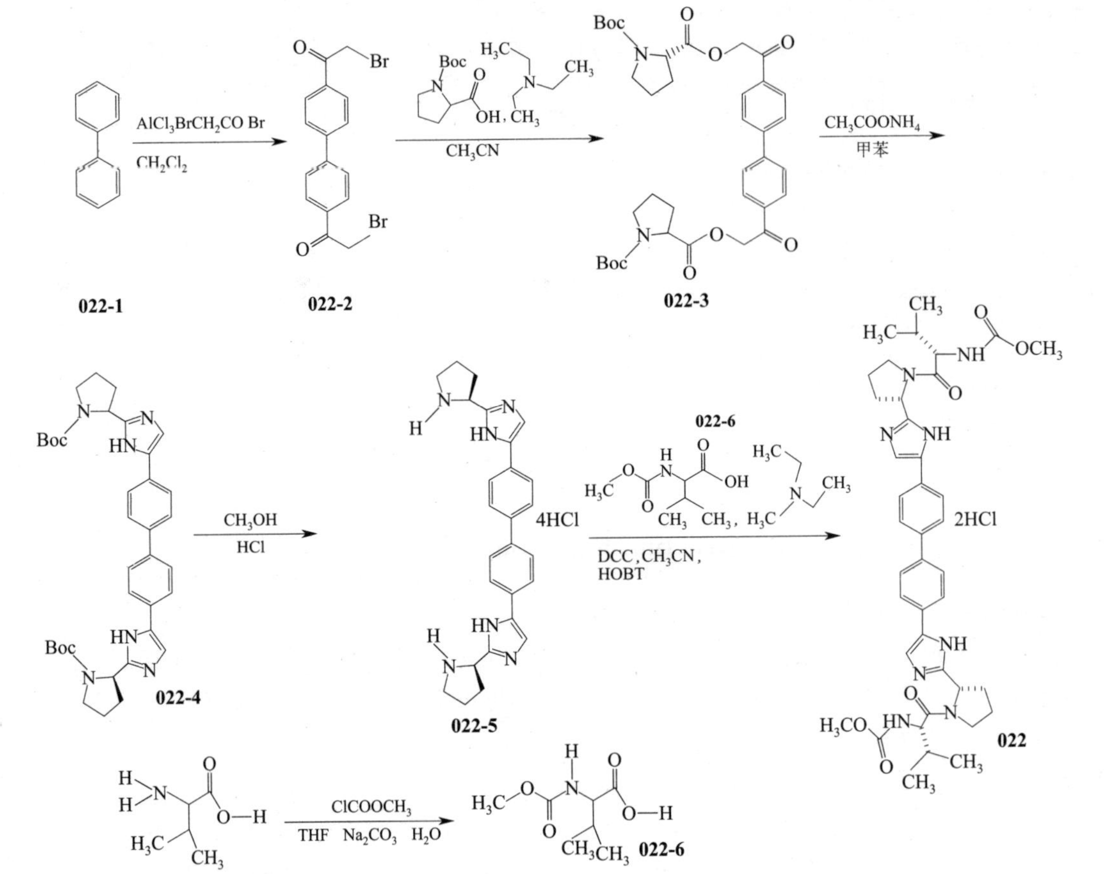

1. 化合物 022-2 的制备

在反应瓶中加入 CH_2Cl_2 100mL 和无水 $AlCl_3$ 16g（0.12mol），搅拌溶解，在快速搅拌和冰浴冷却条件下滴加溴乙酰溴 16.13g（0.08mol），约 30min 滴完。待无水 $AlCl_3$ 完全溶解后，保持温度在 3℃以下，分批加入联苯（**022-1**）6.2g（0.04mol）。控制温度在 10℃左右，反应至不再有氯化氢气体冒出。向底物中缓慢倒入 100mL 5%稀盐酸冰水溶液水解，过滤，得黄白色固体，即为 **022-2** 的粗品。将其用甲苯重结晶得 **022-2** 8.42g（21.3mmol）（黄色粉末状固体），收率为 57.5%，mp 225～226℃（文献［11］中收率为 14%，mp 224～226℃）。

^{1}H-NMR（500MHz，$CDCl_3$）δ：8.08～8.13（4H，m，Ar-H），7.74～7.79（4H，m，Ar-H），4.48（4H，s，CH_2）。

ESI-MS（m/z）：396.9［M+H］$^+$。

2. 化合物 022-3 的制备

在反应瓶中加入乙腈 50mL、化合物 **022-2** 5.0g（0.013mol）和 Boc-L-脯氨酸 5.7g（0.026mol），搅拌溶解，降温至 20℃，加入三乙胺 3.62mL，升温至 35～40℃，搅拌反应 2.5h。反应结束后，用 13%的 NaCl 水溶液洗涤（25mL×3），有机相旋蒸至干得棕色黏稠液体 **022-3** 备用。

3. 化合物 022-4 的制备

在反应瓶中加入上步制备的 **022-3** 一批量、甲苯 53.75mL 和乙酸铵 19.5g（0.253mol），搅拌升温至 90～95℃，搅拌反应 15h。反应完毕，降温至 70～80℃，加入乙酸 1.75mL、正丁醇 10mL 和 5%的乙酸水溶液 20mL，充分搅拌后静置分层，分取有机相，加入 20mL 5%的乙酸水溶液、7.5mL 乙酸、5mL 正丁醇，充分振摇后静置分层，分取有机相，再加入 20mL 5%的乙酸水溶液，充分振摇后分取有机相，升温至 60℃，加入 22mL 甲醇，加热到 70～75℃，回流反应 1h。降至室温，搅拌 2h。过滤，70℃下干燥滤饼（真空下），得 **022-4** 5.19g（7.79mmol），收率为 66.1%，mp 188～192℃（文献［21］中收率为 63%，mp 190～195℃）。

^{1}H-NMR（500MHz，DMSO-d_6）δ：11.91（2H，s，NH），7.77～7.78（4H，m，Ar-H），7.48～7.65（4H，m，Ar-H），7.14（2H，s，CH），4.74～4.84（2H，m，CH），3.36～3.53（2H，m，CH_2），2.15～2.27（2H，m，CH_2），1.80～1.96（6H，m，CH_2），1.38（9H，m，CH_3），1.14（9H，m，CH_3）。

ESI-MS（*m/z*）：625.3［M+H］$^+$。

4. 化合物 022-5 的制备

在反应瓶中加入甲醇 50mL、化合物 **022-4** 5.0g（8mmol），搅拌溶解，再加入 6mol/L 盐酸 6.55mL（80mmol），升温至 50℃，搅拌反应 5h。降温至 20℃，反应 18h。过滤，滤饼分别用 20mL 90%（体积分数）甲醇水溶液和甲醇（20mL×2）洗涤，50℃下真空干燥过夜，得 **022-5** 3.78g（5.7mmol），收率为 82.5%，mp 238～241℃（文献［21］中收率为 82.6%，mp 240℃）。

^{1}H-NMR（500MHz，DMSO-d_6）δ：9.51（2H，s，NH），7.87～7.89（4H，m，Ar-H），7.83（2H，s，CH），7.77～7.78（4H，m，Ar-H），4.78～4.81（2H，m，CH），3.35～3.36（4H，m，CH_2），3.33～3.34（4H，m，CH_2），2.35～2.46（2H，m，NH），2.11～2.27（4H，m，CH_2）。

ESI-MS（*m/z*）：425.05［M−4Cl+H］。

5. 化合物 022-6 的制备

在反应瓶中加入 THF129mL 和 L-缬氨酸 4.99g（0.043mol），搅拌溶解，再加入溶有 4.35g（0.043mol）Na_2CO_3 的 75mL 水的溶液，室温搅拌下滴加氯甲酸甲酯 4.44g（0.047mol），反应过夜，用盐酸调至 pH=2～3，将反应液静置分层，分液，水相用乙酸乙酯提取，合并有机相，用无水 Na_2SO_4 干燥，过滤，滤液旋蒸至干得白色固体 **022-6** 7.37g，收率为 98.8%，mp 108～109℃（文献［17］中收率为 98%，mp 108.5～109.5℃）。

^{1}H-NMR（500MHz，DMSO-d_6）δ：12.55（1H，s，COOH），7.30（1H，s，NH），3.83（1H，d，CH），3.53（3H，s，CH_3），2.01（1H，m，CH），0.88（6H，d，CH_3）。

ESI-MS（*m/z*）：176［M+H］$^+$。

6. *N*,*N*′-[[1,1′-联苯]-4,4′-二基双[1*H*-咪唑-5,2-二基-(2*S*)-2,1-吡咯烷二基[(1*S*)-1-(1-甲基乙基)-2-氧代-2,1-乙烷二基]]]双氨基甲酸-*c*,*c*′-二甲酯二盐酸盐(盐酸达卡他韦)(022)的合成

在反应瓶中依次加入 50mL 乙腈、羟基苯并三唑（HOBT）3.02g（22.35mmol）、*N*-甲氧羰基-L-缬氨酸（**022-6**）3.77g（21.5mmol）和 DCC（*N*,*N*′-二环己基碳二亚胺）4.44g（21.5mmol）搅拌混合溶解，于 20℃下搅拌 1h。加入化合物 **022-5** 5.1g（8.95mmol），降温至 0℃，滴加三乙胺 3.62g（35.73mmol），约 30min 滴完，缓慢升温至 15℃，反应 15h。加入 30mL 质量分数为 13%的 NaCl 溶液，升温至 50℃，反应 1h。降温至 20℃，加入 25mL 乙酸异丙酯，过滤，滤液分别用 0.5mol/L NaOH 溶液（60mL×2）和 13%的 NaCl 溶液（30mL）洗涤，分取有机相，旋蒸至干得黏稠液体，加入 100mL 乙酸异丙酯，降温至 20℃，搅拌 1h 过滤，滤液旋蒸，加入乙醇 35mL，升温至 50℃，加入

16.6mL 含 20.58mmol HCl 的乙醇溶液，加入 8.25mg（0.01mmol）化合物 **022** 的晶种，50℃下搅拌 3h。降温至 20℃，搅拌 23h。过滤，滤饼用 25mL 丙酮/乙醇（2∶1）混合液洗涤，70℃下真空干燥，得 **022** 5.54g（6.83mmol），收率为 76.3%，mp 266～268℃（文献[21]中收率为 74%，mp 267℃）。

^{1}H-NMR（500MHz，DMSO-d_6）δ：12.03（2H，s，NH），7.77（4H，d，Ar-H），7.66（4H，d，Ar-H），7.49（2H，s，NH），7.30（2H，s，CH），5.06（2H，t，CH），4.04（2H，t，CH），3.79（4H，m，CH），3.52（6H，s，CH_2），2.13（2H，m，CH），1.98（4H，m，CH_2），1.92～1.94（4H，m，CH_2），0.83～0.88（12H，d，CH_3）。

ESI-MS（*m/z*）：738.24 $[M-2Cl+H]^+$。

7. 022 的晶种的制备

在反应瓶中加入化合物 **022-5** 6.0g（10.5mmol）、*N*-甲氧羰基-L-缬氨酸（**022-6**）3.87g（22.1mmol）、DCC 4.45g（23.2mmol）、HOBT 0.289g（2.14mmol）和 30mL 乙腈，搅拌溶解，再加入三乙胺 5.83mL（42.03mmol），升温至 30℃，搅拌反应 18h。加入 6mL 水，升温至 50℃，反应 5h。加入 32mL 乙酸乙酯和 30mL 水充分搅拌后分层，分取有机相分别用 30mL 10%的 $NaHCO_3$ 溶液、30mL 水、20mL 10% NaCl 溶液洗涤，分液，有机相用无水 Na_2SO_4 干燥，过滤，滤液旋蒸，剩余物过硅胶柱[洗脱剂为 4%的甲醇/CH_2Cl_2 溶液]，经后处理得固体。取该固体 0.3g，异丙醇 10mL，于 20℃下溶解，加入 0.7mL HCl 溶液（用乙醇配制 1.25mol/L HCl 的乙醇溶液），搅拌下加入 10mL 甲基叔丁基醚，升温至 40～50℃，反应 12h，降温至 20℃搅拌一段时间，过滤，滤饼于 20℃下干燥（真空）得 **022** 的晶种。

参考文献

[1] 陈本川．医药导报，2016.35（2）：215-218.
[2] 王涛，等．中国药物化学杂志，2012，22（6）：533-539.
[3] Asselah T，et al. J Hepatol，2011，54（5）：1069-1072.
[4] Gao M，et al. Nature，2010，465（7294）：96-100.
[5] Lee C，Ma H，Hang J Q，et al. Virol，2011，414（1）：10-18.
[6] US，7728027，2010.
[7] WO，2011068941.
[8] WO，2011028596.
[9] WO，2009020828.
[10] Chem J M，et al. J Med Chem，1983，26：104-107.
[11] 刘山，等．精细石油化工，2011，28（6）：24-28.
[12] 徐秋，等．大连轻工业学报，1995，28（4）：23-27.
[13] Abbenante G，et al. J Am Chem Soc，1995，117：10220-10226.
[14] Vedantham R，et al. Asian J Chem，2010，22（5）：4092-4098.
[15] Louis A C，et al. J Org Chem，1991，56：2635-2642.
[16] Bose D S，et al. Synth Commun，2003，33（3）：445-450.
[17] WO，2011091532 A1.
[18] WO，2011075615 A1.
[19] Nobuaki S T，et al. J Med Chem，2009，52：2909-2922.
[20] CN，102300461 A.
[21] WO，2010138368 A1.
[22] 李宝杰·中国医药报，2011-07-26（A06）.
[23] 宋宝慧，等．中国新药杂志，2013.22（22）：2679-2682.

023 安普那韦（Amprenavir）

【别名】 Agenerase™，Prozei，VX-478，KVX-478，141 W 94，安瑞那韦。

【化学名】 [(1*S*，2*R*)-3-[[(4-Aminophenyl) sulfonyl](2-methylpropyl) amino]-2-hydroxy-1-(phenylmethyl)propyl]carbamic acid-(3*S*)-tetrahydro-3-furanyl ester。

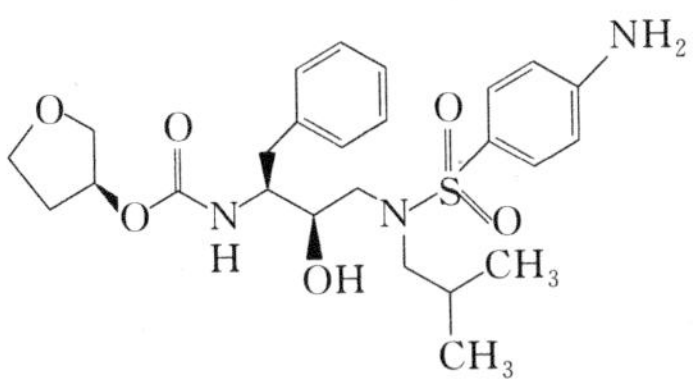

安普那韦　CAS[161814-49-9]　$C_{25}H_{35}N_3O_6S$　505.63

【研发厂商】 首创厂商为英国 Glaxo Wellcome 公司，后与美国 Vertex Pharmaceuticals In 联合研发。

【首次上市时间和国家】 1999 年 4 月首次在美国上市。

【性状】 白色至奶白色固体，在水中的溶解度（25℃）：0.04mg/mL。

【用途】 本品为一磺酰胺衍生物，为人免疫缺陷病毒（HIV）天门冬氨酸蛋白酶抑制剂，用于抗 HIV 感染。本品通过抑制 HIV 病毒编码的蛋白酶，与 HIV-1 和 HIV-2 蛋白酶结合的 K_i 值分别为 0.6nmol/L 和 19nmol/L。对人体天门冬氨酸蛋白酶，如胃蛋白酶 K_i = 3200nmol/L，组织蛋白酶 D K_i > 1000nmol/L，肾素 K_i = 1750nmol/L，说明本品对病毒编码的天门冬氨酸蛋白酶具有特异性，能抑制病毒编码的天门冬氨酸蛋白酶，从而阻断 gag 和 gag 包膜多聚蛋白的加工，导致病毒无法处理 gag 和 gag-pol，从而使病毒失去活性，达到控制艾滋病的目的。本品与未处理的和部分处理的 gag 蛋白的出现以及完全处理过的核壳蛋白的消失的发生呈剂量依赖性，实验的 IC_{50} 值为 2.2nmol/L。

体外抗 HIV 活性：本品对病毒天门冬氨酸蛋白酶的选择性比对人体天门冬氨酸蛋白酶高 5000 倍以上，对多种人细胞系的细胞毒性很小（平均毒性浓度 > 50μmol/L）。

本品具有特异性抗 HIV 病毒活性，在浓度 ≤ 100μmol/L 时，本品对其他几种病毒包括Ⅰ型、Ⅱ型单纯疱疹病毒和水痘带状疱疹病毒没有抑制作用。

本品对 MT4 细胞（T 细胞系）和外周血淋巴细胞中的 HIV-Ⅰ$_{ⅢB}$ 的半数抑制浓度（IC_{50}）分别为 0.084μmol/L 和 0.08μmol/L。

病毒的耐药性：体外研究显示，HIV-1 蛋白酶底物结合部位密码子 50 的突变是导致病毒对本品耐药的重要因素。此突变使病毒对药物的敏感性降低约 2 倍，密码子 46 和密码子 50 的双突变使之降低 3～7 倍，而密码子 46、密码子 47 和密码子 50 的三突变则敏感性大约降低 14 倍。本品适应证是治疗 HIV 感染。本品常和其他抗病毒药物合用。

【合成路线】 参考文献［3，4，8］的合成路线方法。

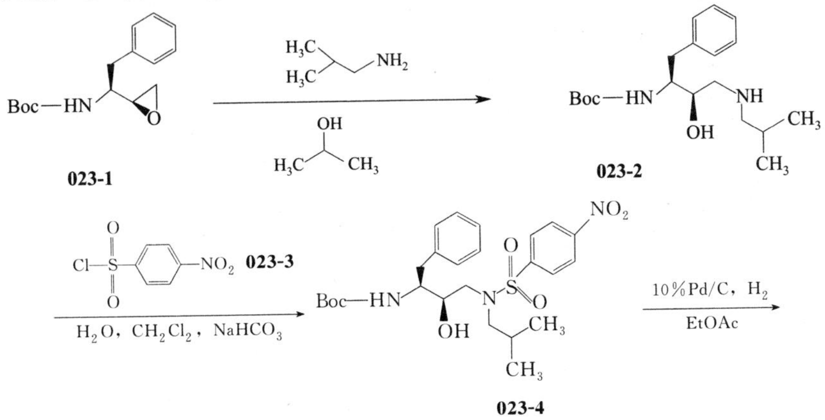

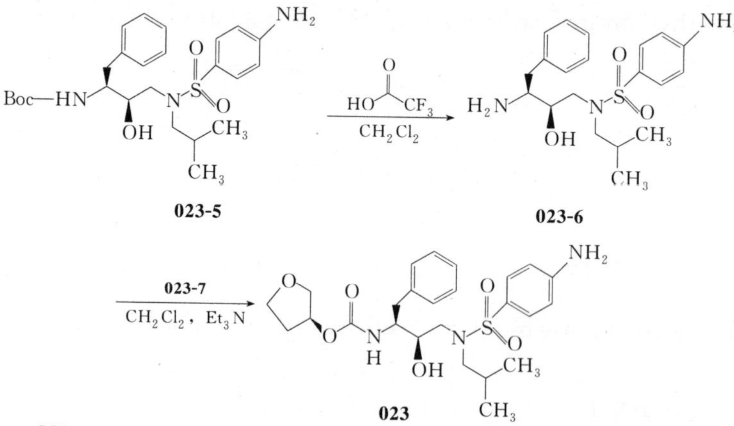

023-5　023-6　023

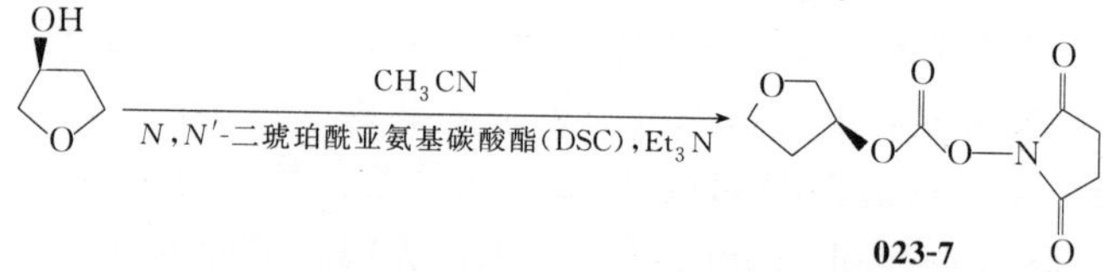

023-7

1. (1*S*, 2*R*)-1-苯甲基-3-异丁基氨基-2-羟丙基-氨基甲酸叔丁酯（023-2）的制备

在反应瓶中加入含（2*S*，3*S*）-1,2-环氧基-3-叔丁氧羰基氨基-4-苯丁烷（**023-1**）100mg（0.38mmol）的异丙醇溶液 5.0mL，搅拌下缓慢滴加异丁胺 570mg（在滴加过程中温度从 25℃升至 30℃），滴加完毕，搅拌回流（82℃左右）反应 6h。减压浓缩，得白色固体 **023-2** 130mg，收率为 96%，mp 144～146℃（文献［5］：mp 145℃）。

^{1}H-NMR（500MHz，$CDCl_3$）δ：7.19～7.22（5H，complex，PhH），4.39（1H，d），3.80～3.84（1H，s），3.42～3.46（1H，d），2.98（1H，dd），2.88（1H，dd），2.69（2H，d），2.41（2H，d），1.70～1.73（1H，m），1.35（9H，s），0.90（6H，m）。

MS（*m/z*）：337［M+H］$^+$。

2. (1*S*, 2*R*)-1-苯甲基-3-[异丁基(4-硝基苯磺酰基)氨基]-2-羟丙基氨基甲酸叔丁酯（023-4）的制备

在反应瓶中加入化合物 **023-2** 92mg（0.273mmol）、CH_2Cl_2 5mL 和 5mL 的饱和 $NaHCO_3$ 水溶液，搅拌混合，在 23℃时加入对硝基苯磺酰氯（**023-3**）90mg（0.273mmol）。将混合液在 23℃下搅拌反应 16h。反应完毕，加入 CH_2Cl_2 提取，分取有机相，用饱和 NaCl 水溶液洗涤，再用无水 Na_2SO_4 干燥，过滤，滤液旋蒸至干，剩余物进行硅胶柱色谱分离纯化［洗脱剂：20%乙酸乙酯/正己烷］，经后处理，得白色固体 **023-4** 135mg，收率为 92%，mp 166～169℃（文献［5］：mp 166.5～168.5℃）。

^{1}H-NMR（500MHz，$CDCl_3$）δ：8.33（2H，d），7.96（2H，d），7.22～7.33（5H，m），4.62（1H，d），3.75～3.82（2H，m），3.20（2H，d），2.98（2H，d），2.88～2.92（2H，m），1.85～1.89（1H，m），1.35（9H，s），0.87（6H，m）。

ESI-MS（*m/z*）：544［M+Na］$^+$。

3. (1*S*, 2*R*)-1-苯甲基-3-[异丁基(4-氨基苯磺酰基)氨基]-2-羟丙基氨基甲酸叔丁酯（023-5）的制备

在反应瓶中加入化合物 **023-4** 96mg（0.18mmol）、10mL 乙酸乙酯和 10mg 的 Pd/C 催化剂，用 N_2 置换净反应瓶中的空气后，用 H_2 置换净瓶中 N_2 后通入 H_2，混合物在室温下搅拌反应过夜。反应完毕，将反应液过滤，滤液浓缩，剩余物经柱色谱分离［洗脱剂：25%

乙酸乙酯/正己烷］（或不经柱色谱分离，以产物纯度控制），得白色固体 **023-5** 92mg，收率为 96%左右，mp 61～64℃（文献［5］：mp 60～63℃）。

^{1}H-NMR（500MHz，$CDCl_3$）δ：7.52（2H，d），7.19～7.30（5H，m），6.67（2H，d），4.66（1H，d），4.14（2H，s），3.98（1H，s），3.76～3.80（2H，m），2.99～3.11（3H，m），2.88～2.92（2H，m），2.77（1H，dd），1.80～1.87（1H，m），1.34（9H，s），0.90（3H，d），0.86（3H，d）。

EI-MS（m/z）：490，335，250，241，156。

4. *N*-[(2*R*,3*S*)-3-氨基-2-羟基-4-苯基丁基]-*N*-异丁基对氨基苯磺酰胺（023-6）的制备

在反应瓶中加入化合物 **023-5** 89mg（0.181mmol）、12mL 的三氟乙酸和 CH_2Cl_2 混合液（CF_3COOH：CH_2Cl_2（3：7），搅拌混合，于室温下搅拌反应 40min。反应完毕，将反应混合物进行减压浓缩，得白色固体 **023-6** 69mg，收率为 97%。

ESI-MS（m/z）：329［M+H］$^+$。

5. (*S*)-3-羟基四氢呋喃基琥珀酰亚氨基碳酸酯（023-7）的制备

在反应瓶中加入（*S*）-3-羟基四氢呋喃 32.4mg 和乙腈 6mL，搅拌溶解，再加入 DSC 105mg，搅拌下加入（滴加）三乙胺 40μL，于室温反应 4h。反应完毕，将反应液浓缩，剩余物溶于 CH_2Cl_2 中（适量），依次用 5%柠檬酸（10mL）和饱和 NaCl 水洗涤，用无水 Na_2SO_4 干燥，过滤，滤液浓缩至干，得白色固体 **023-7** 粗品（参见文献［11］）。不用进一步纯化，直接用于下步反应。

6. [(1*S*,2*R*)-3-[[(4-氨基苯基)磺酰基](2-甲基丙基)氨基]-2-羟基-1-(苯基甲基)丙基]氨基甲酸-(3*S*)-四氢-3-呋喃酯(安普那韦)（023）的合成

在反应瓶中加入化合物 **023-6** 100mg、CH_2Cl_2 8mL，搅拌溶解，然后在搅拌下滴加上步制备的化合物 **023-7** 的粗品（一批量）的 CH_2Cl_2（6mL）溶液，滴完，加入三乙胺 263μL，于室温下搅拌反应 3h。反应完毕，将反应液减压浓缩，剩余物经硅胶柱色谱分离纯化［洗脱剂：乙酸乙酯/正己烷（3：2，体积比）］，经后处理得白色固体 **023** 125mg，收率为 90%。

^{1}H-NMR（500MHz，$CDCl_3$）δ：7.54（2H，d），7.21～7.32（5H，m），6.67（2H，d），5.10（1H，brs），4.88（1H，brs），4.17（2H，s），3.59～3.90（7H，m），2.71～3.71（6H，m），1.76～2.10（3H，m），0.83～0.91（6H，m）。

MS（m/z）：528［M+Na］$^+$。

安普那韦合成的最后一步时，反应结束后，在后处理反应液旋蒸除溶剂时，水浴温度对产物 **023** 的纯度有较大影响，温度过高会产生较多的副产物，使产品纯度降低，其旋蒸的水浴温度以不超过 30℃为宜。

文献［3］报道安普那韦的红外光谱数据如下供参考。

IR（NaCl）：2921cm^{-1}，1708cm^{-1}，1689cm^{-1}，1595cm^{-1}，1314cm^{-1}，1148cm^{-1}。

N,N′-二琥珀酰亚氨基碳酸酯（WDSC）

WDSC 英文名　*N*,*N*′-Disuccinimidyl carbonate。

CAS［74124-79-1］。

结构式

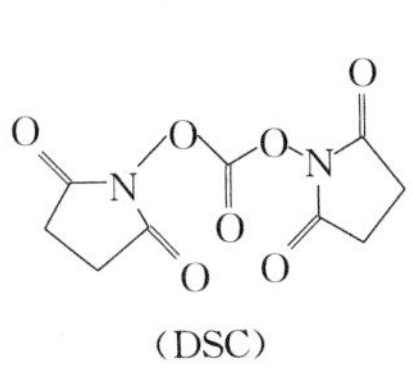

(DSC)

参考文献

[1] Merck Index 15th：585.
[2] 汪啸洋．世界上市新药，北京：化学工业出版社，2006：4-6.
[3] China M，et al. Tetrahedron，2002，58（32）：6305-6310.
[4] 张娜，等．合成化学，2008，16（1）：115-117.
[5] Arun K Ghosh，et al. J Org Chem，2004，69（23）：7822-7829.
[6] 高玲玲，等．化学世界，2008，49（2）：103-106.
[7] 陈毅平，等．中国医药工业杂志，2013，44（4）：408-410.
[8] 张娜，等．中国第五届全国制药工程科技与教育研讨会/化学制药论文集，2006 年 11 月；114-116.
[9] Kim B Moon，et al. Org Lett，2001，3（15）：2349-2351.
[10] 吴问根，等．药学进展，1996，20（1）：11-15.
[11] Tawata S，et al. Biosci Biotech Biochem，1996，60：909-910.
[12] 吴正中，等．中国新药杂志，2001，10（8）：622-623.
[13] Macdonald SJF，et al. Drug Discov Today 2001，6：947-953.
[14] Maly D J，et al. Chem Biol Chem，2002，3：16-37.
[15] Leung D，et al. J Med Chem，2000，43：305-341.
[16] Kim E E，et al. J Am Chem Soc，1995，117：1181.
[17] Adkins J C，et al. Drugs，1998，55：837-842.
[18] C N，1891698，2007.
[19] 日本公开特许，97-124629.
[20] 日本公开特许，96-501299.
[21] Alper P B，et al. Tetrahedron Lett，1996，34：6029-6032.
[22] Lundqwist T V，et al. Org Lett，2001，3：781-783.
[23] Wolfe M S，et al. J Med Chem，2001，44：2039-2060.
[24] Thompson L A，et al. Tetrahedron Lett，1994，35：9333-9336.
[25] Kick E K，et al. Chem Biol，1997，4：297-309.
[26] WO，9405639，1994.
[27] US，5585397，1996.
[28] 尤启冬，林国强．手性药物研究与应用．北京：化学工业出版社，2004：268-269.
[29] WO，9948885，1999.
[30] 雷厉军，等．药学进展，2005，29（7）：295-301.
[31] 叶金朝．国外医药——合成药，生化药（制剂分册），2000，21（5）：298.
[32] Corey E J，et al. Chem Int Ed，1999，13/14（38）：1931-1934.
[33] Victor Ekhato，et al. J Label Compd Radiopharm，2004，47：821-835.
[34] Ekhato V，et al. J Label Compd Radio-pharm，2005，48：179-193.
[35] Beeker S，et al. Expert Opin Pharmacother，2004，5（9）：1995-2005.

024 甲磺酸奈非那韦（Nelfinavir Mesylate）

【别名】 AG-1346，AG-1343（甲磺酸奈非那韦），Viracept®，LY-312857。

【化学名】 (3*S*,4*aS*,8*aS*)-*N*-(1,1-Dimethyl-ethyl)decahydro-2-[(2*R*,3*R*)-2-hydroxy-3-[(3-hydroxy-2-methylbenzoyl)amino]-4-(phenylthio)butyl]-3-isoquinolinecarboxamide methanesulfonate。

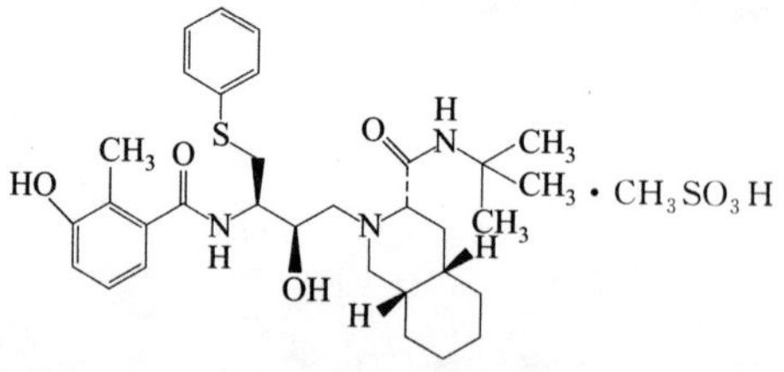

奈非那韦	$C_{32}H_{45}N_3O_4S$	567.79
甲磺酸奈非那韦	CAS[159989-65-8] $C_{32}H_{45}N_3O_4S \cdot CH_3SO_3H$	663.89

【研发厂商】 瑞士 Roche 公司和美国 Agowron 公司联合研发。

【首次上市时间和国家】 1997 年 10 月首次在美国上市。

【性状】 奈非那韦为白色泡沫状固体，$[\alpha]_D=-119.23°$（$c=0.26$，CH_3OH），$pK_{a_1}=6.0$，$pK_{a_2}=11.06$，$\lg P=4.1$。甲磺酸奈非那韦：白色粉末，$pK_a=-1.20$，易溶于甲醇、乙醇、乙腈，部分溶于豆油及矿物油。甲磺酸盐溶解度：水中为 4.5mg/mL，0.1mol/L 盐酸中为 2.6mg/mL，甘油中为 70mg/g，丙二醇中>100mg/g，PEG 400（聚乙二醇）中>200mg/g。

【用途】 本品（一般指甲磺酸奈非那韦）具有良好的抑制 HIV-1 作用，对 HIV 蛋白酶的抑制活性具有选择性，可抑制 HIV 颗粒内 gag p55 前体蛋白转化为 p24 的过程，呈量效关系，其抑制作用可维持 36h。本品临床上可单独使用，也可与食物同服，是最常用的 PI（protease inhibitor）之一，与 NRTI 联用可治疗成人或儿童的 HIV 感染（参见文献［16］）。

【合成路线】 具体合成路线如下：

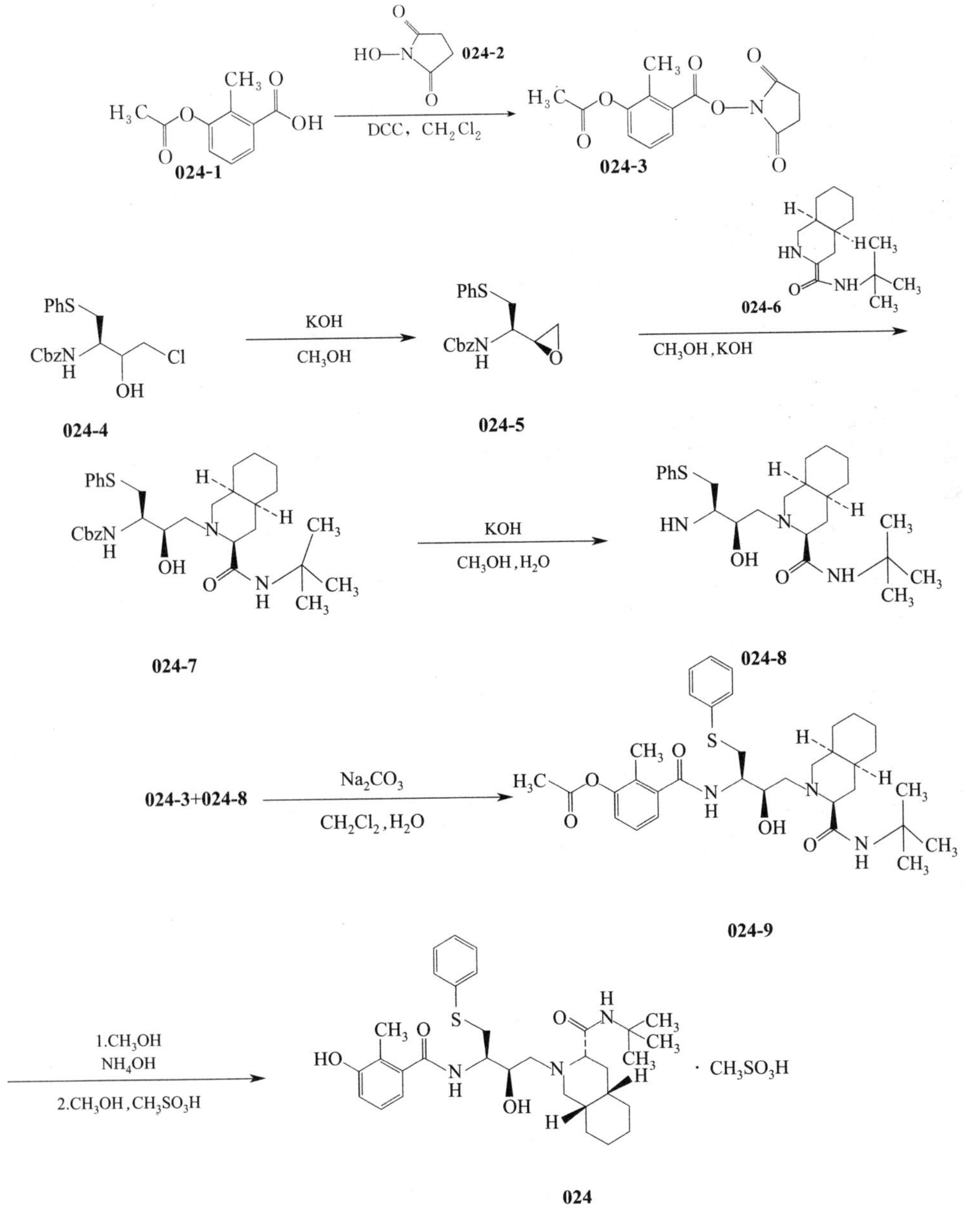

1. 2-甲基-3-乙酰氧基苯甲酸琥珀酰亚胺酯(024-3)的制备

在反应瓶中加入 2-甲基-3-乙酰氧基苯甲酸（**024-1**）2.91g（0.015mol）、*N*-羟基琥珀酰亚胺（**024-2**）1.932g（0.0168mol）和 CH_2Cl_2 30mL，搅拌溶解，然后往该溶液滴加二环己基碳二亚胺（DCC）3.343g（0.0162mol）溶于 15mL CH_2Cl_2 的溶液，在室温下开搅拌反应，反应 3h。TLC 跟踪监测反应完全后停止反应。然后将反应液抽滤，浓缩滤液，剩余物经干燥用乙醇重结晶，得白色晶体 **024-3** 4.02g，收率为 92.0%。**024-3** 的分子式：$C_{14}H_{13}NO_6$。

2. (3*S*,4*aS*,8*aS*)-2-[(2*R*,3*R*)-3-氨基-2-羟基-4-苯硫丁基]-*N*-*tert*-丁基十氢异喹啉-3-甲酰胺(024-8)的制备

在反应瓶中加入（2*R*，3*S*)-4-氯-3-羟基-1-苯基硫丁基-2-氨基甲酸苄酯（**024-4**）10.97g（0.030mol）、无水甲醇 20mL，搅拌混合，在冰水浴冷却下搅拌滴加溶有 1.68g（0.03mol）KOH 的无水甲醇溶液 50mL，室温下搅拌反应 3h，得到化合物 **024-5**。加入（3*S*,4*aS*,8*aS*)-*N*-叔丁基十氢异喹啉-3-甲酰胺(**024-6**)7.04g（0.0296mol），搅拌回流反应 8h，得到 **024-7**。加入质量分数为 40%KOH 水溶液 48mL，于 80℃搅拌反应 5h。反应完毕，蒸除甲醇，加入水和 CH_2Cl_2 洗涤并两相分配，充分搅拌后静置分层，分液，分取有机相，用无水 Na_2SO_4 干燥。过滤，滤液浓缩后，浓缩液用硅胶柱色谱分离纯化［洗脱剂：CH_2Cl_2/CH_3OH（20：1，体积比）］，经后处理得白色泡沫状固体 **024-8** 11.56g，收率为 89.0%。**024-8** 的分子式：$C_{24}H_{39}N_3O_2S$。

3. (3*S*,4*aS*,8*aS*)-*N*-(1,1-二甲基乙基)十氢-2-[(2*R*,3*R*)-2-羟基-3-[(3-羟基-2-甲基苯甲酰基)氨基]-4-(苯硫基)丁基]-3-异喹啉甲酰胺甲磺酸盐(甲磺酸奈非那韦)(024)的合成

在反应瓶中加入上步制备的化合物 **024-8** 2.247g（5.19mmol）和化合物 **024-3** 1.510g（5.19mmol）、Na_2CO_3 0.60g，加入 30mL 水和 30mL CH_2Cl_2，于室温下剧烈搅拌反应 24h。静置分层，分液，有机相用无水 Na_2SO_4 干燥。过滤除去干燥剂，滤液减压浓缩。剩余物 **024-9** 中加入甲醇 30mL、浓氨水 4mL，室温搅拌 3h。将反应液减压浓缩。剩余物中加入水 50mL 和氯仿 50mL，振摇充分静置分层。分液，有机相用无水 Na_2SO_4 干燥。过滤，浓缩滤液，剩余物用硅胶柱色谱分离纯化［洗脱剂：CH_2Cl_2/甲醇，（30：1，体积比）］，经后处理得白色泡沫状固体奈非那韦 2.534g，收率为 86%。在另一反应瓶中加入等物质的量的奈非那韦和甲烷磺酸，在甲醇中搅拌反应，反应达终点后，经常规后处理得 **024**。

参考文献

[1] Merck Index 15th：6528.
[2] CN，1693304 A，2005.
[3] 黄世俊．厦门大学硕士学位论文，2004.
[4] WO，9521164，1995.
[5] Rabasseda X，et al. Drugs Fut，1997，22（4）：371.
[6] 日本公开特许，97-501443.
[7] WO，9509843，1995.
[8] 日本公开特许 99-310573.
[9] US，5484926，1996.
[10] Longer M，et al. J Pharm Sci，1995，84：1090.
[11] Patick AK，et al. Antimicrob Agents Chemother，1996，40：292.
[12] Shetty B V，et al. Antimicrob Agents Chemother，1996，40：110.
[13] Bardsley-Elliot A，et al. Drugs，2000，59：581-620.
[14] Olmo M，et al. Expert Opin Drug Metab Toxicol，2006，2：285-300.
[15] 周伟澄．高等药物化学选论．北京：化学工业出版社，2006：189-190.
[16] Perry C A，et al，Drugs，1997，54：81-87.

［17］ 闫建辉，等．光谱学与光谱分析，2008，28（1）：98-102.
［18］ Schaus S E，et al. J Org Chem，1997，62（12）：4197.
［19］ Albizati K F，et al. Tetrahedron Lett，2001，42（37）：6481.
［20］ Ikunaka M，et al. Org Process Res Dev，2002，6（1）：49.
［21］ Ma D，et al. Tetrahedron Lett，2002，43（47）：8511.
［22］ Busse J K，et al. Tetrahedron Lett，2000，41（36）：7017.
［23］ Inaba T，et al. J Org Chem，2000，65（6）：1623.
［24］ Dale L Rieger. J Org Chem，1997，62（24）：8546.
［25］ Jenny C C，et al. J Chem Soc Perkin trans，1993，2（3）：475.
［26］ CN，10109278，2003.
［27］ WO，02064553，2002.
［28］ WO，9954297，1999.
［29］ US，5767316，1996.
［30］ WO，9906364，1999.

025　索非布韦（Sofosbuvir）

【别名】 Sovaldi®，PSI-7977，GS-7977，索福布韦，索氟布韦，ソバルディ。

【化学名】 Isopropyl(2*S*)-2-[[[(2*R*,3*R*,4*R*,5*R*)-5-(2,4-Dioxo-3,4-dihydropyrimidin-1-(2*H*)-yl)-4-fluoro-3-hydroxy-4-methyl-tetrahydrofuran-2-yl] methoxy-phenoxy-phosphoryl]amino]propanoate。

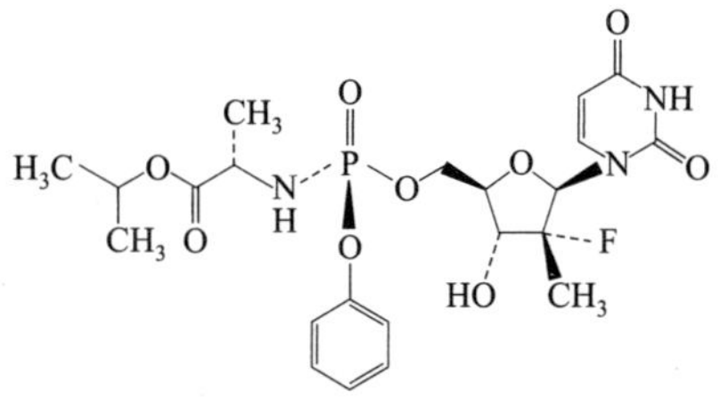

索非布韦　CAS[1190307-88-0]　$C_{22}H_{29}FN_3O_9P$　529.45

【研发厂商】 美国吉利德（Gilead Sciences）科学公司。

【首次上市时间和国家】 2013 年 12 月 6 日首次在美国上市，2014 年 1 月 16 日经欧洲药品管理局（EMEA）批准在欧洲上市。

【性状】 白色固体，mp 100.7～101.3℃。

【用途】 本品是 NS5B 聚合酶抑制剂，对于 HCV 基因型 2（HCV GT2）、HCV 基因型 3（HCV GT3）感染，Sofosbuvir 只需与利巴韦林（Ribavirin）联合用药即可，因此本品（Sofosbuvir）成为用于丙型肝炎治疗的全球首个无须同时使用干扰素的全口服组合治疗药物，同时本品也可以联合聚乙二醇干扰素（Peg-interferon alfa）、利巴韦林用于基因型 1 和 4（HCV GT1、HCV GT4）的感染。

【合成路线】 可参见文献［7，9，15，16］。

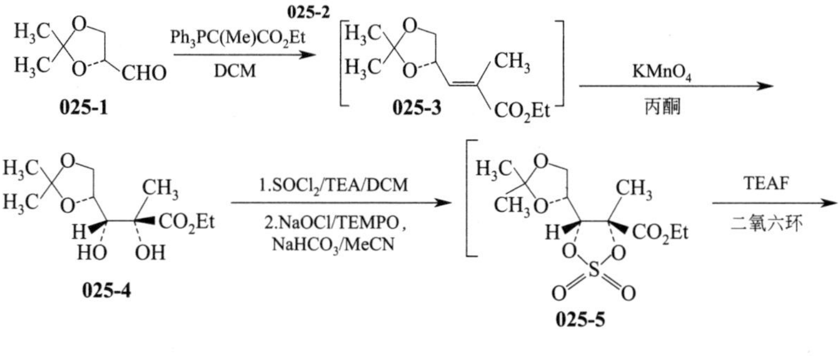

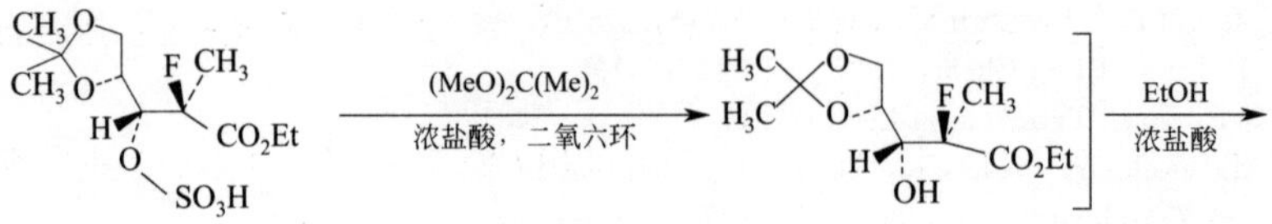

025-6　　025-7

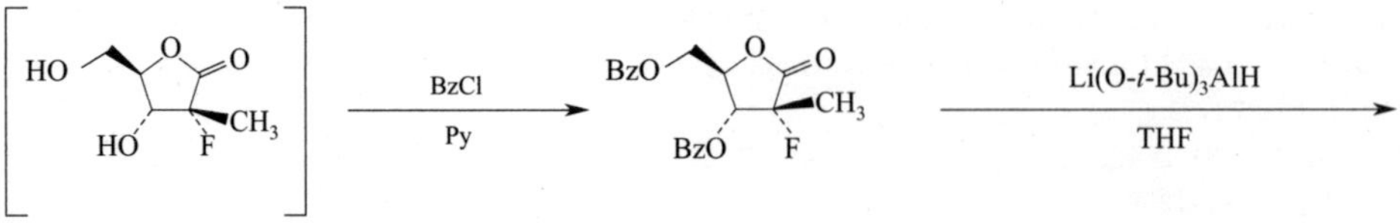

025-8　　025-9

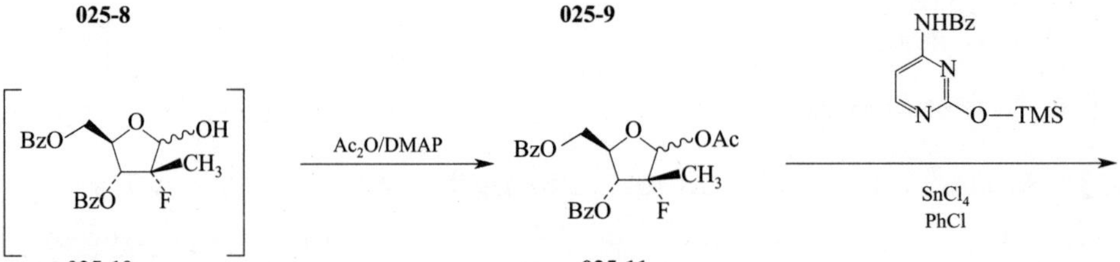

025-10　　025-11

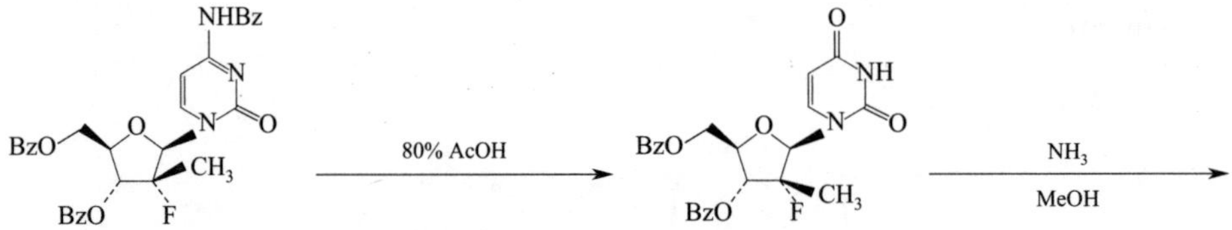

025-12　　025-13

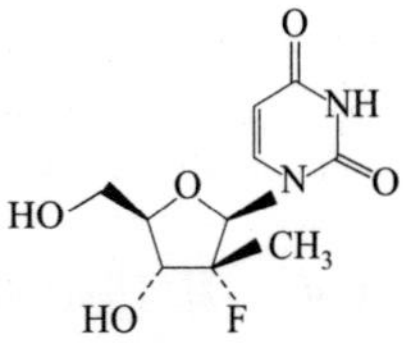

025-14

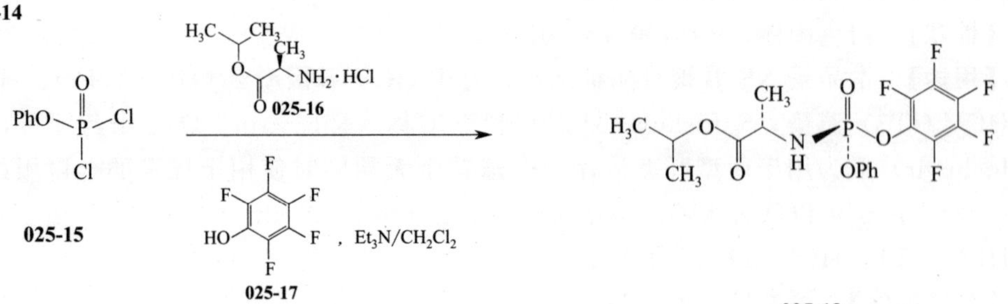

025-15

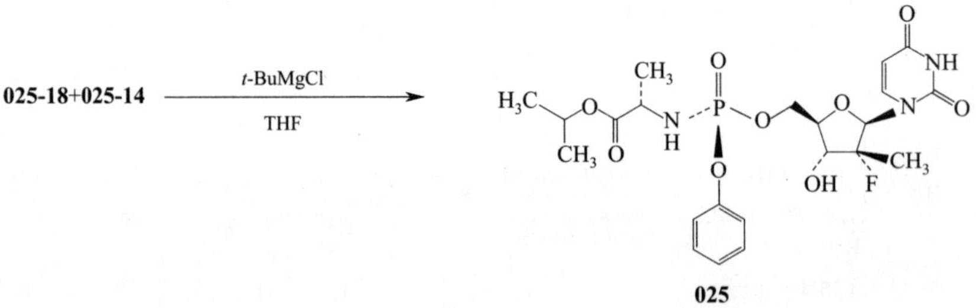

025

1. (2*S*,3*R*)-3-[(*R*)-2,2-二甲基-1,3-二氧戊环-4-基]-2,3-二羟基-2-甲基丙酸乙酯(025-4)的制备

在反应瓶中加入无水 CH_2Cl_2 250mL，（乙氧甲酰基亚乙基）三苯基甲基膦［$Ph_3PC(Me)CO_2Et$］（**025-2**）66.2g（182.6mmol），搅拌溶解，冷却至−40℃（在 N_2 保护下进行），再加入将 25.0g（192.3mmol）（*R*)-(＋)-2,2-二甲基-1,3-二氧戊环-4-甲醛（**025-1**）溶于 100mL 无水 CH_2Cl_2 的溶液（在−40℃下 20min 内加完），加完，将反应混合物温热至环境温度，搅拌反应 17h。反应完毕，将反应液减压浓缩至干，剩余物悬浮于叔丁基甲基醚（200mL）中，搅拌充分后，悬浮液过滤除去三苯基膦氧化物。滤液减压浓缩得烯烃粗制品 **025-3** 25.8g，经 H-NMR 分析 *E*/*Z* 比例是 97∶3，与文献［39］一致。

在另一反应瓶加入丙酮 700mL、**025-3** 粗品 15.0g（70.1mmol），在 0～5℃搅拌溶解，一次性加入 $KMnO_4$ 13.24g（83.8mmol），在 0～5℃下搅拌 5h。然后通过加入饱和亚硫酸钠水溶液 150mL 淬灭反应。30min 后形成悬浮液，产生的固体过滤除去，用乙酸乙酯 200mL 洗涤滤饼，滤液用乙酸乙酯（75mL×3）提取，合并提取液用无水 Na_2SO_4 干燥，过滤，滤液减压浓缩，得到白色固体剩余物，通过 NMR 分析两种醇异构体混合物的比例是 12∶1。将其固体剩余物用热的乙酸乙酯（30mL）溶解，慢慢加入 120mL 己烷，随即产生沉淀，过滤收集固体物，用己烷（50mL×2）洗涤好滤饼，真空干燥（在环境温度下，真空条件为 0.2mmHg）24h。得白色结晶状固体 **025-4** 11.2g，按 NMR 分析为单一异构体，mp 75.0～75.5℃，$[\alpha]_D^{25}=+37.8$（$c=0.50$，EtOH）。

IR：3271.45cm^{-1}，2984.72cm^{-1}，1724.80cm^{-1}，1456.12cm^{-1}，1370.25cm^{-1}，1292.13cm^{-1}，1254.14cm^{-1}，1207.58cm^{-1}，1141.85cm^{-1}，1043.18cm^{-1}，954.12cm^{-1}，895.63cm^{-1}，844.93cm^{-1}。

^{1}H-NMR（DMSO-d_6）δ：1.18（3H，t，*J*＝7.2Hz，CH_2CH_3），1.23（3H，s，CH_3），1.24（3H，s，CH_3），1.28（3H，s，2-CH_3），3.66（1H，dd，*J*＝7.4Hz，3-H），3.80～3.89（2H，m，5-H），4.05（2H，dt，*J*＝7.2Hz 和 2Hz，CH_2CH_3），4.11（1H，q，*J*＝6.4Hz，4-H），4.90（1H，s，2-OH），5.09（1H，d，*J*＝7.4Hz，3-OH）。

^{13}C-NMR（DMSO-d_6）δ：14.73，22.74，26.23，27.11，60.00，66.51，75.44，75.48，77.35，108.52，175.33。

HR-MS calcd for $C_{11}H_{20}NaO_6$［M＋Na］$^+$：271.1160、obsd 271.1152。

2.［(2*R*,3*R*,4*R*)-3-(苯甲酰氧)-4-氟-4-甲基-5-氧代四氢呋喃-2-基］甲基苯甲酸酯(025-9)的制备

在反应瓶中加无水 CH_2Cl_2 80mL 和上步制备的化合物 **025-4** 7.2g（29.0mmol）和三乙胺 12.1mL（87.1mmol），搅拌溶解，在 0℃下，慢慢加入亚硫酰氯（$SOCl_2$）3.2mL（43.8mmol）（在搅拌下加入）。加完，在 15min 后，将反应液用 100mL CH_2Cl_2 稀释，然后分别用冷水（50mL×2）和盐水（50mL）洗涤。分取有机相，在旋转蒸发器中减压浓缩至原体积的 1/3，加入乙腈（100mL）稀释。将该溶液冷却至 0℃，然后加入 TEMPO 催化剂 44mg，再加入次氯酸钠溶液（有效氯成分 10%～13%）79mL（加时在强烈搅拌和 0℃条件下），搅拌 20min。在环境温度下搅拌反应 1h。静置分层，分取有机相，用无水硫酸钠干燥，过滤，滤液减压浓缩，再与二氯甲烷共蒸发（50mL×2），剩余物在 0.2mmHg 条件真空干燥（环境温度下）17h，得到化合物 **025-5** 8.2g 粗品，随后将其溶于 100mL 无水二噁烷中（在另一反应瓶中进行），加入四乙基氟化铵水合物（一般指二水合物）6.5g（37mmol），混合物加热至 100℃，在该温度下保持搅拌反应 1h。然后冷却至环境温度，加入 2,2-二甲氧基丙烷 100mL，随后加入浓盐酸 6mL，混合物在环境温度下搅拌反应 3h。加入乙酸乙酯 100mL 稀释反应液，然后用冷的饱和 $NaHCO_3$ 水溶液（50mL×2）洗涤，再用盐水（50mL×2）洗涤。合并水层用乙酸乙酯（50mL）逆提取。分取合并有机相，用无水 Na_2SO_4 干燥，过滤，滤液减压浓缩得到粗制的化合物 **025-7**，**025-7** 是一种半固体物，量为 5.1g。

在另一反应瓶中加入 5.1g **025-7** 粗品和试剂级乙醇 50mL，搅拌溶解，再加入浓盐酸 1mL。将该溶液在环境温度下搅拌 15h。然后减压浓缩，并与甲苯（15mL×5）共蒸发后得到没有保护的内酯化合物 **025-8**，它是白色固体，其量为 3.2g。把其他批次制备的化合物 **025-8**（按相同方法制备的）合并，总共得到 **025-8** 15.0g（91.5mmol），将其溶解于 150mL 无水吡啶中（在另一反应瓶中进行），加入苯甲酰氯（BzCl）42mL（362.16mmol），缓慢滴加，在 0～5℃（内温）下，5min 加完。加完，反应混合物在环境温度下搅拌反应 25min。然后加入水 50mL，混合物再搅拌 5min，形成悬浊液，将沉淀过滤收集，抽干后，滤饼悬浮于 200mL 冷水中，搅拌后收集固体，这样操作重复 3 次后，最后得的固体用极少量甲醇洗涤，所得到的滤饼在真空下（0.2mmHg）和环境温度下干燥 17h，得到 **025-9** 的白色固体 24.0g，收率为 70%（以 **025-8** 计），收率为 47%（以 **025-4** 计）。**025-9** 的 mp 137.2～137.8℃，$[\alpha]_D^{25}=+131$（$c=0.50$，$CHCl_3$）。

IR = $1724.96cm^{-1}$，$1454.88cm^{-1}$，$1370.30cm^{-1}$，$1291.90cm^{-1}$，$1207.60cm^{-1}$，$1140.99cm^{-1}$，$1069.90cm^{-1}$，$1043.33cm^{-1}$，$953.48cm^{-1}$，$845.22cm^{-1}$。

^{1}H-NMR（DMSO-d_6）δ：1.68（3H，d，J = 24.2Hz，CH_3），4.62～4.74（2H，m，5-H，5′-H），5.11～5.15（1H，m，4-H），5.76（1H，dd，J = 7.0Hz，18.4Hz，3-H），7.46（2H，m，*m*-Ar），7.55（2H，m，*m*-Ar），7.62（1H，m，*p*-Ar），7.70（1H，m，*p*-Ar），7.93（2H，m，*o*-Ar），8.06（2H，m，*p*-Ar），8.08（2H，m，Ar）。

^{13}C-NMR（DMSO-d_6）δ：18.69，（d，J = 24.3Hz），63.90，72.53（d，J=7.0Hz），78.30，92.38（d，J = 183.5Hz），128.95，129.43，129.59，129.67，130.00，133.36，134.32，134.81，165.47，165.94，170.24（d，J=21.4Hz）。

HR-MS calcd for $C_{20}H_{17}O_6$ FLiI $[M+Li]^+$：379.1169，obsd 379.1151。

3.(2*R*,3*R*,4*R*,5*R*)-5-[4-苯甲酰氨基-2-氧代嘧啶-1-(2*H*)-基]-2-(苯甲酰氧甲基)-4-氟-4-甲基四氢呋喃-3-基苯甲酸酯（025-12）的制备

在反应瓶中加入无水 THF 500mL、带保护基的内酯化合物 **025-9** 23.0g（61.8mmol），搅拌溶解，将反应液冷却至−20℃（在 N_2 保护下），加入三叔丁氧基氢化锂铝［Li(O-*t*-Bu)$_3$AlH］的 1.0mol/L THF 溶液 75mL（75mmol），加料时保持温度在−20℃，搅拌下进行，15min 内加完。加完，搅拌 5h 后，依据 TLC 跟踪检测情况，未到终点可补加 10mL 该试剂（氢化物），再搅拌反应 1.5h 以上，则反应完成得到内酯化合物 **025-10**。在另一反应瓶加入该含 **025-10** 的反应液、DMAP 7.5g（62mmol）和乙酐 58.1g（569mmol），将反应混合物在−20℃搅拌反应 2h。加入乙酸乙酯 400mL 稀释反应液，再加水 200mL，充分搅拌后静置分层，分相，水相用乙酸乙酯（100mL×2）提取。合并有机相，用水（150mL×3）洗涤，再用盐水（150mL）洗涤，用无水硫酸钠干燥，过滤。滤液减压浓缩，浓缩液再加入甲苯（100mL×2）共蒸发，得到粗品 **025-11**，**025-11** 为亮棕色油状物。将此油状物倒入填充有硅胶（50g）的砂蕊布氏漏斗中，用 20%乙酸乙酯的正己烷液洗脱，洗至全部乙酰化合物 **025-11** 得到回收。得到 **025-11** 的洗脱流出液合并后减压浓缩得到无色的黏稠油状物 32g，将其用 NMR（以 DMSO-d_6 为溶液）分析测定差向异构体 β-异构体与 α-异构体的比例为 2∶1。

硅化组分的制备是将 *N*-苯甲酰胞嘧啶（19.39g）（90.14mol）和硫酸铵（300mg）在200mL 六甲基二硅氨烷中搅拌，加热反应回流 6h。反应完毕，浓缩反应液，浓缩液再在抽气状态下真空蒸馏，再在高真空下（0.2mmHg）和环境温度下真空干燥 2h。所得的油状剩余物备用。

在另一反应瓶中，加入上述制备的油状剩余物，用 250mL 氯苯溶解。往该溶液中加入上述半纯的酰化物 **025-11** 25.0g 和纯净的无水氯化锡（Ⅳ）31mL（265mmol），搅拌反应（在 N_2 保护下和环境温度下）2h。将反应物再加热至 60～70℃，搅拌反应 19h。冷却反应物至 0℃，并加入固态的 $NaHCO_3$ 96g（1.14mol）和乙酸乙酯 500mL。搅拌混合，并往溶液中慢慢地加入 20mL 水（注意小心：有大量 CO_2 气体逸出），混合并在环境温度下搅拌30min。将产生的悬浮液过滤，收集固体滤饼用 200mL 乙酸乙酯洗涤。滤液依次用水和盐水（分别都是 250mL×2）分别洗涤，用无水 Na_2SO_4 干燥，过滤，滤液在减压下浓缩，得淡黄色至棕色的固体。

在另一反应瓶中加入上述固体和甲醇 250mL，搅拌加热回流 30min，然后冷至环境温度，将产生的沉淀过滤收集，滤饼用甲醇（30mL × 2）洗涤，抽干，于真空下（0.2mmHg）干燥 24h（在环境温度下干燥）。得到 **025-12** 8g，收率为 29%（以内酯 **025-9** 计），产物 **025-12** 为白色固体，mp 240～241℃。

IR（cm^{-1}）：1726.99，1485.04，1314.13，1254.93，1090.94，1024.45，708.53。

^{1}H-NMR（$CDCl_3$）δ：1.47（3H，d，*J* = 22.3Hz，CH_3），4.63（1H，dd，*J* = 2.8Hz，12.7Hz，5′-H），4.72（1H，d，*J* =9.4Hz，4′-H），4.87（1H，d，*J* =12.7Hz，5″-H），5.55（1H，brdd，*J* =8.4Hz，20.9Hz，3′-H）6.50（1H，brd，*J* =16.8Hz，1′-H），7.41～7.55（7H，m，Ar 和 5-H），7.61～7.69（3H，m，Ar），7.88（1H，d，*J* = 6.8Hz，6-H），8.06～8.10（5H，m，Ar），8.65（1H，s，NH）。

^{13}C-NMR（$CDCl_3$）δ：17.19（d，*J* = 25.8Hz），61.75（s），71.88（s），90.20（brs），96.98（brs），100.08（d，*J* = 197Hz），127.51，128.34，128.65，128.83，129.14，128.37，129.54，130.12，132.80，133.38，133.78，134.02，143.80（brs），154.30，157.50，162.51，165.43，165.95。

HR-MS calcd for $C_{31}H_{27}FN_3O_7$ $[M+H]^+$：572.1838，found 572.1828。

4. *N*-[(*S*)-(2,3,4,5,6-五氟苯氧基)苯氧基磷酰基]-L-丙氨酸异丙酯[或称(*S*)-2-[-(*S*)-(2,3,4,5,6-Pentafluoro-phenoxyl)-phenoxy-phosphorylamino]propionic acid isopropyl estel](025-18)的制备

在反应瓶中加入 L-丙氨酸异丙酯盐酸盐（**025-16**）4.0g（24.0mmol）（在 N_2 保护下）、无水 CH_2Cl_2 25mL，搅拌溶解后，置于－70℃冷肼中搅拌 15min。往反应瓶中缓慢滴加7mL 三乙胺，再将溶于 25mL 无水 CH_2Cl_2 的 5.0g（23.8mmol）二氯磷酸苯酯（**025-15**）溶液缓慢滴加至反应瓶内。在－70℃下搅拌 30min 后，缓慢升温至 0℃，继续搅拌反应 3h。再加入溶于 30mL 无水 CH_2Cl_2 的 4.4g（23.9mmol）五氟苯酚（**025-17**），缓慢滴加 3.6mL三乙胺。在 0℃下搅拌 5h，析出白色固体（三乙胺盐酸盐）后过滤，用 15mL CH_2Cl_2 洗涤，并保留滤液，滤液旋蒸所得固体用 75mL 异丙醚溶解，将不溶物（三乙胺盐酸盐）再次进行抽滤，滤饼用 12.5mL 异丙醚洗涤 2 次后弃去。收集的滤液减压旋蒸后得到白色固体粗品（为一对非对映异构体）。用乙酸乙酯/正己烷（体积比为 1∶4）重结晶，真空干燥得到单一构型的白色固体 **025-18** 3.44g，收率为 32.02%，mp 130.1～131.7℃。

MS（m/z）：454.2 $[M+H]^+$，476.2 $[M+Na]^+$ 和 492.1 $[M+K]^+$。

5. (2′*R*)-2′-脱氧-2′-氟-2′-甲基尿苷-3′,5′-二苯甲酸酯（025-13）的制备（参见文献［2］）

在反应瓶中加入化合物 **025-12** 3.0g（5.6mmol）和 150mL 体积分数为 80%乙酸水溶液，搅拌得浑浊白色悬浊液。于 120℃下加热至回流，溶液变得澄清透明，搅拌反应 23h。TLC 跟踪，监测反应完全，冷却至室温后加入 6mL 水，搅拌 3h，析出白色固体。抽滤，用 1mL 水洗 3 次，真空干燥，得白色粉末状固体 **025-13** 2.2g，收率为 89.6%。

MS（m/z）：469.2 $[M+H]^+$，491.2 $[M+Na]^+$，507.2 $[M+K]^+$。

6. (2′*R*)-2′-脱氧-2′-氟-2′-甲基脲苷（025-14）的制备（参见文献［2］）

在反应瓶中依次加入化合物 **025-13** 1.5g（3.2mmol）、甲醇 52.5mL，搅拌成浊白色悬浊液。向其匀速通入氨气，室温搅拌反应 18h。用 TLC 跟踪监测至反应完全。将反应液旋蒸除去溶剂，得无色油状物，再加入 3.0mL 乙酸乙酯，室温搅拌 3h。析出白色固体。抽滤，滤饼用 1.0mL 乙酸乙酯洗涤，抽干，真空干燥，得到白色固体 **025-14** 0.65g，收率为 78.09%。

MS（m/z）：261.1 $[M+H]^+$，283.1 $[M+Na]^+$。

7. (2*S*)-2-[[[(2*R*,3*R*,4*R*,5*R*)-5-(2,4-二氧代-3,4-二氢嘧啶-1-(2*H*)-基)-4-氟-3-羟基-4-甲基四氢呋喃-2-基]甲氧基苯氧基磷酰基]氨基]丙酸异丙酯(索非布韦)(025)的合成(参考文献[2])

在反应瓶中加入 75mL 无水 THF 和上步制备的化合物 **025-14** 5g（11.0mmol），在 N_2 保护下和−5℃条件下搅拌反应 30min，得白色浑浊液。再缓慢加入 1mol/L 的叔丁基氯化镁（*t*-BuMgCl）的无水 THF 溶液 40mL，搅拌 30min，升温至 20℃后搅拌 30min。冷却至 5℃，缓慢加入将 10.45g 化合物 **025-18** 溶于 50mL 无水 THF 的溶液，保持温度不变搅拌反应 20h。冷却至−5℃用 2mol 盐酸淬灭反应。加入 100mL 甲苯，升温至 20℃，搅拌 30min。静置分层，分液，分取有机相，分别用 1mol/L 盐酸、水、质量分数 5%的 Na_2CO_3 水溶液、水和饱和 NaCl 溶液洗涤，水相再用 20mL 甲苯提取 2 次，合并有机相，用质量分数为 5% Na_2CO_3 溶液、水和饱和 NaCl 溶液洗涤，再用无水 Na_2SO_4 干燥过夜。抽滤，滤液浓缩得到的固体溶于 20mL CH_2Cl_2 后搅拌 18h。滴入异丙醚 20mL，搅拌 4h。静置过夜析出白色固体，抽滤。滤饼移至另一反应瓶中加入 80mL CH_2Cl_2，加热回流，旋蒸至剩余 20mL 液体，于室温静置 20h 析出白色固体，抽滤得 **025** 6.8g，收率为 66.84%。质量分数达 99.6%（HPLC 法），总杂质质量分数<0.5%，**025** mp 100.7～101.3℃。

IR（KBr）：3313cm^{-1}，3106cm^{-1}，3065cm^{-1}，2983cm^{-1}，2918cm^{-1}，2827cm^{-1}，2875cm^{-1}，1747cm^{-1}，1715cm^{-1}，1631cm^{-1}，1591cm^{-1}，1492cm^{-1}，1455cm^{-1}，1267cm^{-1}，1211cm^{-1}，1109cm^{-1}，1085cm^{-1}。

^{1}H-NMR（DMSO-d_6，600MHz）δ：11.54（1H，s，12-NH），7.56（1H，s，15-H），7.38（2H，t，J=6Hz），7.23（1H，d，J=6Hz），7.18（2H，t，J=6Hz），6.07（1H，t，J=12Hz，1-H），5.87（1H，s，4-H），5.54（1H，d，J=12Hz，14-H），4.85（1H，m，25-H），4.36（1H，s，22-H），4.23（1H，s，9-OH），4.00（1H，t，J=6Hz，2-H），3.81（2H，m，6-CH_2），1.27（1H，s，21-NH），1.23（6H，d，J=6Hz，7-CH_3，26-CH_3），1.15（6H，d，J=6Hz，28-CH_3，29-CH_3）。

MS（m/z）=530.2 $[M+H]^+$，552.2 $[M+Na]^+$。

025-1 的英文名为(*R*)-(+)-2,2-Dimethyl-1,3-dioxolane-4-carboxaldehyde,CAS[15186-

48-8]；又名(R)-甘油醛缩丙酮。

TEMPO 全称为 2,2,6,6-tetramethylpiperidin-*N*-oxyl，CAS[2564-83-2]，中文名为 2,2,6,6-四甲基哌啶-*N*-氧化物。

参考文献

[1] 王治国，等．化学试剂，2016，38 (3)：287-290.
[2] 黄敏，等．沈阳药科大学学报，2016，33 (5)：355-357.
[3] Ross B S，et al. J Org Chem，2011，76 (20)：8311-8319.
[4] 俞风山，等．广东化工，2016，43 (22)：70-72.
[5] 王志刚，等，湖北理工学院学报，2016，32 (4)：125-130.
[6] WO，2015097605，2005.
[7] Clark J L，et al. J Med Chem，2005，48 (17)：5504-5508.
[8] CN，201180017181，2011.
[9] WO，2008045419 A，2008.
[10] US，20100056770，2005.
[11] US，20080139802，2008.
[12] WO，2008121634 A_3，2008.
[13] WO，2008121634 A_2，2008.
[14] Sofia M J，et al，J Med Chem，2010，53 (19)：7202-7218.
[15] Bruce S，et al. J Org Chem，2011，76 (20)：8311-8319.
[16] Peiyuan Wang，et al，J Org Chem，2009，74 (17)：6819-6824.
[17] Jacobson I M，et al. N Eng J Med，2013，368 (20)：1867-1877.
[18] Lawitz E，et al. N Eng J Med，2013，368 (20)：1878-1887.
[19] WO，2012012465，2012.
[20] US，20140219958，2014.
[21] WO，2006031725，2006.
[22] WO，2013178571 A_1，2013.
[23] Reddy P G，et al. J Org Chem，2011，76 (10)：3782-3790.
[24] Clark J L，et al. J Carbhydr Chem，2006，25 (6)：461-470.
[25] Antonin H，et al. Coll Czech Chem Commun，1989，54 (8)：2190-2210.
[26] CN，104558079，2015.
[27] 杨龙，等，中国药物化学杂志，2015，25 (2)：153-155.
[28] EP，2348029 A_1，2011.
[29] US，20050009737 A，2005.
[30] Rozen S，et al. J Org Chem，2001，66：7464-7468.
[31] Kitazume T，et al. J Org Chem，1987，52：3218-3223.
[32] Sharpless K B，et al. J Org Chem，1992，57 (10)：2768-2771.
[33] Peifer M，et al. J Am Chem Soc，2014，136：5900-5903.
[34] US，20140121366 A1，2014.
[35] 叶连宝，等. 化学试剂，2015，37 (2)：181-182.
[36] EP，0063099，1982.
[37] US，5637727，1997.
[38] Rosselio A，et al. J Med Chem，2002，45 (22)：4903-4912.
[39] Aparicio F J L，et al. Carbohydr Res，1982，103：154-164.
[40] 阮万民，等．工业催化，2015，23 (12)：961-965.
[41] 陈本川. 医药导报，2014，33 (8)：1118-1121.
[42] 蔡魏，等．药物评价研究，2014，37 (3)：285-288.
[43] Manns M P，et al. Lanced Infect Dis，2013，13 (5)：378-379.
[44] Hee B，et al. Sci World，2013，2013 (5)：704912-704920.
[45] Torres M R. Expert Rev Anti Infect Therl，2013，11 (12)：1269-1279.
[46] WO，2011123645 A_3，2011.
[47] CN，102858790，2013.

026 Faldaprevir

【别名】 BI 201335。

【化学名】 (1R,2*S*)-1-[[(2*S*,4*R*)-4-[8-Bromo-7-methoxy-2-[2-(2-methylpropanoylamino)-1,3-thiazol-4-yl]quinolin-4-yl]oxy-1-[(2*S*)-2-(cyclopentyloxycarbonylamino)-3,3-dimethyl-butanoyl]pyrrolidine-2-carbonyl]amino]-2-ethenylcyclopropane-1-carboxylic acid。

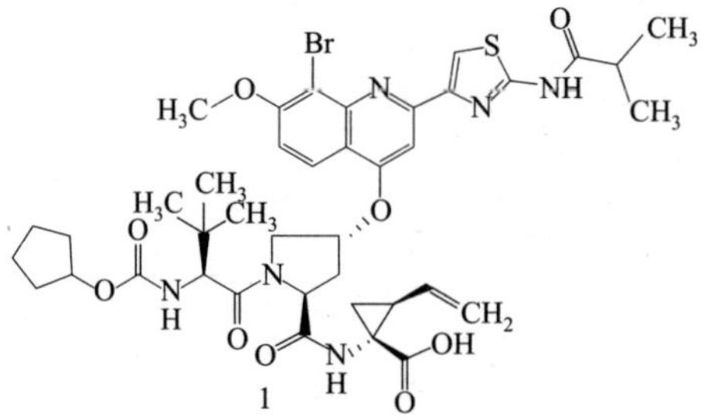

1

Faldaprevir CAS [801283-95-4] $C_{40}H_{49}BrN_6O_9S$ 869.82

【研发厂商】 德国勃林格殷格翰（Boehringer Ingelheim）公司。

【研发动态】 2014 年 3 月 6 日公布了Ⅲ期 START-Verso-4 研究中实验性丙肝药物 Faldaprevir 用于治疗丙型肝炎病毒和艾滋病毒（HCV/HIV）合并感染患者的积极数据。后该公司重新评估了其丙型肝炎疗法发展战略并决定不在此领域继续推进，然后做出了一个壮士断腕的决定，撤回 Faldaprevir 已经递交的用于丙肝的新药上市申请。

【性状】 固体，mp 236～238℃（在无水乙醇中结晶）。

【用途】 本品用于治疗 HCV 感染的第 2 代 NS3/NS4 蛋白酶抑制剂。临床试验 STAR-TVersol 的结果表明本品联用聚乙二醇干扰素及利巴韦林治疗慢性基因-1-型 HCV 感染的 SVR12（停药 12 周后持续病毒学应答率）达 89%。相比于第 1 代 HCV NS3/NS4 蛋白酶抑制剂，Faldaprevir 具有给药剂量小（每天只需给药 1 次），临床不良反应小及有潜力实施无干扰素的丙肝治疗的优势。

【合成路线】 具体合成路线如下：

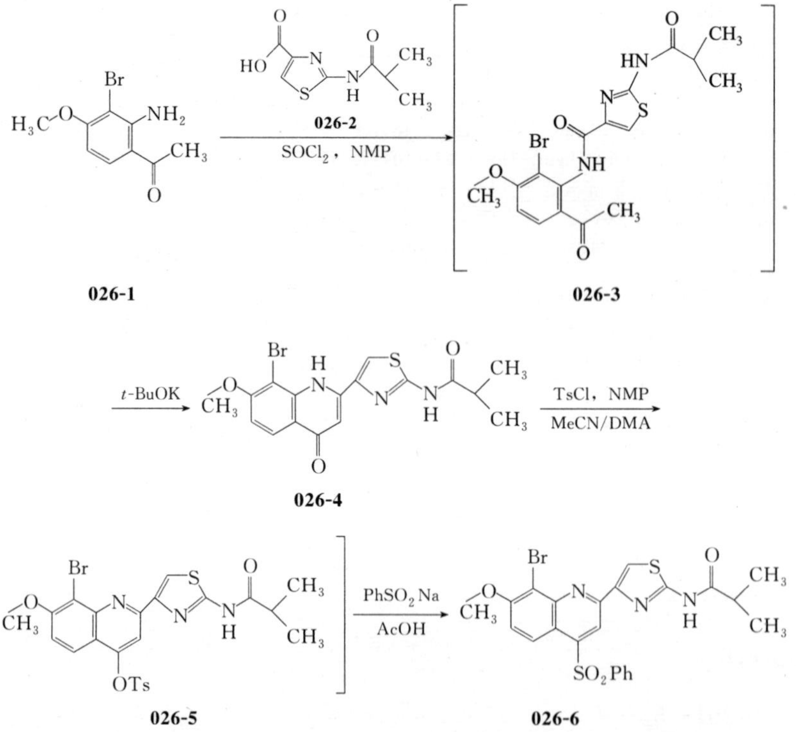

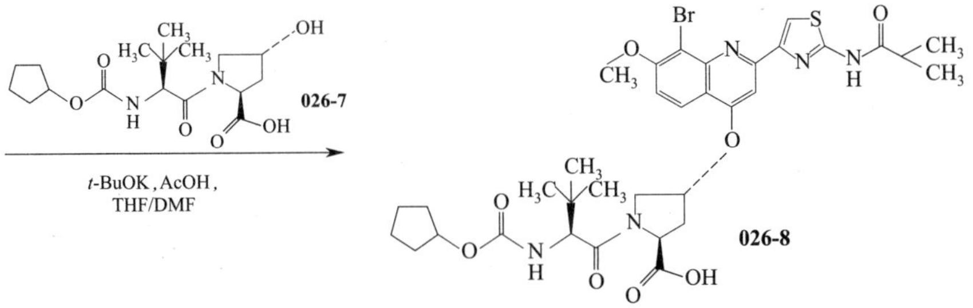

026-8

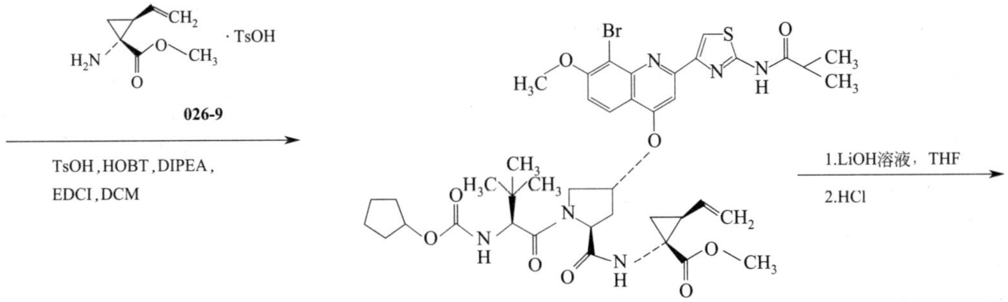

026-10

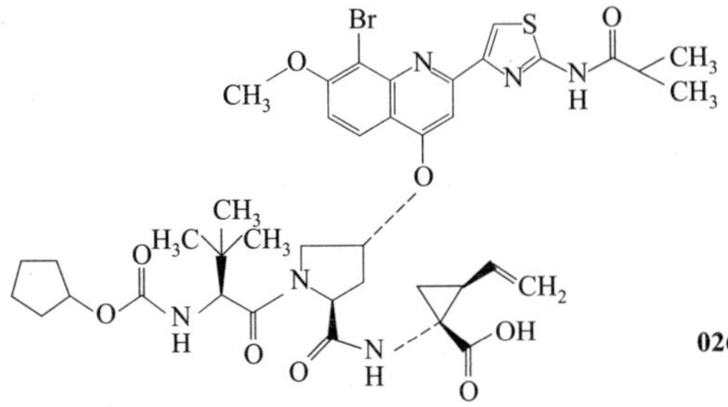

026

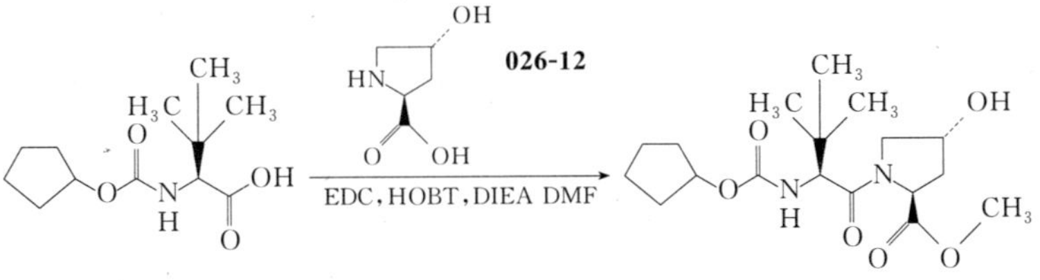

026-11　　026-13

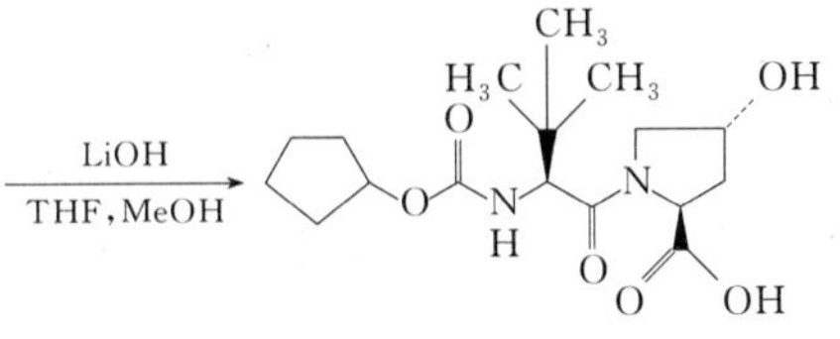

026-7

1. 化合物 026-4 的制备

在反应瓶中加入 130mL *N*-甲基吡咯烷酮、*α*-(2-甲基丙酰氨基)-1，3-噻唑基-4-羧酸（**026-2**）27.6g（129mmol），搅拌并在冰浴下缓慢滴加二氯亚砜 16.3g（135mmol），在 20℃下搅拌 2h。冷却至 5℃，滴加含 1-(2-氨基-3-溴-4-甲氧基苯基）乙酮（**026-1**）30g（123mmol）的 NMP 溶液 120mL，升温至室温搅拌 9h。向含化合物 **026-3** 的反应液补加 60mL NMP，降温至 10℃，缓慢加入叔丁醇钾 13.8g（123mmol），升温至 80℃，分批加入另外 82.8g（738mmol）叔丁醇钾，升温至 100℃，搅拌反应 2h。降温至 60℃，缓慢滴加 6mol/L HCl，调节 pH 至 2，于 60℃下搅拌 40min，加入 360mL 水，降温至 40℃，搅拌

40min 后过滤，滤饼分别用 NMP/水（1∶1，体积比）（90mL）、水（135mL）、乙酸乙酯（90mL）洗涤，所得滤饼充分干燥，得到粗品。向粗品中加入 400mL 正丙醇，97℃下搅拌 2.5h。缓慢降温至 22℃。过滤，滤饼用正丙醇 50mL 洗涤，于 70℃下真空干燥 15h。得到 **026-4** 37.2g，两步收率为 71.6%（文献［1］中收率为 67.2%），纯度为 98.2%，mp 284～287℃。

^{1}H-NMR（400MHz，DMSO-d_6）δ：12.33（1H，s，N-H），8.18（1H，s，Ar-H），8.14（1H，d，Ar-H），7.30（1H，d，Ar-H），6.89（1H，br，N-H），4.02（3H，s，OCH_3），2.84（1H，m，CH），1.17（6H，d，CH_3）。

ESI-MS（m/z）：421.93 $[M]^+$。

2. 化合物 026-6 的制备

在反应瓶中加入 **026-4** 30g（71mmol）、乙腈 225mL 和 DMA 35mL，搅拌下加入 *N*-甲基吡咯 7.8g（92mmol），滴加含对甲苯磺酰氯（TsCl）15.6g（82mmol）的乙腈溶液，室温下搅拌反应 1h，制得化合物 **026-5**，常温下加入苯亚磺酸钠（$PhSO_2Na$）23.3g（142mmol）和乙酸 47g，搅拌升温至 56℃，反应 4h。降温至 22℃，搅拌 0.5h。滴加水 54mL，搅拌 30min，过滤，滤饼先后用乙腈/水（体积比为 3∶1）（85mL）、水（90mL）洗涤，干燥滤饼得化合物 **026-6** 的粗品。

将该粗品用 200mL DMF 溶解，加热至 70℃，缓慢降温至 50℃，搅拌 1h。缓慢滴加 70mL 水，缓慢降温至常温，搅拌 50min，缓慢滴加 1.2mol/L NaOH 溶液，调节 pH 到 9～10，搅拌 15min。过滤，滤饼用 DMF/H_2O（体积比为 1∶1）洗涤，使滤液为中性，50℃下真空干燥，得到化合物 **026-6** 的 DMF 溶剂合物 34.3g，收率为 78%，纯度为 97.5%，mp 265～268℃。

^{1}H-NMR（400MHz，DMSO-d_6）δ：9.36（1H，s，N-H），8.89（1H，s，Ar），8.62（1H，d，Ar），8.18（1H，s，Ar-H），8.08（1H，s，DMF），8.00（2H，d，Ar-H），7.58（1H，m，Ar-H），7.50（2H，m，Ar-H），7.34（1H，d，Ar-H），4.06（3H，s，OMe），2.98（3H，s，DMF），2.92（3H，s，DMF），2.77（1H，q，CH），1.37（6H，d，CH_3）。

ESI-MS（m/z）：568.01 $[M+Na]^+$。

3. 化合物 026-7 的制备

本化合物按文献［1］的方法制备，两步收率约为 71.8%，纯度为 99.8%，mp 184～186℃。

^{1}H-NMR（400MHz，DMSO-d_6）δ：5.46（1H，d，NH），5.03（1H，br，OH），4.72（1H，t，CHO），4.51（1H，s，OH），4.18（1H，d，CHN），4.08（1H，d，CHN），3.68（1H，m，CHO），2.32（1H，m，CH_2），2.22（1H，m，CH_2），1.56～1.81（8H，m，CH_2），1.03（9H，s，*t*-Bu）。

ESI-MS（m/z）：357.18 $[M+H]^+$，379.16 $[M+Na]^+$。

4. 化合物 026-8 的制备

在反应瓶中加入 150 DMF、**026-6** 17.5g（32mmol）、**026-7** 11.8g（33mmol），搅拌混合并降温至－10℃，缓慢滴加含叔丁醇钾 14.1g（126mmol）的无水 THF 溶液，滴完缓慢升温至 20℃，搅拌反应 6h。降温至 0℃，滴加乙酸 9.9g（165mmol）淬灭反应，将反应液浓缩，浓缩液中加入 2-甲基四氢呋喃 120mL 及 0.6mol/L 盐酸溶液 160mL，充分搅拌后静置分层，分出有机相，水相用 2-甲基四氢呋喃（40mL×2）提取，合并有机相，有机相再加水 150mL 混合搅拌 10min。分出有机相后用硅藻土过滤。

滤液干燥后浓缩旋蒸至干，加入 20mL 正丙醇继续旋蒸至干，得到 **026-8** 的粗品 27g。将粗品中加入 150mL 正丙醇，搅拌并加热至 82℃，再缓慢降至室温，搅拌 2h。过滤，滤饼用正丙醇（50mL）洗涤，于 50℃下真空干燥，得 **026-8** 22.2g，收率为 91.2%，纯度为 99.6%，mp 201～203℃。

^{1}H-NMR（400MHz，DMSO-d_6）δ：12.15（1H，s，OH），8.09（1H，d，Ar-H），8.01（1H，s，Ar-H），7.43（1H，s，Ar-H），7.34（1H，d，NH），6.73（1H，d，Ar-H），5.43（1H，br，CH-O），4.50（1H，m，CH-O），4.07（1H，d，NH），3.40（1H，m，CH-N），3.97（3H，s，OCH_3），3.88（1H，dd，CH-N），3.26（2H，br，CH-N），2.79（1H，m，*i*-Pr），2.69（1H，dd，CH_2），2.31（1H，m，CH_2），1.37～1.55（8H，m，CH_2），1.15（6H，d，CH_3），0.93（9H，br，*t*-Bu）。

ESI-MS（*m*/*z*）：760.10 $[M+H]^+$。

5. 化合物 026-10 的制备

在反应瓶中依次加入 CH_2Cl_2 25mL、化合物 **026-8** 4.6g（6mmol）、化合物 **026-9** 2.26g（7.2mmol），搅拌，降温至 4℃，加入 *N*,*N'*-二异丙基乙胺 1g（7.8mmol），搅拌 5min，加入 HOBT 1.1g（7.8mmol）、EDCI 1.5g（7.8mmol），搅拌升温至常温，反应 2.5h。降温至 4℃，缓慢滴加 0.1mol/L HCl 26mL，加入 10mL 饱和食盐水，搅拌，分液，有机相分别用水（50mL）、饱和 $NaHCO_3$ 水溶液（50mL×2）、水（50mL×2）洗涤，有机相减压旋蒸除溶剂，剩余物加少量甲基叔丁基醚再蒸干，得化合物 **026-10** 的粗品 5g。

向粗品中加入 16mL 乙醇，搅拌升温至 55℃，缓慢滴加 6mL 水，2h 内冷却至室温，搅拌 1h。过滤，滤饼用乙醇/水（体积比为 1∶1）（4mL）洗涤，抽干，于 50℃下真空干燥 12h，得 **026-10** 4.3g，收率为 81.1%，纯度为 99.7%，mp 181～184℃。

^{1}H-NMR（400MHz，DMSO-d_6）δ：12.28（1H，s，N-H），8.64（1H，s，Ar-H），8.15（1H，d，Ar-H），8.04（1H，s，Ar-H），7.36（1H，d，Ar-H），6.85（1H，d，N-H），5.64（1H，m，-CH=CH_2），5.43（1H，s，CHOAr），5.21（1H，dd，-CH=CH_2），5.08（1H，dd，-CH=CH_2），4.61（1H，m，CHOC=O），4.50（1H，t，CHNC=O），4.38（1H，d，CH，N-CN-*t*-Bu），4.09（1H，m，CH_2N），4.01（3H，s，OMe），3.95（1H，m，CH_2N），3.58（3H，s，COOMe），2.83（1H，m，NH），2.57（1H，m，CH_2CHOAr），2.09（1H，m，CH in cyclopropane），1.45～1.63（7H，m，CH_2-CH_2），1.31（3H，m，CH_2-CH_2），1.17（6H，d，*i*-Pr），0.97（9H，s，*t*-Bu）。

ESI-MS（*m*/*z*）：885.35 $[M+H]^+$，907.24 $[M+Na]^+$。

6. (1*R*,2*S*)-1-[[(2*S*,4*R*)-4-[8-溴-7-甲氧基-2-[2-(2-甲基丙酰氨基)-1,3-噻唑-4-基]喹啉-4-基]氧-1-[(2*S*)-2-(环戊氧基羰基氨基)-3,3-二甲基丁酰基]吡咯烷羰酰基]氨基]-2-乙烯基环丙基-1-羧酸（Faldaprevir）(026) 的合成

在反应瓶中加入 THF 16mL 和化合物 **026-10** 2.6g（3mmol），搅拌 5min，降温至 −5℃，缓慢加入 5.6mL 1.62mol/L LiOH 溶液，控温在 0℃内，缓慢升至室温，反应 8h。加入乙酸异丙酯 20mL、饱和食盐水 4.5mL，降温至 5℃，缓慢滴加 3.64mL 0.16mol/L HCl 水溶液，随后用该盐酸溶液调节 pH 至 4～5。分出有机相，水相用乙酸异丙酯（10mL×3）进行提取，合并有机相。向该有机相加入 17mL 水，搅拌 5min。分液，有机相用硅藻土过滤，滤液旋蒸至干得 **026** 粗品 2.3g。

向粗品中加入 4mL 无水乙醇，搅拌升温至 70℃，在 6h 内降温至室温，搅拌 4h。过滤，滤饼用无水乙醇（1mL×3）洗涤，于 60℃下真空干燥，得到 Faldaprevir **026** 精制品 2.2g，收率为 84.3%，纯度为 99.9%，mp 236～238℃。

^{1}H-NMR（400MHz，DMSO-d_6）δ：12.26（1H，s，COOH），8.05（1H，s，Ar-H），8.15（1H，d，ArH），8.03（1H，s，Ar-H），7.44（1H，s），7.35（1H，d，Ar-H），6.85（1H，s，NH），5.73（1H，m，-CH═CH_2），5.43（1H，br，CHOAr），5.17（1H，dd，-CH—CH_2），5.06（1H，dd，-CH—CH_2），4.63（1H，m，CHOC—O），4.48（1H，t，CHNC═O），4.37（1H，d，NCH-t-Bu），4.09（1H，m，CH_2N），4.01（3H，s，-OMe），3.96（1H，m，CH_2N），2.83（1H，m，NH），2.55（1H，m，CH_2CHOAr），2.29（1H，m，CH_2CHOAr），2.04（1H，m，CH in cyclopropane），1.41～1.82（7H，m，-CH_2-CH_2），1.29（3H，m，-CH_2-CH_2），1.16（6H，d，i-Pr），0.97（9H，s，t-Bu）。

ESI-MS（m/z）：871.24 $[M+H]^+$，893.23 $[M+Na]^+$。

DMA：dimethyl acetamide（二甲基乙酰胺）。

HOBT：羟基苯并三唑。

EDCI：1-ethyl-3-(3-dimethylaminopropyl)carbodiimide hyrochloride(1-乙基-3-(3-二甲基氨基丙基)碳酰二亚胺盐酸盐)。

参考文献

[1] CN，200980136131.
[2] 高传义，等．中国实用医药，2010，5（31）：250-252.
[3] Chiesek S，et al. Clin Liver Dis，2011，15（3）：597-609.
[4] 梁立，等．生物工程学报，2016，32（5）：669-682.
[5] Lilnas-BM，et al，J Med Chem，2010，53（17）：6466-6476.
[6] Busacca C A，et al. Asian J Org Chem，2012，1（1）：80-89.
[7] Vachon M L，et al. Drug Future，2012，37（2）：99-109.
[8] US，335157，2005.
[9] US，256752，2010.
[10] CN，201310097223.
[11] Barlin G B，et al. JCSB，1967. 648-652.
[12] Barlin G B，et al，JCSB，1967：736-740.
[13] 胡宏亮，等．中国新药杂志，2015，24（4）：452-456.

027 Viramidine Hydrochloride

【别名】 Ribamidine Hydrochloride，AVS-206，ICN-3142。

【化学名】 1-β-D-Ribofuranosyl-1,2,4-triazole-3-carboxamidine hydrochloride。

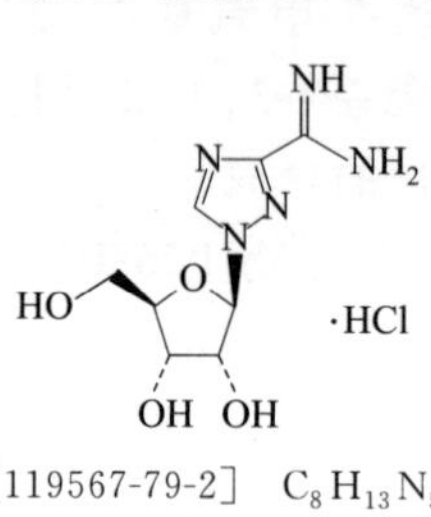

Viramidine	CAS [119567-79-2]	$C_8H_{13}N_5O_4$	243.22
盐酸盐	CAS [040372-00-7]	$C_8H_{13}N_5O_4$ · HCl	279.68

【研发厂商】 美国 Valeant 公司。

【研发动态】 2011 年已进入Ⅲ期临床研究，未见研发进展报道。

【性状】 晶体（结晶溶剂乙腈+乙醇，mp 177～179℃）。

【用途】 本品为利巴韦林（Ribavirin）的前药，是宿主单磷酸肌苷脱氢酶（IMPDH，一种在鸟嘌呤核苷合成中的限速酶）抑制剂。本品抗病毒活性和利巴韦林相当，但比利巴韦林具有更大的治疗窗口，更优的组织分布和更好的安全性。体外实验表明本品对多种 DNA 和 RNA 病毒都具有抗病毒活性，其抗病毒谱和利巴韦林类似，对牛痘病毒（IC_{50} = 59μg/mL）、呼吸道合胞病毒（IC_{50} = 16μg/mL）、流感 A 和 B 型病毒（IC_{50} = 48μg/mL）、白蛉热病毒（IC_{50} = 36μg/mL）、Punta Toro 病毒（IC_{50} = 83μg/mL）、单纯疱疹病毒Ⅰ型、鼻病毒 13 型、副流感病毒 3 型等都有很好的抑制活性。本品在 1000μg/mL 浓度下对 Vero 细胞有细胞毒活性，在 250μg/mL 浓度下对 LLC-MKZ 细胞有细胞毒活性。本品对 LLC-MKZ 细胞内腺病毒 5 型、HIV-1 和麻疹病毒无活性，对 Vero 细胞内的西尼罗河病毒纽约和乌干达分离株无活性。本品适应证为丙型肝炎。

本品为口服剂，口服，200mg/d、600mg/d 或 1200mg/d。

【合成路线】 参见文献［10～12］。

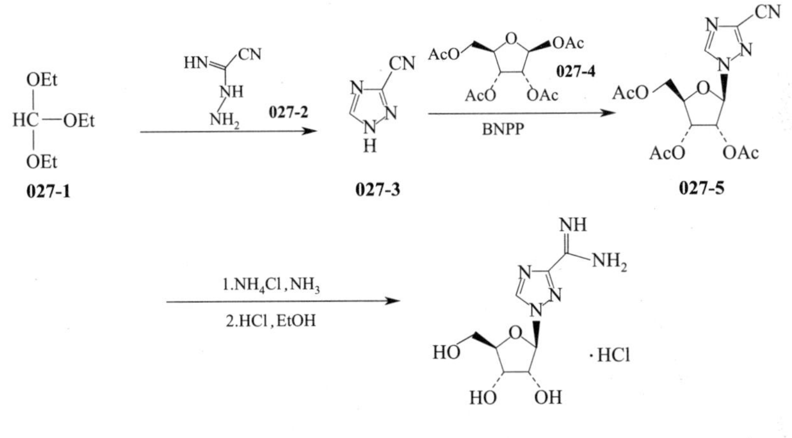

027

1. 3-氰基-1,2,4-三氮唑（027-3）的制备

在反应瓶中加入原甲酸三乙酯（triethyl orthoformate）（**027-1**）150mL 和 1-氰基亚氨酸酰肼（1-cyanoformimidic acid hydrazide）（**027-2**）25.2g（0.30mol），搅拌混合并冷却至 0℃，然后在搅拌下加入用干燥的 HCl 气体饱和的二噁烷溶液 4.0mL，加完，将混合物于冰浴冷却下搅拌反应 5h。在 25℃下维持搅拌反应 15h。将反应混合物旋蒸至干，往剩余物中加入乙醚 500mL。将溶液过滤，滤液用水洗涤，有机相用无水 $MgSO_4$ 干燥，过滤，滤液减压除去乙醚后剩余目的产物用乙酸乙酯/本结晶，得到 **027-3** 16.0g，收率为 56.8%（参见文献［16］），mp 185～187℃。

027-3 的分子式为 $C_3H_2N_4$。

2. 3-氰基-1-(2,3,5-三-*O*-乙酰基-*β*-D-呋喃核糖(基))-1,2,4-三氮唑（027-5）的制备

在反应瓶中加入 **027-3** 9.41g（0.10mol）和 1,2,3,5-四-*O*-乙酰基-*β*-D-呋喃核糖（**027-4**）31.8g（0.10mol），反应瓶用油浴加热，搅拌下将反应物升温至 150℃，并加入双（4-硝基苯基）磷酸酯（BNPP）100mg（仍在搅拌下进行），加完，继续在减压和 150℃条件下加热 15min。反应液中易挥发组分已除，剩余物用 $CHCl_3$ 溶解，过滤，滤液除去溶剂，产物通过乙醚结晶得 **027-5** 28.2g，收率为 80%，mp 96～97℃。**027-5** 的分子式为 $C_{14}H_{16}N_4O_7$。

^{1}H-NMR（$CDCl_3$）δ：6.03（d，1，$J_{1',2'}$ = 2.5Hz，1'-H），8.41（s，1，5-H）。

3. 1-β-D-呋喃核糖（基）-1,2,4-三唑-3-甲脒盐酸盐（Viramidine hydrochloride）（027）的合成

在小型压热釜中加入上步制备的中间体 **027-5** 7.04g（20.0mmol）、NH_4Cl 1.07g（20.0mmol）和无水 NH_3 150mL，密闭反应器加热至 85℃，保持 85℃反应 18h。反应完毕，除去过量的氨气，剩余物用乙腈/乙醇结晶，得 **027** 5.30g，收率为 95%，mp 177～179℃（分解）。按常规方法可将 **027** 用 HCl 乙醇溶液成盐。

^{1}H-NMR（DMSO-d_6）δ：5.97（d,1,$J_{1',2'}$=3.5Hz，1′-H），9.26（s，1，5-H）。

BNPP 的英文化学名为 Bis(*p*-nitrophenyl)phosphate，CAS 号［645-15-8］，结构式：

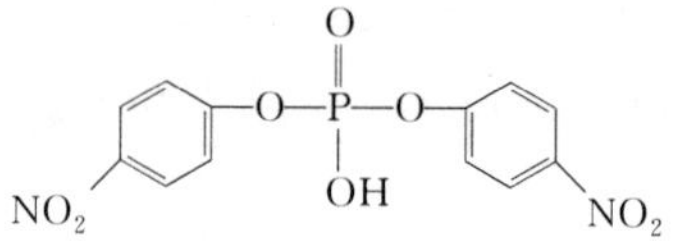

参考文献

［1］ Witkowski J T，et al. J Med Chem，1972，15：1150.
［2］ Sidwell R W，et al. Science，1972，177：705.
［3］ Sato T，et al. Nippon Kagaku Zasshi（日本化学雑志）1960，81：1440（日文）.
［4］ Schaefer F C，et al. J Org Chem，1962，27：1255.
［5］ Kreishman G P，et al. J Amer Chem Soc，1972，94：5894.
［6］ Iihido Y，et al. Bull Chem Soc Jap，1967，40：1007.
［7］ Witkowski J T，et al. J Org Chem，1970，35：2635.
［8］ Alonso，et al. J Heterocyclic Chem，1970，7：1269-1272.
［9］ 尤启冬，林国强．手性药物研究学评价．北京：化学工业出版社，2011：464-465.
［10］ Witkowski J T，et al. J Med Chem，1973，16：935-937.
［11］ DE，2220246，1972.
［12］ US，3798209，1974.
［13］ Morrey J D，et al. Antivi Res，2002，55：107-116.
［14］ Lin C C，et al. J Clin Pharmacol，2003，44：265-275.
［15］ Fang J W，et al. Dig Dis Week（May 19-22，San Francisco），2002，Abst T 1376.
［16］ Matsuda K，et al. J Org Chem，1961，26：3783.
［17］ Lehmkuhl F A，et al. J Heterocycl Chem，1972，9：1195.

028 Benzimidavir

【别名】 1263W94，BW-1263W94，GW-1263，马立巴韦（Maribavir），Camvia™，Bzurea。

【化学名】 (2*S*,3*S*,4*R*,5*S*)-2-[5,6-Dichloro-2-(propan-2-ylamino)benzimidazol-yl]-5-(hydroxymethyl)oxolane-3，4-diol；5，6-Dichloro-2-isopropylamino-1-(β-L-ribofuranosyl)-1*H*-benzimidazole。

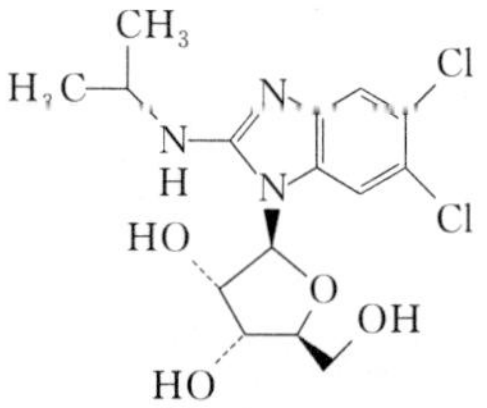

CAS［176161-49-2］（α-L 异构体）

CAS［176161-24-3］ $C_{15}H_{19}Cl_2N_3O_4$ 376.24

【研发厂商】 美国 Glaxo Wellcome 制药公司。

【研发动态】 2011 年已进入Ⅲ期临床研究，未见到研发进展报道。

【性状】 白色固体，$[\alpha]_D^{20}=-22.4°$（$c=0.5$，DMF），UV $\lambda_{max}(\varepsilon)$（pH＝7.0）：304nm（9500），275（1800），260（8300）；0.1mol/L NaOH＝304nm（9900），275（1900），260（8100）。

【用途】 本品通过抑制病毒 DNA 的合成来抑制巨细胞病毒（CMV）的复制达到抗病毒作用，作用机制新颖，对病毒 DNA 合成的抑制包括对 DNA 复制中间体过程的抑制。本品抗病毒作用强，对人 CMV（HCMV）的抑制活性是更昔洛韦的 3～20 倍，对耐更昔洛韦（Ganciclovir）的 HCMV 无交叉耐药性。本品不影响齐多夫定（Zidovudine）、去羟肌苷（Didanosine）、拉米夫定（Lamivudine）等抗 HIV 的活性。临床中本品用于病毒感染，也可用于艾滋病人巨细胞病毒感染的治疗。

【合成路线】 参见文献［2］。

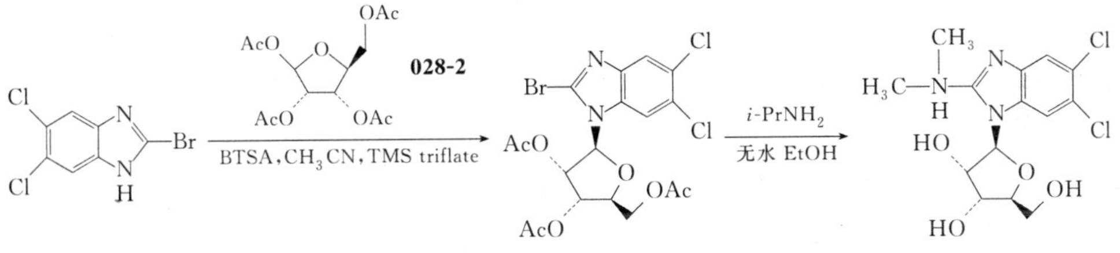

028-1　　028-3　　028

1. 2-溴-5,6-二氯-1-(2,3,5-三-*O*-乙酰基-*β*-L-呋喃核糖基)-1*H*-苯并咪唑（028-3）的制备

在反应瓶中加入乙腈（aldrich Sure Seal）25mL、2-溴-5,6-二氯苯并咪唑（**028-1**）1.0g（3.8mmol）和 *N*，*O*-双（三甲基硅烷基）乙酰胺（BTSA）（Aldrich）0.94mL（3.8mmol），在 N_2 保护下将其混合搅拌，并搅拌回流 1h。将反应混合物溶液冷却至室温，加入三甲基硅烷基三氟甲烷磺酸酯（trimethylsilyl triflate；trifluoromethanesulfonic acid trimethylsily ester；TMS triflate）（Aldrich）1.5mL（7.6mmol），搅拌 15min 后加入固体的 1,2,3,5-四-*O*-乙酰基-L-呋喃核糖（只用核糖为原料，按文献［8］的方法制备）即 **028-2** 1.2g（3.8mmol），所得溶液再在 N_2 保护下室温下搅拌反应 18h。然后倾入盛有 10%的 $NaHCO_3$ 溶液 100mL 的容器中，用二氯甲烷（150mL×2）提取，有机相用无水 $MgSO_4$ 干燥，过滤，滤液减压蒸除溶剂，剩余物用硅胶柱色谱分离纯化［硅胶柱 5cm×20cm，硅胶 230～400 目。洗脱剂：丙酮/二氯甲烷（1∶30）］，经后处理得 2-溴-5,6-二氯-1-(2,3,5-三-*O*-乙酰基-*β*-L-呋喃核糖基)-1*H*-苯并咪唑（**028-3**）1.2g。（2.2mol），收率为 60%，mp 142℃，$[\alpha]_D^{20}=+87.4$（$c=0.5$，DMF）。**028-3** 的分子式为 $C_{18}H_{17}N_2O_7Cl_2Br$。

UV $\lambda_{max}(\varepsilon)$（pH＝7.0）；298nm（7,600），289（7,400），254（8,800）；0.1mol/L NaOH：298nm（7,600），289（7,400），256（7,300）。

^{1}H-NMR（DMSO-d_6）δ：8.08（1H，s，Ar-H），8.01（1H，s，Ar-H），6.22（1H，d，1′-H，$J=7.1$Hz），5.56（1H，dd，2′-H，$J=7.1$Hz，$J=7.2$Hz），5.45（1H，dd，3′-H，$J=7.2$Hz，$J=4.5$Hz），4.47～4.55（2H，m，4′-H，5′-H），4.37（1H，d，5″-H，$J=9.7$Hz），2.15（3H，s，OAc），2.14（3H，s，OAc），2.01（3H，s，OAc）。

EI-MS（*m/z*）（rel intensity）：524（0.15，$[M]^+$）

此外，上述制备过程还产生少量的端基异构体，即产生2-溴-5,6-二氯-1-(2,3,5-三-*O*-乙酰基-*α*-L-呋喃核糖基)-1*H*-苯并咪唑 0.11g（0.22mmol），收率为6%，mp＜65℃，$[\alpha]_D^{20}=-206.8°$（*c*=0.5，DMF）。

^{1}H-NMR（DMSO-d_6）δ：7.95（1H，s，Ar-H），7.91（1H，s，Ar-H），6.66（1H，d，1′-H，*J*＝4.2Hz），5.68（1H，t，2′-H，*J*＝4.6Hz），5.52（1H，t，3′-H，*J*＝5.9Hz），4.81～4.87（1H，m，4′-H），4.24～4.37（2H，m，5′-H），2.08（3H，s，OAc），2.03（3H，s，OAc），1.51（3H，s，OAc）。

MS（AP$^+$）(*m*/*z*)(rel intensity)：524（0.8，$[M]^+$）。

2. 5,6-二氯-2-(异丙氨基)-1-(*β*-L-呋喃核糖基)-1*H*-苯并咪唑（028）的合成

在反应瓶中依次加入无水乙醇20mL、异丙胺10mL和上步制备的化合物**028-3** 1.0g（1.9mmol），搅拌升温至75℃，维持该温度搅拌反应48h。反应完毕，反应混合物浓缩除去溶剂后剩余物用硅胶柱色谱分离纯化［硅胶柱2.5cm×16cm，230～400目，洗脱剂为甲醇/二氯甲烷（1∶20）］，经常规后处理，所得产物含有少量高 R_f 值原料的杂质，将该粗产物再经色谱分离纯化［用装有2mm硅胶转子（silica gel rotor）的色谱仪，洗脱剂为甲醇/二氯甲烷（1∶25）］，经过后处理得白色固体**028** 0.43g（1.15mmol），收率为60%，$[\alpha]_D^{20}=-22.4°$（*c*=0.5，DMF）**028**的分子式：$C_{15}H_{19}N_3O_4Cl_2$，$1.00H_2O$。

UV λ_{max}(ε)（pH 7.0）：304nm（9500），275（1800），260（8300）。0.1mol/L NaOH：304nm（9900），275（1900），260（8100）。

^{1}H-NMR（DMSO-d_6）δ：7.59（1H，s，Ar-H），7.35（1H，s，Ar-H），6.90（1H，d，NH，*J*＝7.8Hz），5.73（1H，d，1′-H，*J*＝6.5Hz），5.62（1H，t，OH，*J*＝4.2Hz），5.23～5.27（2H，m，OH），4.27（apparentdd，1H，*J*＝13.4Hz，*J*＝7.6Hz），3.99～4.11（2H，m），3.97（1H，br s），3.61～3.72（2H，m，5′-H），1.18［6H,d,$CH(CH_3)_2$，*J*＝6.6Hz］。

MS（CI）(*m*/*z*)(rel intensity)：376(100,$[M+H]^+$)。

化合物**028-2**的CAS为［144490-03-9］，核糖（L-ribose）的CAS为［24259-59-4］。

原文最后步骤中的silicagel rotor，译成中文为硅胶转子，可能应译成硅胶颗粒比较合适，值得商榷。

参考文献

［1］ Chamberlain S D，et al. 213th ACS Natl Meet（April 13-17，San Francisco），1997，Abst CARB022.

［2］ WO，96/01833，1996.

［3］ JP，1998502356. 日本公开特许-1998-502356.

［4］ EP，769017.

［5］ US，6077832.

［6］ Graul A，et al. Drugs Fut，1997，22（7）：707.

［7］ 尤启冬，林国强．手性药物研究与评价．北京：化学工业出版社，2011：415-417.

［8］ Guthrie，Smith. Chemistry and Industry，1968：547-548.

2.2 抗结核病药物

029 Pretomanid

【别名】 PA-824，(*S*)-PA824。

【化学名】 2-Nitro-(6*S*)-[4-(trifluoromethoxy)benzyloxy]-6,7-dihydro-5*H*-imidazo[2,1-6][1,3]oxazine；(*S*)-6-[4-(trifluoromethoxy)benzyloxy]-2-nitro-6,7-dihydro-5*H*-imidazo[2,1-6][1,3]oxazine。

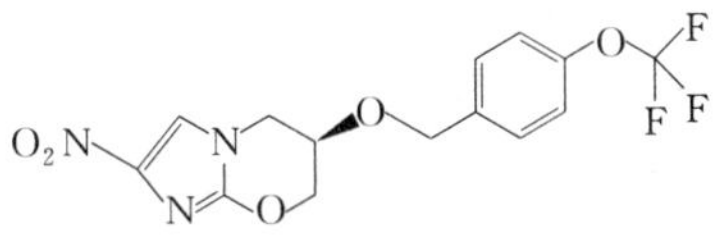

Pretomanid　CAS [187235-37-6]　$C_{14}H_{12}F_3N_3O_5$　359.26

【研发厂商】 Pathogenesis 公司。

【研发动态】 本品早由 Pathogenesis Co 研发，2000 年 Chiron 买下 Pathogenesis，此后，把 PA-824 赠送给了 TB Alliance 结核病联盟。国内目前由复星医药进行研发，已进入临床试验研究阶段。

【性状】 浅黄色固体。

【用途】 本品是新型硝基咪唑吡喃类化合物，对敏感和耐药结核杆菌均有效，且能杀灭潜伏期的结核杆菌，单用及合用时均表现出良好的活性。与一线抗结核药物无交叉耐药现象。

本品是一种前药，通过菌体内 Rv3547、FGDI、F420 等因子的共同作用被还原激活，被激活的 4C 端硝基咪唑基团能够形成一个活化的中间体，从而抑制细菌的蛋白质和细胞壁脂质的合成，杀灭结核杆菌。本品口服时疗效好，外用时活性不是最好。本品是有开发前景的抗结核的候选药物。

【合成路线】 参见文献 [2]。

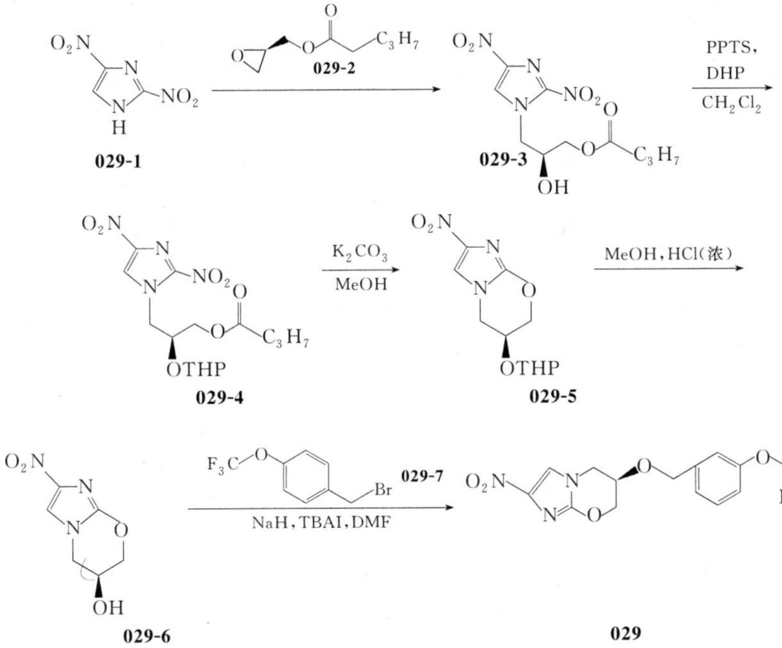

1. (*S*)-2-羟基-3-(2,4-二硝基-1*H*-咪唑-1-基)丙基丁酸酯 (029-3) 的制备

在反应瓶中加入 2,4-二硝基咪唑 (**029-1**) 31.6g (0.2mol) 和 (*S*)-缩水甘油丁酸酯 (**029-2**) 34.6g (0.24mol)，搅拌加热至约 50℃，在氩气保护下搅拌反应 15h。反应完毕，进行柱色谱分离 [固定相：硅胶；洗脱剂：石油醚/乙酸乙酯 (3：1)]，经后处理得到浅

黄色胶状物 **029-3** 45.5g，收率为75.1%。

^{1}H-NMR（400MHz，$CDCl_3$）δ：0.94（7H，t，J=7.5Hz），1.58～1.59（2H，m），2.26～2.35（2H，t，J=7.2Hz），3.54（1H，s），4.21～4.23（2H，m），4.30（1H，m），4.41～4.45（1H，m），4.86～4.89（1H，m），8.08（1H，s）。

2.（*S*）-3-(2,4-二硝基-1*H*-咪唑-1-基)-2-(四氢-2*H*-吡喃-2-基氧基)丙基丁酸酯(029-4)的制备

在反应瓶中加入上步所得化合物 **029-3** 45.5g（0.15mol）、干燥的 CH_2Cl_2 或 CH_2Cl_2/甲苯溶剂400mL，搅拌溶解，再依次加入3,4-二氢-2*H*-吡喃（DHP）25.2g（0.3mol）、对甲苯磺酸吡啶盐（PPTS）11.3g（0.045mol），搅拌均匀于室温下反应15h。反应完毕，将反应液用 $NaHCO_3$ 饱和水溶液洗涤，有机相干燥后浓缩，浓缩液直接用于下步反应［浓缩液含 **029-4**］。

3.（6*S*）-2-硝基-6-(四氢-2*H*-吡喃-2-基氧基)-6,7-二氢-5*H*-咪唑并[2,1-b][1,3]噁嗪(029-5)的制备

在反应瓶中加入含 **029-4** 的浓缩液（上步所得）一批量，用300mL甲醇溶解，于室温下加入 K_2CO_3 41.1g（0.3mol），搅拌反应30min。反应完毕，过滤，除去 K_2CO_3，减压蒸除溶剂，得到浅黄色固体，将其用乙酸乙酯/石油醚（1∶1）重结晶，得浅黄色固体 **029-5** 28.8g，两步收率为71.5%。

^{1}H-NMR（400MHz，$CDCl_3$）δ：1.37～1.65（6H，m），3.47～3.79（2H，m），4.15～4.60（5H，m），4.84～4.89（1H，2m），8.00，8.04（1H，2s total）。

4.（*S*）-2-硝基-6,7-二氢-5*H*-咪唑并[2,1-b][1,3]噁嗪-6-醇(029-6)的制备

在反应瓶中加入上步制备的化合物 **029-5** 28.8g（107mmol）、经干燥的无水甲醇350mL，搅拌溶解，于室温下，往反应液中滴加浓盐酸，滴加完毕，继续搅拌反应1h。当反应液由浑浊变为澄清后又析出固体，过滤，得到黄白色固体 **029-6** 17.5g，收率为88%。

^{1}H-NMR（400MHz，DMSO-d_6）δ：3.94（1H，d，J=12.8Hz），4.14～4.19（1H，m），4.25～4.31（2H，m），4.38（1H，d，J=11.1Hz），8.04（1H，s）。

5.（*S*）-6-[4-(三氟甲氧基)苄氧基]-2-硝基-6,7-二氢-5*H*-咪唑并[2,1-b][1,3]噁嗪(Pretomanid)（029）的合成

在反应瓶中加入将 **029-6** 9.3g（50mmol）、4-三氟甲氧基苄溴（**029-7**）15.3g（60mmol）、四正丁基碘化铵（TBAI）0.92g（2.5mmol）溶于80mL DMF的溶液，在氩气保护下冷却至−78℃，加入NaH 2.4g（60mmol），保护体系温度（−78℃）搅拌反应约20min。恢复至室温搅拌12h。用冰水淬灭反应，加入 CH_2Cl_2，充分搅拌后静置分层，分取有机相，用无水 $MgSO_4$ 干燥，过滤，将滤液浓缩至干，剩余物用乙醚/CH_2Cl_2（5∶1）溶液重结晶，得到浅黄色固体 **029** 13.5g，收率为75.2%，纯度>99%（HPLC归一化法），mp 140～150℃。

^{1}H-NMR（400MHz，$CDCl_3$）δ：4.13～4.25（3H，m），4.37（1H，d，J=11.2Hz），4.61～4.66（2H，m），4.72（1H，d，J=8.0Hz），7.20（2H，d，J=7.6Hz），7.39（2H，d，J=8.4Hz），7.41（1H，s）。

ESI-MS（m/z）：360.1 $[M+H]^+$。

DHP（3,4-二氢-2*H*-吡喃）

英文名　3,4-Dihydro-2*H*-pyran。

CAS［110-87-2］。

分子式　C_5H_8O（84.12）。

结构式

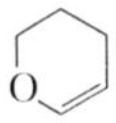

性状　mp －70℃，bp 86℃，为无色至黄色液体，在水中溶解度为 7.7g/L。

用途　医药中间体，合成用试剂等。

PPTS（对甲苯磺酸吡啶盐；对甲苯磺酸吡啶鎓盐）

英文名：Pyridinium P-Toluenesulfonate。

CAS [24057-28-1]。

分子式　$C_{12}H_{13}NO_3S$（251.30）。

结构式

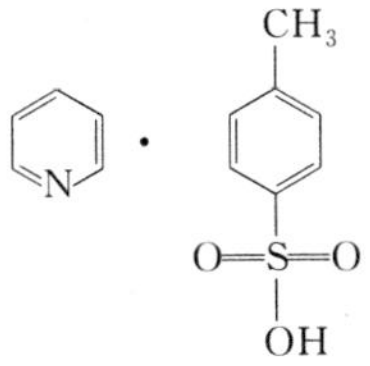

性状　白色结晶或粉末，mp 117～119℃。

用途　酸性催化剂，医药中间体等。

TBAI（四正丁基碘化铵）

英文名：Tetrabutylammonium iodide。

CAS [311-28-4]。

分子式　$C_{16}H_{36}IN$（369.37）。

结构式

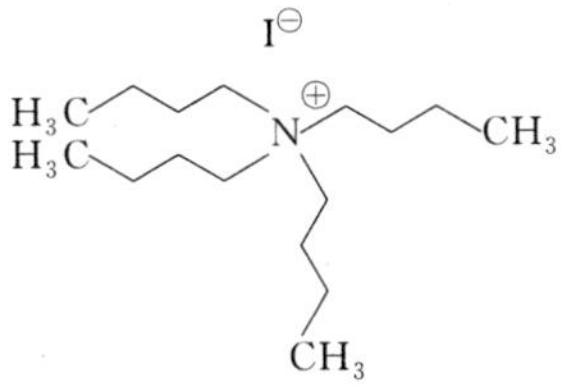

性状　白色结晶粉末，mp 141～143℃。

参考文献

[1] CN，106632393B，2018.
[2] 王天才，等. 化工时刊，2010，24（4）：31-34，51.
[3] WO，97/01562，1997.
[4] US，5387297，1995.
[5] CN，1037333A，1989.
[6] Akihiro Orita，et al. Adv Synth Catal，2007，349（3）：2136-2144.
[7] Pilho Kim，et al. J Med Chem，2009，52（5）：1317-1328.
[8] EP，0866793，1999.
[9] JP，1999508270，1999.
[10] 王力彬，第四军医大学硕士学位论文，2014.
[11] 龚逸奕，等 . World Latest Medicne Information（Electronic Version），2016，16（55）：186-189.
[12] Ginsberg AM，et al，Nat Med，2007，13（3）：290-294.
[13] 汪静，等. 中国药科大学学报，2012，43（1）：1-8.
[14] Lenaerts A J，et al. Antimicrob Agents Chemother，2005，49（6）：2294-2301.
[15] Tyagi S，et al. Antimicrob Agents Chemother，2005，49（6）：2289-2293.

［16］ Stover C K，et al. Nature，2000，405（6789）：962-966.
［17］ 高凌玉，等. 国外医药（抗生素分册），2006（06）：241-244.
［18］ Diacon A H，et al. Antimicrob Agents Chemother 2010，54（8）：3402-3407.
［19］ Diacon A H，et al. Antimicrob Agents Chemother，2012，56（6）：3027-3031.
［20］ Nuermberger E，et al. Antimicrob Agents Chemother，2008，52（4）：1522-1524.
［21］ Bashiri G，et al. J Biol Chem，2008，283（25）：17531-17541.
［22］ Manjunatha U，et al. Commun Integr Biol，2009，2（3）：215-218.
［23］ Zhang Y，et al. Drug Discov Today，2006，11（1-2）：21-27.
［24］ Duncan K，et al. Tuberculosis（Edinb），2003，83（1-3）：201-207.
［25］ Thompson A M，et al. J Med Chem，2009，52（3）：637-645.
［26］ Marsini M A，et al. J Org Chem，2010，75（21）：7479-7482.
［27］ Kmentova I，et al. J Med Chem，2010，53（23）：8421-8439.
［28］ 祝石. 沈阳药科大学硕士学位论文，2009.
［29］ 张志鹏，等. 当代化工研究，2016，（5）：84-85.

030 贝达喹啉（Bedaquiline）

【别名】 Sirturo®，TMC207，R207910，斯耐瑞®。

【化学名】 （1*R*，2*S*）-1-（6-Bromo-2-methoxyquinolin-3-yl）-4-dimethylamino-2-（naphthalen-1-yl）-1-phenyl-butan-2-ol；（*α*S，*β*R）-6-bromo-*α*-［2-（dimethylamino）ethyl］-2-methoxy-*α*-1-naphthalenyl-*β*-phenyl-3-quinolineethanol。

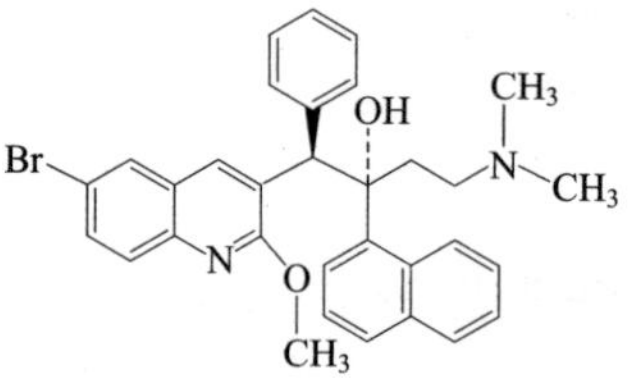

贝达喹啉	CAS［843663-66-1］	$C_{32}H_{31}BrN_2O_2$	555.52
贝达喹啉富马酸盐	CAS［845533-86-0］	$C_{32}H_{31}BrN_2O_2 \cdot C_4H_4O_4$	671.59

【研发厂商】 美国 Johnson & Johnson 公司。

【首次上市时间与国家】 2013 年获美国 FDA 批准在美国首次上市。

【性状】 白色固体，mp 118℃，$[\alpha]_D^{20}=-166.98°$（$c=0.505$，DMF）。

【用途】 本品是美国强生公司研发的新型二芳基喹啉类抗结核病药物，临床用于治疗多种药物耐药的成人结核病。本品具有抑制分枝杆菌生长的活性，用于治疗由病原性分枝杆菌（结核分枝杆菌、鸟分枝杆菌、牛分枝杆菌和海分枝杆菌）所引起的疾病，特别对结核分枝杆菌（H37RV 菌株）和耻垢分枝杆菌（ATCC 607 菌株）具有很好的抑制作用（参见文献［13，14］）。研究发现本品是以 CYP3A4 为底物，药物靶位在 ATP 合成酶的质子泵（proton pump），能阻止结核杆菌利用 ATP 合成酶产生的能量。

【合成路线】 参见文献［6］。

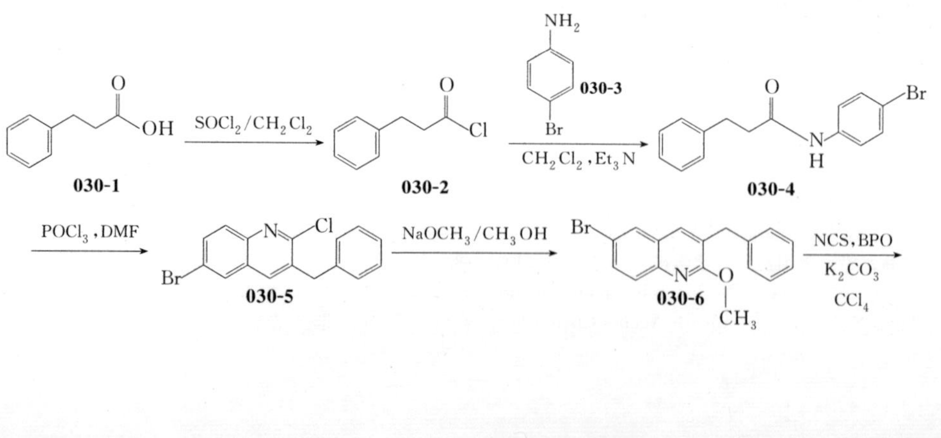

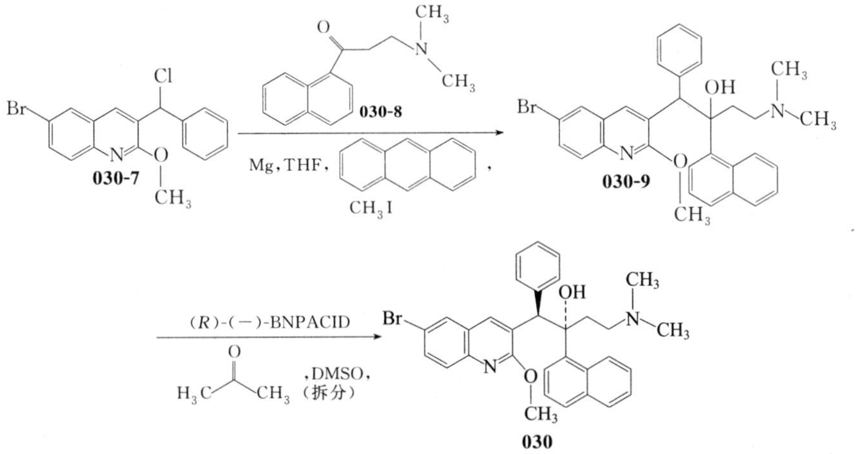

中间体 3-二甲基氨基-1-萘基-1-丙酮（**030-8**）的合成路线：

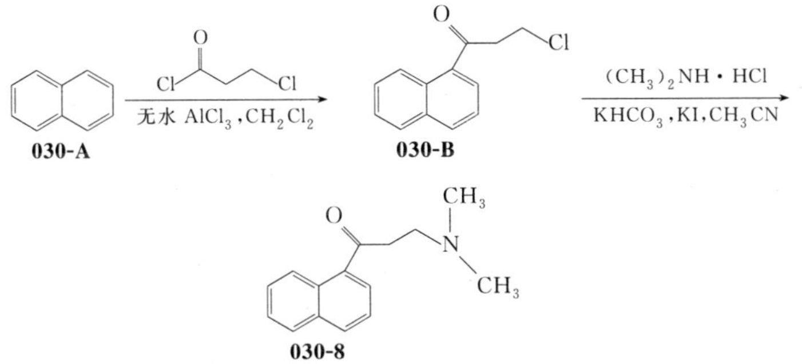

1. 3-苯丙酰氯（030-2）的制备（参见文献［21］）

在反应瓶中加入 3-苯基丙酸（**030-1**）20.0g（0.13mol）和 CH_2Cl_2 20mL，搅拌溶解，再加入 $SOCl_2$ 15mL（滴加），搅拌反应 3h。TLC 监测反应完成后，蒸除 $SOCl_2$ 和溶剂，得浅黄色液体（**030-2**）22.0g，收率为 98.2%。

2. *N*-(4-溴苯基)-3-苯丙酰胺（030-4）的制备（参见文献［21］）

在反应瓶中加入对溴苯胺 **030-3** 21.0g（0.12mol）和 CH_2Cl_2 200mL，搅拌溶解，缓慢滴加三乙胺 22mL，在室温下缓慢滴加 **030-2** 22.0g（0.13mol），搅拌反应 12h。TLC 监控，显示反应完成后将反应液倒入烧杯中，加入氨水搅拌，析出白色絮状固体，抽滤，滤饼用乙醚洗涤，得白色固体 **030-4** 34.3g，收率为 86.4%（文献［13］：收率 72.8%），mp 103～105℃。

^{1}H-NMR（300MHz，$CDCl_3$）δ：7.41（2H，d，J = 8.6Hz，Ar-H），7.28～7.35（3H，m，Ar-H），7.24（3H，d，J = 6.7Hz，Ar-H），6.92（1H，m，Ar-H），3.05（2H，t，J =7.6Hz，CH_2），2.66（2H，t，J =7.6Hz，CH_2）。

ESI-MS（m/z）：304 $[M+H]^+$。

3. 3-苄基-6-溴-2-氯喹啉（030-5）的制备

在反应瓶中（在冰盐浴冷却下，冷却至－5～5℃）加入 $POCl_3$ 71.4mL，缓慢滴加 DMF 27.2mL，反应温度在 15℃，析出固体，滴加完毕，加热至 40℃，使固体溶解，得棕色液体，加入上步制备的化合物 **030-4** 34.3g（0.11mol），搅拌加热至 80℃反应 12h。TLC 监控显示反应完成后，缓慢将反应液倒入 800mL 水中，搅拌。用 CH_2Cl_2（100mL×3）提取，分取有机相用饱和盐水洗涤，再用无水 $MgSO_4$ 干燥，过滤，滤液浓缩至干，得棕色

固体粗品 **030-5**，将其用甲醇重结晶，得白色固体 **030-5** 21.5g，收率为 57.3%（文献[13]：收率 67.0%，属粗品收率），mp 112～113℃（文献[13] mp 111～112℃）。

^{1}H-NMR（300MHz，$CDCl_3$）δ：8.30（2H，s，Ar-H），7.90（2H，d，J=1.5Hz，Ar-H），7.29～7.36（2H，m，Ar-H），7.25（3H，d，J=7.1Hz，Ar-H），4.23（2H，s，CH_2）。

ESI-MS（m/z）：331 $[M+H]^+$。

4. 3-苄基-6-溴-2-甲氧基喹啉（030-6）的制备

在反应瓶中依次加入上步制备的 **030-5** 21.5g（0.065mol）和 200mL 甲醇，搅拌溶解。再加入由 12g（0.522mol）金属钠与 200mL 无水甲醇制备的甲醇钠溶液，搅拌加热回流 12h。得棕色溶液倒入 1000mL 冰水中，用 CH_2Cl_2（100mL×3）提取，分取有机相，用无水 $MgSO_4$ 干燥。过滤，滤液浓缩至干，得固体粗品。粗品用无水甲醇重结晶，得白色固体 **030-6** 16.3g，收率为 76.9%（文献[13]：收率 33.0%），mp 82℃（文献[13]：mp 84℃）。

^{1}H-NMHz（300MHz，$CDCl_3$）δ：4.01（2H，s，$ArCH_2$），4.07（3H，s，$ArOCH_3$），7.21～7.25（3H，m，Ar-H），7.29～7.33（2H，m，Ar-H），7.45（1H，s，Ar-H），7.57～7.61（1H，dd，J_1=9.0Hz，J_2=2.1Hz，Ar-H），7.66～7.69（1H，d，J=9.0Hz，Ar-H），7.71～7.72（1H，d，J=2.1Hz，Ar-H）。

ESI-MS（m/z）：328 $[M+H]^+$。

5. 6-溴-3-(氯甲基苯基)-2-甲氧基喹啉（030-7）的制备

在反应瓶中依次加入上步制备的 **030-6** 16.3g（0.05mol）、6.8g（0.05mol）NCS（N-氯代丁二酰亚胺）、1.2g（0.005mol）BPO（过氧化苯甲酰）、34.4g（0.25mol）K_2CO_3 和四氯化碳适量，搅拌加热回流反应 6h。TLC 监控至反应结束，将反应液浓缩至干，得淡黄色固体。将其用无水乙醚重结晶，得白色固体 **030-7** 16.6g，收率为 92.3%，mp 116～117℃

^{1}H-NMR（300MHz，$CDCl_3$）δ：3.92（1H，d，J=2.1Hz，$ArCH_2$），4.05（3H，s，$ArOCH_3$），7.18～7.22（3H，m，Ar-H），7.26～7.30（2H，m，Ar-H），7.44（1H，s，Ar-H），7.55～7.63（1H，dd，J_1=9.0Hz，J_2=2.1Hz，Ar-H），7.68～7.70（1H，d，J=9.0Hz，Ar-H），7.72～7.73（1H，d，J=2.1Hz，Ar-H），

ESI-MS（m/z）：362 $[M+H]^+$。

6. 3-二甲基氨基-1-萘基-1-丙酮（030-8）的制备

在反应瓶中依次加入 2.1g（0.016mol）无水三氯化铝、2.0g（0.016mol）3-氯丙酰氯和 100mL CH_2Cl_2，搅拌。在冰浴冷却到 0℃以下，滴加含 2.0g（0.016mol）萘（**030-A**）和 10mL CH_2Cl_2 的混合溶液。控温在 10℃以下反应 2h。反应完毕，将反应液倒入冰水中。充分搅拌后静置分层，分相，水相用 CH_2Cl_2（100mL×3）提取，合并有机相，用无水 $MgSO_4$ 干燥，过滤，滤液浓缩至干，得淡黄色油状物粗品 2.6g，为 3-氯-1-(萘-1-基)-1-丙酮（**030-B**），收率为 76.9%。

^{1}H-NMR（300MHz，$CDCl_3$）δ：8.56（1H，d，J=8.4Hz，Ar-H），7.95（1H，d，J=8.4Hz，Ar-H），7.88（2H，d，J=7.3Hz，Ar-H），7.43～7.66（3H，m，Ar-H），3.20（2H，t，J=7.3Hz，CH_2），2.71（2H，t，J=7.3Hz，CH_2）。

ESI-MS（m/z）：219 $[M+H]^+$。

在反应瓶中依次加入 2.6g（0.01mol）**030-B**、1.0g（0.01mol）二甲胺盐酸盐、6.0g（0.05mol）$KHCO_3$、0.2g（0.001mol）KI 和 100mL 乙腈，搅拌加热回流反应 1h。将反应

液中溶剂浓缩至干，剩余物中加水，用 CH_2Cl_2 （100mL×3）提取，合并有机相，用无水 $MgSO_4$ 干燥。过滤，滤液浓缩至干，得棕黄色油状粗品，经硅胶柱色谱分离纯化，经后处理得淡黄色油状物 **030-8** 2.6g，收率为 94.5%。

^{1}H-NMR（300MHz，$CDCl_3$）δ：8.57（1H，d，J = 8.4Hz，Ar-H），7.98（1H，d，J=8.4Hz，Ar-H），7.87（2H，d，J = 7.3Hz，Ar-H），7.40～7.65（3H，m，Ar-H），3.24（2H，t，J = 7.3Hz，CH_2），2.81（2H，t，J = 7.3Hz，CH_2），2.29（6H，s，CH_3）。

ESI-MS（m/z）：228 $[M+H]^+$。

7. 1-(6-溴-2-甲氧基喹啉-3-基)-4-二甲基氨基-2-(萘-1-基)-1-苯基-丁-2-醇(非对映体贝达喹啉)（030-9）的合成

在反应瓶中依次加入 1.2g（50mmol）金属镁、0.2g（50mmol）蒽和 50mL THF（干燥后的），在氩气保护下，滴加数滴碘甲烷，在 40℃下搅拌得到黄绿色液体，搅拌 1h 后出现黄色沉淀，4h 后停止反应，降至室温。滴加 1.8g（5mmol）6-溴-3-[(氯甲基)苯基]-2-甲氧基喹啉 **030-7** 和 10mL THF 的混合液，加热至 40℃，在该温度下反应 5h。出现灰色固体，再滴加含 1.1g（5mmol）3-二甲基氨基-1-萘基-1-丙酮（**030-8**）和 10mL THF 的混合液，搅拌反应过夜。TLC 监测反应完成后，用饱和 NH_4Cl 溶液调至 pH=6，用（50mL×3）乙酸乙酯提取，合并有机相，用无水 $MgSO_4$ 干燥，过滤，将滤液浓缩至干，得粗品 **030-9**，再经硅胶柱色谱分离纯化，经后处理，得白色粉末状固体 **030-9** 0.75g，收率为 26.9%，mp 104～105℃。

^{1}H-NMR（300MHz，$CDCl_3$）δ：8.89（1H，s，Ar-H），8.60（1H，d，J = 8.6Hz，Ar-H），8.33（1H，s，Ar-H），7.96（1H，d，J = 2.0Hz，Ar-H），7.92（1H，d，J=7.4Hz，Ar-H），7.87（2H，d，J=8.4Hz，Ar-H），7.71（1H，d，J = 8.8Hz，Ar-H），7.53～7.69（3H，m，Ar-H），7.48（1H，t，J = 7.3Hz，Ar-H），7.30（1H，t，J = 7.7Hz，Ar-H），7.13（1H，s，Ar-H），6.88（2H，s，Ar-H），5.89（1H，s，CH），4.21（3H，s，CH_3），3.71（1H，s，OH），2.53（2H，m，CH_2），1.99（6H，s，CH_3），1.88（2H，m，CH_2）。

ESI-MS（m/z）：555 $[M+H]^+$。

8. (1*R*,2*S*)-1-(6-溴-2-甲氧基喹啉-3-基)-4-二甲基氨基-2-(萘-1-基)-1-苯基-丁-2-醇（贝达喹啉）（030）的合成

在反应瓶中加入丙酮 20mL 和上述制备的非对映体贝达喹啉（**030-9**）1.0g，搅拌悬浮，再加入含(*R*)-(−)-BNPACID 0.63g 的 DMSO 溶液，加热回流搅拌 1h。逐渐降至室温，在室温下，继续搅拌反应 1h。过滤，用少量丙酮洗涤滤饼，得到固体，将其悬浮于甲苯中，加入 10%的碳酸钾溶液，混合物于 80℃搅拌反应 1h。分离出水相。有机相用水洗，用无水 $MgSO_4$ 干燥，过滤，滤液减压浓缩，加入乙醇后低温静置，析出固体，过滤，真空干燥，得 **030** 0.46g，mp 173～175℃(文献[9])。

非对映体贝达喹啉的 mp 104～105℃，为什么与贝达喹啉相差那么多，值得商榷。本文的贝达喹啉(**030**)成品的 mp 173～175℃文献[9]中 mp 是 170～175℃与 Merck Index(15th: 1018，文献［23］）所述的 **030** mp 为 118℃相差很大，都值得商榷。

(*R*)-(−)-BNPACID[(*R*)-(−)-联萘酚磷酸酯]

英文名　*R*-(−)-1,1′-Binaphthyl-2,2′-diylhydrogenphosphate。

CAS [39648-67-4]。

分子式 $C_{20}H_{13}O_4P$ (348.29)。

结构式

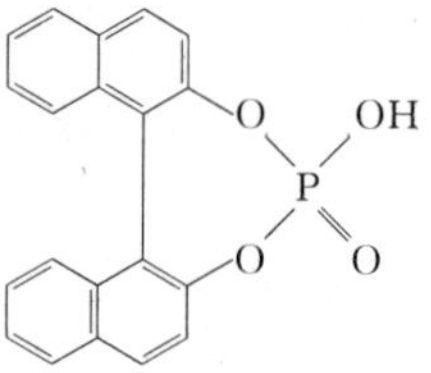

性状 灰白色粉末，mp>300℃。

用途 用于医药制造、染料合成。

含量 99%。

密度 1.49g/cm³。

参考文献

[1] 刘睿智，等. 广东药学院学报，2013，29 (2)：223-225.
[2] 彭蔚，等. 中国人兽患病学报，2015，31 (2)：174-178.
[3] 黄鹏，等. 化学与生物工程，2016，33 (2)：22-24.
[4] 彭冲，等. 化工管理，2016，(35)：281.
[5] 顾红蕾，等. 中国医药工业杂志，2014，45 (10)：990-993.
[6] 侯玲，等. 广西大学学报 (自然科学版)，2016，41 (6)：2067-2070.
[7] 祝石. 沈阳药科大学硕士学位论文，2009.
[8] 潘林玉，等. 中国药物化学杂志，2014，24 (6)：441-444.
[9] 孔德龙. 中国医学科学院研究所硕士学位论文，2014.
[10] CN，106928139A，2017.
[11] 赵恒敏，王卫军. 中国防痨杂志，2012，34 (5)：324-326.
[12] 胡水秀，等. Intenal Medicine Aug，2017，12 (4)：508-511.
[13] WO，2005/075428，2005.
[14] Andries K，et al. Science，2005，307 (5707)：223-227.
[15] Petit S，et al. J Mol Struct，2007，837 (1)：252-256.
[16] Tam C M，et al. Expert Review of Clinical Pharmacology，2009，2 (4)：405-421.
[17] Chandrasekhar S，et al. Eur J Org Chem，2011，11：2057-2061.
[18] WO，2006/125769，2006.
[19] Saga Y，et al. J Am Chem Soc，2010，132 (23)：7905-7907.
[20] 吴翠敏，等. 应用化工，2015，44 (9)：1617-1620.
[21] 蔡志强，等. 应用化工，2015，44 (11)：2043-2045.
[22] 应苗法，等. 中国新药学临床杂志，2014，33 (5)：325-329.
[23] Merck Index 15th：1018.
[24] WO，04011436A_1，2004.
[25] US，7498343，2009.
[26] Huitric E，et al. Antimicrob Agents Chemother，2007，51：4202.
[27] Koul A，et al. Nat Chem Biol，2007，3：323.
[28] Cuyckens F，et al. Anal Bioanal Chem，2008，390：1717.
[29] Rustomjee R，et al. Antimicrob Agents Chemother，2008，52：2831.
[30] Diacon A H，et al. N Eng J Med，2009，360：2397.
[31] Matteelli A，et al. Future Microbiol，2010，(5)：849-858.
[32] Guillemont J，et al. Future Med Chem，2011，3：1345-1360.
[33] WO，08068231，2008.
[34] US，100028428，2010.
[35] 中国抗生素杂志，2010，35 (6)：408-413.
[36] Templeton J F，et al. J Chem Soc，Pekin Transactions I，1997 (14)：2037-2044.
[37] CN，105085395 A，2015.
[38] CN，105175329 A，2015.
[39] Baptiste V，et al. Eur J Medchem，2012，51：1-16.

[40] Ram SU, et al. Org Biomol Chem 2010, 8: 2180-2197.
[41] Ali MM, et al. Synth Commun, 2002, 32 (9): 1351-1356.
[42] Ali MM, et al. Synlent, 2001, (2): 251-253.
[43] WO, 2005/70430, 2005.
[44] WO, 2010/36316, 2010.
[45] EP, 2371819, 2011.
[46] WO, 2006/67048, 2006.
[47] WO, 2006/125769, 2006.
[48] Quaranta L, et al. Org Lett, 2002, 4 (1): 39-42.
[49] Mineno T, et al. Synlentt, 2002, (6): 883-886.
[50] Pathak R, et al. Tetrahedron, 2007, 63 (2): 451-460.

031 地依麦迪 (Delamanid)

【别名】 OPC-67683，迪拉马尼。

【化学名】 (2*R*)-2,3-Dihydro-2-methyl-6-nitro-2-[[4-[4-[4-(trifluoromethoxy)phenoxy]-1-piperidinyl]phenoxy]methyl]imidazo[2,1-b]oxazole。

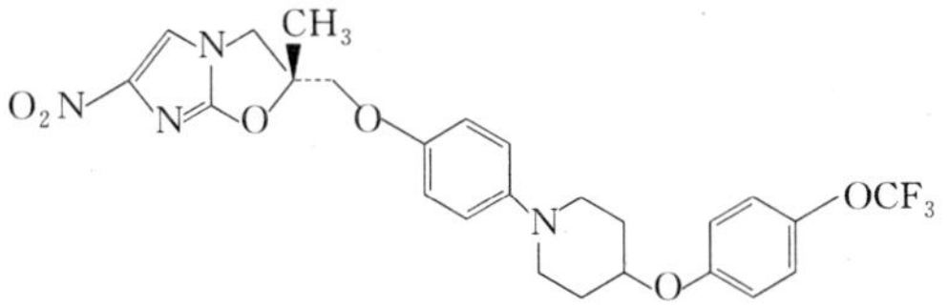

地依麦迪 CAS [681492-22-8] $C_{25}H_{25}F_3N_4O_6$ 534.48

【研发厂商】 日本 Otsuka 公司。

【首次上市时间和国家】 2014 年 4 月经欧洲药品管理局（EMA）批准在欧洲上市。

【性状】 淡黄色固体，mp 195～196℃，$[\alpha]_D^{28}=-9.9°$（$c=1.01$，$CHCl_3$）。

【用途】 用于治疗成人耐多药肺结核病（MDR-TB）。本品通过抑制分枝杆菌细胞壁中甲氧基-分枝杆菌和分枝杆菌酮酸的合成起到抗分枝杆菌的作用。本品是近 40 年来第 2 个获批的治疗 MDR-TB 药物（参见文献 [5] ）。Ⅱ期临床试验中，Delamanid 治疗组痰培养转阴性（SCC）的比例（45.4%）显著高于安慰剂组（29.6%），并且除 QT 间期延长（指心电图 QRS 波群起点至 T 波终点的时间间隔延长，即心室除极开始至心室复极结束的时间延长）以外，其不良反应事件与安慰剂组接近，治疗前景广阔。

【合成路线】 可参考文献 [7～11，12]，推荐文献 [12] 的工艺合成路线。

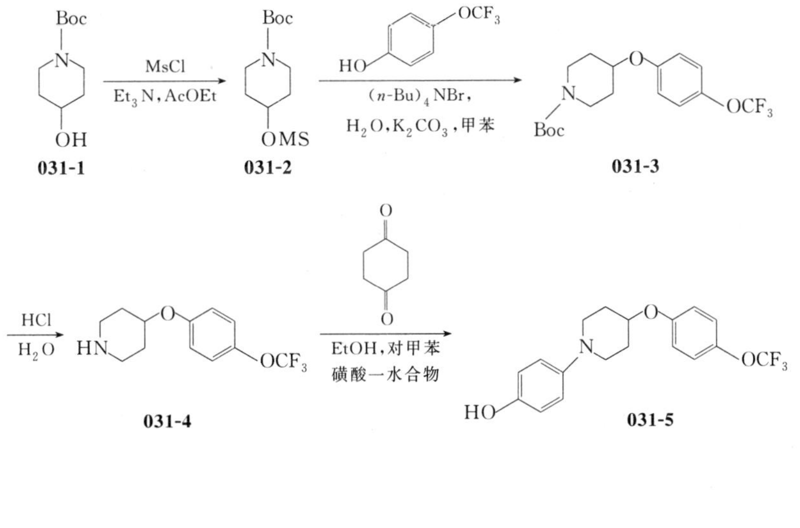

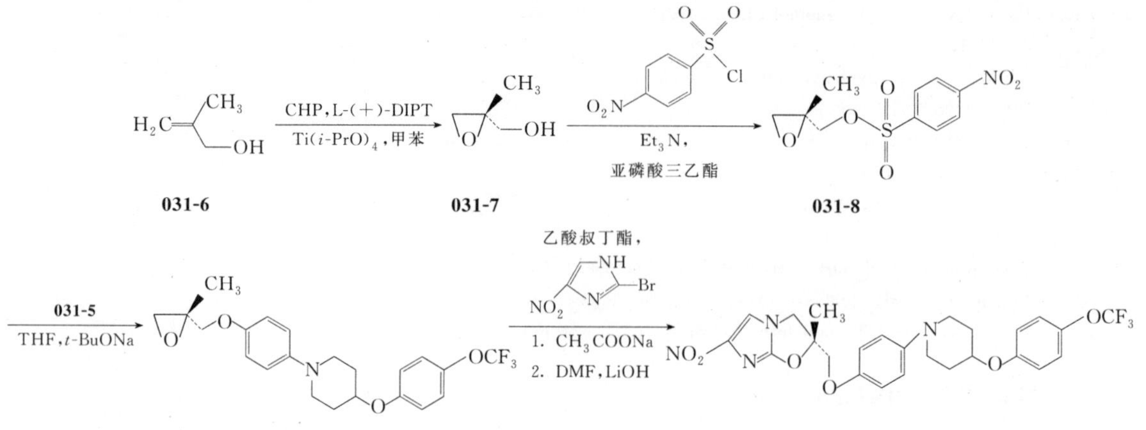

031-6　031-7　031-8　031-9　031

1. *N*-Boc-4-甲磺酰氧基哌啶（031-2）的制备

在反应瓶中加入乙酸乙酯 2.5L、*N*-Boc-4-羟基哌啶（**031-1**）500g（2.49mol），搅拌溶解，加入三乙胺 700mL（4.98mol），冰浴冷却至 0℃，滴加甲磺酰氯 427g（3.74mol）。滴加完毕搅拌反应 10min。滴入水 1.5L，搅拌后静置分层，分取有机相，依次用水（1L）和饱和 NaCl 溶液（1L）洗涤，有机相减压浓缩，剩余物中加入石油醚 2L，升温至 50℃打浆，冷却至室温，抽滤，得白色固体 **031-2** 676g，收率为 97.4%，mp 192～194℃（文献［10］mp 193～195℃）。

^{1}H-NMR（400MHz，$CDCl_3$）δ：4.88（1H，ddd，J = 11.5Hz，7.7Hz，3.7Hz），3.59～3.85（2H，m），3.30（2H，ddd，J = 13.6Hz，8.1Hz，3.8Hz），3.04（3H，s），1.90～2.05（2H，m），1.48～1.90（2H，m），1.46（9H，s）。

MS（m/z）：280［M+H］$^+$。

2. *N*-Boc-4-(4-三氟甲氧基苯氧基)哌啶（031-3）的制备

在反应瓶中加入甲苯 2.5L、**031-2** 500g（1.79mol）和 4-三氟甲氧基苯酚 300g（1.69mol），搅拌溶解，然后加入溴化四正丁胺 57.5g（0.18mol）、K_2CO_3 475g（3.04mol）和水 500mL，搅拌加热回流 24h。自然冷却至室温，加入 4mol/L NaOH 溶液 400mL，搅拌 0.5h。分液，有机相依次用水（2L）和饱和 NaCl 溶液（2L）洗涤，得 **031-3** 的甲苯溶液，直接用于下步反应。

MS（m/z）：362［M+H］$^+$。

3. 4-三氟甲氧基苯氧基哌啶（031-4）的制备

在反应瓶中加入上述制备的含 **031-3** 的甲苯溶液一批量，搅拌下滴入浓盐酸 450mL，升温至 60℃反应 3h。分液，水相加 4mol/L NaOH 溶液调至 pH=10，用 2L 乙酸乙酯提取，有机相依次用水（2L）、饱和 NaCl 溶液（2L）和 1% 枸橼酸溶液（2L）洗涤，用 10% NaOH 溶液（1L）洗至 pH=8，再依次用水（1L）和饱和 NaCl 溶液（1L）洗涤，浓缩至干，得淡黄色固体 **031-4** 219g，收率为 46.8%，mp 66～68℃。

^{1}H-NMR（400MHz，$CDCl_3$）δ：7.12（2H，d，J = 8.0Hz），6.89（2H，d，J = 8.0Hz），4.24～4.36（1H，m），3.11～3.17（2H，m），2.70～2.76（2H，m），1.94～2.06（2H，m），1.58～1.73（2H，m），1.54（1H，brs）。

MS（m/z）：262［M+H］$^+$。

4. 4-[4-(4-三氟甲氧基苯氧基)哌啶-1-基]苯酚（031-5）的制备

在反应瓶中加入乙醇 1.5L、**031-4** 100g（0.38mol）和 1,4-环己二酮 85.8g（0.76mol），搅拌溶解，通入空气，升温至 50℃搅拌反应 8h。反应完毕后将反应液浓缩，向浓缩液中加入乙酸乙酯 500mL，冰浴冷却下加入对甲苯磺酸一水合物 109.3g（0.58mol），反应 1h。反应完毕后抽滤，滤饼于 60℃下干燥 12h。得到的固体用乙酸乙酯/水（5∶1）混合溶剂重结晶，得 **031-5** 对甲苯磺酸盐 105.2g。将 100g 对甲苯磺酸盐（0.18mol）分散于 500mL 水中，加入 K_2CO_3 40g（0.29mol），升温至 35℃搅拌 2h。抽滤，60℃下干燥 12h，得棕黄色固体 **031-5** 65.9g，收率为 51.2%，mp 113～115℃（文献［9］mp 114～115℃）。

^{1}H-NMR（400MHz，$CDCl_3$）δ：7.12（2H，d，J = 12.0Hz），6.88～6.95（4H，m），6.71～6.74（2H，m），4.38～4.43（1H，m），3.31～3.35（2H，m），2.95～3.01（2H，m），2.09～2.14（2H，m），1.92～2.00（2H，m）。

MS（m/z）：354［M+H］$^+$。

5. (*R*)-4-硝基苯磺酸-2-甲基缩水甘油酯（031-8）的制备

在反应瓶中依次加入甲苯（Tol）1.5L、4Å 活化分子筛 100g、L-(+)-酒石酸二异丙酯（L-(+)-diiso-propyl tartrate；L-(+)-DIPT）48.8g（0.21mol）和钛酸四异丙酯 40.0g（0.14mol），搅拌，冷却至－35℃反应 30min。依次滴入 β-甲基烯丙醇（**031-6**）100g（1.39mol）和 80%过氧化氢异丙苯（cumyl hydroperoxide；CHP）395.8g（2.08mol），搅拌 1h 后升温至－20℃反应 35h。此时已产生了 **031-7** 化合物滴入亚磷酸三乙酯 240mL，滴加完毕后于－20℃搅拌反应 1h。加入三乙胺 300mL，滴加含 4-硝基苯磺酰氯 400g（1.81mol）的甲苯溶液 2L。滴完于－10℃搅拌 1h。经硅藻土过滤，滤液依次用 15%酒石酸溶液（2L）、饱和 $NaHCO_3$ 溶液（2L）和饱和 NaCl 溶液（2L）洗涤，有机相浓缩得棕色油状物 1043g，加入异丙醚 5.2L，搅拌析晶 2h。抽滤，滤饼干燥得淡黄色固体 **031-8** 215g，收率为 54.1%，mp 75～77℃（文献［7］mp 71～72℃），$[\alpha]_D^{20}$ = －0.9°（c = 1.0，CH_3COCH_3），纯度为 91.9%［HPLC 归一化法：色谱柱 Waters Symmetry C_{18} 柱（4.6mm×250mm，5μm）；流动相 A 为 10mmol/L 磷酸二氢钾溶液（加磷酸调至 pH = 3.0），流动相 B 为乙腈，梯度洗脱（0min，B，40%；50min，B，90%；51min，B，40%；60min，B，40%）；检测波长为 223nm；柱温 30℃；流速 1.0mL/min］，ee 值 98.5%［HPLC 归一化法：色谱柱 Chiralpak AD-H 柱（4.6mm×250mm，5μm）；流动相为正己烷/异丙醇（85∶15）；检测波长为 254nm；柱温 30℃；流速 1.0mL/min］。

^{1}H-NMR（400MHz，$CDCl_3$）δ：8.36～8.46（2H，m），8.08～8.17（2H，m），4.27（1H，d，J = 11.0Hz），4.03（1H，d，J = 11.0Hz），2.72（1H，d，J = 4.5Hz），2.67（1H，d，J = 4.5Hz），1.38（3H，s）。

MS（m/z）：274［M+H］$^+$。

6. (*R*)-1-[4-(2,3-环氧-2-甲基丙氧基)苯基]-4-(4-三氟甲氧基苯氧基)哌啶（031-9）的制备

在反应瓶中加入 THF 1L 和第四步制备的化合物 **031-5** 100g（0.28mol），搅拌溶解，在冰浴冷却下冷至 0℃，分批加入叔丁醇钠 30g（0.31mol），搅拌反应 10min。加入上步制备的化合物 **031-8** 的粗品 77.5g（0.28mol），搅拌升温至 60℃反应 6h。将反应液减压浓缩，加入异丙醇/水（7∶3）300mL，于 60℃搅拌 0.5h。冷却至室温，抽滤，滤饼于 50℃干燥 12h。得淡黄色固体 **031-9** 101.5g，收率为 84.8%，mp 79～82℃（文献［8］：mp 84～85℃），纯度为 98.3%［HPLC 归一化法，色谱条件同化合物 **031-8** 制备时的条件］，ee 值为 96.3%［HPLC 归一化法：色谱柱 Chiralpak AD-H 柱（4.6mm×250mm，5μm）；流动相为正己烷/乙醇/二乙胺（95∶5∶0.1）；检测波长为 223nm；柱温 30℃；流速 0.8mL/min］。

^{1}H-NMR（400MHz，$CDCl_3$）δ：7.14（2H，d，J = 8.5Hz），6.81～6.98（6H， m)，4.38～4.44（1H，m)，3.95（2H，dd，J=25.8，10.5Hz)，3.28～3.43（2H，m)，2.95～3.02（2H，m)，2.86（1H，d，J=4.8Hz)，2.72（1H，d，J=4.8Hz)，2.08～2.14（2H，m)，1.87～2.03（2H，m)，1.48（3H，s)。

MS（m/z)：424［M+H］$^+$。

7.（2*R*)-2,3-二氢-2-甲基-6-硝基-2-[[4-[4-[4-(三氟甲氧基)苯氧基]-1-哌啶基]苯氧基]甲基]咪唑并[2,1-b]噁唑(地依麦迪）031 的合成

在反应瓶中加入乙酸叔丁酯 50mL、**031-9** 50g（0.12mol)、2-溴-4-硝基-1*H*-咪唑 25g（0.13mol）和乙酸钠 2.0g（0.02mol)，搅拌溶解升温至 100℃反应 3h。冷却至 80℃，然后加入 LiOH 一水合物 6.0g（0.143mol）和 DMF 500mL，搅拌反应 6h。将反应液减压浓缩，剩余物中加入水 750mL，升温至 100℃打浆 30min，冷却至室温，抽滤，滤饼（所得固体）加乙酸乙酯/甲醇（1∶1）250mL，升温至 60℃搅拌打浆 1h。冷却至 5℃，抽滤，滤饼经 60℃减压干燥 12h，得淡黄色固体 **031** 41.6g，收率为 66.0%，mp191～193℃（文献［11]：mp 195～196℃)，$[\alpha]_D^{28}=-8.4°$（c=1.0，$CHCl_3$）［文献［11］中 $[\alpha]_D^{28}=-9.9°$（c=1.01，$CHCl_3$）］，纯度为 99.9%［HPLC 归一化法，条件同 **031-8** 制备时的条件］，ee 值为 100%［HPLC 归一化法：色谱柱 Chiralpak AD-H 柱（4.6mm×250mm，5μm)；流动相为正己烷/乙醇/二乙胺（60∶40∶0.1)；检测波长为 223nm；柱温 30℃；流速 1.0mL/min］。

^{1}H-NMR（400MHz，$CDCl_3$）δ：7.55（1H，s)，7.14（2H，d，J=8.5Hz)，6.81～6.92（4H，m)，6.78（2H，d，J=8.0Hz)，4.50（1H，d，J=10.2Hz)，4.37～4.45（1H，m)，4.18（1H，d，J=10.2Hz)，3.97～4.08（2H，m)，3.32～3.42（2H，m)，2.97～3.03（2H，m)，2.05～2.16（2H，m)，1.89～2.00（2H，m)，1.77（3H，s)。

MS（m/z)：535［M+H］$^+$。

参考文献

［1］ Maria T Gler，et al. The New England journal of medicine，2012，366（23)：2151-2160.

［2］ 亚凤娟，等. 药学进展，2012，36（8)：380-381.

［3］ 周淑新. 中国全科医学，2012，15（32)：3720.

［4］ Lewis J M，et al. Ther Clin Risk Manag，2015，11：779-791.

［5］ Ryan N J，et al. Drugs，2014，74（9)：1041-1045.

［6］ Blair H A，et al. Drugs，2015，75（1)：91-100.

［7］ US，20060079697.

［8］ US，8552188，2013.

［9］ WO，2005092832.

［10］ Sangshetti；J N，et al. Bioorg Med Chem Lett，2009，19（13)：3564-3567.

［11］ Sasaki H，et al. J Med Chem，2007，49（26)：7854-7860.

［12］ 张志国，等. 中国医药工业杂志，2016，47（3)：256-260.

2.3 抗真菌药物

032 雷夫康唑（Ravuconzole）

【别名】 BMS-207147，ER-30346，拉夫康唑，瑞扶康唑，立福康唑。

【化学名】 4-[2-[（1*R*,2*R*)-2-(2,4-Difluoro-phenyl)-2-hydroxy-1-methyl-3-(1*H*-1,2,4-triazol-1-yl)propyl]-4-thiazolyl]benzonitrile；（2*R*,3*R*)-3-[4-(4-cyanophenyl)thiazol-2-yl]-2-(2,4-difluorophenyl)-1-(1*H*-1,2,4-triazol-1-yl)-2-butanol。

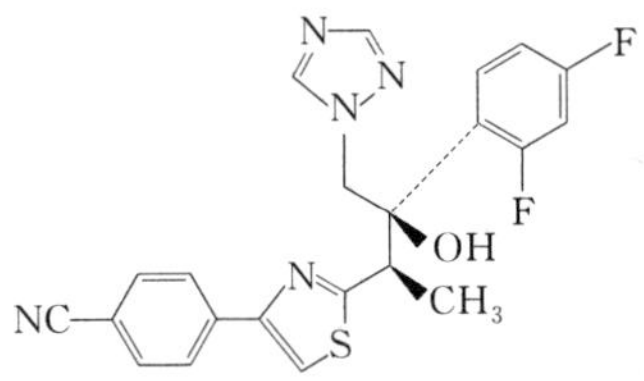

雷夫康唑　CAS［182760-06-1］　$C_{22}H_{17}F_2N_5OS$　437.47

【研发厂商】 日本 Eisai 公司；美国 Bristol-Myers Squibb 公司。

【首次上市时间和国家】 2013 年进入Ⅲ期临床研究，未见研究进展报道。

【性状】 晶体，mp 164～166℃，$[\alpha]_D=29.1°$（$c=1.03$，甲醇）。

【用途】 本品为三唑类抗真菌药，通过抑制 P450 单加氧酶，羊毛甾醇 14-α-脱甲基酶，从而抑制真菌的生长和繁殖，广谱、高效、低毒，对曲霉菌属、念珠菌属及隐球菌属等多类真菌引起的感染均有效，对一些有耐药性的菌株也有抑制作用。本品在临床可口服或注射，用于多种真菌引起的感染的治疗。

【合成路线】 推荐文献［30～32，35］的合成路线。

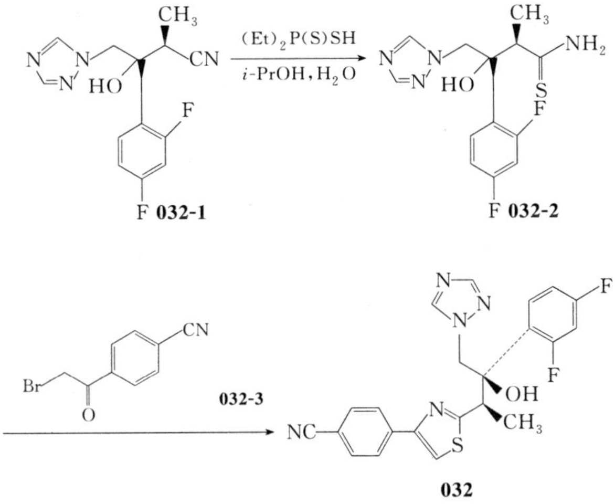

1. (2*S*,3*R*)-3-(2,4-二氟苯基)-3-羟基-2-甲基-4-(1*H*-1,2,4-三唑-1-基)丁腈（031-1）的制备（参见文献［35］）以(2*R*,3*S*)-2-(2,4-二氟苯基)-3-甲基-2-[(1*H*-1,2,4-三氮唑-1-基)甲基]环氧乙烷（可外购）为原料来制备

2. (2*R*,3*R*)-3-(2,4-二氟苯基)-3-羟基-2-甲基-4-(1*H*-1,2,4-三氮唑-1-基)硫代丁酰胺(032-2）的制备

在反应瓶中加入 **032-1** 130g（0.45mol）、299mL（1.89mol）二硫代磷酸二乙酯（diethy dithiophosphate）溶于 104mL 水的溶液和异丙醇（*i*-PrOH）130mL。将混合物加热搅拌至回流，搅拌回流反应 3h。加入乙酸乙酯 500mL 和 1mol/L NaOH 水溶液 3.15L，搅拌混合，再向该混合物中加入 1L 乙酸乙酯进行提取。取有机相用 5% K_2CO_3 水溶液（1L）洗涤，再用水（1L）洗涤，最后用盐水（1L）洗涤。用无水 $MgSO_4$ 干燥，过滤，滤液减压蒸除溶剂。得到的固体用二异丙醚（250mL）重结晶，得 **032-2** 127.4g，收率为 81%。产物为淡灰色棱柱状结晶，mp 132～134℃，$[\alpha]_D^{24}=-143.9°$（$c=0.16$，甲醇）。**032-2** 的分子式为 $C_{13}H_{14}F_2N_4OS$。

IR（$CHCl_3$）：1422cm^{-1}，1141cm^{-1}，1101cm^{-1}。

^{1}H-NMR ($CDCl_3$) δ：1.11 (3H，d，J =7.1Hz)，3.67～3.72 (1H，m)，4.55 (1H，d，J=14.3Hz)，6.71～6.80 (2H，m)，7.42～7.48 (1H，m)，7.80 (2H，brs)，7.94 (1H，s)，8.41 (1H，brs)。

3. 1-溴乙酰基-4-氰基苯 (032-3) 的制备

在反应瓶中加入 4-乙酰苯腈 10.0g (71.0mmol) $AlCl_3$ 0.2g 和乙酸乙酯 50mL，搅拌混合，冷却至 10℃，滴加入溴素 (Br_2) 11.0g (70.0mmol)，5min 内滴加完。滴完，于室温下将混合物搅拌反应 10min。然后将反应液中溶剂蒸除（蒸除易挥发分）。剩余物中加入甲醇 40mL 和水 40mL（在室温下加入，并在搅拌下进行）。收集沉淀（过滤），滤饼用甲醇重结晶，得 **032-3** 10.8g，收率为 70%，产物为无色棱柱状结晶，mp 82～84℃。

IR ($CHCl_3$)：2235cm^{-1}，1711cm^{-1}，1690cm^{-1}，1608cm^{-1}，1477cm^{-1}。

^{1}H-NMR ($CDCl_3$) δ：4.44 (2H，m)，7.81～7.84 (2H，m)，8.09 (1H，d，J=8Hz)，8.23 (1H，d，J=8Hz)。

4. (2*R*,3*R*)-3-[4-(4-氰基苯基)噻唑-2-基]-2-(2,4-二氟苯基)-1-(1*H*-1,2,4-三氮唑-1-基)-2-丁醇(Ravuconzole) (032) 的合成

在反应瓶中加入 **032-2** 13g (41.7mol)、**032-3** 10.3g (45.8mmol) 和乙醇 130mL，搅拌加热至回流，搅拌回流反应 2h。反应完毕，加适量水，用乙酸乙酯提取。取有机相用饱和 $NaHCO_3$ 水溶液洗涤，然后用盐水洗涤，再用无水 $MgSO_4$ 干燥。过滤，滤液减压蒸除溶剂，剩余物用硅胶柱色谱分离纯化 [固定相：硅胶 700g；洗脱剂：CH_3OH/CH_2Cl_2（体积比=1∶99)]，经后处理后所得固体用二异丙醚/正己烷混合溶剂重结晶，得 **032** 6.9g，收率为 38%，产物为无色棱柱状晶体，mp 164～166℃，$[\alpha]_D^{24}=-29.1°$ (c=1.03，CH_3OH)。

IR ($CHCl_3$)：2230cm^{-1}，1610cm^{-1}，1436cm^{-1}，1140cm^{-1}。

^{1}H-NMR ($CDCl_3$) δ：1.23 (3H，d，J=7.0Hz)，4.09 (1H，q，J=7.0Hz)，4.26 (1H，d，J=14.3Hz)，4.92 (1H，d，J=14.3Hz)，5.74 (1H，s)，6.78～6.85 (2H，m)，7.48～7.54 (1H，m)，7.64 (1H，s)，7.69 (1H，s)，7.75 (2H，d，J=8.1Hz)，7.85 (1H，s)，8.03 (2H，d，J=8.1Hz)。

参考文献

[1] CN，104507917A，2015.
[2] 向道春，等. 医药导报，2009，28 (6)：56-58.
[3] Merck Index 15th：8239.
[4] EP，667346，1995.
[5] US，5648372，1997.
[6] Tauruoka A，et al. Chem Pharm Bull，1998，46：623-630.
[7] Fung J C，et al. Antimicrob Agents Chemother，1998，42：313.
[8] Kaku Y，et al. Chem Pharm Bull，1998，46：1125-1129.
[9] Clemons K V，et al. Antimicrob Agents Chemother，2001，45：3433.
[10] Kirkpatrick W R，et al. J Antimicrob Chemother，2002，49：353.
[11] Gupta A K，et al. J Eur Acad Dermatol Venereol，2005，19 (4)：437-443.
[12] Arikan S，et al. Rex J Curr Opin Investig Drugs，2002，3：555-561.
[13] 张石革. 中国医院用药评价与分析，2008，8 (2)：85-88.
[14] 崔银珠. 世界临床药物，2006，27 (7)，423-426，430.
[15] WO，2007/062542，2007.
[16] WO，2011/042827，2011.
[17] CN，106317044 A，2017.
[18] 尚淑贤，等. 国际皮肤性病学杂志，2006，(4)：207.
[19] 周巧霞，等. 抗感染药学，2008，5 (1)：11-18.
[20] 代华，等. 华西医学，2011，26 (1)：142-145.

[21] 谭文娟，等. 烟台大学学报（自然科学与工程版），2013，26（4）：271-275.
[22] 袁野. 中南药学，2013，11（3）：207-210.
[23] 王佳. 安徽医药，2009，13（7）：828-830.
[24] 王艳，等. 中国科学：化学，2011，41（9）：1429-1456.
[25] 于培，等. 实用医院临床杂志，2013，10（4）：211-214.
[26] 日本公开特许，95-223950.
[27] 日本公开特许，92-074168.
[28] Ohta H，et al. Synthesis，1986：60.
[29] EP，0421210 A，1991.
[30] Tasaka A，et al. Chem Pharm Bull，1993，41：1035-1042.
[31] Konosu T，et al. Chem Pharm Bull，1991，39：2241-2246.
[32] Saji I，et al. Bull Chem Soc Jpn，1994，67：1427-1433.
[33] Gupta A K，et al. J Eur Acad Dermatol Venereol，2005，19：437.
[34] 尤启冬，林国强. 手性药物研究与评价. 北京：化学工业出版社，2011：406-407.
[35] 陈仲强，李泉，现代药物的制备与合成. 第二卷. 北京：化学工业出版社，2011：107-109.

033 卢立康唑（Luliconazole）

【别名】 Luzu®，Lulicon®，Lulifin®，路利特®，PR-2699，JA-004，JA-005，NND-502，BAY-38-9502。

【化学名】 (*αE*)-*α*-[(4*R*)-4-(2,4-Dichlorophenyl)-1,3-dithiolan-2-ylidene]-1*H*-imidazole-1-acetonitrile；(*R*)-(−)-(*E*)-[4-(2,4-dichlorophenyl)-1,3-dithiolan-2-ylidene]-1-imidazolyacetonitrile。

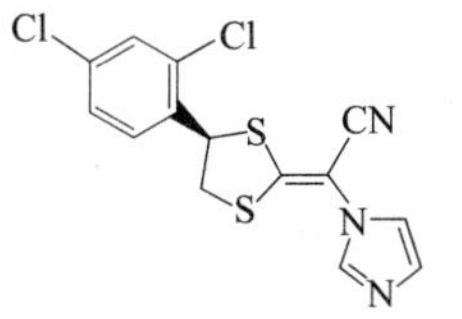

卢立康唑 CAS [187164-19-8] $C_{14}H_9Cl_2N_3S_2$ 354.27

【研发厂商】 日本农药株式会社（Nihon Nohyyaku Co.，Ltd)。

【首次上市时间和国家】 2005 年首次在日本上市。2013 年 11 月美国 FDA 批准本品 1%乳膏上市（参见文献 [1]）。2010 年和 2012 年分别在印度、中国上市。

【性状】 以乙酸乙酯/正己烷结晶，其消旋体为黄色黏稠物，mp 100.4℃。

【用途】 本品经体内、体外研究显示，具有广谱抗真菌活性，它对毛癣菌属（红色毛癣菌、须癣毛癣菌和断发毛癣菌）的最小抑菌浓度（MIC）为 0.12～2μg/mL，抑菌作用要强于特比萘芬、酮康唑、咪康唑、联苯苄唑等常用药，其中红色毛癣菌对本品最为敏感。本品对白色念珠菌的 MIC 为 0.031～0.130μg/mL，抑菌作用高于特比萘芬、利拉萘酯、布替萘芬、阿莫罗芬和联苯苄唑，但低于酮康唑、克霉唑、奈康唑和咪康唑。本品对脂溢性皮炎重要致病菌限制性乌拉色菌的 MIC 也非常低，为 0.004～0.016μg/mL，抑菌作用不低于酮康唑，甚至更强（参见文献 [11～12]）。

此外，本品对丝状真菌和酵母样真菌亦有抑菌活性，强度与拉诺康唑相似，高于联苯苄唑和特比萘芬，但对接合菌几乎无效（参见文献 [13]）。

本品用于治疗真菌引起的脚癣、体癣、股癣，及念珠菌感染引起的指间糜烂症。其皮肤贮留率高、用药周期短、疗效好且不易复发，临床应用前景良好（参见文献 [14]）。

【合成路线】 具体路线如下：

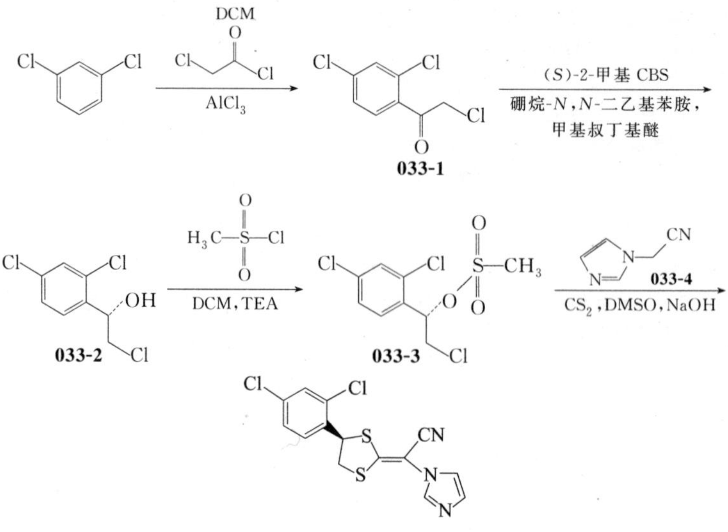

033

1. 2,2′,4′-三氯苯乙酮（033-1）的制备

在反应器中（室温下）加入间二氯苯 1.47kg（10mol）、氯乙酰氯 1.13kg（10mol）和 DCM 7.5L，分 2 批加入三氯化铝 1.47kg（11mol），1h 加完，加完，搅拌升温至回流反应 6h。冷却至室温，将混合物加至 50kg 碎冰中，分层，有机相依次用水（5L×2）、饱和 $NaHCO_3$ 溶液（5L×2）洗涤，再用无水 Na_2SO_4 干燥，过滤，浓缩滤液，剩余物中加入石油醚 1.2L，冷却至室温，置于冰箱中析晶过夜。过滤，滤饼减压干燥，得类白色固体 **033-1** 1.93kg，收率为 86%，mp 53.4～54.7℃（文献［24］：mp 53～55℃）。

^{1}H-NMR（400MHz，$CDCl_3$）δ：7.38～7.59（3H，m，Ar-H），4.67（2H，s）。

2.（*S*）-2-氯-1-(2,4-二氯苯基)乙醇（033-2）的制备

在反应器中加入甲基叔丁基醚 6L，在 N_2 保护下搅拌冷却至 5℃，加入 30%（*S*）-2-甲基-CBS 90g（0.3mol）（99%）的甲苯溶液，搅拌下滴加硼烷-*N*,*N*-二乙基苯胺（96%）1.6kg（11mol），滴完，于 5℃搅拌反应 0.5h。同温下滴加含化合物 **033-1** 2.24kg（10mol）的甲基叔丁醚溶液 16L，加完，保持此温度继续搅拌反应 1h。室温下滴入水 5L，分层，水相用甲基叔丁醚（5L×2）提取，合并有机相，依次用 5%盐酸（2.5L×2）和水（5L×2）洗涤，再用无水 Na_2SO_4 干燥，过滤，滤液减压浓缩，剩余物中加入石油醚 12L，冷却至室温析晶过夜。过滤，干燥滤饼得白色固体 **033-2** 2.0kg，收率为 89%，mp 61.6～62.0℃，纯度 98%［HPLC 归一化法：色谱柱 Agilent TC-C_{18} 柱（4.6mm×250mm，5μm）；流动相为甲醇/水（65∶35）；流速 1mL/min；检测波长 298nm；柱温 30℃］，$[\alpha]_D^{35}=+56.50°$（$c=1$，乙醇），ee 值=98%［HPLC 外标法：色谱柱 Chiralcel OD-H 柱（4.6mm×250mm，5μm）；流动相为正己烷/异丙醇（97∶3）；流速 0.8mL/min；检测波长 298nm；柱温 30℃］。

^{1}H-NMR（400MHz，$CDCl_3$）δ：7.26～7.59（3H，m，Ar-H），5.24～5.27（1H，q，$J=8.4$Hz），3.40～3.92（2H，d，$J=11.3$Hz），2.81（1H，s）。

3.（*S*）-2,4-二氯-α-(氯甲基)苯甲醇甲磺酸酯（033-3）的制备

在室温下，于反应器中加入 **033-2** 2.26kg（10mol）、DCM 10L，搅拌溶解，然后加入三乙胺 1.13kg（11mol），搅拌冷却至 0～10℃，滴入甲磺酰氯 1.26kg（11mol），滴完，在同温度下搅拌反应 2h。过滤，滤饼用 DCM（二氯甲烷）洗涤（1L×2），合并有机相，依次用水（2L）、5%盐酸（2L×2）和水 2L 洗涤，再用无水 Na_2SO_4 干燥，过滤，浓缩滤液，剩余物中加入石油醚 12L，搅拌冷却后置于冰箱中析晶过夜。过滤，干燥滤饼，得到类白色固体 **033-3** 2.95kg，收率为 97%，mp 74.5～75.5℃，纯度为 98%［HPLC 归一化法：色谱柱 Agilent TC-C_{18} 柱（4.6mm×250mm，5μm）；流动相为甲醇/水（80：20）；流速 1mL/min；检测波长 298nm；柱温 30℃］，$[\alpha]_D^{35}=+30.25°$（$c=4$，乙醇），ee 值为 98%［HPLC 外标法：色谱柱 Chiralcel OD-H 柱（4.6mm×250mm，5μm）；流动相为正己烷/异丙醇（85：15）；流速 1.0mL/min；检测波长 298nm；柱温 30℃］。

4. (αE)-α-[(4R)-4-(2,4-二氯苯基)-1,3-二硫戊环-2-基亚基]-1H-咪唑-1-乙腈(卢立康唑)(033) 的合成

在反应器中依次加入咪唑-1-基乙腈（**033-4**）1.39kg（13mol，98%）、二硫化碳 988g（13mol）和 DMSO 6L，室温搅拌下加入 NaOH 1.3kg（33mol），加完，搅拌反应 2h。得到反应混合物备用。

在另一反应器中加入含化合物 **033-3** 3.04kg（10mol）的 DMSO 溶液 6L，往其中滴入上述制备的反应液［内含 **033-4** 等］，滴完，在室温反应过夜。然后将该反应液缓慢加到冰水（5L）中，再加入乙酸乙酯 2L，搅拌分层，水相用乙酸乙酯（2L×3）提取，合并有机相，用饱和盐水（2L×3）洗涤，减压浓缩至原体积的 1/5，加入石油醚 30L，室温搅拌 2h。析出固体，过滤，滤饼于 40℃减压干燥过夜。用乙酸乙酯重结晶，得橙黄色固体 **033** 1.4kg，收率为 40%，mp 150.0～151.0℃，纯度为 99.5%［HPLC 归一化法：色谱柱 Agilent TC-C_{18} 柱（4.6mm×250mm，5μm）；流动相为乙腈/水（55：45）；流速 1.5mL/min；检测波长 298nm；柱温 35℃］，$[\alpha]_D^{35}=+15.40°$（$c=2$，乙醇），ee 值为 99%［HPLC 法（外标法）：色谱柱 Chiralcel OD-H 柱（4.6mm×250mm，5μm）；流动相为正己烷/乙醇（70：30）；流速 1.0mL/min；检测波长 298nm；柱温 35℃］。

^{1}H-NMR（400MHz，DMSO-d_6）δ：7.6（2H，t，$J=8.4$Hz），7.49（1H，d，$J=2.4$Hz），7.26～7.36（1H，m），7.17（1H，s），7.05（1H，t，$J=1.8$Hz），5.71（1H，q，$J=8.0$Hz），3.63～3.93（2H，m）。

(S)-2-甲基 CBS（中文缩写名）

英文名　(S)-3,3-Diphenyl-1-methylpyrro-lidino[1,2-c]-1,3,2-oxazaborole。

中文名　(S)-2-甲基-CBS-噁唑硼烷。

CAS [112022-81-8]。

分子式　$C_{18}H_{20}BNO$（277.17）。

结构式

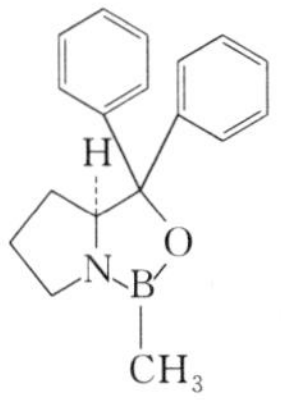

性状　熔点为 115～117℃，沸点为 111℃（常压）。常温常压下稳定，避免与强氧化剂、空气接触，密度为 0.93g/mL（25℃）。

参考文献

[1] 刘永贵，等. 药物评价研究，2014，37（6）：576-580.

[2] Merck Index 15th：5655.

[3] JP，60218387，1985.
[4] US，4636519，1987.
[5] WO，9702821，1997.
[6] US，5900488，1999.
[7] Niwano Y，et al. Antimicrob Agents Chemother，1998，42：967.
[8] Uchida K，et al. J Infect Chemother，2004，10：216.
[9] Niwano Y，et al. Curr Med Chem Anti-infect Agents，2003，2：147-160.
[10] Watanabe S，et al. Mycoses，2006，49：236.
[11] Koga H，et al. Med Mycol，2009，47 (6)：640-647.
[12] Uchida K，et al. Int J Antimicrob Agents，2003，21 (3)：234-238.
[13] Uchida K，et al. J Infect Chemother，2004，10 (4)：216-219.
[14] 狄庆锋，等. 中国医药工业杂志，2016，47 (11)：1357-1359.
[15] 吴玮峰，等. 中国药师，2011，14 (8)：1203-1206.
[16] 李储君，等. 中国药物化学杂志，2006，16 (2)：88-90.
[17] Wang Y，et al. Bioorg Med Chem Lett，2012，22 (17)：5363-5366.
[18] JP，02275877，1990.
[19] JP，02121983，1990.
[20] 宋媛媛，等. 农药，2011，50 (2)：102-104.
[21] CN，101274938，2008.
[22] Manqas-Sanchez J，et al. J Org Chem，2011，76 (7)：2115-2122.
[23] CN，103012385，2013.
[24] 王明慧，等，有机化学，2005，25 (6)：660-664.

034 硫酸艾沙康唑鎓 (Isavuconazonium sulfate)

【别名】 Cresemba®，BAL-4815（艾沙康唑），RO-0094815（艾沙康唑），艾沙康唑硫酸盐，艾沙康唑硫酸鎓盐，BAL8857-002。

【化学名】 Sulfate 1-[3-(*R*)-[4-(4-cyanophenyl)thiazol-2-yl]-2(*R*)-(2,5-difluorophenyl)-2-hydroxybutyl]-4-[1-[*N*-methyl-*N*-[3-[2-(methylamino)acetoxymethyl]pyridin-2-yl]carbamoyloxy]-1*H*-1,2,4-triazol-4-ium。

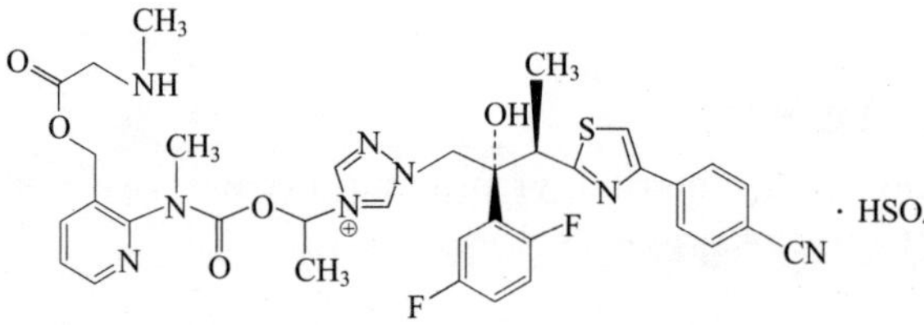

硫酸艾沙康唑鎓	CAS [946075-13-4]	$C_{35}H_{35}F_2N_8O_5S \cdot HSO_4$	814.85
艾沙康唑	CAS [241479-67-4]	$C_{22}H_{17}F_2N_5OS$	437.47

【研发厂商】 由瑞士巴塞利亚（Basilea）和日本安斯泰来（Astellas）公司共同研发。

【首次上市时间和国家】 2015 年美国 FDA 批准在美国首次上市。本品为艾沙康唑水溶性前药，有口服和静注两种制剂。

【性状】 本品为白至类白色粉末。而盐酸艾沙康唑鎓为白色粉状固体，在水中溶解度＞1000mg/mL。

【用途】 用于治疗侵袭性曲霉病和毛霉菌病，以商品名 Cresemba® 商品出售。上面提到的两种真菌感染在接受化疗或器官移植患者中常见，如不及时治疗，可导致急性肾功能衰竭而死亡。

上述这两种真菌感染多发于血癌患者中。本品是艾沙康唑的水溶性前体药物，进入体内后代谢成艾沙康唑，从而发挥抗真菌作用机制。本品安全有效。

【合成路线】 参见文献［12］。

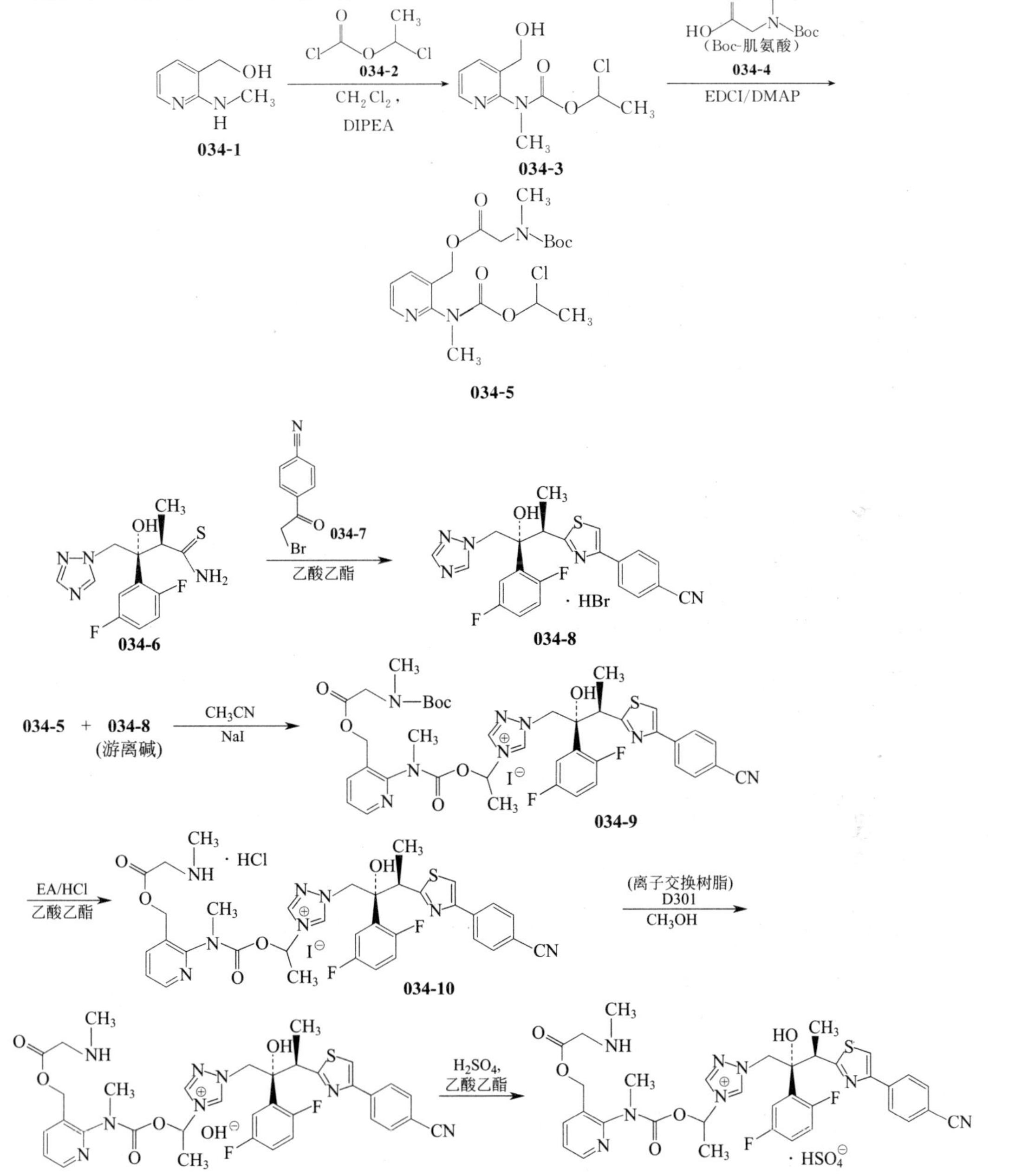

1. *N*-甲基-*N*-［3-［［(*N*-叔丁氧羰基-*N*-甲基氨基)乙酰氧基］甲基］吡啶-2-基］氨基甲酸(1-氯乙基)酯（034-5）的制备

在 10L 反应釜中加入 CH_2Cl_2 5.32kg，搅拌，再依次加入 **034-1** 200g（1.45mol）、DIPEA 243.6g（1.89mol），控制系统温度在 0～20℃，开始滴加 **034-2** 311g（2.18mol），滴完，在该温度下搅拌反应 1h。TLC 跟踪［展开剂：CH_2Cl_2/甲醇（15∶1）］监测反应完全后，反应液中含化合物 **034-3**，依次加入 Boc-肌氨酸 **034-4** 410.3g（2.18mol）、DMAP 53.14g，分批加入 EDCI 416.9g（2.03mol），加完，于该温度下保温搅拌反应约 4h。TLC 跟踪［展开剂：CH_2Cl_2/甲醇（15∶1）］，检测反应完全后，将反应液依次用 0.1mol/L

HCl（2L×3）、水（2L）、$NaHCO_3$ 水溶液（2L）和 NaCl 水溶液（2L×2）洗涤，得到的有机相用无水 Na_2SO_4 干燥 12h。过滤，滤液减压浓缩蒸干，得黏稠状油 **034-5** 376g（由于是油状物，按 100%收率计）。

^{1}H-NMR（400MHz，DMSO-d_6）δ：1.47（9H，d，J＝36.1Hz），1.57（1.3H，br，s），1.89（1.6H，br，s），2.93（3H，s），3.36（3H，s），4.00（2H，d，J－32.0Hz），5.18（2H，d，J＝24.0Hz），6.57（1H，s），7.30（1H，s），7.83（1H，s），8.47（1H，s）。

MS（m/z）：438.1 [M＋Na]$^+$。

2. 4-[2-[(1*R*,2*R*)-2-(2,5-二氟苯基)-2-羟基-1-甲基-3-(1*H*-1,2,4-三氮唑-1-基)丙基]-4-噻唑基]苯腈氢溴酸盐(艾沙康唑氢溴酸盐)（034-8）的制备

在 10L 反应釜中加入乙酸乙酯 3.6kg，搅拌下加入化合物 **034-6** 200g（0.64mol）、化合物 **034-7** 179.2g（0.80mol），搅拌加热至 70～80℃反应 4h。TLC 跟踪监测反应完成后，降温至 20～30℃，保温析晶 2h。抽滤，滤饼在 50℃真空下干燥 12h，得到淡黄色固体 **034-8** 275.3g，收率为 83%。

^{1}H-NMR（400MHz，$CDCl_3$）δ＝1.25（3H，d，J＝7.2Hz），4.26（1H，q，J＝6.0Hz），4.87（1H，d，J＝14.0Hz），5.19（1H，d，J＝14Hz），6.01（1H，s），6.95～7.00（1H，m），7.04～7.10（1H，m），7.15～7.20（1H，m），7.72（3H，d，J＝8.4Hz），8.07（3H，d，J＝8.0Hz），10.16（1H，s）。

MS（m/z）：438.1 [M＋H]$^+$。

3. 碘化 4-[1-[[3-[[2-[叔丁氧羰基(甲基)氨基]乙酰氧基]甲基]吡啶-2-基](甲基)氨基甲氧基]乙基]-1-[(2*R*,3*R*)-3-[4-(4-氰基苯基)噻唑-2-基]-2-(2,5-二氟苯基)-2-羟基丁基]-1*H*-1,2,4-三氮唑-4-鎓（034-9）的制备

034-8 的游离碱的制备：在反应瓶中加入 **034-8** 的氢溴酸盐 100g（0.19mol）、乙酸乙酯 1L，搅拌，再加入 2mol/L $NaHCO_3$ 溶液 190mL（0.38mol），于室温下搅拌反应 0.5h。固体完全溶解，静置分层，分取有机相，用纯水洗涤（200mL×3），最后用饱和 NaCl 溶液洗涤（200mL×3），有机相再用无水 Na_2SO_4 干燥（200g Na_2SO_4），过滤，滤液减压浓缩至干，得淡黄色黏稠状油 80.4g（因为是油状物，按 100%收率计）。

在另一反应瓶中加入 **034-8** 的游离碱 80.0g（0.18mol）、**034-5** 104.8g（0.25mol，1.4eq）及 NaI37.7g（0.52mol，1.4eq）、乙腈 500mL，搅拌加热至 80℃，反应 4～5h。TLC 跟踪［展开剂：CH_2Cl_2/甲醇（10∶1）］检测确认反应完全后，降温至室温，过滤，滤液减压浓缩至干，剩余物用 200mL 乙酸乙酯溶解，并将该溶液滴加至 600mL 正庚烷中，析出淡黄色固体，过滤，得淡黄色固体，于 40℃下真空干燥 12h，得到淡黄色固体 **034-9** 154.6g，收率为 91%。

^{1}H-NMR（400MHz，DMSO-d_6）δ：10.28（1H，m），9.21（1H，m），8.49（2H，s），8.23（2H，d，J＝8Hz），7.95（3H，m），7.45（1H，s），7.33（1H，m），7.25（1H，s），7.06（1H，s），6.83（1H，s），6.54（1H，q，J＝40Hz），4.69～5.16（4H，m），4.17（1H，d，J＝8Hz），4.01（2H，s），2.98～3.42（3H，m），2.82（3H，d，J＝16Hz），1.52～1.84（3H，m），1.17～1.39（12H，m）。

MS（m/z）：817.3 [M]$^+$。

4. 碘化 1-[(2*R*,3*R*)-3-[4-(4-氰基苯基)噻唑-2-基]-2-(2,5-二氟苯基)-2-羟基丁基]-4-[1-[甲基[3-[[2-(甲基氨基)乙酰氧基]甲基]吡啶-2-基]氨基甲氧基]乙基]-1*H*-1,2,4-三氮唑-4-鎓（034-10）的制备

在反应瓶中加入 **034-9** 120g（0.13mol）、乙酸乙酯 1.2L，搅拌溶解，然后滴加

6mol/L 的乙酸乙酯氯化氢溶液（EA/HCl）260mL（1.56mol），随着该溶液的滴加，反应液中有固体析出。滴加完毕，于室温搅拌反应 3～4h。TLC 跟踪检测到反应终点。在 N_2 保护下过滤，得到产品，于 40℃ 真空干燥 12h，得淡黄色固体 **034-10** 91.6g，收率为 89.4%。

MS（m/z）：717 $[M]^+$。

5. 氢氧化 1-[(2*R*,3*R*)-3-[4-(4-氰基苯基)噻唑-2-基]-2-(2,5-二氟苯基)-2-羟基丁基]-4-[1-[甲基[3-[[2-(甲基氨基)乙酰氧基]甲基]吡啶-2-基]氨基甲氧基]乙基]-1*H*-1,2,4-三氮唑-4-鎓（034-11）的制备

在反应瓶中加入 **034-10** 80g（0.1mol）、甲醇 1.6L，于室温搅拌溶解，然后加入离子交换树脂（D301）560g，保温搅拌反应 4.5h。TLC 跟踪检测［展开剂为 DCM/MeOH（二氯甲烷/甲醇）（10∶1）］，化合物 **034-10** 斑点消失，反应达终点。将反应液减压浓缩回收甲醇，剩余物用 160mL 乙酸乙酯溶解后滴加至 480mL 的正庚烷中析晶，过滤，滤饼用正庚烷洗涤，抽干，40℃ 下真空干燥 12h，得淡黄色固体 **034-11** 70.9g，收率为 96.5%。

MS（m/z）：717 $[M]^+$。

6. 硫酸艾沙康唑鎓（034）粗品的合成

在反应瓶中加入 **034-11** 50g（0.07mol）、乙酸乙酯 350mL，搅拌溶解，然后滴入浓 H_2SO_4 6.86g（0.07mol，1eq）加至 350mL 乙酸乙酯中配成 H_2SO_4 的乙酸乙酯溶液中，再将其滴至反应体系中（缓慢滴加），随着硫酸的乙酸乙酯溶液的滴加，有白色固体析出，滴加完毕，于 0～10℃ 搅拌反应约 5.5h。TLC 跟踪检测反应完全，于 N_2 保护下过滤后得 **034** 粗品。

注：按文献［9］的方法可将 **034** 的纯度达 98% 以上，其反应式如下：

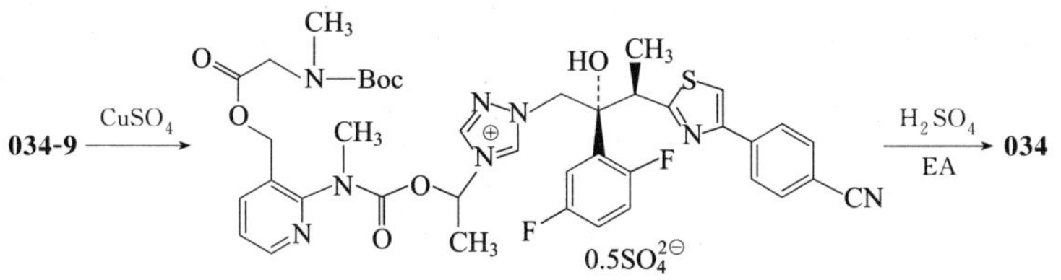

参考文献

［1］宋婷婷，等. 中国新药杂志，2015，24（3）：288-297。

［2］宋承恩，等. 中国医药工业杂志，2016，47（10）：1327-1329.

［3］Merck Index 15th：5149.

［4］WO，9945008A_1，1999.

［5］US，6300353 B_1，2001.

［6］WO，0132652A_2，1999.

［7］US，6812238B_1，2004.

［8］宋海超，等. 国际药学研究杂志，2016，43（3）：436-440，444.

［9］CN，106916152A，2017.

［10］CN，107982221A，2018.

［11］CN，107661298A，2018.

［12］宋海超. 内蒙古医科大学硕士学位论文，2016.

［13］向道春，等. 医药导报，2009，28：56-58.

［14］Cronin S，et al. Antimicrob Chemother，2010，65（3）：410-416。

［15］栾升霖. 中国药物化学杂志，2015，25（5）：414.

［16］Ohwada J，et al. Bioorg Med Chem Lett，2003，13（2）：191-196.

［17］US，2011/0087030，2011.

[18] US，2004/0176432，2004.
[19] 马帅，等. 中国医药工业杂志，2016，47（1）：79-105.
[20] US，006300353B1，2001.
[21] US，4812238A，1989.
[22] WO，2014/023623A1，2014.
[23] 尤启冬，林国强. 手性药物研究与评价. 北京：化学工业出版社，2011：401-403。
[24] Warn PA，et al. J Antimicrob Chemother，2006，57（1）：135-138.
[25] JP，2003513090，2003.
[26] Schmitt-Hoffmann A，et al. Antimicrob Agents Chemther，2006，50：278-285.

035 艾氟康唑（Efinaconazole）

【别名】 Jublia®（US）艾菲康唑，KP-103，Clenafine®（日本），IDP-108，埃菲纳康唑。

【化学名】 [(2*R*,3*R*)-2-(2,4-Difluorophenyl)-3-(4-methylenepiperidin-1-yl)-1-(1*H*-1,2,4-triazol-1-yl)butan-2-ol]；(*R*,*R*)-2-(2,4-difluorophenyl)-3-(4-methylenepiperidin-1-yl)-1-(1*H*-1,2,4-triazol-1-yl)-2-butanol。

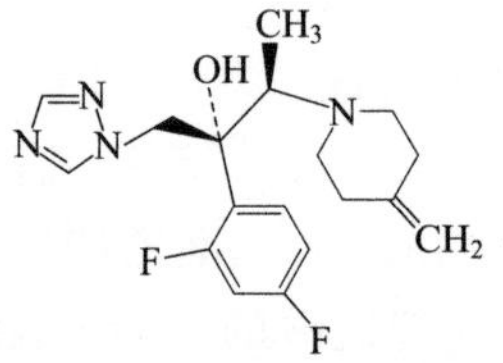

艾氟康唑 CAS [164650-44-6] $C_{18}H_{22}F_2N_4O$ 348.39

【研发厂商】 Dow Pharmaceutical(加拿大)。

【首次上市时间和国家】 2013年10月在加拿大上市，2014年6月6日，美国FDA批准在美国上市。

【性状】 固体，经乙醇重结晶 mp 86～89℃（文献[12]），$[\alpha]_D^{20}=-89°$（$c=1.0$，CH_3OH）文献[12]：$[\alpha]_D^{20}=-87°$。

【用途】 本品是三唑类抗真菌药。此前，灰指甲（Onychomycosis）是一种发生在人指（趾）甲上的真菌感染传染性疾病的俗称，是由一大类称作病原真菌的微生物感染引起的，该病目前治疗不足，很大程度上是由于现有治疗药物的局限性。目前，非处方或处方外用药提供的疗效十分有限，在用药的同时往往需要频繁清创，刮、切割或去限指甲。处方口服药则由于药物相互作用严重的安全性问题而应用十分有限。而本品（Efinaconazole）的制剂（商品名 Jublia）是10%外用溶液，用于局部远端侧位甲下甲真菌（DLSO）感染的治疗。本品适用于红色毛癣菌（*Trichophyton rubrum*）和须癣毛癣菌（*Trichophyton mentagrophytes*）脚指甲的甲真菌病的局部治疗。本品剂型为片剂（10mg，20mg，30mg）。

【合成路线】 参见文献[3]。

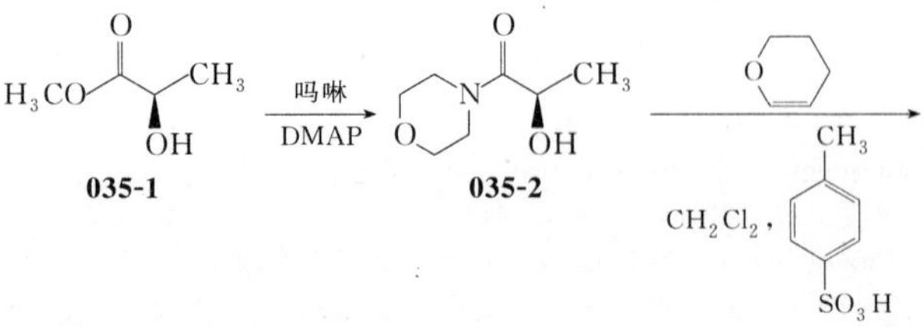

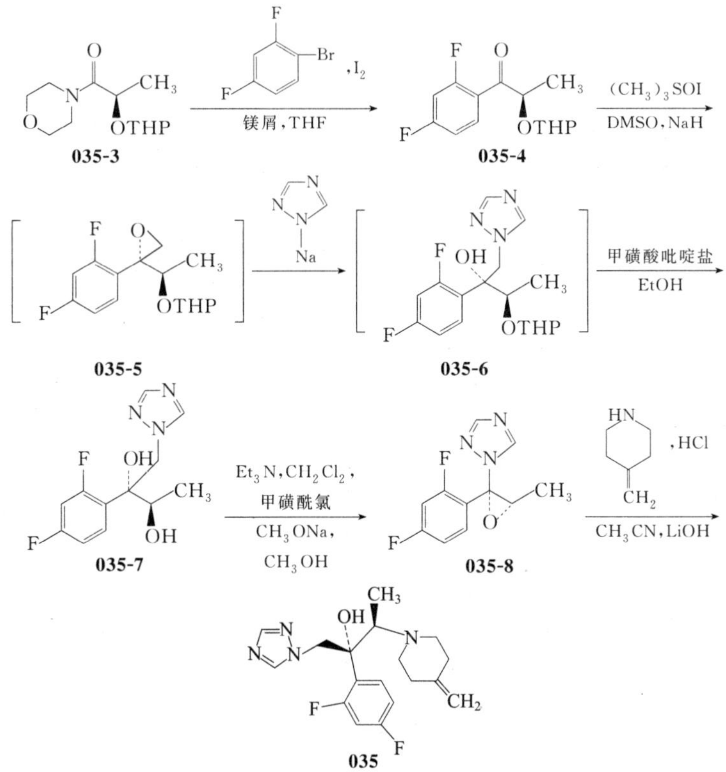

1. 4-[(*R*)-2-羟基丙酮基]吗啉（035-2）的制备

在反应瓶中加入 *R*-乳酸甲酯（**035-1**）104g（1.0mol）、吗啉 130mL（1.5mol）、4-二甲氨基吡啶（DMAP）6.1g（0.05mol），于 60℃搅拌 24h。反应完毕，将反应液减压蒸出过量的吗啉，剩余物过短硅胶柱，过滤掉 DMAP，然后用少量 CH_2Cl_2 洗涤后浓缩，得油状粗品 **035-2** 164g，纯度为 89%（HPLC 归一化法），收率为 91%。粗品直接用于下一步反应。

2. 4-[(2*R*)-2-(3,4,5,6-四氢-2*H*-吡喃基-2-氧)丙酮基]吗啉（035-3）的制备

在反应瓶中加入 **035-2**（一批量）、CH_2Cl_2 500mL、对甲苯磺酸 3g（15.8mmol），于 0℃搅拌下滴加 3,4-2*H*-二氢吡喃 192g（1.2mol），20min 内滴完，滴加完毕，继续搅拌 60min。反应液依次用饱和 $NaHCO_3$ 水溶液、饱和食盐水洗涤，分液，有机相用无水 $MgSO_4$ 干燥，过滤，滤液减压蒸除溶剂，得油状粗品 **035-3** 209g，纯度为 93%（HPLC 归一化法），收率为 88%。粗品可直接用于下步反应。取少量试样（粗品）经硅胶柱色谱分离纯化［洗脱剂：乙酸乙酯/石油醚（体积比＝1∶6）］，得淡黄色油状产物 **035-3** 的分析试样。

^{1}H-NMR（400MHz，$CDCl_3$）δ：1.39～1.44（3H，m），1.40～1.95（6H，m），3.40～3.95（10H，m），4.48～4.75（2H，m）。

ESI-MS（*m/z*）：244.3 $[M+H]^+$。

3. (2*R*)-2′,4′-二氟-2-(3,4,5,6-四氢-2*H*-吡喃-2-氧)丙基苯基酮（035-4）的制备

在反应瓶中加入 THF300mL、镁屑 7.2g（0.3mol），再加入 2 粒碘，回流下搅拌滴加入 2,4-二氟溴苯 57g（0.3mol），60min 内滴完，然后继续保温搅拌 60min。将反应液冷却至－20℃，滴加上步制备的 **035-3** 粗品 65g（纯度为 93%，0.25mol），10min 内滴完，再保温搅拌 60min。自然升温至室温，在室温下搅拌 240min。将反应液倒入饱和 NH_4Cl 溶液中，用乙酸乙酯提取，将有机相合并，用饱和食盐水洗涤，再用无水 $MgSO_4$ 干燥。过滤，滤液减压浓缩除去溶剂，得油状粗品 **035-4** 71g，纯度为 81%（HPLC 归一化法），收率为

86%，粗品直接用于下步反应。取少量粗品经硅胶柱色谱分离纯化［洗脱剂：乙酸乙酯/石油醚（体积比=1∶15）］可制得分析试样。

^{1}H-NMR（400MHz，$CDCl_3$）δ：1.40～1.96（9H，m），3.26～3.58（1H，m），3.65～3.98（1H，m），4.65～4.76（1H，m），4.80～5.18（1H，m），6.80～7.05（2H，m），7.84～8.00（1H，m）。

ESI-MS（m/z）：271.1［M+H］$^+$。

4.（2*R*，3*R*）-2-（2，4-二氟苯基）-1-（1*H*-1，2，4-三氮唑-1-基）-2，3-丁二醇（035-7）的制备

在反应瓶中依次加入 DMSO200mL、NaH8.5g（质量分数为 60%，0.23mol）、三甲基碘化亚砜 28g（0.13mol）、1，2，4-三氮唑钠 12g（0.13mol）、化合物 **035-4** 36g（纯度为 81%，0.11mol），室温下搅拌 60min。TLC 跟踪显示原料 **035-4** 消失，中间体 **035-5** 生成，升温加热系统至 40℃，搅拌 240min。冷至室温，将反应液倒入适量水中，用乙酸乙酯提取，合并有机相，水洗、饱和盐水洗，无水 $MgSO_4$ 干燥，过滤，滤液减压蒸去溶剂，得到油状物 **035-6**，将其溶于 200mL 乙醇中，室温下加入甲磺酸吡啶盐 23g（0.13mol），搅拌 30min。减压蒸去乙醇，将剩余物倒入水中，用乙酸乙酯提取，合并有机相，用饱和盐水洗涤，再用无水 $MgSO_4$ 干燥，过滤，滤液蒸去溶剂，得到黄色固体，用乙醚重结晶，得淡黄色粉末 **035-7** 16g，收率为 53%，mp116～118℃（文献［23］：mp 115～117℃），$[\alpha]_D^{20}$=－80.8°（c=1.0，CH_3OH）（文献［23］：$[\alpha]_D^{20}$=－80.3°）。

^{1}H-NMR（400MHz，$CDCl_3$）δ=0.98（3H，d，J=6.5Hz），2.50（1H，br），4.25～4.40（1H，m），4.70～4.93（3H，m），6.70～6.85（2H，m），7.36～7.48（1H，m），7.84（1H，s），7.86（1H，s）。

ESI-MS（m/z）：270.1［M+H］$^+$。

5.（2*R*，3*S*）-2-（2，4-二氟苯基）-3-甲基-2-（1*H*-1，2，4-三氮唑-1-基）甲基环氧乙烷（035-8）的制备

在反应瓶中依次加入 **035-7** 5.4g（0.02mol）、三乙胺 6.1g（0.06mol）、CH_2Cl_2 200mL，冰浴冷却下滴加甲磺酰氯 2.3g（0.04mol），0℃搅拌 60min。加入 100mL 水洗，分出有机相用饱和盐水洗涤，再用无水 $MgSO_4$ 干燥，过滤，滤液减压蒸出溶剂后，加入甲醇 200mL，冰浴冷却下加入甲醇钠 2.2g（0.04mol），搅拌 60min。减压蒸除溶剂，然后倒入 NH_4Cl 水溶液，用乙酸乙酯提取，合并有机相，用饱和盐水洗涤，无水 $MgSO_4$ 干燥，过滤，将滤液减压蒸去溶剂，得淡黄色粗品，用乙醚重结晶，得淡黄色粉末 **035-8** 4.2g，收率为 84%。mp 90～92℃（文献［23］：mp 90～92℃），$[\alpha]_D^{20}$=－7.7°（c=1.0，CH_3OH）（文献［12］：$[\alpha]_D^{20}$=－7.8°）。

^{1}H-NMR（400MHz，$CDCl_3$）δ：1.61（3H，d，J=6.0Hz），3.16（1H，q，J=6.0Hz），4.40（1H，d，J=15Hz），4.85（1H，d，J=15Hz），6.66～6.77（2H，m），6.95～7.00（1H，m），7.78（1H，s），7.94（1H，s）。

ESI-MS（m/z）：252.2［M+H］$^+$。

6.（2*R*，3*R*）-2-（2，4-二氟苯基）-3-（4-亚甲基哌啶-1-基）-1-（1*H*-1，2，4-三氮唑-1-基）丁烷-2-醇（艾氟康唑）（035）的合成

在反应瓶中依次加入 **035-8** 2.51g（0.01mol）、乙腈 20mL、4-亚甲基哌啶盐酸盐 1.5g（0.012mol）、LiOH 0.72g（0.03mol），搅拌回流 6h。减压蒸去溶剂，将剩余物倒入水中，用乙酸乙酯提取，合并有机相，用饱和盐水洗涤，无水 $MgSO_4$ 干燥，过滤，滤液减压浓缩得粗品。粗品经乙醇重结晶二次，得 **035** 2.7g，收率为 78%，纯度为 99.7%（HPLC 归一化法），mp 87～89℃（文献［12］：mp 86～89℃），$[\alpha]_D^{20}$=－89°（c=1.0，CH_3OH）（文

献 [12]：$[\alpha]_D^{20}=-87°$)。

^{1}H-NMR (400MHz，$CDCl_3$) δ：0.96 (3H，dd，$J=7.0$Hz，2.1Hz)，2.17～2.21 (4H，m)，2.32 (2H，brs)，2.66 (2H，brs)，2.88 (1H，q，$J=7.0$Hz)，4.61 (2H，s)，4.78 (1H，d，$J=14.4$Hz)，4.85 (1H，d，$J=14.4$Hz)，5.50 (1H，brs)，6.68～6.78 (2H，m)，7.45～7.51 (1H，m)，7.76 (1H，s)，8.00 (1H，s)。

ESI-MS (m/z)：349.2 $[M+H]^+$。

$(CH_3)_3SOI$

英文名 Trimethylsulfoxonium iodide。

CAS [1774-47-6]。

分子式 C_3H_9IOS (220.07)。

中文名 三甲基碘化亚砜。

参考文献

[1] CN，104292214A，2015.
[2] CN，104327047A，2015.
[3] 钟铮，等. 精细化工，2016，33 (4)：436-439.
[4] 李晓坤，等. 化学试剂，2017，39 (1)：100-102.
[5] 李风然，等. 中国药物化学杂志，2014，24 (6)：498.
[6] 陆涛，等. 化工管理，2016，(5)：100-101.
[7] CN，104557746 A，2015.
[8] CN，104557746 B，2016.
[9] CN，1122598 A，1996.
[10] CN，1198156 A，1998.
[11] CN，103080100 A，2013.
[12] Tamura K，et al. J Org Chem，2014，79 (7)：3272-3278.
[13] 于培. 实用医院临床杂志，2013，10 (4)：211-213.
[14] 张翼. 药品评价. 2014，11 (14)：46.
[15] 朱怡君，等. 中国医药工业杂志，2015，46 (1)：74-96.
[16] Daniela A，et al. Tetrahedron asymmetry. 2009，20 (6)：2413-2420.
[17] Ram Shankar，et al. Bioorg Med Chem，2004，12：2225-2238.
[18] Frank B，et al. Synlett，1995，(11)：1110-1112.
[19] Toshiyuki K，et al. Tetrahedron Letters，1991，32 (51)：7545-7548.
[20] Toshiyuki K，et al. Chem Pharm Bull，1992，40 (2)：562-564.
[21] WO，2005/014583，2005.
[22] WO，2005/051879，2005.
[23] Akihiro T，et al. Chem Pharm Bull，1993，41 (6)：1035-1042.
[24] WO，2012/029836，2012.
[25] CN，105039450 B，2018.
[26] Rodrigues J A R，et al. Synth Commun，2003，34 (2)：331-340.
[27] WO，9839305，1998.
[28] WO，2005/051879，2005.
[29] Patel T，et al. Drugs，2013，68 (4)：600-608.
[30] Nestle F O，et al. New England Journal of Medicine，2009，361 (5)：496.
[31] Gottlieb A B. Nature Reviews Drug Discovery，2005，4 (1)：19.
[32] US，5620994，1997.
[33] US，2003/236419 A_1，2003.
[34] WO，1999/052840 A_1，1999.
[35] Konosu T，et al. Chem Pharm Bull，1991，39 (9)：2241-2246.
[36] US，2013/217918 A_1，2013
[37] US，2014/081032 A_1，2014.
[38] CN，105039450 A，2015.

[39] 耿龙剑. 北京化工大学硕士学位论文，2017.

036 恩贝康唑（Embeconazole）

【别名】 *R*-120758，AIDS-105572，CS-758，CID6475890，恩倍康唑。

【化学名】 *trans*-4-[4-[5[2(*R*)-2,4-Difluorophenyl-2-hydroxy-(1*R*)-methyl-3-(1*H*-1,2,4triazol-1-yl) propylsulfanyl]-1,3-dioxan-2-yl]-(1*E*),(3*E*)-butadienyl]-3-fluorobenzonitrile；4-[(1*E*,3*E*)-4-[*trans*-5-[[(1*R*,2*R*)-2-(2,4-difluorophenyl)-2-hydroxy-1-methy-3-(1*H*-1,2,4-triazol-1-yl) propyl] thio]-1,3-dioxan-2-yl]-1,3-butadien-1-yl]-3-fluorobenzonitrile；(2*R*,3*R*)-3-[[*trans*-2-[(1*E*,3*E*)-4-(4-cyano-2-fluorophenyl)-1,3-butadien-1-yl]-1,3-dioxan-5-yl]thio]-2-(2,4-difluorophenyl)-1-(1*H*-1,2,4-triazol-1-yl)-2-butanol。

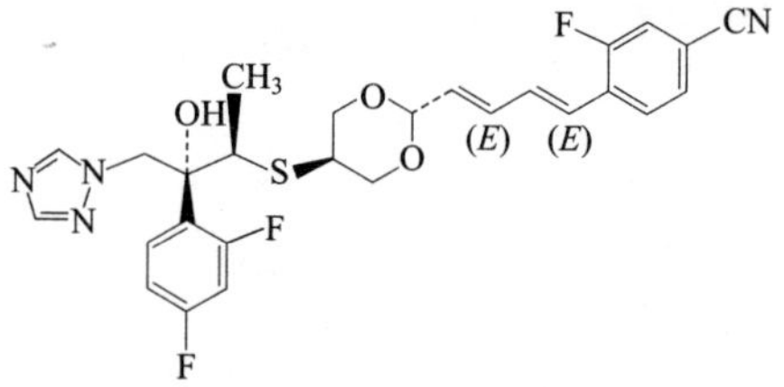

恩贝康唑 CAS [329744-44-7] $C_{27}H_{25}F_3N_4O_3S$ 542.58

【研发厂商】 日本 Fujisawa，日本 Sankyo。

【研发动态】 2010 年已进入Ⅰ期临床研究，未跟踪研发进展。

【性状】 黄色无定形（非晶型）固体，将无定形固体用乙酸乙酯溶解，然后加入等量的已烷重结晶得到晶体，mp 127～128℃，$[\alpha]_D^{25}=-78.3°$（c=1.8，$CHCl_3$）。

【用途】 本品为新型的三唑类口服抗真菌药，用于治疗全身性真菌感染。本品为羊毛甾醇-14-去甲基酶抑制剂，通过干扰细胞壁合成抑制真菌生长，具有较广的抗菌谱，在体外对白色念珠菌（SANK 51486；MIC=0.008mg/mL 或更低）、新生隐球菌（TIMM 1855；MIC=0.016mg/mL）、烟曲霉菌（SANK 10569；MIC=0.063mg/mL）、黄曲霉菌（SANK 18497；MIC=0.25mg/mL）都具有显著的抗菌活性，在体内也具有显著的活性，且对耐氟康唑（Fluconazole）的念珠菌也有抗菌作用。体外测试抗菌药物对 21 个临床的新生隐球菌隔离菌群的活性，结果表明本品的 MIC_{90S}（0.008mg/mL）分别为氟康唑、伊曲康唑（Itraconazole）、伏立康唑（Verionazole）、泊沙康唑（Posaconazole）的 1/2048、1/16、1/32、1/16。

【合成路线】 参见文献 [3，4，7，8]。

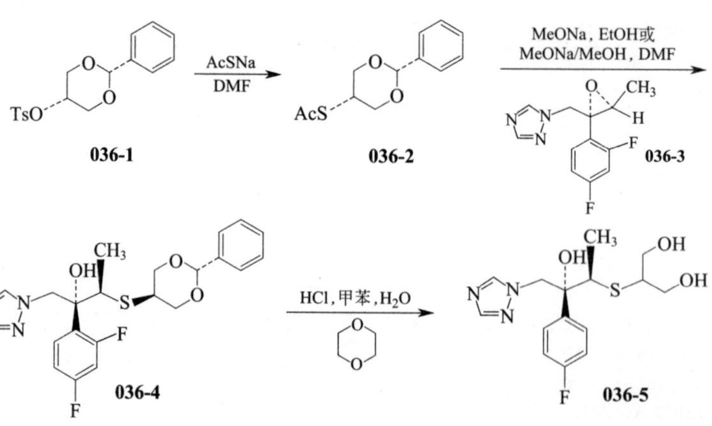

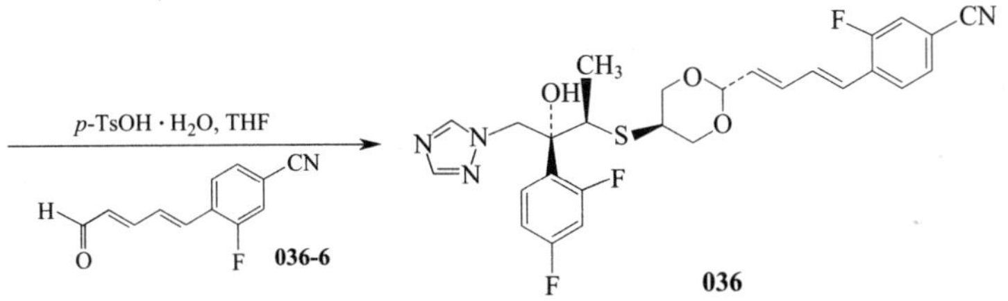

中间体 **036-3** 参考文献［3，10～14］进行制备。

中间体 **036-6** 的制备工艺方法路线如下（参见文献［8］）：

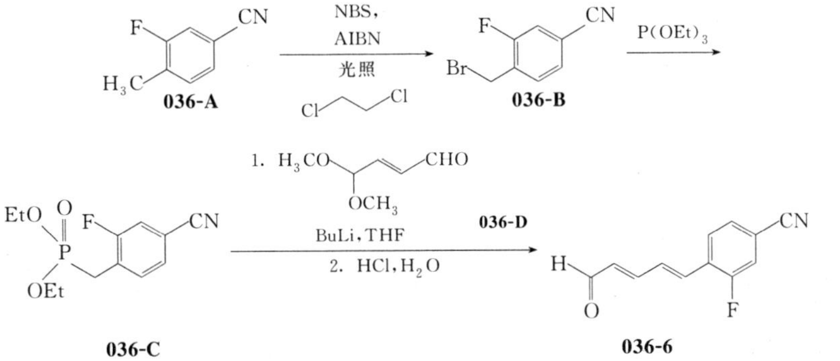

1.（*S*）-(trans-2-苯基-1,3-二噁烷-5-基)硫代乙酸酯[(*S*)-(2-Phenyl-1,3-dioxan-5-yl) thioacetate]（036-2）的制备

在反应瓶中加入 *cis*-2-苯基-1，3-二噁烷-5-基对甲苯磺酸酯（盐）（**036-1**）29.0g（86.8mmol）、硫代乙酸钠 17.0g（149mmol）和 DMF 200mL，搅拌溶解，加热至 115～120℃，搅拌反应 1h。冷却反应液，然后倾入苯和水（适量）中进行两相分配，充分搅拌后静置分层，分相，有机相经干燥后浓缩，得棕色油状剩余物，将其用硅胶柱色谱分离纯化［硅胶 300g，洗脱剂：苯/己烷（体积比＝2∶1）］，经后处理得目的产物 **036-2** 的粗制产物，为结晶固体，将粗品用苯/己烷重结晶，得精制品 **036-2** 8.99g，收率为 43%，mp 95～96℃。**036-2** 的分子式：$C_{12}H_{14}O_3S$。

IR（$CHCl_3$）：1690cm^{-1}，1383cm^{-1}，1146cm^{-1}，1084cm^{-1}。

^{1}H-NMR（270MHz，$CDCl_3$）δ：2.37（3H，s），3.79（2H，t，*J*＝11Hz），4.03（1H，tt，*J*＝11Hz，5Hz），4.31（2H，dd，*J*＝11Hz，5Hz），5.47（1H，s），7.35～7.5（5H，m）。

MS（*m/z*）：238［M］$^+$，237，195，162，149，116，107，73。

2.(2*R*,3*R*)-2-(2,4-二氟苯基)-3-[(*trans*-2-苯基-1,3-二噁烷-5-基)硫代]-1-(1*H*-1,2,4-三唑-1-基)-2-丁醇（036-4）的制备

在反应瓶中加入（2*R*,3*S*)-2-(2,4-二氟苯基)-3-甲基-2-[(1*H*-1,2,4-三唑-1-基)-甲基]环氧乙烷（**036-3**）（参见文献［3，10～14］）1.65g（6.57mmol）、硫酯（**036-2**）2.00g（8.4mmol）和 DMF20mL，在室温搅拌溶解，然后往该溶液中加入 1.6mol/L 甲醇钠的甲醇溶液 2.5mL（4.0mmol），加完，加热至 65℃，搅拌反应 2h。反应完毕，反应混合物冷却后用乙酸乙酯稀释，稀释液用盐水洗涤，充分搅拌后静置分层，有机相经干燥后浓缩，得到粗制油状物，经硅胶柱色谱分离纯化［硅胶 60g，洗脱剂为乙酸乙酯/苯（体积比＝1∶5）］，后处理后得 **036-4** 2.53g，收率为 91%，产物为结晶固体，直接用于下步反应，可不进一步纯化。通过用乙酸乙酯/己烷混合溶剂重结晶，得到分析试样，mp 58～60℃，$[\alpha]_D^{25}=-88°$

(c=1.07，$CHCl_3$)。**036-2** 的分子式为 $C_{22}H_{23}F_2N_3O_3S$。

IR ($CHCl_3$)：3400cm^{-1}，1615cm^{-1}，1500cm^{-1}，1139cm^{-1}。

^{1}H-NMR (270MHz，$CDCl_3$) δ：1.21 (3H，d，J=7Hz)，3.36 (1H，q，J=7Hz)，3.48 (1H，tt，J=11Hz，5Hz)，3.75 (1H，t，J=11Hz)，3.77 (1H，t，J=11Hz)，4.40 (1H，ddd，J=11Hz，5Hz，3Hz)，4.51 (1H，ddd，J=11Hz，5Hz，3Hz)，4.84 (1H，d，J=14Hz)，5.02 (1H，s)，5.05 (1H，d，J=14Hz)，5.49 (1H，s)，7.7～7.8 (2H，m)，7.30～7.45 (4H，m)，7.45～7.53 (2H，m)，7.79 (2H，s)。

FAB-MS (m/z)：448 [M+H]$^+$。

3. (2*R*,3*R*)-2-(2,4-二氟苯基)-3-[[2-羟基-1-(羟甲基)乙基]硫代]-1-(1*H*-1,2,4-三唑-1-基)-2-丁醇 (036-5) 的制备

在反应瓶中加入上步制备的化合物 **036-4** 253mg (0.57mmol) 和甲醇 3.5mL 的溶液，搅拌，室温下 HCl 溶于 1,4-二噁烷 0.35mL (1.4mmol) 的溶液 (HCl 溶液浓度为 4mol/L)。将混合物在室温下搅拌反应 30min。加入粉状的 $NaHCO_3$ 250mg (3.0mmol)。将该混合物于室温下搅拌 10min。过滤，滤液减压浓缩后经柱色谱分离纯化 [硅胶 5g，洗脱剂：甲醇/乙酸乙酯 (体积比=1∶9)]，分取主要产物组分，经后处理得到 **036-5** 179mg，收率为 88%，产物为无色黏稠油状物，$[\alpha]_D^{25}$=−61° (c=1.05，$CHCl_3$)。

IR ($CHCl_3$)：3400cm^{-1}，1618cm^{-1}，1500cm^{-1}。

^{1}H-NMR (270MHz，$CDCl_3$) δ：1.20 (3H，d，J=7Hz)，3.15 (1H，br)，3.25 (1H，dddd，J=7Hz，7Hz，6Hz，6Hz)，3.48 (1H，q，J=7Hz)，3.75 (1H，dd，J=11Hz，6Hz)，3.80 (1H，dd，J=11Hz，7Hz)，3.81 (1H，dd，J=11Hz，7Hz)，3.95 (1H，dd，J=11Hz，6Hz)，4.1 (1H，br)，4.84 (1H，d，J=14Hz)，5.19 (1H，d，J=14Hz)，5.57 (1H，brs)，6.7～6.8 (2H，m)，7.39 (1H，td，J=9Hz，7Hz)，7.75 (1H，s)，7.91 (1H，s)。

FAB-MS (m/z)：360 [M+H]$^+$。

4. 3-氟-4[(1*E*,3*E*)-5-氧代-1,3-戊二烯基]苄腈 (036-6) 的制备

① 4-(溴甲基)-3-氟苄腈 (**036-B**) 的制备

在反应瓶中加入 3-氟-4-甲基苄腈 (**036-A**) 96g (710mmol) (参见文献 [16，17])、*N*-溴代琥珀酰亚胺 (NBS) 126g (708mmol)、2,2′-偶氮二异丁腈 (AIBN) 1.2g (7mmol) 和 1,2-二氯乙烷 1000mL，加完用磁力搅拌器搅拌，并用 375W 的钨丝灯照射，混合物可由灯光温热 (加热)，当反应混合物开始回流时，灯光的照射可防止剧烈回流，回流 20min 后，溴的红棕色消失，溶液变成黄色。混合物再进一步光照 5min，然后冷却至室温，再将其用冰冷却，沉淀出琥珀酰亚胺，过滤除去。滤液中加入乙酸乙酯和 10% (质量分数) NaCl 溶液进行两相分配，充分搅拌后静置分层。分取有机相，用 $MgSO_4$ (无水) 干燥，过滤，滤液真空下除溶剂，得粗品固体，固体用己烷/乙酸乙酯重结晶，得 **036-B** 96g，收率为 63%，为无色针状物，mp 71～74℃。**036-B** 的分子式：C_8H_5BrFN。

IR (KBr)：2238cm^{-1}，1573cm^{-1}，1502cm^{-1}，1417cm^{-1}，1264cm^{-1}，954cm^{-1}，895cm^{-1}，841cm^{-1}。

^{1}H-NMR (270MHz，$CDCl_3$) δ：4.49 (2H，s)，7.38 (1H，dd，J=9Hz，1Hz)，7.45 (1H，dd，J=8Hz，1Hz)，7.54 (1H，t，J=8Hz)。

EI-MS (m/z)：215，213 [M]$^+$，134 (100%)，107。

HR-MS (EI) (m/z): Calcd for C_8H_5BrFN $[M]^+$: 214.9569, Found: 214.9542。

② 4-氰基-2-氟苄基膦酸二乙酯 (**036-C**) 的制备

在反应瓶中加入上步制备的 **036-B** 1.5g (7.0mmol) 和亚膦酸三乙酯 1.4g (8.4mmol)，搅拌加热至 150℃，保持 150℃反应 2h。将反应混合物减压浓缩，剩余物在 100℃下抽真空负压处理，以除去挥发物，得到粗制油状物 1.97g **036-C** (收率是定量的)，该产物无须进一步纯化，可直接用于下一步反应。

IR ($CHCl_3$): 2237cm^{-1}, 1262cm^{-1}, 1054cm^{-1}, 1029cm^{-1}。

^{1}H-NMR (270MHz, $CDCl_3$) δ: 1.27 (6H, t, $J=7.1$Hz), 3.24 (2H, d, $J=22.3$Hz), 4.00～4.05 (4H, m), 7.37 (1H, d, $J=9.2$Hz), 7.43 (1H, d, $J=7.9$Hz), 7.51 (1H, td, $J=9.2$Hz, 2.6Hz)。

EI-MS (m/z): 271 $[M]^+$, 139, 109, 93。

③ 3-氟-4-[(1*E*,3*E*)-5-氧代-1,3-戊二烯基]苄腈 (**036-6**) 的制备

在反应瓶中加入上步制备的化合物 **036-C** 209mg (0.77mmol) 和干燥的 THF4mL，搅拌溶解，并冷却至−78℃，往该溶液中滴加丁基锂的己烷溶液 (浓度为 1.53mol/L) 0.5mL (0.77mmol)，滴加完毕，将反应混合物保持在−78℃下搅拌反应 30min。再滴加富马醛单 (二甲缩醛) [Fumaraldehyde mono (Dimethylacetal), 4,4-二甲氧基-2-丁烯醛] (**036-D**) 100mg (0.77mmol) 溶于干燥 THF 的溶液 2mL，滴加完毕，将反应混合物在−78℃搅拌反应 2h。然后在冰浴中搅拌 15min。反应液中加入 0.1mol/L HCl 的水溶液 3.9mL，以此淬灭反应。混合物再在冰浴中搅拌 30min，然后在室温下搅拌 1h。混合物在冰浴冷却下用饱和 $NaHCO_3$ 水溶液处理，处理完毕，在混合物中加入水和乙酸乙酯 (适量) 进行两相分配，充分搅拌后静置分层，有机相用无水 $MgSO_4$ 干燥，过滤，滤液真空浓缩除去溶剂，得晶状剩余物，该产物用己烷/乙酸乙酯重结晶得 **036-6** 127mg，收率为 82%，为黄色固体，mp 174～177℃。**036-6** 的分子式: $C_{12}H_8FNO$。

IR (KBr): 2230cm^{-1}, 1681cm^{-1}, 1672cm^{-1}, 1621cm^{-1}, 1421cm^{-1}, 1159cm^{-1}, 1124cm^{-1}。

^{1}H-NMR (270MHz, $CDCl_3$) δ: 6.36 (1H, dd, $J=15$Hz, 8Hz), 7.14 (1H, d-like, $J=3$Hz), 7.16 (1H, d, $J=8$Hz), 7.28 (1H, ddd, $J=15$Hz, 8Hz, 3Hz), 7.40 (1H, dd, $J=10$Hz, 1Hz), 7.47 (1H, dd, $J=8$Hz, 1Hz), 7.67 (1H, t, $J=8$Hz), 9.68 (1H, d, $J=8$Hz)。

MS (m/z): 201 $[M]^+$, 172 (100%), 158, 145。

5. 4-[(1*E*,3*E*)-4-[*trans*-5[[(1*R*,2*R*)-2-(2,4-二氟苯基)-2-羟基-1-甲基-3-(1*H*-1,2,4-三唑-1-基)丙基]硫代]-1,3-二噁烷-2-基]-1,3-丁二烯基-1-基]-3-氟苯甲腈 (恩贝康唑) (036) 的合成

在反应瓶中加入 **036-5** 8.73g (24.3mmol)、上步制备的中间体 **036-6** 4.63g (23.0mmol)、对甲苯磺酸一水合物 5.07g (26.7mmol) 和无水 THF200mL，搅拌混合，于室温下搅拌 30min。然后用旋蒸除去溶剂，剩余物再用真空泵抽在真空下 (室温) 除去挥发物，得油状剩余物。同样的蒸发操作重复两次以上 (过程中加入 THF，使混合物静置，蒸发)，蒸发 (真空蒸发) 后剩余物中加入 150mL THF，将该溶液慢慢倾入至饱和的 $NaHCO_3$ 水溶液中 (过程中要搅拌，温度保持在 0℃)。产物用乙酸乙酯提取，有机相用盐水洗涤，该提取液 (有机相) 用无水 $MgSO_4$ 干燥，然后过滤，过滤后滤液真空浓缩除去溶剂，得淡黄色油状物，将其用硅胶柱色谱分离纯化 [硅胶 500g，洗脱剂: 己烷/乙酸

乙酯（体积比＝2∶1）]，经后处理得 **036** 9.35g，收率为 74%，产物为黄色无定形固体，分析试样，mp 127～128℃［将 **036** 用乙酸乙酯/己烷重结晶而得］，$[\alpha]_D^{25}=-78.3°$（$c=1.8$，$CHCl_3$）。［文献［4］：$[\alpha]_D^{25}=-76.6°$（$c=1.00$，$CHCl_3$）］。**036** 的分子式：$C_{27}H_{25}F_3N_4O_3S$。

IR（KBr）：2232cm^{-1}，1616cm^{-1}，1499cm^{-1}，1140cm^{-1}。

^{1}H-NMR（400MHz，$CDCl_3$）δ：1.19（3H，d，$J=7$Hz），3.33（1H，q，$J=7$Hz），3.40（1H，tt，$J=11$Hz，5Hz），3.62（1H，t，$J=11$Hz），3.64（1H，t，$J=11$Hz），4.30（1H，ddd，$J=11$Hz，5Hz，2Hz），4.43（1H，ddd，$J=11$Hz，5Hz，2Hz），4.83（1H，d，$J=14$Hz），5.01（1H，s），5.03（1H，d，$J=14$Hz），5.07（1H，d，$J=4$Hz），5.90（1H，dd，$J=15$Hz，4Hz），6.62（1H，dd，$J=15$Hz，11Hz），6.70～6.80（2H，m），6.73（1H，d，$J=16$Hz），6.95（1H，dd，$J=16$Hz，11Hz），7.30～7.40（1H，m），7.34（1H，d，$J=9$Hz），7.40（1H，d，$J=8$Hz），7.58（1H，t，$J=8$Hz），7.79（2H，s）。

FAB-MS（m/z）：543 $[M+H]^+$。

036-1 CAS［32295-50-4］，结构式：

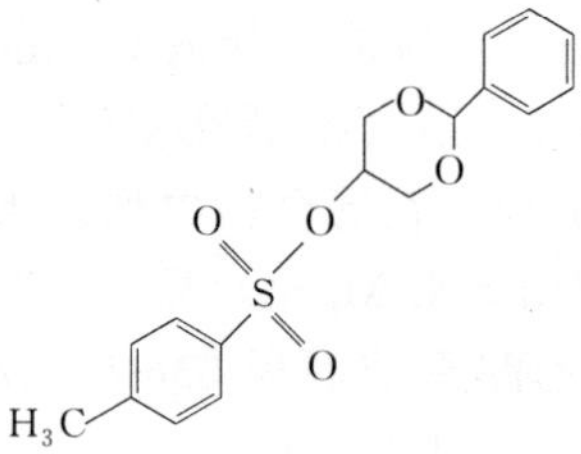

该试剂见文献［15］的制备方法。

2,2′-偶氮二异丁腈英文名称为 2,2-azobis（isobutyronitrile），化学式为 $(CH_3)_2C(CN)N{=}NC(CH_3)_2CN$。

参考文献

［1］ US，6391903 B_1，2002.
［2］ 日本公开特许，2001-348384.
［3］ Konosu T，et al. Chem Pharm Bull，1991，39（9）：2241-2246.
［4］ EP，1083175 A_2，2001.
［5］ 日本公开特许，2002-114782.
［6］ US，6337403 B_1，2002.
［7］ Oida S，et al. Chem Pharm Bull，2000，48（5）：694-707.
［8］ Konosu T，et al. Chem Pharm Bull，2001，49（12）：1647-1650.
［9］ 尤启冬，林国强. 手性药物研究学评价. 北京：化学工业出版社，2011：396-398.
［10］ Konosu T，et al. Tetrahedron Lett，1991，32：7545-7548.
［11］ Konosu T，et al. Chem Pharm Bull，1992，40：562-564.
［12］ Saji I，et al，Bull Chem Soc Jpn，1994，67：1427-1433.
［13］ Tasaka A，et al. Chem Pharm Bull，1993，41：1035-1042.
［14］ Tasaka A，et al. Chem Pharm Bull，1995，43：441-449.
［15］ Van Lohuizen O E，et al. Recl Trav Chim Pays Bas，1959，78：460-472.
［16］ Xue C-B，et al，J Med Chem，1997，40：2064-2084.
［17］ Lee K，et al. Bioorg Med Chem Lett，1999，9：2483-2486.
［18］ Ulman A，et al. J Org Chem，1989，54：4691-4692.

[19] Williams, J W. Org Syn Coll Vol3, 1955: 626-630 (3pp).
[20] Cheng C-Y, et al. J Med Chem, 1992, 35: 2243-2247.

037　Azoline Hydrochloride

【别名】 R-126638。

【化学名】 (+)-1-[4-[4-[4-[(4*R*)-(2,4-Difluorophenyl)-4-(1*H*-1,2,4-triazol-1-ylmethyl)-1,3-dioxolan-(2*S*)-ylmethoxy]phenyl]piperazin-1-yl]phenyl]-3-isopropylimidazolidin-2-one hydrochloride。

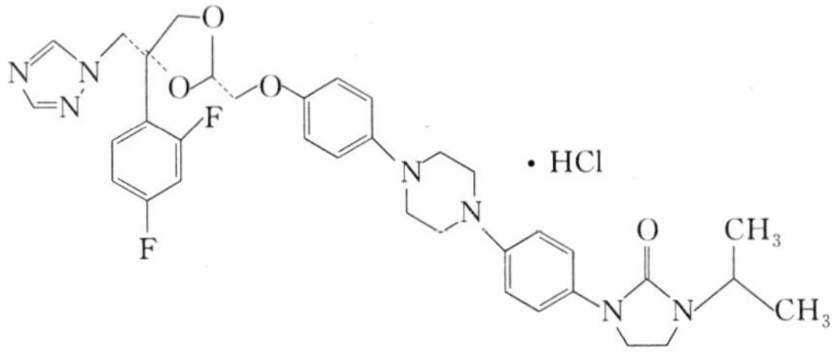

Azoline	CAS [219923-85-0]	$C_{35}H_{39}F_2N_7O_4$	659.73
Azoline 盐酸盐	CAS [219923-86-1]	$C_{35}H_{39}F_2N_7O_4$ · HCl	696.19

【研发厂商】 比利时 Barrier Therapeutics Inc。

【研发动态】 2010 年进入Ⅱ期临床研究，未见到研究进展报道。

【性状】 其游离碱为固体，mp 178～180℃，$[\alpha]_D^{20}=+17.54°$ [c=25.37mg/5mL（于 DMF 中）]。Azoline 盐酸盐也为固体。

【用途】 本品为新型的口服唑类抗真菌药，通过抑制麦角甾醇（Ergosterin）的生物合成产生抗真菌作用，用于治疗皮肤真菌，包括脚癣、体癣、股癣、花斑癣和脂溢性皮炎。本品在体内外对许多真菌都表现出显著的抑制活性。一项体外研究表明，本品对麦角甾醇的生物合成具有与伊曲康唑（Itraconazole）相似的抑制作用，两者抑制不同真菌中麦角甾醇合成的 IC_{50} 分别为 2.2nmol/L 和 2.8nmol/L（白色念珠菌）、280nmol/L 和 310nmol/L（犬小孢子菌）、22nmol/L 和 82nmol/L（须发癣菌）及 33nmol/L 和 18.5nmol/L（深红色发癣菌）。本品的体内和体外抗真菌活性与伊曲康唑和特比萘芬（Terbinafine）的比较研究显示，发现它们在体外对 24 个念珠菌分离株的 MIC_{50} 和 MIC_{90} 分别为 0.1μg/L 和大于 8μg/L（本品）、0.1～0.32μg/L 和大于 8μg/L（伊曲康唑）及大于 20μg/L 和大于 20μg/L（特比萘芬）；本品体外抗皮肤真菌分离株活性较参比药物相当或略低；本品对絮状表皮癣菌、小孢子菌、须发癣菌、深红色发癣菌、断发癣菌及其他发癣菌的 MIC_{50} 和 MIC_{90} 分别为 0.016～0.032μg/L 和 0.093～0.13μg/L、0.032μg/L 和 0.524μg/L、0.01～0.063μg/L 和 0.032～0.80μg/L、0.25～0.32μg/L 和 0.5～0.796μg/L、0.13～0.32μg/L 和 0.5～1.0μg/L 及 0.1μg/L 和 1.22μg/L；本品还具很好的抗马拉色霉菌活性 [MIC_{50} 为 0.010μg/L，而酮康唑（Ketoconazole）的 MIC_{50} 为 0.10μg/L]。本品的临床适应证为皮肤真菌病，包括脚癣、体癣、股癣、花斑癣和脂溢性皮炎。本品耐受性好，无严重不良反应，只有轻微的发冷、头痛和肌肉痛症状。

本品为口服剂，每次 200mg，每天一次。

【合成路线】 参考文献 [1～6] 的合成方法路线。

中间体 (2*S*,*cis*)-1-[[2-(溴甲基)-4-(2,4-二氟苯基)-1,3-二氧戊环-4-基]甲基]-1*H*-1,2,4-三唑（**037-7**）的合成路线如下。

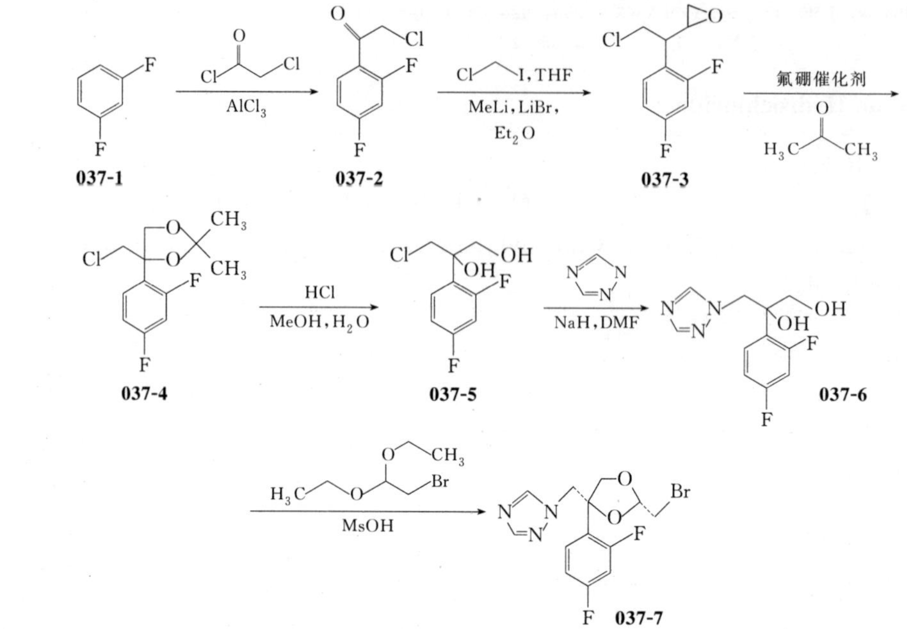

中间体 1-[4-[4-(4-羟基苯基)-1-哌嗪基]苯基]-3-(1-甲基乙基)-咪唑基-2-酮(**037-13**)的合成路线如下。

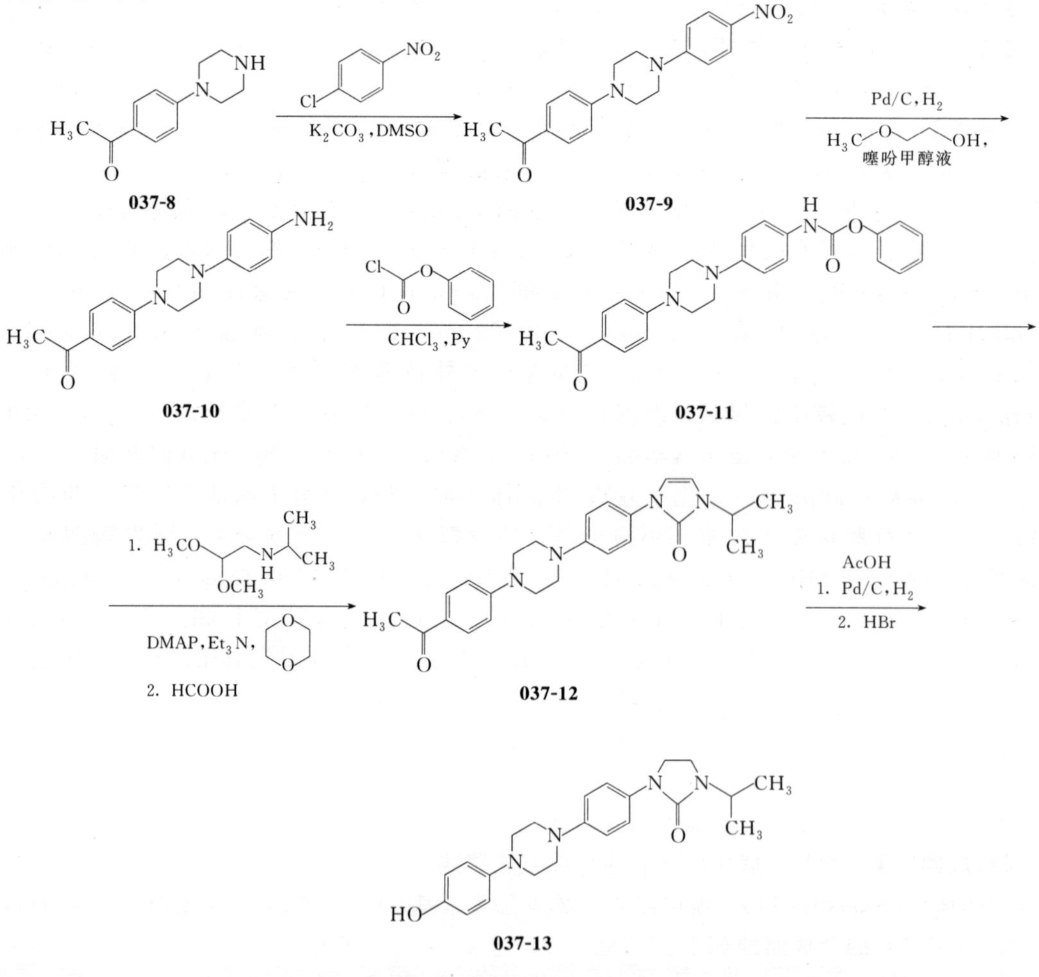

目标产物 **037** 合成如下。

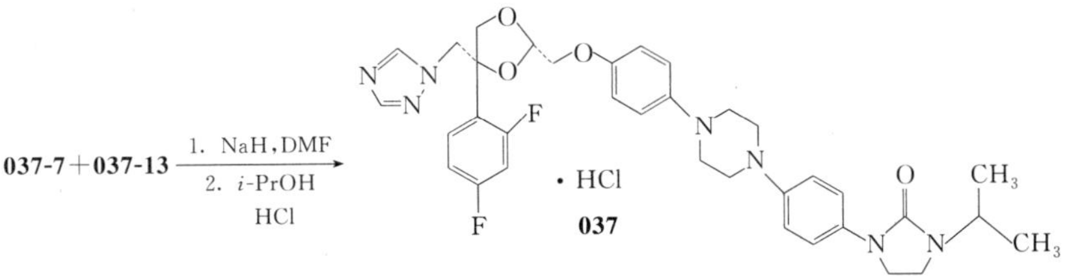

1. 2-氯-(2,4-二氟苯)乙酮 (037-2) 的制备

在反应瓶中加入 1,3-二氟苯（**037-1**）114g（1.0mol）和无水 $AlCl_3$ 146.6g（1.1mol），搅拌混合，在室温（20℃）下往该混合物中搅拌滴加氯乙酰氯 113g（1.0mol）。滴加完毕，将混合物在 50～55℃下搅拌反应 5h。反应完毕，慢慢加入 CH_2Cl_2 48.5mL，并将其冷却至室温。分出 CH_2Cl_2 层，用水（320mL×2）洗涤，减压蒸除溶剂，得淡黄色固体 **037-2** 粗品 180g。

取出粗品一部分（145g）用正己烷 435mL 重结晶，得精制品 **037-2** 113g，收率为 73%，mp 47～49℃（文献 [5]：mp 46.5℃）。**037-2** 的分子式：$C_8H_5ClF_2O$。

2. 2-(氯甲基)-2-(2,4-二氟苯基)环氧乙烷 (037-3) 的制备

在反应瓶中加入 **037-2** 30g（0.157mol）、氯碘甲烷 56.4g（0.320mol）和 THF267mL，搅拌混合，并冷却至－78℃，往该混合物中滴加甲基锂/溴化锂络合物的乙醚溶液（6%）215mL，加完，将反应液慢慢温热至室温，然后用 NH_4Cl 水解淬灭反应。加入 NaOH 水溶液，将混合物再搅拌 1h。静置分层，分取有机相，用水洗涤，用无水 Na_2SO_4 干燥，过滤，滤液旋蒸蒸干溶剂，剩余物用硅胶柱色谱分离纯化 [洗脱剂：己烷/乙酸乙酯（98∶2）]，经后处理得 **037-3** 11g，收率为 16.8%。**037-3** 分子式：$C_9H_7ClF_2O$。

3. 4-(氯甲基)-4-(2,4-二氟苯基)-2,2-二甲基-1,3-二氧戊烷 (037-4) 的制备

在反应瓶中加入上步制备的化合物 **037-3** 22g（0.107mol）、丙酮 158mL 和催化剂三氟化硼乙醚络合物 [trifluoro（1,1′-oxybis[ethane]）boron] 催化量，加完，将混合物于室温下搅拌反应过夜。反应完毕，反应液倾入 $NaHCO_3$ 水溶液中。目标产物用 CH_2Cl_2 提取。提取液用水洗，再用无水 Na_2SO_4 干燥。过滤，滤液旋蒸蒸干溶剂。剩余物用硅胶柱色谱分离纯化 [洗脱剂：己烷]，经后处理得 **037-4** 21g，收率为 74.3%。**037-4** 的分子式：$C_{12}H_{13}ClF_2O_2$。

4. 3-氯-2-(2,4-二氟苯基)-1,2-丙二醇 (037-5) 的制备

在反应瓶中加入甲醇 395mL、水 100mL、盐酸 6.35mL 和 **037-4** 55g（0.209mol），将混合物搅拌回流反应过夜。冷却至室温，用 $NaHCO_3$ 中和反应液，反应液浓缩蒸除溶剂。剩余物中加入乙酸乙酯，该溶液用 NaCl 水溶液洗涤，再用无水 Na_2SO_4 干燥，过滤。滤液蒸除溶剂得 **037-5** 45g，收率为 96.5%。**037-5** 的分子式：$C_9H_9ClF_2O_2$。

5. 2-(2,4-二氟苯基)-3-(1*H*-1,2,4-三唑-1-基)-1,2-丙二醇 (037-6) 的制备

在反应瓶中加入 DMF 47mL、NaH 的 50%矿物油悬浮液 0.6mL 和 1*H*-1,2,4-三唑 1.37g（0.0198mol），于 80℃下将混合物搅拌 3h。然后加入 **037-5** 1.5g（0.007mol）。混合物在 80℃下搅拌反应 1h。反应完毕，将反应液旋蒸除溶剂，剩余物用硅胶柱色谱分离纯化 [洗脱剂：$CHCl_3/CH_3OH$（98∶2）]，经后处理得 **037-6** 0.7g，收率为 40.9%，mp 132.3℃。**037-6** 分子式：$C_{11}H_{11}F_2N_3O_2$。

**6. (2*S*,*cis*)-1-[[2-(溴甲基)-4-(2,4-二氟苯基-1,3-二氧戊环)-4-基]甲基]-1*H*-1,2,4-三

唑（037-7）的制备

在反应瓶中加入 CH_2Cl_2 1000mL、甲磺酸 100mL（148.12g，1.54mol）和 **037-6** 40.30g（0.16mol），搅拌混合并置于冰浴中冷却。冷至 10℃后，往该混合物中滴加 1-溴-2，2-二乙氧基乙烷 40.00g（0.20mol）。滴加完毕，让混合物自然升温至室温，在室温下搅拌反应过夜。反应完毕，反应液倾入 $NaHCO_3$ 160g 和冰水 750mL 的混合液中，用 CH_2Cl_2（750mL×3）提取，分取有机相合并，用无水 $MgSO_4$ 干燥。过滤，滤液减压旋蒸除溶剂，剩余物用硅胶柱色谱分离纯化［洗脱剂：CH_2Cl_2/CH_3OH（100∶0）～(98∶2)，梯度洗脱］，经后处理，得到浓缩剩余物合并，再用手性柱色谱分离纯化［洗脱剂：己烷/乙醇（75∶25），手性柱 Chiralcel OD，20μm，1000Å］，经后处理得 **037-7** 5.1g，收率为 9%，(2*R*,*cis*) 对映体得 6.3g，收率为 11%，反式异构体 21.8g，收率为 38%。**037-7**：mp 165～167℃，$[\alpha]_D^{20}=+5.83°$（*c*=0.94，DMF）。**037-7** 的分子式：$C_{13}H_{12}BrF_2N_3O_2$（359.90）。

制备化合物 **037-7**，文献［2］与文献［4］的方法相同，所得化合物 **037-7** 的收率不一致，且相差甚远，原因不明。

(2*R*,*cis*) 异构体为油状物，$[\alpha]_D^{20}=-4.26°$（*c*=0.82，DMF）。

^{1}H-NMR（400MHz，DMSO-d_6）δ：3.64（1H，dd，*J* = 11.2Hz，4.2Hz），3.70（1H，dd，*J*=11.2Hz，3.4Hz），4.03（1H，dd，*J*=9.1Hz，1.5Hz），4.60（2H，m），4.68（1H，dd，*J*=9.0Hz，3.1Hz），5.19（1H，t，*J*=3.8Hz），7.04（1H，t d，*J*=8.5Hz，2.4Hz），7.29（2H，m），7.81（1H，s），8.39（1H，s）。

7. 化合物 037-9 的制备

在反应瓶中加入 *N*-(4-甲氧基)苯基哌嗪（**037-8**）58.7g（0.306mol）、对硝基氯苯 56.0g（0.356mol）和溶剂 DMSO 400mL，将混合物搅拌溶解，随后加入细粉状 K_2CO_3 22.4g（0.160mol），混合物加热至 120℃，保温搅拌反应过夜。反应完毕，反应液用水稀释，析出晶体产物，过滤，滤饼用 $CHCl_3$ 溶解，溶液用无水 $MgSO_4$ 干燥，过滤，滤液蒸除溶剂得 **037-9** 之粗品，将其用正丁醇重结晶，可得到分析试样，得到粗品 **037-9** 91.9g 左右，收率在 96%左右。**037-9** 的分子式：$C_{17}H_{19}N_3O_3$。

8. 化合物 037-10 的制备

在氢化反应器中加入含 **037-9** 89.52g（0.286mol）、甲氧基乙醇 1000mL 和噻吩的甲醇溶液（4%）1mL，搅拌溶解并加入 Pd/C（5%）2.0g，加料完毕，用 N_2 置换氢化反应器中的空气 3 次，再用 H_2 置换净 N_2，通氢气（常压）在 50℃下进行氢化反应，反应完全后用 N_2 置换剩余氢气。将反应混合物搅拌加热回流，过滤除去催化剂。滤液冷却析晶，过滤收集晶体，得 **037-10** 65.56g（粗品），收率在 81%左右，粗品用正丁醇重结晶，可得分析试样，**037-10** 的分子式：$C_{17}H_{21}N_3O$。

9. 化合物 037-11 的制备

在反应瓶中加入 **037-10** 62.83g（0.222mol）、$CHCl_3$ 1000mL 和吡啶 300mL，搅拌溶解。于室温下往该溶液滴加氯甲酸苯酯 36.3g（0.232mol），约 15min 内滴加完。滴加完毕，将混合物搅拌反应 3h。往反应液中加水和石油醚，析出结晶，过滤，滤饼依次用 H_2O、异丙醇洗涤，最后用异丙醚洗涤，干燥，得 **037-11** 76.94g，收率在 86%左右。**037-11** 的分子式：$C_{24}H_{25}N_3O_3$。

10. 1,3-二氢-1-[4-[4-(4-甲氧基苯基)-1-哌嗪基]苯基]-3-(1-甲基乙基)-2*H*-咪唑-2-酮（037-12）的制备

在反应瓶中加入 **037-11** 95g（0.23mol）、*N*-(2，2-二甲氧基乙基)-2-丙胺 49g

(0.23mol)、DMAP（二甲基氨基吡啶）17.6g（0.144mol）和 66mL 三乙胺溶于 880mL 二噁烷的溶液，将混合物搅拌回流反应 4h。反应完毕，反应液冷却至室温，加水 880mL，搅拌 15min。析出沉淀，过滤，滤饼用水洗（50mL×2），减压下干燥。固体在 440mL 甲酸中于 70℃搅拌 3h，减压蒸除溶剂。剩余物用 500mL 甲基异丁基酮溶解，该溶液依次用饱和 $NaHCO_3$ 水溶液（100mL×2）、水（100mL）和盐水（100mL）洗涤，再用无水 $MgSO_4$ 干燥。过滤，滤液减压蒸除溶剂，剩余物用硅胶柱色谱分离纯化［洗脱剂：$CH_2Cl_2/CH_3OH/$己烷/乙酸乙酯（48∶2∶20∶30）］，经后处理得油状物。油状物用二异丙醚析晶，得 **037-12** 68g，收率为 75%，mp 186.9℃。**037-12** 的分子式：$C_{23}H_{28}N_4O_2$。

^{1}H-NMR（400MHz，$CDCl_3$）δ：1.34（6H，d，J=6.8Hz），3.23（4H，m），3.33（4H，m），3.78（3H，s），4.47（1H，m），6.35（1H，d，J=3.1Hz），6.51（1H，d，J=3.1Hz），6.86（2H，d，J=9.1Hz），6.96（2H，d，J=9.1Hz），7.00（2H，d，J=9.1Hz），7.48（2H，d，J=9.1Hz）。

^{13}C-NMR（$CDCl_3$，101MHz）δ：22.0，44.5，49.7，50.8，55.5，107.3，109.8，114.5，116.7，118.5，123.0，130.0，145.6，149.3，151.3，154.1。

MS（m/z）：393［M+H］$^+$。

11. 1-[4-[4-(4-羟基苯基)-1-哌嗪基]苯基]-3-(1-甲基乙基)-2-咪唑啉酮（037-13）的合成

在氢化釜中加入乙酸 2L，**037-12** 67g（0.17mol），搅拌溶解，并加入 10%Pd/C 8g，用 N_2 置换釜中空气 3 次后，用 H_2 置换 N_2，通氢气在室温常压下进行氢化反应（过夜）。反应完毕，过滤。滤液减压浓缩，得剩余物 47g，将其溶在 48%氢溴酸 300mL、饱和了 HBr 的乙酸 200mL 中，在 $NaHCO_3$（3g）存在下，搅拌加热回流 2h。将反应液冷却至室温，加水 500mL，搅拌 30min 后，析出沉淀，过滤，将滤饼（沉淀）在 500mL 水中搅拌打浆，并用氨水中和，过滤，固体（滤饼）用异丙醇重结晶得 **037-13** 52g，收率为 80%（两步收率），mp 234～237℃。**037-13** 分子式：$C_{22}H_{28}N_4O_2$。

^{1}H-NMR（400MHz，DMSO-d_6）δ：1.10（6H，d，J=6.6Hz），3.09（4H，m），3.18（4H，m），3.36（2H，m），3.72（2H，m），4.01（1H，m），6.67（2H，d，J=8.8Hz），6.84（2H，d，J=8.8Hz），6.95（2H，d，J=8.8Hz），7.41（2H，d，J=8.8Hz），8.83（1H，s）。

^{13}C-NMR（101MHz，DMSO-d_6）δ：19.1，36.0，42.3，43.1，49.2，50.1，115.4，116.1，117.9，118.2，133.4，144.0，146.1，151.0，156.7。

12. (+)-(2*S*,*cis*)-1-[4-[4-[4[[4-(2,4-二氟苯基)-4-(1*H*-1,2,4-三唑-1-基甲基)-1,3-二氧戊环-2-基]甲氧基]苯基]-1-哌嗪基]苯基]-3-(1-甲基乙基)-2-咪唑啉酮盐酸盐(Azoline)(037) 的合成

在反应瓶中加入 DMF 500mL、NaH 3.96g（按纯度 100%计）（0.165mol）、**037-13** 14.06g（0.037mol），搅拌加热至 50℃（在 N_2 保护下），保温搅拌 1h。然后滴加 19.79g（0.055mol）**037-7** 溶于 100mL DMF 的溶液，混合物仍在 N_2 保护和 50℃下搅拌过夜。反应完毕，将反应液浓缩除去溶剂。剩余物用 CH_2Cl_2 溶解。经水洗后，有机层用无水 Na_2SO_4 干燥。过滤，滤液蒸除溶剂，剩余物用硅胶柱色谱分离纯化两次［洗脱剂：CH_2Cl_2/己烷/乙酸乙酯（50∶20∶30）］，经后处理所得浓缩剩余物在 DIEP（异丙醚）和乙酸乙酯中研磨析晶，过滤，干燥，得游离碱 14.97g，收率为 62.5%～63%。$[\alpha]_D^{20}$ = +17.5°（c=25.37mg/5mL，DMF）mp 177.8℃，分子式为 $C_{35}H_{39}F_2N_7O_4$。

^{1}H-NMR (DMSO-d_6) δ: 1.11 (6H, d, J=7.0Hz), 3.19 (8H, m), 3.36 (2H, m), 3.72 (2H, m), 4.02 (3H, m), 4.12 (1H, dd, J=11.0Hz, 3.3Hz), 4.59 (2H, m), 4.68 (1H, dd, J=9.1Hz, 3.3Hz), 5.28 (1H, t, J=3.5Hz), 6.92 (2H, d, J=9.1Hz), 6.97 (4H, m), 7.06 (1H, td, J=8.6Hz, 2.2Hz), 7.34 (2H, m), 7.42 (2H, d, J=9.1Hz), 7.83 (1H, s), 8.36 (1H, s)。

^{13}C-NMR (101MHz, DMSO-d_6) δ: 19.2, 36.0, 42.3, 43.1, 49.1, 49.6, 55.0, 67.8, 72.4 (d, J=6Hz), 80.9 (d, J=4Hz), 102.3, 104.3 (t, J=26Hz), 111.5 (dd, J=21Hz, 3Hz), 115.1, 116.2, 117.5, 118.2, 123.6 (dd, J=15Hz, 3Hz), 128.6 (dd, J=10Hz, 7Hz), 133.5, 145.1, 145.8, 146.1, 150.9, 151.8, 156.8, 158.8 (dd, J=247Hz, 13Hz), 162.2 (dd, J=247Hz, 12Hz)。

在另一反应瓶中加入异丙醇 200mL 和上述制备的 **037** 的游离碱 2.97g (0.0045mol)，搅拌至沸溶解。往该溶液中加入饱和了 HCl 的异丙醇溶液（含 HCl 0.0048mol）。搅拌片刻，将混合物浓缩至总体积为 100mL，冷却析晶，析晶完全后过滤，减压干燥，得 **037** 1.5g，收率为 48%，分子式为 $C_{35}H_{39}F_2N_7O_4$，HCl。

参考文献

[1] 陈仲强，等. 现代药物的制备与合成. 第二卷. 北京：化学工业出版社，2011：97-98.
[2] US，6387906，2002.
[3] GB，2099818，1982.
[4] Meerpoel L，et al. J Med Chem，2005，48：2184-2193.
[5] Von D，et al. J Prakt Chem，1973，315：1169.
[6] EP，1068200.
[7] 日本公开特许，00-5155560.
[8] 日本公开特许，02-508002.
[9] WO，002523，1999.
[10] Vanden Bossche H，et al. Antimicrob Agents Chemother，2004，48：3272-3278.
[11] Odds F，et al. Antimicrob Agents Chemother，2004，48 (2)：388-391.
[12] Ausma J，et al. J Eur Acad Dermatol Venerol，2004，18 (Suppl 2)：Abast P08，40.
[13] 尤启冬，林国强. 手性药物研究与评价. 北京：化学工业出版社，2011：394-396.
[14] US，6413912 B2，2000.
[15] 纳涛. 药学进展，2006，30 (12)：573-575.
[16] 王乐，等. 国际皮肤性病学杂志，2011，37 (3)：170-173.
[17] Pierard G E，et al. Dermatology，2007，214 (2)：162-169.
[18] Geria A N，et al. Idrug，2008，11 (9)：661-670.
[19] Faergemann J，et al. J Am Acad Dermatol，2009，61 (6)：791-796.
[20] US，4404216，1983.

2.4 喹诺酮类药物

038 盐酸普拉沙星 (Pradofloxacin Hydrochloride)

【别名】 BAY-35-3377，Veraflox®。

【化学名】 8-Cyano-1-cyclopropyl-6-fluoro-1，4-dihydro-7-[(4*aS*，7*aS*)-octahydro-6*H*-pyrrolo[3，4-b]pyridin-6-yl]-4-oxo-3-quinolinecarboxylic acid；8-cyano-cyclopropyl-7-[(1*S*，6*S*)-2，8-diazabicyclo[4.3.0]nonan-8-yl]-6-fluoro-1，4-dihydro-4-oxo-3-quinolinecarboxylic acid hydrochloride。

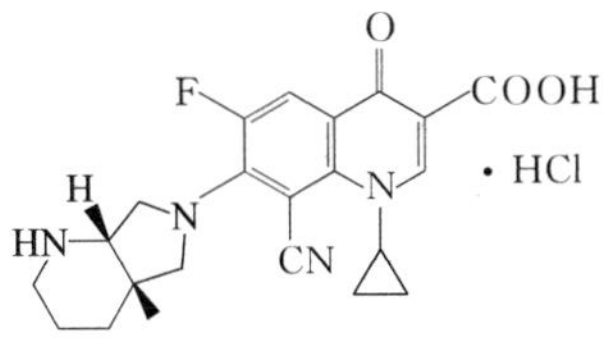

普拉沙星	CAS［195532-12-8］	$C_{21}H_{21}FN_4O_3$	396.42
盐酸普拉沙星	CAS［195532-14-0］	$C_{21}H_{21}FN_4O_3 \cdot HCl$	432.87

【研发厂商】 德国 Bayer Co。

【首次上市时间和国家】 1998 年，欧盟上市。

【性状】 白色固体，mp 280℃，游离碱 mp 246～248℃（分解）（参见文献［8］）。

【用途】 本品为犬、猪用的抗菌药物。本品的抗菌活性：大肠杆菌 0.08μg/mL，金黄色葡萄球菌 0.015μg/mL，链球菌 0.06μg/mL。其药代动力学：犬，3mg/kg，$t_{1/2}$=6.9h (im)，6mg/mL，$t_{1/2}$=8.5h，F 接近 100%。

【合成路线】 参照文献［6～8］的方法路线合成。

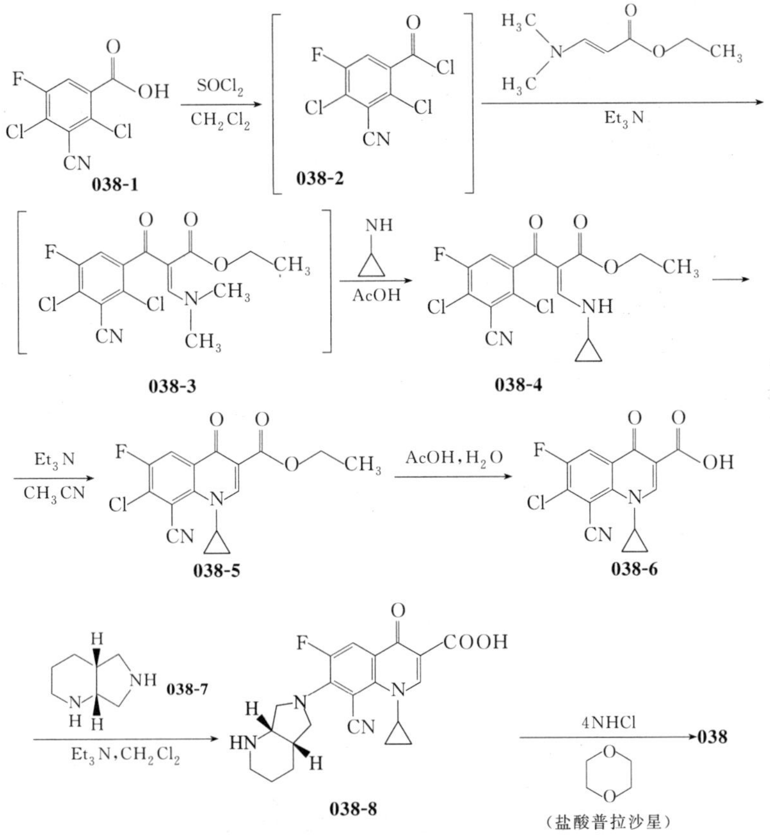

1. 2-(2,4-二氯-3-氰基-5-氟苯甲酰基)-3-环丙氨基丙烯酸乙酯（038-4）的制备

在反应瓶中加入 2,4-二氯-3-氰基-5-氟苯甲酸（**038-1**）24g，CH_2Cl_2 240mL，搅拌混合并滴加（室温下）氯化亚砜（$SOCl_2$）28.8g，滴加完毕，搅拌 5min。加入三乙胺 2mL，搅拌下缓慢升温至 35～40℃，搅拌回流反应 3～5h。反应完毕，降温至－10～－5℃，滴加 15.2g 三乙胺和 21.5g 的 3-二甲基氨基丙烯酸乙酯的混合物（液体），滴加完毕，升温至室温继续搅拌反应 12h。TLC 监测 **038-2** 化合物反应完全后，所得反应液用冰浴降温至 10℃以下，加入乙酸 24mL，搅拌 5min。再加入 9g 1-氨基环丙烷，在室温下继续搅拌反应 12h。

TLC检测化合物 **038-3** 反应完全，加入100mL水洗涤，用6mol/L盐酸调至pH=5.5～6.5，静置分层。分取有机相，在40℃以下减压浓缩出溶剂CH_2Cl_2，加入100mL乙醇结晶，减压抽滤，得湿品，于50～60℃减压干燥8h恒重，得白色粉末固体 **038-4** 32.4g，收率85%。

2. 7-氯-8-氰基-1-环丙基-6-氟-1,4-二氢-4-氧代-3-喹啉羧酸乙酯（038-5）的制备

在反应瓶中加入150mL乙腈、**038-4** 25g和三乙胺20mL，搅拌升温至75～80℃，保温反应5～7h。反应完毕，降温至室温有晶体析出，在室温搅拌2h。过滤，得湿品于50～55℃减压干燥8h至恒重，得类白色粉末状固体 **038-5** 化合物，干重为21.5g，收率为95%。

3. 7-氯-8-氰基-1-环丙基-6-氟-1,4-二氢-4-氧代-3-喹啉羧酸（038-6）的制备

在反应瓶中加入上步制备的化合物 **038-5** 15.0g、乙酸45mL和水45mL，搅拌加热回流3h。冷却至室温后搅拌1h。抽滤，滤饼用水洗涤，于60℃真空干燥，得 **038-6** 13.5g，收率为98%。

4. 8-氰基-1-环丙基-7-[(1*S*,6*S*)-2,8-二氮杂双环[4.3.0]壬-8-基]-6-氟-1,4-二氢-4-氧代-3-喹啉羧酸(普拉沙星)（038-8）和盐酸普拉沙星（038）的合成

在环境温度下，往反应瓶中加入100mL CH_2Cl_2，上步制备的化合物 **038-6** 10.0g和（4*aS*,7*aS*)-八氢-1*H*-吡咯并[3,4-b]吡啶（**038-7**）6.3g和三乙胺（1.05等效量），搅拌反应70h。反应完毕，真空下除去所有的挥发性成分，用乙醇重结晶。加压抽滤，用乙醇洗涤滤饼，60℃下真空干燥，得 **038-8** 12.5g，收率为95%，HPLC纯度为99.84%。

在反应瓶中加入普拉沙星游离碱（**038-8**）5.00g（12.6mmol），95mL 4mol/L盐酸/二氧六环（二噁烷）（1∶1），在60℃下搅拌2h。将反应液真空浓缩，所得的剩余物用乙醇重结晶得到 **038** 4.45g，收率为82%，mp 280℃（分解）。

参考文献

[1] US，4990517，1991.
[2] US，5059597，1991.
[3] US，5416096，1995.
[4] US，5607942，1997.
[5] US，5654318，1997.
[6] CN，107987074 A，2018.
[7] WO，9731001，1997（德文）.
[8] US，6323213，2001.
[9] Merck Index 15th：7819.
[10] Silley P，et al. J Antimicrob Chemother，2007，60：999.
[11] Hartmann A，et al. J Ve Pharmacol Ther，2008，31：87.
[12] Litster A，et al. J Vet Intern Med，2007，21：990.
[13] Mueller RS et al. Ve Dermatol，2007，18：144.

2.5 其他抗菌药物

039 盐酸沃尼妙林（Valnemulin Hydrochloride）

【别名】 Econor。

【化学名】 [[2-[[(2*R*)-2-Amino-3-methyl-1-oxobutyl]amino]-1,1-dimethylethyl]thio]acetic acid(3*aS*,4*R*,5*S*,6*S*,8*R*,9*R*,9*aR*,10*R*)-6-ethenyldecahydro-5-hydroxy-4,6,9,10-tetramethyl-1-oxo-3*a*,9-propano-3*aH*-cyclopentacycloocten-8-yl ester hydrochloride。

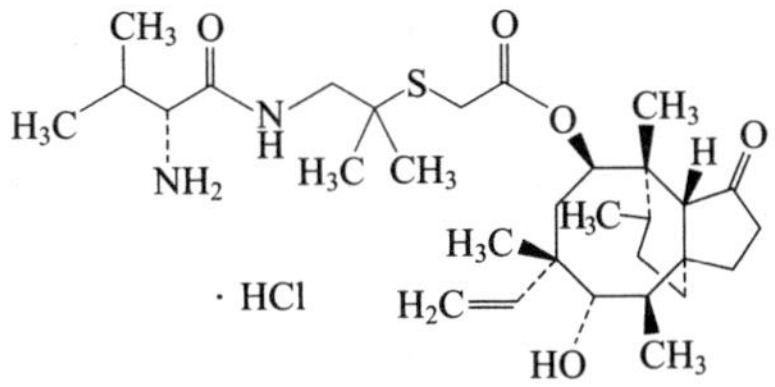

沃尼妙林　CAS [101312-92-9]　$C_{31}H_{52}N_2O_5S$　564.83

盐酸沃尼妙林　CAS [133868-46-9]　$C_{31}H_{52}N_2O_5S \cdot HCl$　601.28

【研发厂商】 1984 年首先由瑞士山度士（Sandoz）公司研究（利用 Pleuromutilin，即截短侧耳素为原料）合成，其后 Norvatis 公司将其制为预混剂，以商品名 Econor 上市。

【首次上市时间和国家】 1996 年 Norvatis 公司将其做成饲料预混剂上市，2004 年欧盟批准在欧洲上市。

【性状】 白色固体，mp 174～177℃，极微溶于水。

【用途】 本品是新一代截短耳素（Pleuromutilin）类半合成抗生素，属二萜烯类，与泰妙菌素属同一类药物，是动物专用抗生素，主要用于防治猪、牛、羊及家禽的支原体病和革兰阳性菌感染。本品的作用机制是在核糖体水平上抑制细菌蛋白质的合成，高浓度时也能抑制 RNA 的合成。本品主要作用是抑菌，但高浓度时也可杀菌。本品抗菌谱广，对革兰阴性、革兰阳性菌有效，对霉形体属和螺旋体属高度有效，而对肠道菌属如大肠杆菌、沙门菌效力较低。

【合成路线】 参见文献 [13]，以截短侧耳素（**039-1**）（Pleuromutilin）为起始中间体。

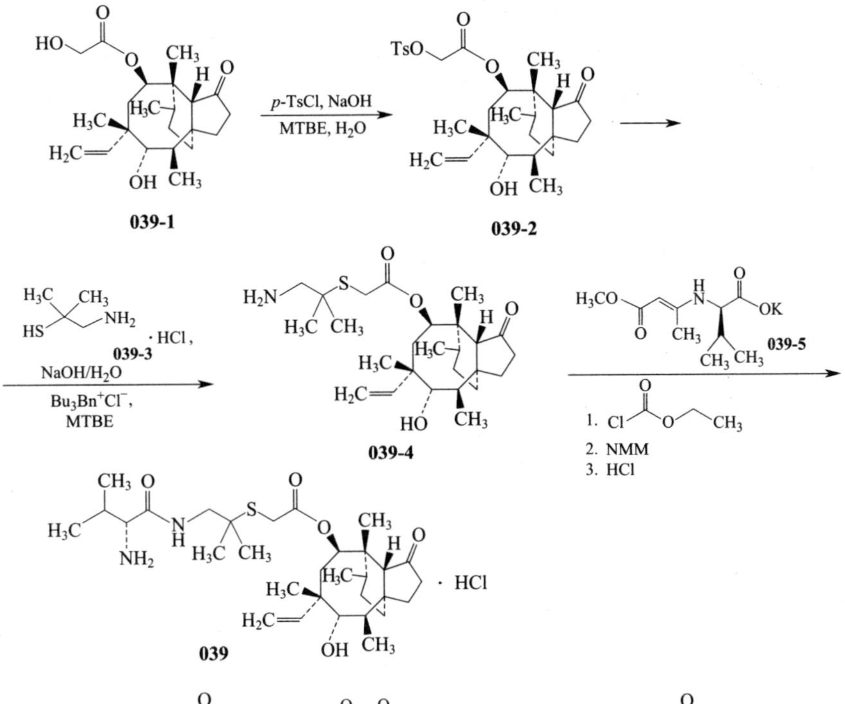

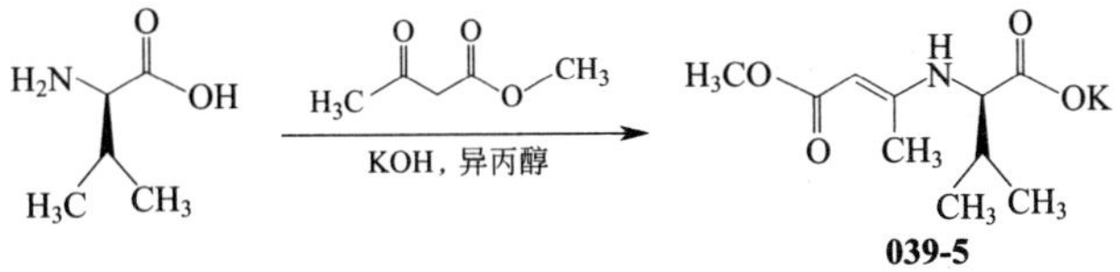

1. 2-(4-甲基苯磺酰氧基)乙酸-(3*aS*,4*R*,5*S*,6*S*,8*R*,9*R*,9*aR*,10*R*)-6-乙烯基十氢-

5-羟基-4,6,9,10-四甲基-1-氧代-3*a*，9-丙醇-3*aH*-环戊二烯并环辛烯-8-基酯（039-2）的制备

在反应瓶中依次加入MTBE（甲基叔丁基醚）200mL、**039-1** 75.7g（0.20mol，外购纯度>95%）搅拌溶解。再加入水40mL，反应液在冰水浴冷却至0～3℃搅拌15min。滴加含对甲苯磺酰氯42.0g（0.22mol）、MTBE 160mL和水120mL的混合液。滴加完毕，于室温搅拌10min。冰盐浴冷却至0℃，缓慢滴入1mol/L NaOH水溶液50mL，加热回流0.5h后冷却至室温。冰盐浴冷却至0℃，加入水40mL，过滤，滤饼依次用水（20mL×3）和冷乙醚（20mL×3）洗涤，干燥后得白色固体**039-2** 100.2g，收率为95%，mp 117～118℃。

^{1}H-NMR（$CDCl_3$）δ：7.82（2H，d，J=8.4Hz，CH×2），7.35（2H，d，J=8.4Hz，CH×2），6.42（1H，dd，J=17.4Hz，11.2Hz，CH），5.77（1H，d，J=8.4Hz，CH），5.35（1H，d，J=10.8Hz，CH），5.32（1H，d，J=17.2Hz，CH），4.49（2H，s，CH_2），3.33～3.37（1H，m，CH），2.46（3H，s，CH_3），2.02～2.31（4H，m，CH_2×2），1.74～1.78（1H，m，CH），1.63～1.69（2H，m，CH_2），1.62（3H，s，CH_3），1.43～1.49（5H，m，CH_2×2，CH），1.33～1.48（2H，m，CH_2），1.27（3H，s，CH_3），0.88（3H，d，J=7.2H_2，CH_3），0.63（3H，d，J=6.8Hz，CH_3）。

ESI-MS（m/z）：533 [M+H]$^+$。

2. [(2-氨基-1,1-二甲基乙基）硫基］乙酸-（3*aS*，4*R*，5*S*，6*S*，8*R*，9*R*，9*aR*，10*R*）-6-乙烯基十氢-5-羟基-4,6,9,10-四甲基-1-氧代-3*a*，9-丙醇-3*aH*-环戊二烯并环辛烯-8-基酯（039-4）的制备

在反应瓶中加入水10mL、1-氨基-2-甲基-2-丙硫醇盐酸盐（**039-3**）9.4g（0.07mol），搅拌溶解，加入10mol/L NaOH水溶液13.9mL，搅拌下加入MTBE 160mL，室温下搅拌15min。分批加入**039-2** 32.0g（0.06mol），再加入氯化三正丁基苄胺1.31g（0.004mol）。室温搅拌2h，冰盐浴冷却至0℃，析出大量白色固体。过滤，滤饼用水（15mL×3）洗涤，抽干，干燥，得白色固体**039-4** 24.6g，收率为88%，mp 154～155℃（文献[16]：mp 153～155℃）。

^{1}H-NMR（$CDCl_3$）δ：6.50（1H，dd，J=17.2Hz，10.8Hz，CH），5.76（1H，d，J=8.4Hz，CH），5.35（1H，dd，J=11.2Hz，1.6Hz，CH），5.21（1H，dd，J=17.6Hz，1.6Hz，CH），3.22～3.37（1H，m，CH），3.14（2H，s，CH_2），2.60（2H，s，CH_2），2.06～2.36（5H，m，CH_2×2，CH），1.62～1.64（2H，m，CH_2），1.50～1.56（6H，m，CH_2×2，CH×2），1.49（3H，s，CH_3），1.34～1.36（3H，m，CH_2，CH），1.34（6H，s，CH_3×2），1.25（3H，s，CH_3），0.88（3H，d，J=7.2Hz，CH_3），0.64（3H，d，J=7.2Hz，CH_3）。

ESI-MS（m/z）：466 [M+H]$^+$。

3. (*R*)-2-[1-(甲氧羰基)-2-烯丙基]氨基-3-甲基丁酸钾(039-5)的制备

在反应瓶中加入异丙醇480mL、KOH 14.0g（0.25mol），搅拌溶解，并于室温下分批加入D-缬氨酸23.2g（0.29mol），搅拌10min后，滴加乙酰乙酸甲酯25.6g（0.22mol）。滴加完后，加热到65℃，全溶后加热回流1h。冷却至室温，减压蒸去溶剂，剩余物中加入异丙醇50mL。减压蒸干后再加入异丙醇50mL，加热回流15min。将反应液倾倒入500mL MTBE中，降温至0℃搅拌2h。抽滤，滤饼用水（20mL×3）

洗涤，干燥，得白色固体 **039-5** 41.0g。滤液和洗液合并后静置抽滤，滤饼用水洗涤后干燥，又得白色固体 **039-5** 2.0g，合并两次滤饼共得 **039-5** 43.0g，收率为 86%，mp 217～219℃（文献［15］：mp 212～218℃）。

^{1}H-NMR（$CDCl_3$）δ：3.73（1H，s，CH），3.51（3H，s，CH_3），2.18（1H，d，J=8.4Hz，CH），2.04～2.18（1H，m，CH），1.78（3H，s，CH_3），0.80～0.88（6H，m，CH_3×2）。

4. ［［2-［［（2*R*）-2-氨基-3-甲基-1-氧代丁基］氨基］-1,1-二甲基乙基］硫基］乙酸-（3*aS*，4*R*，5*S*，6*S*，8*R*，9*R*，9*aR*，10*R*）-6-乙烯基十氢-5-羟基-4，6，9，10-四甲基-1-氧代-3*a*，9-丙醇-3*aH*-环戊二烯并环辛烯-8-基酯盐酸盐（盐酸、沃尼妙林）（039）的合成。

在反应瓶中依次加入 MTBE 240mL、*N*-甲基吗啉（NMM）8.8mL（0.08mol）和化合物 **039-5** 20g（0.079mol），搅拌溶解，滴加氯甲酸乙酯 8mL（0.084mol），并加入 **039-4** 33g（0.071mol），控制温度在 20℃，搅拌反应 4h。反应完成后，加入纯水 250mL，搅拌，用 2mol/L 盐酸调节 pH 值恒定在 2～2.5 之间，搅拌反应 5h。静置分层，收集水相，弃去 MTBE 相，水相依次用 CH_2Cl_2（30mL）、乙酸乙酯（30mL）、MTBE（30mL 提取一次），最后收集水相在真空下抽干残留的有机溶剂后，冻干得 **039** 39.3g，收率为 92.1%，总收率为 77.0%，mp 175～177℃（文献［17］：mp 174～177℃），纯度为 98.2%（HPLC 归一化法）。

^{1}H-NMR（300MHz，$CDCl_3$）δ：8.45（3H，s，NH_3^+），7.90（1H，s，NH），6.46（1H，dd，J=17.6Hz，10.8Hz，CH）5.73（1H，d，J=8.0Hz，CH），5.31（1H，d，J=10.8Hz，CH），5.21（1H，d，J=17.6Hz，CH），4.15～4.27（1H，m，CH），3.72～3.85（1H，m，CH），3.41～3.53（1H，m，CH），3.17（3H，s，CH，CH_2），2.17～2.33（3H，m，CH，CH_2），2.06～2.11（4H，m，CH_2×2），1.67～1.81（3H，m，CH，CH_2），1.53（6H，s，CH_3×2），1.15～1.23（17H，m，CH_3×3，CH_2×4），0.94（3H，d，J=8.4Hz，CH_3），0.90（3H，d，J=8.4Hz，CH_3）。

ESI-MS（m/z）=565［M+H］$^+$。

参考文献

［1］ Merck Index 15th：10097.
［2］ EP，0153277，1985.
［3］ US，4675330，1987.
［4］ Aitken I A，et al. Vet Rec，1999，144：128.
［5］ Poulsen SM，et al. Mol Microbiol，2001 41：1091-1099.
［6］ Guo H，et al. J Chromatogr，2011，B 879：181.
［7］ Horkovics-Kovats S，et al. J Pharm Med，1996，6：149.
［8］ Jordan FTW，et al. Avian Dis，1998，42：738.
［9］ Stipkovits L，et al. Res Vet Sci，2005，78：207.
［10］ 吴汝林，等．现代化工，2009，29（12）：60-61.
［11］ US，6284792，2001.
［12］ CN，2008/10022972，2008.
［13］ 冯德鑫，等．中国医药杂志，2010，41（4）：244-246.
［14］ 徐福亮，等．中国动物保健，2005，（12）：40-42.
［15］ US，5164526，1992.
［16］ EP，0421364，1991.
［17］ 何风艳，等．中国畜牧兽医，2009，（4）：164-165.
［18］ 薛克友，等．中国兽药杂志，2014，48（10）：22-25.
［19］ CN，101880252 A，2010.
［20］ 杨艳玲，等．中国兽药杂志，2009，43（5）：49-51.

［21］ CN，101318921 A，2008.
［22］ CN，102050737 A，2011.
［23］ CN，101597248 A，2009.
［24］ CN，101735123 A，2010.
［25］ 付江涛，等．河北化工，2011，34（5）：16-19.
［26］ 付江涛．河北科技大学硕士学位论文，2013.

040 瑞他莫林（Retapamulin）

【别名】 SB-275833，Altabax®，Altargo（其中商品名 Altabax® 的剂型为 1%软膏剂）。

【化学名】 2-[[(3-exo)-8-Methyl-8-azabicyclo［3.2.1］oct-3-yl］thio］acetic acid (3*aS*，4*R*，5*S*，6*S*，8*R*，9*R*，9*aR*，10*R*)-6-ethenyldecahydro-5-hydroxy-4,6,9,10-tetramethyl-1-oxo-3*a*，9-propano-3*aH*-cyclopentacycloocten-8-yl ester；mutilin 14-(exo-8-methyl-8-azabicyclo［3.2.1］oct-3-ylsulfanyl) acetate。

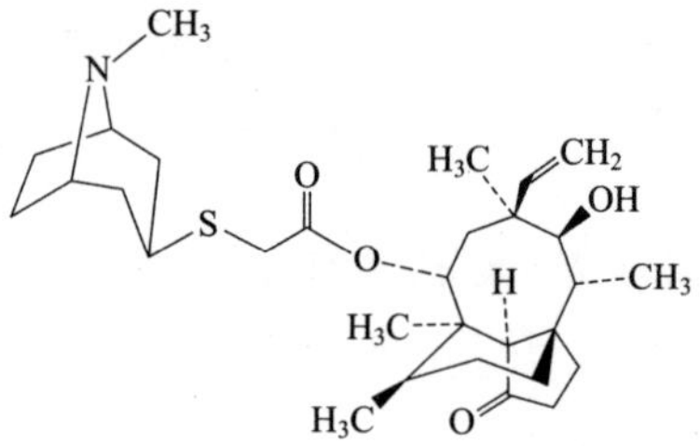

瑞他莫林 CAS［224452-66-8］ $C_{30}H_{47}NO_4S$ 517.77

【研发厂商】 葛兰素史克（Glaxo Smith Kline）制药公司（英国）。

【首次上市时间和国家】 2007 年 4 月美国 FDA 批准此药以商品名 Altabax（含 1%Retapamulin 的油膏）在美国首次上市。欧盟在 2007 年 6 月 1 日批准其在欧洲上市，其商品名为 Altargo。

【性状】 白色到淡黄色结晶固体，mp 127～129℃参见文献［1，2］。

【用途】 本品为截短侧耳素（Pleuromutilin）类抗生素。体外研究表明，本品对革兰阳性菌和一些革兰阴性菌均有极好的抗菌活性，如黄色葡萄球菌（MIC_{90}=0.12μg/mL）、表皮葡萄球菌（MIC_{90}=0.12μg/mL）、化脓性链球菌（MIC_{90}=0.016μg/mL）、腐生葡萄球菌（MIC_{90}=0.12μg/mL）、无乳链球菌（MIC_{90}=0.03μg/mL）、草绿色链球菌（MIC_{90}=0.12μg/mL）、肺炎链球菌（MIC_{90}=0.12μg/mL）、流感嗜血杆菌（MIC_{90}=2μg/mL）以及卡他莫拉菌（MIC_{90}=0.03μg/mL）。本品的抗菌活性是莫匹罗星、夫西地酸、杆菌肽、头孢克洛、阿莫西林、阿奇霉素和左氧氟沙星的数倍至 1000 倍。Rittenhouse 等在动物感染模型中发现，本品每日使用 2 次时，对金黄色葡萄球菌和化脓链球菌具有抗生素后效应(PAE)，时间分别为 3.1～3.4h 和 3.5～4.2h。

本品是通过抑制细菌蛋白质合成达到抗菌作用的。临床上其 1%的软膏剂（装量分别为 5g、10g、15g）用于局部治疗≥9 个月儿童和成人因感染甲氧西林敏感金黄色葡萄球菌（MSSA）或化脓链球菌所致的脓疮病以及感染性的小面积裂伤、擦伤和缝合伤口。

【合成路线】 参见文献［2，19，20］。

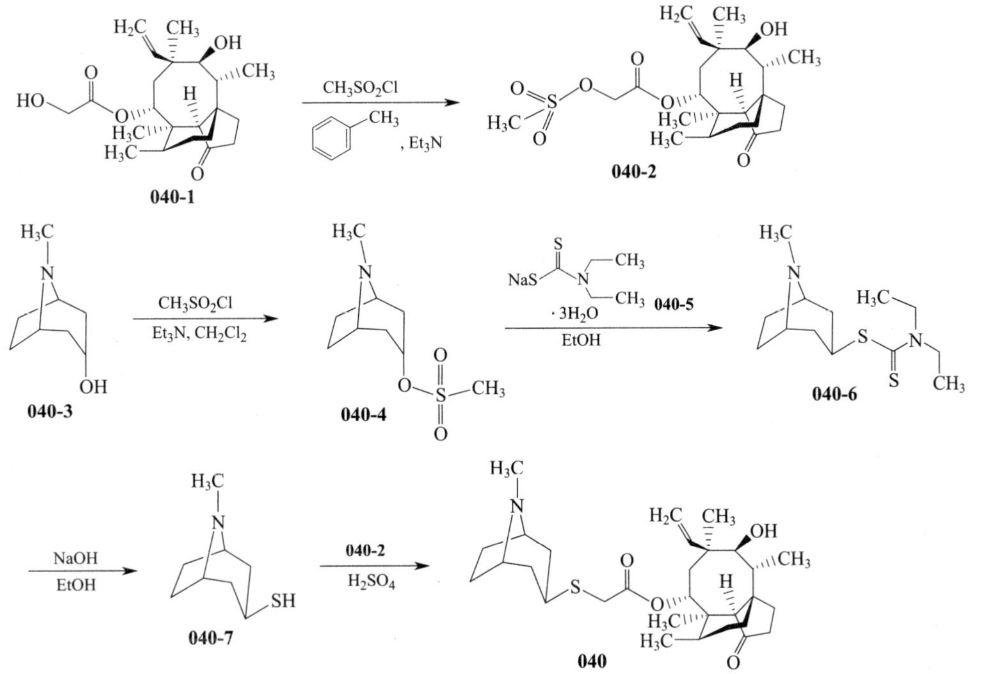

1. 截短侧耳素-22-甲磺酸酯（040-2）的制备

在反应瓶中加入甲苯 400mL、截短侧耳素（**040-1**）（纯度为 90%）100g（0.264mol），搅拌下加入三乙胺 44mL（0.312mol），在 N_2 保护下于 −10～0℃滴加含甲磺酰氯 35.5g（0.312mol）的甲苯溶液 200mL，于 −5～0℃搅拌 2h。反应完毕，加水 100mL，升温至 20℃搅拌 0.5h。静置分层，有机相用水（100mL×2）洗涤，再用无水 Na_2SO_4 干燥，过滤，滤液蒸除溶剂，剩余物中加入异丙醇 150mL，升温至 70℃搅拌 0.5h。冷却至 0℃搅拌析晶 2h。过滤，干燥，得白色固体 **040-2** 114g，收率为 95%，mp 134.5～135℃（文献[13]，收率为 95.6%，mp 133～135℃）。

2. 内-8-甲基-8-氮杂二环［3.2.1］辛烷-3-甲磺酸酯（040-4）的合成

在反应瓶中加入 CH_2Cl_2 500mL，α-托品醇（**040-3**）（纯度为 98%）100g（0.7mol），搅拌混合，在 N_2 保护下，控温在 −5～0℃加入含三乙胺 79g（0.77mol）的 CH_2Cl_2 溶液 100mL，滴加含甲磺酰氯 88g（0.77mol）的 CH_2Cl_2 溶液 100mL，0.5h 内滴加完毕，于 −5～0℃搅拌 2h。升温至室温搅拌 1h。加入含 K_2CO_3 75g 的水溶液 200mL，搅拌 0.5h。分出有机相，水相用 CH_2Cl_2（30mL×3）洗涤。合并有机相，用无水 Na_2SO_4 干燥，过滤，滤液浓缩，得固体 **040-4** 126g，收率为 81%（文献［13］收率为 78%），mp 75.9～77.8℃。

3. 外-8-甲基-8-氮杂二环［3.2.1］辛-3-基二乙氨基二硫代甲酸酯（040-6）的制备

在反应瓶中加入乙醇 200mL、上步制备的化合物 **040-4** 20g（91.2mmol），搅拌溶解，再加入 *N*,*N*-二乙基二硫代氨基甲酸钠三水合物（**040-5**）30.82g（136.8mmol）和水 20mL，升温至 50℃搅拌反应 15h。反应完毕，反应液减压蒸除溶剂（乙醇），加水 80mL 和乙酸乙酯 80mL，提取分液，水相用乙酸乙酯（60mL）提取。合并有机相，分别用 1mol/L NaOH 溶液（20mL）和水（20mL）洗涤，用 6mol/L 盐酸提取三次（30mL、30mL、15mL）。合并盐酸相，冰浴下用 6mol/L NaOH 溶液 75mL，调至 pH＝6～7，析出固体，抽滤，滤饼用 20mL 水洗涤，在 60℃下烘 7h，得米白色固体 **040-6** 16.5g，收率为 66.4%，mp 216～218℃（分解）。

^{1}H-NMR（400MHz，$CDCl_3$）δ：1.25（6H，t，J=7.2Hz），1.78～1.86（4H，m），1.95～2.05（4H，m），2.28（3H，s），3.16～3.18（2H，m），3.68（2H，q），3.99（2H，q）4.17～4.26（1H，m）。

ESI-MS（m/z）：273.15 $[M+H]^+$。

4. 外-8-甲基-8-氮杂二环［3.2.1］辛烷-3-硫醇（040-7）的制备

在反应瓶中加入 NaOH 20.56g（513.8mmol）和乙醇 210mL，于 30℃搅拌溶解（搅拌 15min 左右），然后加入上步制备的化合物 **040-6** 14g（51.38mmol），搅拌升温回流反应 24h。冷却至室温，不经处理直接用于下步反应（含 **040-7** 和碱的乙醇溶液）。

5. 2-[[(3-外)-8-甲基-8-氮杂二环[3.2.1]辛-3-基]硫基]乙酸(*3aS*,*4R*,*5S*,*6S*,*8R*,*9R*,*9aR*,*10R*)-6-乙烯基十氢-5-羟基-4,6,9,10-四甲基-1-氧代-*3a*,9-正丙基-*3aH*-环戊烷并环辛烷-8-基酯(瑞他莫林)(040)的合成

在反应瓶中（冰浴冷却下）加入上步制备的 **040-7** 的碱性溶液一批量，然后在搅拌下滴加 2mol/L H_2SO_4 90mL（360mmol），加入 **040-2** 23.44g（51.38mmol），于 30℃搅拌反应 2h。反应完毕，用 2mol/L 盐酸（约 25mL）调至 pH=8，减压蒸除溶剂（35℃），加水 280mL 和乙酸乙酯 200mL，提取分液。水相用乙酸、乙酯提取两次（150mL、50mL）。合并有机相，用水（35mL）洗涤，用 4mol/L 盐酸提取三次（100mL，100mL，40mL）。合并盐酸相，冰浴下用 6mol/L NaOH 溶液（200mL）调至 pH=8，用乙酸乙酯提取两次（200mL、100mL）。合并乙酸乙酯相，用水（40mL）洗涤，用无水 Na_2SO_4 干燥，抽滤，滤液减压蒸除溶剂，得米白色固体 21.8g。用 110mL 乙醇/水（1∶1）重结晶，得白色固体 **040** 18.4g，收率为 69.2%，mp 133～134℃（文献［2］：mp 127～129℃），纯度为 99.88%［HPLC 归一化法：色谱柱 Waters×bridge C_{18} 柱（416mm×250mm，5μm）；流动相为乙腈/磷酸氢二钾（0.05mol/L）溶液（60∶40）；检测波长为 210nm；柱温 30℃；流速 1mL/min］。

^{1}H-NMR（400MHz，$CDCl_3$）δ：0.76（3H，d，J=7.2Hz），0.90（3H，d，J=7.2Hz），1.19（3H，s），1.48（3H，s），2.35（3H，s），1.37～1.82（16H，m），2.04～2.39（7H，m），2.99～3.09（1H，m），3.11～3.19（2H，m），3.23（2H，d，J=2.8Hz），3.34（1H，dd，J=10.4Hz，6.4Hz），5.32（1H，dd，J=17.2Hz，1.2Hz），5.35（1H，dd，J=10.8Hz，1.2Hz），6.49（1H，dd，J=17.2Hz，10.8Hz）。

ESI-MS（m/z）：518 $[M+H]^+$。

参考文献

［1］ Merck Index 15th：8281.
［2］ 肖立，等．中国医药工业杂志，2012，43（8）：641-643.
［3］ WO，9921855，1999.
［4］ US，6281226，2001.
［5］ Jones R N，et al. Antimicrob Agents Chemother，2006，50：2583.
［6］ Yan K，et al. Antimicrob Agents Chemother，2006，50：3875.
［7］ Champney W S，et al. Antimicrob Agents Chemother，2007，51：3385-3387.
［8］ Parish L C，et al. J Am Acad Dermatol，2006，55：1003.
［9］ Koning S，et al. Br J Dermatol，2008，158：1077.
［10］ Yang LPH，et al. Keam Drugs，2008，68：855-873.
［11］ Scangarella-Oman NE，et al. Expert Rev Ant；Infect Ther，2009，7：269-279.
［12］ 白东鲁，等，高等药物化学，北京：化学工业出版社，2011：868-869.
［13］ WO，023257，2005.
［14］ WO，092334，2006.
［15］ US，0149655，2009.

［16］ Boeckman RKJr，et al. J Am Chem Soc，1989，111：8284-8286.
［17］ 陈清奇，等．新药化学全合成路线手册（2007～2010）．北京：科学出版社，2011：234-238.
［18］ Gibbons E G，et al. J Am Chem Soc，1982，104：1767-1769.
［19］ 陈仲强，李泉．现代药物的制备与合成，第三卷．北京：化学工业出版社，2015：144-146.
［20］ 黄火明，等．中国医药工业杂志，2014，45（12）：1101-1103.
［21］ 茅迪，等．中国医药工业杂志，2010，41（5）：375-382.
［22］ Hunt E，et al. Drugs Fut，2000，25（11）：1163-1168.
［23］ Shawar R，et al. Ther Clin Risk Manag，2009，5（1）：41-49.
［24］ WO，2010056855.
［25］ 尤启冬，林国强．手性药物研究与评价．北京：化学工业出版社，2011：483-484.

041　西司他丁钠（Cilastatin Sodium）

【别名】 MK-791（游离酸），MK0791，L-642957，Primaxin，Cilastatin natrium，Tienam®。

【化学名】 （2*Z*）-7-［［(2*R*)-2-Amino-2-carboxyethyl］thio］-2-［［［（1*S*）-2，2-dimethycyclopropyl］carbonyl］amino］-2-heptenoic acid sodium salt。

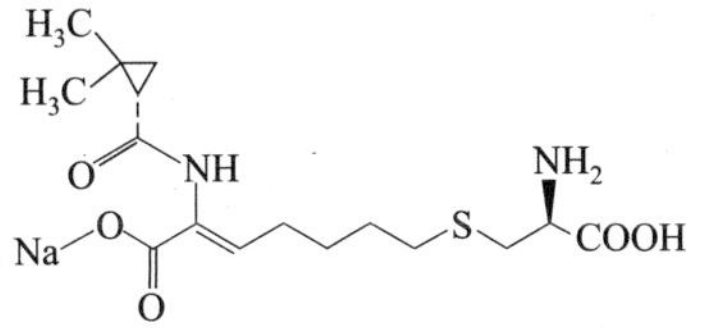

西司他丁　CAS［82009-34-5］　$C_{16}H_{26}N_2O_5S$　358.45

西司他丁钠　CAS［81129-83-1］　$C_{16}H_{25}N_2NaO_5S$　380.44

【研发厂商】 Merck&Co 美国。

【首次上市时间和国家】 西司他丁与亚胺培南的复方制剂泰能（Tienam）是美国Merck&Co 在 1979 年研发的一种广谱 β-内酰胺抗生素，于 1985 年在德国首次上市。

【性状】 其游离酸为无定形固体，$[\alpha]_D^{25}=+17.6$（$c=0.5$，甲醇），$[\alpha]_D^{25}=+14.2°$（$c=0.5$，0.1mol/L HCl）。本品为类白色至微黄色白色吸湿性无定形固体，$pK_{a_1}=2.0$，$pK_{a_2}=4.4$，$pK_{a_3}=9.2$，特别易溶于水、甲醇。

【用途】 本品本身无抗菌作用，对 β-内酰胺酶也无抑制作用，作为一种特异性酶抑制剂，它阻断亚胺培南在肾脏内代谢（亚胺培南一般被肾脱氢二肽酶代谢），减轻药物的肾毒性，继而增加泌尿道内未经改变的亚胺培南的浓度，增加疗效。亚胺培南单独给药时，经肾小球过滤或分泌后，被近端肾小管上皮细胞刷状缘中的肾脱氢二肽酶水解失活约 60%～95%，导致尿中活性药物浓度降低。两者合用后，西司他丁减少亚胺培南被肾脱氢二肽酶水解，同时可使亚胺培南的 AUC（24h 内稳态血药浓度时间曲线下的面积）增加 20%，在尿中回收的原型药物达 70%。

泰能的抗菌谱广、抗菌活性强，多数葡萄球菌、肺炎链球菌、化脓性链球菌、粪肠球菌、消化球菌和消化链球菌的部分菌株对其甚为敏感。对肠杆菌科细菌，8mg/L 的浓度可抑制 98%以上的主要病原菌，包括大肠杆菌、肺炎杆菌、奇异变形杆菌、流感嗜血杆菌、肠杆菌属、枸橼酸菌属、志贺菌属、沙门菌属、沙雷菌属等。

泰能的广谱抗菌性使其具有广泛的应用性，主要包括三个方面：①血液病合并感染；②治疗胰腺炎，泰能能迅速控制急性重症性胰腺炎感染，降低病死率；③下呼吸道感染等。

【合成路线】 推荐文献［1］的方法路线。

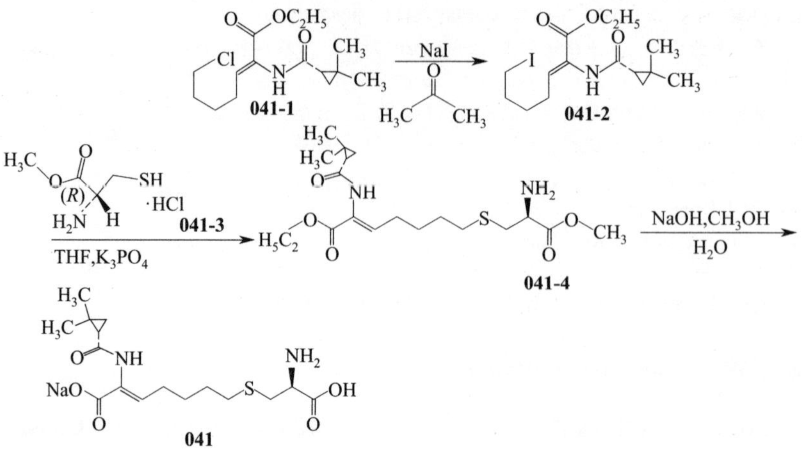

中间体**041-1**是由（*Z*）-7-氯-2-氧化庚酸乙酯（**041-A**）与（S）-2，2-二甲基环丙烷甲酰胺（**041-B**）反应而成。

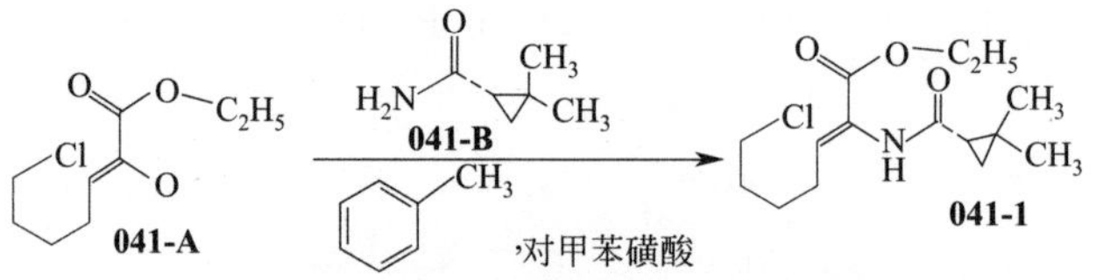

1. (*Z*)-7-氯-2-[(1*S*)-2,2-二甲基环丙烷甲酰氨基]-2-庚烯酸乙酯（041-1）的制备

在反应瓶中依次加入甲苯 50mL、对甲苯磺酸 0.01g、（S）-2,2-二甲基环丙烷甲酰胺（**041-B**）1.1g 和 7-氯-2-氧代庚酸乙酯 **041-A** 2g，搅拌加热回流，同时分出水，反应完成后蒸除甲苯，剩余液用水、饱和食盐水洗涤，干燥，旋蒸至干，得粗品，粗品经纯化，得淡黄色油状物 **041-1**，收率为 67%。

2. (*Z*) -7-碘-2- ［（1*S*）-2，2-二甲基环丙烷甲酰氨基］-2-庚烯酸乙酯（041-2）的制备

在反应瓶中依次加入丙酮 45mL、NaI 0.25g、**041-1** 0.5g（1.66mmol），搅拌加热至回流，搅拌回流 12h。反应完成后，过滤，滤液旋蒸至干，得到 **041-2**，未进一步纯化，直接用于下步反应。

3. 西司他丁烷基酯（041-4）的制备

在反应瓶中（N_2 保护下）依次加入 THF 40mL、**041-2** 粗品 0.22g（0.56mmol）、*R*-型半胱氨酸甲酯盐酸盐（**041-3**）0.1g（0.56mmol）和 K_3PO_4 0.36g（1.7mol），在超声波中反应 15min。将反应装置置于已加热到 80℃的油浴中反应回流 12h。反应完成后，将反应液冷却至室温，减压蒸除溶剂，剩余物用乙酸乙酯溶解，有机相用水、饱和食盐水洗涤，用无水 Na_2SO_4 干燥，过滤，浓缩滤液，剩余物用硅胶柱色谱分离纯化，经后处理得淡黄色油状物 **041-4**，收率为 71.0%。

^{1}H-NMR（400MHz，$CDCl_3$）δ：0.77～0.80（1H，m），1.13～1.17（7H，m），1.27～1.30（3H，m），1.41～1.42（1H，m），1.54～1.59（4H，m），1.78（2H，s），2.12～2.14（2H，m），2.50～2.53（2H，t，*J*＝8Hz），2.73～2.76（1H，m），2.86～2.91（1H，m），3.61～3.64（1H，m），3.72（3H，s），4.18～4.23（2H，m），6.58～6.61（1H，t，*J*＝8Hz），7.08（1H，s）。

^{13}C-NMR（100MHz，$CDCl_3$）δ：14.21，18.72，20.64，22.54，27.06，27.27，28.66，29.28，32.25，37.23，52.24，54.12，61.42，125.35，136.73，164.86，169.73，174.54。

4. (2*Z*) -7- ［［（2*R*）-2-氨基-2-羧基乙基］硫基］-2- ［［［（1*S*）-2，2-二甲基环丙基］

羰基］氨基］-2-庚烯酸钠（西司他丁钠）（041）的合成

在反应瓶中加入水 5mL、NaOH 0.15g（3.7mmol）和 0.37g **041-4**（0.92mmol）溶于10mL 甲醇的溶液，搅拌，于 25℃反应 3h。反应完成后，加入 1mol/L 盐酸水溶液中和至pH=7。将反应液减压旋蒸至干，加入甲醇溶解，快速过滤，滤液旋蒸至干得 **041**。产物为淡黄色粉末。

^{1}H-NMR（400MHz，D_2O）δ：0.75～0.77（1H，m），0.88～0.90（1H，m），0.95～1.00（6H，s），1.41～1.48（4H，m），1.55～1.57（1H，m），2.08～2.10（2H，m），2.46～2.49（2H，m），2.88～2.90（1H，m），2.96～2.97（1H，m），3.76～3.79（1H，m），6.72（1H，t，J=8Hz）。

参考文献

［1］ CN，101851186，2010.
［2］ 欧阳罗，等，浙江师范大学学报（自然科学版），2011，34（3）：317-322.
［3］ 石晓华，等．河北化工，2007，30（12）：44-46.
［4］ 熊玮，等．中国药业，2009，18（11）：8-10.
［5］ 石晓华．浙江大学博士学位论文，2005，6.
［6］ 徐晓莉，等．中国医药工业杂志，1994，25（2）：51-53.
［7］ 梁永祥，等．岭南急诊医学杂志，2013，18（2）：96-97.
［8］ Merck Index 15th：2274.
［9］ EP，48301，1982.
［10］ Graham D W，et al. J Med Chem，1987，30：1074-1090.
［11］ EP，48025，1982.
［12］ US，4539208，1985.
［13］ Myers CM，et al. Antimicrob Agents Chemother，1984，26：78.
［14］ Norrby S R，et al. Antimicrob Agents Chemother，1983，23：300.
［15］ Chowr A W，et al. Antimicrob Agents Chemother，1983，23：634.
［16］ Balfour J A，et al. Drugs，1996，51：99-136.
［17］ Tejedor A，et al. Curr Med Res Opin，2007，23：505-513.
［18］ EP，0474200 A_2，1992.
［19］ 石晓华，等，高等学校工程学报，2005，3（19）：384-387.
［20］ 金洁，等．中国新药杂志，2004，13（5）：419-420.
［21］ EP，0461541，1994.
［22］ WO，02022543 A_1，2002.
［23］ WO，03018544，2003.
［24］ Lee SS，et al. J Med Catal A，2006，256：219-224.
［25］ Wang M et al. Tetrahedron Asymmetry，2004，15：347-354.

042 咔哒唑胺（Cadazolid）

【别名】 ACT-179811，DC-10457。

【化学名】 1-Cyclopropyl-6-fluoro-7-［4-［2-fluoro-4-［（5*R*）-5-hydroxymethyl-2-oxo-1，3-oxazolidin-3-yl］-phenoxymethyl］-4-hydroxy-piperidin-1-yl］-4-oxo-1，4-dihydroquinoline-3-carboxylic acid。

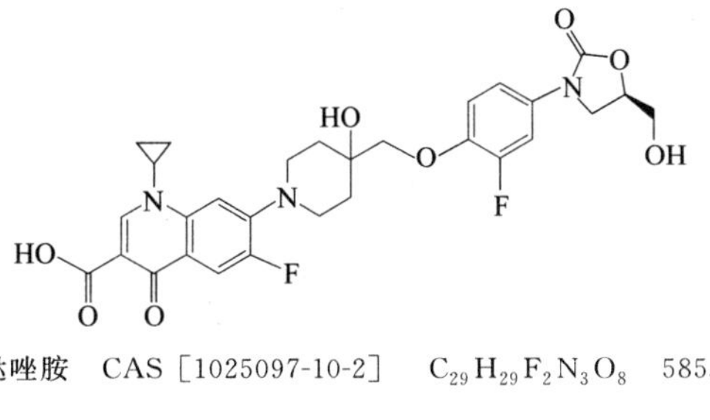

咔哒唑胺 CAS［1025097-10-2］ $C_{29}H_{29}F_2N_3O_8$ 585.55

【研发厂商】 瑞士 Actelion 公司原研。

【研发动态】 2017 年仍处于Ⅲ期临床研究阶段。本品 2014 年 2 月，被美国 FDA 授予合格传染产品（QIDP）资格和快速通道地位（fast-trak status）。

【性状】 白色固体，mp 233～234℃，$[\alpha]_D^{22}=-18.81°$（$c=1.0$，DMSO）。本品中度亲脂性，偏酸性，水溶性差。

【用途】 本品是噁唑烷酮类抗菌药物，是一种嵌合抗菌药物。其作用机制主要是抑制细菌蛋白质的合成，干扰艰难梭菌细胞蛋白翻译，此处还有一个较弱的作用是抑制 DNA 合成，对细菌细胞壁以及肽聚糖的合成无抑制作用。

本品用于治疗艰难梭菌相关性腹泻，与其他治疗艰难梭菌腹泻的药物如万古霉素和甲硝唑相比，具有活性强、复发率低、安全性高、耐复性好等优点（参见文献［5，6］）。

【合成路线】 参见文献［3］。

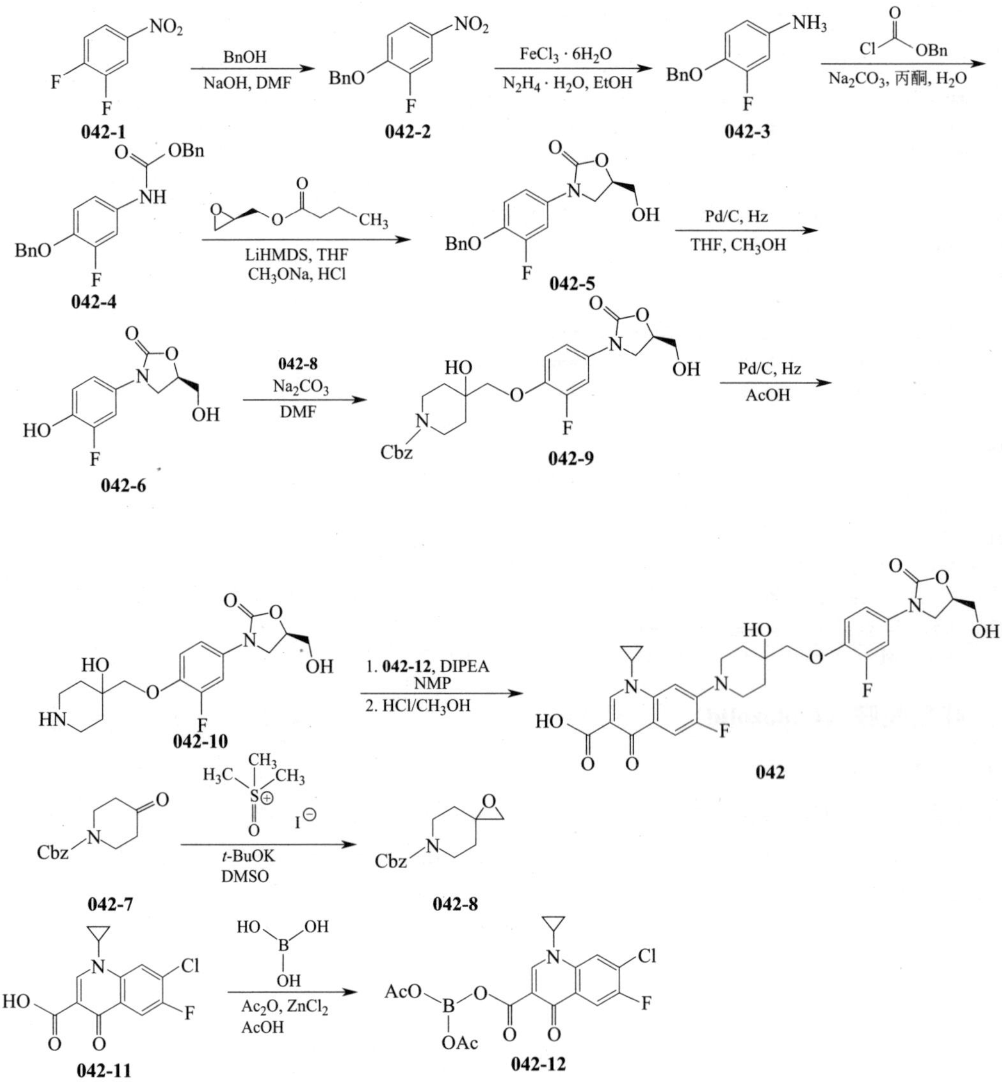

合成路线中生成 **042-5′**的同时会生成杂质 **042-5′**，其结构式为：

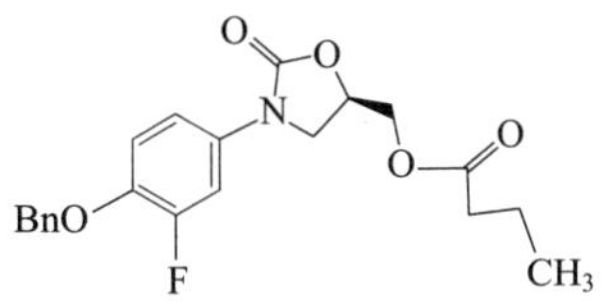

042-5′

1. 1-苄氧基-2-氟-4-硝基苯（042-2）的制备

反应瓶中（冰水浴冷却下）加入 DMF 100mL、苯甲醇 15.7g（145.7mmol），搅拌混合，再加入 1,2-二氟-4-硝基苯（**042-1**）19.3g（121.5mmol）和 NaOH 7.3g（182.3mmol），搅拌升温至室温反应 1h。加入水 300mL，搅拌 0.5h。有大量黄色固体析出，过滤，滤饼在 50℃下鼓风干燥 24h，得黄色固体 **042-2** 27g，收率为 90%，mp 197～198℃。

^{1}H-NMR（400MHz，$CDCl_3$）δ：7.87～8.18（1H，m），7.31～7.60（5H，m），6.90～7.20（1H，m），5.25（1H，s）。

ESI-MS（*m/z*）：248 $[M+H]^+$。

2.（4-苄氧基-3-氟苯基）氨基甲酸苄酯（042-4）的制备

在反应瓶中依次加入乙醇 160mL、**042-2** 20g（81mmol），搅拌溶解，再加入六水合三氯化铁 0.437g（2mmol）和活性炭 2g，加热至 80℃，滴加入 80%水合肼 25.29g（405mmol），滴加完毕，继续搅拌反应 2h。趁热过滤，滤液减压浓缩得黄绿色油状物 **042-3**，不经纯化直接用于下步反应。

ESI-MS（*m/z*）：218 $[M+H]^+$。

在另一反应瓶中（室温下）加入水 51mL、Na_2CO_3 17.15g，搅拌溶解，再加入上述制备的化合物 **042-3** 一批量的丙酮 175mL 溶液，冷却至 0～5℃，加入氯甲酸苄酯 16.56g（97.2mmol），室温下搅拌反应 2h。有淡黄色固体析出，抽滤，滤饼用 50mL 乙醇重结晶，得白色固体 **042-4** 24.7g，收率为 87%，mp 116～118℃。

^{1}H-NMR（400MHz，DMSQ-d_6）δ：9.78（1H，s）7.28～7.49（13H，m），7.17（2H，dd，*J*=14.8Hz，5.8Hz），5.13（4H，d，*J*=12.2Hz）。

ESI-MS（*m/z*）：352 $[M+H]^+$。

3.（5*R*）-3-（4-苄氧基-3-氟苯基）-5-羟甲基噁唑烷-2-酮（042-5）的制备

在反应瓶中加入无水 THF 150ml、**042-4** 15.0g（42.7mmol），搅拌溶解，再滴加 1.0mol/L 二（三甲基硅基）氨基锂 44.9mL（44.9mmol），滴加完毕，室温搅拌反应 1h。冷却至 0℃，加入（*R*）-（—）-缩水甘油丁酸酯 6.5g（44.9mmol），室温搅拌反应 3h。加入 30%甲醇钠 1.5mL，搅拌 15min，再加入浓盐酸 3mL，继续搅拌 3min，得黄色浆状反应液。加入饱和 NaCl 溶液 50mL，减压蒸除 THF，抽滤，滤饼用 50mL 甲醇洗涤，得淡黄色粗品，用异丙醇 75mL 重结晶，得类白色固体 **042-5** 9.1g，收率为 67%，纯度为 98.56%［HPLC 归一化法：色谱柱 Waters×Bridge C_{18} 柱（4.6mm×250mm，5μm）；流动相，A 为 0.05%三氟乙酸溶液，流动相 B 为乙腈，梯度洗脱（0→40min：A 95%→5%；40→50min：A 5%：50→51min：A 5%→95%；51→60min：A 95%）；检测波长为 240nm；流速 1.0mL/min；柱温 30℃；**042-5** 的保留时间为 24.02min；**042-5** 的保留时间为 31.73min］。产物的 mp 135～137℃，$[\alpha]_D^{21}=-40.16$（*c*=1.0，DMSO）。

^{1}H-NMR（400MHz，$CDCl_3$）δ：7.29～7.53（6H，m），7.04～7.13（1H，m），6.97（1H，t，*J*=9.0Hz），5.12（2H，s），4.72（1H，ddd，*J*=12.6Hz，7.0Hz，3.7Hz），3.85～4.13（3H，m），3.63～3.86（1H，m），2.30（1H，s）。

ESI-MS（m/z）：318 [M+H]$^+$。

4.（5*R*）-3-（3-氟-4-羟基苯基）-5-羟甲基噁唑烷-2-酮（042-6）的制备

在反应瓶中加入甲醇 90mL、THF 90mL、**042-5** 6.0g（18.9mmol），搅拌溶解，再加入 10% Pd/C 946mg，通入氢气，于常温常压条件下通 H_2 搅拌反应 1h。抽滤，滤液减压浓缩得灰色固体 **042-6** 4.30g，收率为 100%，mp 179～181℃，$[\alpha]_D^{21}=-58.44°$（c=1.0，MeOH）。

^{1}H-NMR（400MHz，DMSO-d_6）δ：9.75（1H，s），7.48（1H，d，J=13.2Hz），6.77～7.25（2H，m），5.23（1H，s），4.66（1H，d，J=2.7Hz），4.02（1H，t，J=8.8Hz），3.50～3.86（3H，m）。

ESI-MS（m/z）：228 [M+H]$^+$。

5. 1-氧-6-氮杂螺［2.5］辛烷-6-羧酸苄酯（042-8）的制备

在反应瓶中依次加入 DMSO 32mL、叔丁醇钾 2.25g（20mmol）、乙二醇二甲醚 12mL 和碘化三甲基氧化锍 4.23g（19.2mmol），于 0～5℃搅拌反应 1.5h。再加入预冷却的含 *N*-苄氧羰基-4-哌啶酮（**042-7**）4.0g（17.2mmol）的乙二醇二甲醚 2mL 和 DMSO 6mL 混合溶液，搅拌反应 2h。加入乙酸乙酯 30mL 和水 40mL，分液，水相用乙酸乙酯（30mL×2）提取，合并有机相，用无水 Na_2SO_4 干燥，过滤，滤液减压浓缩得淡黄色油状物 **042-8** 3.69g，收率为 87%（文献［9］：收率为 69%），不经纯化直接用于下步反应。

ESI-MS（m/z）：248 [M+H]$^+$。

6. 4-［2-氟-4-（5*R*-羟甲基-2-氧代噁唑烷-3-基）-苯氧基甲基］-4-羟基哌啶-1-甲酸苄酯（042-9）的制备

在反应瓶中依次加入 DMF 22mL、**042-6** 2.0g（8.9mmol）、**042-8** 2.5g（10.2mmol）和 Na_2CO_3 1.9g（17.9mmol），加热至 100℃搅拌反应过夜。加入水 50mL，搅拌 0.5h，析出大量白色固体，抽滤，滤饼用甲醇（30mL）洗涤，45℃下鼓风干燥 5h，得灰白色固体 **042-9** 3.9g，收率为 95%，mp 121～123℃，$[\alpha]_D^{22}=-31.75°$（c=1.0，DMSO）。

^{1}H-NMR（400MHz，DMSO-d_6）δ：7.49～7.64（1H，m），7.37（5H，d，J=5.5Hz），7.21（2H，s），5.21（1H，s），5.09（2H，s），4.83（1H，s），4.69（1H，d，J=3.3Hz），4.05（1H，t，J=8.9Hz），3.84（5H，s），3.67（1H，d，J=12.0Hz）3.56（1H，d，J=12.0Hz），1.36～1.81（4H，m）。

ESI-MS（m/z）：475 [M+H]$^+$。

7.（5*R*）-3-［3-氟-4-［（4-羟基哌啶-4-基）甲氧基］苯基］-5-羟甲基噁唑烷-2-酮（042-10）的制备

在反应瓶中加入乙酸 40mL、**042-9** 2.1g（4.4mmol）搅拌溶解，再加入 10%Pd/C 0.3g，通入氢气，常温常压下反应 6h。过滤，滤液减压浓缩，得黄色油状物，用约 21mL 1mol/L NaOH 溶液调至 pH=10，有白色固体析出，抽滤，滤饼用 10mL 甲醇洗涤，得类白色固体 **042-10** 1.4g，收率为 96%（文献［8］：收率为 89%），mp 179～181℃，$[\alpha]_D^{22}=-27.95$（c=1.0，DMSO）。

^{1}H-NMR（400MHz，DMSO-d_6）δ：7.45～7.64（1H，m），7.20（2H，d，J=4.8Hz），5.24（1H，s），4.68（1H，dd，J=9.0，5.7Hz），4.47（1H，s），4.05（1H，t，J=8.9Hz），3.69～3.85（1H，m），3.67（2H，d，J=11.8Hz），3.56（2H，d，J=11.9Hz），2.81（1H，t，J=10.3Hz），2.56～2.74（1H，m），1.49～1.69（2H，m），1.44（2H，d，J=12.7Hz）。

ESI-MS (m/z)：341 [M+H]$^+$。

8. 7-氯-1-环丙基-6-氟-1,4-二氢-4-氧代-3-喹啉甲酸硼二乙酸盐复合物（042-12）的制备

在反应瓶中（室温下）依次加入乙酸 21mL、硼酸 0.9g（16.1mmol）、乙酸酐 6.16g（60.3mmol）和氯化锌 21.4mg（0.2mmol），搅拌加热至 110℃，保持该温度下反应 2.5h。加入含 7-氯-1-环丙基-6-氟-1，4-二氢-4-氧代喹啉-3-甲酸（**042-11**）3.0g（10.7mmol）的乙酸溶液 12mL，继续搅拌反应 5h。自然冷却至室温，抽滤，滤饼用乙酸乙酯（20mL）洗涤，55℃下鼓风干燥 5h，得白色固体 **042-12** 2.9g，收率为 68%，mp 214～218℃（分解）。

^{1}H-NMR（400MHz，DMSO-d_6）δ：9.23（1H，s），8.88（1H，d，J = 6.2Hz），8.39（1H，d，J=8.6Hz），3.99～4.38（1H，m），1.91（6H，s），1.45（4H，d，J=7.4Hz）。

ESI-MS (m/z)：410 [M+H]$^+$。

9. 1-环丙基-6-氟-7-［4-［2-氟-4-［（5*R*）-5-羟甲基-2-氧代-1，3-噁唑烷-3-基］-苯氧基甲基］-4-羟基哌啶-1-基］-4-氧代-1,4-二氢喹啉-3-甲酸（咔哒唑胺）（042）的合成

在反应瓶中依次加入 *N*-甲基吡咯烷酮（NMP）8mL、**042-10** 0.8g（2.5mmol）、**042-12** 1.0g（2.5mmol）和 *N*，*N*-二异丙基乙胺（DIPEA）0.4mL（2.29mmol），将混合物搅拌加热至 85℃，搅拌反应 5h。再加入 14mL 5mol/L 氯化氢甲醇溶液，反应液中析出大量白色固体，过滤，滤饼用 50mL 乙醇洗涤，再经 30mL 乙醇重结晶，于 60℃下鼓气干燥 5h，得白色固体 **042** 0.89g，收率为 65%，纯度为 99.2%［HPLC 归一化法，条件同 **042-5** 的条件］。mp 233～234℃，$[\alpha]_D^{22}$ = −18.81°（c=1.0，DMSO）。

^{1}H-NMR（400MHz，DMSO-d_6）δ：15.25（1H，s），8.65（1H，s），7.87（1H，d，J=13.3Hz），7.59（2H，t，J=10.1Hz）7.23（2H，d，J=5.0Hz），5.21（1H，d，J=5.6Hz），4.90（1H，s），4.69（1H，td，J = 9.6Hz，3.7Hz），4.06（1H，t，J = 9.0Hz），3.92（2H，s），3.75～3.88（2H，m），3.64～3.72（1H，m），3.57（3H，td，J=10.1，5.1Hz），1.86～2.04（2H，m），1.75（2H，d，J=12.8Hz），1.32（2H，d，J=6.3Hz），1.20（2H，s）。

^{13}C-NMR（100MHz，DMSO-d_6）δ：176.34，166.05，154.54，154.36，152.74，151.88，150.33，147.88，142.80，142.69，139.33，132.43，115.92，113.91，113.88，111.00，110.77，106.77，106.77，106.58，106.26，76.96，73.22，67.63，61.72，46.26，45.50，35.91，33.08，7.64。

ESI-MS (m/z)：586 [M+H]$^+$。

参考文献

[1] 王颖琳，等．中国医院用药评价与分析，2014，14（8）：686-689.

[2] Hans H. Locher，et al Antmicrobial Agents and Chemotherapy，2014，58（2）：892-900.

[3] 曾煌，等．中国医药工业杂志，2017，48（3）：368-371.

[4] Karoli T，et al. Bioorg Med Chem Lett，2012，22（7）：2428-2433.

[5] Locher H H，et al. Antimicrob Agents Chemother，2014，58（2）：901-908.

[6] Grant E B，et al. Bioorg Med Chem Lett，2014，24（23）：5502-5506.

[7] CN，200480038072X，2007.

[8] CN，200980114351，2011.

[9] WO，2015011252，2015.

[10] CN，200480033788，2007.

[11] 刘晓宇，等．中国医药工业，2012，43（8）：713-717.

[12] 刘美舒，等．疾病监测，2017，32（8）：683-686.

[13] 刘卫霞．中国医科大学硕士学位论文，2018.

[14] 刘利利，等．畜牧兽医学报，2018，49（1）10-17.

043 特地唑胺磷酸酯（Tedizolid Phosphate）

【别名】 磷酸特地唑胺酯，TR-701 FA，DA-7157，泰地唑胺，TR-700（游离碱），Sivextro®，Torezolid（游离碱）。

【化学名】 (5*R*)-3-[3-Fluoro-4-[6-(2-methyl)-2*H*-tetrazol-5-yl)-3-pyridinyl]phenyl]-5-(hydroxymethyl)-2-oxazolidinone phosphate；(*R*)-3-[4-[2-(2-methyltetrazol-5-yl)pyridin-5-yl]-3-fluorophenyl]-5-hydroxymethyl-oxazolidin-2-one phosphate disodium salt。

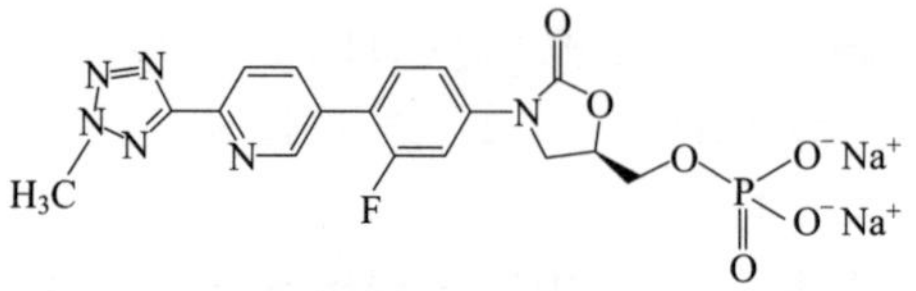

特地唑胺	CAS [856866-72-3]	$C_{17}H_{15}FN_6O_3$	370.34
特地唑胺磷酸酯	CAS [856867-55-5]	$C_{17}H_{16}FN_6O_6P$	450.32
特地唑胺磷酸酯二钠盐	CAS [856867-39-5]	$C_{17}H_{14}FN_6Na_2O_6P$	494.29

【研发厂商】 美国卡比斯特（Cubist）制药公司。

【首次上市时间和国家】 2014 年 6 月 20 日获美国 FDA 批准首次在美国上市。

【性状】 游离碱为固体，mp 201℃，在水中的溶解度为 0.00434mg/mL，lg *P*（正辛醇/水）>1.3. MLD 雄性小鼠经口>1000mg/mL。磷酸特地唑胺为结晶体，mp 256.9℃（分解）。磷酸特地唑胺二钠盐以甲醇结晶，mp>200℃（分解）。

【用途】 本品为一种噁唑烷酮类抗生素，适应于治疗金黄色葡萄球菌（包括耐甲氧西林菌株和甲氧西林敏感菌株）、各种链球菌及肠球菌等革兰阳性菌引起的成人急性细菌性皮肤组织感染。磷酸特地唑胺是一种前药，在体内可被磷酸酶迅速转化为具有生物活性的特地唑胺。和第一代产品利奈唑胺相比，本品（Sivextro®）对一些细菌的体外抑制活性要高 4～16 倍（参见文献 [23]），安全性在一定程度上也有所提高。本品的作用机制是通过抑制蛋白质的合成而发挥抗菌活性。

本品获批的适应证是治疗革兰阳性菌 [金黄色葡萄球菌]（耐甲氧西林 [MRSA] 和甲氧西林敏感 [MSSA]）菌株、酿脓链球菌、无乳链球菌、咽喉炎链球菌群（咽峡炎链球菌、中间型链球菌和星群链球菌）以及粪肠球菌] 引起的感染。

【合成路线】 参考文献 [1] 的合成路线：

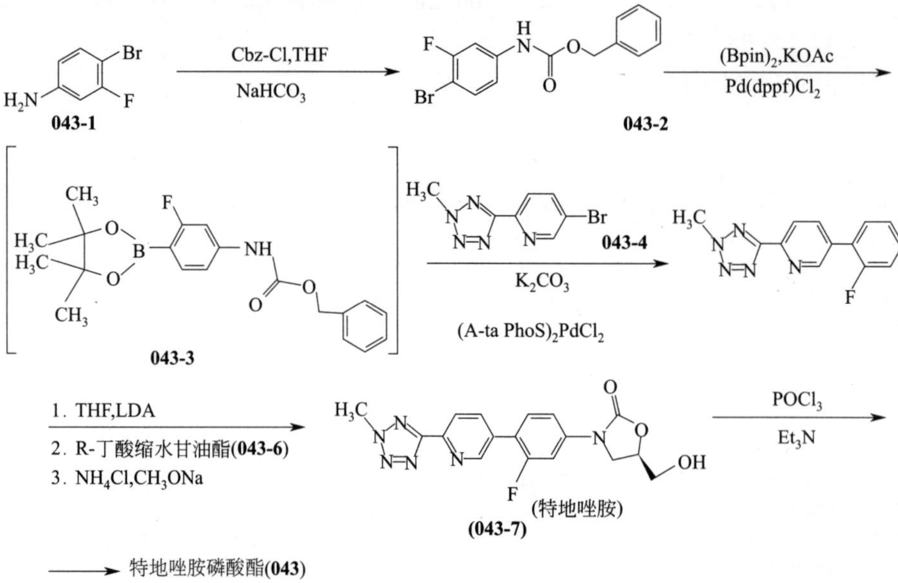

参考文献［3］报道的合成路线如下，并详细介绍该路线合成工艺方法：

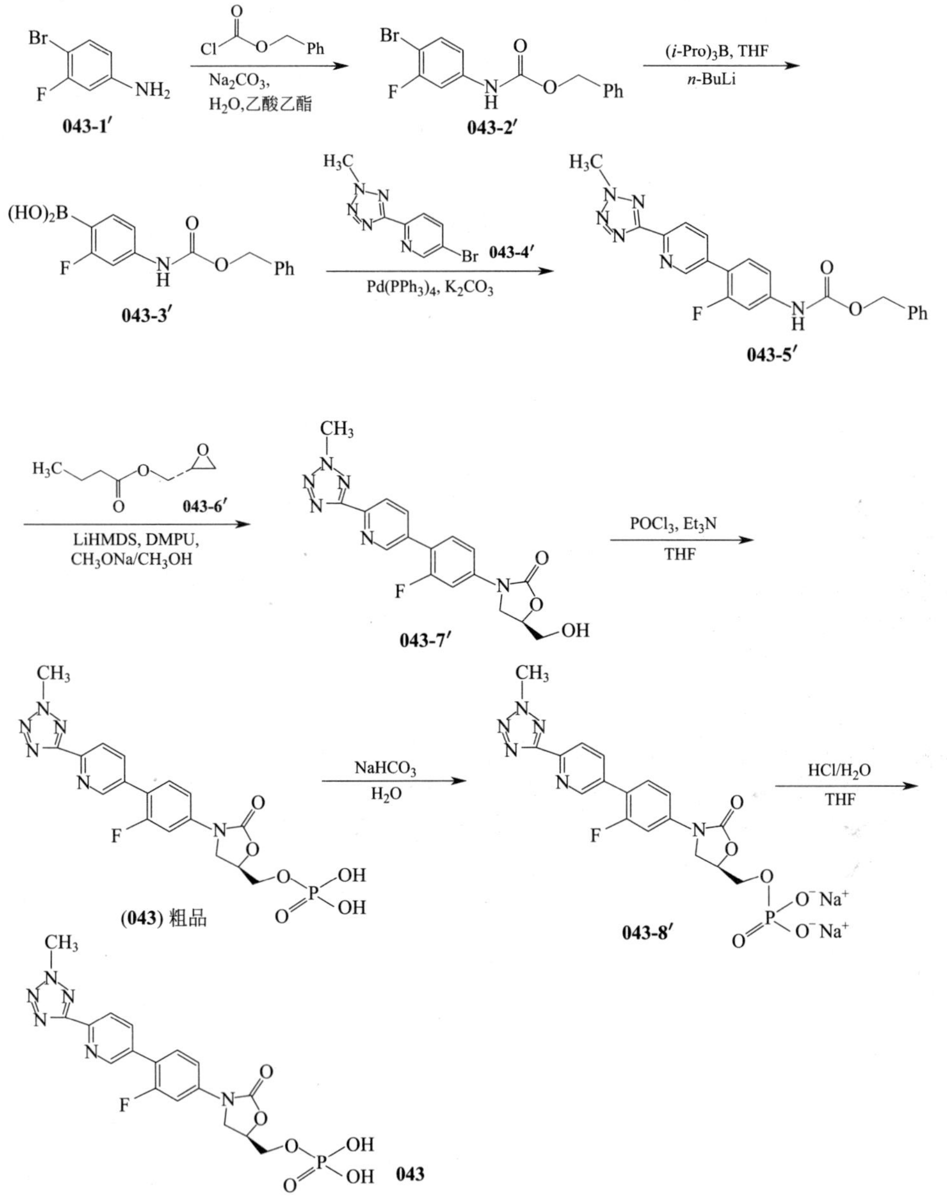

合成路线中生成 **043-5′**时同时生成了杂质 **043-5″**，其结构式为

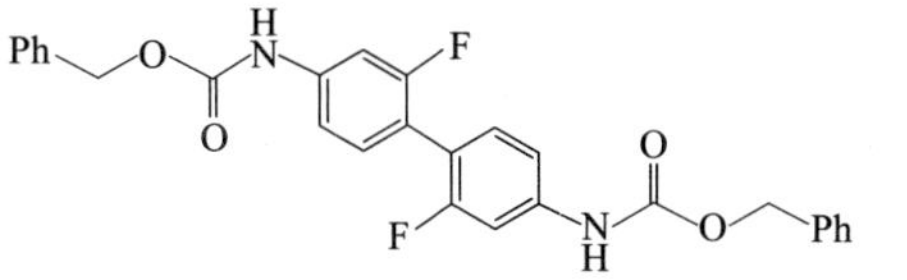

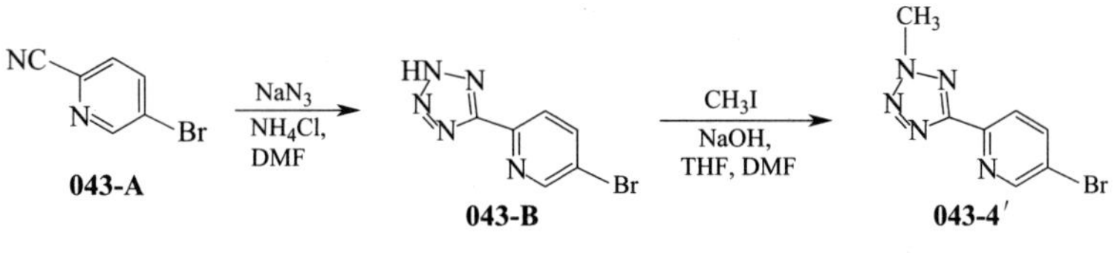

1. *N*-（4-溴-3-氟苯基）氨基甲酸苄酯（043-2′）的制备

在反应瓶中依次加入乙酸乙酯 1.5L、H_2O 2.3L、3-氟-4-溴苯胺（**043-1′**）（98%）230g（1.21mol）和 Na_2CO_3 256.5g（242mol），搅拌混合，在冰浴冷却下滴加氯甲酸苄酯 247g（1.45mol），滴毕，升温至室温搅拌反应 10h。分液，有机相减压浓缩至约 500mL，加至 4.5L 正庚烷中搅拌 2h。过滤，滤饼于 50℃下减压干燥得白色晶体 **043-2′**372.2g，收率为 95%，mp 104～106℃（文献［31］：mp 103～104℃）。

^{1}H-NMR（400MHz，DMSO-d_6）δ：10.04，（1H，s），7.49（1H，m），7.40（5H，m），7.28（1H，d，J=12.0Hz），7.18（1H，dd，J=8.2Hz，1.5Hz），5.16（2H，s）。

ESI-MS（m/z）：325 $[M+H]^+$。

2. 4-(苄氧羰基）氨基-2-氟苯硼酸（043-3′）的制备

在反应瓶中依次加入无水 THF 500mL、化合物 **043-2′**40g（123mmol）和硼酸三异丙酯［$(i\text{-PrO})_3B$］34.69g（185mmol），搅拌溶解。将混合物冷却至－78℃，滴加 2.5mol/L 正丁基锂己烷溶液 99mL（247mmol），搅拌反应 30min。升温至室温，加入 20% NH_4Cl 溶液 200mL，分液，有机相减压浓缩得白色粗品 **043-3′**，用 400mL 乙醇/乙酸异丙酯（1∶1）重结晶，得白色固体 **043-3′**25.2g，收率为 71%，mp 188～190℃。

^{1}H-NMR（400MHz，DMSO-d_6）δ：10.17（1H，S），7.95（2H，s），7.51～7.65（2H，m），7.32～7.48（5H，m），7.17～7.27（1H，m），5.17（2H，s）。

ESI-MS（m/z）：290 $[M+H]^+$。

3. 5-溴-2-（2-甲基-2*H*-四唑-5-基）吡啶（043-4′）的制备

在反应瓶中加入 DMF 160mL、5-溴-2-氰基吡啶（**043-A**）(98%纯度）10g（54.6mmol）和氯化铵 4.39g（81.9mmol），搅拌混合（室温下），然后加入叠氮化钠 5.3g（81.9mmol），加完，搅拌加热至 90℃反应 1h。析出大量白色固体，冷至室温后过滤，将滤饼于 60℃下减压干燥 6h，得类白色固体 5-溴-2-（2*H*-四唑-5-基）吡啶（**043-B**）11.82g，收率为 89%，mp 226～228℃（文献［32］：mp 228℃）。

^{1}H-NMR（400MHz，DMSO-d_6）δ：8.88（1H，d，J = 2.2Hz），8.56（1H，dd，J=8.2Hz，2.3Hz），8.29（1H，d，J=8.4Hz）。

ESI-MS（m/z）：227 $[M+H]^+$。

在另一反应瓶中加入 THF 90mL 和 DMF30mL，搅拌下再加入 **043-B** 10g（44mmol）和 NaOH 4.44g（111mmol），降温至 10～15℃，滴加碘甲烷 15.6g（111mmol），滴毕，将系统加热至内温 48℃，保持该温度搅拌反应 6h。冷却至室温，减压蒸除 THF，加入水 100mL，析出大量黄色固体，过滤，将该粗品溶于 50mL CH_2Cl_2 中，用 6mol/L 盐酸（100mL×4）提取，合并水相，加 50% NaOH 溶液约 35mL，调至 pH=10，析出固体，抽滤，将滤饼置于 50mL 乙酸异丙酯中，于 50℃搅拌 1h，得白色浆状体。冷却至室温，过滤，滤饼于 60℃减压干燥 12h，得类白色固体 **043-4′**4.22g，收率为 40%，mp 164～166℃（文献［33］：mp 163～165℃）。

^{1}H-NMR（400MHz，DMSO-d_6）δ：8.98（1H，d，J = 2.1Hz），8.36（1H，dd，J=8.5Hz，2.4Hz），8.19（1H，d，J=8.5Hz），4.39（4H，s）。

ESI-MS（m/z）：241 $[M+H]^+$。

4. *N*-苄氧羰基-3-氟-4-［2-（2-甲基四唑-5-基）-吡啶-5-基］苯胺（043-5′）的制备

在反应瓶中依次加入 THF 180mL 和水 24mL、化合物 **043-4′**6.0g（25mmol）、化合物 **043-3′**8.67g（30mmol）和 K_2CO_3 6.9g（50mmol），在室温下搅拌混合，并在 N_2 保护下加入 Pd（PPh_3）$_4$［四（三苯基膦）钯］1.44g（1.25mmol），搅拌加热至 70℃，反应 4h。冷

却至40℃，加入活性炭1.2g，搅拌15min。抽滤，滤液中加入饱和NaCl溶液60mL，分液，取有机相用无水Na_2SO_4干燥，过滤，滤液减压浓缩，所得黄色固体用乙酸异丙酯（60mL）重结晶，过滤，滤饼于60℃减压干燥6h，得白色固体**043-5′** 10.1g，收率为86%，mp 165～167℃，纯度为98.9%［HPLC归一化法：色谱柱Waters XBridge C_{18}柱（4.6mm×250mm，5μm）；流动相*A*为1mol/L磷酸水溶液（用三乙胺调至pH=5.5），流动相B为乙腈，梯度洗脱（0→50min：A 80%→20%；50→51min：A20%→80%；51→60min：A 80%）；检测波长240nm；流速1.0mL/min；柱温30℃；**043-5′**的保留时间为36.38min，杂质**043-5″**的保留时间为43.97min］。

^{1}H-NMR（400MHz，DMSO-d_6）δ：10.20（1H，s），8.90（1H，s），8.14～8.22（2H，dd，*J*=2.9Hz，1.3Hz），7.64（1H，t，*J*=4.5Hz），7.55～7.58（1H，d，*J*=1.4Hz），7.34～7.46（6H，dd，*J*=4.9Hz，3.5Hz），5.19（2H，s），4.47（3H，s）。

ESI-MS（*m/z*）：405［M+H］$^+$。

5.（*R*）-3-［4-［2-（2-甲基四唑-5-基）吡啶-5-基］-3-氟苯基］-5-羟甲基噁唑烷-2-酮（043-7′）的制备

在室温下往反应瓶中依次加入THF（无水）100mL，化合物**043-5′**5.0g（12.4mol），搅拌溶解，然后再滴加1.0mol/L六甲基二硅化锂（LiHMDS）13.6mL，搅拌反应1h。加入*N*，*N*′-二甲基丙烯基脲（DMPU）1.75g（13.6mol），冷却至5℃，加入（*R*）-（−）缩水甘油丁酸酯（**043-6′**）2.14g（14.9mol），搅拌反应2h。升至室温，搅拌反应过夜。加入30%甲醇钠的甲醇溶液0.5mL，搅拌1h。再加入10% NH_4Cl溶液50mL，减压浓缩得白色浆状体，加水50mL稀释，过滤，得白色固体，经甲醇/水（4∶1）溶液40mL，打浆过滤得白色固体**043-7′**，3.94g，收率为86%，mp 197～199℃（文献［9］：mp 201℃），$[\alpha]_D^{24}=-41.7°$（*c*=1.0，DMSO），ee值为100%［PPLC归一化法：色谱柱Chiralpak OJ-H柱（4.6mm×250mm，5μm）；流动相为环己烷/乙醇（30∶70）；检测波长240nm；柱温30℃；流速0.5mL/min］。

^{1}H-NMR（400MHz，DMSO-d_6）δ：8.94（1H，s），8.20～8.25（2H，m），7.69～7.77（2H，m），7.54（1H，dd，*J*=8.8Hz，2.2Hz），5.25（1H，t，*J*=5.2Hz），4.74～4.76（1H，m），4.48（3H，s），4.16（1H，t，*J*=8.8Hz），3.96（1H，dd，*J*=8.8Hz，6.0Hz），3.70～3.73（1H，m），3.58～3.62（1H，m）。

ESI-MS（*m/z*）：371［M+H］$^+$

6. 特地唑胺磷酸酯（043）粗品的制备

在反应瓶中加入THF 60mL（室温下）、化合物**043-7′**3.0g（8.1mmol）和三乙胺3.27g（9.9mmol），搅拌混合，然后将混合物冷却至0℃，滴加含三氯氧磷3.27g（24.3mmol）的THF溶液3mL，加完，于0～5℃下搅拌反应3h。将上述反应液滴加至3℃的60mL水中，室温搅拌过夜。析出大量黄色固体，过滤，滤饼于55℃下减压干燥3h，得黄色固体**043**粗品3.36g，收率为90.21%，纯度为97.49%［HPLC归一化法：色谱柱Waters XBridge C_{18}柱（4.6mm×250mm，5μm）；流动相A为1mol/L磷酸水溶液（三乙胺调至pH=5.5），流动相B为乙腈，梯度洗脱（0→5min：A 80%；5min→15min：A 80%→70%；15min→35min：A 70%→65%；35min→40min：A 65%→20%；40min→41min：A 20%→80%；41min→45min：A 80%）；检测波长240nm；流速1.0mL/min；柱温30℃］。

7. 特地唑胺磷酸酯二钠盐（043-8′）的制备

在室温下往反应瓶中加入水34mL、粗品**043** 3.36g（7.47mmol），搅拌混合，然后滴加 1mol/L $NaHCO_3$ 溶液 14.9mL (14.9mmol)，搅拌下粗品 **043** 逐渐溶解，加入活性炭 168mg，室温搅拌 1h。过滤，将滤液逐滴加至 55℃的丙酮中（丙酮 272mL），析出白色固体，搅拌 1h。过滤，滤饼于 60℃减压干燥 3h。得类白色固体 **043-8′** 3.68g，收率为 99.9%（文献 [33]：收率为 66%），mp>280℃（分解），$[\alpha]_D^{25}=-42.3$℃（$c=1.0$，H_2O）。

^{1}H-NMR (400MHz, D_2O) δ：8.29 (1H, s), 7.56 (2H, dd, J = 2.6Hz, 1.1Hz), 7.08 (2H, d, J = 10.4Hz), 6.93 (1H, d, J = 8.4Hz), 4.70 (1H, m), 4.31 (3H, s), 3.90～3.96 (3H, m), 3.81 (1H, t, J = 1.5Hz)。

^{13}C-NMR (100MHz, D_2O) δ：163.2，161.4，160.4，157.9，155.7，148.3，142.7，137.1，131.8，130.0，121.9，118.2，118.1，113.9，106.0，105.7，73.2，64.5，46.5，39.7。

ESI-MS (m/z)：451.1 $[M+H]^+$。

8.(*R*)-3-[4-[2-(2-甲基四唑-5-基)吡啶-5-基]-3-氟苯基]-5-羟甲基噁唑烷-2-酮磷酸酯（特地唑胺磷酸酯）(043) 的合成。

在反应瓶中（室温下）加入 THF 36.8mL、含 **043-8′** 3.68g (7.45mmol) 的水溶液 36.8mL，搅拌混合，然后滴加 2mol/L 盐酸 7.45mL (14.9mmol)，室温搅拌反应 3h。过滤，滤饼依次用水 (18.4mL)、甲醇 (18.4mL) 洗涤，滤饼于 60℃减压干燥 6h，得白色固体 **043** 3.35g，收率为 80%，mp 257～259℃，$[\alpha]_D^{24}=-47.3°$（$c=1.0$，DMSO），纯度为 99.9% [HPLC 归一化法，条件同制备粗品 **043** 时的条件]。

^{1}H-NMR (400MHz, DMSO-d_6) δ：8.94 (1H, s), 8.20 (2H, m), 7.74 (1H, t, J=2.7Hz), 7.68 (1H, d, J=1.4Hz), 7.50 (1H, d, J=8.4Hz), 4.95 (1H, m), 4.47 (3H, s), 4.21 (1H, t, J=1.8Hz), 4.05 (2H, dd, J=3.2Hz, 1.1Hz), 3.91 (1H, t, J=1.5Hz)。

ESI-MS (m/z)：451 $[M+H]^+$。

$(Bpin)_2$

中文名　联硼酸频那醇酯。

CAS [73183-34-3]。

分子式　$C_{12}H_{24}B_2O_4$。

结构式

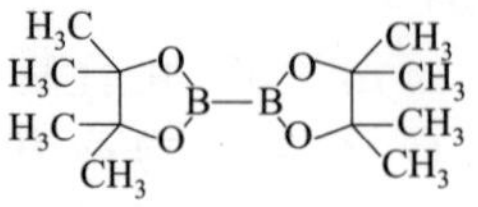

参考文献

[1] 曹玉婷，等. 合成化学，2016，24 (6)：540-543.
[2] 朱益忠，等. 应用化学，2015，32 (11)：1240-1245.
[3] 曾煌，等. 中国医药工业杂志，2016，47 (12)：1491.
[4] 曹玉婷，等. 中国新药杂志，2016，25 (9)，1024-1028.
[5] 尹卫乐，等. 中国药物化学杂志，2016，(6)：466-469.
[6] Merck Index 15th：9247.
[7] WO，05058886，2005.
[8] US，7816379，2010.
[9] Im WB，et al. Eur J Med Chem，2011，46：1027-1039.
[10] Bae SK，et al. J Pharm Pharmacol，2007，59：955.
[11] Livermore DM，et al. J Antimicrob Chemother，2009，63：713.

[12] Lemaire S, et al. J Antimicrob Chemother 2009, 64: 1035.
[13] Prokocimer P, et al. Antimicrob Agents Chemother, 2011, 55: 583.
[14] 周青桐. 中国药物化学杂志, 2014, 24 (6): 499-500.
[15] Das D, et al. Clin Infect Dis, 2014, 58 (Suppl1): S51-S57.
[16] Oriordan W, et al. Clin Infect Dis, 2014, 58 (Suppl1): S43-S50.
[17] Urbina O, et al. Drug Des Devel Ther, 2013, 7: 243-265.
[18] US, 20100227839, 2010.
[19] US, 20100093669, 2010.
[20] US, 20090192497, 2009.
[21] US, 20080021071, 2008.
[22] WO, 10091131, 2010.
[23] XU Xiaogang, et al. Chinese J Infect Chemother, 2014, 14 (5): 455-459.
[24] 王家会, 等. 中国医药工业杂志, 2015, 46: 316-318.
[25] 罗海荣, 等. 铜仁学院学报, 2017, 19 (3): 4-6, 11.
[26] 张明珠, 等. 中国新药杂志, 2015, 24 (5): 481-484.
[27] CN, 104327119A, 2015.
[28] CN, 104558034A, 2015.
[29] 陈本川. 医药导报, 2014, 33 (12): 1679-1683.
[30] 李林, 等. 中国医药工业杂志, 2018, 49 (5): 589-593.
[31] Komeyama K, et al. Org Biomol Chem, 2015, 13 (32): 8713-8716.
[32] Mahy W, et al. Eur J Org Chem, 2016, (7): 1305-1313.
[33] US, 8604209, 2013.
[34] 战玉芳, 等. 中国医药工业杂志, 2017, 48 (5): 749-753.
[35] CN, 102516238A, 2012.

3 抗肿瘤药物

3.1 生物烷化剂类抗肿瘤药物

044 葡膦酰胺（Glufosfamide）

【别名】 D-19575。

【化学名】 1-［*N*，*N′*-Bis-（2-chloroethyl）phosphorodiamidate］-*β*-D-glucopyranose；*β*-D-glucosylisophosphoramide mustard；*N*，*N′*-bis-（2-chloroethyl）phosphorodiamidic acid-*β*-D-glucopyranosyl ester；*β*-D-glucopyranosyl-*N*，*N′*-di-（2-chloroethyl）phosphoric acid diamide。

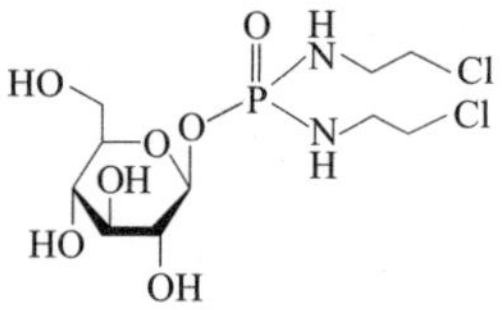

葡膦酰胺　CAS［132682-98-5］　$C_{10}H_{21}Cl_2N_2O_7P$　383.16

【研发厂商】 德国海德堡（Heidelberg）肿瘤研究中心，Threshold 制药公司。

【研发动态】 已进入Ⅲ期临床研究阶段。

【性状】 晶体，mp 109℃（左右）（分解）。大鼠小鼠 LD_{50} 分别为：静注，1575mg/kg，1575mg/kg；经口，1470mg/kg，1470mg/kg。

【用途】 本品为新型的氮芥类抗肿瘤药，它可以破坏 DNA 与葡萄糖苷酸结合，通过 $SAAT_1$ 转运，其细胞内摄取与裂解均与异环膦酰胺有异曲同工之处，在肿瘤细胞内摄取很快，药物大部分以原型从尿液排出。本品适应证是胰癌、乳腺癌、肺癌、癌恶性肿瘤及其他癌症。

【合成路线】 可参见文献［14，20］的方法路线。

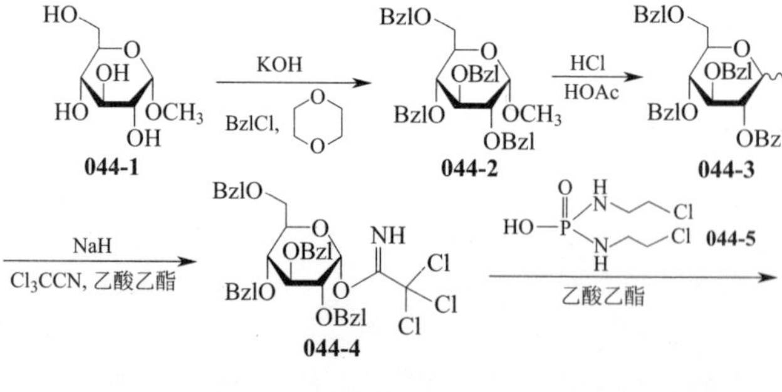

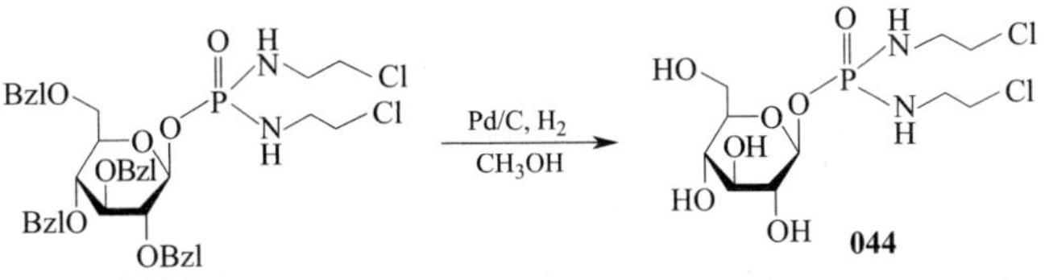
044-6　044

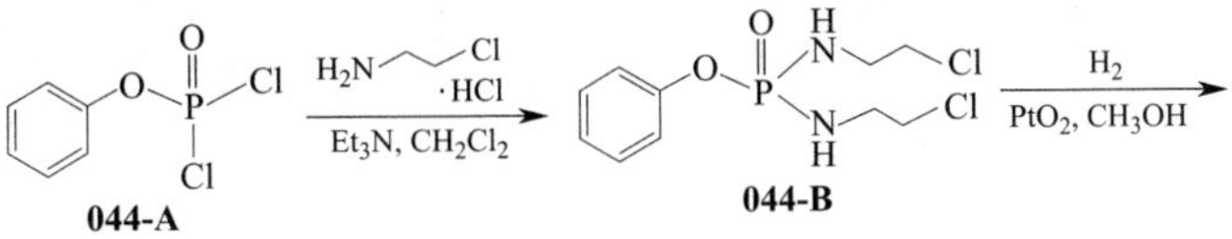
044-A　044-B

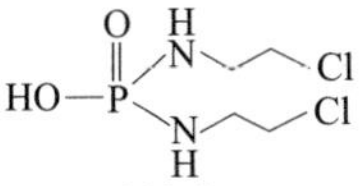
044-5

1. 中间体 044-2 的制备

在反应瓶中依次加入甲基-α-D-吡喃葡萄糖苷（Methyl-α-D-glucopyranoside）（**044-1**）200g（1.030mol）、KOH 1kg（17.860mol）、二氧六环 600mL 和氯化苄 1272mL（11.040mol），搅拌加热至 90℃，搅拌反应过夜。将反应液冷却至室温，加入水 3L、CH_2Cl_2 1.5L，充分搅拌后静置分层，水相用 CH_2Cl_2（1L×2）提取，合并有机相，水洗、干燥、过滤，浓缩至干得油状物 590g。然后将其进行硅胶柱色谱分离纯化［洗脱剂：石油醚→石油醚/乙酸乙酯（10∶1），梯度洗脱］，经常规后处理得油状中间体 **044-2** 480g，收率为 84%［TLC 条件：石油醚/乙酸乙酯（5∶1）］。

2. 中间体 044-3 的制备

在反应瓶中依次加入中间体 **044-2** 480g（0.865mol）、冰醋酸 12L，6mol/L 盐酸 3.2L，搅拌加热至 100℃，在该温度下保持反应 5h。反应完毕，冷却至室温，加入水 12L 和 CH_2Cl_2 6L，充分搅拌后静置分层，水相用 CH_2Cl_2（3L×2）反提取，合并有机相，用饱和 NaOH 溶液调至 pH＝7，水洗，无水 Na_2SO_4 干燥，过滤，滤液浓缩至干，得到固体用 5.4L 甲醇加热溶解，放冷自然析晶，过滤，滤饼干燥得 **044-3** 240g，收率为 51.3%，mp 148～152℃。

3. 中间体 044-4 的制备

在反应瓶中加入 **044-3** 216g（0.400mol）、乙酸乙酯 1500mL 和三氯乙腈 60.64g（0.420mol），搅拌冷却至 0～5℃，加入 60%氢化钠 3.5g（0.086mol），保持该温度搅拌反应 2h。加入碱性氧化铝 200g，搅拌 10min。过滤，得中间体 **044-4** 的溶液，直接用于下步反应。

4. 中间体 044-5 的制备

在反应瓶中加入二氯磷酸苯酯 **044-A** 120g（0.568mol）、2-氯乙胺盐酸盐 137.2g（1.16mol）和 CH_2Cl_2 360mL，冷却至 5℃（在搅拌下），保温滴加 328mL（2.36mol）三乙胺和 64mL CH_2Cl_2 的混合液。滴加完毕，自然升温至室温，搅拌反应 8h。过滤，滤液依次用 5%盐酸（400mL）、盐水（400mL）、饱和 $NaHCO_3$（400mL）和水（400mL×2）洗涤，用无水 Na_2SO_4 干燥。过滤，滤液浓缩至干，向剩余物（内含

044-B化合物）中加入甲醇400mL和二氧化铂1.16g，于10个大气压（在氢化釜中进行）氢压下，充氢气氢化（注意：氢化前应用N_2置换釜中空气3次，然后用H_2置换$N_2$3次后再充氢气进行反应）5h。过滤，滤液于−10℃下析晶过夜。过滤，滤饼用乙酸乙酯洗涤，抽滤干后干燥，得**044** 80g，收率为63.4%。

5. 中间体044-6的制备

在反应瓶中加入**044-5** 92g（0.413mol）和第3步制备的化合物**044-4**的乙酸乙酯溶液一批量，搅拌加热至65℃，于该温度下反应3h。反应完毕，减压浓缩反应液至干，加入乙酸乙酯300mL溶解，然后搅拌滴加甲基叔丁基醚1500mL，搅拌析晶过夜。过滤，滤饼干燥，得白色固体**044-6** 260g，收率为79.9%。

6. *N*,*N*-双-（2-氯乙基）磷酰二胺酸-*β*-D-吡喃葡萄糖酯（葡磷酰胺）（044）的合成

在氢化反应瓶中加入甲醇1.5L、中间体**044-6** 74.3g（0.100mol），搅拌下加入10% Pd/C约10g，室温常压充氢气进行氢化反应。反应完全后过滤，滤液浓缩至干，加入丙酮600mL，搅拌析晶得粗品**044** 32g，收率为83.5%［TLC：氯仿/甲醇（5∶1），**044-6** R_f=0.95，**044** R_f=0.25，用4-（4-硝基苄基）吡啶为显色剂］。粗品应用甲醇/丙酮重结晶精制，可得到**044**的精制品。

参考文献

［1］ Chen Z W，et al. Bioorg Med Chem Lett，2004，14：3949.
［2］ Bu X Y. et al. Chin Chem Lett，1996，7（1）：11.
［3］ Nakatsuka T，et al. Bioorg Med Chem Lett，2004，14：3201.
［4］ Furuta T，et al. Tetrahedron，2004，60：9375.
［5］ Mahling J A，et al. Ann Chem，1995，461.
［6］ Kumazawa T，et al. J Carbohydr Res，2000，329：507.
［7］ Elbani E E，et al. J Org Chem，1998. 63：2317.
［8］ Bhatia VK，et al. Tetrahedron，1966，22：1147.
［9］ Mahling J A，et al. Synthesis，1993：325.
［10］ Merck Index 15th：4504.
［11］ 曹菊．国外药讯，2005，(3)：21.
［12］ 金伟秋．国外药讯，2007，(9)：26.
［13］ DE，3835772，1990.
［14］ US，5622936，1997.
［15］ Pohl J，et al. Cancer Chemother Pharmacol，1995，35：364.
［16］ Seker H，et al. Br J Cancer，2000，82：629-634.
［17］ Briasulis E，et al. Eur J Cancer，2003，39：2334.
［18］ Giaccone G，et al. Eur J Cancer，2004，40：667.
［19］ Niculescu-Duvaz I，et al. Curr Opin Investig Drugs，2002，3：1527-1532.
［20］ 肖军，南京大学硕士学位毕业论文，2011.
［21］ 尤君冬，等．手性药物研究与评价．北京：化学工业出版社，2011：724-725.
［22］ Schmidt R R，et al. J Angew，Chem Int Ed Engl，1980，19（9）：731.
［23］ Schmidt R R，et al. Ann Chem，1983，1249.
［24］ Shinkiti K，et al. Bull Chem Soc Jpn，1976，49（9）：2639.
［25］ Kumazawa T，et al. Bull Chem Soc Jpn，1995，68：1379.
［26］ Wang，Zhao-Xia，et al. Youji Huaxue，2006，26（9）：1254-1258.
［27］ Li，Zhiwei，et al. China Synthetic Communications，2007，37（13）：2195-2202.
［28］ WO，9702046，1997.
［29］ DE，19524515.
［30］ Veyhl M，et al，Proc Natl Acad Sci（USA），1996，95：2914-2919.
［31］ Stuben J，et al. Cancer Chemother Parmacol，1996，38：355-365.

3.2 酪氨酸激酶抑制剂

045 阿卡替尼（Acalabrutinib）

【别名】 阿可替尼，ACP-196，阿卡拉替尼，Calguence®，艾克替尼，阿卡卢替尼。

【化学名】 4-[8-Amino-3-[(2*S*)-1-(1-oxo-2-butyn-1-yl)-2-pyrrolidinyl]imidazo[1,5-a]pyrazin-1-yl]-*N*-2-pyridinylbenzamide。

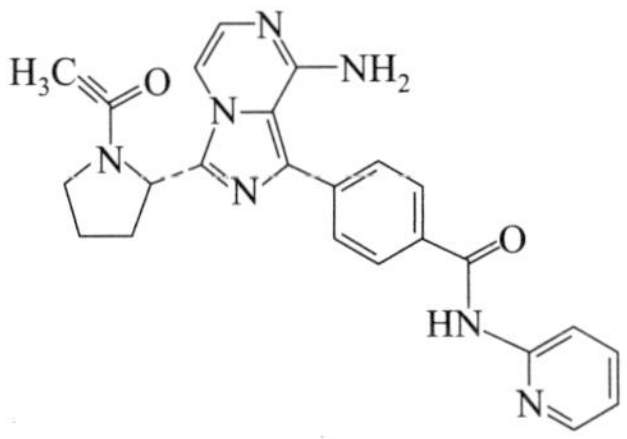

阿卡替尼 CAS [1420477-60-6] $C_{26}H_{23}N_7O_2$ 465.51

【研发厂商】 英国阿斯利康公司（Astra Zeneca UK Ltd）。

【首次上市时间和国家】 2017 年 10 月 31 日，经美国 FDA 批准在美国首次上市。

【性状】 固体。

【用途】 本品属于第二代 BTK（布鲁顿氏酪氨酸激酶）抑制剂，是选择性的不可逆的 BTK 抑制剂。本品能促进慢性淋巴性白血病（CLL）患者体内的持久的高应答率。俄亥俄州立大学综合性肿瘤中心等机构的癌症研究人员的研究结果显示，化学免疫疗法能有效减缓 CLL 症状，但复发的频率偏高，本品作为第 2 代 BTK 抑制剂，可以通过永久性结合 BTK 来发挥作用。B 淋巴细胞（B 细胞）的受体信号是 CLL 肿瘤细胞存活的关键因素，而 BTK 是 B 细胞的下游信号分子，对 CLL 肿瘤细胞的生存和生长起到重要作用。通过阻断 BTK，本品（ACP-196）就可以抑制 CLL 细胞的生长信号，直至促进癌细胞死亡。第一代的 BTK 抑制剂依鲁替尼（Ibrutinib）能成功应用于 CLL 的治疗，但研究表明依鲁替尼有选择性不足或停药后出现病情恶化等问题，而本品则解决了这些问题，且安全性好，有效性、药代动力学等方面都很好。

【合成路线】 参见文献 [3～5]。

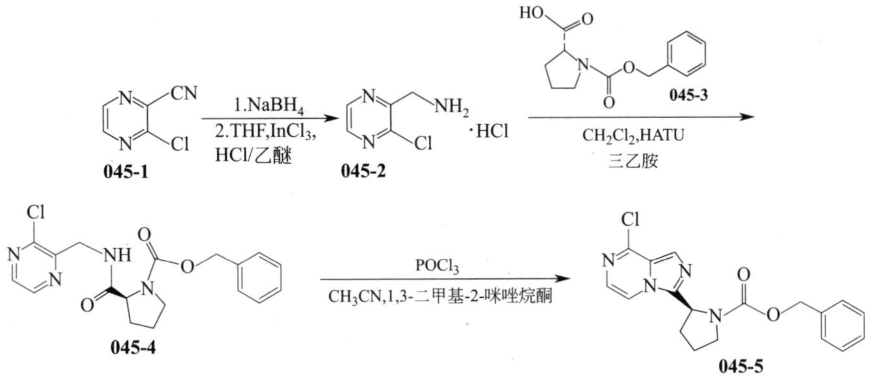

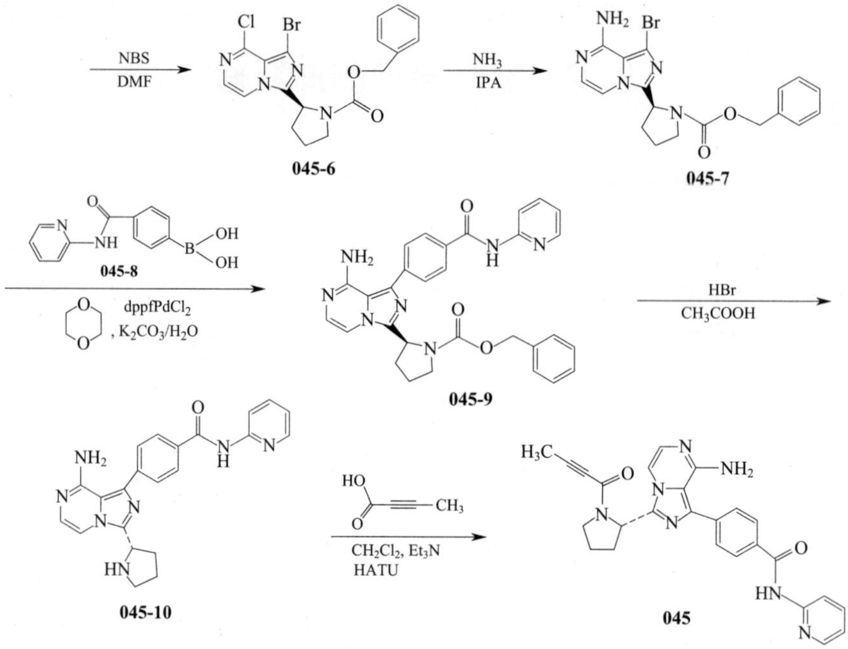

本品中文化学名为：4-［8-氨基-3-［（2*S*）-1-（1-氧代-2-丁炔-1-基）-2-吡咯烷基］咪唑并［1，5-a］吡嗪-1-基］-*N*-2-吡啶基-苯-甲酰胺（Acalabrutinib）。

1. 3-氯吡嗪-2-甲胺盐酸盐（045-2）的制备

在反应瓶中（在 N_2 保护下）依次加入无水 THF 160mL、$InCl_3$ 25.4g（0.115mol）和 $NaBH_4$ 13g（0.345mol），搅拌，再缓慢加入 2-氯-3-氰基吡嗪（**045-1**）16g（0.115mol），于25℃下搅拌反应 4h。TLC 跟踪监测。反应完毕，加入去离子水 160mL。用乙醚提取（160mL×3），合并有机相，用无水 $MgSO_4$ 干燥，过滤，蒸除溶剂。然后在冰浴里冷却，再在 30min 内加入 2mol/L HCl/乙醚溶液 114mL。将得到的混合液在室温下搅拌 48h。析出晶体，过滤收集，用乙醚洗涤晶体，于 40℃下减压干燥。得到的棕色固体，在 60℃下溶解于甲醇中，然后将该混合液过滤，并部分浓缩，再冷却至室温并加入 100mL 乙醚，得到的混合液在室温下搅拌过夜。过滤，得到的固体用乙醚洗涤，在 40℃下减压干燥，得到 **045-2** 17.2g，收率为 83.4%，纯度为 90%。该产物为棕色固体。

2.（*S*）-2-（3-氯吡嗪-2-甲基氨基甲酰基）吡咯烷-1-甲酸苄酯（045-4）的制备

在反应瓶中依次加入 **045-2** 14.36g（31.89mmol），（*Z*）-L-*N*-苄氧羰基脯氨酸（**045-3**）7.95g（31.89mmol）和 CH_2Cl_2 400mL，搅拌下加入三乙胺 17.78mL（127.5mmol），将体系降温至 0℃。在 0℃下将反应混合液搅拌反应 15min。加入 HATU 12.74g（33.50mmol）。在 0℃下搅拌 1h。然后在室温下搅拌反应过夜。反应完毕，分别用 0.1mol/L HCl 溶液、5% $NaHCO_3$ 溶液、水和饱和食盐水适量洗涤反应液，有机相用无水 Na_2SO_4 干燥，过滤，滤液在真空下浓缩。得到的浓缩液（粗产物）用硅胶柱色谱分离纯化［洗脱剂：庚烷/乙酸乙酯（1∶4）］，后处理后，得到 **045-4** 7.6g，收率为 63.5%，纯度为 95%。

3.（*S*）-2-（8-氯咪唑并［1，5-a］吡嗪）吡咯烷-1-甲酸苄酯（045-5）的制备

在反应瓶中依次加入乙腈 75mL 和 **045-4** 7.85g（20.94mmol），搅拌溶解，于 0℃下加入 1,3-二甲基-2-咪唑烷酮 6.9mL（7.17g，62.8mmol）。然后在 5℃下缓慢滴加 $POCl_3$ 7.81mL（12.84g，84mmol）。滴加完毕，将混合物于 60～65℃下搅拌加热回流反应过夜。反应完毕，将反应后的混合液缓慢倒至 25%氨水溶液 250mL 和碎冰 500mL 的溶液中，得到 pH＝8～9 的黄色悬浮液，继续搅拌 15min 直至悬浮液中碎冰全部溶解。加入乙酸乙酯提取（300mL×3），合并有机相，然后用盐水洗涤，用无水 Na_2SO_4 干燥，过滤，滤液蒸干后得到 7.0g 粗产物，将其用硅胶柱色谱分离纯化［洗脱剂：庚烷/乙酸乙酯（1∶4）］，经后处理得 **045-5** 5.2g，收率为 69.5%，纯度为 96%。

4.(*S*)-2-（1-溴-8-氯咪唑并［1,5-a］吡嗪）吡咯烷-1-甲酸苄酯（045-6）的制备

在反应瓶中加入 DMF 75mL、**045-5** 4.45g（12.47mmol），搅拌溶解，然后边搅拌边加入 *N*-溴代丁二酰亚胺 2.2g（12.35mmol）（可适量加 0.83mg 过氧化苯甲酰作为引发剂）。反应混合物于室温下搅拌反应 3h。将反应后的混合液于搅拌下缓慢倒入含 75mL 水，75mL 乙酸乙酯和 75mL 饱和食盐水的混合液中。充分搅拌后静置分层，取水相再用乙醇乙酯提取（75mL×2），合并有机相分别用水洗（150mL×3）、饱和盐水（150mL）洗涤，洗一次，合并有机相后用无水 Na_2SO_4 干燥，过滤，蒸干滤液，得到的粗产物用硅胶柱色谱分离纯化［洗脱剂：庚烷/乙酸乙酯（1∶4）］，经后处理得 **045-6** 3.94g，收率为 72.4%。

5.(*S*）-2-（1-溴-8-氨基咪唑并［1,5-a］吡嗪）吡咯烷-1-甲酸苄酯（045-7）的制备

在高压釜中加入异丙醇 37mL、化合物（**045-6**）2.98g（6.84mmol），搅拌悬浮。另将 17mL 异丙醇置于预先称重的具有瓶塞和磁子的烧瓶中，冷却至－78℃，加入 NH_3（气体），3.7g（251mmol）15min，然后将得到的溶液加入高压釜中。将高压釜密闭，在室温下搅拌，釜内压力随之增大。将室内悬浮液加热至 110℃，釜内压力增至 4.5bar（1bar＝1×10^5Pa）。反应液在 110℃，4.5bar 下搅拌反应过夜，18h 后压力维持在 4bar。将反应液（反应完毕）于真空下浓缩，浓缩剩余物悬浮于乙酸乙酯中，用水洗涤。洗涤后液体分层，将水相用乙酸乙酯提取，合并有机相，用水和饱和 NaCl 溶液分别洗涤，合并有机相，用无水 Na_2SO_4 干燥，过滤，浓缩滤液，得 **045-7** 2.39g，收率为 83.9%。

6.(*S*）-2-［8-氨基-1-［4-（吡啶-2-基氨基甲酰基）苯基］咪唑并［1，5-a］吡嗪-3-基］吡咯烷-1-甲酸苄酯（045-9）的制备

在反应瓶中依次加入 1，4-二氧六环 8.88mL、K_2CO_3 水溶液（2mol/L）3.54mL（7.11mmol）、**045-7** 295.5mg（0.711mmol）和 4-吡啶-2-甲酰氨基苯基硼酸（**045-8**）189.0mg（0.780mmol），在 N_2 保护下，搅拌下加入［1，1′-双（二苯基膦基）二茂铁］二氯化钯（Ⅱ）（$dppfpdCl_2$）143.4mg（0.177mmol）。加完，将混合物于 140℃下反应 6h。反应完毕，往反应液中加入水，用乙酸乙酯提取两次，合并有机相，用饱和盐水洗涤，用无水 $MgSO_4$ 干燥，过滤，蒸干滤液，剩余物用硅胶柱色谱分离纯化［洗脱剂：CH_2Cl_2/甲醇（9∶1)］，经后处理得 **045-9** 287.6mg，收率为 76%。

7.(*S*）-4-［8-氨基-3-（吡咯烷-2-基）咪唑并［1，5-a］吡嗪-1-基］-*N*-（吡啶-2-基）苯甲酰胺（045-10）的制备

在反应瓶中加入 33%氢溴酸乙酸溶液 7mL（39.41mmol）、化合物 **045-9** 273.0mg（0.511mmol），搅拌均匀后，室温下放置 1h。加入水稀释，然后用 CH_2Cl_2 提取，取水相用 2mol/L NaOH 溶液中和，再用 CH_2Cl_2 提取，合并有机相，用无水 $MgSO_4$ 干燥，过滤、滤液浓缩除去溶剂，得 **045-10** 125.6mg，收率为 61.2%。

8.4-［8-氨基-3-［（2*S*）-1-（1-氧代-2-丁炔-1-基）-2-吡咯烷基］咪唑并［1，5-a］吡嗪-1-基］-*N*-2-吡啶基苯甲酰胺（阿卡替尼）(045）的合成

在反应瓶中依次加入 CH_2Cl_2 10mL、化合物（**045-10**）113.0mg（0.281mmol）、三乙胺 115mg（1.133mmol）和丁炔酸（2-丁炔酸）23.63mg（0.281mmol），搅拌溶解，然后加入 HATU 107.55mg（0.281mmol），在室温下搅拌反应 30min。反应完毕，用水洗涤反应液，有机相用无水

$MgSO_4$ 干燥，过滤，滤液减压浓缩，剩余物用硅胶柱色谱分离纯化［洗脱剂：CH_2Cl_2/甲醇（9∶1）］，过柱两次后进行后处理，重结晶等得 **045**：50.2mg，收率为 21.6%，纯度为 97.2%，总收率为 2.25%。目标产物纯度不符合要求，应进一步研究纯化方法，并要提高收率。

溶剂都是体积比，盐水未特别注明都是饱和盐水。

HATU

英文名　1-［Bis（dimethylamino）methlene］-1*H*-1，2，3-triazolo［4，5-b］pyridinium-3-oxid hexafluorophosphate。

中文名　2-（7-氧化苯并三唑）-*N*，*N*，*N'*，*N'*-四甲基脲六氟磷酸酯。

CAS［148893-10-1］。

分子式　$C_{10}H_{15}OF_6N_6P$（380.24）。

结构式

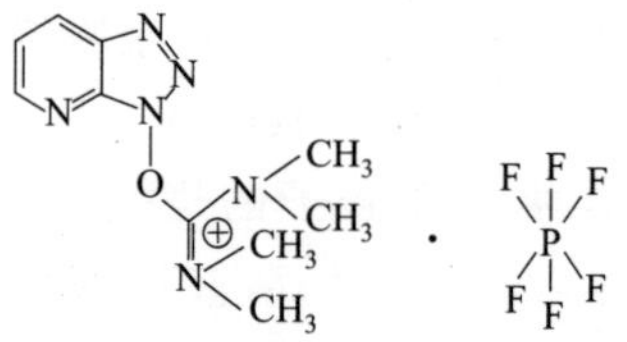

用途　HATU 是一种常用的多肽缩合试剂，常应用在羧基与氨基合成肽键的反应之中。

［1，1'-双（二苯基膦基）二茂铁］二氯化钯（Ⅱ）（**dppfpdCl₂**）

英文名　［1，1'-Bis（diphenylphosphino）ferrocene］dichloropalladium（Ⅱ）。

CAS［72287-26-4］。

分子式　$C_{34}H_{28}Cl_2FeP_2Pd$（731.7）。

参考文献

［1］US，9790226，2016.
［2］CN，108250186A，2018.
［3］高天奇，等．中国处方药，2017，15（2）：38-40.
［4］US，2014/0155406A_1，2014.
［5］WO，2016/024227A_1，2016.
［6］Byrd J C，et al. N Engl J Med，2016，374（4）：323-332.
［7］Goede V，et al. N Engl J Med，2014，370（12）：1101-1110.
［8］Hallek M，et al. Lancet，2010，376（9747）：1164-1174.
［9］Quiroga M P，et al. Blood，2009，114（5）：1029-1037.
［10］Herishanu Y，et al. Blood，2011，117（2）：563-574.
［11］Herman S E，et al. Blood，2011，117（23）：6287-6296.
［12］Byrd J C，et al. N Engl J Med，2013，369（13）：1278-1279.
［13］Byrd J C，et al. N Engl J Med，N Engl J Med，2014，371（3）：213-223.
［14］O'Brien S，et al. Lancel Oncol，2014，15（1）：48-58.
［15］Maddocks K J，et al. JAMA Oncol，2015，1（1）：80-87.
［16］Jain P，et al. Blood，2015，125（13）：2062-2067.
［17］Saavedra J Z，et al. J Org Chem，2012，77（1）：221-228.
［18］C N，106588937 A，2017.
［19］Jingjing Wu，et al. Journal of Hematology & Oncology，2016，9：21.

046 阿法替尼（Afatinib）

【别名】 BIBW-2992，Tomtovok，Gilotrif®（二马来酸盐），Tovok，吉泰瑞。

【化学名】 (2*E*)-*N*-[4-[(3-Chloro-4-fluorophenyl) amino]-7-[[(3*S*)-tetrahydro-3-furanyl]oxy]-6-quinazolinyl]-4-(dimethylamino)-2-butenamide dimaleate(二马来酸盐)。

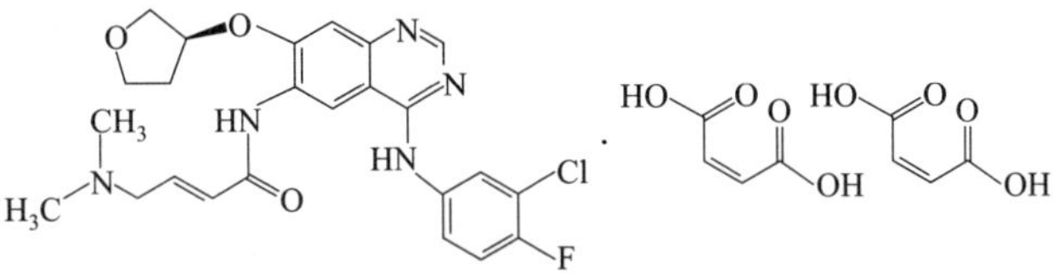

阿法替尼	CAS [850140-72-6]	CAS [439081-18-2]	$C_{24}H_{25}ClFN_5O_3$ (485.94)	(参见文献 [1])
阿法替尼二马来酸盐	CAS [936631-70-8]	CAS [850140-73-7]	$C_{24}H_{25}ClFN_5O_3 \cdot 2C_4H_4O_4$ (718.09)	(参见文献 [1])

【研发厂商】 德国勃林格殷格翰制药公司 (Boehringer Ingelheim Pharmaceuticals Co Ltd)

【首次上市时间和国家】 2013 年 5 月 17 日在中国台北上市，2013 年 7 月 12 日获美国 FDA 批准在美国上市。

【性状】 游离碱为白色固体（用乙酸丁酯＋甲基环己烷结晶）。二马来酸阿法替尼用乙醇结晶为白色或类白色固体粉末晶体，mp 178℃，溶于 DMSO，不溶于水。

【用途】 本品是新一代口服小分子酪氨酸激酶抑制剂（TKI），是首个不可逆 ErbB 家族阻滞剂，可作用于包括 EGFR 在内的整个 ErbB 家族。与第一代可逆的 EGFR TKI 不同的是，阿法替尼会不可逆地与 EGFR 结合，从而达到关闭癌细胞信号通路，抑制肿瘤生长的目的。

本品适用以下患者的治疗：

① 具有表皮生长因子受体（EGFR）基因敏感突变的局部晚期或转移性非小细胞肺癌（NSCLC），既往未接受过 EGFR 酪氨酸激酶抑制剂（TKI）治疗；

② 含铂化疗期间或化疗后疾病进展的局部晚期或转移性鳞状组织学类型的非小细胞肺癌（NSCLC）。

【合成路线】 参见文献 [2，14～16，27，38]。

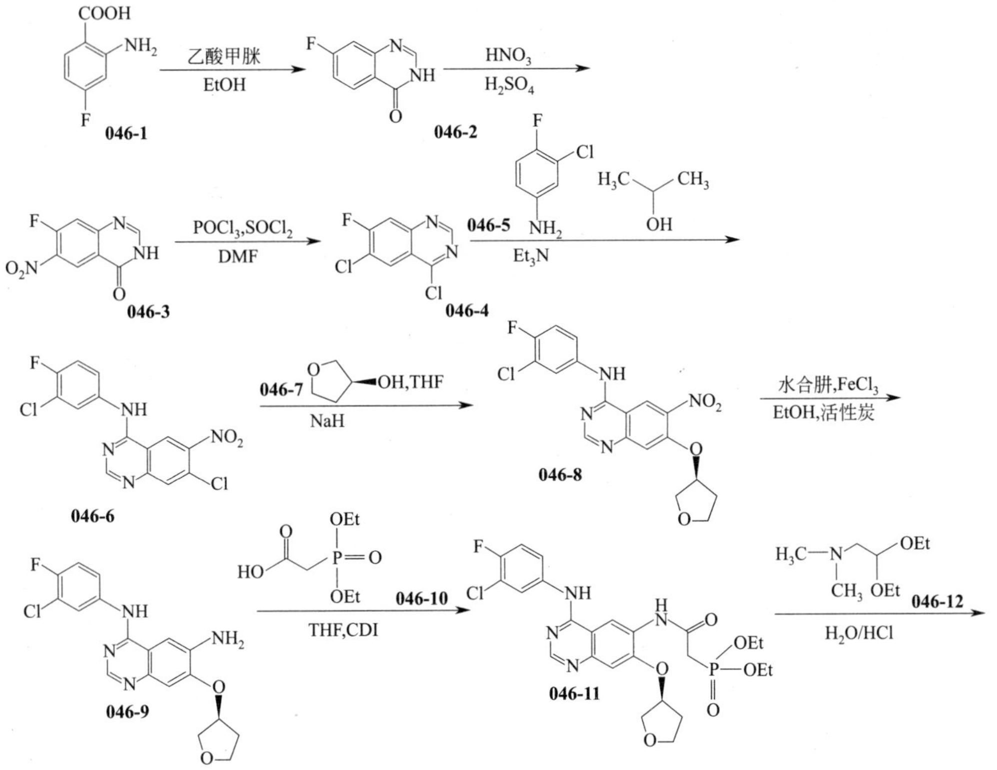

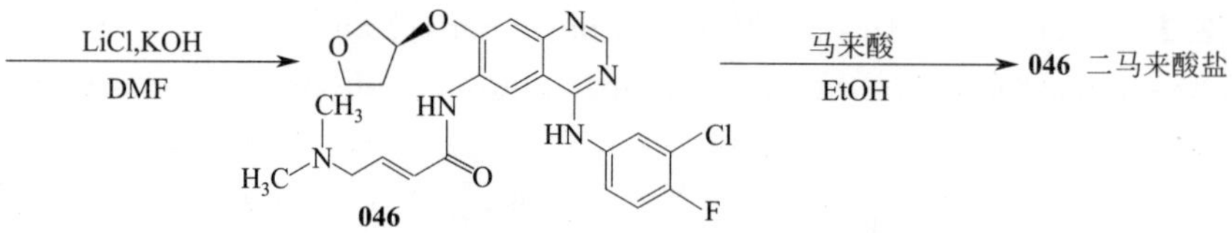

1. 7-氟喹唑啉-4-酮（046-2）的制备（参见文献［15］）

在反应瓶中加入无水乙醇 300mL、4-氟-2-氨基苯甲酸（**046-1**）50.00g（322.58mmol）和乙酸甲脒（formamidin acetate）67.0g（650.49mmol），将混合物搅拌加热至回流，回流反应 24h。反应完毕，减压蒸除大部分溶剂，然后往剩余物中加入 1000mL NaCl 水溶液，搅拌 30min。抽滤，滤饼用 60%的乙醇水溶液洗涤，干燥，得白色固体 **046-2** 51.0g，收率为 96.4%，mp 260.1～261.0℃。

^{1}H-NMR（400MHz，$CDCl_3$）δ：12.35（1H，s），8.17（1H，d，J=6.8Hz），8.14（1H，d，J=7.2Hz），7.43（1H，d，J=9.8Hz），7.37（1H，t，J=8.8Hz）。

2. 7-氟-6-硝基喹唑啉-4-酮（046-3）的制备（参见文献［16］）

在反应瓶中（冰浴冷却下）加入浓 H_2SO_4 103mL，搅拌下加入化合物 **046-2** 50.0g（304.88mmol），加完，升温至 70℃，往混合液中缓慢地加入发烟 HNO_3 105mL，加热至 110℃反应 3h。反应完毕，冷却至室温，将反应液倒入 1000mL 冰水混合物中，并强烈搅拌，抽滤，滤饼用 500mL 水洗涤，干燥后的滤饼用 300mL 乙醇加热回流 30min。趁热抽滤，干燥，得淡黄色固体 **046-3** 48.5g，收率为 76.1%，mp 277.3～278.5℃。

^{1}H-NMR（400MHz，DMSO-d_6）δ：12.77（1H，s），8.68（1H，dd，J=8.2Hz，2.7Hz），8.28（1H，s）；7.73（1H，dd，J=12.2Hz，2.8Hz）。

ESI-MS（m/z）：208［M−H］$^-$。

3. 7-氟-6-硝基-4-氯喹唑啉（046-4）的制备

在反应瓶中加入氯化亚砜（$SOCl_2$）407.0mL 和三氯氧磷 75.0mL，搅拌下往该混合液中加入化合物 **046-3** 48.0g（229.67mmol），再向混合物中滴加 DMF 2.4mL，升温至 80℃后回流 3h。反应液变为黄色且澄清后，再升温至 110℃加热回流 6h。反应完毕，减压蒸干大部分溶剂，在减压条件下用甲苯进一步夹带走残余的溶剂，得到的固体粉末缓慢倒入 300mL 冰的 $NaHCO_3$ 水溶液中，搅拌 1h。抽滤，水洗滤饼，干燥，得黄色固体 **046-4** 50.7g，收率为 97.0%，mp 118.2～119.3℃。

^{1}H-NMR（400MHz，DMSO-d_6）δ：8.66（1H，dd，J = 8.2Hz，1.2Hz），8.41（1H，s），7.75（1H，d，J=12.2Hz）。

4. 4-［（3-氯-4-氟苯基）氨基］-6-硝基-7-氟喹唑啉（046-6）的制备

在反应瓶中依次加入异丙醇 400mL、化合物 **046-4** 50.0g（219.70mmol）、4-氟-3-氯苯胺（**046-5**）32.3g（221.90mmol），搅拌混合溶解后，再慢慢滴加三乙胺 34.0mL，常温搅拌 1.5h。反应完毕，抽滤，滤饼用异丙醇和水分别洗涤，干燥，滤液加 500mL 水搅拌，抽滤，用水洗涤，滤饼干燥，合并滤饼得深黄色固体 **046-6** 65.0g，收率为 87.8%，mp 261.4～262.5℃。

^{1}H-NMR（400MHz，DMSO-d_6）δ：10.43（1H，s），9.51（1H，d，J=7.8Hz），8.68（1H，s），8.80（1H，d，J=6.4Hz），7.79（1H，d，J=5.2Hz），7.76（1H，s），7.45（1H，t，J=9.0Hz）。

ESI-MS（m/z）：337.1［M+H］$^+$。

5. 4-［（3-氯-4-氟苯基）氨基］-6-硝基-7-［（S）-（四氢呋喃-3-基）氧基］喹唑啉

(046-8) 的制备

在反应瓶中加入无水 THF 400mL、NaH 7.1g (177.50mmol, 60%), 搅拌悬浮, 在冰浴冷却下, 缓慢加入 (*S*) -3-羟基四氢呋喃 (**046-7**) 12.0g (136.67mmol), 在冰浴下搅拌 45min。随后将 20.0g 化合物 **046-6** (59.40mmol) 溶于 200mL 无水 THF 的溶液缓慢滴入 (冰浴冷却下), 滴加完毕, 常温反应 5h。反应完毕, 减压蒸干溶剂, 加 500mL $NaHCO_3$ 水溶液搅拌 30min。抽滤, 滤饼用 40%乙醇水溶液洗涤, 干燥, 得深黄色固体 **046-8** 23.9g, 收率为 99.5%, mp 210.1～211.0℃。

^{1}H-NMR (400MHz, DMSO-d_6) δ: 10.10 (1H, d, *J* =11.8Hz), 9.16 (1H, d, *J* =13.2Hz), 8.62 (1H, d, *J* =13.4Hz), 8.13 (1H, d, *J* =6.8Hz), 7.75 (1H, s), 7.35～7.45 (2H, m), 5.40 (1H, s), 3.79～3.99 (4H, m), 2.34 (1H, dd, *J* = 13.8Hz, 6.2Hz), 2.04 (1H, d, *J* =5.6Hz)。

ESI-MS (*m*/*z*): 405.1 $[M+H]^+$。

6. 4-[(3-氯-4-氟苯基) 氨基]-6-氨基-7-[(*S*)-(四氢呋喃-3-基) 氧基] 喹唑啉 (046-9) 的制备

在反应瓶中加入乙醇 700mL、化合物 **046-8** 21.4g (52.87mmol), 搅拌加热至 60℃, 加入活性炭 15.0g、$FeCl_3$ 4.2g (25.93mmol), 升温至 80℃时, 缓慢滴加水合肼 24.5mL (765.63mmol, 80%), 继续加热回流 1.5h。反应完毕, 趁热抽滤, 滤渣用乙酸乙酯冲洗, 减压旋蒸洗液和滤液, 旋蒸至 10%溶剂时, 加水 500mL, 强烈搅拌, 抽滤, 干燥, 得灰白色固体 **046-9** 17.3g、收率为 87.3%, mp 139.3～140.1℃。

^{1}H-NMR (400MHz, DMSO-d_6) δ: 9.41 (1H, s), 8.38 (1H, s), 8.17 (1H, t, *J* =12.6Hz), 7.73～7.88 (1H, m), 7.38 (2H, dd, *J* =17.2Hz, 8.2Hz), 7.05 (1H, s), 5.41 (2H, s), 5.20 (1H, s), 3.87 ～ 4.00 (3H, m), 3.77 (1H, dd, *J* = 12.6Hz, 7.8Hz), 2.29 (1H, td, *J* =14.2Hz, 7.2Hz), 2.06～2.19 (1H, m)。

ESI-MS (*m*/*z*): 375.2 $[M+H]^+$。

7. [[4-[(3-氯-4-氟苯基) 氨基]-7-[(*S*)-(四氢呋喃-3-基) 氧基] 喹唑啉-6-基氨基甲酰基] 甲基] 磷酸二乙酯 (046-11) 的制备

在反应瓶中加入 THF 100mL、CDI (*N*, *N*-羰基二咪唑) 5.0g, 搅拌 10min。缓慢加入二乙基磷乙酸 (**046-10**) 8.4g (42.86mmol), 待无气体逸出, 加入 100mL 含 5.0g (13.37mmol) 化合物 **046-9** 的 THF 溶液, 室温搅拌 8h。反应完毕, 减压蒸干溶剂, 加水搅拌, 析出固体, 抽滤, 滤饼用 100mL (40%) THF 水溶液洗涤, 抽干, 干燥, 得白色固体 **046-11** 6.85g, 收率为 92.6%, mp 217.0～218.4℃。

^{1}H-NMR (400MHz, DMSO-d_6) δ: 9.02 (1H, s), 8.61 (1H, s), 8.05 (1H, s), 7.64 (1H, s), 7.20 (1H, s), 6.87 (1H, s), 6.55 (1H, t, *J* =8.8Hz), 6.37 (1H, s), 4.43 (1H, s), 2.98～3.30 (7H, m), 2.92 (1H, s), 1.46 (1H, d, *J* = 6.2Hz), 1.30 (1H, s), 0.38 (6H, t, *J* =6.6Hz), 0.17 (2H, d, *J* =6.6Hz)。

ESI-MS (*m*/*z*): 553.1 $[M+H]^+$。

8. (2*E*)-N-[4-[(3-氯-4-氟苯基) 氨基]-7-[[(3S)-四氢-3-呋喃基] 氧基]-6-喹唑啉基]-4-(二甲基氨基)-2-丁烯酰胺 (阿法替尼) (046) 的合成

在反应瓶中加入水 2.5mL、浓盐酸 2.5mL 于 40℃搅拌 10min。在 N_2 保护下加入 2.5mL (13.71mmol) *N*, *N*-二甲基氨基乙醛缩二乙醇 (**046-12**), 继续在 40℃下搅拌 10h, 直到溶液为淡黄色, 此溶液为 A 溶液。

在反应瓶（另一个反应瓶）中加入化合物**046-11** 3.0g（5.43mmol）、DMF 60.0mL，搅拌，在N_2保护下，加入0.2g LiCl，在冰盐浴冷却下，向该溶液中缓慢加入12.0mL的KOH溶液（20%），然后慢慢加入A溶液，继续搅拌反应1h。反应完毕，加入10.0mL水搅拌，析出白色固体，抽滤，滤饼用水洗涤，抽干，烘干，得到粗产品。将粗品溶于20mL THF中，加入60mL水搅拌析出晶体，抽滤，滤饼用水和乙醚洗涤，干燥后的滤饼溶于30.0mL CH_2Cl_2和1.0mL甲醇组成的混合液中，升温至30℃时，缓慢加入0.5g活性炭，加热回流30min。趁热抽滤，滤饼用20.0mL CH_2Cl_2洗涤，减压干燥，得白色固体**046** 2.3g，收率为88.5%，mp 154.7～156.3℃，纯度为99.1%［HPLC归一化法：色谱柱Dikma Luna C_{18}（4.6mm×250mm，5μm）；流动相为0.02mol/L磷酸二氢钾（2mol/L NaOH溶液调至pH=6.0）/乙腈（体积比=50∶50）；柱温30℃；检测波长220nm；流速1.0mL/min］（参见文献［18］）。

^{1}H-NMR（400MHz，DMSO-d_6）δ：9.83（1H，s），9.48（1H，s），8.97（1H，s），8.53（1H，s），8.13（1H，dd，J=6.8Hz，2.6Hz），7.80（1H，ddd，J=9.0Hz，4.2Hz，2.8Hz），7.42（1H，t，J = 9.2Hz），7.23（1H，s），6.82（1H，dt，J = 8.4Hz，6.0Hz），6.61（1H，d，J=15.4Hz），5.29（1H，d，J=2.2Hz），4.00（2H，d，J=4.2Hz），3.93（1H，t，J=7.6Hz），3.78（1H，td，J=8.2Hz，4.9Hz），3.09（2H，d，J = 5.6Hz），2.34（1H，td，J = 14.2Hz，7.8Hz），2.19（6H，s），2.10～2.16（1H，m）

^{13}C-NMR（101MHz，DMSO-d_6）δ：164.08，157.22，154.31，153.63，152.42，149.12，142.62，137.27，127.99，126.28，123.98，122.87，119.24，116.99，116.44，109.36，108.45，79.24，72.46，67.06，60.21，45.59（2C），32.85。

ESI-MS（m/z）：486.2［M+H］$^+$

9. 阿法替尼二马来酸盐（046）的合成

在反应瓶中加入乙醇84mL和**046** 6g（12.35mmol），搅拌加热至70℃，然后加入2.94g（25.31mmol）马来酸溶于36mL的乙醇溶液，有结晶开始析出后，将混合液冷却至20℃，并搅拌2h。然后在0℃下搅拌3h。大量结晶析出，抽滤，用19mL乙醇洗滤饼，抽滤干燥（在真空和40℃条件下干燥）得**046**二马来酸盐8.11g，收率为91.5%，mp 178℃。

^{1}H-NMR（CD_3OD）δ：2.47+2.27（2H，m+m），2.96（6H，s），4.03（2H，m），4.07+3.92（2H，m+m），4.18+4.03（2H，m+m），5.32（1H，m），6.26（4H，s），6.80（1H，m），6.99（1H，m），7.27（1H，s），7.30（1H，t），7.66（1H，m），7.96（1H，dd），8.62（1H，s），9.07（1H，s）。

参考文献

［1］ Merck Index 15th：169.
［2］ 涂远彪，等．化学试剂，2016，38（8）：795-799.
［3］ Yang J C，et al. J Clin Oncol，2013，31（27）：3342-3350.
［4］ Miller V A，et al. Lancet Oncol，2012，13（5）：528-538.
［5］ 刘丹，等．中国药学杂志，2014，49（24）：2145-2149.
［6］ WO，2011/84796A_2，2011.
［7］ Zhang Xu，et al. Bioorg Med Chem，2013，21（24）：7988-7998.
［8］ Pandey A，et al. J Med Chem，2002，45（17）：3772-3793.
［9］ CN，103288755A，2013.
［10］ CN，103254183A，2013.
［11］ CN，103242303A，2013.
［12］ CN，103288808A，2013.

[13] CN，103254182A，2013.
[14] WO，2007/085638A_1，2007.
[15] US，2009/69320A_1，2009.
[16] WO，2007/55514A_1，2007.
[17] US，2005/250761，2004.
[18] 韩忠师，等．药学研究，2014，33（6）：337-338.
[19] Wu Jian-Wei，et al. Bioorg Med Chem Lett，2013，4（10）：974-978.
[20] 纪安成，等．药学与临床研究，2016，（6）：453-455.
[21] 李晴晴，等，中国医药工业杂志，2015，46（4）：422-424.
[22] 王允芬，等．中华肺部疾病杂志，2012，5（4）：364-370.
[23] 李传玲，等．中国药物化学杂志，2014，21（1）：82.
[24] Sequist L V，et al. J Clin Oncol，2013，31（27）：3327-3334.
[25] CN，103288757A，2013.
[26] CN，103265497A，2013.
[27] WO，2005/037824A_2，2005.
[28] WO，2003/094921A_2，2003.
[29] CN，103755688A，2014.
[30] WO，0250043A_1，2002.
[31] Cha M Y，et al. J Med Chem，2009，52（21）：6880-6888.
[32] WO，2005/037824A_2，2005.
[33] US，8067593，2011.
[34] WO，2012/121764A_1，2012.
[35] WO，2014/180271，2014.
[36] WO，2014/183560，2014.
[37] WO，2015/103456，2015.
[38] 李文倩，等．合成化学，2017，（2）：166-169.
[39] 涂远彪，等．华西药学杂志，2016，（3）：317-320.

047 克唑替尼（Crizotinib）

【别名】 Xalkori®，PF-02341066，赛可瑞。

【化学名】 3-［（1*R*）-1-（2，6-Dichloro-3-fluorophenyl）ethoxy］-5-［1-（4-piperidinyl）-1*H*-pyrazol-4-yl］-2-pyridinamine。

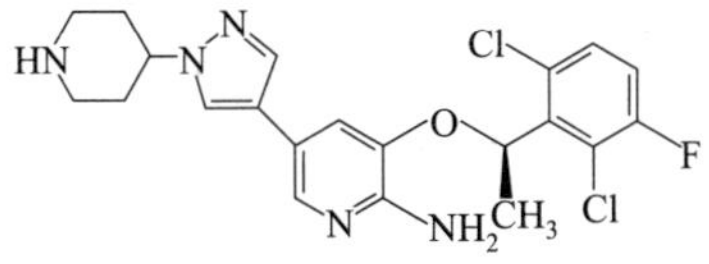

克唑替尼 CAS［877399-52-5］ $C_{21}H_{22}Cl_2FN_5O$（450.34）

【研发厂商】 美国 Pfizer 公司。

【首次上市时间和国家】 2011 年 8 月 26 日获美国 FDA 批准在美国首次上市。

【性状】 白至浅黄色粉末，pK_a＝9.4；5.6，lg*P*（1-辛醇/水）（pH＝7.4）＝1.65，溶解度（水中的溶解度）（mg/mL）＞10（pH＝1.6 时）或＜0.1（pH＝8.2 时）。

【用途】 本品是目前唯一获得 ALK 和 ROS-1 两个非小细胞肺癌治疗性靶点适应证的靶向药物，是一种以 ALK，ROS-1 和 c-MET 酪氨酸激酶为作用靶点的口服小分子抑制剂，用于 ALK 阳性的局部晚期或转移性 NSCLC 患者的治疗。

本品被称为第一代 ALK 抑制剂。克唑替尼适应证：肺癌 ALK 突变间变性淋巴瘤激酶阳性的局部晚期等的治疗。

【合成路线】 参见文献［10，32］。

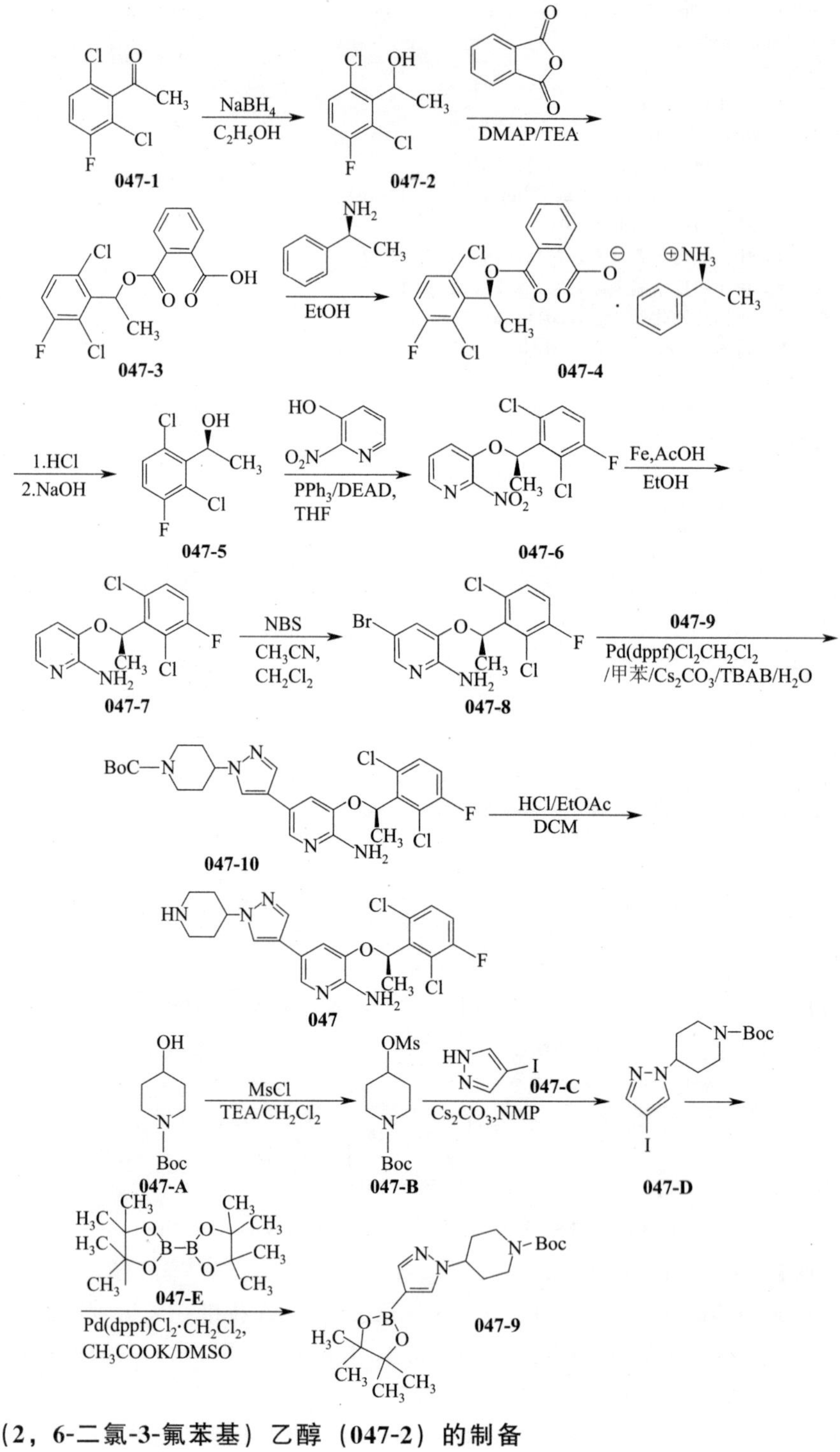

1. 1-（2，6-二氯-3-氟苯基）乙醇（047-2）的制备

在反应器中加入无水乙醇 5.0kg、2，6-二氯-3-氟苯基乙酮（**047-1**）（99.5%）2.0kg（9.66mol），室温搅拌，分 5 次加入硼氢化钠 255.8g（6.76mol），1～2h 内加完，然后于室温下搅拌反应 3h。加水 3.0kg，加入 36%盐酸约 600g，调至 pH＝1～2，室温搅拌 1h。常压蒸馏至内温为 97℃，停止蒸馏。冷却至室温，用乙酸乙酯提取（800mL×3），合并有机相，依次用饱和 $NaHCO_3$ 溶液（800mL）和饱和 NaCl 溶液（800mL）洗涤，用无水

Na_2SO_4 干燥，过滤，滤液减压浓缩脱除溶剂，得无色至淡黄色黏稠液体 **047-2** 2.0kg，收率为 99%，纯度为 99.2% ［HPLC 归一化法：色谱柱 Inertsil ODS-SP 柱（4.6mm×150mm，5μm）；流动相为乙腈/磷酸（pH＝2.5）（40∶60）；检测波长 210nm；流速 1.0mL/min；柱温 30℃］。

EI-MS（m/z）：208 ［M］$^+$。

2. 2-［［1-（2，6-二氯-3-氟苯基）乙氧基］羰基］苯甲酸（047-3）的制备

在反应瓶中依次加入三乙胺 1.07kg（10.55mol）、化合物 **047-2** 2.00kg（9.59mol）、邻苯二甲酸酐 1.42kg（9.59mol）和 4-二甲基氨基吡啶（DMAP）20.0g（0.16mol），搅拌加热至 80～85℃，保温搅拌反应 3h。加入甲苯 9.0kg、水 2.5kg、36% 盐酸 1.18kg（11.61mol），加料过程控制物料温度不低于 60℃，加料完毕，搅拌升温至 80～85℃，快速分层。有机相用 2.0kg 3%盐酸于 80～85℃洗涤 1 次，减压浓缩脱除甲苯，得类白色固体 **047-3** 3.31kg，收率为 97%，纯度为 99.1%（HPLC 归一化法，条件同化合物 **047-2** ］，mp 153～155℃。

^{1}H-NMR（400MHz，DMSO-d_6）δ：13.27（1H，s），7.75～7.82（1H，m），7.68～7.74（1H，m），7.62～7.68（2H，m），7.56（1H，dd，J＝9.2Hz、5.0Hz），7.47（1H，t，J＝8.8Hz），6.52（1H，q，J＝7.2Hz），1.72（3H，d，J＝7.2Hz）。

3.（S）-2-［［1-（2，6-二氯-3-氟苯基）乙氧基］羰基］苯甲酸单［（S）-1-苯乙胺］盐（047-4）的制备

在反应瓶中加入无水乙醇 16.0kg、化合物 **047-3** 3.31kg（9.26mol），搅拌，室温下滴加（S）-1-苯乙胺 561.4g（4.63mol），1～2h 加完。搅拌加热至回流反应 1h。冷却，有大量白色固体生成，于 0～10℃保温搅拌 2h。过滤，滤饼用冷的无水乙醇洗涤（1.0L×2），于 50℃常压干燥 10h，得白色固体 **047-4** 2.07kg，收率为 47%，纯度为 99.7%［HPLC 归一化法，条件同化合物 **047-2**］，ee 值为 99.9%［手性 HPLC 归一化法：色谱柱大赛璐 Chiral PAK IA 柱（4.6mm×250mm，5μm）；流动相为正己烷/异丙醇（97∶3）；检测波长 254nm；流速 1.0mL/min；柱温 30℃］，mp 177.5～179.5℃。

^{1}H-NMR（400MHz，DMSO-d_6）δ：8.61（3H，brs），7.71（1H，d，J＝7.2Hz），7.28～7.58（10H，m），7.41（1H，q，J＝6.8Hz），4.31（1H，q，J＝6.8Hz）1.64（3H，d，J＝6.8Hz），1.48（3H，d，J＝6.8Hz）。

4.（S）-1-（2，6-二氯-3-氟苯基）乙醇（047-5）的制备

在反应瓶中加入 5%盐酸 4.73kg（6.49mol）化合物 **047-4** 2.07kg（4.32mol），室温搅拌反应 2h。反应体系呈糊状。过滤，滤饼用水洗涤（600mL×2），合并滤液和洗液，室温搅拌，加入 30% NaOH 溶液 0.95kg（7.14mol），0.5～1h 加完，室温搅拌 0.5h，静置，分出有机相，用水洗涤（300mL×2），经无水 Na_2SO_4 干燥，得（S）-1-苯乙胺，回收率为 90%。将滤饼加至 4.32kg（10.81mol）10% NaOH 水溶液中，加热至 50～55℃，保温搅拌反应 5h。冷却至室温，用乙酸乙酯提取（500mL×3），提取后的水相在室温搅拌，慢慢滴加浓盐酸 1.2kg（11.89mol），滴加过程中有大量白色固体产生，加完，室温搅拌 0.5h。过滤，滤饼用水（0.5kg×2）漂洗，于 60℃常压干燥 12h，得邻苯二甲酸，回收率为 40%。上述提取所得有机相用饱和 NaCl 水溶液（500mL）洗涤，用无水 Na_2SO_4 干燥，过滤，滤液减压浓缩脱除溶剂，所得的浓缩液减压蒸馏，至体系蒸干，得无色透明油状液体 **047-5** 861.9g，收率为 95%，纯度为 99.8%（HPLC 归一化法，条件同化合物 **047-2**），ee 值为 99.9%（手性 HPLC 归一化法，方法同化合物 **047-4**）。

^{1}H-NMR（400MHz，$CDCl_3$）δ：7.26（1H，dd，J＝8.8Hz，4.8Hz），7.02（1H，t，J＝8.4Hz），5.52～5.62（1H，m），2.97（1H，d，J＝9.2Hz），1.64（3H，d，J＝6.8Hz）。

5.（*R*）-［5-溴-3-［（2，6-二氯-3-氟苯基）乙氧基］吡啶-2-基］胺（047-8）的制备

在反应瓶中（在 N_2 保护下，反应瓶经严格干燥）依次加入 **047-5** 45.0g（0.215mol）、三苯基膦 81.0g（0.309mol）和 2-硝基-3-羟基吡啶 34.2g（0.244mol），再加入 300mL THF，搅拌溶解，冷却至 0℃，滴加 DEAD 55.8g（0.321mol）。滴加完，室温搅拌反应 3h。浓缩，用乙醇/石油醚结晶，得黄白色固体 **047-6** 62.6g，收率为 88%，mp 96～98℃（文献［21］：mp 98℃）。

在另一反应瓶中依次加入乙醇 1000mL、乙酸 257mL 和化合物 **047-6** 51.5g（0.156mol），搅拌溶解，搅拌均匀后，加入还原铁粉 25.1g，加热至回流反应 2h。反应完毕，将反应液浓缩后加水，用 Na_2CO_3 调至溶液至碱性后用乙酸乙酯提取，提取液浓缩后得到固体，用石油醚洗涤后得到白色固体 **047-7** 46.0g，收率为 98%。

在另一反应瓶中加入上步制备的 **047-7** 45.0g（0.150mol）、乙腈 500mL、CH_2Cl_2 250mL，搅拌溶解，冷却至－5～10℃，缓慢加入 NBS27.3g（0.153mol），搅拌反应 15min。加水 500mL 终止反应。用 CH_2Cl_2 提取（300mL×3），有机相合并后用无水 Na_2SO_4 干燥，过滤，滤液减压回收溶剂，得棕褐色固体，用甲醇重结晶得浅黄色固体 **047-8** 46.2g，收率为 81%，mp 102～103℃（文献［21］：mp 103℃）。

^{1}H-NMR（500MHz，$CDCl_3$）δ：1.82（3H，d，J＝6.7Hz），4.89（2H，s），5.99（1H，q，J＝6.7Hz），6.84（1H，d，J＝1.9Hz），7.08（1H，m），7.31（1H，dd，J＝8.9Hz，4.8Hz）7.66（1H，d，J＝1.9Hz）。

MS（m/z）：381.8［M＋H］$^+$。

6.1-（*N*-Boc-4-哌啶基）吡唑-4-硼酸频哪醇酯（047-9）的制备

在反应瓶中（经干燥好的三颈瓶）加入 *N*-Boc-4-羟基哌啶（**047-A**）150.0g（0.745mol）和 CH_2Cl_2 750mL，搅拌溶解，降温至－10℃，搅拌下加入三乙胺 240mL，缓慢滴加甲基磺酰氯 87mL（1.12mol），控温在 0℃以下。滴加完毕，移至室温反应过夜。加入 500mL 水终止反应，用 CH_2Cl_2 提取，有机相用无水 Na_2SO_4 干燥，抽滤，浓缩滤液，得黄褐色固体，用少量水和石油醚洗涤后真空干燥，得黄白色固体 **047-B** 210.0g，收率＞99%。

在另一反应瓶中加入 4-碘吡唑（**047-C**）96.0g（0.495mol）、碳酸铯 195.0g（0.598mol）和 *N*-甲基吡咯烷酮（NMP）375mL，搅拌溶解，升温至 80℃，再加入含中间体 **047-B** 150.0g（0.536mol）的 NMP 溶液 450mL，在 80℃下反应 7h。加入 525mL 甲基叔丁基醚和 525mL 水，充分搅拌后静置分层，分液，有机相用水洗涤（200mL×4），加入 525mL 正己烷，室温搅拌陈化，过滤，得白色固体 **047-D** 120.8g，收率为 60%，mp 96～98℃（文献［21］：mp 97℃）。

在干燥好的反应瓶中（在 N_2 保护下）加入中间体 **047-D** 70.0g（0.185mol）、双频哪醇二硼酸酯（**047-E**）67.0g（0.264mol）和乙酸钾 73.0g（0.745mol），再加入 DMSO 750mL，搅拌溶解后，加入［1，1′-双（二苯基膦）二茂铁］二氯化钯二氯甲烷络合物 6.5g（0.008mol），升温至 80℃，搅拌反应 3h。加入 500mL 水终止反应，用乙酸乙酯提取（200mL×3），有机相用无水 Na_2SO_4 干燥，过滤，滤液减压浓缩回收溶剂，剩余物用乙醇/水重结晶，得白色固体 **047-9** 56.1g；收率为 80%，mp 93～95℃（文献［21］：mp 95℃）。

^{1}H-NMR（500MHz，$CDCl_3$）δ：1.32（12H，s），1.47（9H，s），1.91（2H，m），2.11（2H，m），2.88（2H，m），4.28（3H，m），7.73（1H，s），7.79（1H，s）。

MS（*m/z*）：378.1 $[M+H]^+$。

7. 3-［（1*R*）-1-（2，6-二氯-3-氟苯基）乙氧基］-5-［1-（*N*-Boc-4-哌啶基）-1*H*-吡唑-4-基］-2-吡啶胺（047-10）的制备

在反应瓶中（N_2 保护下）加入中间体 **047-8** 40.0g（0.105mol）、中间体 **047-9** 39.7g（0.105mol）、四丁基溴化铵 0.6g（0.8mmol）和甲苯 100mL，搅拌溶解，再加入含碳酸铯 54.0g（0.165mol）的水溶液 50mL，加入［1，1′-双（二苯基膦）二茂铁］二氯化钯二氯甲烷络合物 0.7g（0.95mmol），升温至 80℃反应 4.5h。将反应液静置分层，分取有机相用无水 Na_2SO_4 干燥过夜。过滤，浓缩滤液，剩余物用甲苯/石油醚结晶，得类白色固体 **047-10** 45.0g，收率为 78%，mp 149～151℃（文献［21］：mp 150℃）。

8. 3-［（1*R*）-1-（2，6-二氯-3-氟苯基）乙氧基］-5-［1-（4-哌啶基）-1*H*-吡唑-4-基］-2-吡啶胺（Crizotinib）（047）的合成

在反应瓶中加入 CH_2Cl_2 200mL、上步制备的中间体 **047-10** 45.0g（0.08mol），搅拌溶解，冷却至 0℃，慢慢滴加 2mol/L 盐酸的乙酸乙酯溶液 100mL，滴加完毕后升至室温搅拌反应 3h。加入 300mL 水终止反应，分别用 CH_2Cl_2（200mL×2）和乙酸乙酯（200mL×1）提取，将水相用饱和 $NaHCO_3$ 水溶液调至碱性，用 CH_2Cl_2（200mL×4）提取至水相无产品，合并有机相无水 Na_2SO_4 干燥，过滤，滤液减压浓缩回收溶剂，得到淡黄色固体，将其用少量乙腈洗涤得白色固体 **047** 35.3g，收率为 96%，mp 190～192℃（文献［21］：mp 192℃）。

^{1}H-NMR（500MHz，$CDCl_3$）δ：1.62（1H，s），1.87（3H，d，*J*=6.7Hz），1.90（2H，m），2.15（2H，m），2.78（2H，m），3.24（2H，m），4.20（1H，m），4.79（2H，s），6.07（1H，q），6.89（1H，d，*J*=1.7Hz），7.06（1H，m），7.29（1H，dd，*J*=9.0Hz，4.9Hz），7.51（1H，s），7.56（1H，s）。

MS（*m/z*）：450.0 $[M]^+$。

DEAD

英文名　Diethyl azodicarboxylate。

中文名　偶氮二羧酸二乙酯（偶氮二甲酸二乙酯）

分子式　$C_6H_{10}N_2O_4$。

结构式

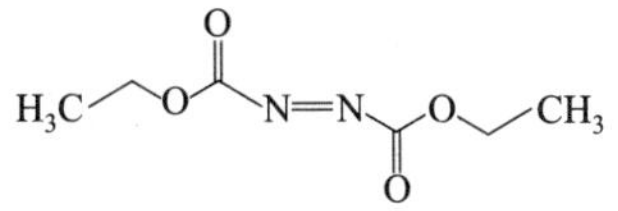

参考文献

［1］ Merck Index 15th：2577.
［2］ WO，06021884，2006.
［3］ US，7858643，2010.
［4］ Lou H Y，et al. Cancer Res，2007，67：4408.
［5］ Christensen J G，et al. Mol Cancer Ther，2007，6：3314.
［6］ Kwak E L，et al. N Engl J Med，2010，363：1693.
［7］ Butrynski J E，et al. N Engl J Med，2010，363：1727.
［8］ Gerber D E，et al. Cancer Cell，2010，18：548-551.

[9] 张杰，等．合成化学，2017，25（9）：779-783.
[10] 袁其亮，等．中国医药工业，2018，49（6）：756-759.
[11] CN，103664896A，2014.
[12] 张广艳，等．中国药物化学杂志，2014，24（6）：445-449.
[13] 孙亚飞，等．中国医药工业杂志，2013，44（12）：1308-1310.
[14] 周文菁，等．中国新药与临床杂志，2013，(8)：595-598.
[15] 江红叶，等．中国药物化学杂志，2017，27（3）：186-193.
[16] 齐平，等．中国医药导刊，2014，16（2）：302-303，306.
[17] Zhang S，et al. Chem Biol Drug Des，2011，78（6）：999-1005.
[18] Ous H，et al. Expert Rev Anticancer Ther，2012，12（2）：151-162.
[19] Wang Y，中国新药杂志，2011，20（17）：1602-1607.
[20] Ahn H K，et al. Lung Cancer，2012，76（2）：253-254.
[21] Dekoning P D，et al. Org Proc Res Dev，2011，15（5）：1018-1026.
[22] U S，2006/021881，2005.
[23] Cui J J，et al. J Med Chem，2011，54（18）：6342-6363.
[24] 刘勤．上海师范大学硕士学位论文，2016.
[25] CN，104058935，2014.
[26] CN，101735198，2010.
[27] 陈才有，等．中国医药工业杂志，2017，48（7）：943-964.
[28] CN，103319311，2013.
[29] WO，2006021885，2006.
[30] 张瑜，等．华西医学，2017，32（12）：2024-2026.
[31] 董江萍．药物评价研究，2011，34（5）：402.
[32] 王鹏，等．第十一届全国青年药学工作者最新科研成果交流会论文集，2012.
[33] WO，2006/021881A_2，2006.
[34] Martinez CA，et al. Tetrahedron Asymmetry，2010，21（19）：2408-2412.
[35] Qian J Q，et al. Tetrahedron Letters，2014，55（9）：1528-1531.

048 海那替尼（Henatinib）

【别名】 HH-10086。

【化学名】 (*R*,*Z*)-2-[5-Fluoro-2-oxo-1,2-dihydroindol-3-ylidenemethyl]-5-(2-hydroxy-3-morpholin-4-ylpropyl)-3-methyl-5,6,7,8-tetrahydro-1*H*-pyrrolo[3,2-c]azepin-4-one。

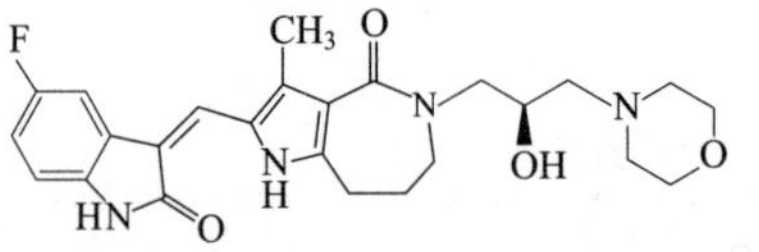

海那替尼 CAS [1239269-51-2] $C_{25}H_{29}FN_4O_4$（468.52）

【研发厂商】 中国江苏豪森医药研究院。

【研发动态】 2013 年报道仍在进行Ⅰ期临床研究阶段，未跟踪研发动向。

【性状】 固体粉末，溶于 DMSO，不溶于水。

【用途】 本品为多靶点酪氨酸激酶抑制剂（Multi-target tyrosine kinase inhibitor）或 VEGFR/PDGFR/C-kit 抑制剂，与其结构类似的舒尼替尼（Sunitinib）相比，本品具有更优的体内外活性及口服生物利用度。本品适应证为治疗胃癌。

【合成路线】 参见文献 [1，2，5]。

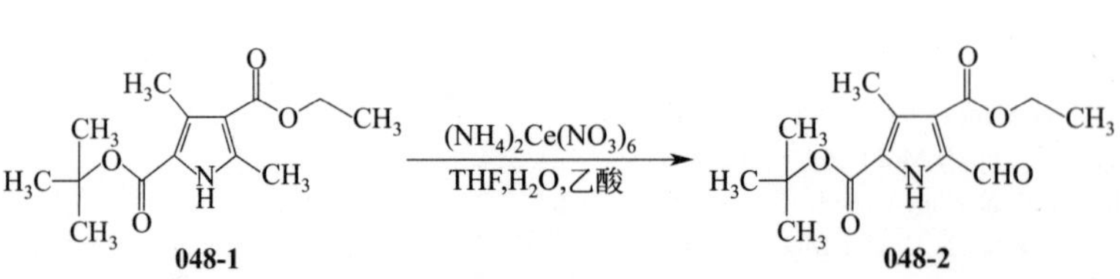

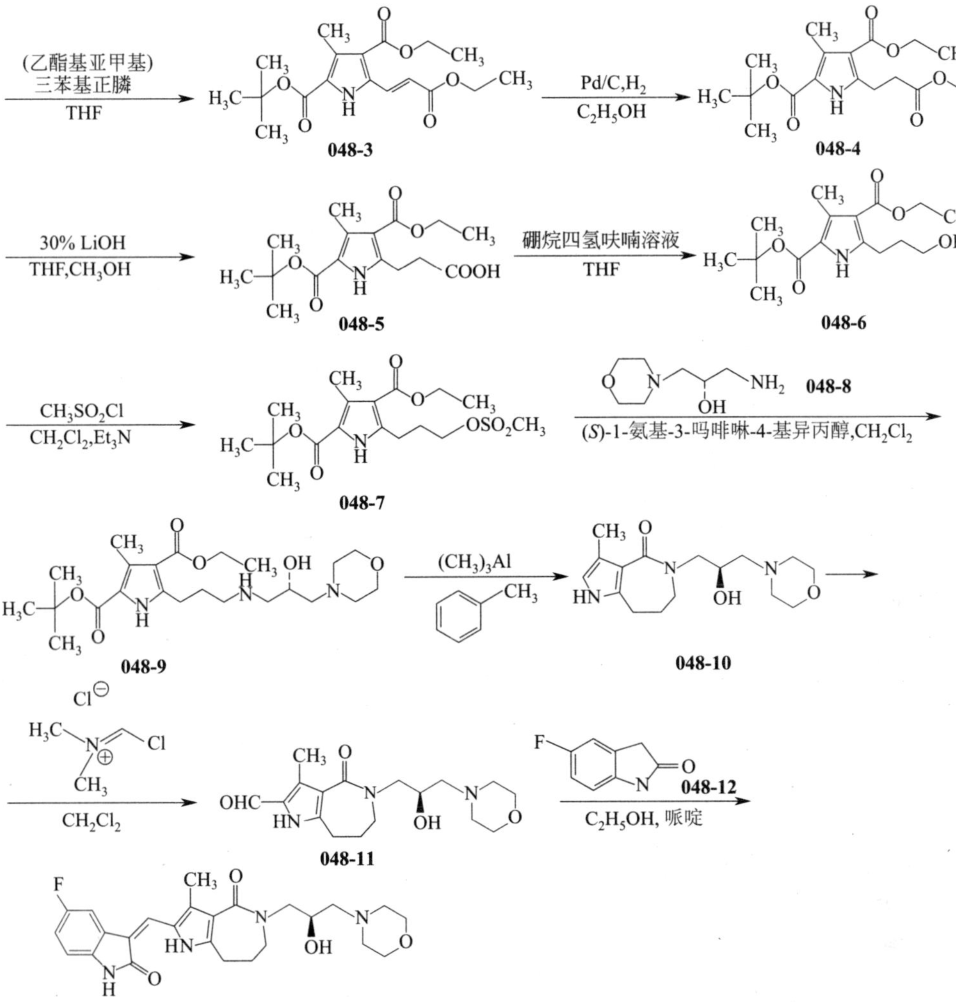

048(HH-10086)

1. 2-叔丁氧羰基-3-甲基-5-甲酰基-1*H*-吡咯-4-羧酸乙酯（048-2）的制备

在反应瓶中加入 3，5-二甲基-1-氢-吡咯-2-羧酸叔丁酯-4-羧酸乙酯（**048-1**）60.0g（0.22mol）、THF 600mL、乙酸 600mL 和水 600mL，搅拌溶解，再在搅拌下加入硝酸铈（Ⅳ）铵（Ammonium Cerium（Ⅳ）nitrate）493.4g（0.90mol），室温下搅拌反应 1h。TLC 监测至反应完全。将反应液倾入冰水中，固体析出，继续搅拌 1h。过滤，滤饼用干燥器干燥后用 CH_2Cl_2/石油醚重结晶，过滤，干燥，得 **048-2** 58.0g，产物为浅黄色固体，收率为 91.9%。

2. 2-叔丁氧羰基-3-甲基-4-乙氧羰基-1*H*-吡咯-5-丙烯酸乙酯（048-3）的制备

在反应瓶中加入 **048-2** 56.0g（0.20mol）、（乙酯基亚甲基）三苯基正膦 84.6g（0.24mol）和 THF 700mL，搅拌混合，于室温搅拌反应 12h。减压浓缩，浓缩的剩余物用硅胶柱色谱分离纯化，经后处理得黄色油状物 **048-3** 62.5g，收率为 89.3%。

3. 2-叔丁氧羰基-3-甲基-4-乙氧羰基-1*H*-吡咯-5-丙酸乙酯（048-4）的制备

在反应瓶中加入 **048-3** 60.0g（0.17mol）、乙醇 400mL，搅拌溶解，加入 Pd/C 3g，通入 H_2 在常压常温下氢化反应过夜。TLC 监测反应完全后过滤，用乙醇洗涤滤渣（催化剂可回收），合并滤液，减压浓缩至干，得类白色固体 **048-4** 60.0g，收率为 99.4%。

4. 2-叔丁氧羰基-3-甲基-4-乙氧羰基-1*H*-吡咯-5-丙酸（048-5）的制备

在反应瓶中加入 **048-4** 60.0g（0.17mol）、THF 600mL、CH_3OH 200mL，搅拌溶解，在搅拌下加入 30%的 LiOH（含氢氧化锂一水合物 83.6g）（2.00mol），室温搅拌 1h。TLC 监测至反应完全。用 2mol/L 盐酸酸化，析出固体，过滤水洗滤饼，干燥，得白色固体 **048-5** 52.6g，收率为 95.2%。

5. 2-叔丁氧羰基-3-甲基-5-羟丙基-1*H*-吡咯-4-羧酸乙酯（048-6）的制备

在反应瓶中加入 **048-5** 52.0g（0.16mol）和 THF 600mL，搅拌溶解，于 0℃下滴加 1mol/L 的硼烷四氢呋喃溶液 480mL（0.48mol），滴加完毕，移去冷浴，自然升温搅拌反应 2h。TLC 监测至反应完全。将反应液浓缩至干，加入 CH_2Cl_2 和饱和 $NaHCO_3$ 溶液，充分搅拌后静置分层，分取有机相，有机相用饱和盐水洗涤，干燥，浓缩，干燥，得黄色油状物 **048-6** 45.6g，收率为 91.6%。

6. 2-叔丁氧羰基-3-甲基-5-甲烷磺酰氧丙基-1*H*-吡咯-4-羧酸乙酯（048-7）的制备

在反应瓶中加入 **048-6** 45.0g（0.14mol）、CH_2Cl_2 900mL，搅拌溶解，在－5℃下滴加三乙胺 28.3g（0.28mol），滴加完后，然后缓慢加入甲磺酰氯 24.1g（0.21mol），加完后撤去冷浴，自然升温搅拌反应 4h。TLC 监测至反应完全，加入冰水淬灭反应。静置分层，分取有机相，依次用 2mol/L 盐酸、饱和 $NaHCO_3$ 溶液、饱和食盐水洗涤，干燥、过滤，滤液减压浓缩至干，得 54.0g 棕色油状物 **048-7**，收率为 95.9%。

7. 中间体 048-9 的制备

在反应瓶中加入 **048-7** 38.0g（0.10mol）、CH_2Cl_2 200mL，搅拌溶解，室温下加入（S）-1-氨基-3-吗啡啉-4-基异丙醇（**048-8**）31.3g（0.20mol），搅拌回流反应 14h。冷却至室温，减压浓缩，浓缩液用硅胶柱色谱分离纯化，经后处理得 30.0g 红色油状物 **048-9**，$[\alpha]_D^{20}=2.5°$（$c=1$，$CHCl_3$），收率为 67.8%。

8. 中间体 048-10 的制备

在反应瓶中加入 **048-9** 24.0g（0.05mol）、甲苯 250mL，搅拌溶解。于 0℃下搅拌滴加三甲基铝的甲苯溶液（2mol/L）75mL（0.15mol），滴加完毕，搅拌回流过夜。TLC 监测至反应完全，冷却至室温，加入冰水淬灭反应。用 10% NaOH 溶液调至 pH＝12，静置分层，分取有机相，水相用 CH_2Cl_2 提取，合并有机相，干燥后减压浓缩，浓缩的剩余物用硅胶柱色谱分离纯化，经后处理，得棕色固体 **048-10** 9.0g，收率为 55.3%。

9. 中间体 048-11 的制备

在反应瓶中加入 **048-10** 8.0g（0.03mol）、CH_2Cl_2 25mL，搅拌溶解，0℃下加入氯亚甲基二甲基氯化铵 5.3g（0.04mol），室温搅拌反应 1h，TLC 监测至反应完全。加入 10mol/L NaOH 溶液，用 CH_2Cl_2 提取，有机相经水洗、干燥、减压浓缩至干，浓缩液用硅胶柱色谱分离纯化，经后处理，得棕色油状物 **048-11** 6.0g，收率为 68.7%。

10.（*R*，*Z*）-2-［5-氟-2-氧代-1，2-二氢吲哚-3-基亚甲基］-5-（2-羟基-3-吗啡啉-4-基丙基）-3-甲基-5，6，7，8-四氢-1*H*-吡咯并［3，2-C］氮杂草-4-酮（海那替尼）（048）的合成

在反应瓶中加入 **048-11** 5.0g（0.01mol）、乙醇 30mL，搅拌溶解，于室温下加入 1.5g（0.01mol）5-氟-1，3-二氢吲哚-2-酮（**048-12**）、哌啶 0.9g（0.01mol），避光搅拌回流反应 2h。TLC 监测至反应完全。冷至室温，析出的固体经过滤、乙醇洗涤、干燥，得橙色固体 **048** 5.0g，收率为 71.6%，$[\alpha]_D^{20}=42.0°$（$c=1$，0.1mol/L HCl）。

^{1}H-NMR (400MHz, DMSO-d_6) δ: 13.73 (1H, s, NH), 10.91 (1H, s, NH), 7.76～7.78 (1H, m, Ar-H), 7.75 (1H, s, CH ═ C), 6.91～6.94 (1H, m, Ar-H), 6.84～6.87 (1H, m, Ar-H), 4.73 (1H, s, OH), 3.90 (1H, s, OH), 3.75～3.79 (1H, m, CH), 3.58 (4H, t, J = 4.4Hz, $CH_2 \times 2$), 3.42～3.45 (2H, m, CH_2), 3.32 (2H, s, CH_2), 3.14～3.19 (1H, m, CH), 2.93 (2H, t, J = 7.2Hz, CH_2), 2.46～2.51 (4H, m, $CH_2 \times 2$), 2.46 (3H, s, CH_3), 2.42～2.46 (2H, m, CH_2), 2.31 (2H, t, J =2.4Hz, CH_2), 2.08 (2H, s, CH_2)。

ESI-MS (m/z): 469 [M + H]$^+$; HRMS caled for $C_{25}H_{30}FN_4O_4$ [M + H]$^+$: 469.22456, found: 469.22433。

(氯亚甲基) 二甲基氯化铵

中文别名　维尔斯斯梅尔试剂；氯甲二甲基氯化铵。

英文名　(Chloromethylene) dimethyliminium chloride; (chloromethylene) dimethylammonium chloride。

CAS [3724-43-4]。

分子式：$C_3H_7Cl_2N$。

分子量　128.00。

结构式

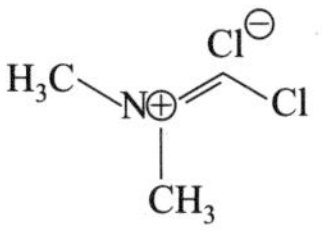

性状　白色至灰白色粉末，mp 132℃ (dec) (lit)。

水溶解性　在水中反应。

稳定性　在常温常压下稳定，随着热量释放，与水剧烈反应。

参考文献

[1] Tang PC, et al. J Med Chem, 2010, 53 (22): 8140-8149.
[2] US, 2012/295887, 2012.
[3] Toumean C L, et al. Ther Clin Risk Manag, 2007, 3 (2): 346-348.
[4] 顾萍，等．中国临床药理学与治疗学，2009，14 (7)：775-779.
[5] 孔双华．精细与专用化学品，2013，21 (9)：18-20.
[6] Gu. P, et al. Biomed Chromatogr, 2010, 24 (4): 420-425.

049　(*S*)-苹果酸卡博替尼 (Cabozantinib (*S*) -Malate)

【别名】 Cometriq®, XL-184, (S)-苹果酸卡赞替尼, BMS-907351。

【化学名】 *N*-[4-[(6,7-Dimethoxy-4-quinolinyl)oxy]phenyl]-*N*′-(4-fluorophenyl)-1,1-cyclopropanedicarboxamide-(*S*)-malate。

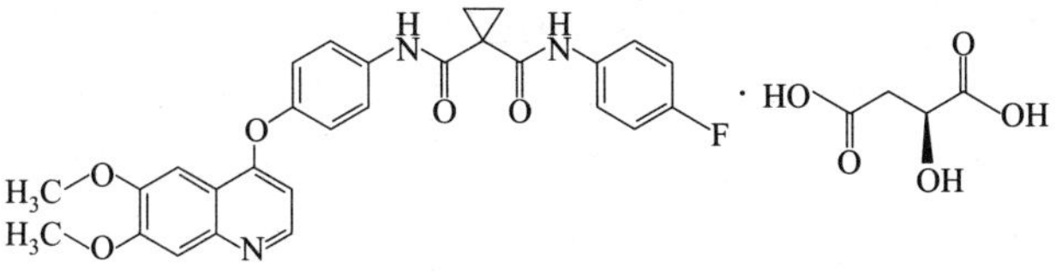

(S)-苹果酸卡博替尼　CAS [1140909-48-3]　$C_{32}H_{30}FN_3O_{10}$　635.59

【研发厂商】 美国 Exelixis 公司。

【首次上市时间与国家】 2012 年 11 月，经美国 FDA 批准首次在美国上市。

【性状】 白色粉末，mp 173～174℃（参见文献［2］）。

【用途】 本品为酪氨酸激酶 MET 和 VEGFR-2 的双重抑制剂，商品名为 Cometriq®，用于治疗进展性、转移性甲状腺髓样癌（medullary thyroid cancer，MTC）。其治疗去势抵抗性前列腺癌（castration-resistant prostate carcinoma，CRPC）的Ⅲ期临床试验在 2014 年仍在进行，进展情况未见到报道。

【合成路线】 介绍文献［1］的方法路线。

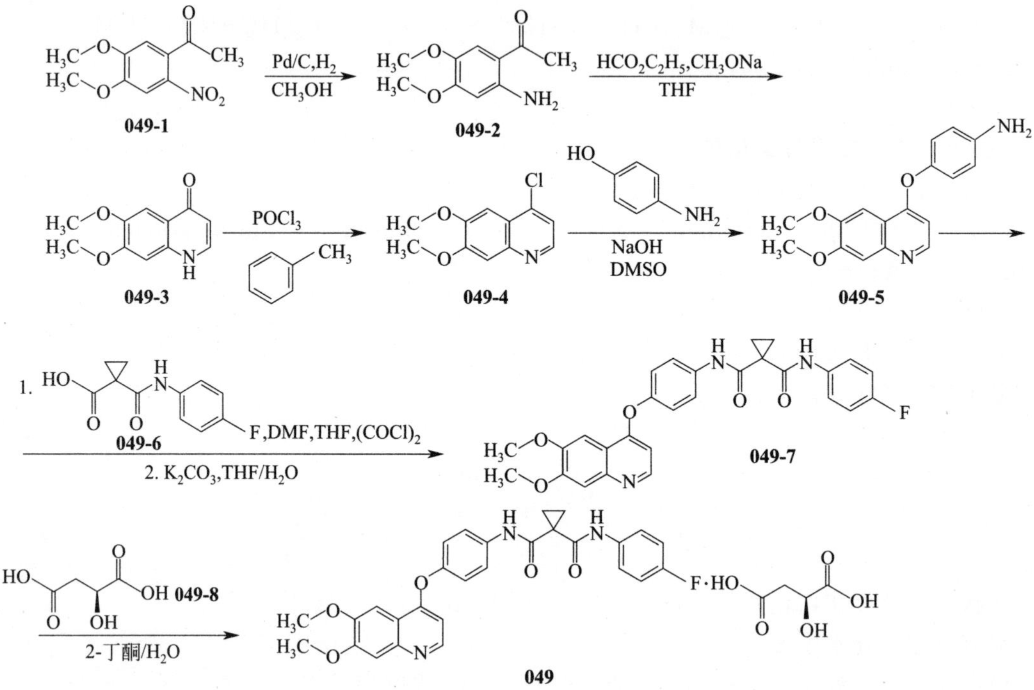

中间体 **049-6** 的制备：

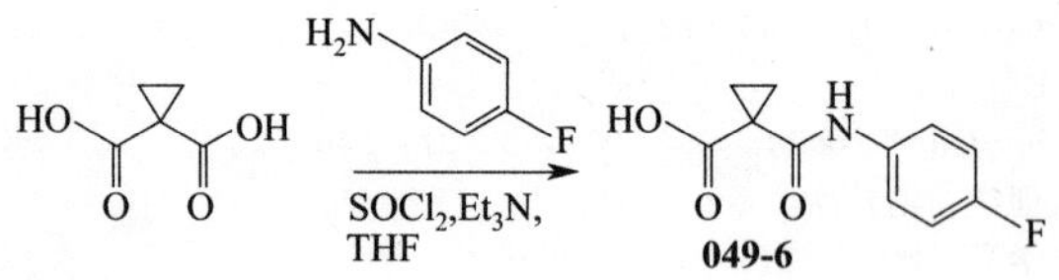

1. 2-氨基-4,5-二甲氧基苯乙酮(049-2)的制备

在氢化反应瓶中加入 2-硝基-4,5-二甲氧基苯乙酮（**049-1**）15.1g（67mmol）、甲醇 155mL 和 5%Pd/C 2.25g，搅拌混合，于 40℃常压通入 H_2 搅拌反应 5h。过滤，滤液减压蒸干，剩余物于 25℃减压干燥，得黄褐色固体 **049-2** 12.5g，收率为 95%（文献［10］：收率为 81%），无须纯化，直接用于下步反应。

2. 6,7-二甲氧基-1*H*-喹啉-4-酮（049-3）的制备

在反应瓶中加入 **049-2** 12.5g（64mmol）、50%甲醇钠 28.8g（266mmol）和 THF 200mL，于室温下搅拌混合，在 N_2 保护下搅拌反应 1h。在冰浴冷却下滴加甲酸乙酯 31.9g（430mmol），加完后室温搅拌 2h。加水 20mL，用 6mol/L 盐酸调至 pH＝7，减压蒸除 THF，剩余物中加水 200mL，搅拌 2h。过滤，滤饼于 70℃减压干燥，得微黄色固体 **049-3** 12.8g，收率为 97%，mp 220.8～221.3℃（文献［2，11］：收率为 95%，

mp 224～226℃）。

3. 4-氯-6，7-二甲氧基喹啉（049-4）的制备

在反应瓶中加入 **049-3** 4.6g（22mmol）、$POCl_3$ 14.2g（92.6mmol）和甲苯 3mL，搅拌混合，回流搅拌反应 2h。在冰浴冷却下，加入水 65mL，用 50% NaOH 溶液调至 pH=10，搅拌 1h。过滤，滤饼于 70℃减压干燥，得微黄色粉末 **049-4** 4.0g，收率为 81%，mp 130.9～131.2℃（文献［2］：收率为 92%，mp 137～138℃）。

^{1}H-NMR（400MHz，DMSO-d_6）δ：8.59（1H，d，J=4.8Hz，Ar-H），7.52（1H，d，J=4.8Hz，Ar—H），7.42（1H，s，Ar-H）7.34（1H，s，Ar-H），3.96（6H，s，$2CH_3$）。

4. 4-（4-氨基苯氧基）-6，7-二甲氧基喹啉（049-5）的制备

在反应瓶中加入 NaOH 1.2g（30.0mmol）、4-氨基苯酚 1.1g（10.0mmol）和 DMSO 12mL，搅拌混合，在 N_2 保护下于 120℃搅拌 1h。然后加入 **049-4** 1.5g（6.7mmol），继续搅拌 2h。加入水 45mL，冰浴冷却下搅拌 1h。过滤，滤饼于 70℃下减压干燥，得浅棕色固体 **049-5** 1.7g，收率为 86%，mp 209.4～209.9℃（文献［2］：收率为 63%，mp 204～206℃）。

^{1}H-NMR（400MHz，DMSO-d_6）δ：8.41（1H，d，J=5.6Hz，Ar-H），7.50（1H，s，Ar-H）7.35（1H，s，Ar-H），6.91（2H，d，J=8.4Hz，Ar-H），6.67（2H，d，J=8.4Hz，Ar-H），6.38（1H，d，J=5.6Hz，Ar-H），5.08（2H，s，NH_2），3.93（3H，s，CH_3），3.91（3H，s，CH_3）。

ESI-MS（m/z）：297 $[M+H]^+$。

5. 1-［（4-氟苯基）氨基甲酰基］环丙烷羧酸（049-6）的制备

在反应瓶中（在冰浴冷却下）加入 1，1-环丙烷二羧酸（见反应式结构）3.3g（25.3mmol）、三乙胺 2.8g（27.7mmol）和 THF 18mL，搅拌混合，滴加氯化亚砜（$SOCl_2$）3.3g（27.7mmol），滴完后，搅拌反应 1h。再往反应液中滴加含对氟苯胺 3.1g（27.9mmol）的 THF 溶液 11mL，搅拌 4h。反应液用乙酸异丙酯（31mL）稀释，依次用 1mol/L NaOH 溶液、饱和 NaCl 溶液洗涤。减压蒸至体积约为 25mL，滴加正庚烷 48mL，搅拌 2h。有固体析出，过滤，滤饼于 25℃减压干燥，得白色固体 **049-6** 3.7g，收率为 66%（文献［8］：收率为 70%），mp 176.4～176.8℃。

^{1}H-NMR（400MHz，DMSO-d_6）δ：13.07（1H，s，CO_2H），10.55（1H，s，NH），7.60～7.64（2H，m，Ar-H），7.11～7.15（2H，m，Ar-H），1.43（4H，s，$2CH_2$）。

ESI-MS（m/z）：224 $[M+H]^+$。

6. *N*-[4-[(6,7-二甲氧基-4-喹啉基)氧基]苯基]-*N'*-(4-氟苯基)-1,1-环丙烷二甲酰胺(卡博替尼)（049-7）的合成

在反应瓶中加入 **049-6** 1.3g（5.8mmol）、DMF 3 滴和 THF 7.4mL，搅拌混合，在 25℃和 N_2 保护下滴加草酰氯 0.91g（7.2mmol），滴完后，搅拌反应 5h。将所得的反应液滴至盛有含 **049-5** 1.4g（4.7mmol）、K_2CO_3 1.8g（13.0mmol）、水 6.3mL 和 THF 17mL 的悬浊液的反应瓶中，继续搅拌 15min。静置分层，分取上层溶液，加入水 35mL，搅拌 18h。过滤，滤饼于 70℃减压干燥，得微黄色固体 **049-7** 2.2g，收率为 93%，mp 110.1～110.3℃（文献［8］：收率为 96%，文献［2］：mp 108～112℃）。

^{1}H-NMR（400MHz，DMSO-d_6）δ：10.15（1H，s，NH），10.02（1H，s，NH），8.46（1H，d，J=5.2Hz，Ar-H），7.74（2H，d，J=8.8Hz，Ar-H），7.63（2H，dd，J=

4.8Hz，8.8Hz，Ar-H），7.51（1H，s，Ar-H），7.39（1H，s，Ar-H），7.22（2H，d，$J=$8.8Hz，Ar-H），7.15（2H，t，$J=$8.8Hz，Ar-H），6.45（1H，d，$J=$5.2Hz，Ar-H），3.95（3H，s，CH_3），3.93（3H，s，CH_3），1.50（4H，s，$2CH_2$）。

7.（*S*）-苹果酸卡博替尼（049）的合成

在反应瓶中加入**049-7** 1.0g（2.0mmol）、（*S*）-苹果酸（**049-8**）0.4g（3.0mmol）、2-丁酮17.3mL和水2.8mL，搅拌混合，加热至回流，回流3h。缓慢冷却至50℃，趁热过滤，向滤液中加入2-丁酮35.8mL，共沸除水至剩余体积约为20mL，冷却至20℃，搅拌4h。过滤，滤饼用2-丁酮洗涤，抽滤干，于50℃下减压干燥，得白色固体**049** 1.1g，收率为87%，mp 173.1～173.5℃（文献［8］：收率为88%，文献［2］：mp 173～174℃），纯度为99.5%［HPLC归一化法：色谱柱Thermo Acclaim C_{18}柱（4.6mm×250mm，5μm），流动相A为0.1mol/L磷酸二氢钾溶液（pH=3.0），流动相B为甲醇（梯度条件：0min，100% A；5min，100% A；15min，45%A；40min，75%A；50min，75%A）；检测波长260nm；流速1mL/min；柱温30℃，进样量10μL］。**049**的分子式：$C_{32}H_{30}FN_3O_{10}$。

^{1}H-NMR（400MHz，DMSO-d_6）δ：10.14（1H，s，NH），10.01（1H，s，NH），8.46（1H，d，$J=5.2$Hz，Ar-H），7.74（2H，d，$J=8.8$Hz，Ar-H），7.62（2H，dd，$J=$4.8Hz，8.8Hz，Ar-H），7.50（1H，s，Ar-H），7.39（1H，s，Ar-H），7.21（2H，d，$J=$8.8Hz，Ar-H），7.14（2H，t，$J=8.8$Hz，Ar-H），6.45（1H，d，$J=5.2$Hz，Ar-H），4.25～4.28（1H，m，CH），3.94（3H，s，CH_3），3.92（3H，s，CH_3），2.59～2.64（1H，m，CH）；2.45～2.47（1H，m，CH），1.49（4H，s，$2CH_2$）。

ESI-MS（m/z）：502（**049-7**）$[M+H]^+$，133［（S）-苹果酸］$[M+H]^+$。

参考文献

［1］陈卓，等．中国医药工业杂志，2014，45（5）：401-403.408.
［2］谢宁，等．中国医药工业杂志，2014，45（3）：207-210.
［3］祁宝辉，等．广东化工，2014，41（19）：22-23.
［4］Yakes FM，et al. Mol Cancer Ther，2011，10（12）：2298-2308.
［5］Rossella E，et al. J Clin Oncol，2013，31（29）：3618-3620.
［6］Pinto A. Cancer Chemoth Pharm，2014，73（2）：219-222.
［7］WO，2010/083414，2010.
［8］WO，2012/109510，2012.
［9］Kubo K，et al. Bioorg Med Chem Lett，1997，7（23）：2935-2940.
［10］府莹，等．中国新药杂志，2013，22（1）：26-29.
［11］Kubo K，et al. J Med Chem，2005，48（5）：1359-1366.
［12］U S，20120070368，2012.
［13］U S，2012109510，2012.
［14］Madrid PB，et al. Bioorg Med Chem Lett，2005，15（4）：1015-1018.
［15］WO，2013059788A_1，2013.
［16］WO，20080319188，2008.
［17］WO，2013166296，2013.
［18］WO，2013070890A_1，2013.
［19］WO，2008048375A_1，2008.
［20］US，20100239576A_1，2010.

050 依鲁替尼（Ibrutinib）

【别名】 PCI-32765，Imbruvica^{TM}，CRA-032765。

【化学名】 1-［（3*R*）-3-［4-Amino-3-（4-phenoxyphenyl）-1*H*-pyrazolo［3，4-d］pyrimidin-1-yl］piperidin-1-yl］prop-2-en-1-one。

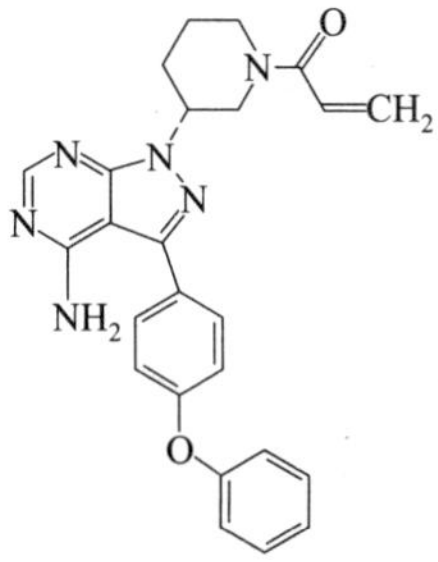

依鲁替尼　CAS [936563-96-1]　$C_{25}H_{24}N_6O_2$ 440.50

【研发厂商】 美国 Pharmacyclics 公司和强生公司联合研究开发。

【首次上市时间与国家】 2013 年 11 月 13 日获美国 FDA 批准在美国上市。

【性状】 本品为白色或类白色固体，易溶于 DMSO，可溶于甲醇，不溶于水。本品分配系数（lg$P$）为 3.97（pH=7），解离常数（pK_a）为 74，mp 149～158℃。

【用途】 本品是一种口服的名为布鲁顿酪氨酸激酶（Bruton′s tyrosine kinase，BTK）抑制剂的首创新药，该药通过与靶蛋白 BTK 活性位点半胱氨酸残基（Cys-481）选择性地共价结合，不可逆地抑制 BTK，从而有效地阻止肿瘤从 B 细胞迁移到适应于肿瘤生长环境的淋巴组织。套细胞淋巴瘤（MCL）常见于中老年，是一种罕见但进展迅速的非霍奇金 B 细胞淋巴瘤（NHL）。本品用于治疗罕见的侵袭性血癌——套细胞淋巴瘤（MCL）和白血病（CLL）。即本品适应证：慢性淋巴细胞白血病、套细胞淋巴瘤。

【合成路线】 介绍文献 [3，6，7] 的方法路线。

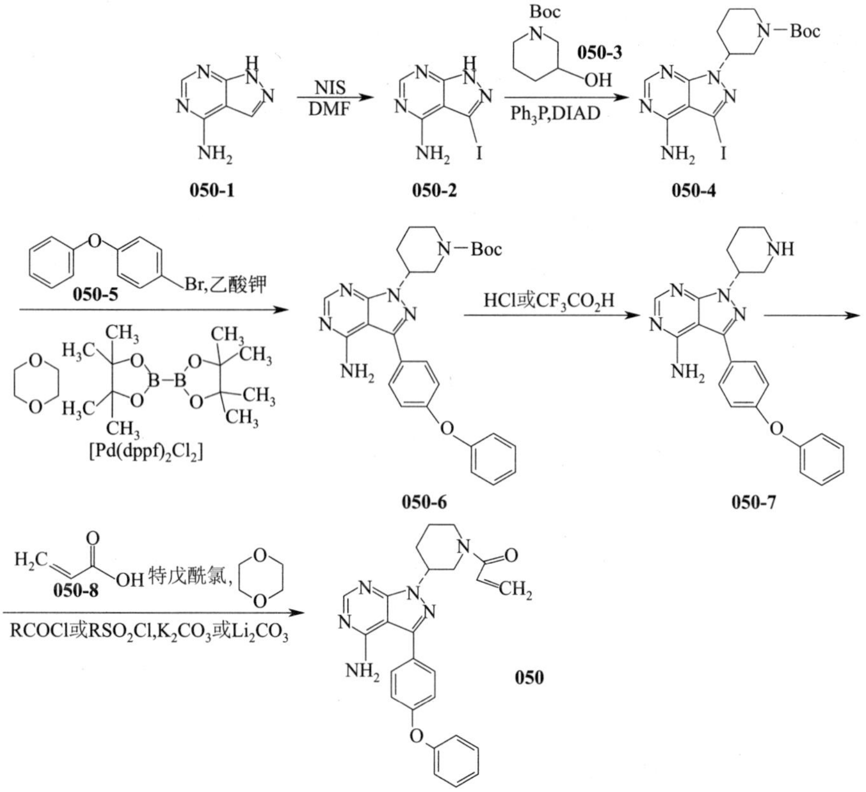

1. 3-碘-1*H*-吡唑并［3，4-d］嘧啶-4-胺（050-2）的制备

在反应瓶中加入 1*H*-吡唑并［3，4-d］嘧啶-4-胺（**050-1**）13.5g（0.1mol）、*N*-碘代丁二酰亚胺（NIS）25.8g（0.15mol）和 DMF 100mL，搅拌升温至 50℃，然后在 50℃下搅拌反应 18h（TLC 检测确认原料消失）。反应完毕，降温至 0℃析晶，过滤，烘干滤饼，得到黄色固体 **050-2** 20.9g，收率为 80%。

2. 中间体 050-4 的制备（参见文献［26，27］）

在反应瓶中加入 **050-2** 10g（0.038mol）、哌啶醇（**050-3**）17g（0.085mol）、三苯基膦（Ph_3P）20g（0.076mol）和 THF 150mL，搅拌溶解，并降温至 0℃，滴加含 DIAD（Diisopropyl azodicarboxylate）15.2g（0.076mol）和 THF 50mL 的混合液。滴加完后将反应混合物缓慢升温至室温搅拌 20h（TLC 确认原料消失）。反应完毕，将反应液浓缩至干，加入 MTBE（甲基叔丁基醚）100mL，搅拌，降温至 0℃，待有大量固体析出后继续搅拌 2h。抽滤，滤饼烘干后得 **050-4** 12.6g，收率为 75%。

^{1}H-NMR（400MHz，DMSO-d_6）δ：1.35（9H，s），1.56～1.85（2H，m），1.96～2.16（2H，m），2.63～2.78（2H，m），2.25～2.35（1H，m），3.02～3.14（2H，m），3.19～3.24（2H，m），4.76（1H，m），8.22（1H，s）。

3. 中间体 050-6 的制备

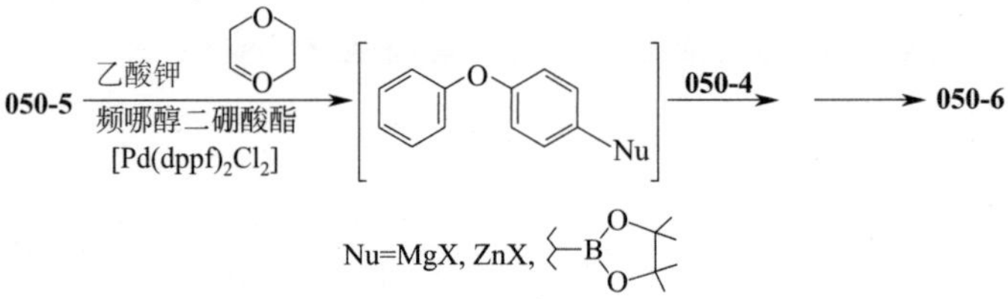

在反应瓶中加入 4-溴二苯醚（**050-5**）3.74g（15mmol）、1.4-二氧六环 50mL，搅拌下加入频哪醇二硼酸酯 4.52g（18mmol）、乙酸钾 1.78g（18mmol）。然后加入催化剂［1，1′-双（二苯基膦）二茂铁］二氯化钯［Pb（dppf）$_2$$Cl_2$］1.11g（1.5mmol）。搅拌下，加热到 100℃搅拌反应 5h（TLC 检测至原料消失）。然后，加入中间体 **050-4** 4.44g（10mmol），保持 100℃反应 22h（TLC 确认原料 **050-4** 消失）。然后，减压浓缩回收溶剂后，得 **050-6** 的黄色固体 3.41g，收率为 70%，化学纯度≥99%，光学纯度≥99%。

^{1}H-NMR（400MHz，DMSO-d_6）δ：1.33（9H，s），1.56～1.82（2H，m），1.94～2.16（2H，m），2.60～2.72（2H，m），2.20～2.30（1H，m），3.00～3.12（2H，m），3.15～3.20（2H，m），4.74（1H，m），7.15（5H，m），7.40（2H，t，*J*＝8.2Hz），7.64（2H，t，*J*＝8.2Hz），8.24（1H，s）。

中间体 **050-6** 的另一种制备方法：在反应瓶中加入 THF 50mL、金属镁 0.48g（20mmol），加一粒碘作为引发剂。搅拌加热到 40℃，滴加 3.74g（15mmol）**050-5** 溶解于 10mL THF 的溶液。加热至回流，回流反应 2h。（TLC 检测原料消失）。加入氯化锌 2.07g（15mmol），于 20℃下搅拌 3h。然后加入催化剂三（二亚苄基丙酮）二钯［Pd_2（dba）$_3$］1.37g（1.5mmol）、4，5-双（二苯基膦）-9，9-二甲基三环二苯并（xantphos）1.73g（3.0mmol）。搅拌下加入中间体 **050-4** 4.44g（10mmol），20℃反应 8h。［TLC 检测原料 **050-4** 消失］。然后，减压浓缩回收溶剂后得 **050-6** 的黄色固体 3.0g，收率为 61.5%，化学纯度和光学纯度≥99%。

4. 中间体 050-7 的制备

在反应瓶中加入中间体 **050-6** 48.6g（0.1mol）、三氟乙酸 200mL，搅拌，室温下反应 12h

（TLC 确认反应完成）。加入 Na_2CO_3 溶液中和反应液后用 CH_2Cl_2 提取，合并有机相，用无水硫酸钠干燥，过滤，浓缩滤液得 **050-7** 3.40g，收率为 88%（用盐酸脱保护，**050-7** 的收率 83.3%）。

^1H-NMR（400MHz，DMSO-d_6）δ：1.59～1.83（2H，m），1.99～2.18（2H，m），2.60～2.75（2H，m），2.22～2.33（1H，m），3.00～3.10（2H，m），3.17～3.21（2H，m），4.78（1H，m），7.17（5H，m），7.44（2H，t，J=8.4Hz），7.67（2H，t，J=8.4Hz），8.25（1H，s）。

5. 1-［3*R*-3-［4-氨基-3-（4-苯氧基苯基）-1*H*-吡唑并［3，4-d］嘧啶-1-基］-1-哌啶-1-基］-2-丙烯-1-酮（依鲁替尼）（050）的合成

在反应瓶中加入 1，4-二氧六环 60mL、特戊酰氯 3.37g（28mmol）、K_2CO_3 4.13g（30mmol），搅拌混合，降温至 10℃，加入丙烯酸（**050-8**）2.02g（28mmol），搅拌 15h。将 5g（13mmol）中间体 **050-7** 加到上述制备好的混酐溶液中，在 10℃搅拌 50min（TLC 检测原料消失）。加入水搅拌，用乙酸乙酯提取，静置分层，取有机相，用无水 Na_2SO_4 干燥，过滤，滤液减压浓缩，得白色固体 **050** 4.8g，收率为 84.4%。

^1H-NMR（400MHz，DMSO-d_6）δ：1.52～1.64（1H，m），1.91～1.95（1H，m），2.11～2.14（1H，m），2.22～2.33（1H，m），3.01（0.5H，t，J=10Hz），3.16～3.24（1H，m），3.71（0.5H，t，J=10.4Hz），4.08（0.5H，d，J=14.4Hz），4.21（1H，m），4.56（0.5H，d，J=12Hz），4.71（1H，m），5.65（1H，dd，J=10.4Hz，46Hz），6.05～6.16（1H，m），6.69～6.91（1H，m），7.12～7.21（5H，m），7.44（2H，t，J=8.4Hz），7.67（2H，d，J=8.0Hz），8.26（1H，s）。

合成 **050** 的另一方法；

在反应瓶中加入乙腈 100mL、甲磺酰氯 3.2g（28mmol）、Li_2CO_3 2.21g（30mmol），加热至 50℃，搅拌，加入丙烯酸（**050-8**）2.02g（28mmol），搅拌 10h。加入中间体 **050-7** 5g（13mmol），在 50℃搅拌 30min 后，TLC 检测，原料反应完毕。加入水并搅拌，水相用乙酸乙酯提取 2 次，合并有机相，用无水 Na_2SO_4 干燥，过滤，滤液减压浓缩，得白色固体 **050** 4.9g，收率为 86.1%。

DIAD（Diisopropyl azodicarboxylate）

化学名　偶氮二甲酸二异丙酯。

CAS［2446-83-5］。

分子式　$C_8H_{14}N_2O_4$。

结构式

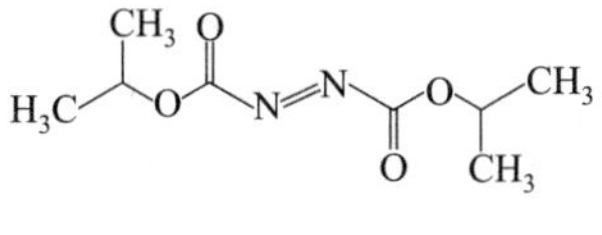

用途　医药中间体，有机合成试剂。

xantphos（参见 Merck Index，15th：10268）

中文名　［4，5-双（二苯基膦）-9，9-二甲基氧杂蒽］。

英文名　4，5-Bis（diphenylphosphino）-9，9-dimthyl xanthene。

CAS［161265-03-8］。

分子式　$C_{39}H_{32}OP_2$。

参考文献

[1] 郑小娟，等．药物评价与研究，2014，37（4）：381-384.
[2] 王彦时，等．临床药物治疗杂志，2015，13（4）：21-24.
[3] CN，104557945A，2015.
[4] 张翼，等．药品评价杂志，2013，10（22）：27-28.
[5] CN，105541607A，2016.
[6] WO，2012/158795，2012.
[7] US，7514444，2009.
[8] CN，105294696A，2016.
[9] US，2008/0108636，2008.
[10] WO，2013/010136A_3，2013.
[11] John C. Byrd，et al. N Engl J Med 2013，369：32-42.
[12] Michael L，et al. N Engl J Med，2013，369：507-516.
[13] WO，2008/039218A_3，2008.
[14] Pan Z，et al. Chem Med Chem，2007，2（1）：58-61.
[15] Cameron F，et al. Drugs，2014，74（2）：263-271.
[16] Seda V，et al. Eur J Haematology，2015，94（3）：193-205.
[17] Vetrie D，et al. Nature，1993，361（6409）：226-233.
[18] Davis RE，et al. Nature，2010，463（7277）：88-92.
[19] Lou Y，et al J Med Chem，2012，55（10）：4539.
[20] Li X，et al. J Med Chem，2015，58（24）：9625-9638.
[21] Li X，et al. J Med Chem，2014，57（12）：5112-5128.
[22] Delucca G V，et al. J Med Chem，2016，59（17）：7915-7935.
[23] Wang A，et al. J Med Chem，2017，60（7）：2944-2962.
[24] Hughes DL，et al. Organic Process Research & Development，2016，20（11）：1855-1869.
[25] 苗玉淇．河南师范大学硕士学位论文，2018.
[26] Merck Index 15th：ONR-72～ONR-73.
[27] ［美］迈克尔 B. 史密斯．高等有机化学——反应、机理与结构．李艳梅，黄志平译．北京：化学工业出版社，2018：261-262.

051 枸橼酸托法替尼（Tofacitinib Citrate）

【别名】 Xeljanz™。CP-690500（游离碱），CP-690500-10。

【化学名】 3-[(3*R*,4*R*)-4-Methyl-3-[methyl[7*H*-pyrrolo[2,3-d]pyrimidin-4-yl]amino]piperidin-1-yl]-3-oxopropanenitrile 2-hydroxypropane-1,2,3-tricarboxylate。

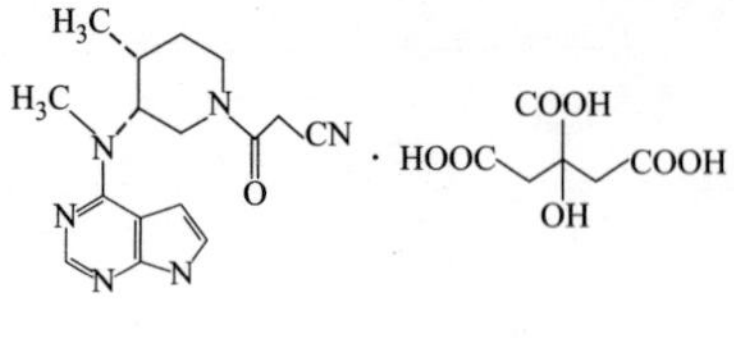

托法替尼	CAS[477600-75-2]	$C_{16}H_{20}N_6O$	312.37
枸橼酸托法替尼	CAS [540737-29-9]	$C_{16}H_{20}N_6O \cdot C_6H_8O_7$	504.50

【研发厂商】 美国辉瑞公司（Pfizer）。

【首次上市时间和国家】 2012 年 11 月经美国 FDA 批准首次在美国上市。

【性状】 游离碱为黄色泡沫状物，$[\alpha]_D^{25}=+10.4°$($c=0.64$,甲醇)。本品为类白色固体,mp 201～203℃(文献[21]:mp 201℃),$[\alpha]_D^{25}=+11.2°$（碳酸钾溶液处理后用 CH_2Cl_2 提取所得游离碱，$c=0.64$，甲醇）[文献[9]:$[\alpha]_D^{25}=+10.4°$($c=0.64$,甲醇)]。

【用途】 本品为一种新型 Janus 激酶抑制剂，以商品名 Xeljanz 上市。本品可联合甲氨蝶呤用于治疗对肿瘤坏死因子抑制剂应答不足的活动性类风湿性关节炎。

【合成路线】 参见文献［3］的方法路线。

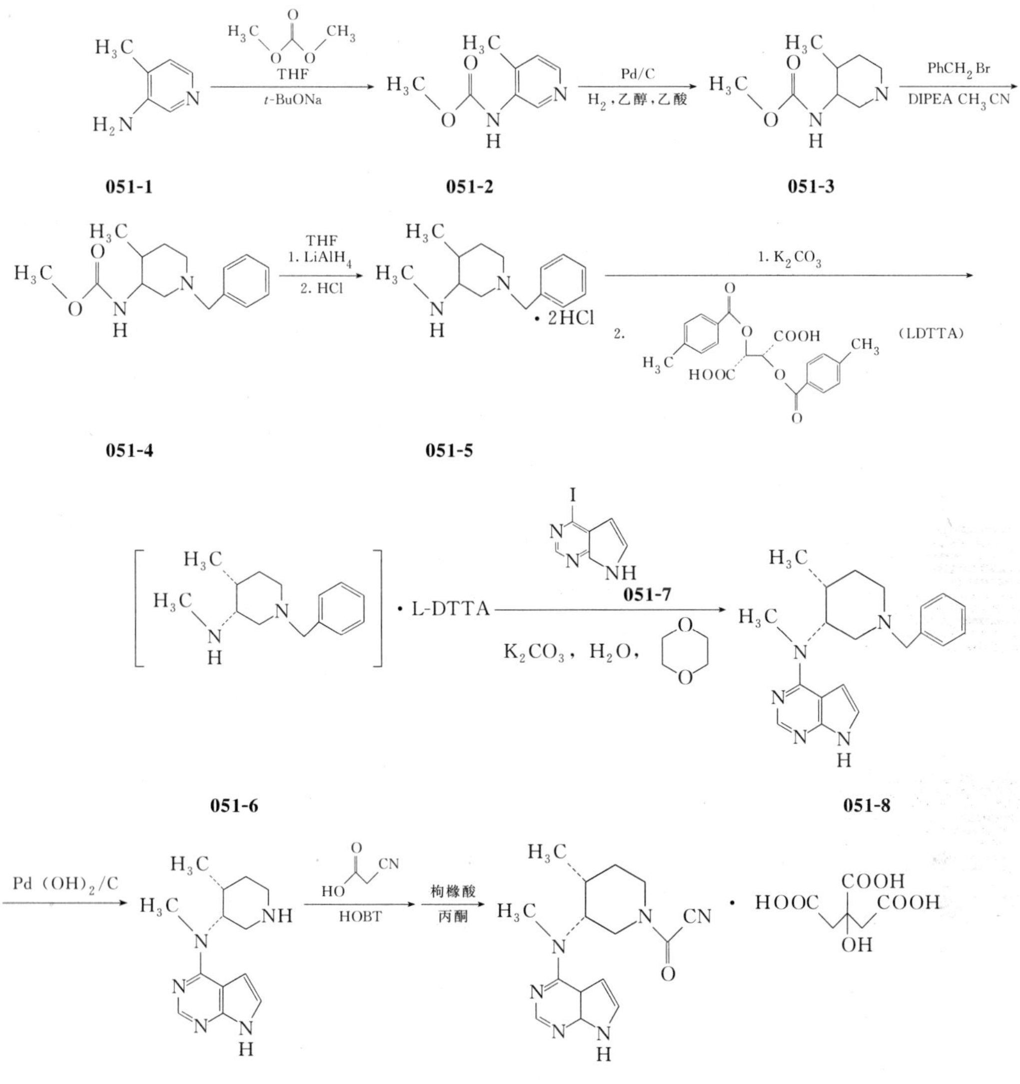

1.（4-甲基吡啶-3-基）氨基甲酸甲酯（051-2）的制备

在反应瓶中加入 3-氨基-4-甲基吡啶（**051-1**）21.63g（0.2mol）、THF 150mL 和叔丁醇钠 23.07g（0.24mol），室温下搅拌 30min。再加入碳酸二甲酯 21.62g（0.24mol），滴毕，室温搅拌反应 8h。缓慢滴加水 200mL 淬灭反应，用 CH_2Cl_2 提取（150mL×3），有机相减压浓缩，剩余物经乙酸乙酯/石油醚（1∶1）重结晶；得淡黄色固体 **051-2** 31.0g，收率为 93.3%，mp 116～117℃（文献［17］：mp 115.3～116.6℃）。

^{1}H-NMR（500MHz，$CDCl_3$）δ：9.07（1H，s，NH），8.48（1H，s，C ═CH ═N），8.22（1H，d，J=4.5Hz，N ═CH ═CH），7.23（1H，d，J=4.5Hz，N ═CH ═CH），3.67（3H，s，CH_3O），2.22（3H，s，CH_3C ═CH）。

MS（m/z）：167［M+H］$^+$。

2. 顺-（4-甲基哌啶-3-基）氨基甲酸甲酯（051-3）的制备

在反应釜中（氢化反应釜）依次加入 **051-2** 8.3g（0.05mol）、乙醇 80mL、乙酸 3.3g

(0.055mol) 和 5%Pd/C 1.7g (含水 45%)，通入 N_2 置换釜中空气 3 次，用 H_2 置换 N_2 3 次，充 H_2 (压力：5MPa) 反应 24h。冷却至室温，抽滤，滤液减压浓缩，得无色油状物 (液体) **051-3** 8.1g，收率 94.1%。

^{1}H-NMR (300MHz, DMSO-d_6) δ：6.08 (1H, d, J = 8.7Hz, OCONH), 3.53 (3H, s, CH_3O), 3.47～3.49 (1H, m, $CHCH_2NH$), 2.70～2.81 (2H, m, $CHCH_2NH$), 2.50～2.58 (2H, m, $CHCH_2CH_2$), 2.40～2.42 (1H, m, $CHCH_2NH$), 1.68～1.73 (1H, m, CH_3CH), 1.25～1.27 (2H, m, $CHCH_2CH_2$), 0.78 (3H, d, J=6.6Hz, CH_3CH)。

MS (m/z)：173 $[M+H]^+$。

3. 顺-(1-苄基-4-甲基哌啶-3-基) 氨基甲酸甲酯 (051-4) 的制备

在反应瓶中加入 **051-3** 8.1g (47mmol)、乙腈 40mL 和 DIPEA 9.1g (70.4mmol)，搅拌下和冰浴冷却下滴加含溴苄 8.1g (47.3mmol) 的乙腈溶液 25mL，滴毕，升至室温反应 2h。减压浓缩蒸除溶剂，剩余物中加入冰水 90mL，滴加 2mol/L 盐酸约 9mL，调至 pH=3～4，用乙酸乙酯提取 (65mL)，分液，水相用浓氨水 (约 1mL) 调至 pH=7～8 后再用 CH_2Cl_2 提取 (45mL×3)。合并有机相，经无水 Na_2SO_4 干燥，抽滤，滤液减压浓缩，得淡黄色油状物 **051-4** 10.2g，收率为 82.6%。

^{1}H-NMR (300MHz, $CDCl_3$) δ：7.24～7.31 (5H, m, Ar-H), 4.63 (1H, 6rs, NH), 3.64 (3H, s, CH_3O), 3.48～3.55 (2H, m, Ar-CH_2), 2.93～2.98 (1H, m, $CHCH_aH_bN$), 2.66～2.70 (1H, m, $CHCH_aH_bN$), 1.96～2.03 (1H, m, $CHCH_aH_bN$), 1.81～1.87 (2H, m, $CHCH_2CH_2$), 1.68～1.74 (1H, m, CH_3CH), 1.25～1.39 (2H, m, $CHCH_2CH_2$), 0.99 (3H, d, J=6.3Hz, CH_3CH)

MS (m/z)：263 $[M+H]^+$。

4. 顺-(1-苄基-4-甲基哌啶-3-基) 甲胺二盐酸盐 (051-5) 的制备

在反应瓶中加入 **051-4** 9.2g (35.0mmol) 和新蒸的无水 THF 35mL，在冰浴冷却下搅拌下缓慢滴加含 $LiAlH_4$ 1.9g (50mmol) 的无水 THF 溶液 50mL，滴加完毕，加热回流反应 2.5h。冷却，冰浴冷却条件下缓慢滴加 65mL 水淬灭反应，抽滤，滤液减压浓缩，所得的淡黄色油状物溶于异丙醇 50mL，滴加浓盐酸 7mL (81.4mmol)，滴加完毕，于 65℃ 反应 1.5h。冷却至 15℃ 搅拌 2h。抽滤，滤饼用异丙醇洗涤 (10mL×3)，干燥，得白色固体 **051-5** 8.4g，收率为 82.3%，mp 260～262℃ (文献 [17]：mp 260～263℃)。

^{1}H-NMR (300MHz, DMSO-d_6) δ：7.2～7.33 (5H, m, Ar-H), 3.30～3.50 (2H, m, Ar-CH_2), 2.98～3.03 (1H, m, $CHCH_aH_bN$), 2.65～2.68 (1H, m, $CHCH_aH_bN$), 2.50～2.51 (1H, s, NH), 2.23 (3H, s, CH_3NH), 1.95～2. 02 (1H, m, $CHCH_aH_bN$), 1.79～1.86 (1H, m, $CHCH_2CH_aH_b$), 1.58～1.60 (1H, m, $CHCH_2CH_aH_b$), 1.53～1.56 (1H, m, CH_3CH), 1.08～1.25 (2H, m, $CHCH_2CH_aH_b$), 0.93 (3H, d, J=6.0Hz, CH_3CH)。

MS (m/z)：219 $[M+H]^+$。

5. (3*R*, 4*R*)-(1-苄基-4-甲基哌啶-3-基) 甲胺-L-二对甲苯甲酰酒石酸盐 (051-6) 的制备

在反应瓶中加入 **051-5** 7.9g (27.1mmol)、K_2CO_3 4.5g (32.5mmol)、水 25mL 和甲基叔丁基醚 40mL，室温搅拌 1.5h。分液，水相用甲基叔丁基醚提取 (25mL×2)，合并有机相，减压浓缩。剩余无色油状物溶于 90% 乙醇 40mL 中，然后加入 L-DTTA 5.3g

(13.7mmol)，60℃搅拌反应 4h 至反应液澄清。冷却至室温，析出固体，抽滤，滤饼用冷 90%乙醇洗涤（6mL×3），干燥，得白色固体 **051-6** 3.9g，收率为 34.9%，mp 175～177℃，$[\alpha]_D^{25}=+47.7°$（游离碱）（c=0.6，$CHCl_3$），ee 值为 99.4%（游离碱）[HPLC 归一化法：色谱性为 Chiralpak AD-H 柱（4.6mm×250mm，5μm）；流动相为正己烷（含 0.1%三乙胺）/异丙醇（70∶30）；检测波长 238nm；柱温 30℃；流速 0.3mL/min]。

^{1}H-NMR（500MHz，CD_3OD）δ：7.95（2H，d，J=8.0Hz，CH_3-Ar-H），7.17～7.23（5H，m，Ar-H），7.16（2H，d，J = 8.5Hz，CH_3-ArH），5.76（1H，s，HOOCCH），3.39～3.50（2H，m，Ar-CH_2），3.20～3.25（1H，m，$CHCH_2N$），2.72～2.73（2H，m，$CHCH_2N$），2.49～2.51（1H，m，NH），2.41（3H，s，CH_3NH），2.29（3H，s，Ar-CH_3），2.24～2.26（2H，m，$CHCH_2CH_2$），1.71～1.74（2H，m，$CHCH_2CH_2$），1.26～1.29（1H，m，CH_3CH），0.95（3H，d，J=7.5Hz，CH_3CH）。

MS（m/z）：219 $[M+H]^+$。

6. *N*-[（3*R*，4*R*）-1-苄基-4-甲基哌啶-3-基]-*N*-甲基-7*H*-吡咯并[2,3,-d]嘧啶-4-胺（051-8）的制备

在反应瓶中加入 **051-6** 3.4g（4.1mmol）、水 25mL 和二噁烷 10mL，搅拌溶解后加入 4-碘-7*H*-吡咯并[2，3-d]嘧啶（**051-7**）2.4g（9.8mmol）和 K_2CO_3 2.2g（15.9mmol），加热至 100℃反应 16h。减压蒸除溶剂后加入乙酸乙酯 30mL 和水 30mL，分相，水相用乙酸乙酯提取（15mL×2），合并有机相，经无水 Na_2SO_4 干燥，过滤，滤液减压浓缩，剩余物经硅胶柱色谱分离纯化[洗脱剂：石油醚/乙酸乙酯（1∶2）]，后处理后得淡黄色固体 **051-8** 2.0g，收率为 72.2%，mp 68～70℃（文献[19]：mp 66.5～69.2℃）。

^{1}H-NMR（500MHz，$CDCl_3$）δ：10.19（1H，s，NH），8.23（1H，s，NCHN），7.22～7.37（5H，m，Ar-H），7.00（1H，d，J=3.5Hz，NHCHCH），6.54（1H，d，J=3.5Hz，NHCHCH），3.58（2H，s，Ar-CH_2），3.20（3H，s，CH_3N），3.02～3.04（1H，m，$CHCH_aH_bN$），2.90～2.92（1H，m，$CHCH_aH_bN$），2.14～2.18（1H，m，$CHCH_aH_bN$），1.99～2.05（2H，m，$CHCH_2CH_2$），1.48～1.56（1H，m，CH_3CH），1.25～1.34（2H，m，$CHCH_2CH_2$），0.89（3H，d，CH_3CH）。

7. *N*-[（3*R*，4*R*）-4-甲基哌啶-3-基]-*N*-甲基-7*H*-吡咯并[2,3,-d]嘧啶-4-胺（051-9）的制备

在氢化反应器中加入 **051-8** 4.7g（14.0mmol）、20%Pd$(OH)_2$/C 0.9g（含水 50%）、乙酸 0.9g（15mmol）和乙醇 35mL，用 N_2 置换反应器中空气后通入 H_2 于 50℃和常压条件下反应 10h。抽滤，滤液减压蒸除溶剂，干燥剩余物，得白色固体 **051-9** 3.1g，收率 90.2%，mp 157～159℃（文献[20]：mp 158.6～159.8℃）。

^{1}H-NMR（500MHz，$CDCl_3$）δ：10.31（1H，brs，NHCHCH），8.28（1H，s，NCHN），7.03（1H，d，J=3.5Hz，NHCHCH），6.61（1H，d，J=4.0Hz，NHCHCH），4.56（1H，brs，$CHCH_2NH$），3.25（3H，s，CH_3N），3.10～3.18（2H，m，$CHCH_2NH$），2.76～2.78（1H，m，$CHCH_2NH$），2.61～2.66（1H，m，$CHCH_2CH_aH_b$），2.08～2.10（1H，m，$CHCH_2CH_aH_b$），1.86～1.91（2H，m，$CHCH_2CH_aH_b$），1.39～1.42（1H，m，CH_3CH），0.91（3H，d，J=6.5Hz，CH_3CH）。

MS（m/z）：246 $[M+H]^+$。

8. 3-[（3*R*，4*R*）-4-甲基-3-[甲基-[7*H*-吡咯并[2,3,-d]嘧啶-4-基]氨基]哌啶-1-基]-3-氧代丙腈枸橼盐酸（枸橼酸托法替尼）（051）的合成

在反应瓶中加入 **051-9** 2.5g（10.2mmol）、氰基乙酸 1.1g（12.9mmol）、HOBT 1.8g（13.3mmol）和 CH_2Cl_2 30mL，室温搅拌反应 12h。反应完毕加入水 25mL，用 CH_2Cl_2 提取（15mL），水相再用 CH_2Cl_2 提取（15mL×2），合并有机相，经无水 Na_2SO_4 干燥，过滤，滤液减压浓缩至干，剩余淡黄色固体中加入丙酮 45mL 和一水合枸橼酸 2.3g（11mmol），于 40℃ 反应 2h。冷却后置于冰箱中静置过夜。抽滤，滤饼用丙酮（5mL×3）洗涤，干燥，得类白色固体 **051** 3.51g，收率为 68.3%，mp 201～203℃（文献［21］：mp 201℃），纯度为 99.1%［HPLC 归一化法：色谱柱为 Diamonsil C_{18} 柱（4.6mm×250mm，5μm）；流动相为 0.1%磷酸氢二钾溶液（加磷酸调至 pH＝5.0）/乙腈（2∶3）；检测波长 254nm；柱温 25℃；流速 1.0mL/min］，$[\alpha]_D^{25}=+11.2°$［（K_2CO_3 溶液处理后用 CH_2Cl_2 提取所得游离碱），$c=0.64$，甲醇］［文献［9］：$[\alpha]_D^{25}=+10.4°$（$c=0.64$，甲醇）］。

IR（KCl）：3247cm^{-1}，2963cm^{-1}，1729cm^{-1}，1626cm^{-1}，1608cm^{-1}，1542cm^{-1}，1454cm^{-1}，1416cm^{-1}，1369cm^{-1}，1350cm^{-1}，1231cm^{-1}，1106cm^{-1}，1056cm^{-1}，905cm^{-1}，805cm^{-1}，734cm^{-1}。

^1H-NMR（500MHz，CD_3OD）δ：11.62（1H，s，NH），8.17（1H，s，NCHN），7.16（1H，d，$J=3.5Hz$，NHCHCH），6.74（1H，d，$J=3.5Hz$，NHCHCH），4.79（1H，s，OH），4.51～4.58（2H，m，CH_2CN），3.88～3.96（1H，m，$CHCH_aH_bN$），3.70～3.80（1H，m，$CHCH_aH_bN$），3.43～3.57（2H，m，$CHCH_2CH_2$），2.90（2H，d，$J=15.5Hz$，CH_2COOH），2.79（2H，d，$J=15.5Hz$，CH_2COOH），2.16（3H，s，CH_3N），1.92～1.95（1H，m，$CHCH_aH_bN$），1.44～1.46（1H，m，CH_3CH），1.21～1.35（2H，m，$CHCH_2CH_2$），0.92（3H，d，$J=6.5Hz$，CH_3CH）。

MS（m/z）：313 $[M+H]^+$（游离碱）。

L-DTTA

中文名　L-二对甲基苯甲酰酒石酸（无水物）。

英文名　(－)-Di-p-toluoyl-L-tartaric acid。

CAS［32634-66-5］。

分子式　$C_{20}H_{18}O_8$。

HOBT

中文名　1-羟基苯并三唑。

英文名　1-Hydroxybenzotriazole。

CAS［2592-95-2］。

分子式　$C_6H_5N_3O$。

参考文献

［1］ 曹运华，等．中国新药杂志，2015，24（11）：1298-1303.
［2］ 何峯，等．中国药物化学杂志，2017，27（3）：210-214.
［3］ 赵方露，等．中国医药工业杂志，2014，45（3）：201-204，253.
［4］ Merck Index 15th：9661.
［5］ US，7265221，2007.
［6］ WO，0142246，2001.
［7］ US，6965027，2005.
［8］ Price KE，et al. Org Lett，2009，11：2003.
［9］ Jiang J，et al. J Med Chem，2008，51：8012-8018.

[10] Paniagua R, et al. Ther Drug Monir, 2005, 27: 608.
[11] Van Gurp E, et al. Am Transplant, 2008, 8: 1711.
[12] Coombs JH, et al. Ann Rheum Dis, 2010, 69: 413.
[13] West K・Curr Opin Investig Drugs, 2009, 10: 491-504.
[14] Vijayakrishnan L, et al. Trends Pharmacol Sci, 2011, 32: 25-34.
[15] Korhonen M, et al. Int J Pharm, 2000, 197 (1-2): 143-151.
[16] Eccleston GM, et al. J Cosmet Sci, 2001, 52 (2): 142-143.
[17] Cai WL, et al. Org Process Res Dev, 2005, 9 (1): 51-56.
[18] Savic S, et al. J Disper Sci Technol, 2008, 29 (9): 1276-1287.
[19] 张仲奎，等．中国医药工业杂志，2013，44 (4)：321-323.
[20] WO, 2007/012953, 2007.
[21] WO, 2010/014930, 2010.
[22] Flanagan ME, et al, J Med Chem, 2010, 53 (24): 8468-8484.
[23] WO, 2010/123919, 2010.
[24] Brown Ripin DH, et al. Org Process Res Dev, 2003, 7 (1): 115-120.
[25] 王铁英，等．中国药物化学杂志，2013，23 (2)：166-167.
[26] 王士伟，等．中国新药杂志，2013，22 (14)：1607-1609.
[27] WO, 02096909, 2002.
[28] HAO BY, et al. Synthesis, 2011, 2011 (8): 1208-1212.

3.3 DNA 拓扑异构酶抑制剂

052 盐酸贝洛替康 (Belotecan Hydrochloride)

【别名】 CKD-602，Camtobell。

【化学名】 (4S)-4-Ethyl-4-hydroxy-11-[2-[(1-methylethyl)amino]ethyl]-1*H*-pyrano[3′,4′:6,7]indolizino[1,2-b]quinoline-3,14-(4*H*,12*H*)-dione hydrochloride；(*S*)-7-(2-isopropylamino)ethylcamptothecin hydrochloride。

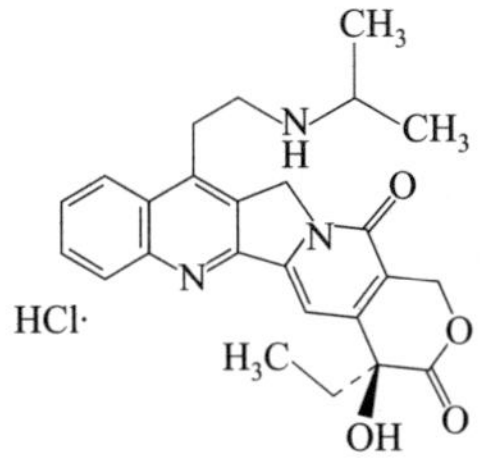

贝洛替康	CAS [256411-32-2]	$C_{25}H_{27}N_3O_4$	433.51
盐酸贝洛替康	CAS [213819-48-8]	$C_{25}H_{27}N_3O_4 \cdot HCl$	469.97

【研发厂商】 韩国 Chong Kun Dang Pharm Corp。

【首次上市时间与国家】 2004 年，韩国。

【性状】 淡黄色粉末，mp 267℃（分解），$[\alpha]_D = +53.49°$（$c=0.1$，H_2O），$pK_{a_1} = 2.32 \pm 0.05$，$pK_{a_2} = 9.15 \pm 0.02$，溶解度（25℃）：乙酸中为（10.70±0.08）mg/mL；甲醇中为（4.13±0.32）mg/mL；乙醇中为（1.11±0.10）mg/mL；去离子水中为（8.22±0.18）mg/mL；乙腈中为（0.057±0.004）mg/mL。

【用途】 本品为喜树碱类似物，具有 DNA 拓扑异构酶Ⅰ抑制作用。本品的抑制作用稍强于喜树碱和拓扑替康，它们的 IC_{50} 值分别为 0.119μg/mL、0.123μg/mL、0.33μg/mL。而且虽然在体外抗 L1210 肿瘤活性上，CKD-602（本品）不如喜树碱（IC_{50}S＝0.2μg/mL 和 0.02μg/mL），但它在体内抗 L1210 活性则优于喜树碱（IL/S：168%和 110%）。而在 26

种实验细胞系的 14 种中，CKD-602 的抗肿瘤活性是拓扑替康的 1.4～10 倍。而且由 ATI 证实其比拓扑替康对 12 种人类肿瘤细胞系作用更强，包括 CX-1、WIDR、SKOV-3、A549、MX-1 和 HepG-2 等。本品可作用于 L1210、P388、KATO-Ⅲ、WIDR、A549 和 SKOV-3 等细胞系（IC_{50} 分别为 0.2mg/mL、1.0mg/mL、0.16mg/mL、0.03mg/mL、0.009mg/mL 和 0.03mg/mL），在体外也作用于大多人类肿瘤系如 WIDR、HT-29、OX-1、LX-1、MX-1 和 SKOV-3（IR＝93.6％、79.8％、66.7％、87％和 88.6％，总的剂量为 80mg/kg 或 100mg/kg，腹腔注射，每 4d 一次，注射 4 次），IR 值最大时的剂量会使体重减轻。本品对于卵巢、肺、结肠、肝和乳腺肿瘤有较显著作用，但对卵巢、结肠和胃肿瘤更具破坏力。本品适应证是用于卵巢癌、肺癌、结肠癌、肝癌、乳腺癌的治疗。

【合成路线】 介绍文献［2～5］的合成方法路线，以(*S*)-喜树碱[(*S*)-Camptothecin]为起始原料进行合成。

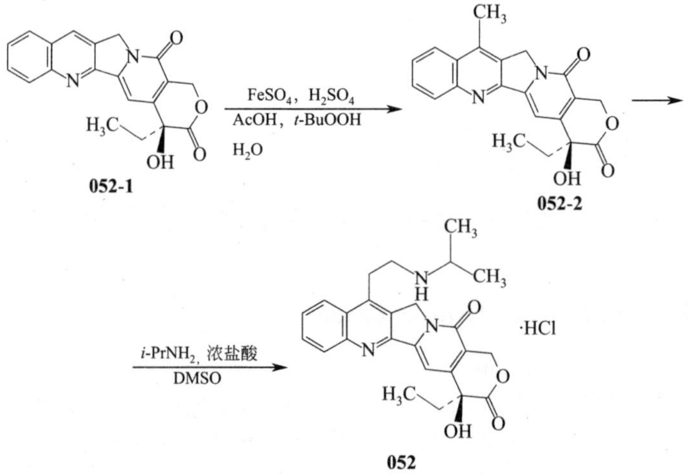

1. (*S*)-7-甲基喜树碱（052-2）的制备

在反应瓶中依次加入乙酸 300mL（5.24mol），40g（0.14mol）硫酸亚铁七水合物溶于 3L 水的溶液和（S)-喜树碱（**052-1**）100g（0.28mol），搅拌悬浮，然后将反应瓶置于冰浴冷却（冰盐浴）且搅拌下滴加浓 H_2SO_4 800mL（15.01mol），并在同温度下滴加 450mL70％的叔丁基氢过氧化物水溶液（3.28mol）。滴完，于室温下搅拌反应 60h。往反应液中加入 4.5kg 粉碎的冰块，将混合物搅拌，直至反应混合物的温度达到 0℃，产生沉淀，将其过滤收集，滤饼用水洗，直至滤出的溶液的 pH 达到 6～7，将滤饼干燥，得 **052-2** 90g。收率为 86％，产物为黄色粉末，mp 280～281℃。

IR（KBr)：$3410cm^{-1}$，$1755cm^{-1}$，$1650cm^{-1}$，$1600cm^{-1}$。

^{1}H-NMR（400MHz，DMSO-d_6）δ：0.91（3H，t，J＝8Hz），1.88（2H，q，J＝8Hz），2.79（3H，s），5.26（2H，s），5.41（2H，s），6.43（1H，s），7.34（1H，s），7.57～8.32（4H，m）。

EI-MS（m/z)：362 $[M]^+$。

2. (*S*)-7-(2-异丙基氨基）乙基喜树碱盐酸盐（盐酸贝洛替康）(052）的合成

在反应瓶中加入 DMSO 400mL、异丙胺 28mL（0.328mol）和上步制备的化合物 **052-2** 20g（0.055mol），搅拌溶解，往该溶液中加入浓盐酸 32mL，(0.389mol)，将混合物搅拌加热至 140℃，在 140℃保持反应 1h。反应完毕，往反应混合物中加水 2L，然后过滤，滤液导入 2L 的活化 HP-20 树脂中处理，用水洗涤，直至 pH 达到 6，然后用 20％甲醇/CH_2Cl_2 溶液洗脱可得到产物，将洗脱液浓缩，浓缩剩余物经硅胶柱色谱分离纯化［洗脱剂：CH_2Cl_2/甲醇（20：1)］，经后处理得 **052** 12.1g，收率为 47％，mp 267～268℃（分解），$[\alpha]_D$＝＋

53.49° (c=0.1，H_2O)。

IR (KBr)：3410cm^{-1}，1753cm^{-1}，1661cm^{-1}，1597cm^{-1}。

^1H-NMR (400MHz，DMSO-d_6) δ：0.87 (3H，t，J=8.0Hz)，1.26 (6H，d，J=6.4Hz)，1.83～1.90 (2H，m)，3.13～3.19 (2H，m)，3.34～3.45 (1H，m)，3.60～3.64 (2H，m)，5.37 (2H，s)，5.43 (2H，s)，6.25 (1H，s)，7.32 (1H，s)，7.74 (1H，dd，J = 8.4Hz，8.0Hz)，7.86 (1H，dd，J = 8.4Hz，8.0Hz)，8.17 (1H，d，J=8.4Hz)，8.42 (1H，d，J=8.4Hz)，9.30 (1H，brs)。

^{13}C-NMR (100MHz，DMSO-d_6) δ：173.3，157.7，152.8，150.9，149.3，146.5，139.7，131.0，130.8，130.5，128.8，127.6，124.9，120.0.，97.6，73.2，66.1，50.7，50.5，43.7，31.2，26.9，19.6，19.5，8.6。

High resolution MS (FAB) (m/z) $[M+H]^+$。

calcd. 434.2080，obsd. 434.2073.

t-BuOOH

英文名　*tert*-butylhydroperoxide

中文名　叔丁基氢过氧化物。

CAS [75-91-2]。

结构式

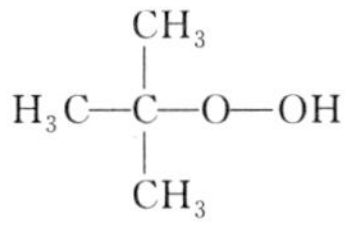

分子式　$C_4H_{10}O_2$ (90.12)。

用途　氧化剂，能将过氧基引入有机分子中，是有机过氧化合物中最稳定的，因而比使用H_2O_2、过氧乙酸等更安全，用于有机合成，详见文献 [30]。

参考文献

[1] Merck Index 15th：1028.

[2] WO，9902530，1999.

[3] US，6310207，2001.

[4] Ahn SK，et al. J Heterocyclic Chem，2000，37：1141-1144.

[5] Sawada S，et al. Chem Pharm Bull，1991，39 (10)：2574-2580.

[6] Kim J H，et al. Int J Pharm，2002，239：207.

[7] Cho J Y，et al. J Chromatogr，2003 B 784：25.

[8] Lee L H，et al. Arch Pharmacal Res，1998，21：581-590.

[9] Lee D H，et al. Clin Cancer Rev，2007，13：6182.

[10] Lee D H，et al. Ann Oncol，2008，19：123.

[11] Jew S S，et al. Bioorganic Med Chem Lett，1996，6：845-848.

[12] Jew S S，et al. Tetrahedron Asymmetry，1995，6：1245-1248.

[13] Lee J H，et al. Proc Amer Assoc Cancer Res，1998，39：Abst 2071.

[14] Lee J H，et al. Proc Amer Assoc Cancer Res，1998，39：Abst 3544.

[15] Lee J M，et al. Yakhak Hoeji，1998，42：437-446.

[16] 尤启冬，林国强．手性药物研究与评价．北京：化学工业出版社，2011：685-687.

[17] 李斌，等．广东化工，2013，40 (8)：44-45.

[18] 姜琦，等．药学进展，2007，31 (9)：408-412.

[19] 游亮，等．中国药物化学杂志，2007，17 (5)：327-332.

[20] Hong C I，et al. Drugs Fut，2000，25 (12)：1243.

[21] Ikeda. K，et al. Proceedings of the American Asscociation for Cancer Research，Abstract，1995，NO 2702，36：453.

[22] Lee J H，et al. Proceedings of the American Association for Cance Research，Abstract，1998，NO 2071，39：303.

[23] Luzzio M J, et al. J Med Chem, 1995, 38: 395.
[24] Xie Z, et al. Bioorg Med Chem Lett, 1995, 5: 2189.
[25] Kenney W J, et al. J Am Chem Soc, 1961, 83: 4019.
[26] Lunn W H W, et al. J Org Chem, 1965, 30: 2925.
[27] Kingsbury W D, et al. J Med Chem, 1991, 34: 98.
[28] Wani M C, et al. J Med Chem, 1986, 29: 2358.
[29] Potmesil M, et al. Cancer Res, 1994, 54: 1431.
[30] 黄枢，等. 有机合成试剂制备手册. 北京：科学出版社，2005：43.

3.4 抗代谢类抗肿瘤药物

053 氯法拉滨（Clofarabine）

【别名】 Cl-F-ara-A，Clolar。

【化学名】 2-Chloro-9-(2-deoxy-2-fluoro-*β*-D-arabinofuranosyl)-9*H*-purin; 2-chloro-9-(2-deoxy-2-fluoro-*β*-D-arabinofuranosyl)-adenine; 2-chloro-2′-arabinofloro-2′-deoxyadenosine。

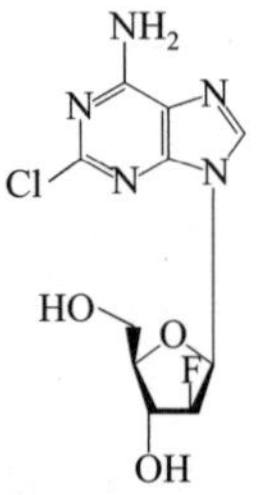

CAS [123318-82-1] $C_{10}H_{11}ClFN_5O_3$ 303.68

【研发厂商】 由美国伯明翰南方研究所研制，并授权英国 Bioenvision 公司和美国 Genzyme 公司共同开发。

【首次上市时间和国家】 2005 年首次在美国上市。

【性状】 从水结晶，mp 225～227 ℃，也有报道从甲醇结晶，mp 237℃。UVλ_{max} (H_2O) 为 212nm，263nm (ε，22500，15989)。

【用途】 本品为一种新型的核苷类似物，与磷酸化活化酶、脱氧胞苷激酶有很高的亲和力（在细胞内可被脱氧苷激酶磷酸化代谢为 5′-磷酸化代谢物、一/二磷酸激酶代谢为 5′-三磷酸化代谢物），同时具有抑制细胞增殖和促进细胞凋亡的作用：通过 DNA 聚合酶和 RNA 还原酶、降低细胞的三磷酸脱氧核苷浓度从而抑制 DNA 合成，此外还可以抑制 DNA 聚合酶，从而中断 DNA 链的延长和修复。本品还可直接作用于线粒体，导致其释放细胞凋亡因子，如细胞色素 C，从而促使肿瘤细胞凋亡。本品用于治疗至少接受过两种治疗后复发的或难治性的小儿（1～21 岁）急性淋巴细胞白血病（ALL）。

【合成路线】 具体路线如下。

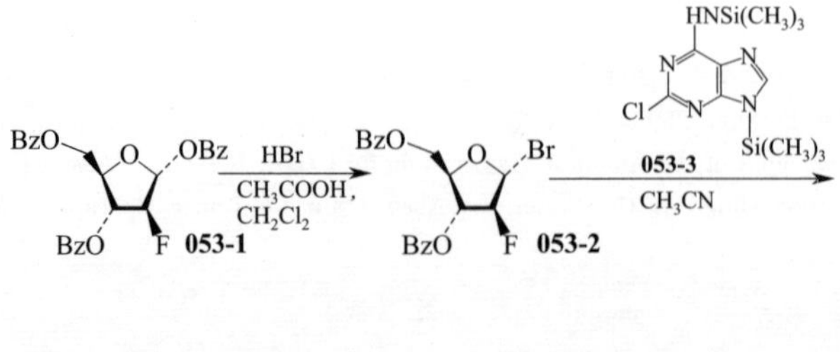

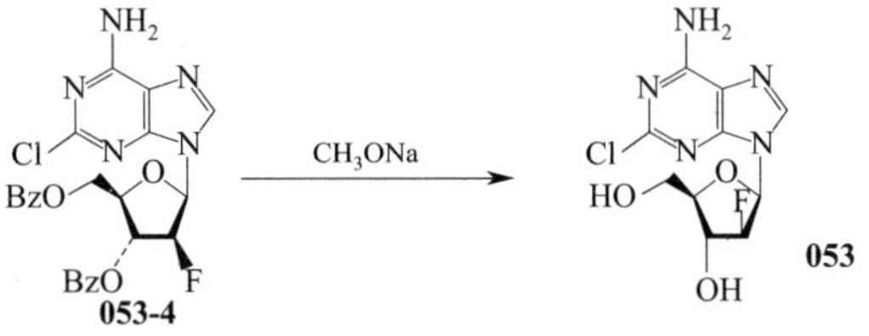

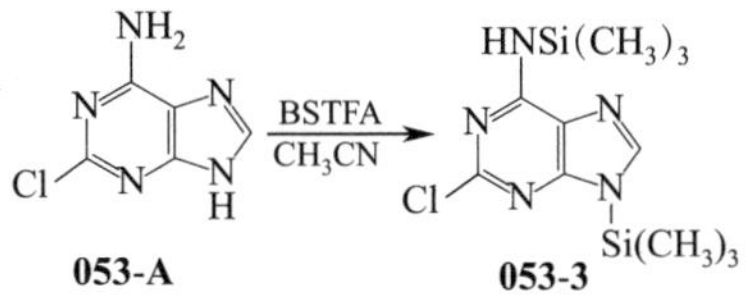

1. 1-溴-2-脱氧-2-氟-3，5-二-*O*-苯甲酰基-*α*-D-阿拉伯呋喃核糖（053-2）的制备

在反应瓶中加入 2-脱氧-2-氟-1，3，5-三-*O*-苯甲酰-*α*-D-阿拉伯呋喃糖（**053-1**）28g（60.2mmol）、CH_2Cl_2 140mL、33%溴化氢乙酸溶液 22.4mL（91.2mmol），搅拌下，将反应瓶密闭，室温反应过夜。TLC 监控［展开剂：乙酸乙酯/石油醚（1∶4）］，显示反应完全，加入冰水 200mL，搅拌 15min。静置分层，分取有机相，用冷的饱和 $NaHCO_3$ 溶液（200mL×2）洗涤，用无水 $MgSO_4$ 干燥，过滤，于 40℃水浴浓缩至干，得 **053-2** 约 25.8g（60.2mmol），加入乙腈 120mL 备用。

2. 2-氯-9-(3′,5′-二-*O*-苯甲酰基-2-氟-*β*-D-阿拉伯呋喃糖基）腺嘌呤（053-4）的制备

在反应瓶中依次加入 2-氯腺嘌呤（**053-A**）10.7g（63.1mmol）、乙腈 200mL、*N*，*O*-双（三甲基硅烷基）三氟乙酰胺 42.5g（165.1mmol），在 N_2 保护下，搅拌加热回流反应 2h（此时在乙腈溶剂中已生成了中间体 **053-3**）。然后加入中间体 **053-2** 的乙腈溶液，继续搅拌回流反应 42h 以上。TLC 监控［展开剂：乙酸乙酯/石油醚（1∶4）］至 **053-2** 的斑点消失或不再减少即可。反应完毕，于 45～50℃的水浴上减压浓缩至干，剩余物冷至室温，加入 CH_2Cl_2 200mL 和缓冲溶液（0.6mol/L 乙酸＋0.3mol/L NaOH）150mL，搅拌、分相，分取水相，用 CH_2Cl_2（200mL×2）提取，合并有机相，用无水 $MgSO_4$ 干燥 1h。过滤，滤液于 45～50℃水浴下减压浓缩至干，得油状物，加入乙酸乙酯 40mL，溶解油状物，加入甲醇 80mL，冷却析晶，在冰浴冷却下继续搅拌 2h。过滤，用少量冰的甲醇洗涤滤饼，干燥，得粗品 **053-4** 16.3g。再将其用乙酸乙酯（81mL）和甲醇（16mL）重结晶精制，得偶联产物 **053-4** 10.2g，mp 159～161℃（参考文献［5］：mp 159～162℃），收率为 33%，产品纯度≥98.0%［HPLC 法：色谱柱 Ultimate XB-C_{18}（4.6mm×150mm，5μm）；流动相 A 为 0.1%的甲酸水溶液，流动相 B 为乙腈，梯度洗涤；流速 1.5mL/min；检测波长 264nm；柱温（35±1)℃；进样量 10μL，*α*-N_9 异构体≤0.5%］。

3. 2-氯-9 -(2-去氧-2-氟-*β*-D-阿拉伯呋喃糖基）腺嘌呤（氯法拉滨）(053）的合成

在反应瓶中加入 **053-4** 10.2g（19.96mmol）和甲醇 100mL，搅拌溶解，再加入 30%甲醇钠的甲醇溶液 1.1g（5.89mmol），于 30～35℃下搅拌反应 40～50min。TLC 监控［展开剂：CH_2Cl_2/CH_3OH（4∶1)］，显示原料斑点消失则反应完成。用冰醋酸将反应液的 pH 调至 6～7，在冰浴中冷却 2h。冷却析晶后过滤，用少量冰甲醇洗涤滤饼，于 46～50℃减压烘干 4～5h。得粗品 **053** 5.2g。再用甲醇（130mL）重结晶，得到精制品 **053** 4.2g，mp 235～237℃（文献［5］：mp 237℃），纯度≥99.5%［HPLC 归一化法，方法同化合物 **053-4** 的方法检测］。

^{1}H-NMR(DMSO-d_6) δ:8.26(1H,d,H_8),7.87(2H,brs,NH_3),6.34(1H,dd,H_1),5.95(1H,brd,3′-OH),5.29(1H,dd,2′-H),5.07(1H,brs,5′-OH),4.44(1H,dm,3′-H),3.83(1H,m,4′-H),3.64(2H,m,5′-H)。

^{13}C-NMR(DMSO-d_6) δ:60.43(5′-C)72.66(d,J=24Hz,3′-C),81.52(d,J=17Hz,1′-C),83.62(d,J=6Hz,4′-C),95.44(d,J=194Hz,2′-C),117.45(5-C),140.11(8-C),150.26(6-C),153.37(4-C),156.92(2-C)。

MS(m/z):304.0[M+H]$^+$。

参考文献

[1] Merck Index 15th: 2366.
[2] EP, 219829, 1987.
[3] US, 4918179, 1990.
[4] Montgomery J A, et al. J Med Chem, 1992, 35: 397-401.
[5] Bauta WE et al. Org Process Res Dev, 2004, 8: 889-896.
[6] Waud WR, et al. Nucleosides Nucleotides Nucleic Acids, 2000, 19: 447.
[7] Kantarjian H M, et al. J Clin Oncol, 2003, 21: 1167.
[8] Gandhi V, et al. Clin Cancer Res, 2003, 9: 6335.
[9] Kantarjian H, et al. Blood, 2003, 102: 2379.
[10] Jeha S, et al. Blood, 2004, 103: 784.
[11] Sternberg A. Curr Opin Investig Drugs, 2003, 4: 1479-1487.
[12] Faderl S, et al. Cancer, 2005, 103: 1985-1995.
[13] WO, 2004035033, 2004.
[14] 程志刚, 等. 中国新药杂志, 2017, 26 (5): 570-572.
[15] 汪啸洋. 世界上市新药 2. 北京: 化学工业出版社, 2010: 97-99.
[16] 陈莉莉, 等. 中国医药工业杂志, 2006, 37 (8): 508-510.
[17] 夏然, 等. Chinese Journal of Organic Chemistry. 2014, 34: 1154-1160.
[18] 郭舜民, 等. 中国现代应用药学杂志, 2009, 26 (2): 123-125.
[19] 陈云华, 等. 中国医药工业杂志, 2011, 42 (6): 404-407.
[20] 柴雨柱, 等. 化工时刊, 2010, 24 (8): 36-38.
[21] WO, 9014352 A_1, 1990.
[22] US, 5034518, 1991.
[23] US, 6949640, 2005.

054 阿扎胞苷 (Azacitidine)

【别名】 Vidaza, U-18496, NSC-102816, Mylosar, 5-Azacytidine, 5-氮杂胞嘧啶核苷, 5-AzaC, ladakamycin, W R-183027。

【化学名】 4-Amino-1-β-D-ribofuranosyl-1,3,5-triazin-2-(1H)-one;5-azacytidine。

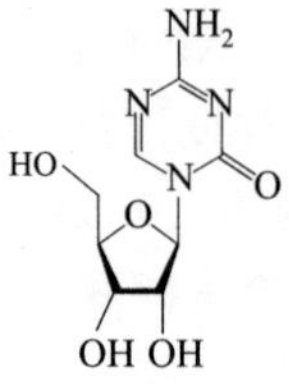

阿扎胞苷 CAS [320-67-2] $C_8H_{12}N_4O_5$ 244.21

【研发厂商】 美国 Pharmion 公司。

【首次上市时间和国家】 2004 年,首次在美国上市。

【性状】 白色或灰白色固体,mp 235~237℃,难溶于丙酮、乙醇和丁酮,微溶于 50% 的乙醇水溶液、丙二醇和聚乙二醇,极微溶于水、辛醇饱和水溶液、5%葡萄糖水溶液、N-甲基-2-吡咯烷酮、生理盐水、5%聚山梨酯 80 水溶液,溶于 DMSO。

【用途】 本品属于细胞生长抑制剂，是一种胞啶的嘧啶核苷类似物，能使骨髓中异常造血细胞的DNA发生低甲基化并产生直接的细胞毒性，而低甲基化也可恢复细胞分化和增殖关键基因的正常功能，因而认为本品具有抗肿瘤效果。本品的细胞毒性效应能导致分裂期细胞的快速凋亡，其中包括对正常生长调剂物质不再响应的肿瘤细胞。本品在体外对DNA甲基化产生最大抑制作用的浓度并不对DNA的合成产生较大抑制作用，非增殖性细胞对本品相对不够敏感。本品适应证：抗代谢药，治疗骨髓发育异常综合征(MDS)，包括难治性贫血（RA），难治性贫血伴有的环形铁粒幼细胞增多（RAS），难治性贫血伴有原始细胞增多-转变型（RAEB-T）和慢性骨髓单核细胞性白血病（CMML）5种亚型。

【合成路线】 以5-氮杂胞嘧啶（**054-1**）为起始原料，经过三甲基硅基保护后与四乙酰呋喃核糖（**054-3**）缩合得中间体**054-4**，最后脱保护得成品**054**（参见文献［1.18.24］）

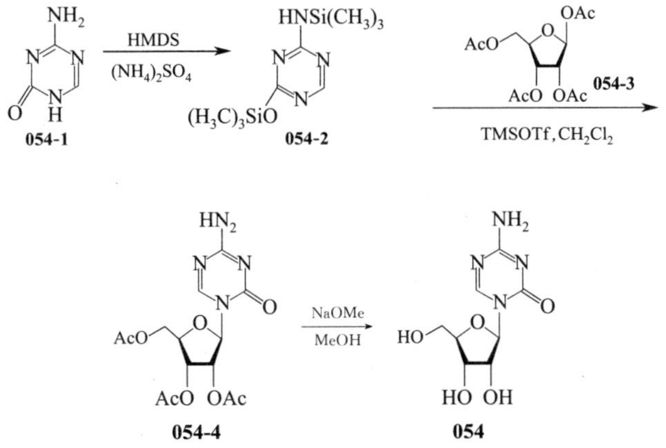

1. *N*-三甲基硅基-4-三甲基硅基氧基-2-胺-1，3，5-三嗪（054-2）的制备

在反应瓶中加入六甲基二硅氮烷（六甲基二硅胺，hexamethyldisilazane，HMDS）7.5L（35.3mol）、5-氮杂胞嘧啶（**054-1**）500.0g（4.5mol）和硫酸铵13.0g（0.1mol），搅拌升温。保持反应液的温度为140～145℃，过夜。次日将反应液的温度降至70℃左右，减压浓缩得类白色固体**054-2** 1050.0g，收率为92%。**054-2**无须进一步纯化，直接用于下步反应（第3步反应）。

2. 1,2,3,5-四-*O*-乙酰基-*β*-D-呋喃核糖（054-3）的制备（参见文献［26～28］）

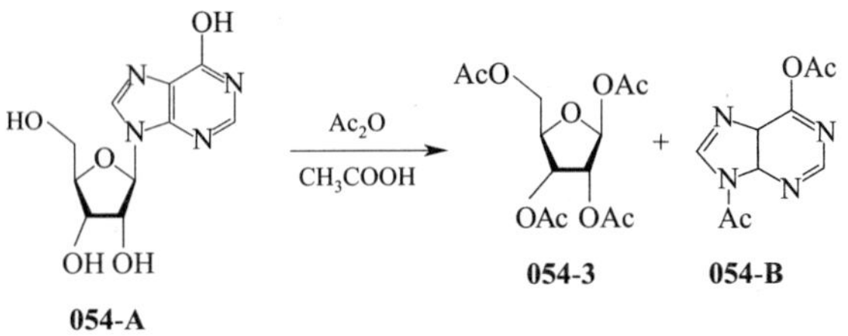

在反应瓶中加入肌苷（carnine，inosine）（**054-A**）10.0g（37.3mmol）、乙酐60mL（0.6mol）和少量乙酸，搅拌加热至130℃，保持该温度下反应10h。反应完毕，将反应液冷却至室温，放入冰箱中冷冻过夜。过滤，滤饼用少量乙酐洗涤，合并滤液，减压蒸除尽溶剂，得褐色黏稠状物。于80℃向反应瓶中加50%乙醇，至反应物溶解，加少量活性炭，保温20min。过滤，冷却，有白色晶体析出，过滤，减压干燥，得白色晶体**054-3** 11.9g，收率为78.0%，mp 80～82℃。

^{1}H-NMR(300MHz,$CDCl_3$)δ：2.01(12H,s,$-CH_3\times4$),4.35(2H,m,$-CH_2$),4.17(1H,dd,-CH),5.34(1H,d,-CH),5.37(1H,d,-CH),6.16(1H,s,-CH)。

MS(m/z)：318.5[M]$^+$，341.3[M+Na]$^+$。

3. 1-(2,3,5-三-*O* 乙酰基-*β*-D-呋喃核糖基)-4-氨基-1,3,5-三嗪-2-(1*H*)-酮[1-(2′,3′,5′)-三-*O*-乙酰基)-5-氮胞苷]（054-4）的制备

在反应瓶中加入 **054-2** 粗品 1050g 和四乙酰基呋喃核糖（**054-3**）470.0g（1.5mol）和 CH_2Cl_2 3.0L。在 10min 内搅拌下加入三氟甲磺酸三甲基硅酯（TMSOTf）380.0g（1.7mol），在此过程保持反应液温度不超过 25℃，室温搅拌 10min 后，升温至 50～55℃，并保持此温度 2h。中间体 **054-3** 基本反应完毕。将反应液倒入 6.0L 含 K_2CO_3 500.0g（3.6mol）的冰水中，剧烈搅拌 10min。析出胶状固体，通过硅藻土过滤。滤液用 CH_2Cl_2（5.0L×3）提取，合并有机相，用盐水（3.0L）洗涤。分液，水相用 CH_2Cl_2（5.0L）反提取。合并有机相，用无水 $MgSO_4$ 干燥（干燥剂用 1.5kg），过滤，滤液中加入硅胶 1.5kg，浓缩，将溶剂完全抽干，经柱色谱分离纯化［洗脱剂：乙酸乙酯⟶乙酸乙酯/甲醇（体积比=20∶1）］，经后处理得 **054-4** 360.0g，收率为 55%（以中间体 **054-3** 计称）。

^{1}H-NMR（300MHz，DMSO-d_6）δ：2.03～2.08（9H，m，核糖-CH_3），4.18～4.23（2H，d，核糖-CH_2-），4.24～4.37（1H，m，核糖与嘧啶连接处-CH-），5.41～5.70（3H，s，核糖其余 3 个-CH-），7.75～7.78（2H，d，嘧啶环-NH_2），8.36（1H，s，嘧啶环-CH-）。

4. 4-氨基-1-(*β*-D-呋喃核糖基)-1，3，5-三嗪-2-(1*H*)-酮（阿扎胞苷）（054）的合成

在反应瓶中加入 **054-4** 360.0g（0.8mol）、含甲醇钠 10.0g（0.19mol）的甲醇溶液 3.3L，搅拌溶清，30min 后析出大量固体。再搅拌 48h。HPLC 检测原料反应完全［原料停留时间：16.3min；产物停留时间：9.6min；色谱柱：C_{18}，4.6mm×150mm；流动相：甲醇/水，甲醇 0→15min（30%→60%），运行 40min］。过滤，固体用甲醇（1.0L）洗涤，70℃下真空干燥过夜得 **054** 150.0g，收率为 82%。

^{1}H-NMR(400MHz，DMSO-d_6，TMS) δ：3.54～3.79(2H，m，CH_2)，3.58(2H，br，OH)，3.65(1H，br，OH)，4.28(1H，t，CH)，4.40(1H，t，CH)，4.51(1H，t，CH)，5.93(1H，d，CH)，7.50(1H，s，N=CH)，8.56(2H，br，NH_2)。

EI-MS(m/z)：245.1[M+H]$^+$。

参考文献

［1］ 潘必高．精细与专用化学品，2013，21（4）：38-39.
［2］ 郭建锋，等．现代药物与临床，2011，26（4）：282-283.
［3］ 王彩娟，等．世界临床药物，2005，26（11）：700-701.
［4］ Niedballa U，et al. J Org Chem，1974，39（25）：3672-3674.
［5］ US，3817980，1974.
［6］ US，2004/186283，2004.
［7］ Merck Index 15th：884.
［8］ Piskala A，et al. Collect Czech Chem Commun，1964，29：2060.
［9］ Winkley M W，et al. J Org Chem，1970，35：491-495.
［10］ Hanka LJ，et al. Antimicrob Agents Chemother，1966：619.
［11］ Bergy ME，et al Antimicrob Agents Chemother，1966：625.
［12］ Kissinger LD，et al. J Chromatogr，1986，353：309.
［13］ Glover AB，et al. Cancer Treat Rep，1987，71：737-746.
［14］ Glover AB，et al. Cancer Treat Rep，1987，71：959-964.
［15］ Lowrey CH，et al. N Engl J Med，1993，329：845.
［16］ Silverman LR，et al. J Clin Oncol，2002，20：2429.
［17］ Kornblith AB，et al. J Clin Oncol，2002，20：2441.
［18］ CN，103524584 A，2014.
［19］ CN，107961216 B，2018.
［20］ 汪啸洋．世界上市新药 2. 北京：化学工业出版社，2010：138-140.
［21］ Cynthia A challener. Chiral Drugs. 北京：化学工业出版社，2004：320.
［22］ US，3350388，1967.

[23]　WO，2004/082619，2004.
[24]　张灵．沈阳药科大学硕士学位论文，2008.
[25]　张庆文．上海医药，2012，33（23）：45-47.
[26]　杨兆娟，等．精细化工，2002，19（5）：300-301.
[27]　桂成艳，等．四川化工与腐蚀控制，2000，3（1）：19-20.
[28]　谢惠芬，等．中国医药工业杂志，1993，24（2）：54.
[29]　Qu Gui-Rong，et al. J Org Chem，2003，23：106.
[30]　Niedballa U，et al. Tetrahedron Lett，1970：3571.
[31]　Caroline Re mond，et al. Tetrahedron Lett，2002，43：9653-9655.
[32]　冷玲颖，等．中国药物化学杂志，2008，18（4）：310-316.
[33]　张万年，等．中国新药杂志，2010，19（24）：2277-2278.

3.5　激素类抗肿瘤药物

055　阿索立尼（Asoprisnil）

【别名】 J-867。

【化学名】 [*C*(*E*)]-4-[(11*β*,17*β*)-17-Methoxy-17-(methoxymethyl)-3-oxoestra-4,9-dien-11-yl]benzaldehyde-1-oxime; 11*β*-[4-(hydroxyiminomethyl)phenyl]-17*β*-methoxyl-17*α*-(methoxymethyl)estra-4,9-dien-3-one;(8*S*,11*R*,13*S*,14*S*,17*S*)-11-[4-[(*E*)-hydroxyimino-methyl]phenyl]-17-methoxy-17-(methoxymethyl)-13-methyl-1,2,6,7,8,11,12,14,15,16-decahydrocyclopenta[a]phenanthren-3-one。

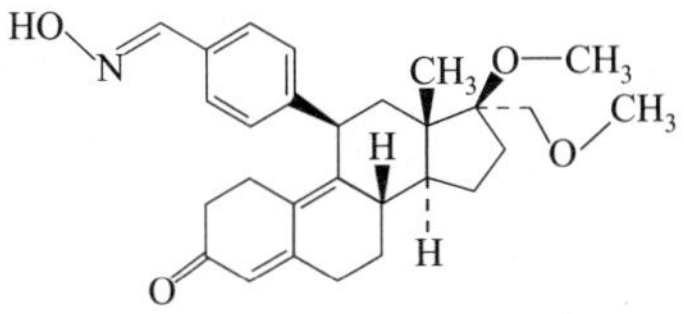

阿索立尼　CAS [163883-84-9]
CAS [199396-76-4]　$C_{28}H_{35}NO_4$　449.58

【研发厂商】 德国 Schering AG（光灵公司）。

【研发动态】 目前处于Ⅲ期临床研究阶段。

【性状】 晶体（用异丙醇/二氯甲烷结晶），mp 118℃（分解），$[\alpha]_D=+197°$（$CHCl_3$），$UV\lambda_{max}$（甲醇）：264nm，299nm（ε 20366，20228）。

【用途】 本品为选择性黄体酮受体调节剂，对黄体酮受体（PR）具有高度亲和力，而对糖皮质激素受体（GR）的亲和力低。在用 McPhail 评分法测定黄体酮激动剂（兴奋剂）及拮抗剂活性的试验中，对家兔预先给予苯甲酸雌二醇（estradiol benzoate），按0～4分级评定孕激素样的作用或由外源性黄体酮（progesterone）诱导的拮抗作用，本品在0.03～30mg/d皮下给药时呈现部分激动剂活性，表现为在无黄体酮存在的条件下，McPhail 评分呈剂量依赖性升高，但其并不能达到与黄体酮自身相当的功效。0.1mg/d皮下给予本品可显著提高 McPhail 评分值，剂量为10mg/d时，可达到其最大效应，评分值为3.2，但该分值在剂量达100mg/d时降至1.9。此外，本品还呈现部分拮抗作用，在有黄体酮存在的条件下能剂量依赖性地（0.03～30mg/d，皮下注射）降低。McPhail 评分值，但功效不如米非司酮（Mifepristone）。另一试验表明本品可抑制培养的平滑肌瘤细胞增殖并激活其凋亡，而对培养的正常肌内膜细胞无抑制作用。本品用于治疗子宫肌瘤，其耐受性好，不良反应为轻度。

【合成路线】 以3,3-亚乙二氧基-$\Delta^{5(10),9(11)}$-雌甾二烯-17-酮为起始原料，按如下路线合成。

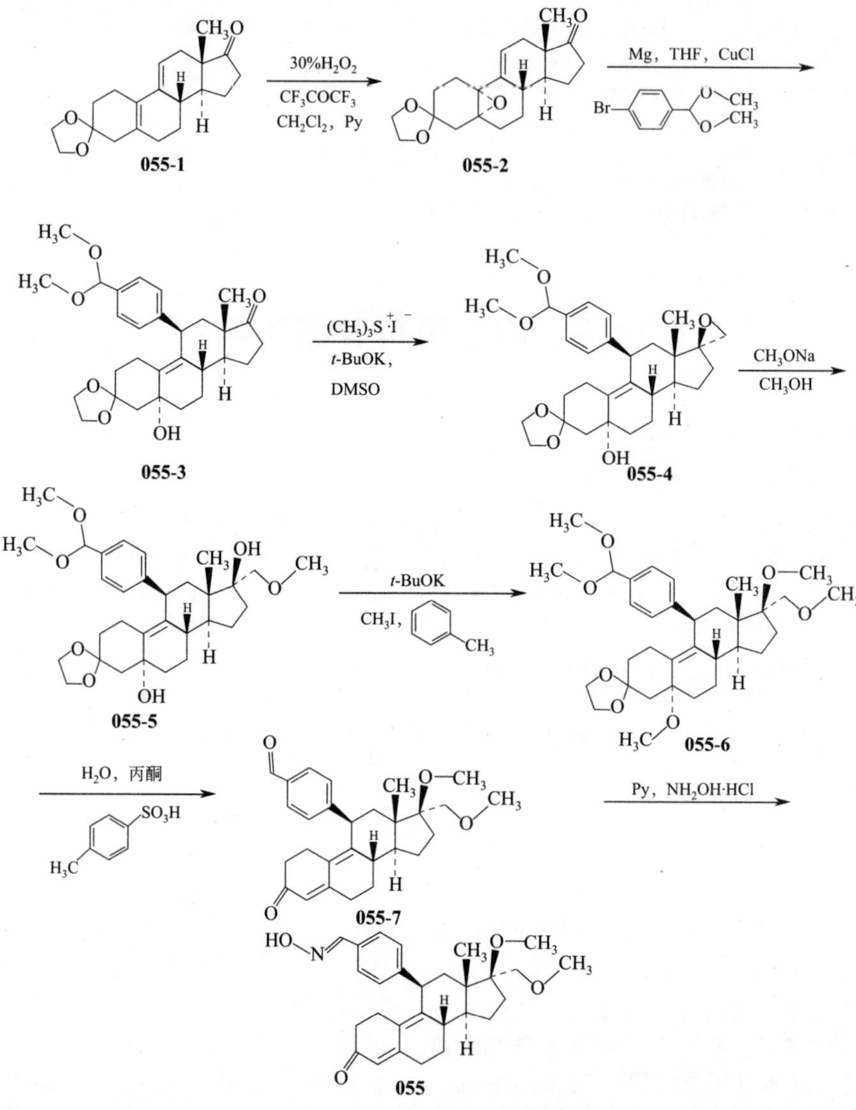

1. 3,3-亚乙二氧基-5α，10α-环氧-$\Delta^{9(11)}$-雌烯-17-酮(055-2) 的制备

在反应瓶中加入100mL CH_2Cl_2、10滴吡啶和3，3-亚乙二氧基-$\Delta^{5(10),9(11)}$-雌甾二烯-17-酮（**055-1**）20.0g（63.6mmol)，搅拌溶解，冷却至0℃左右。15min后，滴加8.8mL（64mmol）三水六氟丙酮，搅拌下滴加30%过氧化氢10mL（97mmol)。加完，在0℃继续搅拌24h。反应完毕，将反应液倾入5% $Na_2S_2O_3$ 的水溶液中，搅拌30min。用 CH_2Cl_2 提取，有机相依次用水和饱和盐水洗涤，用无水 $MgSO_4$ 干燥；抽滤，浓缩滤液，得氧桥化合物粗品20.4g。将其用乙酸乙酯和环己烷混合溶剂重结晶，得白色晶体 **055-2** 15.6g，收率为74.3%，mp 138～141℃。

UV（无水甲醇)：λ_{max}=215nm。

IR（KBr)：1735cm^{-1} (C═O)。

2. 3,3-亚乙二氧基-11β-[4-(二甲氧基甲基) 苯基] -5α-羟基-$\Delta^{9(10)}$ -雌烯-17-酮 (055-3) 的制备

在反应瓶中加入 10mL THF 和 7.2g（300mmol）镁屑，搅拌混合。先滴少许对溴苯甲醛二甲基缩醛的 THF 溶液［55.2g（0.24mol）对溴苯甲醛二甲基缩醛溶于 200mL 干燥的 THF 中配成的溶液］，加入碘粒引发反应。继续滴加剩余的对溴苯甲醛二甲基缩醛的 THF 溶液，维持反应温度不高于 40℃，加完，于 35℃继续搅拌 0.5h。反应液（格氏试剂）备用。

在另一反应瓶中加入 300mL THF（无水的）、化合物 **055-2** 12.0g（36mmol），搅拌溶解，用冰盐浴冷却，待温度降至 0℃以下时，加入 0.36g（0.36mmol）氯化亚铜，搅拌 15min 以后，滴加以上新鲜制备的格氏试剂。滴加完毕，撤除冰盐浴，于室温下继续搅拌 30min。将反应混合物倾入 NH_4Cl 的冰水溶液中，搅拌 30min。用乙酸乙酯提取，有机相依次用水、饱和盐水洗涤，用三乙胺调至 pH=8～9，用无水 $MgSO_4$ 干燥，抽滤，浓缩滤液，得油状残留物。将其色谱分离纯化［固定相：色谱分离硅胶；洗脱剂：环己烷/乙酸乙酯（4∶1）］，经后处理得黄色拉泡物 **055-3** 14.4g，收率为 82.2%。

UV(无水甲醇)：λ_{max}=224nm，274nm。

IR(KBr)：3504cm^{-1}(OH)，1737cm^{-1}。

^{1}H-NMR($CDCl_3$) δ：0.45(3H，s，18-H)，3.23(1H，s，11α-H)，3.28［6H，s，-CH-(OCH_3)$_2$］，3.88～4.01(4H，m，-O-CH_2-CH_2-O-)，5.33［1H，s，-CH-(OCH_3)$_2$］，7.26，7.35［4H，dd(苯环上的 $AA'BB'$系统)］。

MS(m/z)：482$[M]^+$。

3. 3,3-亚乙氧基-11β-[4-(二甲氧基甲基) 苯基] -17β-螺-1′, 2′-环氧乙烷-$\Delta^{9(10)}$ -雌烯-5α-醇 (055-4) 的制备

在反应瓶中加入 130mL DMSO、化合物 **055-3** 11g（22.8mmol），搅拌溶解，然后在搅拌下加入 15.6g（76.5mmol）碘化三甲基锍，再分批加入 11.4g（100mmol）叔丁醇钾。搅拌反应 3h。将反应液降温至 0～5℃，加入饱和 NH_4Cl 溶液。用 CH_2Cl_2 提取，有机相用水洗涤，用无水 $MgSO_4$ 干燥，抽滤，浓缩滤液，得黄色泡沫状物 **055-4** 10.5g，收率为 92.8%。

UV（无水甲醇）：λ_{max}=229nm，263nm。

IR（KBr）：3503cm^{-1}（OH）。

MS（m/z）：496.2 $[M]^+$。

4. 3，3-亚乙二氧基-11β-[4-(二甲氧基甲基) 苯基] -17α-甲氧基甲基-$\Delta^{9(10)}$ -雌烯-5α，17β-二醇 (055-5) 的制备

在反应瓶中加入 25mL 无水甲醇、化合物 **055-4** 10.3g（20.8mmol），搅拌溶解，再加入 3.89g（72mmol）甲醇钠，搅拌回流 6h。将反应液浓缩，剩余物用 CH_2Cl_2 溶解，水洗，用无水 $MgSO_4$ 干燥，抽滤，浓缩滤液，得黄色泡沫状物。将其色谱分离纯化［固定相：色谱分离硅胶；洗脱剂：环己烷/乙酸乙酯（3∶1）］，经后处理得白色泡沫状物 **055-5** 7.69g，收率为 70.1%。

UV（无水甲醇）：λ_{max}=232nm，263nm。

IR（KBr）：3502cm^{-1}（OH）。

MS（m/z）：528.2 $[M]^+$。

5. 3，3-亚乙二氧基-11β-[4-(二甲氧基甲基) 苯基] -17α-甲氧基甲基-$\Delta^{9(10)}$ -雌烯-5α，17β-二甲醚 (055-6) 的制备

在反应瓶中加入 420mL 甲苯、化合物 **055-5** 6.72g（12.7mmol），搅拌溶解，并加入 30.3g（268mmol）叔丁醇钾，滴加 22.2mL（357mmol）碘甲烷溶于 20mL 甲苯的混合溶液。控制滴速使温度不超过 40℃。搅拌反应 1h，向反应液中加入 70mL 水和 70mL 乙酸乙酯。充分搅拌后静置分层，水相用乙酸乙酯提取，合并有机相，水洗，用无水硫酸镁干燥，抽滤，浓缩滤液，得黄色泡沫状物 **055-6** 6.55g，收率 92.6%。

UV（无水甲醇）：λ_{max}=230nm，262nm。

IR（KBr）：982cm^{-1}，949cm^{-1}，824cm^{-1}（苯环）。

MS（m/z）：556.2 [M]$^+$。

6. 11β-（4-甲酰基苯基）-17β-甲氧基-17α-甲氧基甲基-$\Delta^{4(5),9(10)}$-雌烯-3-酮（055-7）的制备

在反应瓶中加入丙酮 50mL、化合物 **055-6** 6.2g（11.1mmol），搅拌溶解，再加入 5.2mL（28.9mmol）水和 0.63g（3.3mmol）对甲苯磺酸，于室温下搅拌反应 40min。抽滤，滤饼用丙酮洗，得白色固体 **055-7** 3.28g，mp 235～238℃，收率为 67.7%。

UV（无水甲醇）：λ_{max}=210nm，262nm，298nm。

IR（KBr）：2936cm^{-1}，2722cm^{-1}（醛基），1701cm^{-1}，1658cm^{-1}（C═O）。

MS（m/z）：434.1 [M]$^+$。

7.（8*S*，11*R*，13*S*，14*S*，17*S*）-11-[4-[（*E*）-羟基亚氨基甲基］苯基］-17-甲氧基-17-（甲氧基甲基）-13-甲基-1，2，6，7，8，11，12，14，15，16-十氢环戊二烯并［a］菲-3-酮（阿索立尼）（055）的合成

在反应瓶中加入吡啶 40mL、化合物 **055-7** 2.17g（5mmol），搅拌下加入 325mg（1.9mmol）盐酸羟胺。室温搅拌反应 2h。再加入 25mg 盐酸羟胺（0.1mmol），搅拌 15min。将反应液用水稀释，加入 1mol/L 的稀盐酸，用 CH_2Cl_2 提取，有机相依次用稀盐酸和水洗涤，再用无水 $MgSO_4$ 干燥，过滤，浓缩滤液，得 1.72g 粗品。加丙酮析出结晶固体，用 CH_2Cl_2/异丙醇重结晶，得白色晶体 **055** 1.64g，收率为 73.2%，mp 111～116℃（分解）。

UV（无水甲醇）：λ_{max}=210nm，264nm，298nm。

IR（KBr）：3361cm^{-1}，3260cm^{-1}（OH），1649cm^{-1}（C═O），1605cm^{-1}（C═N）。

^{1}H-NMR（$CDCl_3$）δ：0.53（3H，s，18-H），3.25（3H，s，17β-OCH_3），3.41（3H，s，17α-CH_2OCH_3），3.55～3.59（2H，m，17α-CH_2OCH_3），4.38（1H，d，11α-H），5.79（1H，s，4-H），7.20，7.48［（4H，dd）（苯环上的 $AA'BB'$ 系统）］，8.10（1H，s，—CH═NOH）。

MS（m/z）：449.2 [M]$^+$。

碘化三甲基锍（三甲基碘化锍鎓）

英文名 Trimethylsulfonium iodide。

CAS ［2181-42-2］。

分子式 C_3H_9IS（204.07）。

结构式

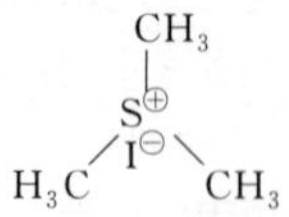

用途 亚甲基转移试剂，碳复合物转换成环氧化物或烯丙基醇，用强碱处理可生成二甲基亚甲基锍，而后又可参与酮的羰基原位反应，形成环氧化物或烯丙醇。外购此品的纯度>98%。

参考文献

［1］ Merck Index 15th：824.
［2］ EP，648778，1995.
［3］ US，5693628，1997.
［4］ Chwalisz K，et al. Hum Reprod，2005，20：1090-1099.
［5］ De Manno D，et al. Steroids，2003，68：1019-1032.
［6］ Chwalisz K，et al. Semin Reprod，2004，22：113-119.
［7］ 尤启冬，林国强．手性药物研究与评价．北京：化学工业出版社，2011：679-680.
［8］ CA，2130516，1997.

[9] JP，2004/4513178，2004.
[10] US，2004/063172，2004.
[11] WO，2002/038581，2002.
[12] WO，2002/038582，2002.
[13] 胡平．华中科技大学学位（硕士）论文，2008.
[14] Slayden OD，et al. Human Reproduction，2001，16（8）：1562-1574.
[15] Chwalisz K，et al. Steroids，2000，65（10-11）：741-751.
[16] 石雅婷，等．医药导报，2006，(8)：808-809.
[17] Rewinkel J，et al. Bioorganic & Medicinal Chemitry，2008，16（6）：2753-2763.
[18] Williams A R，et al. Hum Reprod，2007，22（6）：1696-1704.
[19] Chwalisz K，et al. Fertility and Sterility. 2004，822：s83-s84.
[20] Dale W，et al. Gynecol，2011，6（6）：579-582.
[21] 纳涛．药学进展，2007，31（2）：94-95.
[22] CN，101466724A，2008.
[23] 唐冰冰．"求医问药"，2013，11（8）：287-288.
[24] 李颖仪，等．北方药学，2011，8（12）：13-13.
[25] WO，2007/118717，2007.
[26] US，7053229，2006.
[27] Kang F A，et al. Bioorg Med Chem，Lett，2007，17（4）：907-910.
[28] Sjoberg K，et al. Tetrahedron Lett，1966，7（51）：6383-6384.
[29] Elger W，et al. Steroids，2000，65（10-11）：713-723.
[30] Allan GF，et al. Steroids，2006，71（7）：578-584.
[31] Fensome A，et al. J Med Chem，2005，48（16）：5092-5095.
[32] CA，2130516，1995.
[33] DE，4322283，1995.
[34] JP，2004513179，2004.

3.6 动植物类抗肿瘤药物（源自天然产物）

056 长春氟宁（Vinflunine）

【别名】 L-0070，F-12158，Javlor®。

【化学名】 (2β,3β,4β,5α,12R,19α)-4-(Acetyloxy)-6,7-didehydro-15-[(2R,4R,6S,8S)-4-(1,1-difluoroethyl)-1,3,4,5,6,7,8,9-Octahydro-8-(methoxycarbonyl)-2,6-methano-2H-azecino[4,3-b]indol-8-yl]-3-hydroxy-16-methoxy-1-methylaspidospermidine-3-carboxylic acid methyl ester;4′-deoxy-20′,20′-difluoro-8′-norvincaleukoblastine。

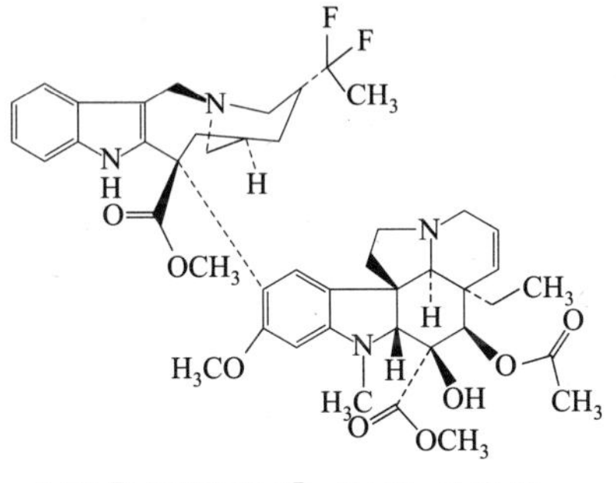

长春氟宁	CAS [162652-95-1]	$C_{45}H_{54}F_2N_4O_8$	816.94
酒石酸长春氟宁	CAS [194468-36-5]	$C_{45}H_{54}F_2N_4O_8 \cdot 2C_4H_6O_6$	1117.12

【研发厂商】 法国 Pierre Fabre 公司研制。

【首次上市时间与国家】 2009 年欧洲药品管理局（EMA）批准，用作对一线含铂化疗药物耐药的 TCCU 的二线治疗药，2010 年 5 月在英国上市。

【性状】 白色至类白色粉末或结晶，无臭。

【用途】 本品为半合成的长春花生物碱衍生物，它与长春瑞滨（Vinorelbine）的区别在于在 $C_{20'}$ 位上由两个氟原子取代两个氢原子。本品通过阻断微管蛋白聚积形成微管来抑制细胞的有丝分裂。本品与微管蛋白结合的属性不同于其他长春花生物碱类药物，它能减慢微管的生长速率从而延长了其生长周期，同时又缩短了微管缩短的周期。而长春碱（Vinblastine）是减慢了微管缩短的速率。本品适应证是乳腺癌、卵巢癌、非小细胞性肺癌、膀胱癌、恶性黑素瘤。

【合成路线】 参见文献［15］。

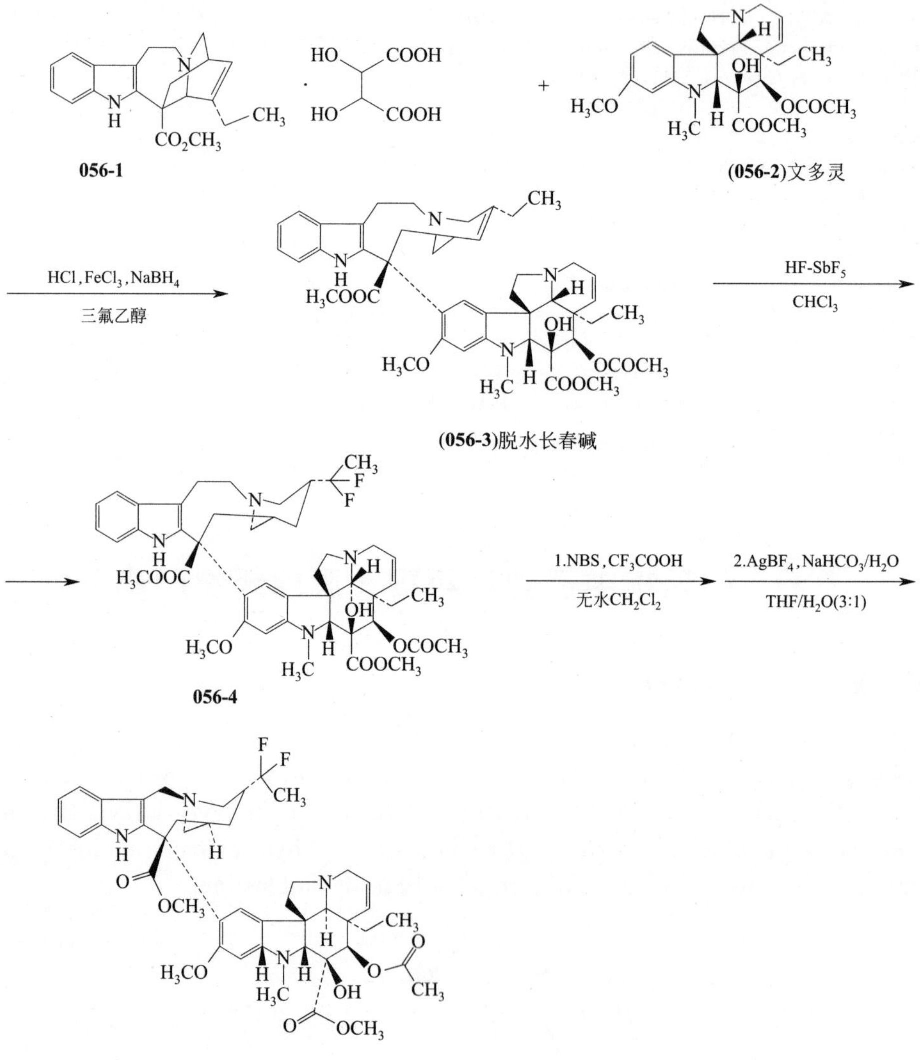

056

1. 脱水长春碱（056-3）的制备

在反应瓶中依次加入 21.3g（43.8mmol）酒石酸长春质碱（**056-1**）、20.0g（43.8mmol）文多灵（**056-2**）（vindoline），密闭反应瓶，用 N_2 置换瓶中空气 3 次，并用 N_2 保护。添加脱气的三氟乙醇 200mL，搅拌溶解，得微黄色澄清溶液，加入 1L 0.1mol/L 盐酸，然后慢慢滴加含 49.8g（0.31mol）$FeCl_3$ 的 50mL 0.1mol/L 盐酸溶液，滴加过程反应液颜色逐渐变黄，最后呈棕黄色。搅拌下室温反应 3h。TLC 显示原料反应完全。冰水浴降温约 30min，慢慢滴加 3.32g（87.8mmol）$NaBH_4$ 的 10mL 28%NH_3 水溶液，滴加过程最初反应液局部变黑后立即变回黄色，随滴加反应液颜色逐渐加深，最后变为深蓝色，滴加过程中有大量气体（H_2）生成，滴加完毕，继续在冰水浴下反应，反应约 30min，反应液变回棕黄色。搅拌反应 1.5h。TLC 显示中间体反应完全，加入约 1L 28%NH_3 水溶液淬灭反应，反应液变为深蓝色，并有白色固体析出，用乙酸乙酯（500mL×4）提取，合并有机相，依次用水、饱和盐水洗涤，用无水 Na_2SO_4 干燥，过滤，滤液减压蒸干有机溶剂，得到 38.6g 白色微黄固体 **056-3**，收率>100%，产物不经进一步纯化直接用于下步反应。

^{1}H-NMR(400MHz,$CDCl_3$) δ: 9.81(1H,s), 7.99(1H,s), 7.51(1H,d,J=7.6Hz), 7.10～7.17(3H,m), 6.60(1H,s), 6.12(1H,s), 5.86(1H,dd,J=4.0Hz,9.5Hz), 5.47(1H,s), 5.31(1H,d,J=10.2Hz), 3.82(3H,s), 3.80(3H,s), 3.75(1H,s), 3.63(3H,s), 3.38～3.44(2H,m), 3.28～3.36(3H,m), 3.16～3.23(2H,m), 2.95～3.10(5H,m), 2.82(2H,d,J=16.0Hz), 2.73(3H,s), 2.66(1H,s), 2.40～2.47(1H,m), 2.30～2.34(1H,m), 2.12～2.17(1H,m), 2.11(3H,s), 1.75～1.82(2H,m), 1.58～1.63(3H,m), 0.96(3H,t,J=7.5Hz), 0.82(3H,t,J=7.3Hz)。

脱水长春碱（**056-3**）的另一制备方法：

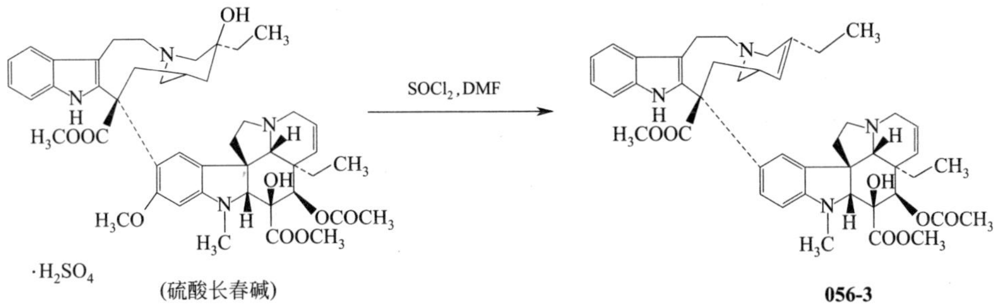

在无水和 N_2 保护条件下，向反应瓶中依次加入 5.0g（5.5mmol）硫酸长春碱、60mL 无水 DMF，搅拌溶解，反应液呈淡黄色。降温至−30℃，搅拌 10min 后，使用一次性注射器向上述反应液中慢慢滴加 10.0mL（0.14mol）$SOCl_2$，随着 $SOCl_2$ 的滴加，反应液颜色逐渐加深，最后变为黄色，滴加需约 30min。在同温度下搅拌反应 2h。TLC 跟踪反应，监测显示反应完成后，将反应液倒入约 300mL 碎冰水中，然后用约 40mL 氨水碱化至 pH=9，用乙酸乙酯提取 3 次，合并有机相，依次用水、饱和盐水洗涤，无水 Na_2SO_4 干燥，过滤，滤液减压浓缩至干，得到淡黄色固体 **056-3** 3.14g，收率为 72%。

长春碱类化合物是从夹竹桃科植物长春花（catharanthus roseus）中提的生物碱。自证实此类化合物具有抗肿瘤活性以来，现已用于临床的有：①长春碱；②长春新碱；③长春地辛；④长春瑞滨；⑤长春氟宁；⑥长春甘酯；⑦脱水长春碱等。

2. 二氟脱水长春碱（056-4）的制备

在反应瓶中（无水条件下）加入 **056-3** 2.0g，在液氮-PE 体系下降温，待瓶中温度低于−50℃时，加入 25mL HF，原料在搅拌下溶解成黄色澄清溶液。然后在同温度和剧烈搅拌条件下加入 20mL SbF_5，颜色加深变黑，刚开始加时会有少量白色固体颗粒析出，并有大量白色气体生成，然后慢慢加入 4mL $CHCl_3$。加完，把反应装置移至−40℃下反应，约 10min，反应液颜色加深，变为深红色。在同温下搅拌反应 1.5h。把上述反应液倾倒入约 1kg 碎冰中，反应剧烈，有大量气体生成，分批加入 Na_2CO_3（150g）碱化，添加过程有大量气体析出，并伴随有大量气泡。在冰水浴下碱化约 1h。用 CH_2Cl_2 提取（300mL×6），有机相依次用水、饱和盐水洗涤，用无水 Na_2SO_4 干燥，过滤，滤液减压浓缩，得黑色油状物，产物经中性氧化铝短柱色谱分离纯化（洗脱剂：乙酸乙酯），经后处理得到白色固体 **056-4** 620mg，收率为 30%。

^{1}H-NMR(400MHz,$CDCl_3$)δ: 8.02(1H,s), 7.50(1H,d,J=7.7Hz), 7.09～7.20(3H,m), 6.61(1H,s), 5.86(1H,dd,J=10.2Hz,3.9Hz), 5.46(1H,s), 5.31(1H,d,J=10.1Hz), 3.81(3H,s), 3.80(3H,s), 3.75(1H,s), 3.63(3H,s), 3.11～3.47(10H,m), 2.81～2.86

(2H,m,J=16.2Hz),2.72(3H,s),2.68(1H,s),2.41～2.55(2H,m),2.12～2.32(2H,m),2.11(3H,s)1.76～1.85(2H,m),1.61～1.69(1H,m),1.50(3H,t,J=18.1Hz),1.33～1.42(2H,m),0.86～0.89(1H,m)0.81(3H,t,J=7.1Hz)。

3. (2*β*, 3*β*, 4*β*, 5*α*, 12*R*, 19*α*)-4-(乙酰氧基)-6, 7-二脱氢-15-[(2*R*, 4*R*, 6*S*, 8*S*)-4-(1, 1-二氟乙基) -1,3,4,5,6,7,8,9-八氢-8-(甲氧羰基)-2, 6-亚甲基-2*H*-氮杂癸烷并［4, 3-b］吲哚-8-基］-3-羟基-16-甲氧基-1-甲基白坚木碱-3-羧酸甲酯（长春氟宁）(056) 的合成

在无水、避光、N_2 保护条件下，向反应瓶中加入 500mg（0.60mmol）**056-4**、10mL 无水 CH_2Cl_2，搅拌成淡黄色液体。降温至－50℃，慢慢滴加含 102mg（0.57mmol）NBS、89.0μL（1.2mmol）CF_3COOH 的 3mL DCM（二氯甲烷）溶液，滴加完毕，在同温度下搅拌反应 2h。TLC 显示原料反应完全。然后依次滴加含 202mg（2.4mmol）$NaHCO_3$ 的水溶液 2mL、含 141mg（0.72mmol）$AgBF_4$ 的 THF/H_2O（3∶1）溶液 1mL，滴加完毕，将反应液移至室温反应。2h 后 TLC 显示中间体反应完全，把反应液通过硅藻土和硫酸钠过滤，得淡黄色液体，减压浓缩至干，得淡黄色固体，经硅胶柱色谱分离纯化，后处理后得白色固体 **056** 410mg，收率为 84%。

^{1}H-NMR(400MHz,$CDCl_3$) δ:9.78(1H,s),8.40(1H,s),7.66(1H,d,J=7.7Hz),7.13～7.15(3H,m),6.36(1H,s),6.09(1H,s),5.84(1H,dd,J=10.2Hz,4.0Hz),5.41(1H,s),5.28(1H,d,J=10.4Hz),4.51(1H,d,J=12.8Hz),4.35(1H,d,J=12.3Hz),3.81(3H,s),3.78(3H,s),3.72(1H,s),3.71(3H,s),3.22～3.39(4H,m),2.94～3.09(2H,m),2.69～2.76(4H,m),2.56～2.61(1H,m),2.51(1H,s),2.24～2.38(2H,m),2.10～2.24(4H,m),1.57～1.74(7H,m),0.83～0.89(3H,m),0.70(3H,t,J=7.3Hz)。

EI-MS (m/z)：817.5 $[M]^+$。

参考文献

［1］ Merck Index 15th：10186.
［2］ F R，2707988，1995.
［3］ US，5620985，1997.
［4］ Fahy J，et al. J Am Chem Soc，1997，119：8576.
［5］ Fabre C，et al. Biochem Pharmacol，2002，64：733.
［6］ Bennouna J，et al. Ann Oncol，2003，14：630.
［7］ Culine S，et al. Br J Cancer，2006，1.
［8］ Kruczynski A，et al. Crit Rev Oncol Hematol，2001，40：159-173.
［9］ Bennouna J，et al. Expert Opin invest Drugs，2005，14：1259-1267.
［10］ 尤启冬，林国强．手性药物研究与评价．北京：化学工业出版社，2011：773-775.
［11］ WO，9503312，1995.
［12］ 王瑾，等．福建中医学院学报，2005，15 增刊：88-89.
［13］ CN，101129374A，2008.
［14］ 刘悦，等．中国新药杂志，2008，17（19）：1659-1662，1683.
［15］ 李红昌．华东理工大学硕士学位论文，2013.
［16］ 丁亚芳，等．中国医药工业，2005，36（7）：424-427，428.
［17］ CN，101607968A，2009.
［18］ 肖亮，等．中国药理学通报，2007，23（4）：507-511.
［19］ 丁亚芳，等．中国新药杂志，2006，15（13）：1087-1089.
［20］ Zhou X J，et al. Drugs，1992，44（4）：1-16.
［21］ US，2010/0113498，2010.
［22］ Manghntani R，Vanghn D J. Expert Rev Anticancer Ther，2011，11（1）：13-20.
［23］ WO，2005/055939 A_2，2005.
［24］ CN，200710036923.2，2007.
［25］ WO，2005/55943 A_2，2005.
［26］ CN，200610106282.9A，2006.
［27］ WO，2008/033935 A_2，2008.
［28］ Lei XS，et al. Bioorg Med Chem Lett，2008，18：4602-4605.
［29］ Reding M T，et al. Org Lett，1999，1（7）：973-976.
［30］ Song WB，et al. Bioorg Med Chem，2012，22：387-390.

[31] Ishikawa H, et al. J Am Chem Soc 2008, 130: 420-421.
[32] Ishikawa H, et al. J Am Chem Soc 2009, 131: 4904-4916.
[33] CN, 200710036923.2, 2007.
[34] Player M R, et al. Bioorg Med Chem Lett, 2008, 18: 2865-2870.
[35] Piron K, et al. Tetrahedron, 2012, 68: 6941-6947.
[36] Sondej S C, et al. J Org Chem, 1986, 51: 3508-3513.

3.7 其他抗肿瘤药物

057 伏拉塞替（Volasertib）

【别名】 BI 6727，Hy-12137。

【化学名】 *N*-[(1*R*, 4*R*)-4-[4-(Cyclopropylmethyl) piperazin-1-yl] cyclohexyl]-4-[[(*R*)-7-ethyl-8-isopropyl-5-methyl-6-oxo-5, 6, 7, 8-tetrahydropteridin-2-yl] amino]-3-methoxybenzamide。

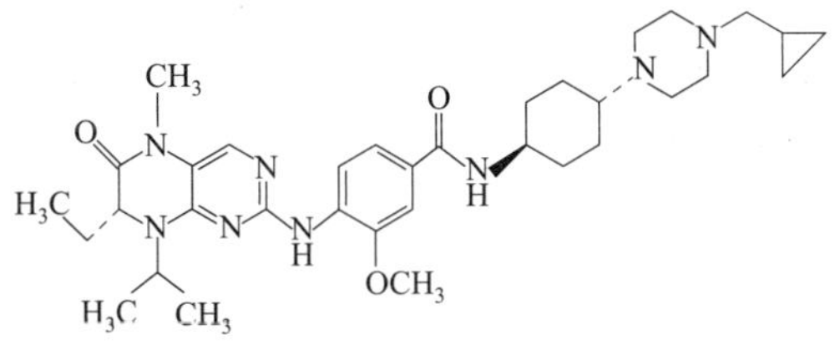

伏拉塞替　CAS [755038-65-4]　$C_{34}H_{50}N_8O_3$　618.81

【研发厂商】 德国 Boehringer Ingelheim 公司。

【研发动态】 2014 年 4 月 17 日美国 FDA 与欧盟委员会授予 Volasertib 孤儿药资格，用于治疗急性髓细胞样白血病（AML）。本品于 2015 年处于Ⅲ期临床研究阶段，未跟踪其进展情况。

【性状】 白至类白色固体，mp 182℃，$[\alpha]_D^{25}=+64°$（$c=0.1$，甲醇），在 DMSO 中的溶解度≥10.3mg/mL。

【用途】 本品用于急性髓性白血病（AML）患者的治疗。AML 是一种骨髓及血液的侵袭性癌症，多为成年后疾病。患者平均年龄为 65～70 岁。目前该疾病推荐治疗标准是密集化疗，治疗选择有限，多数患者不耐受，预后比较差。

本品可抑制 Polo 样激酶 1（Pikl），AML 特征性的极高细胞分裂将被阻断，可能会阻止肿瘤增长，或使得肿瘤细胞分裂活性降低，从而延长了患者的生命。

【合成路线】 参见文献 [2，7，8]。

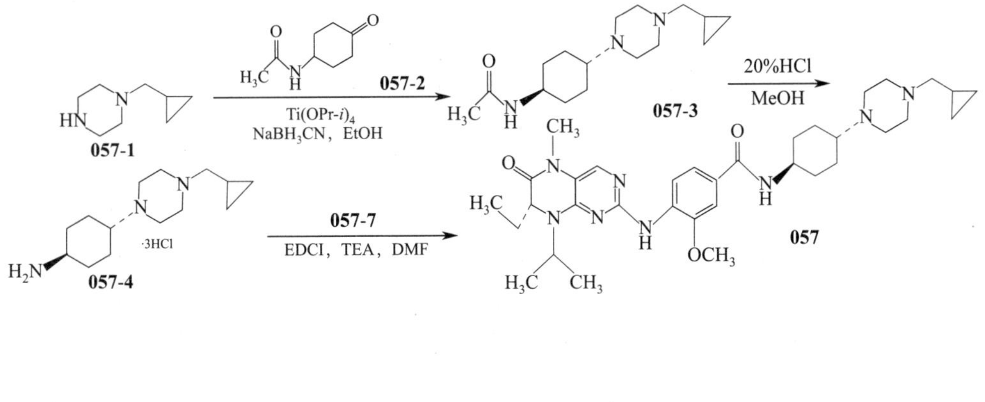

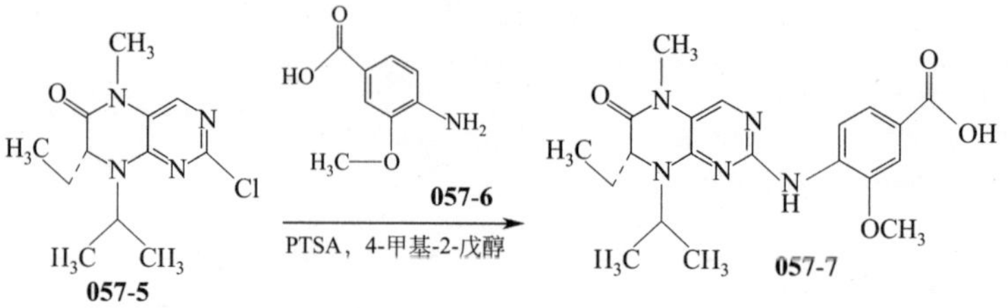

1. *N*-[(1*R*，4*R*)-4-[4-(环丙基甲基)哌嗪-1-基]-环己基]乙酰胺(057-3)的制备

在反应瓶中加入CH_2Cl_2 170mL、1-(环丙基甲基)哌嗪(**057-1**)(外购，纯度为98%)34.00g(0.24mol)、*N*-(4-氧代环己基)乙酰胺(**057-2**)(外购，纯度为98%)18.61g(0.12mol)，搅拌溶解，再加入钛酸四异丙酯3.40g(0.012mol)，室温下搅拌反应15h。加入无水乙醇3.5mL和氰基硼氢化钠15.08g(0.24mol)，继续反应2h。冰浴下缓慢加入水200mL，搅拌15min后滤除固体，分出有机相，水相经CH_2Cl_2(20mL×3)提取，合并有机相，减压浓缩后减压干燥，得白色固体**057-3** 56.28g，收率为84%，mp 104～106℃，$[\alpha]_D^{25}=+44°$($c=0.1$，CH_3OH)。

ESI-MS(m/z)：280 $[M+H]^+$。

2. (1*R*，4*R*)-4-[4-(环丙基甲基)哌嗪-1-基]环己胺盐酸盐(057-4)的制备

在反应瓶中加入甲醇70mL、**057-3** 20.00g(0.07mol)，搅拌溶解，再加入20%盐酸50mL，于60℃条件下反应7h。减压浓缩，剩余物用异丙醇重结晶，得白色固体**057-4** 22.71g，收率为94%，mp 117～119℃，$[\alpha]_D^{25}=+47°$($c=0.1$，甲醇)。

3. (*R*)-4-[(7-乙基-8-异丙基-5-甲基-6-氧代-5，6，7，8-四氢蝶啶-2-基)氨基]-3-甲氧基苯甲酸(057-7)的制备

在反应瓶中加入4-甲基-2-戊醇80mL、(*R*)-2-氯-7-乙基-8-异丙基-5-甲基-7，8-二氢蝶啶-6-(5*H*)-酮(**057-5**)(外购，纯度为98%)26.81g(0.10mol)，搅拌溶解，再加入3-甲氧基-4-氨基苯甲酸(**057-6**)(外购，纯度为98%)16.71g(0.10mol)和对甲苯磺酸一水合物(PTSA)38.02g(0.20mol)，于130℃下搅拌反应10h。自然冷却至室温，过滤，滤饼用无水乙醇(10mL×3)洗涤，减压干燥，得白色固体**057-7** 27.94g，收率为70%，mp 132～134℃，$[\alpha]_D^{25}=+64°$($c=0.1$，甲醇)。

^{1}H-NMR(400MHz，DMSO-d_6)δ：0.75(3H，t，$J=6.4$Hz，CH_3)，1.35～1.38[6H，m，CH$(CH_3)_2$]，1.81～1.97(2H，m，CH_3CH_2CH)，3.23(3H，s，OCH_3)，3.93(1H，s，NCH_3)，4.43～4.54[2H，m，CH_3CH_2CH，CH$(CH_3)_2$]，7.57～7.67(2H，m，Ar-H)，7.96(1H，s，Ar-H)，8.13(2H，d，$J=8.4$Hz，Ar-H)，12.90(1H，s，COOH)。

4. *N*-[(1*R*，4*R*)-4-[4-(环丙基甲基)哌嗪-1-基]环己基]-4-[[(*R*)-7-乙基-8-异丙基-5-甲基-6-氧代-5，6，7，8-四氢蝶啶-2-基]氨基]-3-甲氧基苯甲酰胺-(Volasertib)(057)的合成

在反应瓶中加入DMF15mL、**057-4** 3.45g(0.01mol)、**057-7** 3.99g(0.01mol)、1-(3-二甲基氨基丙基)-3-乙基碳二亚胺盐酸盐(EDCI)1.92g(0.03mol)和三乙胺5mL，搅拌溶解，并在室温下搅拌反应8h。然后缓慢加水50mL，析出固体，搅拌30min后过滤，所得粗品经硅胶柱色谱分离纯化[洗脱剂：CH_2Cl_2/CH_3OH(30∶1)]，经后处理得白色固体**057** 3.71g，收率为60%(文献[7]：收率为47%)，mp 181～183℃(文献[8]：mp =182℃)，$[\alpha]_D^{25}=+64°$($c=0.1$，甲醇)，纯度为99.7%[HPLC归一化法：色谱柱Waters Symmetry C_{18}柱(4.6mm×250mm，20μm)；流动相A为水(含0.1%三氟乙酸)，流动相B为乙腈(含0.1%三氟乙酸)，采用梯度洗脱(0→40min，B10%→60%；40→50min，B60%→10%)；检测波长220mm；流速1.0mL/min；柱温25℃；进样量5μL]。

^{1}H-NMR(400MHz，CD_3OD)δ：0.17(2H，t，$J=5.6$Hz)，0.55～0.57(2H，m)，0.84～0.89(4H，m)，1.40～1.49(10H，m)，1.51～1.64(2H，m)，1.78～2.01

(2H, m), 2.04 (4H, t, J = 16.0Hz), 2.08～2.16 (2H, m), 2.29 (3H, d, J = 6.8Hz), 2.69 (7H, s), 3.28 (1H, s), 4.01 (3H, s), 4.33～4.36 (1H, m), 4.70～4.74 (1H, m), 7.47～7.50 (2H, m), 7.77 (1H, s), 8.53 (1H, d, J =8.8Hz)。

ESI-MS (m/z)：619 $[M+H]^+$。

钛酸异丙酯 [Ti (OPr-*i*) 4]

CAS [546-68-9]。

别名　四异丙醇钛，四异丙氧基钛。

英文名　Titanium tetraisopropanolate。

分子式　$C_{12}H_{28}O_4Ti$ (284.22)。

结构式

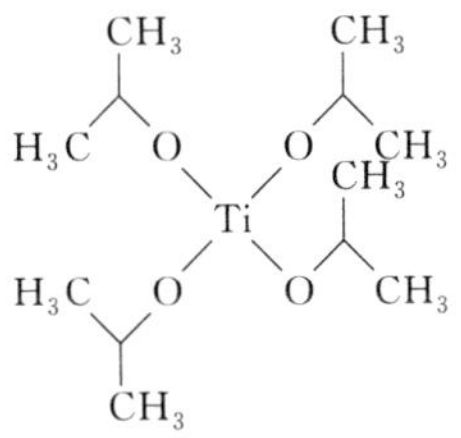

参考文献

[1] 屈佳妮，等. 中南医学科学杂志，2018，46 (2)：209-213.
[2] 黄道伟，等. 中国医药工业杂志，2015，46 (11)：1155-1157.
[3] 孙善亮，等. 中国医药工业杂志，2013，44 (10)：1036-1046.
[4] 董宪喆，等. 中国药理学通报，2010，26 (3)：289-293.
[5] WO，2007/090844 A_1，2007.
[6] Vilsmaier E，et al. Synthesis，1991，(12)：1142-1146.
[7] CN，102190669 A，2011.
[8] CN，102093360 A_1，2014.
[9] Cholewa B D，et al. Cancer Letters. 2017，385：179-187.
[10] Stadler W M，et al. Cancer，2014，120 (7)：976-982.
[11] 陈倩. 华中科技大学硕士学位论文，2013.
[12] 潘施施. 温州医科大学硕士学位论文，2014.

058　奈拉滨 (Nelarabine)

【别名】 ArranoR®，Nelzarabine，Atriance，GW-506U78，阿仑恩，506U。

【化学名】 9-β-D-Arabinofuranosyl-6-methoxy-9H-purin-2-amine；2-amino-9-β-D-arabinofuranosyl-6-methoxy-9H-purine。

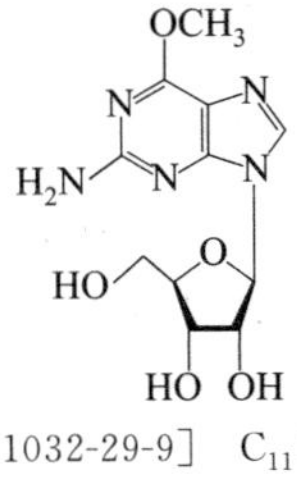

奈拉滨　CAS [121032-29-9]　$C_{11}H_{15}N_5O_5$　297.27

【研发厂商】 Glaxo Smith Kline (GSK) 公司 (英国)。

【首次上市时间和国家】 2005 年 10 月 28 日在美国和欧洲上市。

【性状】 mp 209～217℃ (分解)，UV λ_{max}[50mmol/L 磷酸钾缓冲液 (pH=7.0) /乙

醇（9∶1）] =247.5nm，279nm（ε9100，9300），$[\alpha]_D^{25}=+55.9°$（$c=0.27$，DMF），易溶于水。产物为固体。

【用途】 本品为脱氧鸟苷类似物 9-β-D-阿糖呋喃糖鸟嘌呤（ara-G）的水溶性前体药物。ara-G 水溶性差，6-位经甲氧基修饰后即为本品。本品在体内被腺苷脱氨酶催化，脱甲氧基成为 ara-G，经脱氧鸟苷激酶和脱氧胞嘧啶核苷激酶依次单磷酸化生成它的活性 5′-三磷酸盐（ara-GTP）形式。临床前试验表明，ara-GTP 可在白血病母细胞中逐渐积聚，并与 DNA 相结合，从而起到抑制 DNA 合成，促进白血病细胞死亡的作用。此外，本品的抗癌机制可能还与其细胞毒性和全身毒性作用有关。本品临床用于经过 2 个化疗方案仍无反应或再次复发的急性 T 细胞原始淋巴细胞白血病（T-ALL）和 T 细胞原始淋巴细胞淋巴瘤（T-LBL）的治疗。

【合成路线】 具体路线如下。

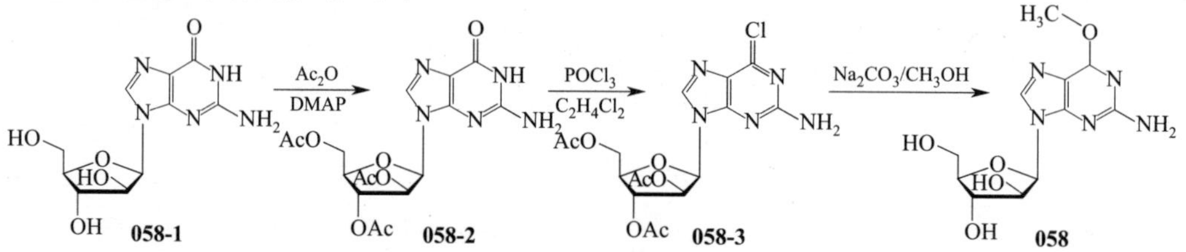

1. 2′,3′,5′-三-*O*-乙酰基阿糖鸟苷（058-2）的制备

在反应瓶中加入阿糖鸟苷（**058-1**）（纯度为 99%）10.0g（35.30mmol）、乙酐 100mL（1.10mol）和 4-二甲氨基吡啶（DMAP）0.2g（1.80mmol），将混合物搅拌加热回流反应 3h。减压蒸除过量的乙酐，加入无水乙醇 10mL，减压蒸除溶液，得淡黄色油状物，再加入无水乙醇 50mL，加热溶解，将溶液转移到烧杯中，加入 5%活性炭（0.5g）脱色回流 0.5h。趁热过滤，滤液静置析晶 2h。过滤，干燥，得白色固体 **058-2** 13.4g，收率为 93.0%，mp 212～214℃，纯度>98.0% [HPLC 归一化法：色谱柱 Kromasil C_{18} 柱（4.6mm×150mm，5μm）；流动相为水/乙腈（1∶1）；检测波长 254nm；流速 1mL/min；进样量 10μL]。

^{1}H-NMR（400MHz，$CDCl_3$）δ：9.19（1H，brs），8.41（1H，s），6.67（1H，d，J=4.4Hz），6.14（2H，brs），5.48（1H，d，J=2.7Hz），5.39（1H，d，J=3.6Hz），4.36～4.44（2H，m），4.24～4.28（1H，m），2.09（3H，s），2.04（3H，s），1.79（3H，s）。

^{13}C-NMR（100MHz，$CDCl_3$）δ：170.3，169.6，169.4，155.6，153.0，149.7，138.9，120.1，86.3，80.3，73.2，70.7，63.1，20.7，20.5，20.4。

HR-MS（$C_{16}H_{19}N_5NaO_8$）：432.1120 $[M+Na]^+$。

2. 6-氯-2′,3′,5′-三-*O*-乙酰基阿糖鸟苷（058-3）的制备

在反应瓶中加入 **058-2** 10.0g（24.40mmol）、二氯乙烷 100mL 和三氯氧磷 11.0mL（122.00mmol），搅拌回流反应 5h。反应完毕，将反应液倒入 500mL 冰水中，充分搅拌，分液，有机相用饱和 $NaHCO_3$ 溶液（50mL×3）洗至 pH=7，加入活性炭脱色，过滤，滤液用无水 Na_2SO_4 干燥后过滤，滤液减压蒸除溶剂，得淡黄色油状物，加入无水乙醇 30mL，加热溶解，趁热过滤，滤液静置，析出白色固体，过滤，干燥，得白色固体 **058-3** 9.1g，收率为 87.0%，mp 194～196℃，纯度>98.0%（HPLC 条件同上一步骤）。

^{1}H-NMR（400MHz，$CDCl_3$）δ：8.00（1H，s），6.58（1H，d，J=4.4Hz），5.96（2H，brs），5.50～5.51（1H，m），5.43（1H，d，J=4.4Hz），4.45～4.47（2H，m），4.24～4.26（1H，m），2.15（3H，s），2.12（3H，s），1.97（3H，s）。

^{13}C-NMR（100MHz，$CDCl_3$）δ：170.5，169.6，168.7，151.5，151.4，146.9，

145.7，133.3，83.2，80.2，75.6，74.8，62.8，20.7，20.6，20.2。

HR-MS（$C_{16}H_{18}ClN_5NaO_7$）：450.0787［M+Na］$^+$。

3. 9-*β*-D-阿拉伯呋喃基-6-甲氧基-9*H*-嘌呤-2-胺（奈拉滨）（058）的合成

在反应瓶中加入甲醇 100mL、**058-3** 10.0g（23.40mmol），搅拌溶解，再加入 Na_2CO_3 3.7g（35.10mmol），回流反应 5h。TLC［展开剂为甲醇/CH_2Cl_2（3∶7），R_f=0.45］显示反应完全，冷却至室温，过滤，滤液减压蒸除溶剂，得淡黄色油状物。加入去离子水 20mL，加热溶解，静置析晶，过滤，干燥，得到白色固体 **058** 6.3g，收率为 90%，mp 202～204℃（文献［4］：mp 201～203℃），纯度>98.0%［HPLC 归一化法：流动相为乙腈/水（3∶7）；其他与化合物 **058-2** 制备时条件一致］。

^{1}H-NMR（400MHz，DMSO-d_6）δ：7.92（1H，s）6.46（2H，brs），6.12（1H，d，*J*=4.0Hz），5.64（1H，d，*J*=5.2Hz），5.56（1H，s），5.08（1H，s），4.07（2H，s），3.96（3H，s），3.75（1H，d，*J*=4.4Hz），3.63（2H，d，*J*=4.0Hz）。

^{13}C-NMR（100MHz，DMSO-d_6）δ：161.0，160.2，154.4，139.5，113.6，84.6，83.8，75.9，75.7，61.4，53.6。

HR-MS（$C_{11}H_{15}N_5NaO_3$）：320.0967［M+Na］$^+$。

参考文献

［1］ 陈仲强，等．现代药物的制备与合成．第三卷．北京：化学工业出版社，2015：210-212.
［2］ Merck Index 15th：6527.
［3］ 尤启冬，林国强．手性药物研究与评价．北京：化学工业出版社，2011：741-743.
［4］ 陈磊，等．中国药师，2010，13（4）：505-507.
［5］ 夏然，等．中国医药工业杂志，2015，46（12）：1278-1280.
［6］ 朱翊，等．中国新药杂志，2007，16（3）：252-254.
［7］ EP，294114，1988.
［8］ US，5424295，1995.
［9］ Averett TA，et al. Antimicrob Agents Chemether，1991，35：851.
［10］ Rodriguez CO，et al. J Chromatogr B，2000，745：421.
［11］ Rodriguez CO，et al. Blood，2003，102：1842.
［12］ Kisor DF，et al. J Clin Oncol，2000，18：995.
［13］ Berg S L，et al. J Clin Oncol，2005，23：3376.
［14］ Kisor D F，et al. Ann Pharmacother，2005，39：1056-1063.
［15］ CN，101092441，2007.
［16］ Herbal K，et al. Tetrahedron Lett，2005，46（17）：2961-2964.

059　(*R*)-比卡鲁胺［(*R*)-Bicalutamide］

【别名】 Casodex®（消旋体），康士得（消旋体），Chebi：3090，BRN 5364666，DSS-Tox，CID2678，NCGC00167487-01，(*R*)-Casodex。

【化学名】 (2*R*)-*N*-[4-Cyano-3-(trifluoromethyl)phenyl]-3-[(4-fluorophenyl)sulfonyl]-2-hydroxy-2-methylpropanamide。

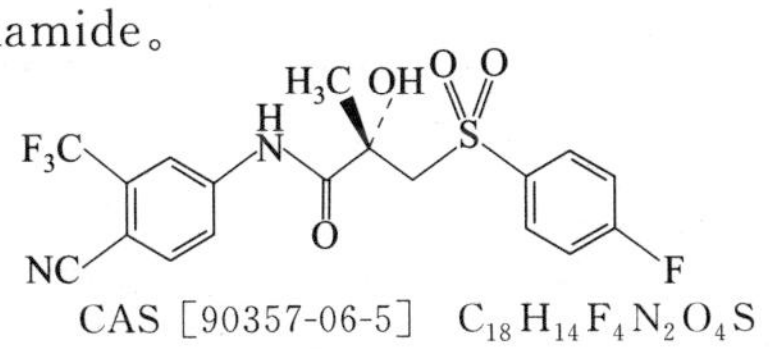

比卡鲁胺　CAS［90357-06-5］　$C_{18}H_{14}F_4N_2O_4S$　430.37

(*R*)-比卡鲁胺　CAS［113299-40-4］　$C_{18}H_{14}F_4N_2O_4S$　430.37

【研发厂商】 英国 Astra Zeneca 公司。

【研发动态】 2006 年进行了治疗前列腺癌的Ⅲ期临床试验，未跟踪研发进展。

【性状】 白色或类白色粉末，mp 175～179℃ $[\alpha]_D^{20}$ = −85.0°～−83.0°（*c* =

1，甲醇)。

【用途】 本品为非甾体雄激素拮抗剂，体内外试验结果表明其抗雄激素活性是（S）-异构体的60倍（参见文献［10］），且肝代谢较慢，利于减轻肝脏负担（参见文献［11］）。本品特异性强，口服有效，给药方便，耐受性好，且有较长的半衰期，由于独特的疗效，可用于晚期前列腺癌的联合治疗。

【合成路线】 按文献［4］报道的方法路线合成。

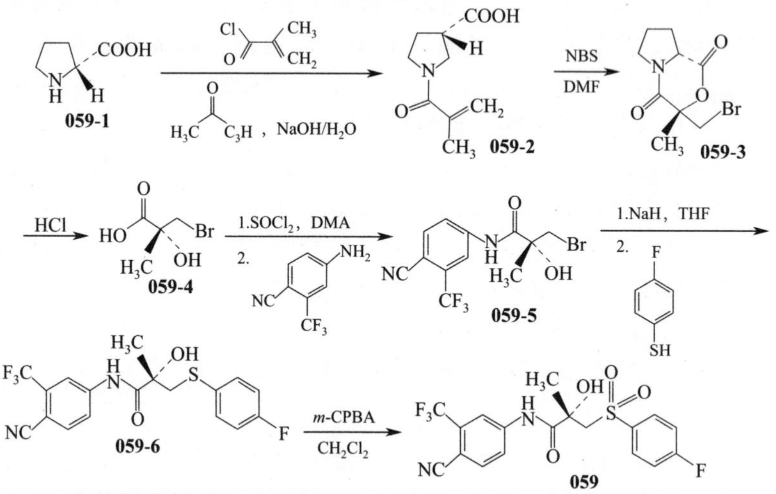

1. (2*R*)-1-(2-甲基丙烯酰基) 四氢吡咯-2-羧酸 (059-2) 的制备

在反应瓶中依次加入D-脯氨酸（**059-1**）50g（0.44mol）、丙酮250mL和6mol/L NaOH溶液90mL，搅拌下降温至5～10℃，加入2-甲基丙烯酰氯69g（0.66mol），同时用6mol/L NaOH溶液控制pH=11～13。加完，升至室温反应3h。蒸除丙酮，加4mol/L硫酸105mL调至pH=2，加NaCl（约50g）至饱和。用乙酸乙酯（750mL）提取，用无水Na_2SO_4干燥，抽滤，滤液蒸除溶剂，得白色固体**059-2** 58.6g，收率为73%，mp 102～104℃，$[\alpha]_D^{22}=+82.5°$（$c=1.0$，CH_3OH）［文献［12］：收率为76%，mp 102.5～103.5℃，$[\alpha]_D^{25}=+80.8°$（$c=1.0$，CH_3OH）］。

2. (3*R*)-溴甲基-3-甲基四氢吡咯并［2，1-C］［1，4］-噁嗪-1，4-二酮 (059-3) 的制备

在反应瓶中加入DMF 500mL、**059-2** 100g（0.55mol），搅拌溶解，滴加含NBS 196.6g（1.09mol）的DMF溶液440mL，加完，室温反应5h。蒸除DMF，加水2.35L，搅匀，抽滤，得白色固体**059-3** 110.3g，收率为77.1%，mp 153～155℃，$[\alpha]_D^{22}=+124.8°$（$c=1.3$，$CHCl_3$）［文献［13］：收率为80%，mp 152～154℃，$[\alpha]_D^{26}=+124.5°$（$c=1.3$，$CHCl_3$）］。

3. (*R*)-(+)-3-溴-2-羟基-2-甲基丙酸 (059-4) 的制备

在反应瓶中加入**059-3** 94.6g（0.36mol）和36%盐酸774mL，搅拌加热回流8h。冷至室温，加水1.5L后用NaCl（约500g）饱和，用乙酸乙酯（1.2L）提取，提取液再用饱和$NaHCO_3$溶液（1.8L）提取，水相加36%盐酸调至pH=2，用乙酸乙酯（1.2L）提取，用无水Na_2SO_4干燥，抽滤，滤液蒸除溶剂，得白色固体**059-4** 51.7g，收率为78%，mp 108～111℃，$[\alpha]_D^{22}=+11.6°$（$c=2.6$，CH_3OH）［文献［13］：收率为79%，mp 106.5～109℃，$[\alpha]_D^{25}=+10.5°$（$c=2.6$，CH_3OH）］。

4. (*R*)-(−)-3-溴-2-羟基-2-甲基-*N*-［4-氰基-3-(三氟甲基苯基)］丙酰胺 (059-5) 的制备

在反应瓶中加入**059-4** 48g（0.26mol）、4-氰基-3-(三氟甲基）苯胺45g（0.24mol）和DMA 460mL，搅拌混匀，降温至−15℃，加入氯化亚砜37.5g（0.32mol），加完，升至室温反应过夜。转至饱和$NaHCO_3$溶液（1.5L）中，用乙酸乙酯（1L）提取，提取液用饱和NaCl溶液（200mL）洗涤，用无水Na_2SO_4干燥，抽滤，滤液蒸除溶剂，得白色固体**059-5** 60.8g，收率为71.6%，mp 130～134℃（文献［13］：收率为59%，mp 132～134℃）。

5. (*R*)-(－)-3-[(4-氟苯基)硫基]-2-羟基-2-甲基-*N*-[4-氰基-3-(三氟甲基苯基)]丙酰胺(059-6)的制备

在反应瓶中加入 THF 45mL、NaH 9.0g (0.23mol)，搅拌，0℃下通入 N_2，滴加 4-氟苯硫酚 22.2g (0.17mol)，搅拌 15min 后滴加含 **059-5** 60.8g (0.17mol) 的 THF 溶液 305mL，加完，室温搅拌 16h。蒸除溶剂，剩余物中加水 450mL，用乙酸乙酯 (600mL) 提取，提取液用无水 Na_2SO_4 干燥，抽滤，滤液蒸除溶剂，得白色固体 **059-6** 71.7g，收率为 91.3%，mp 92～96℃ (文献 [10]：收率为 49%，mp 94.5～96.5℃)。

6. (2*R*)-*N*-[4-氰基-3-(三氟甲基)苯基]-3-[(4-氟苯基)磺酰基]-2-羟基-2-甲基丙酰胺-[(*R*)-比卡鲁胺](059)的合成

在反应瓶中加入 CH_2Cl_2 940mL、**059-6** 94g (0.24mol)，搅拌溶解，再在搅拌下分批加入间氯过氧苯甲酸 (*m*-CPBA，3-chloroperbenzoic acid) 128g (0.52mol)，加完，室温下搅拌反应过夜。抽滤，滤饼加至 700mL 水中，加入亚硫酸钠 15.3g，搅拌 0.5h。加入 K_2CO_3 6g，0.5h 后抽滤，滤饼经水洗，烘干，用无水乙醇重结晶，得白色固体 **059** 91.4g，收率为 90%，mp 178～179℃，$[\alpha]_D^{20}=-85.4°$ ($c=1$，CH_3OH) [文献 [12]：收率为 94%，mp 178℃，$[\alpha]_D^{20}=-82°$ ($c=1$，CH_3OH)]。

^{1}H-NMR (500MHz，$CDCl_3$) δ：8.39 (1H，d，$J=1.8$Hz)，8.19 (1H，dd，$J=1.8$Hz，8.6Hz)，8.03 (1H，d，$J=8.6$Hz)，7.90 (2H，d，$J=8.8$Hz)，7.32 (2H，d，$J=8.8$Hz)，3.92 (1H，d，$J=14.9$Hz)，3.68 (1H，d，$J=14.9$Hz)，1.39 (3H，s)。

MS (m/z)：431 $[M+H]^+$。

参考文献

[1] CN，101863806 A，2010.
[2] 刘雅茹，等．中国医科大学学报，2005，34 (6)：518-519.
[3] CN，101735267 A，2010.
[4] 沈佳其，等．中国医药工业杂志，2006，37 (2)：73-75.
[5] 顾考红．北京化工大学硕士学位论文，2006.
[6] 刘晓宇，等．中国医药工业杂志，2012，43 (8)：713-716.
[7] 刘健，等．中南药学，2008，6 (1)：88-91.
[8] 李云龙，等．化学与生物工程，2017，34 (4)：39-41，46.
[9] US，2005033082，2005.
[10] Tucker H，et al. J Med Chem，1988，31 (4)：885-887.
[11] James K D，et al. Tetrahedron，2002，58 (29)：5905-5908.
[12] Kirkovsky L，et al. J Med Chem，2002，43 (4)：581-590.
[13] US，6071957，2000.
[14] 李艳芹，等．浙江化工，2013，44 (6)：7-9.
[15] WO，2005/037777 A，2005.
[16] 肖涛，等．合成化学，2003，11 (4)：346-348.
[17] Howard T，et al. J Med Chem，1988，31 (5)：954-959.
[18] Winston HO，et al. J Med Chem，1986，29：2184-2190.
[19] 李云龙．武汉工程大学化工与制药学院硕士论文，2017.
[20] 杨爱琴，等．上海医药，2014，35 (11)：58-60.
[21] EP，100172，1984.
[22] US，4636505，1987.

4 中枢神经系统用药

4.1 非甾体抗炎药

060 右旋布洛芬 (Dexibuprofen)

【别名】 (S)-(+)-布洛芬，同泽安（右旋布洛芬栓商品名），清芬（右旋布洛芬片剂商品名），S-Optifen®，Spirig®，安必欣（右旋布洛芬口服混悬液商品名），优舒芬（混悬液商品名）。

【化学名】 (S)-(+)-2-(4-Isobutylphenyl)proanoic acid。

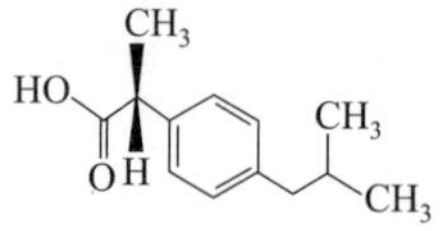

右旋布洛芬 CAS [51146-56-6] $C_{13}H_{18}O_2$ 206.28

【研发厂商】 奥地利 Gebro-Broscheh GmbH 公司。

【首次上市时间和国家】 1994 年首次在奥地利上市，随后在瑞士、丹麦、美国、法国、西班牙、匈牙利、韩国、印度等国均相继上市，2001 年在中国上市。

【性状】 白色固体，mp 49～53℃，$[\alpha]_D^{20}=+59°$ ($c=2$，乙醇)，不溶于水。

【用途】 本品是非甾体抗炎药布洛芬的右旋体，有较强的抗炎、镇痛、解热作用。实验证明右旋布洛芬对映体为外消旋布洛芬的活性成分，具药理活性，有治疗作用；而左旋布洛芬对映体为非活性成分，且涉及潜在的毒性作用（参见文献［10］）。由于右旋布洛芬为具有药代活性的单一对映体，所以使用低于外消旋布洛芬剂量的右旋布洛芬可产生同等甚至较强程度的药理作用。即使少于 1/2 剂量也能产生一定程度的药理作用，右旋布洛芬在临床应用中使用药剂量降低，这不仅降低诱发潜在毒性的可能性，而且为制备大剂量制剂（如缓释剂、控释剂等）更为有利；同时右旋布洛芬进入体内后不需要转化过程，容易迅速获得足够高的血药浓度，具有起效快、作用强等特点。另外，右旋布洛芬还具有不干扰体内脂肪组织生物合成，排除诱发高敏性反应的可能等优点。

【合成路线】 具体路线如下。

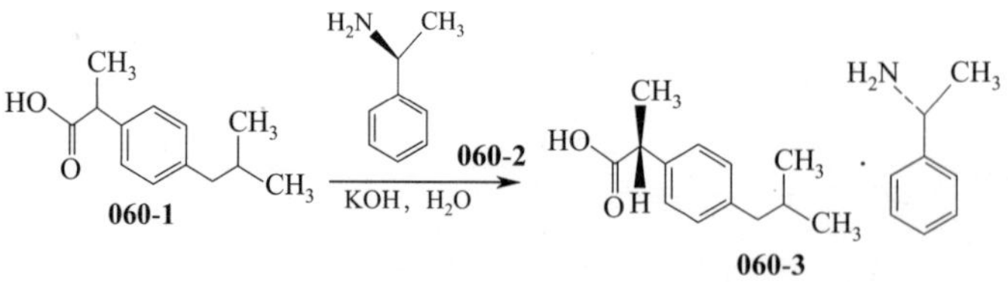

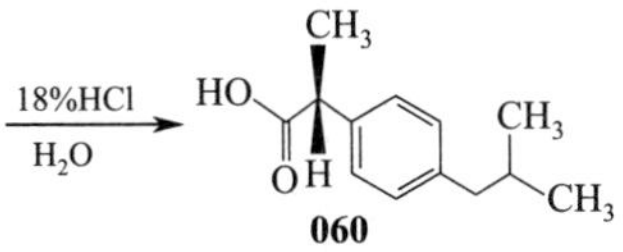
060

1. (*S*)-(－)-*α*-苯乙胺的 (*S*)-(＋)-布洛芬盐 (060-3) 的制备

在反应瓶中加入消旋布洛芬（**060-1**）20.6g（100mmol），在搅拌下再依次加入 KOH 28g（500mmol）、(*S*)-（＋）-*α*-苯乙胺（**060-2**）6g（50mmol）和水 200mL，搅拌加热至 75～80℃，于 80℃下保持反应 2h。然后逐渐冷却至室温，抽滤，水洗，干燥滤饼，得 15.5g (*S*)-(＋)-布洛芬 (*S*)-(－)-*α*-苯乙胺盐（**060-3**），用异丙醇重结晶 2 次，干燥得 **060-3** 11.0g，以消旋布洛芬（**060-1**）计收率为 70％，mp 174～176℃（文献 [13]：mp 173～175℃）。

2. (*S*)-(＋)-布洛芬 (060) 的合成

在反应瓶中加入 **060-3** 11.0g、水 50mL，搅拌下滴加 18％盐酸至反应混合液 pH＝1～2，继续搅拌 30min。抽滤，将滤饼用水洗 2 次，抽干，再用 70％乙醇或石油醚重结晶，得右旋布洛芬（**060**）6.6g，以消旋布洛芬（**060-1**）计收率为 32％，mp 50～52℃，$[\alpha]_D$＝＋58°（*c*＝2.5，乙醇）（文献 [13～15]：mp 48～50℃，$[\alpha]_D$＝＋56°；mp 50～52℃，$[\alpha]_D$＝＋57°；mp 50～51℃，$[\alpha]_D^{20}$＝＋59°）。

3. 拆分剂的回收和左旋布洛芬的消旋

将上述右旋布洛芬苯乙胺盐的重结晶乙醇母液浓缩至干，得到残留物，加入上述制备的粗品右旋布洛芬苯乙胺盐抽滤后的滤液并合并上述制备 (*S*)-(＋)-布洛芬抽滤后的滤液，搅拌下，用 40％KOH 溶液调至 pH＝11～12，然后用石油醚在 90～120℃条件下进行提取（50mL×3），合并有机相，分出下层左旋布洛芬钾的水溶液。

将合并的有机相减压浓缩，回收石油醚，得到回收的苯乙胺 5.8g（回收率为 96.7％），可直接使用。

将上述分出的左旋布洛芬钾水溶液，在不断搅拌下加热浓缩至溶液内温为 130～135℃，保持温度搅拌消旋 5～6h 后，冷却至室温，加水 100mL 稀释，用 18％盐酸酸化至 pH＝1～2，抽滤，水洗，真空干燥，得消旋布洛芬 13g，mp 73～76℃，$[\alpha]_D$＝0°，回收率为 95％。

参考文献

[1] Cynthia A Challener. Chiral Drugs. 北京：化学工业出版社，2004：1244.
[2] Cleij M，et al. J Org Chem，1999，64（14）：5029.
[3] 王洪林，等．荆楚理工学院学报，2010，25（9）：9-11.
[4] 汪家华，等．化工生产与技术，2010，17（2）：22-28.
[5] 郑土才．精细化工中间体，2010，40（3）：1-7.
[6] 肖峰，等．中国医药指南，2012，10（29）：21-22，6.
[7] 赵青，等．中国医药指南，2016，14（16）：35-36.
[8] 谢林，等．中国药师，2016，19（6）：1088-1093.
[9] 徐志，等．国外医药（抗生素分册），2016，37（4）：161-164.
[10] Adan SS，et al. J Pharm Pharmacol，1976，28：1204-1205.
[11] 罗国庆，等．医药导报，2013，32（8）：163-164.
[12] US，5621140，1997.
[13] US，5015764，1991.
[14] Kaiser DG，et al. J Pharm Sci，1976，65（2）：269-273.
[15] 肖方青，等．中国医药工业杂志，2000，31（11）：486.
[16] CN，1490297，2004.
[17] US，5519057，1996.
[18] Onste P，et al. J Org Chem，1987，52（1）：10-14.

061　盐酸他喷他多（Tapentadol Hydrochloride）

【别名】 Nucynta®，TBA。

【化学名】 3-[(1*R*,2*R*)-3-(Dimethylamino)-1-ethyl-2-methylpropyl] phenol monohydrochloride。

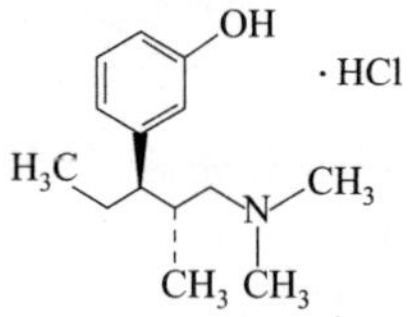

他喷他多	CAS [175591-23-8]	$C_{14}H_{23}NO$	221.34
他喷他多盐酸盐	CAS [175591-09-0]	$C_{14}H_{23}NO \cdot HCl$	257.80

【研发厂商】 美国 Johnson & Johnson 公司，德国 Gruenethal 公司。

【首次上市时间和国家】 2008 年 11 月 21 日获美国 FDA 批准首次在美国上市。

【性状】 本品为白色至类白色结晶性粉末。本品在水中极易溶解，在甲醇中易溶，在乙醇中极微溶解，在丙酮中几乎不溶。本品 mp 199～201℃，也有文献报道 mp 201℃，$[\alpha]_{589}^{20}=-39.2°$ ($c=1.0$，甲醇)。

【用途】 本品是一种新颖的口服中枢镇痛药，具有两种作用机制：一种是作用于阿片 μ 受体，通过改善疼痛感觉和情感因素，抑制疼痛在脊髓中的传递，从而影响和控制感知疼痛的大脑皮层部位的活动；另一种是对去甲肾上腺素重摄取的抑制作用，通过抑制去甲肾上腺素再吸收进入神经细胞，从而提高大脑中的去甲肾上腺素浓度来起到镇痛作用。本品不依赖代谢活化作用，没有代谢活化产物，对各种急性炎症和神经痛均具有强效作用，其效能介于吗啡和曲马多之间，与吗啡和曲马多等其他阿片类镇痛药相比，其耐受性好，不良反应较轻。本品临床用于解除成人中枢神经系统的中至重度急性疼痛。

【合成路线】 具体路线如下。

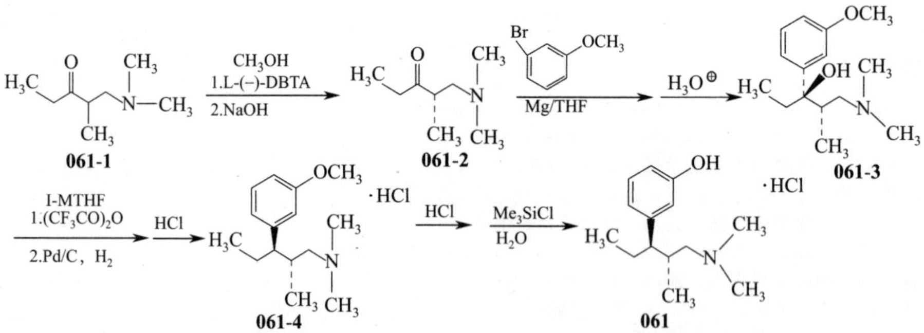

1. (*S*)-1-(*N*，*N*-二甲基氨基)-2-甲基-3-戊酮 (061-2) 的制备

在反应瓶中加入甲醇 800mL、(—)-L-二苯甲酰酒石酸一水合物 138g (0.5mol)，搅拌加热至全溶，再加入 1-(*N*，*N*-二甲基氨基)-2-甲基-3-戊酮 (**061-1**) 71.5g (0.5mol)，于 40℃下将该混合物反应过夜。冷却至室温，继续搅拌 5h。产生大量沉淀。抽滤，滤饼用乙醇洗涤 (100mL×3)，干燥后得白色固体 93.3g，收率为 89%，mp 157～158℃，$[\alpha]_D^{20}=-98.1°$ ($c=0.1$，CH_3OH)。

将上述白色固体 83.8g (0.2mol) 和 400mL 的水与 2-甲基四氢呋喃的混合液 (1∶1) 加至另一反应瓶中，搅拌下滴入 5mol/L NaOH 溶液，调节 pH 至 9～10，静置分层，水相用 2-甲基四氢呋喃洗涤，合并有机相，用无水 Na_2SO_4 干燥，过滤，滤液减压浓缩至干，得淡黄色油状物 **061-2** 25.8g，收率为 90%，$[\alpha]_D^{22}=34.5°$ ($c=1.0$，CH_3OH)，ee 值为 98%

（HPLC 法）。

2.（2*S*，3*R*）-1-（*N*，*N*-二甲基氨基）-3-（3-甲氧基苯基）-2-甲基-3-戊醇（061-3）的制备

在反应瓶中加入无水 THF 40mL 和镁粉 4.8g（0.2mol），在无水条件下缓慢滴加（搅拌下）100mL 含有 35.5g（0.19mol）间甲氧基溴苯的无水 THF 溶液，维持回流状态，加完后继续搅拌回流反应 1h，得格氏试剂。冷却到 0～5℃，在此温度下搅拌滴加 100mL 含 18.6g（0.13mol）**061-2** 的无水 THF 溶液。加完后继续搅拌 1h。缓慢滴加 78.8mL 冰水和 14.5mL 冰醋酸的混合液，搅拌 30min。再向反应瓶中缓慢滴加 22.5mL 14%的氨水，搅拌 10min。分出有机相，用水洗涤（10mL×2），用无水 Na_2SO_4 干燥。减压浓缩至干，得蜡状固体 **061-3** 29.5g，收率为 90.2%，mp 52～53℃，$[\alpha]_D^{20}=-24.1°$（$c=1.0$，CH_3）[文献 [6]：mp 53～55℃，$[\alpha]_D^{20}=-23.5°$（$c=1.07$，CH_3OH）]，纯度＞98%，ee 值为 98.5%（HPLC 归一化法）。

3.（2*R*，3*R*）-2-甲基-3-（3-甲氧基苯基）-*N*，*N*-二甲基戊胺盐酸盐（061-4）的制备

在反应瓶中加入 120mL 2-甲基四氢呋喃和上步制备的化合物 **061-3** 50.3g（0.2mol），将混合物搅拌冷却至 5℃，然后缓慢滴加三氟乙酸酐 30.6mL，控温在 20℃以下。滴加完毕，室温搅拌反应 1h。加入 10%Pd/C 2.52g（25.5mmol），加热至 40℃，通入 H_2，常压氢化 6h。冷却至室温，过滤，滤渣用 10mL 2-甲基四氢呋喃洗涤，合并有机相，移至另一反应瓶中。搅拌下往该反应瓶中缓慢加入 150mL 水，室温搅拌 10min。滴入 30mL 50% NaOH 溶液，调节 pH=10～12。分出有机相，用 50mL 水洗涤，用无水 Na_2SO_4 干燥，过滤，滤液减压浓缩至干，得淡黄色油状液体 **061-4** 45.2g，该液体不用进一步处理，直接进行下面的实验。取少量油状物［即游离碱（**061-4**）］纯化进行结构确证：$[\alpha]_D^{20}=-32.1°$（$c=1.0$，CH_3OH）[文献 [6]：$[\alpha]_D^{20}=-32.8°$（$c=1.04$，CH_3OH）]，ee 值为 99%。

^1H-NMR（400MHz，$CDCl_3$）δ：0.72（3H，t，CH_3），1.02（3H，d，$J=7.3Hz$，CH_3），1.62～1.76（2H，m，CH_2），1.82～2.13（3H，m，CH，CH_2），2.15（6H，s，$2CH_3$），2.38～2.47（1H，m，CH），3.82（3H，s，CH_3），6.83（3H，t，3Ar-H），7.21～7.36（1H，m，Ar-H）。

ESI-MS（m/z）：236 $[M+H]^+$。

在另一反应瓶中加入上述制备的 **061-4** 的游离碱（油状物）45.2g（0.19mol）和 50mL 2-甲基四氢呋喃，搅拌溶解，室温搅拌 10min。滴入 30mL 溶有 15g 氯化氢的 2-甲基四氢呋喃溶液，滴完再搅拌 0.5h。将混合物冷却至 0℃，搅拌 4h。析出固体，过滤，滤饼用少量 2-甲基四氢呋喃洗涤，减压干燥，得 **061-4** 的盐酸盐 46.4g，收率为 88.9%［以 **061-3** 计］。

4. 3-[（1*R*，2*R*）-3-（二甲基氨基）-1-乙基-2-甲基丙基］苯酚单盐酸盐（盐酸他喷他多）（061）的合成

在反应瓶中加入 50mL 浓盐酸、上步制备的盐酸盐化合物 **061-4** 27.2g（0.1mol），搅拌加热至 80℃，搅拌反应 10h。冷却至室温，缓慢滴加水 200mL，滴完再搅拌 10min。再滴入 5mol/L NaOH 溶液，调节 pH=9～10。加入 100mL 乙酸乙酯，室温搅拌 15min。分出有机相，加入 2.4g 活性炭，搅拌回流脱色 30min。过滤，滤液减压浓缩至干，得浅棕色油状物。将其溶于 100mL 2-丁醇中，滴入 72g 三甲基氯硅烷/水的混合液（6∶1），立即产生大量固体，滴完，再搅拌 0.5h。过滤，得白色固体 **061** 23.1g，收率为 90%，mp 98～200℃，$[\alpha]_D^{20}=-38.7°$（$c=1.0$，CH_3OH）[文献 [6]：mp 199～201℃，$[\alpha]_D^{20}=-39.2°$（$c=1.0$，CH_3OH）]，纯度＞99%（HPLC 法），ee 值为 99.6%（HPLC 法）。

^1H-NMR（400MHz，D_2O）δ：0.72～0.85（3H，t，CH_3），1.22（3H，d，$J=$

6.7Hz，CH_3)，1.55～1.74 (2H，m，CH_2)，1.86～2.09 (2H，m，CH_2)，2.38～2.47 (1H，m，CH)，2.81 (3H，s，CH_3)，2.93 (3H，s，CH_3)，2.98～3.07 (1H，m，CH)，6.85～6.98 (3H，m，3Ar-H)，7.45 (1H，t，J=5.6Hz，Ar-H)。

ESI-MS (m/z)：222 $[M-HCl+H]^+$。

参考文献

[1] Thompson CA. Am J Health Syst Pharm，2009，66 (1)：8.
[2] Tzschentke TM，et al. Drug Fut，2006，31 (12)：1053-1061.
[3] EP，0693475，1996.
[4] WO，2008012283 (CA，2007，148：191726).
[5] WO，2008012047 (CA，2007，148：191725).
[6] 马慧，等. 中国医药工业杂志，2010，41 (9)：641-644.
[7] 马彦琴，等. 中国医药工业杂志，2013，44 (6)：554-556.
[8] 刘肖平. 实用疼痛学杂志，2008，4 (4)：293-298.
[9] EP，95110864，1995 (CA，1995，124：288962).
[10] WO，2004108658 (CA，2004，142：55981).
[11] WO，2008012046 (CA，2007，148：191724).
[12] US，6344558，2002.
[13] Tzschentke TM，et al. J Pharmacol Exp Ther，2007，323 (1)：265-276.
[14] 尤启冬，林国强. 手性药物研究与评价. 北京：化学工业出版社，2011：652-653.

4.2 甾体类抗炎药

062 右布地奈德 (Dexbudesonide)

【别名】 *R*-Budesonide，右旋布地奈德，布地奈德-22R，曲安奈德-D5。

【化学名】 (22*R*)-16α,17α-[Butylidenebis(oxy)]-11β,21-dihydroxypregna-1,4-diene-3,20-dione。

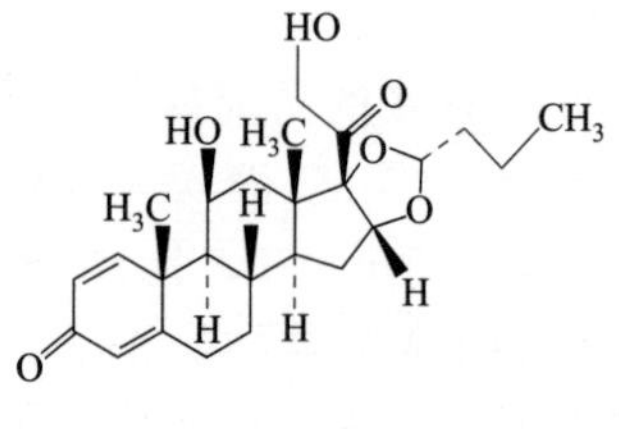

右布地奈德 CAS [51372-29-3] $C_{25}H_{34}O_6$ 430.53

消旋布地奈德 CAS [51333-22-3]

【研发厂商】 消旋体布地奈德由英国 Astrazeneca (阿斯利康公司) 研发，最早于 1981 年在英国上市。

【首次上市时间和国家】 2005 年首次在中国上市。本品由山东鲁南贝特制药公司开发。

【性状】 白色固体，mp 194～199℃。

【用途】 本品是一种抗过敏性炎症作用较强的吸入用糖皮质激素，临床上局部用于治疗由炎症和过敏症引起的皮肤或呼吸道症状 (哮喘和鼻炎)。右布地奈德是消旋布地奈德抗炎活性的 1.4～1.7 倍 (局部抗炎活性)，是左布地奈德的局部抗炎活性的 1.6～20 倍。

【合成路线】 具体路线如下。

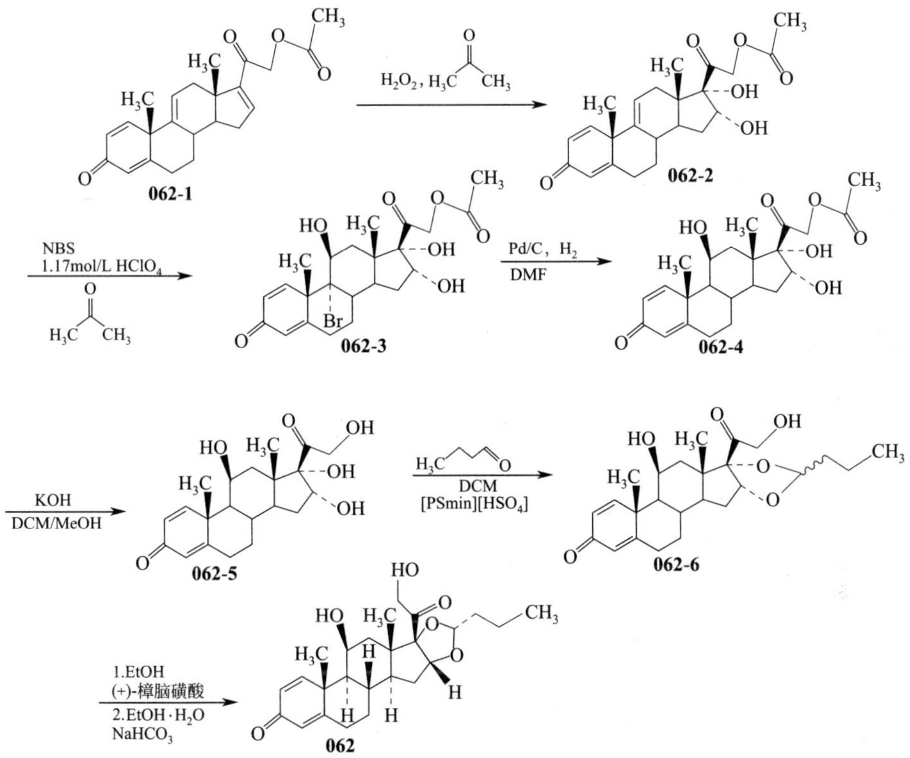

1. 16*α*，17*α*-二羟基孕甾-21-乙酰氧-1，4，9（11）-三烯-3，20-二酮（062-2）的制备

在反应釜中依次加入 21-乙酰氧基-1，4，9（11），16-四烯-3，20-二酮（**062-1**）（纯度为 98%）750g（2.05mol）、丙酮 30L（反应釜为 50L 容积），室温搅拌溶解，降温至 −10℃，充分搅拌下滴加 30% 过氧化氢（1.5L），滴加过程控制反应温度保持在 −10～−5℃。滴加完毕，保温反应 5h。加入预先配制好的 10L 0.80mol/L $NaSO_3$ 水溶液淬灭反应。反应液减压浓缩至无液体流出，抽滤，滤饼用 800mL 水洗涤，得白色固体 **062-2** 758.2g，收率为 92.5%，光学纯度为 98.75%［手性 HPLC 归一化法：色谱柱 Thermo Hypersil ODS 柱（4.6mm×150mm，3μm）；流动相 A 为磷酸钠缓冲液（取磷酸二氢钠 3.17g，加 1L 水溶解，用磷酸调至 pH＝3.2±0.1）/乙腈/乙醇（68∶32∶2），流动相 B 为磷酸钠缓冲液（pH＝3.2）/乙腈（50∶50），梯度洗脱（0→38min：A 100%；38min→50min：A 100%→0；50min→60min：A 0；60min→70min：A 0→100%）；流速 1.0mL/min；检测波长 240nm；柱温 50℃］，mp 213～214℃（文献［9］：mp 213～215℃）。

ESI-MS（*m/z*）：401 $[M+H]^+$。

2. 9*α*-溴代-11*β*，16*α*，17*α*-三羟基孕甾-21-乙酰氧基-1，4-二烯-3，20-二酮（062-3）的制备

在反应瓶中加入 **062-2** 400g（1.0mol）和丙酮 750mL，搅拌溶解，降温至 3℃，加入 1.17mol/L 高氯酸水溶液 85mL（0.1mol），再分 5 批加入 NBS 240g（1.35mol），控温在 3～8℃，30min 加完。加毕，保温反应 3h。向反应液中滴加 0.8mol/L Na_2SO_3 水溶液 500mL，调至 pH＝9 后，搅拌 10min。再用 200mL（1.6mol）8mol/L 乙酸调至 pH＝5～6。减压浓缩至无液体流出，将浓缩液倒入水（6L）中，冷却析晶。抽滤，得白色固体 **062-3** 472g，收率为 95.2%，纯度为 98.5%（HPLC 条件同 **062-2** 制备时的条件），

mp 134～135℃。

^{1}H-NMR（400MHz，$CDCl_3$）δ：7.18～7.20（1H，d，J＝8.0Hz），6.33～6.36（1H，d，J＝12.0Hz），6.07（1H，s），5.05～5.06（1H，d，J＝4.0Hz），4.87～4.97（2H，m），4.80（1H，s），3.94（1H，s），3.00～3.04（1H，d，J＝16.0Hz），2.73～2.77（1H，m），2.57～2.62（1H，m），2.38～2.42（1H，d，J＝16.0Hz），2.09～2.23（5H，m），1.97～2.06（1H，m），1.62～1.81（6H，m），1.00（3H，s），0.86～0.88（2H，m）。

ESI-MS（m/z）：497［M＋H］$^+$。

3. 11*β*，16*α*，17*α*-三羟基孕甾-21-乙酰氧基-1，4-二烯-3，20-二酮（062-4）的制备

在反应釜中依次加入 **062-3** 395g（0.80mol）和 DMF 5.0L，在 N_2 保护下加入 10%Pd/C 19g，于室温下（20℃）通入氢气（0.01MPa），搅拌反应 24h。反应完毕，过滤回收 Pd/C，将滤液倒入 15L 水中，降温至 0℃，搅拌 4h。有白色固体析出，抽滤，得白色固体 **062-4** 251g，收率为 75.1%，纯度为 98.95%［HPLC 方法同 **062-2** 制备时的方法］，mp 211～213℃。

^{1}H-NMR（400MHz，$CDCl_3$）δ：7.23～7.26（1H，d，J＝12.0Hz），6.26～6.28（1H，d，J＝8.0Hz），6.01（1H，s），4.96～5.03（1H，d，J＝28.0Hz），4.90～4.92（2H，m），4.48～4.49（1H，m），3.83（1H，s），2.55～2.56（1H，m），2.31～2.35（1H，m），1.94～2.21（10H，m），1.72～1.76（1H，m），1.44（3H，s），1.10～1.16（2H，m），0.99（3H，s），0.88（1H，s）。

ESI-MS（m/z）：419［M＋H］$^+$。

4. 16*α*-羟基泼尼松龙（062-5）的制备

在反应瓶中依次加入 DCM 1L、甲醇 420mL 和化合物 **062-4** 210g（0.50mol），搅拌至全溶。在 N_2 保护下，降温至－3℃，搅拌下滴加 0.27mol/L KOH 的甲醇溶液 630mL。滴加过程控制反应温度保持在－10～－5℃。滴完，于－10～－5℃下搅拌反应 30min。加入乙酸 9mL 调至 pH＝7，搅拌 30min 后滤除生成的乙酸钾固体，将滤液减压浓缩至干，加入甲醇 1.56L，再浓缩至体积约为 300mL，有大量白色固体析出，冷却至 0℃，保温 30min。抽滤，滤饼用甲醇（50mL）冲洗，抽干，干燥，得白色固体 **062-5** 176g，收率为 93.6%，纯度为 98.72%（HPLC 条件同 **062-2** 制备时的条件），mp 229～230℃（文献［9］：mp 229～231℃）。

ESI-MS（m/z）：377［M＋H］$^+$。

5. 16*α*，17*α*-22（*R*，*S*）-丙基亚甲基二氧-孕甾-1，4-二烯-11*β*，21-二羟基-3，20-二酮（布地奈德）（062-6）的合成

在反应瓶中依次加入 **062-5** 150g（0.40mol）、DCM 2.5L、正丁醛 100mL（1.13mol）和离子液体［PSmin］［HSO_4］（按文献［10，15］方法制备）25mL，室温下搅拌反应 4h。将反应液直接减压浓缩至无液体流出，析出大量白色固体，抽滤，滤液主要为离子液体，可直接回收利用。滤饼用 DCM（100mL）淋洗，得白色固体 **062-6** 169.5g，收率为 98.5%，mp 225～231℃（文献［9］：mp 222～232℃），$[\alpha]_D^{25}$＝＋98.9°（c＝0.28，DCM）。

ESI-MS（m/z）：431［M＋H］$^+$。

6.（22*R*）-16*α*，17*α*-［亚丁基（二氧）］-11*β*，21-二羟基孕甾-1，4-二烯-3，20-二酮（右布地奈德）（062）的合成

在反应瓶中加入 **062-6** 150g（0.35mol）和乙醇 4.4L，于室温搅拌溶解。加入（＋）-樟脑磺酸 160g（0.69mol），加热至 65℃，固体完全消失，保温反应 2h。冷却至 5℃，析出大量白色固体，抽滤，得 **062** 的樟脑酸盐。将该盐溶于 350mL 纯化水和 443mL 乙醇的混合溶剂中，降温至 0℃，滴加 0.06mol/L $NaHCO_3$ 溶液 50mL 调至 pH=7.5。将反应液减压浓缩至无液体流出，抽滤，滤饼用纯化水（10mL）淋洗，得 **062** 54g，收率为 35.9%，纯度为 99.6%，(S)-异构体含量为 0.4%［手性 HPLC 归一化法：色谱柱 Thermo Hypersil ODS 柱（4.6mm×150mm，3μm）；流动相为乙腈/磷酸盐缓冲液（取磷酸二氢钠 3.12g，加水溶解稀释至 1L，用磷酸调至 pH=3.2±0.2）（35∶65）；流速 1.0mL/min；检测波长 245nm；柱温 40℃］，$[\alpha]_D^{25}$=+98.9°～+120°（c=0.023；DCM），mp 194～199℃。

^{1}H-NMR（400MHz，$CDCl_3$）δ：7.27～7.29（1H，d，J=8.0Hz），6.29～6.31（1H，d，J=8.0Hz），6.04（1H，s），4.75～4.78（1H，m），4.48～4.57（3H，m），4.23～4.27（1H，m），3.02～3.04（1H，m），2.55～2.61（1H，m），2.31～2.37（1H，m），2.02～2.18（3H，m），1.82～1.86（1H，m），1.71～1.77（1H，m），1.50～1.66（5H，m），1.46（3H，s），1.23～1.35（1H，m），1.06～1.18（3H，m），0.96（3H，s），0.93～0.97（3H，m）。

ESI-MS（m/z）：431［M+H］$^+$。

酸性离子液［PSmin］［HSO_4］

英文名　1-(3-Sulfonic acid) propyl-3-methyl imidazole sulfate。

中文名　1-(3-磺酸基)-丙基-3-甲基咪唑硫酸盐。

制备　取 1，3-丙磺酸内酯 6g 溶于 35mL 丙酮中，得溶液Ⅰ。取 4.4g 1-甲基咪唑溶于 60mL 丙酮中，得溶液Ⅱ。冰盐浴条件下将溶液Ⅱ缓慢滴入溶液Ⅰ中，滴加时会有白色固体物质析出，其滴加时间在 20min。滴加完毕，置于 40℃的氮气保护下在恒水浴中反应 10h。真空抽滤后用石油醚或乙醚洗涤多次，得白色固体，置于真空干燥烤箱中于 60℃条件下真空干燥 2h，得产物 8.3g。取上述所得 8.3g 固体产物溶于 40mL 蒸馏水中，白色固体溶解，将等物质量的浓 H_2SO_4（约 2mL）缓慢滴入上述溶液中，于 90℃油浴加热 2h。浓缩除去水后得淡黄色黏稠液体，即为目标离子液体（［PSmin］［HSO_4］）。制备方法参见文献［15］。

结构式

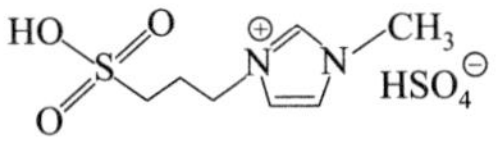

参考文献

［1］ CN，103665093 A，2014.
［2］ 邢丽华. 中国医药工业杂志，2018，49（8）：1104-1107.
［3］ Brogden R N，et al. Drugs，1992，44（3）：375-407.
［4］ Spencer C M，et al. Drugs，1995，50（5）：854-872.
［5］ 杨秀伟. 分析测试学报，2004，23（5）：29-31.
［6］ 别松涛，等. C N，102505024 A，2012.
［7］ WO，8705028 A_1，1987.
［8］ 王宝伟，等. 药学研究，2014，33（3）：184-186.
［9］ 刘彦龙，等. 中国医药工业杂志，2017，48（8）：1111-1114.
［10］ Li RY，et al. J Mol Catal，2017，31（4）：305-315.
［11］ Merck Index 15th：1476.
［12］ DE，2323215，1973.
［13］ US，3929768，1975.
［14］ 中国医药工业研究总院. 中国医药工业杂志，2017，48：1131.
［15］ 贺进，等. 科技创新导报，2014，(9)：70-71，73.

［16］ 文瑞明，等，化工进展，2007，26（11）：1587-1595.
［17］ CN，105061549 B，2017.
［18］ CN，101279997，2008.
［19］ CN，107778344 A，2018.

063 糠酸氟替卡松（Fluticasone Furoate）

【别名】 685698，698，GW-685698，GW-685698X，Veramyst，Avamys，Furamist，Ennhale，艾敏释。

【化学名】 6α，9α-Difluoro-17α-（furan-2-ylcarbonyloxy）-11β-hydroxy-16α-methyl-3-oxoandrosta-1，4-diene-17β-carbothioicacid-（S）-（fluoromethyl）ester。

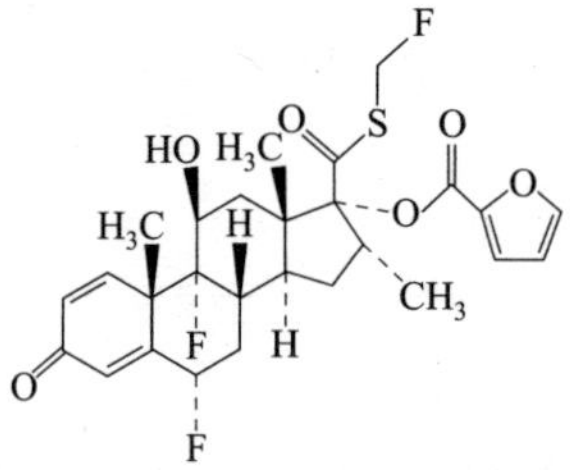

糠酸氟替卡松 CAS［397864-44-7］ $C_{27}H_{29}F_3O_6S$ 538.58

【研发厂商】 美国 GlaxoSmithKline 制药厂。

【首次上市时间与国家】 2007 年获美国 FDA 批准首次在美国上市（上市商品名为 Veramyst），2008 年在英国等欧洲多个国家批准上市，2012 年获中国 CFDA 批准进口（商品名为 Avamys，文适）。2013 年 5 月，美国批准 Fluticasonfuroate-Vilanterol Trifenatate 上市，用于治疗慢性阻塞性肺疾病。

【性状】 白色粉末，几乎不溶于水。

【用途】 本品为新型的具有局部作用活性的糖皮质激素，对糖皮质激素受体具有较高的亲和力，且表现出有效的抗炎活性，用于治疗慢性阻塞性肺疾病。人的肺上皮 A549 细胞的实验表明，本品引起了糖皮质激素受体快速（<20min）易位进入细胞核，并且本品对该细胞的亲和力是丙酸氟替卡松（Fluticasone propionate）的 2 倍。本品对人血浆蛋白也具有高度的亲和力（99.4%）。相对于黄体酮受体、雄激素受体、盐皮激素受体和雌激素受体，本品对糖皮质激素受体具有高度选择性。本品的适应证：过敏性鼻炎、哮喘、慢性阻塞性肺疾病（COPO）。本品剂型是喷雾剂。

【合成路线】 介绍文献［1］的方法路线。

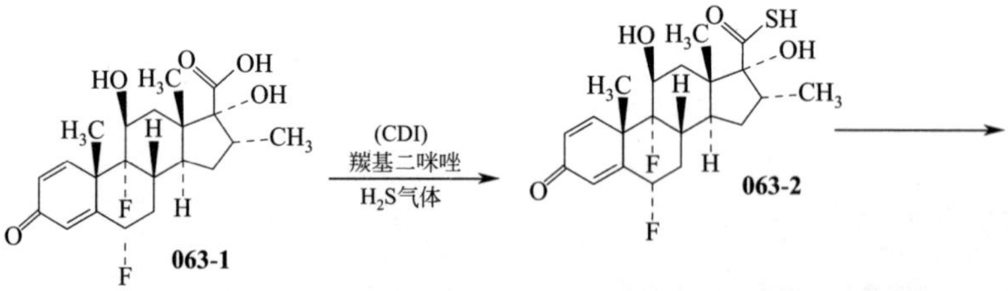

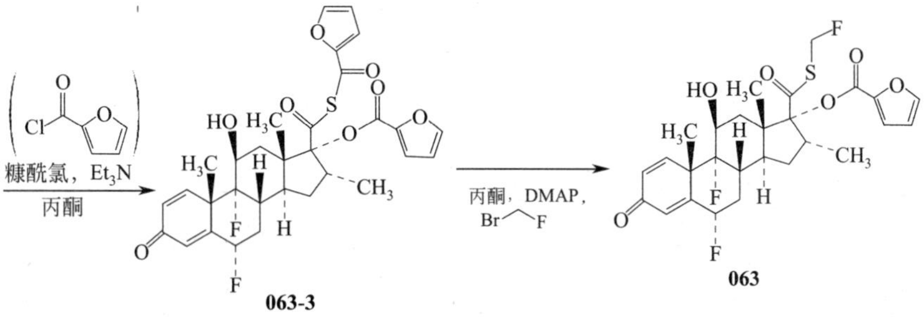

1. 6*α*，9*α*-二氟-11*β*-羟基-16*α*-甲基-17*α*-羟基-3-酮雄甾-1，4-二烯-17*β*-硫代羧酸（063-2）的制备

在反应瓶中加入氟美松酸（**063-1**）100g、DMF 1900g，羰基二咪唑（CDI）95g，在 N_2 保护下，于室温下搅拌反应 4h。通入硫化氢气体，TLC 监控显示其反应完成后，将反应液倾入 4L 2mol/L 盐酸和 2kg 水中，搅拌析出固体，过滤，烘干，得产品 **063-2** 约 95g，纯度为 97.5%。

2. 6*α*，9*α*-二氟-11*β*-羟基-16*α*-甲基-17*α*-[（2-糠酰基）氧基]-3-酮雄甾-1，4-二烯-17*β*-硫代羧酸糠酸酯（063-3）的制备

在反应瓶中加入上步制备的中间体 **063-2** 100g（0.242mol）、丙酮 1260g，搅拌下用冰盐浴降温至－5～5℃，加入三乙胺 50g（0.494mol），加完，继续在搅拌下缓慢加入糠酰氯 66g（0.506mol），加完，搅拌反应 0.5h。过滤，得产物 **063-3** 140g，纯度为 98.2%。

3. 6*α*，9*α*-二氟-11*β*-羟基-16*α*-甲基-17*α*-[（2-糠酰基）氧基]-3-酮雄甾-1，4-二烯-17*β*-硫代羧酸氟甲基酯（糠酸氟替卡松）（063）的合成

在反应瓶中加入丙酮 500g、DMAP 25g，氟溴甲烷 18.6g（0.125mol），搅拌，控温在 5～10℃搅拌反应 3h。再加入上步制备的中间体 **063-3** 50g（0.083mol），于 15℃～25℃反应，TLC 跟踪监测反应完成，往反应液中加水析出固体，过滤，滤饼用水洗涤，抽滤干，在烘箱干燥，得 **063** 44g，HPLC 检测纯度为 98.3%。

文献［4］的合成路线示意图：

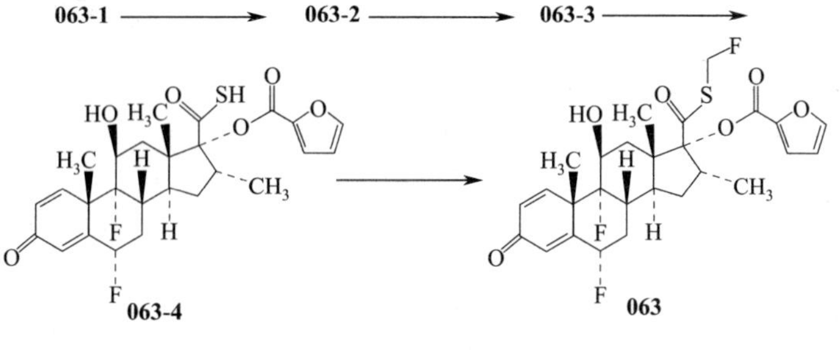

参考文献

［1］ CN，102558273 A，2012.

［2］ 尤启冬，林国强．手性药物研究与评价．北京：化学工业出版社，2011：780-781.

［3］ WO，2002/012265，2002.

［4］ WO，2007/144363，2007.

［5］ JP，2004505990.

［6］ US，2003045512，2003.

［7］ 尤启冬，林国强．手性药物研究与应用．北京：化学工业出版社，2004：622-623.

［8］ Merck Index 15th：4240.

[9] GB，2088877B.
[10] US，4335121.
[11] CN，106279341 A，2017.
[12] Jiangtao Lin，et al. Respiratory Medicine，2015，109：44-53.
[13] 田苗，等．现代药物与临床，2013，28（2）：114-118.

064 氟米龙（Fluorometholone）

【别名】 艾氟龙，氟美龙，Delmeson，FML，Ox Loticort，Efflumidex，Fluaton，Flumethylon，Eflone（17-乙酸酯），Flarex（17-乙酸酯）。

【化学名】 (6α,11β)-9-Fluoro-11,17-dihydroxy-6-methylpregna-1,4-diene-3,20-dione。

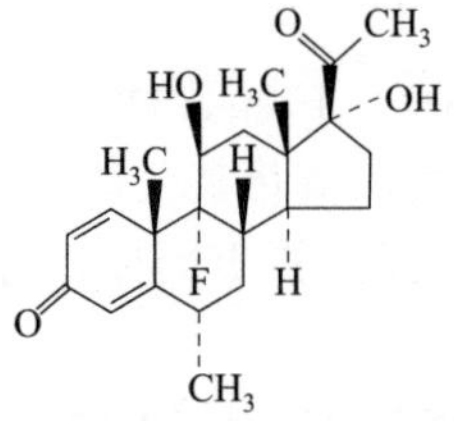

氟米龙 CAS［426-13-1］ $C_{22}H_{29}FO_4$ 376.47
17-乙酸酯 CAS［3801-06-7］ $C_{24}H_{31}FO_5$ 406.47

【研发厂商】 美国普强公司（Upjohn）研发。

【性状】 白至微黄色无气味结晶（用丙酮结晶），mp 292～303℃，微溶于醇，极微溶于氯仿和乙醚，几乎不溶于水。其乙酸酯 mp 230～232℃（用乙酸乙酯/己烷结晶），$[\alpha]_D = +28°$（氯仿）。

【用途】 甾体类抗炎药（糖皮质激素药物），其抗炎作用是氢化可的松的 40 倍，外用用于皮肤、眼睛等部位，广泛应用于皮炎、湿疹、炎症性眼疾的治疗，口服用于乳腺癌及小儿白血病（参见文献［2］）。

【合成路线】 参见文献［12］。

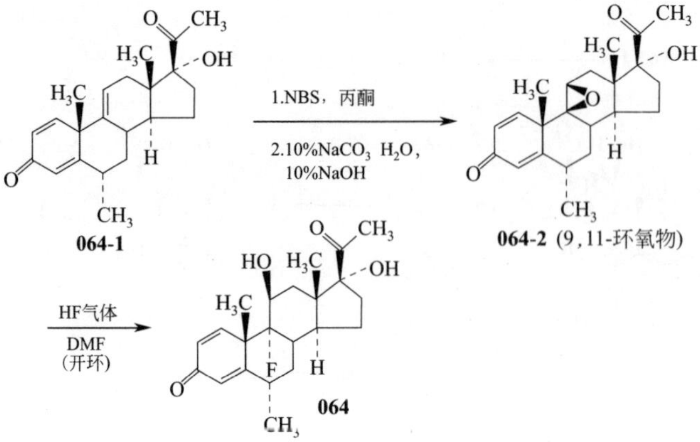

1. 化合物 064-2 的制备

在反应瓶中加入 10g 6α-甲基-17α-羟基-1，4，9-三烯-孕甾-3，20-二酮（**064-1**）、丙酮 120mL，搅拌，降温至 0℃，在 30min 内加入 NBS 9g，保持在 5～10℃下搅拌反应 2h。加入 10% Na_2CO_3 水溶液中和至 pH＝6.5，升温至（20±2)℃，于 1h 内加入 10% NaOH 水溶液 15mL，控温在 20～25℃反应 2h。用乙酸中和至 pH＝7，减压浓缩至没有丙酮味，稀释到冰水中，析出固体，过滤，干燥，得 **064-2**（9，11-环氧物）11.2g。

2. (6*α*，11*β*)-9-氟-11，17-二羟基-6-甲基孕甾-1，4-二烯-3，20-二酮（氟米龙）(064)的合成

在反应瓶中加入上步制的中间体（9,11-环氧物）(**064-2**) 11.2g，DMF 60mL，搅拌溶解，降温至－5℃，通入氟化氢气体，保持系统在－5～0℃下反应 1h。反应完毕，将反应液倒入冰水中，在搅拌下用氨水调节 pH 至 7，析出固体，过滤，干燥，得到粗品 **064** 9.5g。

将粗品 **064** 在丙酮中重结晶，得精制品 **064** 8.5g，mp 290～300℃。

参考文献

[1] 王世玉，等．合成药物与中间体手册．北京：化学工业出版社，2004：609.
[2] 陈新谦，等．新编药物学．北京：人民卫生出版社，2003：573.
[3] 四川美康医药软件研究开发有限公司．成都：四川科技出版社，2006：1138-1139.
[4] US，2867637，1959.
[5] US，3038914A，1962.
[6] Merck Index 15th：4207.
[7] Kupferman A，et al. Arch Ophthalmol，1982，100：640.
[8] Tokunaga H，et al. Chem Pharm Bull，1984. 32：4012.
[9] Leibowitz HM，et al. Ann Ophthalmol，1984，16：1110.
[10] 段长强，等．药物生产工艺及中间体手册．北京：化学工业出版社，2002，282.
[11] CN，106632563 A，2017.
[12] CN，101397325 A，2009.

4.3 精神病治疗药

065 盐酸鲁拉西酮 (Lurasidone Hydrochloride)

【别名】 Latuda®，SM-13496，罗舒达，SMP -13496。

【化学名】 (3a*R*,4*S*,7*R*,7a*S*)-2[[(1*R*,2*R*)-2-[[4-(1,2-Benzisothiazol-3-yl)-1-piperazinyl] methyl] cyclohexyl] methyl] hexahydro-4, 7-methano-1*H*-isoindole-1, 3 (2*H*)-dione hydrochloride。

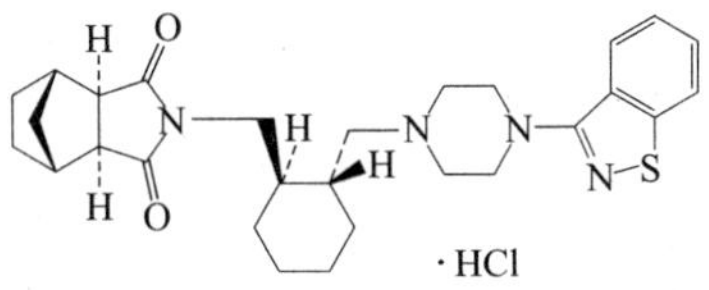

鲁拉西酮	CAS [367514-87-2]	$C_{28}H_{36}N_4O_2S$	492.68
盐酸鲁拉西酮	CAS [367514-88-3]	$C_{28}H_{36}N_4O_2S \cdot HCl$	529.14

【研发厂商】 日本 Dainippon Sumitomo 公司。

【首次上市时间和国家】 2005 年 10 月获美国 FDA 批准首次在美国上市。

【性状】 白至类白色粉末，mp 215～217℃（Merck Index 15th 报道的盐酸鲁拉西酮的溶点，而文献 [3] 与文献 [20] 相差不大，分别是 268℃和 226～267℃，原因值得商榷)，稍溶于甲醇，略微溶于乙醇，极微溶于水、丙酮，几乎不溶或不溶于 0.1mol/L HCl、甲苯。

【用途】 本品为多巴胺 D_2/5-HT_{2A} 双重拮抗剂。临床前数据表明，本品对患者的阴性症状（如言语贫乏、注意缺陷、情感淡漠和社会性退缩）、认知功能及情绪都具有有效的改善作用，并且本品的锥体外系反应、心血管系统反应和其他不良反应的发生率要低于其他药物。

在受体结合实验中，本品对多巴胺 D_2 受体（K_i=1.68nmol/L）、5-HT_7 受体（K_i=0.495nmol/L）、5-HT_{2A} 受体（K_i=2.03nmol/L）、5-HT_{1A} 受体（K_i=6.75nmol/L）、α_{2C}-肾上腺素受体（K_i=10.8nmol/L）都具有较高的亲和力。而与其他抗精神病药相比，本品对 α_1-肾上腺素受体（K_i=47.9nmol/L）、组胺 H_1 受体（IC_{50}＞1000nmol/L）和 5-HT_{2C} 受体的亲和力较低甚至无亲和力。本品临床上用于治疗精神分裂症。

【合成路线】 推荐综合文献［3，10，11，20］的合成路线和方法，以 3-(1-哌嗪基)-1，2-苯并异噻唑（**065-1**）为起始原料，经 3 步反应而得到盐酸鲁拉西酮（**065**）。

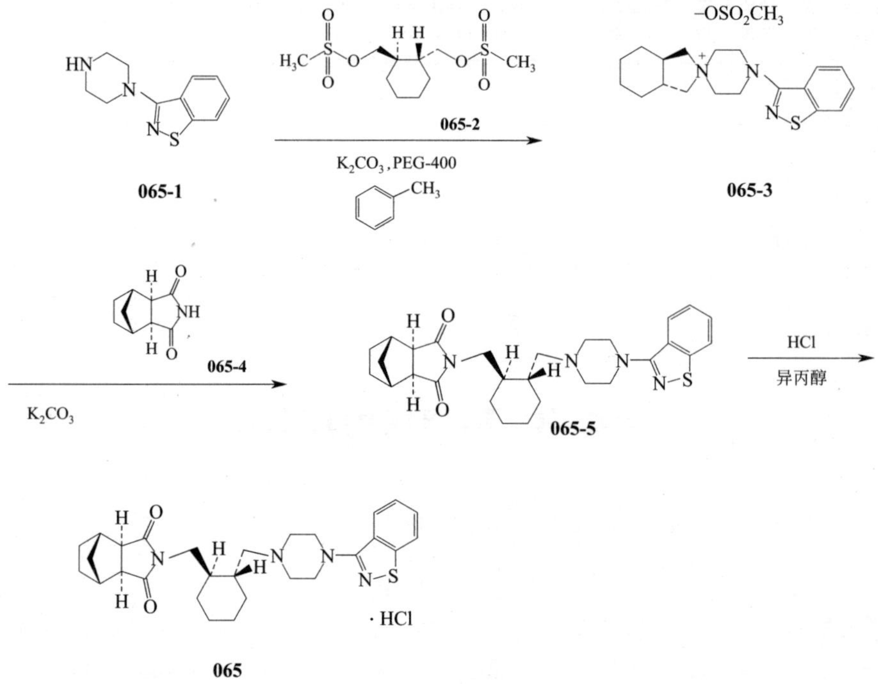

1. 4′-(1，2-苯并异噻唑-3-基)-(3αR，7αR)-八氢螺-(2H-异吲哚-2，1′-哌嗪) 甲磺酸盐 (065-3) 的制备

在反应瓶中依次加入（1*R*，2*R*)-1，2-双（甲磺酰基氧基甲基）环己烷（**065-2**）（外购，纯度为 99%）30g（0.10mol）、3-(1-哌嗪基)-1，2-苯并噻唑（**065-1**）（外购，纯度 99%）24.1g（0.11mol）、无水 K_2CO_3 14g（0.10mol）、聚乙二醇 400 0.6g 和甲苯 240mL，搅拌加热至回流反应 6h。HPLC 监测显示原料 **065-2** 在反应液中含量＜0.5%后，所含 **065-3** 的反应液直接用于下步反应［HPLC 归一化法：色谱柱 Shim-pack VP-ODS C_{18} 柱（4.6mm×150mm，5μm）；流动相为乙腈/磷酸缓冲液（80∶20）；检测波长 230nm；流速 1.0mL/min］。

2. (3aR，4S，7R，7aS)-2-[[(1R，2R)-2-[[4-(1，2-苯并异噻唑-3-基)-1-哌嗪] 甲基] 环己基] 甲基] 六氢-4，7-亚甲基-1H-异吲哚-1，3 (2H)-二酮 (鲁拉西酮) (065-5) 的制备

在反应瓶中加入无水 K_2CO_3 15.2g（0.11mol）、水 1mL、上步制备的含 **065-3** 的反应液（一批量）和顺-5-降冰片烷-外-2，3-二甲酰亚胺（**065-4**）（外购，纯度为 99%，也可以参照文献［21，22］的方法制备）18.1g（0.11mol），搅拌加热至回流，回流反应 10h。HPLC

监测显示原料 **065-3** 少于 0.9%后［HPLC 条件同 **065-3** 制备时的条件］，加水 300mL，搅拌充分后静置分层，有机相加 1%盐酸调至 pH＝4.5～5.5，用 200mL 水洗涤，减压浓缩至干，剩余物中加 650mL 异丙醇重结晶，过滤，滤饼经干燥得白色固体 **065-5** 45.8g，收率为 93%，mp 146.1～147.2℃（文献［4］：mp 125～127℃），含量为 99.5%［HPLC 归一化法，检测条件同 **065-3** 制备时的条件］。

3. 盐酸鲁拉西酮（065）的合成

在反应瓶中加入 **065-5** 24.7g（0.05mol）和异丙醇 320mL，搅拌加热回流溶解，冷却至 65～75℃，加入 3.8%盐酸 48g（0.05mol），滴加完后，保温反应 0.5h。冷却至 5～10℃，过滤，烘干滤饼，得白色晶体 **065** 23.4g，收率为 90%，mp 266～267℃（文献［3］：mp 268℃），$[\alpha]_D^{25}=-46°$（$c=1$，甲醇）［文献［3］：$[\alpha]_D^{25}=-45.8$℃（$c=1$，甲醇）］，含量为 99.6%［HPLC 归一化法，检测条件同 **065-3** 制备时的条件］。

^{1}H-NMR（400MHz，$CDCl_3$）δ：12.63（1H，s，NH^+），7.89（1H，d，J＝8.5Hz，Ar-H），7.80（1H，d，J＝8.5Hz，Ar-H），7.50（1H，t，J＝8.0Hz），7.40（1H，t，J＝8.0Hz，Ar-H），3.06～4.05（12H，m），2.69（2H，m），2.14～2.50（3H，m），0.97～1.76（15H，m）。

ESI-MS（m/z）：493［M＋H］$^+$。

顺-5-降冰片烷-外-2，3-二甲酰亚胺（065-4）

英文名　(3a*R*,4*S*,7*R*,7a*S*)-Hexahydro-1*H*-4,7-methanoisoindole-1,3(2*H*)-dione。

CAS［14805-29-9］。

分子式　$C_9H_{11}NO_2$（165.19）。

结构式

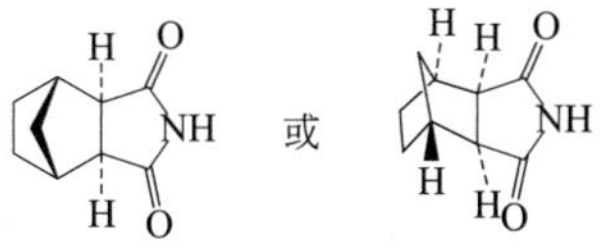

用途　为本品合成的关键中间体之一。

参考文献

［1］ Merck Index 15th：5673.
［2］ EP，464846，1992.
［3］ US，5532372，1996.
［4］ 张平，等．化工时刊，2013，27（5）：5-7，14.
［5］ Ishibashi T，et al. J Pharmacol Exp Ther，2010，344：171-181.
［6］ Nakamura M，et al. J Clin Psychiatry，2009，70：829.
［7］ Meyer J M，et al. Expert Opin Invest Drugs，2009，18：1715-1726.
［8］ 杨臻峥，等．药学进展，2009，33（2）：91-93.
［9］ 封宇飞．中国新药杂志，2011，20（10）：853-856.
［10］ US，2011/0263847，2010.
［11］ 柳青，等．中国医药工业杂志，2015，46（6）：556-560.
［12］ CN，107936007 A，2018.
［13］ 汪超．中国药物化学杂志，2011，21（3）：248.
［14］ US，201011073858，2010.
［15］ WO，2005009999，2005.
［16］ 李玉龙，等．广州化工，2016，44（20）：61-63.
［17］ 朱凌峰，等．北方药学，2017，14（9）：147-149.

［18］ CN，103864774 A，2014.
［19］ 杨勇，等．精细与专用化学品，2018，26（8）：37-39.
［20］ 陈文华，等．中国医药工业杂志，2017，48（2）：157-159.
［21］ 门靖，等．合成化学，2018，26（8）：624-627.
［22］ 翟锐锐，等．化学试剂，2013，35（6）：564-566.

066 盐酸左旋米那普仑（Levomilnacipran Hydrochloride）

【别名】 Fetzima®。

【化学名】 （1*S*，2*R*）-2-（Aminomethyl）-*N*，*N*-diethyl-1-phenylcyclopropane-1-carboxamide hydrochloride。

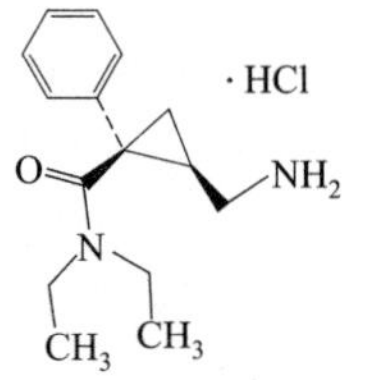

左旋米那普仑	CAS［96847-55-1］	$C_{15}H_{22}N_2O$	246.35
盐酸左旋米那普仑	CAS［175131-60-9］	$C_{15}H_{22}N_2O \cdot HCl$	282.80

【研发厂商】 该药最早由法国 Pierre Fabre 实验室研发，目前已被开发为缓释剂型。

【首次上市时间和国家】 2013 年 7 月 26 日，美国 FDA 批准森林实验室的新型 SNRI 类药物以商品名 Fetzima®首次在美国上市。

【性状】 白色结晶（用乙醇/乙醚结晶），mp 176～178℃，$[\alpha]_D^{25}=+72.8°$（$c=0.95$，$CHCl_3$）（参见文献［7］），mp 182.2～183.2℃，$[\alpha]_D^{25}=+79.1°$（$c=0.95$，$CHCl_3$）（参见文献［2］）。

【用途】 本品是一种选择性 5-羟色胺（5-HT）和去甲肾上腺素（NE）的再摄取抑制剂（SNRI），可同时抑制神经元对 S-HT 和 NE 的再摄取，从而使突触间隙的递质浓度增高，促进突触传递功能而发挥抗抑郁作用。本品适应证为治疗重性抑郁症（major de-pressive disorder，MDD）。其与混旋体比较，活性高 2～3 倍。

【合成路线】 参见文献［1］。

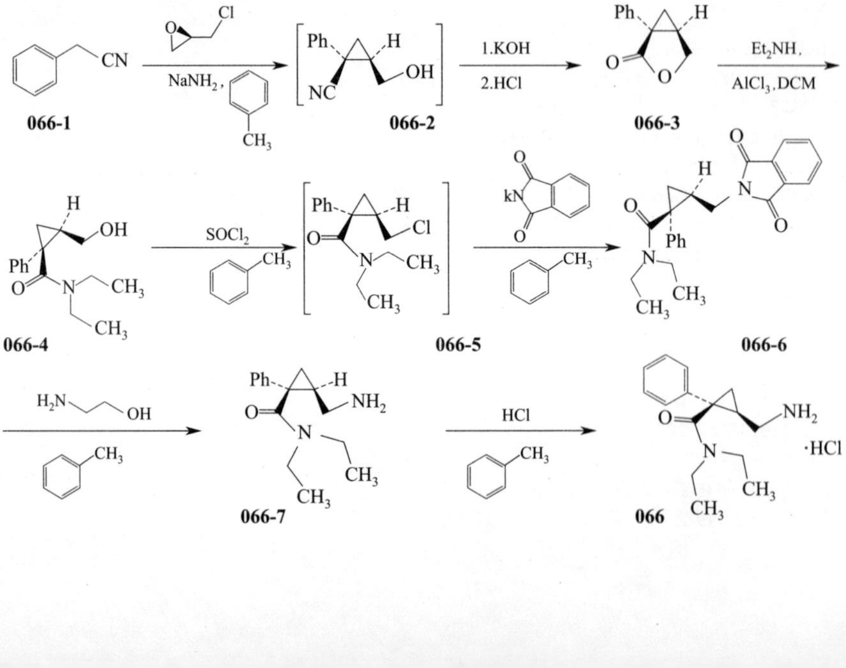

1. (1*R*,5*R*)-1-苯基-3-氧杂二环[3.1.0]己烷-2-酮 (066-3) 的制备

在反应瓶中（无水条件）加入氨基钠 138.7g（3.56mol）和甲苯 1.1L，在室温下搅拌滴加苯乙腈（**066-1**）208.0g（1.78mol），加完，控温在 15℃反应 1h。缓慢滴加含（*R*)-环氧氯丙烷 181.1g（1.96mol）的甲苯溶液 300mL，加完后，室温反应 2h。加水 1L，分取有机相，加 25%KOH 溶液 620mL、50%四丁基硫酸铵水溶液 20.0mL（17.8mmol），升温至回流反应 17h。冷至室温，分液，水相中加入甲苯 500mL 和 37%盐酸 300mL（3.56mol），加热至 60～70℃反应 2h。冷至室温，分取有机相，用饱和 $NaHCO_3$ 溶液（500mL×2）和蒸馏水（500mL×2）洗涤，用无水 $MgSO_4$ 干燥，减压浓缩，烘干得黄色固体，用 500mL 乙醚/石油醚（4∶1）打浆，抽滤，滤饼干燥得淡黄色固体 **066-3** 172.8g，收率为 55.8%，mp 57.4～57.5℃，$[\alpha]_D^{20}=-87.5$（$c=2$，乙醇）［文献［14］：mp 56～57℃，$[\alpha]_D^{20}=-85.3°$（$c=2$，乙醇）］，纯度为 99.78%［HPLC 归一化法：色谱柱 Accucore XLC_{18} 柱（4.6mm×250mm，5μm）；流动相 A 为 80mmol/L 乙酸铵水溶液，流动相 B 为乙腈，梯度洗脱；检测波长 220nm；流速 1.2mL/min；柱温 35℃］。

^{1}H-NMR（400MHz，$CDCl_3$）δ：7.25～7.48（5H，m），4.48（1H，dd，J=9.2Hz，4.6Hz），4.31（1H，d，J=9.3Hz），2.58（1H，dt，J=7.9Hz，4.6Hz），1.67（1H，dd，J=7.8Hz，4.9Hz），1.38（1H，t，J=4.8Hz）。

ESI-MS（m/z）：175［M+H］$^+$，197［M+Na］$^+$。

2. (1*S*,2*R*)-*N*,*N*-二乙基-2-羟甲基-1-苯基环丙烷-1-甲酰胺 (066-4) 的制备

在反应瓶中加入 DCM 1.75L、$AlCl_3$ 230.6g（1.73mol），于 15℃下搅拌下缓慢滴加含二乙胺 263.3g（3.6mol）的 DCM 溶液 250mL，反应 1h。控温在 15℃滴加 **066-3** 250g（1.44mol）的 DCM 溶液 500mL，室温反应 6h。控温 5℃以下加入 10%稀盐酸 1500g（4.11mol），搅拌 1h 淬灭反应，分液，水相用 500mL DCM 提取，合并有机相，依次用水（500mL×2）和 10%NaCl 溶液（500mL）洗涤，用无水 Na_2SO_4 干燥，过滤，滤液减压浓缩得淡棕色油状物 **066-4** 346.8g，收率为 97.5%，$[\alpha]_D^{20}=-68.4°$（$c=0.5$，$CHCl_3$）［文献［15］：$[\alpha]_D^{20}=-50.8°$（$c=0.5$，$CHCl_3$）］，纯度为 99.91%［HPLC 归一化法，同 **066-3** 制备时的方法］。

^{1}H-NMR（400MHz，$CDCl_3$）δ：7.17～7.33（5H，m），4.77（1H，d，J=8.7Hz），4.03（1H，dd，J=12.2Hz，4.8Hz），3.45～3.57（1H，m），3.31～3.45（3H，m），3.19（1H，dd，J=11.9Hz，10.3Hz），1.64（1H，ddd，J=8.5Hz，5.1Hz，2.3Hz），1.52～1.61（1H，m），1.14（3H，td，J=7.1Hz，1.8Hz），1.10（1H，t，J=5.7Hz），0.90（3H，td，J=7.1Hz，2.3Hz）。

ESI-MS（m/z）：248［M+H］$^+$。

3. (1*S*,2*R*)-2-邻苯二甲酰亚氨基甲基-*N*,*N*-二乙基-1-苯基环丙烷甲酰胺 (066-6) 的制备

在反应瓶中（室温）加入氯化亚砜 219.6g（2.45mol）的甲苯溶液 700mL，然后在搅拌下滴加 **066-4** 172.6g（0.7mol）的甲苯溶液 500mL，滴毕，升温至 80℃反应 8h。减压蒸除多余的 $SOCl_2$，加入邻苯二甲酰亚胺钾盐 260g（1.40mol），并补加甲苯 1.3L 升温至 85℃搅拌 6h，冷至室温，加水 1.5L，室温搅拌 1h。分液，有机相用 10%NaOH 液（1L×3）洗涤，用无水 Na_2SO_4 干燥，过滤，滤液减压浓缩得淡黄色固体，用 2.4L 甲苯/石油醚（1∶2）重结晶，得白色固体 **066-6** 190g，收率为 72.1%，mp 112.3～112.6℃，$[\alpha]_D^{20}=-71.6°$（$c=0.5$，$CHCl_3$）［文献［15］：$[\alpha]_D^{20}=-64.6°$（$c=0.5$，$CHCl_3$）］，纯度为 99.4%（HPLC 归一化法）。

^{1}H-NMR（400MHz，$CDCl_3$）δ：7.88（2H，dd，J＝5.4Hz，3.0Hz），7.74（2H，dd，J＝5.4Hz，3.0Hz），7.18～7.34（6H，m），4.20（1H，dd，J＝14.2Hz，4.2Hz），3.59（1H，dq，J＝14.3Hz，7.1Hz），3.43～3.55（2H，m），3.35（1H，dq，J＝14.0Hz，7.0Hz），3.17（1H，dq，J＝14.1Hz，7.0Hz），2.01～2.11（1H，m），1.72～1.76（1H，m），1.19（3H，t，J＝7.1Hz），0.70（3H，t，J＝7.1Hz）。

ESI-MS（m/z）：377 $[M+H]^+$。

4.（1*S*,2*R*）-2-氨甲基-*N*,*N*-二乙基-1-苯基环丙烷甲酰胺（左米那普仑）（066-7）的合成

在反应瓶中加入 **066-6** 188.0g（0.5mol）、乙醇胺 305g（5.0mol）和甲苯 1.0L，搅拌升温至 50℃反应 6h。冷却至室温，反应液用水（500mL×3）洗涤，分液，有机相用无水 Na_2SO_4 干燥，过滤，滤液中加入活性炭 6g，升至 50℃搅拌 1h。过滤，滤液减压浓缩得无色油状物 **066-7** 109g，收率为 88.6%。

^{1}H-NMR（400MHz，$CDCl_3$）δ：7.24～7.32（2H，m），7.16～7.23（3H，m），4.64（2H，s），3.37～3.56（2H，m），3.17～3.32（2H，m），3.11（1H，dd，J＝13.1Hz，6.1Hz），2.66（1H，dd，J＝13.1Hz，8.9Hz），1.74（1H，tt，J＝8.8Hz，6.3Hz），1.46（1H，dd，J＝8.8Hz，5.3Hz），1.17～1.29（2H，m），1.10（3H，t，J＝7.1Hz），0.77（3H，t，J＝7.1Hz）。

ESI-MS（m/z）：247 $[M+H]^+$。

5. 盐酸左米那普仑（066）的合成

在反应瓶中加入甲苯 500mL、**066-7** 49.2g（0.2mol），搅拌溶解，滴加入 37%盐酸 40mL（0.47mol），滴完，装上分水器后搅拌加热回流反应 3h。有大量白色固体析出，缓慢降温至 4℃，搅拌 1h。过滤，滤饼用甲苯（30mL×2）洗涤，烘干，得 **066** 41.5g，收率为 73.4%，mp 187.1～187.8℃，$[\alpha]_D^{25}=-89.9$℃（c＝1，$CHCl_3$）［文献［16］：mp 190～195℃，$[\alpha]_D^{25}=-85.7$℃（c＝1，$CHCl_3$）］，纯度为 99.93%（HPLC 归一化法）。

^{1}H-NMR（400MHz，$CDCl_3$）δ：8.40（1H，s），7.24～7.32（2H，m），7.16～7.23（3H，m），3.37～3.56（2H，m），3.17～3.32（2H，m），3.11（1H，dd，J＝13.1Hz，6.1Hz），2.66（1H，dd，J＝13.1Hz，8.9Hz），1.74（1H，tt，J＝8.8Hz，6.3Hz），1.46（1H，dd，J＝8.8Hz，5.3Hz），1.21～1.26（1H，m），1.10（3H，t，J＝7.1Hz），0.77（3H，t，J＝7.1Hz）。

参考文献

［1］ 李晓渊，等. 中国医药工业杂志，2017，48（1）：16-20。
［2］ 刘啸，等. 中国抗生素杂志，2012，37（9）：691-693，698.
［3］ Boyer P，et al. Drugs of Today，1998，34（8）：709-720.
［4］ 张华吉，等. 国外药讯，1997，（2）：18-19。
［5］ CN，1750817 B，2010。
［6］ 尤启冬，林国强. 手性药物研究与应用. 第 2 版. 北京：化学工业出版社，2004：166-168。
［7］ Satoshi S，et al. Tetrahedron Letters，1996，37（5）：641-644.
［8］ Merc Index 13th：ONR-40.
［9］ Viazzo P，et al. Tetrahedron Letters，1996，37（26）：4519-4522.
［10］ EP，0200638，1986.
［11］ WO，2005/118564 A_2，2005.
［12］ WO，2012/046247，2012.
［13］ WO，2011/158249 A_1，2011.
［14］ WO，2005/016884 A_1，2005.
［15］ Alliot J et al. Chem Commun，2012，48（65）：8111-8113.
［16］ US，2012/0289744，2012.

067　草酸依地普仑（Escitalopram Oxalate）

【别名】 Cipralex，Gaudium，Lexapro®，Lu-26-054-0，来士普，百适可，Sipralexa。

【化学名】 (1S)-1-[3-(Dimethylamino)propyl]-1-(4-fluorophenyl)-1,3-dihydro-5-isobenzofurancarbonitrile oxalate。

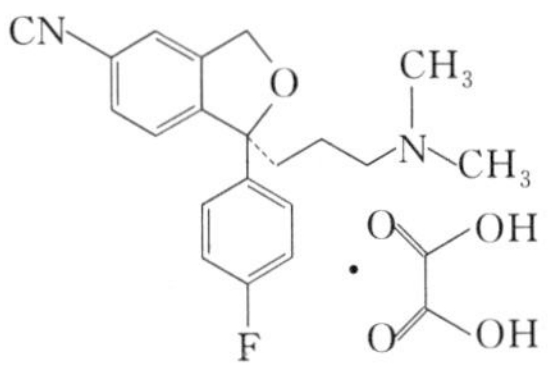

依地普仑	CAS [128196-01-0]	$C_{20}H_{21}FN_2O$	324.40
草酸依地普仑	CAS [219861-08-2]	$C_{20}H_{21}FN_2O \cdot C_2H_2O_4$	414.43

【研发厂商】 丹麦 Lund beck 公司。

【首次上市时间和国家】 2002 年 8 月在瑞士首次上市，随后在欧洲多个国家上市。

【性状】 游离碱为淡黄色油状物，$bp_{0.03}$ 175～181℃。本品是洁白至微黄色粉末，用丙酮结晶，mp 147～148℃，$[\alpha]_D = +12.31°$（$c=1$，甲醇），极易溶于甲醇、DMSO，溶于等渗盐水，略微溶于水、乙醇，微溶于乙酸乙酯，不溶于庚烷。

【用途】 本品为消旋体西酞普兰的 *S*-异构体，通过结合 5-HT 能神经突触前膜的 5-HT 转运蛋白（SERT），抑制 5-HT 的再摄取，从而增进 5-HT 能的活性。本品是具有高度选择性的 5-HT 再摄取抑制剂（selective serotonin reuptake inhibitor，SSRI），但其对去甲肾上腺素和多巴胺的再摄取影响极小。本品能抑制 5-HT 引起神经元兴奋和抑制再摄取的活性至少是其 *R*-对映体的 100 倍，具有高效性，抑制能力是 NA 的 2600 倍、DA 的 40000 倍以上。本品有高度选择性，对 $5\text{-HT}_{1\sim7}$ 受体，组胺 $H_{1\sim3}$ 受体，多巴胺 $D_{1\sim5}$ 受体，胆碱能 $M_{1\sim5}$ 受体，肾上腺 α_1、α_2、β 受体，苯二氮䓬BZ 受体没有或有较弱作用（否则会产生许多抗抑郁药物引起的副作用，如口干、镇静、直立性低血压等），且对 Na^+、K^+、Cl^- 和 Ca^{2+} 通道无作用。本品用于抑郁症的治疗，主要可治疗各种类型的抑郁障碍的急性治疗和长程疗效，还可治疗广泛性焦虑（如社交焦虑障碍、惊恐障碍、经前期心境恶劣障碍等）、强迫障碍、痴呆相关心境和行为障碍、延迟性应激障碍等疾病（参见文献 [3，12]）。

【合成路线】 推荐文献 [9] 的方法路线。

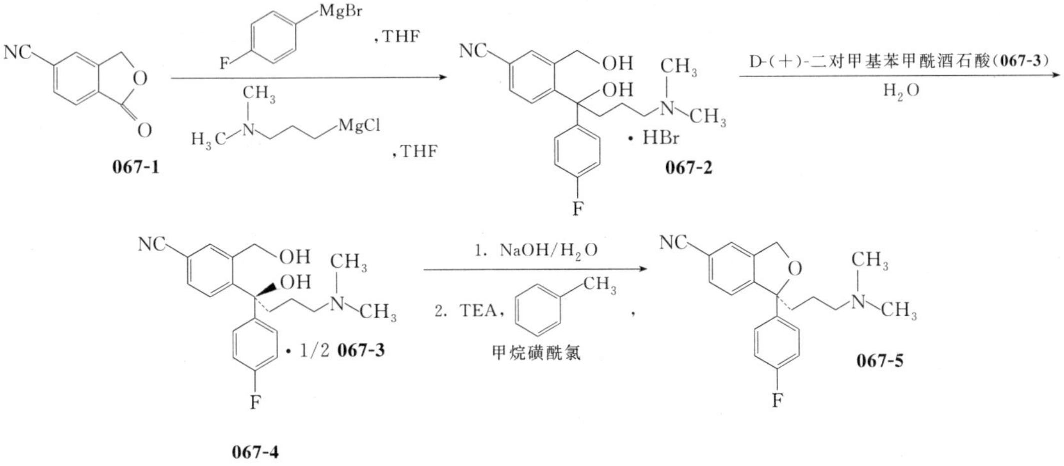

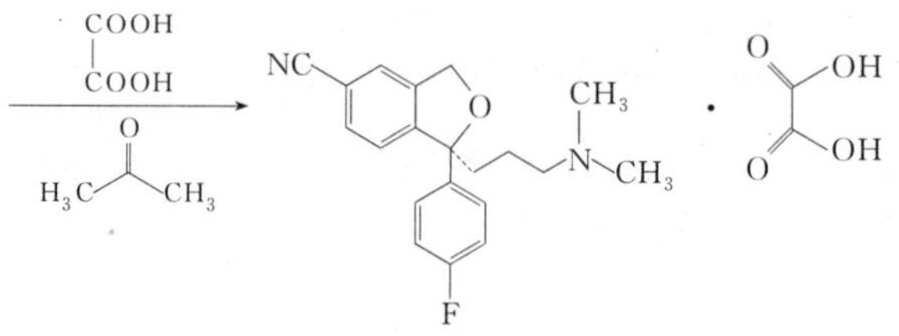

067

067-3（Di-p-toluoyl-D-tartaric acid）结构式：

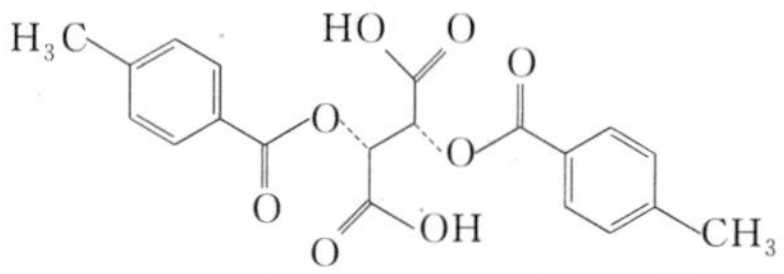

1. 4-(4-二甲基氨基-1-对氟苯基-1-羟基丁基)-3-羟甲基苯腈氢溴酸盐（067-2）的制备

在反应瓶中（干燥的）依次加入无水 THF 1.5L、干燥的 5-氰基苯酞（**067-1**）350g（2.2mol），在冰浴冷却下，控制温度在 5℃以下，慢慢滴加对氟苯基溴化镁的四氢呋喃溶液（2mol/L）1000mL，滴加完毕（都是在搅拌下进行），自然升温至室温后搅拌 1h。再用冰水浴冷却至 10℃以下，搅拌下慢慢滴加 *N*,*N*-二甲氨基丙基氯化镁的 THF 溶液（2mol/L）1000mL，加完，继续搅拌 0.5h。室温下放置过夜。

将反应液倒入 2L 冰水中，用 80%乙酸调节 pH 至 7 左右，减压浓缩回收 THF，用浓氨水调节 pH 至 10 左右，用 2.7L 甲苯提取，合并甲苯层，用热水（1000mL×3）洗涤，减压浓缩除去溶剂，剩余物中加入异丙醇 100mL，溶解，搅拌下用 47%氢溴酸调节 pH 至 2～3，加入水 200mL，冷却析晶，过滤，滤饼用冷异丙醇洗涤，抽干，干燥，得浅白色粉末 **067-2** 480g，收率为 51%（以 5-氰基苯酞计），mp 200～202℃（文献［7］：mp 205～207℃）。

2. (*S*)-(－)-4-(4-二甲基氨基-1-对氟苯基)-1-羟基丁基-3-羟甲基苯腈半-D-(＋)-二对甲基苯甲酰酒石酸盐（067-4）的制备

在反应瓶中加入水 800mL、**067-2** 170g（0.4mol），搅拌混合，慢慢加入 2mol/L 冷的 NaOH 溶液调节 pH 至 10 左右，用乙醚（500mL、300mL）提取 2 次，合并提取液，用无水 $MgSO_4$ 干燥，过滤，滤液减压浓缩除去溶剂，剩余物加异丙醇（600mL 溶解，搅拌下升温至 40℃，加入 80g（0.20mol）**067-3**，继续保温搅拌结晶，3h 后过滤，用丙酮洗涤，干燥滤饼，得 **067-4** 白色粉末状固体 66g，收率为 62%，mp 132～134℃（文献［8］：mp 134～135℃），$[\alpha]_D$＝＋9.7°（*c*＝1，CH_3OH）。

3. (1*S*)-1-[3-(二甲基氨基)丙基]-1-(4-氟苯基)-1,3-二氢-5-异苯并呋喃腈草酸盐(草酸依地普仑)（067）的合成

在反应瓶中加入水 200mL、**067-4** 53.5g（0.1mol），搅拌溶解，再加入冷的 NaOH 溶液（2mol/L）调节 pH 至 10，用乙醚（300mL、200mL、100mL）提取 3 次，合并提取液，用无水 $MgSO_4$ 干燥，过滤，滤液浓缩除去乙醚，加入 400mL 无水甲苯溶解，在冰水浴冷却下加入三乙胺 27.8mL（0.2mol），搅拌下滴加甲烷磺酰氯甲苯溶液［10.3g（0.09mol）甲烷磺酰氯溶于 30mL 无水甲苯溶液］，约 0.5h 加完，搅拌反应 2h。用饱和食盐水（200mL×3）洗涤反应液，用无水 $MgSO_4$ 干燥，过滤，滤液减压蒸除甲苯，剩余物 **067-5** 中加入丙酮 130mL，溶解，加入 18.9g（0.15mol）草酸（溶解于 20mL 丙酮溶液），加热溶解，冷却结晶，过滤，所得固体用丙酮重结晶，干燥得 **067** 白色粉末 24.9g，收率为 60%，mp 146～151℃，$[\alpha]_D$＝＋12.2°（*c*＝1，甲醇）（文献［7］：mp 147～148℃，$[\alpha]_D$＝＋12.31°）。

^{1}H-NMR (500MHz, DMSO-d_6) δ：1.38～1.55 (2H, m)，2.20～2.23 (2H, t)，2.62 (6H, s)，2.95～2.99 (2H, t)，5.12～5.23 (2H, m)，7.11～7.15 (2H, t)，7.55～7.58 (2H, m)，7.70～7.72 (1H, d)，7.75～7.78 (2H, t)。

EI-MS (m/z)：325 [M+H]$^+$。

参考文献

[1] Merck Index 15th：2317.

[2] 姚忠科，等. 中国新药杂志，2006，15 (2)：117-120.

[3] 赖树清. 世界临床药物，2003，24 (12)：762-763.

[4] 祁雪丹，等. 中国新药杂志，2003，12 (10)：810-816.

[5] WO，03051861，2003.

[6] WO，2004083197，2004.

[7] US，4943590，1990.

[8] US，4650884，1987.

[9] 金俊华，等. 广州化工，2011，39 (6)：67-68.

[10] Sorbera L A，et al. Drugs of the Future，2001，26 (2)：115-120.

[11] 白燕，等. 昆明医学院学报，2010，(7)：22-26.

[12] 汪啸洋. 世界上市新药 2. 北京：化学工业出版社，2010：171-173.

4.4 抗帕金森病药

068 甲磺酸沙芬酰胺 (Safinamide Mesilate)

【别名】 NW-1015，PNU-151774E，FCE-26743，Safinamide Methanesulfonate，甲磺酸沙非胺。

【化学名】 (2*S*)-2-[[[4-[(3-Fluorophenyl) methoxy] phenyl] methyl] amino] propanamide Methanesulfonate；(S)-(+)-2-[[4-(3-fluorobenzoxy) benzyl] amino] propanamide mesilate。

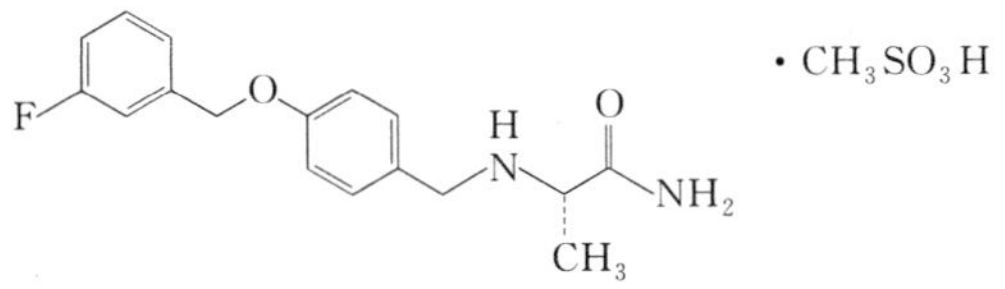

沙芬酰胺	CAS [133865-89-1]	$C_{17}H_{19}FN_2O_2$	302.34
甲磺酸沙芬酰胺	CAS [202825-46-5]	$C_{17}H_{19}FN_2O_2 \cdot CH_4O_3S$	398.45

【研发厂商】 意大利 Newron Pharmaceuticals S. P. A. 公司（意大利纽朗药品公司）。

【首次上市时间和国家】 2015 年 2 月获欧盟批准上市。

【性状】 游离碱 mp 208～212℃。本品 mp 210℃（分解），$[\alpha]_D^{25}=+12.9°$ (c=1.1%，98%) 的乙酸。

【用途】 本品为第三代单胺氧化酶 B (MAO-B) 抑制剂，具有高效、可逆和专一性强的特点。本品除可抑制 MAO-B 外，还具有抑制谷氨酸释放的附加功能，耐受性高，不良反应小，还具有神经保护功能，临床上主要与左旋多巴或多巴胺受体激动剂联合用于治疗帕金森病。

【合成路线】 按文献 [1～3] 的方法路线合成。

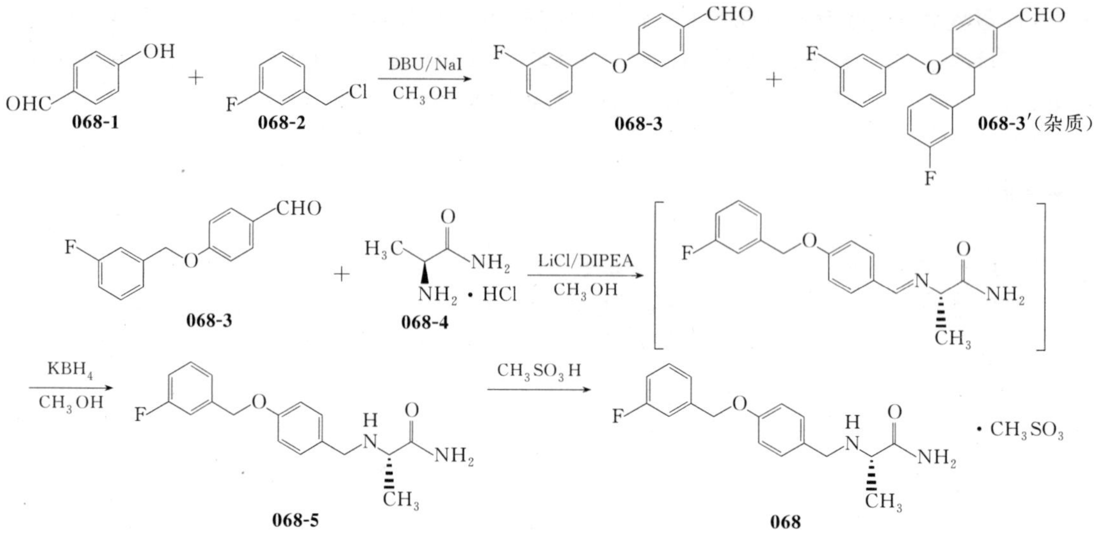

1. 4-(3-氟苄氧基)苯甲醛 (068-3) 的制备

在 N_2 保护下，往干燥的反应釜中依次加入甲醇 11.8kg、三氟苄氯（**068-2**）（纯度为 99.0%）1.47kg（10.2mol）、对羟基苯甲醛（**068-1**）（纯度为 99.5%）1.32kg（10.8mol）、DBU（1，8-二氮杂二环［5.4.0］-7-十一烯）1.5kg（10.2mol）和碘化钠 0.078kg（0.51mol），加完，搅拌加热反应釜至回流，反应 2h。减压浓缩反应液回收溶剂，剩余物中加入甲苯 13.0kg，依次用 1mol/L 盐酸（12L）、饱和 Na_2CO_3 溶液（12L）和饱和 NaCl 溶液（10L）洗涤，有机相经无水 Na_2SO_4 干燥，过滤，浓缩滤液，剩余物经异丙醚重结晶，得白色固体 **068-3** 2.19kg，收率为 93.7%，mp 42.2～43.5（文献［5］：40～41℃），纯度为 99.85%［HPLC 归一化法：色谱柱迪马 Platisil ODS C_{18} 柱（4.6mm×150mm，5μm）；流动相为乙腈/水（60：40）；检测波长 220nm；柱温 30℃；流速 1.0mL/min］，未检到杂质 **068-3**（检测限为 0.01%）。

^{1}H-NMR（400MHz，$CDCl_3$）δ：9.89（1H，s），7.83～7.86（2H，m），7.34～7.39（1H，m），7.14～7.20（2H，m），7.01～7.08（3H，m），5.15（2H，s）。

^{13}C-NMR（100MHz，$CDCl_3$）δ：190.8，163.5，163.1，138.6，132.1，130.49，130.44，122.8，115.3，115.2，114.3，69.5。

^{19}F-NMR（376.5MHz，$CDCl_3$）δ：−112.38（s）。

ESI-MS（m/z）：231［M+H］$^+$。

2. (*S*)-(+)-2-[[4-(3-氟苄氧基)苄基]氨基]丙酰胺(沙芬酰胺) (068-5) 的合成

在 N_2 保护下，往反应釜中加入 L-丙氨酰胺盐酸盐（**068-4**）（纯度为 88.3%）1.46kg（10.3mol）和无水甲醇 15.6kg，搅拌均匀，然后在 20～25℃下加入二异丙基乙胺（DIPEA）1.96kg（15.1mol），搅拌反应 15min。然后加入无水氯化锂 0.18kg（4.2mol），加完，加入 **068-3** 1.98kg（8.58mol），保持在 20～25℃下搅拌反应 2.5h。反应完毕，冷却至 0～5℃，分批加入硼氢化钾 0.46kg（8.58mol），加完，保持在 0～10℃搅拌反应 1.5h。滴加去离子水 19.8kg，反应液升温至 20～25℃，继续搅拌 1h。得悬浮液，过滤，干燥，得粗品 **068-5** 2.07kg。将粗品 **068-5** 溶于 45kg 乙酸乙酯中，依次用饱和 $NaHCO_3$ 溶液（12L×3）和去离子水（12L）洗涤，经无水 Na_2SO_4 干燥，过滤，得 **068-5** 的乙酸乙酯溶液直接用于下步反应。

3. 甲磺酸沙芬酰胺 (068) 的合成

在 N_2 保护下，在反应釜中加入一批量上述制备的 **068-5** 的乙酸乙酯溶液，搅拌加热至

55℃，加入甲磺酸 0.82kg（8.58mol），加完在 50～55℃搅拌反应 1h。冷却至 20～25℃，搅拌 1h 析晶，过滤，滤饼用乙酸乙酯洗涤至中性，干燥，得白色粉末状固体 **068** 2.89kg，收率为 85%，mp 217.5～218.5℃（文献 [2]：以 **068-3** 计收率为 83.3%，mp 217.3～218.1℃），$[\alpha]_D^{20}=+12.7$（$c=1.1$，98% CH_3CO_2H）[文献 [7]：$[\alpha]_D^{20}=+12.9$（$c=1.1$，98% CH_3CO_2H）]，纯度为 99.9% [HPLC 归一化法：色谱柱迪马 Platisil ODS C_{18} 柱（4.6mm×150mm，5μm）；流动相 A 为乙腈/0.02%氨水（10∶90），流动相 B 为乙腈，梯度洗脱（流动相 A 初始比例为 60%，每 10min 降低 10%，在 40～50min 时由 20%升至 60%）；检测波长 212nm；流速 1.0mL/min；柱温 30℃]，ee 值为 99.9% [HPLC 外标法：色谱柱 Chiralcel AY-H 柱（4.6mm×250mm，5μm）；流动相为正己烷/乙醇/二乙胺（75∶25∶0.1）；检测波长 220nm；流速 1.0mL/min；柱温 25℃]。

^{1}H-NMR（400MHz，DMSO-d_6）δ：9.00（2H，s），7.91（1H，s），7.61（1H，s），7.414～7.468（1H，m），7.411（2H，d，$J=8.8$Hz），7.26～7.29（2H，m），7.13～7.18（1H，m），7.07（2H，d，$J=8.8$Hz），5.16（2H，s），4.02（2H，dd，$J=12.8$Hz，20.0Hz），3.74（1H，q，$J=6.8$Hz），2.32（3H，s），1.41（3H，d，$J=7.2$Hz）。

^{13}C-NMR（100MHz，DMSO-d_6）δ：170.4，162.1，158.5，139.8，131.6，130.4，123.8，123.4，114.9，114.6，114.1，68.3，54.1，47.9，40.1，15.8。

^{19}F-NMR（376.5MHz，DMSO-d_6）δ：−113.123（s）。

4. 副产物（杂质）3-(3-氟苄基)-4-(3-氟苄氧基)苯甲醛（068-3′）的合成

在 N_2 保护下，在干燥的反应瓶中依次加入甲苯 50mL、**068-1** 1.22g（10mmol）、3-氟溴苄 5.67g（30mmol）、K_2CO_3 4.14g（30mmol）、NaI 1.49g（10mol）和溴化四丁胺（Bu_4NBr）0.644g（2.0mmol），加完，搅拌加热回流反应 24h。冷却至室温，过滤，滤液用去离子水（30mL×3）洗涤，用无水 Na_2SO_4 干燥，过滤，滤液减压浓缩得黄色油状物 3.5g，经制备型液相色谱（Biotage Isolera One）[色谱柱 SepaFlash® SW120 Bonded Spherical C_{18} 快速分离柱；流动相为乙腈/水（30∶70）] 分离得 **068-3′** 1.1g，收率为 32.5%，为淡黄色油状物，久置后固化。

^{1}H-NMR（400MHz，$CDCl_3$）δ：9.89（1H，s），7.75～7.79（2H，m），7.35（1H，dd，$J=8.0$Hz，14.0Hz），7.25（1H，dd，$J=8.0$Hz，14.0Hz），6.89～7.09（7H，m），5.14（2H，s），4.07（2H，s）。

^{13}C-NMR（100MHz，$CDCl_3$）δ：190.8，164.1，161.4，142.5，138.5，131.6，131.3，130.3，130.14，130.10，129.8，124.5，122.7，115.7，115.2，114.2，113.1，111.5，69.5，36.1。

^{19}F-NMR（376.5MHz，$CDCl_3$）δ：−112.278（s），−113.365（s）。

ESI-MS（m/z）：339 $[M+H]^+$。

参考文献

[1] 陈仲强，等．现代药物的制备与合成．第二卷．北京：化学工业出版社，2011：263-264.
[2] 邢瑞娟，等．中国医药工业杂志，2012，43（3）：161-163.
[3] 黄建，等．中国医药工业杂志，2016，47（7）：828-831.
[4] 尤启冬，林国强．手性药物研究与评价．北京：化学工业出版社，2011：517-518.
[5] Salom C，et al. J Med Chem，2010，53（9）：3756-3771.
[6] Merck Index 15th：8450.
[7] Pevarello P，et al. J Med Chem，1998，41（4）：579-590.
[8] 陈其龙，等．世界临床药物，2011，32（6）：324-328.
[9] WO，2009074478.

［10］ Reddi A，et al. Synthesis，2014，46：1751-1756.
［11］ Francesco L，et al. J Med Chem，2007，50（20）：4909-4916.
［12］ Schapira A H，et al. Expert Opin Pharmacother，2010，11（12）：2261-2268.
［13］ Onofrj M，et al. Expert Opin Investig Drugs，2008，17（7）：1115-1125.
［14］ Stocchi F，et al. Neurology，2004，63（4）：746-748.
［15］ Stocchi F，et al. Neurology，2006，67（7 suppl2）：S24-29.
［16］ 刘磊娜，等. 中国医药工业杂志，2010，41（12）：934-936.
［17］ Nicola F，et al. Tetrahedron Asymmetry，2009，20（9）：1036-1039.
［18］ 日本公开特许 1992-500215.

069 盐酸司来吉兰（Selegiline Hydrochloride）

【别 名】 Anipryl，Antiparkin，Amindan，Carbex，Déprényl，Egibren，Eldepryl，Jumex，Movergan，Otrasel，Plurimen，Seledat，Selegam，Selepark，Selgimed，Xilopar，Zelapar，盐酸司立吉林，E-250，优麦斯克，克金平，丙炔苯并胺，思吉宁。

【化学名】 (*αR*)-*N*，*α*-Dimethyl-*N*-2-propyn-1-benzeneethanamine hydrochloride；L-(－)-yl-*N*，*α*-dimethyl-*N*-2-propynylphenethylamine hydrochloride。

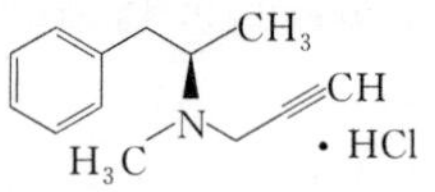

司来吉兰	CAS［14611-51-9］	$C_{13}H_{17}N$	187.28
盐酸司来吉兰	CAS［14611-52-0］	$C_{13}H_{17}N \cdot HCl$	223.74

【研发厂商】 Britannia（英国）。

【首次上市时间和国家】 1982 年首次在英国上市，1993 年在美国上市。

【性状】 结晶体，mp 141～142℃，$[\alpha]_D^{25}=-10.8°$（$c=6.48$，水），极易溶于水、氯仿和甲醇。大鼠 LD_{50}（静脉注射）＝81mg/kg，LD_{50}（皮下注射）＝280mg/kg。本品游离碱为油状物，$bp_{0.8}$ 92～93℃，$n_D^{20}=1.5180$。

【用途】 本品是一种不可逆的选择性 B 型单胺氧化酶抑制剂，能够有效抑制多巴胺的降解。本品与左旋多巴联合使用，可以减少左旋多巴的剂量，延长左旋多巴的作用时间，临床用于治疗早期帕金森病、抑郁症及老年痴呆。

【合成路线】 推荐对文献［9，10］所报道的工艺进行了改进的合成路线和方法。

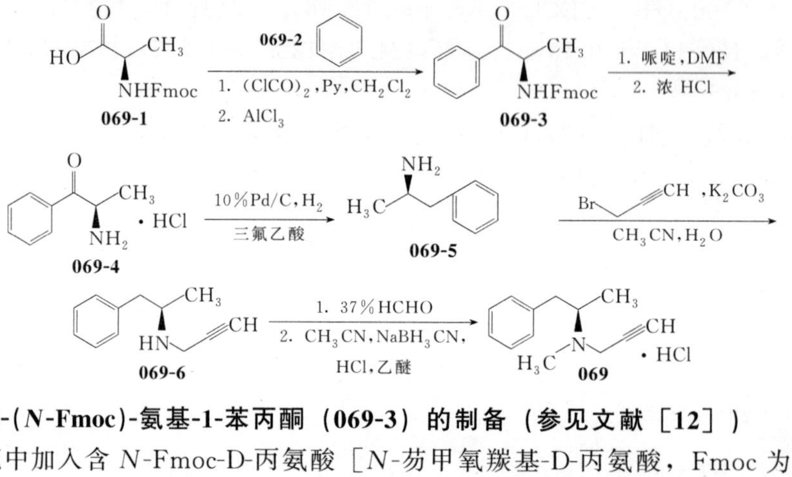

1. (*R*)-2-(*N*-Fmoc)-氨基-1-苯丙酮（069-3）的制备（参见文献［12］）

在反应瓶中加入含 *N*-Fmoc-D-丙氨酸［*N*-芴甲氧羰基-D-丙氨酸，Fmoc 为 9-芴甲氧羰基（9-fluorenylmethoxycarbonyl）］。**069-1**（纯度为 98%）12.4g（40mmol）和吡啶

1.0mL 的 CH_2Cl_2 溶液 100mL，搅拌混合，在冰浴冷却下滴加含草酰氯 5.0mL（50mmol）的 CH_2Cl_2 溶液 60mL，滴加完毕，室温搅拌 4h。25℃下减压蒸除 CH_2Cl_2 和过量的草酰氯，得浅黄色液体。向该浅黄色液体中加入 CH_2Cl_2 100mL，冰盐浴冷却至−15℃，加入苯（**069-2**）35mL（400mmol）和无水 $AlCl_3$ 13.3g（100mmol），在同温下搅拌反应过夜。反应完毕，将反应液倒入 100mL 6mol/L 盐酸的冰水混合物中，剧烈搅拌 20min。静置分层，分取有机相，依次用水（50mL×2）和饱和 $NaHCO_3$ 溶液（75mL）洗涤，用无水 Na_2SO_4 干燥，过滤，滤液浓缩，剩余物用石油醚重结晶，得浅黄色固体 **069-3** 12.2g，收率为 82%，mp 112.0～112.4℃，$[\alpha]_D^{20}=-1.21°$（$c=4.7$，EtOH）。

^{1}H-NMR（400MHz，DMSO-d_6）δ：7.99（2H，d，$J=4.0$Hz），7.85～7.90（2H，m），7.63～7.71（3H，m），7.54（2H，t，$J=8$Hz），7.42（2H，t，$J=8.0$Hz），7.31～7.34（2H，m），5.93（1H，d，$J=8.0$Hz），5.14（1H，t，$J=8.0$Hz），4.19～4.31（3H，m），1.45（3H，d，$J=4.0$Hz）。

^{13}C-NMR（100MHz，$CDCl_3$）δ：198.9，155.7，143.9，143.8，141.3，133.9，128.9，128.7，127.7，127.1，125.1，120.0，67.0，51.6，47.2，20.0。

ESI-MS（m/z）：372 $[M+H]^+$。

2.（*R*）-2-氨基-1-苯丙酮盐酸盐（069-4）的制备（参见文献［13］）

在反应瓶中加入含 **069-3** 7.4g（20mmol）的 DMF 40mL 溶液，搅拌下加入哌啶 8.8mL（8.9mmol），混合物在室温下搅拌反应 0.5h，减压除去大部分溶剂，加入浓盐酸 25mL，有白色晶体析出，抽滤，干燥，得白色固体 **069-4** 3.2g，收率为 87%，mp 160～162℃，$[\alpha]_D^{23}=+47°$（$c=0.07$，H_2O）［文献［14］：mp 161℃，$[\alpha]_D^{23}=+48°$（$c=0.07$，H_2O）］。

^{1}H-NMR（400MHz，MeOD）δ：8.07（2H，d，$J=4.0$Hz），7.85～7.95（1H，m），7.61（2H，t，$J=8.0$Hz），5.16（1H，d，$J=8.0$Hz），4.87（3H，s），1.59（3H，d，$J=4.0$Hz）。

^{13}C-NMR（100MHz，MeOD）δ：197.3，135.8，134.2，130.4，130.0，53.0，49.7，49.5，49.3，49.1，48.9，48.7，48.5，17.9。

3.（*R*）-*α*-甲基苯乙胺（069-5）的制备（参见文献［15］）

在氢化釜中依次加入三氟乙酸 40mL、**069-4** 3.7g（20mmol）和 10%钯炭 2.0g，在氢压 30MPa［作者注：此处文献可能有误，难道要这么大的氢压吗（30MPa 相当于 300kg/cm^2）？值得商榷］、75℃条件下反应 54h（按氢化安全操作规范进行）。反应完毕，过滤反应液，回收滤渣，滤液中加入饱和 K_2CO_3 溶液（约 50mL）调至 pH=7，用 CH_2Cl_2（60mL）提取，有机相用水（50mL）洗涤，再用无水 Na_2SO_4 干燥，过滤，浓缩滤液，得淡黄油状粗品，用硅胶柱色谱分离纯化［洗脱剂：石油醚/乙醚乙酯（10∶1）］，经后处理得无色油状液体 **069-5** 2.5g，收率为 93%，$[\alpha]_D^{20}=-30.3°$（$c=2.55$，MeOH）［文献［16］：$[\alpha]_D^{20}=-30.1°$（$c=2.55$，MeOH）］。

^{1}H-NMR（400MHz，$CDCl_3$）δ：7.11～7.31（4H，m），7.01～7.08（1H，m），3.01（1H，dd，$J=13.5$Hz，6.1Hz），2.42～2.83（2H，m），0.98（3H，d，$J=6.3$Hz）。

^{13}C-NMR（100MHz，$CDCl_3$）δ：139.6，139.4，129.3，128.3，126.1，77.4，77.1，76.8，51.7，51.5，44.3，43.4，21.3，20.2。

4.（*R*）-*N*-炔丙基-*α*-甲基苯乙胺（069-6）的制备（参见文献［17］）

在反应瓶中加入含 **069-5** 2.7g（20mmol）的乙腈溶液 150mL，搅拌下加入含 K_2CO_3 5.5g（40mmol）的水溶液 50mL，然后缓慢滴入含 3-溴丙炔 1.5mL（20mmol）的乙腈溶液

150mL，滴加完毕，室温搅拌反应过夜。反应完毕，过滤，浓缩滤液，剩余物用硅胶柱色谱分离纯化［洗脱剂：石油醚/乙酸乙酯（5∶1）］，经后处理得无色油状液 **069-6** 2.5g，收率为73%，$[\alpha]_D^{20}=-21.9$℃（c=1.8，H_2O）［文献［17］：$[\alpha]_D^{20}=-23.6°$（c=2.55，H_2O）］。

^{1}H-NMR（400MHz，$CDCl_3$）δ：7.19～7.34（5H，m），3.37～3.57（2H，m），3.12～3.20（1H，m），2.61～2.75（2H，m），2.18（1H，t，J=2.4Hz），1.52（1H，s），1.06（3H，d，J=6.0Hz）。

^{13}C-NMR（100MHz，$CDCl_3$）δ：139.0，129.3，128.4，126.3，81.9，77.4，77.1，76.8，71.3，52.6，43.4，35.6，19.6。

5.（αR）-N，α-二甲基-N-2-丙炔-1-基苯乙胺盐酸盐（盐酸司来吉兰）（069）的合成

在反应瓶中加入含 **069-6** 3.5g（20mmol）的乙腈溶液 30mL 和 37%甲醛溶液 7.5mL，在冰浴下搅拌加入氰基硼氢化钠 2.3g（35mmol），将混合物搅拌 10min。然后升温至室温搅拌反应 0.5h。向反应液中加入 0.1mol/LKOH 溶液 20mL 稀释，用乙醚（15mL×2）提取，合并有机相，加入 6mol/L 盐酸 10mL 酸化，过滤，得白色粉末 **069** 的粗品，将其用丙酮重结晶得到 **069** 3.8g，收率为 85%，mp 140～142℃，$[\alpha]_D^{20}=-1.27$（c=5.5，EtOH）［文献［10］：mp 141℃；文献［18］：$[\alpha]_D^{20}=-1.29°$（c=6.0，EtOH）］，ee 值>99%［GC 归一化法：色谱柱 Chiraldex-B-DM 柱（0.25mm×30m×0.25μm）；载气为氮气；程序升温初始温度 50℃，以 10℃/min 升至 100℃，保持 20min，然后以相同速率升温至 180℃，保持 25min；流速 0.8mL/min；**069** 的保留时间为 31.7min，（S）-型异构体的保留时间为 31.8min］，纯度>99%［HPLC 归一化法：色谱柱 C_{18} 柱（4.6mm×150mm，5μm）；流动相为 0.1mol/L 磷酸二氢铵溶液（用磷酸调至 pH=3.1）/乙腈（75∶25）；流速 1mL/min；检测波长 215nm］。

^{1}H-NMR（400MHz，$CDCl_3$）δ：7.24～7.31（2H，m），7.15～7.22（3H，m），3.44（2H，d，J=2.4Hz），2.93～3.10（2H，m），2.34～2.47（4H，m），2.24（1H，t，J=2.4Hz），0.97（3H，d，J=7.7Hz）。

^{13}C-NMR（100MHz，$CDCl_3$）δ：139.2，128.3，127.3，124.9，79.4，76.3，76.0，75.7，71.5，58.4，42.1，38.7，36.4，14.1。

ESI-MS（m/z）：188 $[M+H]^+$。

参考文献

［1］ Merck Index 15th：8565.
［2］ US，3489840，1970（CA，1970，72：90091w）.
［3］ GB，1153578，1969.
［4］ EP，99302，1989（CA，1984，100：191357n）.
［5］ EP，344675，1989（CA，1990，113：5900e）.
［6］ WO，04552，1988（CA，1989，110：44960g）.
［7］ Fowler J S，et al. J Org Chem，1977，42（15）：2637.
［8］ HU，151090，1964.（CA，1964，60：11939c）.
［9］ 陈仲强，陈虹. 现代药物的制备与合成. 第1卷. 北京：化学工业出版社，2008：309-310.
［10］ 张丽娟，等. 中国药物化学杂志，2005，15：367-368.
［11］ M·西蒂. 药物制造百科全书. 苏焕臣，等译. 长春：长春出版社，1991：788.
［12］ Nordlander J E，et al. J Org Chem，1984，49（22）：4107-4111.
［13］ Villorbina G，et al. Bioorg Med Chem. 2007，15（1）：50-62.
［14］ Besse P，et al. J Org Chem，1994，59（26）：8288-8291.
［15］ Nordlander J E，et al. J Org Chem，1985，50（19）：3481-3484.
［16］ Talluri S K，et al. Tetrahedron，2007，63（39）：9758-9763.
［17］ Macgregor R R，et al. J Label Cpds Radiopharm，1988，25（1）：1-9.

[18] Bornholdt J, et al. Chem, 2010, 16 (41): 12474-12480.
[19] 赵旭，等. 中国医药工业杂志，2015，46 (9)：943-945.
[20] GB, 1031425, 1966.
[21] FR, 1368136, 1964.
[22] NL, 6605956, 1966.
[23] Knoll J, et al. Arch Int Pharmacodyn, 1965, 155: 154.
[24] Magyar K, et al. Acta Physiol Acad Sci Hung, 1967, 32: 377.
[25] Heinonen E H, et al. Acta Neurol Scand Suppl, 1991, 136: 44-59.
[26] Robin D W, et al. Am Med Sci, 1991, 302: 392-395.
[27] Poston K L, et al. Expert Opin Pharmacother, 2007, 8: 2615-2624.
[28] Robinson D S, et al. J Affect Disord, 2008, 105: 15-23.

070 左旋多巴（Levodopa）

【别名】 Bendopa，Deadopa，Dopaflex，Dopal，Dopaidan，Dopalina，Dopar，Doparkine，Doparl，Dopasol，Dopaston，Dopastral，Cidandopa，Doprin，Eldopal，Eldopar，Eldoptec，Eurodopa，Laradopa，Maipedopa，Larodopa，Ledopa，Parda，Levopa，Veldopa（formerly Weldopa)，左多巴，L-dopa。

【化学名】 3-Hydroxy-L-tyrosine；(－)-3-(3,4-dihydroxyphenyl)-L-alanine；(S)-2-amino-3-(3,4-dihydroxyphenyl)propanoic acid。

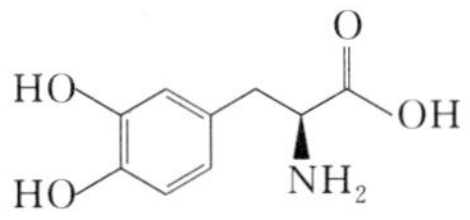

左旋多巴 CAS [59-92-7] $C_9H_{11}NO_4$ 197.19

【研发厂商】 美国 Merck & Co. Inc，与瑞士罗氏公司。

【首次上市时间和国家】 1973 年在瑞士首次上市。

【性状】 白色无臭无气味的结晶，从水中结晶为针状晶体，mp 276～278℃（分解），也有报道 mp 284～286℃（Wysong），$[\alpha]_D^{13}=-13.1°$（$c=5.12$，1mol/L HCl），UV λ_{max}（0.001mol/L HCl）：220.5nm，280nm（lgε＝3.79，3.42）。本品极易溶于稀盐酸和甲酸，在水中的溶解度为 66mg/40mL。几乎不溶于乙醇、苯、氯仿和乙酸乙酯。在潮湿的情况下，L-dopa 迅速被空气中的氧氧化而变暗。小鼠：经口 LD_{50}＝(3650±327)mg/kg，腹腔注射 LD_{50}＝(1140±66)mg/kg，静脉注射 LD_{50}＝(450±42)mg/kg，皮下注射 LD_{50}＞400mg/kg；雄性大鼠：经口 LD_{50}＞3000mg/kg，腹腔注射 LD_{50}＝624mg/kg，皮下注射 LD_{50}＞1500mg/kg；雌性大鼠：经口 LD_{50}＞3000mg/kg，腹腔注射 LD_{50}＝663mg/kg，皮下注射 LD_{50}＞1500mg/kg。

【用途】 本品为拟多巴胺类抗震颤麻痹药。其在体内合成去甲肾上腺素、多巴胺等前体物质，通过血脑屏障进入中枢，经多巴脱酸酶作用转化为多巴胺（DA）而发挥作用。震颤麻痹（帕金森病）是由纹状体中 DA 缺乏，乙酰胆碱相对增加所致，而本品可增加纹状体中 DA 含量，改善胆碱能与 DA 能功能之间的平衡，继而改善随意神经冲动传导至运动皮质的调节，使该病症状减轻。本品的代谢产物及 DA，还能刺激心脏 β-肾上腺素能受体及延髓呕吐中枢的化学感受器，促进垂体释放生长激素，改善肌强直和运动迟缓，持续用药对震颤、流涎、姿势不稳及吞咽困难等亦有效。

本品用于治疗帕金森病（原发性震颤麻痹）、脑炎后或合并有脑动脉硬化的症状性帕金森综合征。本品可改善肌张力，使身体的运动更趋正常；与抗胆碱药合用可增强疗效。本品亦可用于治疗肝昏迷，因本品进入脑中转化为 DA 后，能改善中枢神经冲动的传导，可恢复中枢正常功能；提高大脑对氨的耐受性，使患者神志清醒。本品不能改善肝脏损害及肝功能。

【合成路线】 推荐以藜芦醛（3,4-二甲氧基苯甲醛；3,4-dimethoxybenzaldehyd）和海因（Hydantoin；乙内酰脲）为起始原料的合成路线（参见文献［14］）。

合成左旋多巴的其他主要合成路线有 3 条，可分别参见文献［1，3～7，9，10］。

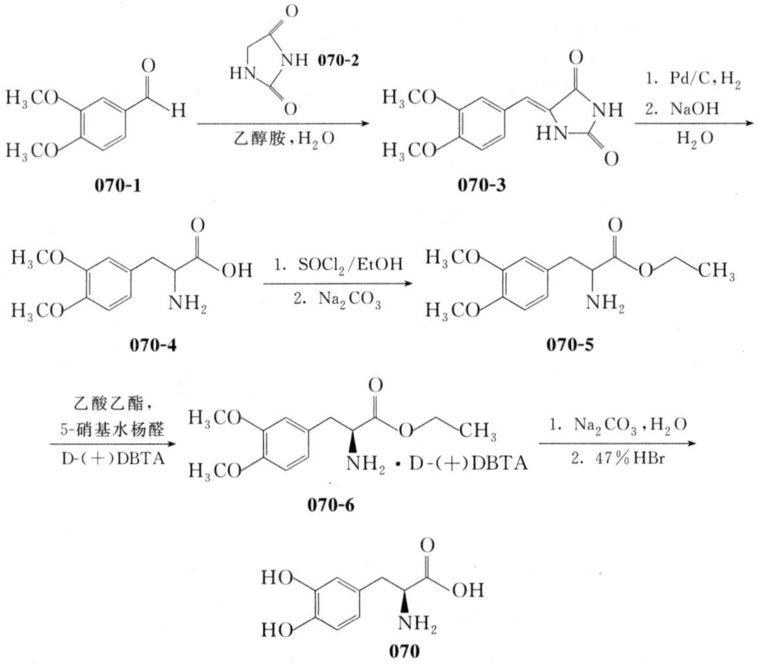

1. (*Z*)-5-(3,4-二甲氧基亚苄基)咪唑烷-2,4-二酮（070-3）的制备

在反应瓶中加入蒸馏水 400mL、藜芦醛（**070-1**）83.1g（0.5mol）、海因（**070-2**）52.5g（0.53mol）和乙醇胺 6.1g（0.1mol），搅拌加热回流反应 5h。冷却至室温，过滤，滤饼用水（20mL×2）洗涤，抽滤干，干燥，得黄色固体 **070-3** 116.6g，收率为 94%，mp 265～267℃（文献［10］：mp 280～282℃）。

^{1}H-NMR（400MHz，DMSO-d_6）δ：11.14（1H，s），10.49（1H，s），7.18（1H，dd，J=1.5Hz，8.0Hz），7.12（1H，d，J=2.0Hz），6.95（1H，d，J=8.5Hz），6.37（1H，s），3.81（3H，s），3.77（3H，s）。

ESI-MS（m/z）：249 $[M+H]^+$。

2. 3,4-二甲氧基苯丙氨酸（070-4）的制备

在氢化釜中加入水 300mL、上步制备的化合物 **070-3** 74.4g（0.3mol）、NaOH 24g（0.6mol）、10%钯炭催化剂 7.4g，在搅拌和 H_2 压 1.01MPa、40℃条件下氢化反应 8h（严格按氢化反应的安全操作法进行，以吸氢完全，即直至反应不吸氢为反应终点）。反应完毕，过滤，向滤液中补加 NaOH 36g（0.9mol），回流反应 24h。冷却至室温，加入浓盐酸约 160mL，调至 pH 至 6，放置过夜析晶，过滤，干燥滤饼，得白色固体 **070-4** 54.6g，收率为 80.8%，mp 246～248℃（文献［12］：mp 249～250℃）。

^{1}H-NMR（400MHz，D_2O）δ：6.83（1H，d，J = 8.2Hz），6.75（1H，s），6.70（1H，d，J=8.1Hz），4.17（1H，t，J=6.3Hz），3.65（6H，s），3.15（1H，dd，J=14.6Hz，5.0Hz），2.99（1H，dd，J=14.6Hz，7.8Hz）。

ESI-MS（m/z）：226 $[M+H]^+$。

3. 3,4-二甲氧基苯丙氨酸乙酯（070-5）的制备

在反应瓶中加入乙醇 300mL 和 **070-4** 45g（0.2mol），搅拌溶解，冷却至 10℃，滴加氯化亚砜 29mL（0.4mol），滴加完毕，升温到 50℃搅拌反应 4h。冷却至室温，过滤，母液浓缩析晶后过滤 2 次。合并 2 次过滤所得固体，将其溶于 110mL 10%Na_2CO_3 水溶液中，用乙酸乙酯（100mL×3）提取，合并有机相，减压浓缩，得淡黄色油状物 **070-5** 46.6g，收率为 92.1%，直接用于下步反应。

^{1}H-NMR（400MHz，DMSO-d_6）δ：6.90（1H，d，J=2.4Hz），6.88（1H，s），6.73（1H，d，J=8.4Hz），4.18（2H，dd，J=16.0Hz，5.2Hz），4.13（1H，t，J=6.8Hz），3.74（3H，s），3.72（3H，s），3.10（1H，dd，J=13.6Hz，6.0Hz），3.05（1H，dd，J=14.0，6.8Hz），1.16（3H，t，J=6.8Hz）。

ESI-MS（m/z）：254 $[M+H]^+$。

4. (S)-(－)-3,4-二甲氧基苯丙氨酸乙酯-D-(＋)-二苯甲酰酒石酸盐（070-6）的制备

在反应瓶中加入乙酸乙酯 150mL、**070-5** 的乙醇溶液［25.3g（0.1mol）**070-5** 溶于 75mL 乙醇配制而成］，搅拌均匀，加入 5-硝基水杨醛 1.7g（0.01mol），升温至 60℃，加入含 D-(＋)-二苯甲酰酒石酸（D-(＋)-DBTA）35.8g（0.1mol）的乙酸乙酯溶液 75mL，冷却至 30℃，搅拌反应 20h。过滤，滤饼用乙醇/乙酸乙酯（1∶1）重结晶，过滤，干燥，得白色固体 **070-6** 44.0g，收率为 72%，mp 162.2～162.8℃，ee 值为 99.9%［HPLC 归一化法：色谱柱为 Chirlpak® IC 柱（4.6mm×250mm，5μm）；流动相为正己烷/乙醇/二乙胺（85∶15∶0.1）；检测波长 280nm；流速 1.0mL/min；柱温 35℃］。

5. (S)-2-氨基-3-(3,4-二羟基苯基)丙酸(左旋多巴)（070）的合成

在反应瓶中加入水 150mL 和 **070-6** 30.5g（50mmol），搅拌混合，再加入 Na_2CO_3 2.7g（25mmol），强烈搅拌至澄清后，用乙酸乙酯（50mL×3）提取，合并有机相，浓缩，剩余物为黄色油状物，在其中加入 47%氢溴酸 50mL，在 N_2 保护下加热搅拌回流 8h。HPLC 显示反应完全后，将反应液浓缩，得褐色油状物，用蒸馏水（30mL）溶解，活性炭脱色处理 30min，加浓氨水约 8mL 调至 pH=4.5，过夜析晶。过滤，滤饼用蒸馏水（5mL×2）洗涤，干燥，得灰白色固体 **070** 9.1g，收率为 92.4%，mp 276.3～277.7℃，$[\alpha]_D^{24}$ = －12.1°（c=1.0，1mol/L HCl）［文献［3］：mp 281～282℃，$[\alpha]_D^{24}$ = －11.8°（c=1.0，1mol/L HCl），纯度为 99.4%［HPLC 归一化法：色谱柱 Atlantis T3 柱（4.6mm×150mm，5μm）；流动相为甲醇/0.2mol/L 甲酸铵溶液（用甲酸调至 pH=3.6）（10∶90）；检测波长 280nm；柱温 35℃；流速 0.8mL/min］，ee 值为 99.9%［HPLC 归一化法：色谱柱 Astec Chirobiotic™ T 柱（4.6mm×250mm，5μm）；流动相为 0.01mol/L 乙酸铵溶液（用乙酸调至 pH=4.2）/乙醇/甲醇（40∶60∶5）；检测波长 280nm；流速 1.0mL/min；柱温 35℃］。

^{1}H-NMR（400MHz，D_2O）δ：6.77（1H，d，J=8.4Hz），6.68（1H，s），6.58（1H，d，J=8.4Hz），4.17（1H，t，J=6.4Hz），2.92～3.09（2H，m）。

ESI-MS（m/z）：198 $[M+H]^+$。

参考文献

［1］ Nakamoto H，et al. J Med Chem，1971，14（10）：1021.
［2］ 罗明生. 现代临床药物大典. 成都：四川科学技术出版社，2001：270。

[3] US，3969397，1976.
[4] US，4716246，1986.
[5] 王熙卿. 医药工业，1980，11 (1)：4-5.
[6] Knowles WS. Asymmetric hydrogenations—the monsanto L-dopa process. New Zealand：John Wiley & Sons Inc，2004：21-23.
[7] Maryanoff C A，et al. Tetrahedron Asymmetry，1998，9 (18)：3247-3250.
[8] 陈海波. 中华老年医学杂志，2004，23 (7)：451-452.
[9] Brands K M，et al. Chem Rev，2006，106 (7)：2711-2733.
[10] US，4013770，1977.
[11] Kantharaju K，et al. Indian J Chem，2006，45 (8)：1942-1944.
[12] Butterick J R，et al. Can J Chem，1974，52 (16)：2873-2879.
[13] 马强强，等. 化工进展，2013，32 (6)：1367-1371.
[14] 翟宁，等. 中国医药工业杂志，2015，46 (5)：439-441.
[15] Merck Index 15th：5516.
[16] Sih C I，et al. J Am Chem Soc，1969，91：6204.
[17] US，5837504，1998.
[18] Waser E，et al. Helv Chim Acta，1921，4：657.
[19] Bretschneider H，et al. Helv Chim Acta，1973，56：2857.
[20] DE，2023459，1970.
[21] DE，2023460，1970.
[22] DE，2023461，1970.
[23] US，2605282，1952.
[24] US，4005127，1977.
[25] DE，2223063，1971.
[26] DE，2210938，1972.
[27] US，4124533，1978.
[28] Knowles W S，et al. J Am Chem Soc 1975，97：2567.
[29] Vineyard B D，et al. J Am Chem Soc，1977，99：5946.
[30] Yamada S，et al. Chem Pharm Bull，1962，10：680.
[31] NL，6514950，1966.
[32] US，3405159，1968.
[33] Merck Index 15th：3469.

071 右旋多巴 (Dextrodopa)

【别名】 D-dopa，右多巴。

【化学名】 3-Hydroxy-D-tyrosine；(*R*)-2-amino-3-(3，4-dihydroxyphenyl) propanoic acid。

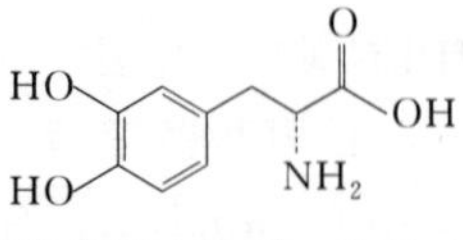

右旋多巴 CAS [5796-17-8] $C_9H_{11}NO_4$ 197.19

【研发厂商】 美国 Fidia Georgetown 神经研究所。

【研发动态】 于 2014 年前已完成Ⅲ期临床，2014 年正处于上市审查阶段，未见到进展动态。

【性状】 从水结晶为针状晶体，mp 276～278℃ (分解)，$[\alpha]_D^{11}=+13.0°$ ($c=5.27$，1mol/L HCl)，在水中的溶解度为 66mg/40mL。

【用途】 本品是帕金森病治疗一线药物左旋多巴 (levodopa) 的手性对映异构体。过去认为本品在体内不能转化为多巴胺且有不良反应，但经研究表明本品不仅能产生多巴胺，而且等量的本品与左旋多巴在多巴胺生成量上没有很大差异，而且本品能更缓慢地释放多巴胺。

【合成路线】 参见文献［15］。

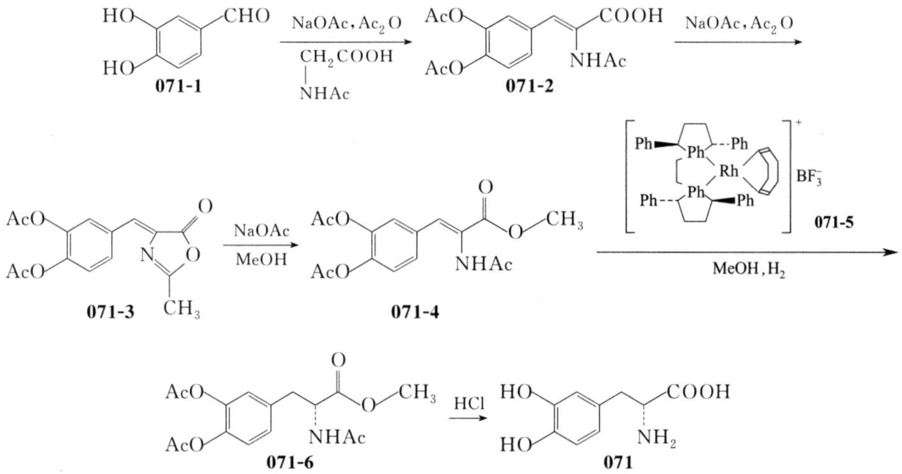

1. 2-乙酰氨基-3-(3,4-二乙酰氧基苯基)丙烯酸（071-2）的制备

在反应瓶中依次加入乙酐 2L、3,4-二羟基苯甲醛（**071-1**）1.77kg（12.81mol）与*N*-乙酰基甘氨酸 1.5kg（12.81mol），搅拌混合，控温在 30～50℃，于 4h 内分批加入乙酸钠 1.05kg（12.81mol）。补加乙酐 2.5L，搅拌加热至 100℃，反应 9h。冷却至室温，再用冰水浴冷却 3h。缓慢加入冷水 5L，抽滤，滤饼用少量冷水淋洗，再用乙酸乙酯重结晶，于 40℃下减压干燥过夜。得黄色固体 **071-2** 2.2kg，收率为 53%，mp 184～185℃（文献［6］：mp 183～184℃）。

^{1}H-NMR（CDC_3）δ：2.09（3H，s），2.30（6H，s），7.08（1H，s），7.10～7.16（3H，m），8.04（1H，s）。

EI-MS（*m/z*）：321［M］$^+$。

2. 2-甲基-4-(3,4-二乙酰氧基亚苄基)噁唑-5-酮（071-3）的制备

在反应瓶中加入乙酐 1L，分批加入 **071-2** 1.75kg（5.46mol）与乙酸钠 0.49kg（6.00mol），搅拌加热，升温至 60～70℃至固体全溶。升温至 120℃，搅拌 3h 后冷却至室温搅拌过夜。向反应瓶中加入冷水 4.5L，减压过滤，滤饼用冷水洗涤至 pH 约为 7。于 45～50℃下减压干燥过夜，得黄色固体 **071-3** 1.19kg，收率为 72%，mp 163～165℃（文献［12］：mp 162～163℃）。

^{1}H-NMR（DMSO-d_6）δ：2.30（3H，s），2.32（3H，s），2.38（3H，s），7.22（1H，d，J = 1.82Hz），7.40（1H，d，J = 8.42Hz），8.05（1H，dd，J = 8.42Hz，1.82Hz），8.10（1H，s）。

EI-MS（*m/z*）：303［M］$^+$。

3. 2-乙酰氨基-3-(3,4-二乙酰氧基苯基)丙烯酸甲酯（071-4）的制备

在反应瓶中加入 **071-3** 933.8g（3.08mol）、乙酸钠 10.2g（0.12mol）及甲醇 5L。在氩气保护下将混合物搅拌加热至 40℃，固体全溶后继续升温至 50℃，搅拌 30min。蒸除溶剂，剩余黄色固体溶于 14L CH_2Cl_2 中，依次用冷水（5L×3）、饱和食盐水（5L）洗涤，用无水 Na_2SO_4 干燥（600g 无水 Na_2SO_4），过滤，蒸干滤液，剩余物用乙酸乙酯重结晶，得黄色固体 **071-4** 776.2g，收率为 75%，mp 158～162℃。

^{1}H-NMR（$CDCl_3$）δ：2.11（3H，s），2.32（6H，s），3.74（3H，s），7.10（1H， s)，7.12～7.17（3H，m），8.09（1H，s）。

EI-MS（m/z）：303 $[M]^+$。

4. (*R*)-2-乙酰氨基-3-(3,4-二乙酰氧基苯基)丙酸甲酯（071-6）的制备

在氢化反应釜中（材质不锈钢）加入无水甲醇10L、**071-4** 500g（1.5mol）。通入氩气1.5h除氧，加入预先制备的活性手性催化剂**071-5** [(*R*,*R*) Ph BPE Rh COD]BF_4（按文献[13]制备）2.0g。减压后用H_2置换釜内气体3次后，充H_2（H_2压为1MPa）室温反应过夜（直至不吸H_2为止）。取出反应液蒸干溶剂，剩余暗褐色黏稠物（530g）用乙酸乙酯/正己烷（1∶1）混合溶剂重结晶，得灰色固体**071-6** 412g，收率为82%，mp 172～174℃（文献[6]：mp 171～172℃），$[\alpha]_D^{20}=-21.6°$（$c=1.0$，MeOH）[文献[14]：$[\alpha]_D^{20}=-21.6°$（$c=1.0$，MeOH）]，ee值为99%[HPLC法：色谱柱Chiralpak AD-H柱；流动相为正庚烷/乙醇（80∶20）；检测波长210nm；流速1.0mL/min；柱温25℃]。

^{1}H-NMR（$CDCl_3$）δ：2.01（3H，s），2.28（6H，s），3.17（2H，d），3.73（3H，s），4.92（1H，m），6.10（1H，brs），6.88～7.32（3H，m）。

EI-MS（m/z）：337 $[M]^+$。

5. (*R*)-2-氨基-3-(3,4-二羟基苯基)丙酸(右旋多巴)（071）的合成

在反应瓶加入**071-6** 200g（0.59mol）和6mol/L盐酸3L，在氩气保护下搅拌加热至100℃，搅拌反应8h。减压浓缩反应液，剩余淡粉色粉末用500g去离子水溶解，用乙酸乙酯（500mL×3）洗涤，加28%氨水调至pH=5，加入Na_2SO_3约0.3g，在5℃以下静置过夜。析出固体，减压过滤，滤饼用去离子水淋洗，抽干，于40℃减压干燥过夜，得类白色粉末**071** 81.8g，收率为70%，mp 276～278℃（分解），$[\alpha]_D^{20}=+12.9°$（$c=1.0$，1mol/L HCl）[文献[7]：mp 274.5～276℃（分解），$[\alpha]_D^{23}=+12.5°$（$c=1.0$，1mol/L HCl）]，纯度为99.3%[HPLC归一化法：色谱柱TSK-GEL Amide-80柱；流动相为乙腈/水（95∶5）；检测波长220nm，流速1.0mL/min；柱温40℃]。

^{1}H-NMR（D_2O）δ：3.23（1H，dd，$J=14.4$Hz，7.25Hz），3.34（1H，dd，$J=14.42$Hz，5.61Hz），4.44（1H，dd，$J=7.25$Hz，5.61Hz），6.84（1H，d，$J=8.21$Hz），6.95（1H，s），7.01（1H，d，$J=8.21$Hz）。

EI-MS（m/z）：197 $[M]^+$。

参考文献

[1] Merck Index 15th：3469.

[2] US，4863962，1989.

[3] Factor S A，Weiner W J，Parkinso's Disease：Diagnosis and Clinical Management，New York：Semos Medical Publishing，2002.

[4] US，20060241183.

[5] Wu M，et al. Clin Exp Pharmacol Physiol，2006，33（11）：1042-1046.

[6] Harington C R，et al. Biochem J，1931，25（4）：1028-1031.

[7] Chen FY，et al. J Org Chem，2001，66（10）：3650-3652.

[8] MacNell PA，et al. J Am Chem Soc，1981，103（9）：2273-2280.

[9] Pena D，et al. J Am Chem Soc，2000，122（46）：11539-11540.

[10] Tamura K，et al. Org Lett，2010，12（19）：4400-4403.

[11] Dong C，et al. Bioorg Med Chem，2009，17（9）：3499-3507.

[12] Wong HNC，et al. Synthesis，1992，8（10）：793.

[13] Philkington C J，et al. Org Lett，2003，5（8）：1273-1275.

[14] Etayo P，et al. Chem Eur J 2011，17（50）：13978-13982.

[15] 刘玉学，等. 中国医药工业杂志，2014，45（6）：504-506.

4.5 镇静催眠药

072 苏沃雷生 (Suvorexant)

【别名】 MK-4305，Belsomra®，萨沃瑞斯特。

【化学名】 5-Chloro-2-[(5*R*)-5-methyl-4-[5-methyl-2-(2*H*-1,2,3-triazol-2-yl)benzoyl]-1,4-diazepan-1-yl]-1,3-benzoxazole；(*R*)-(4-(5-chloro-1,3-benzoxazol-2-yl)-7-methyl-1,4-diazepan-1-yl)(5-methyl-2-(2*H*-1,2,3-triazol-2-yl)pheny)methanone。

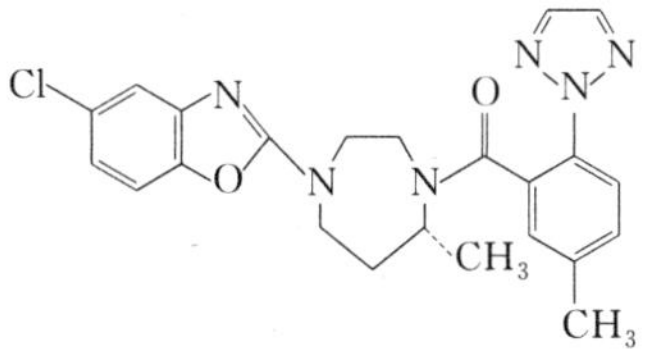

CAS [1030377-33-3]　$C_{23}H_{23}ClN_6O_2$　450.92

【研发厂商】 美国默克公司 (Merck & Co)。

【首次上市时间与国家】 2014 年 8 月获美国 FDA 批准在美国首次上市。

【性状】 白色固体，mp 153.1℃，$[\alpha]_D^{25}=-12.1°$ ($c=0.01$，甲醇)

【用途】 本品是一种高度选择性食欲受体拮抗剂，是该类药物中首款获得批准的药物。食欲素 (orexin) 是存在于大脑特定部位的一种神经递质，可帮助一个人保持清醒，本品通过阻断食欲素来促进睡眠。临床研究表明长期服用本品具有良好的安全性和耐受性，相对于安慰剂组，可明显缩短失眠症患者的入睡时间 (TSO) 及持续睡眠后觉醒时间 (WASO)。本品用于治疗成人失眠以及提高睡眠质量用药。

【合成路线】 具体合成路线如下。

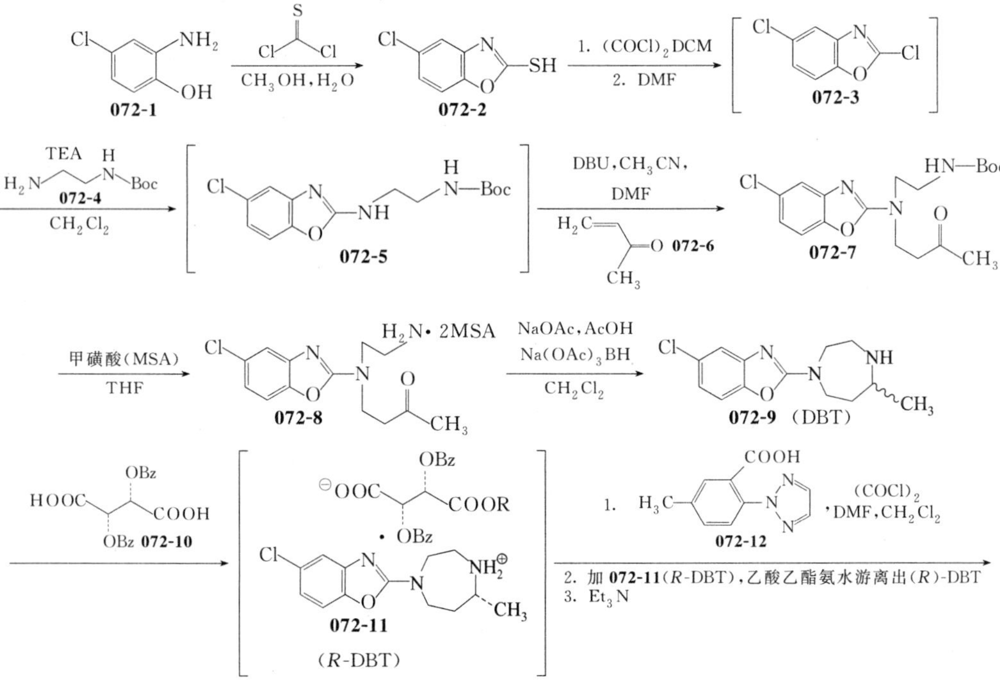

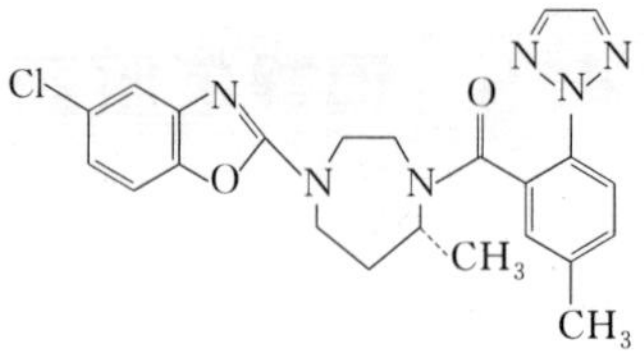

072

中间体 **072-6** 甲基乙烯基酮的合成（可参考文献［33］）：

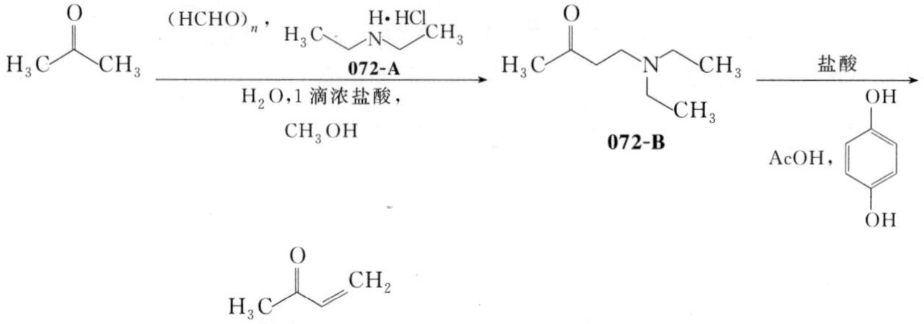

072-6（甲基乙烯基酮或甲基乙烯基甲酮）

中间体 **072-12**2-(4-甲基-2-羧基苯基)-1,2,3-三氮唑的合成：

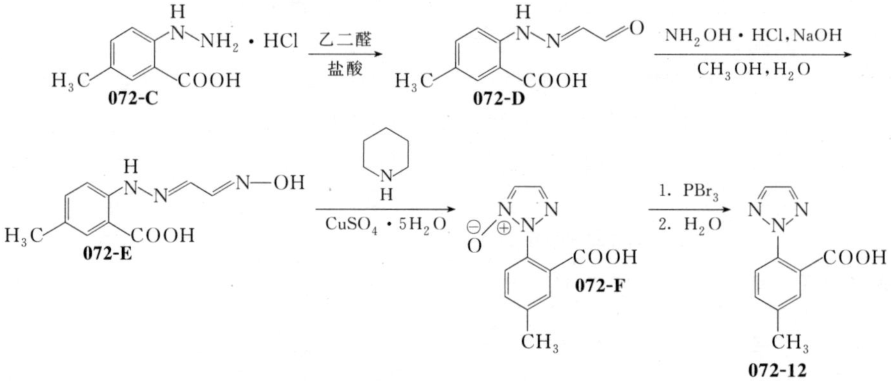

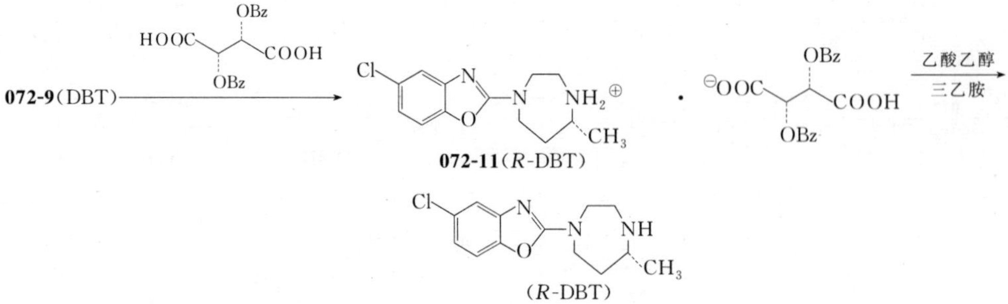

1. 5-氯-1,3-苯并噁唑-2-硫醇（072-2）的制备

在反应瓶中加入 2-氨基-4-氯苯酚（**072-1**）2.5g（17.4mmol）和甲醇/水（1∶3）（20mL∶60mL）混合溶剂，搅拌溶解，将 2-氨基-4-氯苯酚高度稀释是为了后续的过滤不会有难度，不然溶剂太稠时不容易抽滤。搅拌 1h。冷却至 0℃，滴加二氯硫化碳（硫光气）2.0g（17.4mmol），加时保持体系温度低于 5℃，滴完后，继续补加甲醇/水（1∶3）溶剂约 20mL，然后将悬浊液慢慢加热到 15℃，保温搅拌反应 1h。升温至 20℃，保温反应 1h。观察反应混合物基本都是淡黄色悬浊物时，则反应基本完成，抽滤，固体（滤饼）用上述甲醇/水（1∶3）溶剂洗 3 遍，抽滤干，干燥，得 **072-2** 3.07g，溶剂损失约 3%。

^{1}H-NMR（400MHz，DMSO-d_6）δ：7.49（1H，d，J = 9.2Hz），7.23～7.29（2H，m）。

^{13}C-NMR（100MHz，DMSO-d_6）δ：181.4，146.9，133.5，128.9，125.1，112.0，110.2。

ESI-HRMS（m/z）：理论值为 185.9780，实测值为 185.9785。

2. 甲基乙烯基酮（072-6）的制备（参考文献［33］）

在反应瓶中加入 11g（0.01mol）二乙胺盐酸盐（**072-A**）、3～4mL 水，搅拌溶解，再加入 4.25g（0.14mol）多聚甲醛和 1 滴浓盐酸，先将混合物在 90℃下回流 0.5h 至澄清，冷却至室温后再加入 60.0mL（0.8mol）丙酮、5mL 甲醇。将混合液剧烈搅拌并加热至 60℃回流 12h（反应在 8h 后补加 15mL 丙酮）。得到微黄澄清透明溶液，冷却后加入浓 NaOH 溶液。混合液用乙酸乙酯提取（50mL×3），合并有机相，有机相用饱和食盐水洗涤一次，再用乙酸乙酯洗涤一次，然后用无水 Na_2SO_4 干燥过夜。过滤，滤液减压蒸馏（4～8mmHg），收集 63～66℃馏分 9.3～10.6g（66%～75%），馏分为接近无色的澄清液体，其 n_D^{25} = 1.4300～1.4310，含少量 1,1-二(二乙基氨基甲基)丙酮杂质。重新蒸馏可除去该部分杂质，得产物 1-二乙基氨基-3-丁酮(**072-B**)10.8～13.0g,收率为 90%。

在反应瓶中将 14.3g **072-B** 用等物质的量的盐酸酸化,并向其中加入 0.5g 对苯二酚和 0.5mL 冰醋酸。将该溶液在 1～2h 内缓慢滴加至联苯/联苯醚(7∶3)中。将混合液加热到 160℃左右,生成的甲基乙烯基酮和水一起被蒸馏出来。接收瓶须用冰水浴冷却且同样加入 0.5g 对苯二酚和 0.5mL 冰乙酸。

反应结束后,用饱和 Na_2CO_3 溶液中和馏出液,分层,加少量 Na_2SO_4,过滤后蒸馏,收集 80～83℃馏分,蒸馏瓶和接收瓶中都要加 0.5g 对苯二酚和 0.5mL 冰醋酸。接收瓶必须在冰盐浴中冷却,得 **072-6** 约 5.5g,收率为 80%。

3. 4-[(2-叔丁氧羰基氨基乙基)-(5-氯-2-苯并噁唑基)氨基]-2-丁酮（072-7）的制备

在反应瓶中加入 **072-2** 约 10.5g（54.6mmol）和二氯甲烷 40mL，搅拌溶解，然后逐滴加入草酰氯溶液［10.4g（82.3mmol）草酰氯慢慢加入 10mL DMF 中配制而成］。加时轻微放热，让溶液保持在 25℃以下，然后在 20℃下加热 30min。TLC 监测反应结束，在液面以下，加 16g 三乙胺淬灭反应，冷却至 10℃后（在液面以下加三乙胺是为了防止溶液溅到反应瓶壁上产生凝结），然后加入 **072-4** 的 CH_2Cl_2 溶液［10.5g（61.2mmol）N-叔丁氧羰基乙二胺（**072-4**）和 10mL CH_2Cl_2，搅拌溶解后配制的溶液］。搅拌加热至 20℃，搅拌 5h。TLC 监控反应结束。向反应液中加入水，充分搅拌静置分层，水相用 CH_2Cl_2 提取，合并有机相，40℃下旋蒸去多余的 CH_2Cl_2，再加入乙腈 60mL 后，蒸去全部 CH_2Cl_2。冷却至 20℃，滴加甲基乙烯基酮（**072-6**）4.61g（65.8mmol）至已换成乙腈为溶剂的溶液中。随后加入 DBU 4.17g（27.4mmol），保温在 20℃反应 10h。TLC 监测反应完成。用水（约 100mL）稀释，保温 30min。将混合物过滤，用乙腈洗 2 次，60℃下真空干燥 20h 以上，得白色晶体 **072-7** 约 17.9g，收率为 85.8%，约损失 8%的溶剂。

^{1}H-NMR（400MHz，$CDCl_3$）δ：7.26（1H，d，J = 2.3Hz），5.11（1H，brs），2.77（2H，t，J = 6.7Hz），2.19（3H，s），1.34（9H，s）。

^{13}C-NMR（100MHz，$CDCl_3$）δ：207.1，163.3，156.1，147.6，145.3，144.2，129.3，120.5，116.6，109.4，79.4，78.7，49.3，44.3，41.5，39.2，29.9，28.9。

ESI-HRMS（m/z）：$[M+H]^+$，计标值 382.1534，实测值 382.1551。

4. 4-[(2-氨基乙基)-(5-氯-2-苯并噁唑基)氨基]-2-丁酮二甲磺酸盐（072-8）的制备

在反应瓶中加入**072-7** 20.0g（52.0mmol）和THF200mL，搅拌溶解成悬浊液（用冰浴冷却至5℃）。加入甲烷磺酸7.5g（79.0mmol），放出一定热。升温至回流（63℃左右），固体完全溶解，搅拌反应4h。TLC监测反应未完成，故补加甲烷磺酸7.5g（79.0mmol），继续回流反应2h。其间发现有油状物析出。TLC监测显示反应完成。利用冰浴将反应瓶降温至10℃以下，搅拌1h。过滤，滤饼用THF润洗2次，干燥，得白色固体**072-8** 24.2g，收率为98.2%，mp 126.4℃。

^{1}H-NMR（400MHz，DMSO-d_6）δ：7.84（3H，brs），7.45（1H，d，J=8.5Hz），7.33（1H，d，J=1.1Hz），7.12（1H，dd，J=8.5Hz，1.1Hz），3.77（2H，t，J=5.6Hz），3.72（2H，t，J=6.9Hz），3.14（2H，m），2.89（2H，t，J=5.6Hz），2.36（6H，s），2.12（3H，s）。

^{13}C-NMR（100MHz，DMSO-d_6）δ：206.8，164.2，147.4，146.7，144.1，128.9，120.5，115.7，111.3，46.2，43.9，42.4，40.5，36.9，30.4。

ESI-HRMS（m/z）：$[M+H]^+$，计标值282.1009，实测值282.1012。

5. 5-氯-2-(5-甲基-[1,4]-二氮杂环庚烷)苯并噁唑（072-9）（DBT）的制备

在反应瓶中加入外消旋体（**072-8**）10g（21.0mmol）和CH_2Cl_2 100mL，搅拌溶解，再加入乙酸钠2.59g（32.0mmol），用冰水浴将体系温度降至15℃以下，呈白色悬浊液，搅拌1h，加入乙酸15.12g（251mmol）促溶。保持溶液的温度在20℃以下。加完，将反应瓶内温度降至15℃以下，分批加入三乙酰氧基硼氢化钠［$Na(OAc)_3BH$］11.32g（51.0mmol），在加料过程中保持反应瓶内温度不超过20℃，30min加完。加毕，保持温度在20～25℃，反应30min。TLC监测显示反应完成。用冰浴将反应瓶降温至10℃以下，加入2mol/L盐酸26g（滴加），滴加过程保持瓶内温度不超过20℃，滴加完毕，降温至10℃以下，保持在该温度下搅拌30min。然后加入质量分数为20%的NaOH水溶液，将反应液pH调至9左右，共滴加85mL，滴加过程中保持反应瓶内温度不超过20℃，得到淡紫色澄清溶液。将其静置分层，分出有机相，水相用CH_2Cl_2提取2次，合并有机相，水洗一次，饱和盐水洗两次，用无水$MgSO_4$干燥，过滤，滤液减压浓缩至干，得紫色油状物**072-9**（DBT）5.28g。

6. (*R*)-5-氯-2-(5-甲基-[1,4]-二氮杂环庚-1-基)苯并噁唑二苯甲酰酒石酸盐（072-11）（*R*-DBT）的制备

合成*R*-DBT是用**072-9**（DBT）拆分法，将**072-9**与D-二苯甲酰酒石酸（**072-10**）反应成**072-11**（*R*-DBT），然后将**072-11**（*R*-DBT）游离而得*R*-DBT，但是*R*-DBT不易保存，故在合成成品之前，以*R*-DBT的形式保存。

在反应瓶中加入干燥的**072-9**（DBT）15.5g（58mmol）、81.4mL THF和15.4mL CH_2Cl_2，搅拌溶解备用。将52.1g（58.0mmol）D-二苯甲酰酒石酸（**072-10**）和180mL THF加到另一反应瓶中，搅拌下用冰浴冷却至10℃以下，然后将上述的**072-9**（DBT）溶液滴入反应瓶内，大约35min滴完，滴加过程中保持反应液温度不超过10℃，滴加完毕，控制温度在20℃左右，继续搅拌，有大量白色固体生成，搅拌5h后过滤，滤饼用THF洗一次，干燥，得**072-11**（*R*-DBT）13.42g，粗品收率为38.1%。

7. 2-(4-甲基-2-羧基苯基)-1,2,3-三氮唑（072-12）的制备

在反应瓶中加入70mL盐酸、4-甲基-2-羧基苯肼盐酸盐（**072-C**）2.0g（11.5mmol），搅拌下滴入2.1g（36.2mmol）乙二醛溶于50mL水的溶液，滴加要缓慢，滴加完毕，搅拌30min。过滤，于50℃下真空干燥，得2.25g 4-甲基-2-羧基苯腙（**072-D**）。

在另一反应瓶中加入 **072-D** 2.25g、甲醇 30mL，搅拌溶解，在冰浴冷却下加入盐酸羟胺 3.26g（47.2mmol），接着滴加 NaOH 水溶液，滴完，继续搅拌 1h。过滤，50℃下真空干燥，得到 4-甲基-2-羧基苯代羟胺（**072-E**），收率约 96%，可用于下步反应。

在反应瓶加入 4-甲基-2-羧基苯代羟胺（**072-E**）2.2g（10mmol）、哌啶 7.2g（86mmol）、五水硫酸铜 6.8g（27.2mmol）和水 50mL，在 100℃搅拌回流 1h。降至室温，滴加 25%盐酸调至 pH=2，然后加入 200mL CH_2Cl_2，搅拌 30min。静置分层，有机相导出水相用 100mL CH_2Cl_2 反复提取，用 TLC 点板检测到几乎没有产物为止，合并有机相。用饱和盐水洗涤有机相，分去水相，用无水 Na_2SO_4 干燥，过滤，滤液旋蒸溶剂至干，得到 1.9g 2-(4-甲基-2-羧基苯基)-1,2,3-三氮唑氧化物（**072-F**）。

在另一反应瓶中加入 **072-F** 1.9g、4mL 三溴化磷，加热至 100℃，在 100℃搅拌反应 1h。降温至室温后滴加 10mL 水，在室温搅拌 1h。用 CH_2Cl_2 提取三次，有机相用无水 Na_2SO_4 干燥，过滤，滤液旋蒸至干，得 1.9g 2-(4-甲基-2-羧基苯基)-1,2,3-三氮唑（**072-12**），收率约为 96%，mp 174～176℃。

^{1}H-NMR（400MHz，DMSO-d_6）δ：12.09（1H，brs），8.00（2H，s），7.60（1H，d，J=8.4Hz），7.58（1H，d，J=1.2Hz），7.51（1H，dd，J=8.4Hz，1.2Hz），2.41（1H，s）。

^{13}C-NMR（100MHz，DMSO-d_6）δ：168.3，139.4，136.4，135.5，132.7，130.3，128.7，124.4，20.9。

ESI-HRMS（m/z）：$[M+H]^+$，计标值 204.0773，实测值 204.0781。

8. 5-氯-2-[(5*R*)-5-甲基-4-[5-甲基-2-(2*H*-1,2,3-三唑-2-基)苯甲酰基]-1,4-二氮杂环庚烷-1-基]-1,3-苯并噁唑(苏沃雷生)（072）的合成

在反应瓶中加入 2-(4-甲基-2-羧基苯基)-1,2,3-三氮唑（**072-12**）13.3g（66mmol）、1.3g DMF 和 88mL CH_2Cl_2，搅拌，在冰盐浴冷却下降温至 0℃左右，反应液为白色悬浊液。加入草酰氯 8.28g（66mmol），反应放热，滴加过程中保持反应瓶内温度不超过 5℃。维持在 5～10℃反应 30min。TLC 监测，溶液仍有 **072-12** 存在，再加入草酰氯 1.6g（13mmol），保持反应瓶内温度在 5～10℃，反应 30min 后在配搅拌三角瓶中加入 **072-11**（*R*-DBT）40.0g（66mmol）、400g 乙酰乙酯，搅拌，在冰水浴冷却下，加入氨水调至溶液 pH 为 9～10，待固体全溶后静置分液，分出含酯相，水相用乙酸乙酯洗一次，合并有机相，用饱和盐水洗两次，用无水 $MgSO_4$ 干燥，过滤，用乙酸乙酯洗涤滤饼，合并滤液和洗液减压浓缩至干，剩余物用 CH_2Cl_2 溶解，加入三乙胺 13.19g（130mmol）后，滴入上述反应瓶中，滴加时放热，滴加过程中保持反应瓶内温度在 15℃以下，维持温度在 10～15℃下反应 30min。加水 110mL，保持反应瓶内温度在 15℃以下，搅拌 10min。分相，水相用 CH_2Cl_2 洗两次，合并有机相，减压浓缩至干，剩余物中加入乙腈 40mL，搅拌加热回流溶解，加入活性炭脱色，趁热过滤，冷却后冷藏过夜。过滤，滤饼用乙腈洗两次，得白色固体 **072** 24.9g，收率为 83.8%。

R-DBT 游离出 *R*-DBT 的工艺优化：将满足要求的 *R*-DBT **072-11** 和 10 倍量的乙酸乙酯置于三角瓶内，在冰水浴下，加入氨水使溶液 pH 为 9～10，待固体全溶后静置分相，分取有机相，水相用乙酸乙酯洗一次，合并有机相，用饱和盐水洗两次，用无水 $MgSO_4$ 干燥，过滤，滤液减压浓缩至干得 *R*-DBT，收率为 95%，ee 值为 99%。由于 *R*-DBT 为油状物，不易保存，因此在合成成品之前再进行游离。

合成苏沃雷生（Suvorexant）（**072**）的工艺优化：在反应瓶中加入 2-(4-甲基-2-羧基苯

基)-1,2,3-三氮唑（**072-12**）10.0g（49mmol）、1.2g DMF 和 88mL CH_2Cl_2，搅拌，用冰盐浴降温至 0℃，呈白色悬浊液。加入草酰氯 7.5g（59mmol）（放热反应），此过程中保持反应液温度<5℃。保持在 5～10℃下搅拌反应 1h。将 13.3g（*R*-DBT）溶解至 CH_2Cl_2 液中与 10.0g 三乙胺一起加入上述反应瓶中，此过程保持反应液温度在 15℃以下，并在 10～15℃下搅拌反应 30min。加入水 110mL，保持在 15℃以下搅拌 10min。静置分相，分取水相用 CH_2Cl_2 洗两次，合并有机相，减压浓缩至干，剩余物中加入乙腈 40mL，加热回流溶解，加入活性炭脱色，趁热过滤，冷却后置于冰箱过夜析晶。过滤，滤饼用乙腈洗两次，得白色固体 **072** 20.5g，收率为 91.2%，mp 153.1℃。

^{1}H-NMR（400MHz，$CDCl_3$）δ：7.69（1H，m），7.29（2H，m），7.17（3H，m），7.07（4H，m），5.00（1H，m），4.89（1H，d），4.52（1H，d），4.17（2H，m），4.03（2H，m），3.81（1H，t），3.58（2H，m），3.21（2H，m），2.40（5H，m），2.09（1H，m），2.07（1H，m），2.05（1H，m），2.03（2H，dd），1.85（2H，d），1.79（1H，d）。

^{13}C-NMR（400MHz，$CDCl_3$）δ：169.63，169.13，168.98，162.85，162.70，162.54，147.30，144.61，144.41，138.32，137.94，135.43，135.36，135.33，133.82，133.35，130.34，129.18，129.07，128.73，128.50，128.25，128.16，128.04，127.85，122.31，131.96，121.87，120.12，120.06，120.00，116.03，115.91，109.11，109.01，108.93，77.32，77.00，76.68，51.95，51.28，48.11，47.90，47.40，47.03，46.82，45.32，44.87，44.09，43.78，43.56，40.71，39.58，36.01，35.18，33.92，33.62，20.78，20.71，19.62，17.62，17.66，17.54，16.30。

ESI-HRMS（*m*/*z*）：451.18 $[M+H]^+$。

参考文献

[1] 相延英，等. 中国医药工业杂志，2016，47（4）：489-492.
[2] Boss C，et al. Bioorg Med Chem Lett，2015，25（15）：2875-2887.
[3] Cox C D，et al. J Med Chem，2010，53（14）：5320-5332.
[4] Tian Q S，et al. Org Biomol Chem，2013，11（45）：7830-7833.
[5] Minehira D，et al. Tetrahedron Lett，2014，55（42）：5778-5780.
[6] Chen Y，et al. Chin Chem Lett，2015，26（1）：103-107.
[7] Baxter C A，et al. Org Process Res Dev. 2011，15（2）：367-375.
[8] Mangion I K，et al. Org Lett，2012，14（13）：3458-3461.
[9] Strotman N A，et al. J Am Chem Soc，2011，133（21）：8361-8371.
[10] CN，104876883A，2015.
[11] 王来海，等. 中国临床药理学杂志，2015，31（18）：1883-1885.
[12] 郭宗儒. 药学学报，2016，51（12）：1934-1938.
[13] 温利民，等. 中国医药工业杂志，2015，46（12）：1372-1374.
[14] WO，2012/148553A，2012.
[15] US，2008/132490A_1，2008.
[16] WO，2012/125622A_1，2012.
[17] US，5475013，1995.
[18] EP，396526，1992.
[19] Kuwahara S，et al. Chem Commun，2013，49（22）：2186-2188.
[20] Plas A，et al. European J Org Chem，2012，2012（30）：6070-6079.
[21] Abrunhosa-Thomas I，et al. J org Chem，2013，78（6）：2511-2526.
[22] 田国栋. 安徽中医药大学硕士学位论文，2017.
[23] 王志龙. 天津工业大学硕士学位论文，2016.
[24] CN，104918920A，2015.
[25] 范百亚，等. 疑难病杂志，2017，16（2）：127-129.
[26] Rajaratnam S M，et al. Lance，2009，373（9662）：482-491.
[27] CN，103923068，2014.

[28] Wertz S, et al. Chem Int Ed, 2011, 123 (48): 11713-11717.
[29] WO, 2013/169610, 2013.
[30] Gavin W, et al. J Org Chem, 2009, 74: 3229-3231.
[31] CN, 103012293A, 2013.
[32] 樊印波，等. 中国药物化学杂志，2015，25 (2)：156.
[33] 田国栋，等. 安徽化工，2017，43 (1)：45-46，49.
[34] Sherry B D, et al. Tetrahedron Lett, 2012, 53 (7): 730-732.
[35] US, 5643924, 1997.
[36] 李渊博，等. 中国医药工业杂志，2017，48 (6)：825-831.

4.6 抗癫痫病药

073 醋酸艾司利卡西平 (Eslicarbazepine Acetate)

【别名】 BIA-2-093，Zebinix®，Exalief®，SEP-0002093，Erelib，Pazzul，Stedesa，BIA-2-194（游离碱），Aptiom™，ESL。

【化学名】 (10*S*)-10-(Acetyloxy)-10,11-dihydro-5*H*-dibenz[b,f]azepine-5-carboxamide。

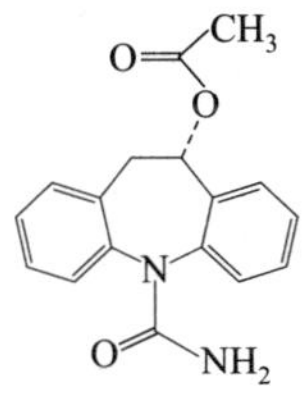

艾司利卡西平	CAS [104746-04-5]	$C_{15}H_{14}N_2O_2$	254.29
醋酸艾司利卡西平	CAS [236395-14-5]	$C_{17}H_{16}N_2O_3$	296.33

【研发厂商】 Sunovion Pharmaceuticals Inc 和 Bial 公司（葡萄牙）。

【首次上市时间和国家】 2009 年 10 月以商品名 $Exalief_2^{TM}$ 首次在奥地利、丹麦和德国等国家上市，2013 年经美国 FDA 批准在美国上市。本品还没有在中国上市。

【性状】 白色粉状固体，$[\alpha]_D^{20}=-20.5°$（$c=1.10$，吡啶）（文献 [10]），mp 186～187℃（文献 [10]）。

【用途】 本品为（*S*）-利卡西平的醋酸酯前药。（*S*）-利卡西平是奥卡西平的主要活性代谢物，能够阻断电压依赖性 Na^+ 通道，与奥卡西平（Trileptal）相比，本品的耐受性更好。

本品（ESL）通过阻止电压门控钠通道（VGSC）来产生抗惊厥作用（参见文献 [5]）。阻止 VGSC 是许多抗癫痫药物的共同作用机制，例如：奥卡西平、卡马西平、拉莫三嗪、苯妥英钠（参见文献 [14～16]）。VGSC 有三个不同的状态：静息状态、开放状态、失活状态。ESL 与失活状态的钠离子通道结合，防止 VGSC 过多地从静息状态转变为开放状态，产生神经元的电活动（参见文献 [17]）。它与失活状态 VGSC 亲和力与卡马西平相似，与静息状态的亲和力比卡马西平低 3 倍，这提示 ESL 可能选择性地抑制了神经元的放电活动（参见文献 [18]）。在实验小鼠模型上，ESL 与卡马西平、奥卡西干比较，它对小鼠的中枢损害小，对培养的海马神经元的毒性也小，这些结果显示，ESL 对中枢神经的不良反应比较小（参见文献 [19]）。

本品临床上用于对成人的癫痫病的治疗，不推荐给未成年人服用。

【合成路线】 具体路线如下。

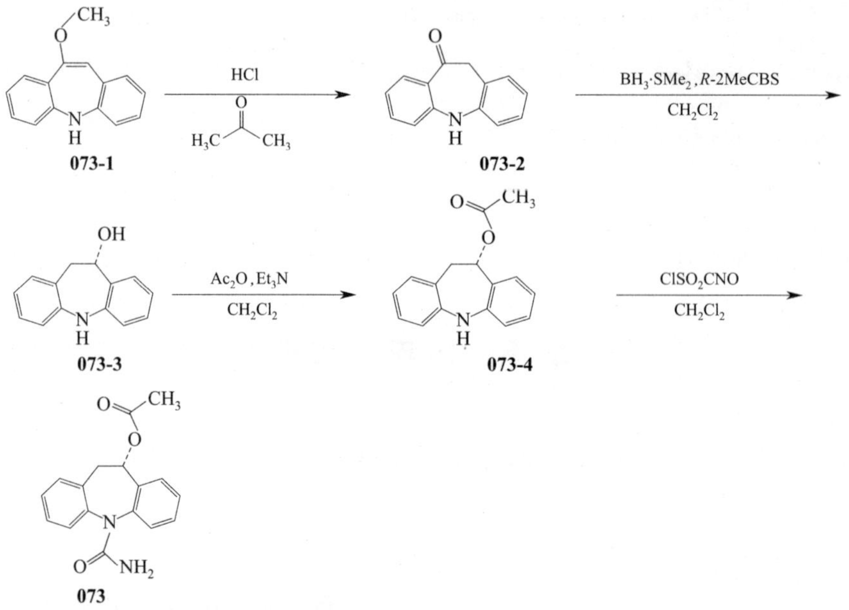

1. 10-羰基亚氨基芪（073-2）的制备

在反应瓶中加入10-甲氧基亚氨基芪（**073-1**）220g（0.99mol）、丙酮660mL，搅拌升温至30～40℃，溶解，反应液溶清后，缓慢滴加370mL盐酸（2.74mol/L），滴加完毕，控温至30～40℃搅拌反应2h。反应完毕，滴加1.3L水，于0.5h内滴加完，自然降温至20～30℃，搅拌2h。过滤，滤饼用大量水洗至中性，风干（鼓风干燥）得棕色（棕黄色）颗粒状固体**073-2** 198.1g，收率96.1%。

2.（10*S*）-10-羟基亚氨基芪（073-3）的制备

在反应瓶中（在N_2保护下）依次加入CH_2Cl_2 600mL、硼烷-二甲基硫醚溶液（2mol/L）621mL（1.24mol），搅拌降温至－15～－5℃，加入1mol/L的（*R*）-2-甲基-CBS-噁唑硼烷［（*R*）-methyl oxazaborolidine；CAS［112022-81-8］；*R*-2-Me-CBS］的甲苯溶液252.6mL（0.25mol），搅拌下再加入上步制备的化合物**073-2**［200g（0.96mol）］与CH_2Cl_2（1000mL）的混合溶液，滴加过程中控温在－10～－5℃，滴加完毕，控温在－5～5℃，搅拌3h。反应完毕，缓慢滴加1mol/L盐酸适量，滴加过程中保持温度＜5℃，滴完，控温－5～5℃，搅拌30min。趁冷过滤，滤液静置分液，有机相依次用饱和$NaHCO_3$溶液（2.1L）、饱和NaCl溶液（2.1L）洗涤，用无水$MgSO_4$干燥，过滤，滤液于40℃下减压浓缩至干，得浅黄绿色油状物，用600mL甲基叔丁基醚结晶，得黄色粉末状固体**073-3** 163.2g，收率为81.0%。

3.（10*S*）-10-乙酰基亚氨基芪（073-4）的制备

在反应瓶中依次加入**073-3** 150g（0.71mol）、CH_2Cl_2 750mL、三乙胺200mL（0.44mol）和乙酐200mL（2.12mol），搅拌升温至反应体系回流，保持回流反应5h。反应完毕，降温至25～35℃，加入750mL水，保温搅拌10min。静置分层，分液，有机相依次用750mL盐酸（1mol/L）、750mL水、750mL K_2CO_3溶液（0.72mol/L）、750mL水和饱和NaCl溶液洗涤，再用无水$MgSO_4$干燥，过滤，浓缩滤液，得黄绿色油状物**073-4** 168.1g，收率为93.0%，直接用于下步反应。

4.（10*S*）-10-乙酰氧基-10,11-二氢-5*H*-二苯并[b,f]氮杂䓬-5-甲酰胺（醋酸艾司利卡西平）（073）的合成

在反应瓶中加入840mL CH_2Cl_2，搅拌降温至－5～5℃，加入氯磺酸异氰酸酯

($ClSO_2CNO$) 67.2mL (0.77mol)，搅拌，控温在－5～5℃，搅拌 10min。将 168g (0.66mol) 的 **073-4** 溶于 840mL CH_2Cl_2 的溶液滴入上述反应瓶中，滴加过程中保持温度在－5～5℃，滴完，控温在－5～5℃，搅拌 20～30min。反应完毕，滴加 1.7L 水，自然升温至室温，搅拌 4h。静置分层，分液，水相用 300mL CH_2Cl_2 提取，合并有机相，依次用 1.7L 水、1.7L K_2CO_3 溶液 (0.72mol/L) 和 1.7L 饱和 NaCl 溶液洗涤，有机相减压浓缩至干，得类白色粉末状固体，加入 3.4L 异丙醇升温回流使固体溶解，活性炭脱色，趁热过滤，将滤液重新倾入反应瓶中，升温至回流，待溶液澄清后，用冰水浴降温至 0～5℃，搅拌 1h。析出固体，过滤，滤饼用异丙醇淋洗，抽干，得白色粉末状固体 **073** 143.8g，收率为 73.0%，mp 184～187℃ [文献 [6]：$[\alpha]_D^{20}=-21.0$ ($c=1$，吡啶)]。HPLC 测定的化学纯度为 99.96%，光学纯度 (ee 值) 为 99.5%。

IR (KBr)：3476cm^{-1}，3364cm^{-1}，3055cm^{-1}，3023cm^{-1}，1726cm^{-1}，1653cm^{-1}，1599cm^{-1}，1564cm^{-1}，1488cm^{-1}，1412cm^{-1}，1375cm^{-1}，1255cm^{-1}，1023cm^{-1}，973cm^{-1}，772cm^{-1}，754cm^{-1}。

^{1}H-NMR (600MHz，$CDCl_3$) δ：2.08 (3H，d，$J=6.6$Hz)，3.10 (1H，dd，$J_1=13.8$Hz，$J_2=6.6$Hz)，3.59 (1H，d，$J=13.8$Hz)，5.40 (2H，brs)，5.98～6.39 (1H，m)，7.18～7.30 (6H，m)，7.41～7.45 (2H，m)。

^{13}C-NMR (150MHz，$CDCl_3$) δ：21.1，35.7，70.0，72.2，76.9，77.2，77.4，127.7，130.9，134.4，139.1，140.6，140.7，156.9，157.4，170.1，170.6。

HRMS (m/z)：319.1050 $[M+Na]^+$。

附注：合成艾司利卡西平还有两条路线，都是以奥卡西平为起始原料。一条路线是与硼氢化钠反应得到利卡西平，经手性拆分、水解、酰化成酯而得到艾司利卡西平。

另一条路线也是以奥卡西平为起始原料，经 $RuCl_2$ 不对称还原、酰化成酯得到醋酸艾司利卡西平。

前者路线原料成本高，手性拆分收率低；而后者路线中的还原反应产生的副产物很难分离除去，要进行柱色谱分离纯化，且手性催化剂价贵成本高，工业化困难，所以用本品上述详细介绍的方法路线较好。

参考文献

[1] 刘磊，等. 中国药物化学杂志，2016，26 (1)：33-36.
[2] CN，102465159A，2012，5，23.
[3] Grant S M，et al. Drugs，1992，43 (6)：873-888.
[4] Mcormack P L，et al. CNS Drugs，2009，23 (1)：71-79.
[5] Benes J，et al. J Med Chem，1999，42 (14)：2582-2587.
[6] Ravinder B，et al. Tetrahedron Lett，2013，54 (22)：2841-2844.
[7] Elger C，et al. Epilepsia，2007，48 (3)：497-504.
[8] CN，105130899A，2015.
[9] 王宇春，等. 药学进展，2009，33 (12)：571-573.
[10] Merck Index 15th：3754.
[11] WO，9702250，1997.
[12] US，5753646，1998.
[13] 饶志方，等. 中国药师，2015，18 (3)：471-473.
[14] 刘立民，等. 药物流行病学杂志，2013，22 (6)：334-337.
[15] 杜远敏，等. 中国药师，2009，13 (9)：1295-1296.
[16] 徐德，等. 药物流行病学杂志，2011，15 (11)：603-605.
[17] Parada A，et al，Neurochem Int，2002，40 (5)：435-440.
[18] Bonifacio M J，et al. Epilepsia，2001，42 (5)：600-608.
[19] Brown M E，et al. Ther Clin Risk Manaq，2010，6：103-109.

［20］ Alves G，et al. Biomed Chromatogr，2007，21：1127.
［21］ Ambrosio A，et al. Neurochem Res，2002，27：121.
［22］ Almeida L，et al. J Clin Pharmacol，2008，48：966.
［23］ Elger C，et al. Epilepsia，2009，50：454.
［24］ Mestre T，et al. Expert Opin Invest Drug，2009，18：221-229.
［25］ Theisohn M，et al. Eur J Clin pharmacol，1982，22：545.
［26］ 陈争 ，等. 广东化工，2018，45（9）：82，37.

4.7 改善脑循环与促智药

074 Choline Alfoscerate

【别名】 L-α-GPC，Brezal，Delecit，Gliatilin，L-α-甘油磷酰胆碱。

【化学名】 2-[[[(2*R*)-2,3-Dihydroxypropoxy]hydroxyphosphinyl]oxy]-*N*,*N*,*N*-trimethylethanaminium inner salt；D-choline hydroxide-2,3-dihydroxypropyl hydrogen phosphate inner salt；L-α-glycerylphosphorylcholine；L-α-glycerophosphoryl chaline。

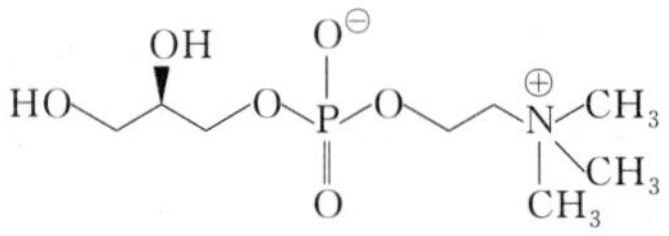

CAS［28319-77-9］ $C_8H_{20}NO_6P$ 257.22

【研发厂商】 意大利 Societa Prodotti Antibiotici（SPA）公司研发，后与韩国 Dong Wha 和瑞士 Novartis 公司共同开发。

【首次上市时间和国家】 1990 年首次在意大利上市。

【性状】 白色结晶，mp 142.5～143℃，在 141℃烧结成块，非常易吸湿，溶于水，$[\alpha]_D^{25}=-2.7°$（$c=2.7$，H_2O，pH=2.5），$[\alpha]_D^{25}=-2.8°$（$c=2.6$，H_2O，pH=5.8）。

【用途】 Choline Alfoscerate（L-α-甘油磷酰胆碱）为大豆卵磷脂的一种前体和代谢物，在血液中可以释放游离的胆碱。本品主要功能有：促进生成素激素的释放；修复与年龄相关的记忆力缺损；使痴呆患者的恢复和因头部损伤而昏迷患者苏醒；提高正常人的记忆力和注意力。临床研究表明：本品的神经心理学指标的改进优于乙酰-L-肉毒碱，具有较好的耐受性。本品临床上应用于治疗脑缺血型中风、阿尔茨海默病（AD）以及多发性脑梗死性痴呆等。

【合成路线】 参考文献［21～25］和［13］的工艺方法路线，以 D-甘露醇（D-Mannitol）为起始原料，经缩酮化反应、氧化、还原、环合、缩合、开环得 L-α-亚异丙基-3-甘油基环乙基磷酸酯（**074-7**），**074-7** 再经酸水解成 L-α-甘油磷酸胆碱（**074**），总收率以 D-甘露醇计为 38.6%。其合成反应式如下。

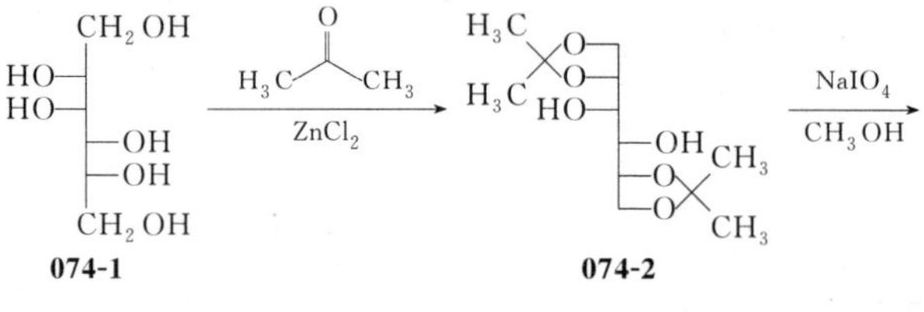

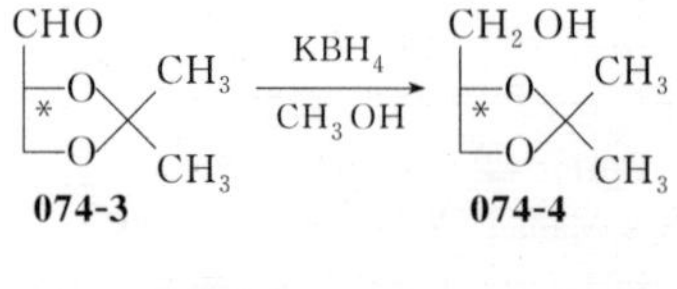

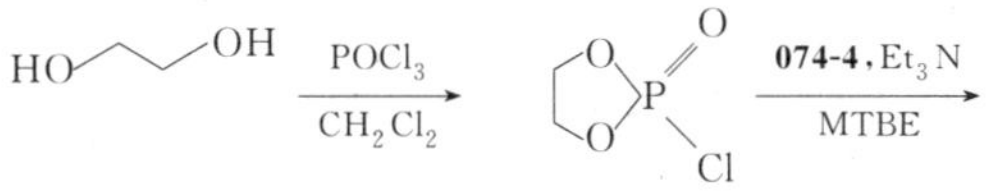

074-5

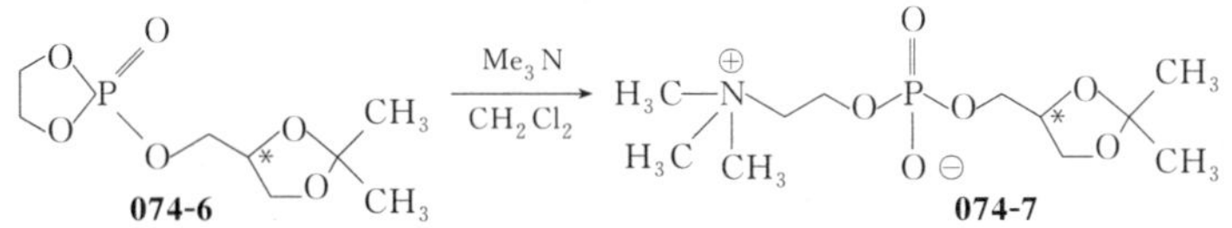

074-6 074-7

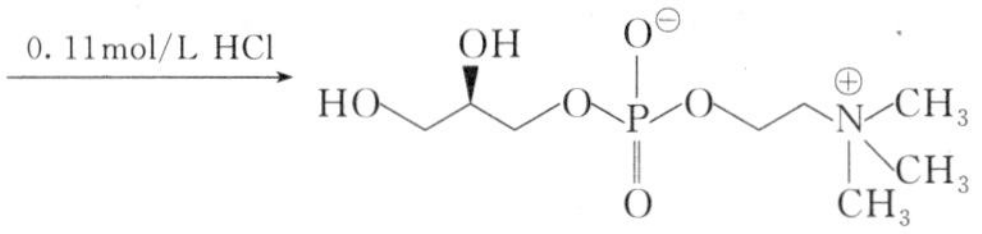

074

1. 1,2,5,6-双亚异丙基-D-甘露醇（074-2）的制备

在干燥的反应瓶中加入无水氯化锌 250g（1.83mol）、丙酮 1.5L，室温下搅拌 0.5h 后，加入 D-甘露醇（**074-1**）182g（1mol），继续室温搅拌 2h。反应完毕，加入饱和 NaCl 溶液 500mL，搅拌 10min 后，用氯仿（500mL×2）提取。分取合并有机相，加入氨水 1L，搅拌，分取有机相，用水（500mL×2）洗至 pH＝7，用无水 Na_2SO_4 干燥，过滤，滤液减压浓缩至干，冷却，析出白色固体，过滤，干燥，得 **074-2** 的粗品 295g，收率为 82%，mp 119～122℃，$[\alpha]_D^{20}=+5.9°$（c＝5，$CHCl_3$）[文献 [21]：mp 120～122℃，$[\alpha]_D^{20}=+6.0°$（c＝5，$CHCl_3$）]。

2. (*S*)-1,2-亚异丙基甘油（074-4）的制备

在反应瓶中，加入 **074-2** 的粗品 30g（0.115mol）、甲醇 40mL，室温搅拌溶解后，冷却至 15℃以下，滴加含高碘酸钠 30g（0.141mol）和水 281mL 的溶液（其溶液用 0.1mol/L LiOH 溶液预先调至 pH＝6，否则 **074-2** 可发生外消旋化），滴完，继续保温搅拌 2h。加入甲醇 180mL，用 5mol/L 的 KOH 溶液调至 pH＝8，冷却至 10℃，过滤，向滤液（滤液中含生成的化合物 **074-3**）中加入硼氢化钾 6.0g（0.159mol），室温搅拌 0.5h。反应完毕，过滤，滤液用 $CHCl_3$（100mL×3）提取，合并有机相，用无水 Na_2SO_4 干燥，过滤，滤液减压回收溶剂后，减压蒸馏，收集 77～79℃（1.33kPa）的馏分，得无色液体 **074-4** 23g，收率为 76.7%，$n_D^{20}=1.4385$，$[\alpha]_D^{20}=+15.5°$（c＝0.01，C_2H_5OH）（文献 [22]：收率为 66.9%，$[\alpha]_D^{20}=+15.5°$）。

3. 2-氯-2-氧-1,3,2-环氧磷戊烷（074-5）的制备

在 1L 的四口反应瓶上安装机械搅拌器、冷凝管、干燥管和 HCl 吸收系统，加入 CH_2Cl_2 300mL，将反应体系冷却至－5～0℃，搅拌下，缓慢加入新蒸的 $POCl_3$ 384g（220mL，2.5mol）和乙二醇 142g（127mL，2.3mol），产生大量 HCl 气体。保持反应体系温度在－5～0℃左右，1.5～2h 内滴加完乙二醇。滴毕，继续反应 30min。反应完毕，常压蒸馏回收 CH_2Cl_2，然后减压蒸馏收集 98～99℃（2mmHg）的馏分，得无色液体 **074-5** 278g，收率为 84.1% [文献 [23]：收率为 26.9%，bp 91℃（0.8mmHg）]。

4. 亚异丙基-3-甘油基环乙基磷酸酯（074-6）的制备

在 5L 三口反应瓶中加入甲基叔丁基醚 3000mL 和（S）-1,2-亚异丙基甘油（**074-4**）143g（1.08mol），冷却至 0℃，慢慢滴加（搅拌下）含 **074-5** 156g（1.09mol）、三乙胺 167mL 和甲基叔丁基醚 500mL 的溶液，混合物在 10～15℃搅拌反应 18h。抽滤，滤液减压蒸干得无色液体 **074-6** 238g，收率为 92.5%。产物：$n_D^{20}=1.14008$，$[\alpha]_D^{20}=+7.6°$（c＝

0.01，C_2H_5OH）（文献［24］：收率为 89.5%）。

5. L-α-亚异丙基-3-甘油基环乙基磷酸胆碱（074-7）的制备

在 5L 三口反应瓶中加入 CH_2Cl_2 1.5L、**074-6** 238g（1mol），室温搅拌溶清，加入含三甲胺 1003g（17mol）和 CH_2Cl_2 2L 的溶液（滴加加入），于 25℃下反应 5h。TLC 跟踪［展开剂为乙醚/石油醚（3∶1）R_f=0.53］。反应达终点后，将反应液减压浓缩，得白色固体 **074-7** 288g，收率为 97%，产物纯度为 99.56%（HPLC 法），mp 89～91℃，$[\alpha]_D^{25}=-3.2°$（c=2.7，H_2O，pH=2.5）（文献［25］：收率为 94%，mp 88～91℃）。

6. 2-[[[(2*R*)-2,3-二羟基丙氧基]羟基磷酰]氧代]-*N*,*N*,*N*-三甲基乙基铵内盐（Choline Alfoscerate）（074）的合成

在 5L 反应瓶中加入 0.1mol/L HCl 4L，**074-7** 288g（0.97mol），室温搅拌溶清，25℃下反应 4h。TLC 跟踪［展开剂为乙醚/石油醚（3∶1），R_f=0.42］。反应到终点后，用 0.1mol/L NaOH 调至 pH=7，减压浓缩至体积约为 500mL，搅拌加入无水乙醇 4L，析出固体产物，抽滤，用无水乙醇洗涤，用无水乙醇/水（3∶1）重结晶（质量∶体积=1∶5），抽滤，50℃下真空干燥 4h，得白色固体 **074** 198g，收率为 81%，纯度为 99.65%（HPLC 法），mp 145～147℃，$[\alpha]_D^{25}=-2.7°$（c=2.7，H_2O，pH=2.5）［文献［25］：收率为 76%，mp 145～147℃，$[\alpha]_D^{25}=-2.7°$（c=2.7，H_2O，pH=2.5）］。

IR（KBr）：3377cm^{-1}，2962cm^{-1}，2888cm^{-1}，1656cm^{-1}，1482cm^{-1}，1235cm^{-1}，1089cm^{-1}，1051cm^{-1}，970cm^{-1}，926cm^{-1}，869cm^{-1}，833cm^{-1}，773cm^{-1}，625cm^{-1}，582cm^{-1}，509cm^{-1}，465cm^{-1}。

^1H-NMR（DMSO-d_6）δ：3.20（9H，s，CH_3），3.56～3.67（4H，m，J=5.6，6.0Hz，11.2Hz，5.2Hz，1.6Hz，2.4Hz，CH_2），3.82～3.94（3H，m，J=5.6Hz，3.2Hz，4.4Hz，4.0Hz，2.8Hz，3.6Hz，2.4Hz，CH_2，CH），4.30（2H，s，CH_2），4.79（2H，br，OH）。

^{13}C-NMR（DMSO-d_6）δ：53.88，53.92，53.95，59.36，59.41，61.95，65.91，65.94，65.98，66.45，66.51，70.54，70.62。

MS（m/z）：286 $[M+H]^+$。

参考文献

［1］ Merck Index 15th：2212.
［2］ Chadha J S，et al. Chem Phys Lipids，1970，4（1）：104-108.
［3］ Park J M，et al. Bull Korean Chem Soc，2010，31（9）：2689-2691.
［4］ Mushika Y，et al. Chem Pharm Bull，1971，19（4）：696-704.
［5］ Schmidt G，et al. J Biol Chem，1945，161：523.
［6］ Baer E，et al. J Am Chem Soc，1948，70：1394.
［7］ Tatrie N H，et al. Biochem Prep，1958，6：16.
［8］ Abbiati G，et al. J Chromatogr，1991，566：445.
［9］ Abbiati G，et al. Eur J Drug Metab Pharmacokinet，1993，18：173.
［10］ Canal N，et al. Int J Clin Pharmacol Ther Toxicol，1991，29：103.
［11］ Gatti G，et al. Int J Clin Pharmacol The Toxicol，1992，30：331.
［12］ Frattola L，et al. Curr Ther Res，1991，49：683.
［13］ 艾海马，等. 中国新药杂志，2015，24（4）：466-469.
［14］ Gatti G，et al. Int J Clin Pharm Ther Toxicol，2012，50（9）：331-335.
［15］ Canal N，et al. Int J Clin Pharm Ther Toxicol. 2011，49（3）：103-107.
［16］ US，2864868，1958.
［17］ US，4624946，2006.
［18］ EP，01217765A_2，1986.

[19] WO，1991/15494，1991.
[20] US，5523450，1996.
[21] Mary L W，et al. Organic Synthescs Collective，1993，8：502-504.
[22] Hertel L W，et al. Synthetic Comm，1991，21（2）：151-154.
[23] Lucas H J，et al. J Am Chem Soc，1950，72：5491-5497.
[24] EP，0502357，1992.
[25] WO，2007/145476A，2007.
[26] 鹿保鑫，等. 黑龙江八一农垦大学学报，2015，27（2）：46-50.
[27] 赵成磊，等. 合肥工业大学学报（自然科学版），2014，37（4）：470-472.
[28] CN，200810024585，2009.
[29] CN，201110141032，2011.
[30] US，005523450A，1996.
[31] CN，201010248594，2011.
[32] 朱超，等. 化学与生物工程，2015，32（7）：5-8.
[33] 楼乔明，等. 食品科学，2010，31（18）. 224-226.
[34] CN，201210371941.
[35] GB，2058792A，1981.
[36] Donald E，et al. J Org Chem，1995，60（23）：7646-7653.
[37] Stephen E，et al. J Org Chem，1994，59（17）：4805-4820.
[38] 张甜甜，等. 应用化工，2012，41（4）：599-601.
[39] CN，201110436224，2011.
[40] Rodney C Y，et al. J Med Chem，1990，33（2）：641-646.
[41] Alcaraz M-L，et al. J Org Chem，1996，61（1）：192-201.
[42] Brockerhoff H，et al. Can J Biochem，1965，43（10）：1777-1783.
[43] Shaukat A I，et al. J Org Chem，1988，53（23）：5547-5549.
[44] Lindberg J，et al. J Org Chem，2002，67（1）：194-199.
[45] Marie-Lyne Alcaraz，et al. J Org Chem，1996，61：192-201.
[46] Rodney C Y，et al. J Med Chem，1990，33（2）：641-646.

075 T-588

【化学名】 (－)-(*R*)-1-(Benzothiophen-5-yl)-2-[2-(diethylamino)ethoxy]ethanol hydrochloride。

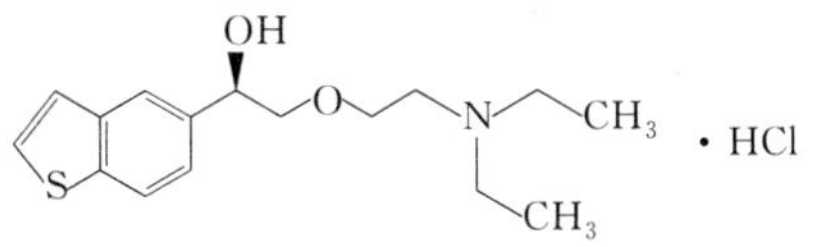

T-588　CAS [142935-03-3]　$C_{16}H_{23}NO_2S \cdot HCl$　329.88
未确定构型异构体　CAS [131965-06-5]

【研发厂商】 日本 Toyama Chemica Co Ltd。

【研发动态】 2004 年已进入Ⅲ期临床研究，未见到研究进展报道。

【性状】 无色针状结晶，mp 120.5～122.0℃，$[\alpha]_D^{23}=-44.5°$（$c=2.0$，MeOH）（参见文献 [7] ），mp 120～121℃，$[\alpha]_D^{24}=-26.3°$（$c=1.0$，1mol/L HCl）。

【用途】 本品作为新认知（识）的增强剂，具有抗遗忘症、抗缺氧活性功能，能改善遗忘症动物模型的记忆和学习损伤，保护大脑缺氧组织，对治疗由 CO_2、东莨菪碱、栓塞、缺血、KCN 所导的记忆、学习、认知损伤均有效，可用于治疗脑血管疾病及阿尔茨海默病。本品通过激动受损脑区残存活性及通过提高 cAMP（cyclic adenosin monophosphate，环磷酸腺苷）对其他腺苷酸环化酶相关受体激动剂的反应性来发挥认知增强作用。本品可以提高单胺能神经系统功能活性，对锥体细胞有 ACh（acetylcholine，乙酰胆碱）样激动活性［不通过胆碱能及 NMDA（*N*-methyl-D-aspartate，*N*-甲基-D-天门冬氨酸）受体］，促进 ACh 及单胺释放。本品通过激活 Ca^{2+}/CaM 激酶Ⅱ和 PKC 信号转导通路增强 NGF（nerve growth factor，神经生长因子）的促轴突生长作用。本品通过 mGluK 或直接增强 PLC 活性刺激 IP 生成，且作用呈剂量依赖性。本品可保护神经细胞免受 β-淀粉状蛋白及谷氨酸的神经毒性作用。本品的临床适应证：遗忘症、缺血性脑损伤、AD 病。

本品剂型为口服剂或注射剂（静脉注射）。

【合成路线】 参见文献［8，12，13，18］。

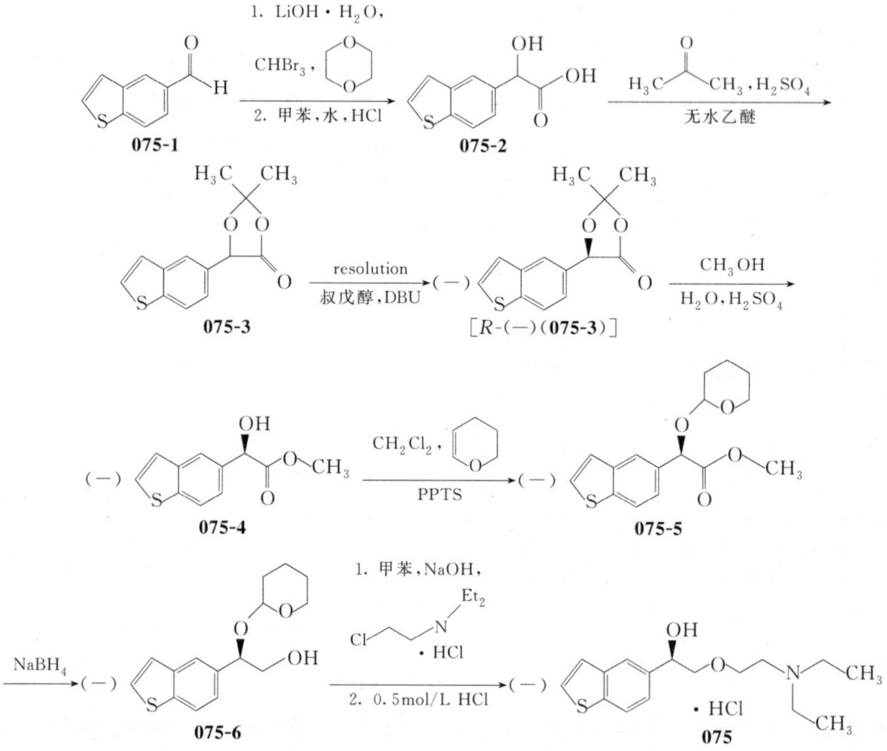

1. 2-(苯并[b]噻吩-5-基)-2-羟基乙酸（075-2）的制备（参见文献［12，13］）

在反应瓶中加入 **075-1** 6.0g（0.037mol）、$CHBr_3$（溴仿）11.7g（0.037mol）和适量的 1,4-二氧六环，搅拌混合，然后加到滴液漏斗中备用。

在另一反应瓶中加入 $LiOH \cdot H_2O$ 7.74g（0.0184mol）和水 25mL，搅拌混合升温至 50℃，然后慢慢滴加上述混合物溶液。加完，在同温度下（50℃）继续搅拌反应 2h（TLC 跟踪）。反应完毕，将反应液冷却至 15℃，有淡黄色固体生成，过滤，得黄色固体。往盛有该固体的反应瓶中加入 45mL 甲苯和 16mL 水，搅拌下滴加 9mL 6mol/L HCl，回流 1h。得红色溶液，自然冷却至 20℃，得黄色固体沉淀，抽滤，干燥，得淡黄色固体 **075-2** 7g，收率为 91%，mp 152～153℃。IR（KBr）：1691cm^{-1}，1730cm^{-1}，3400～3200cm^{-1}［文献［12］：收率为 84%，mp 151～152℃。IR（KBr）：3242cm^{-1}，1730cm^{-1}，1691cm^{-1}］。

2. 5-(苯并[b]噻吩-5-基)-2,2-二甲基-1,3-二氧戊环-4-酮（075-3）的制备（参见文献［12］）

在反应瓶中加入 **075-2** 4.16g 及无水乙醚与丙酮的混合液 30mL，冷却至−10℃，搅拌下滴加浓硫酸 1.5mL（0.028mol），加完，在同温度下继续搅拌 2.5h。得澄清溶液，依次用 10%$NaHCO_3$ 水溶液和水各洗一次，用无水 Na_2SO_4 干燥，过滤，滤液减压除去溶剂，得白色固体 **075-3** 4.2g，收率为 85%，mp 87～88℃。

IR (KBr): 1791cm^{-1} [文献 [12]: 收率为 86%, mp 87～88℃。IR (KBr): 1790cm^{-1}]。

3. (*R*)-(－)-5-(苯并[b]噻吩-5-基)-2,2-二甲基-1,3-二氧戊环-4-酮[*R*-(－)-075-3]的制备(参见文献[12])

在反应瓶中加入叔戊醇 20mL、化合物 **075-3** 3.5g(0.014mol),搅拌加热溶解。然后将溶液降温至 50℃,加入 DBU(1,8-二氮杂二环[5.4.0]-7-十一烯) 0.3mL 和少量 [*R*-(－)-(**075-3**)] 作晶种,搅拌 1h。慢慢降温至 25℃,在此温度下继续搅拌 0.5h。抽滤,滤饼分别用 3mL 叔戊醇和异丙醇洗涤,干燥,得白色固体 [*R*-(－)-(**075-3**)] 3.0g,收率为 86%,mp 118～120℃, $[\alpha]_D^{24}=-73.0°$ ($c=1.0$, $CHCl_3$),ee 值>99% [文献 [12]: 收率为 81%,mp 116～117℃,$[\alpha]_D^{24}=-73.8°$ ($c=1.0$, $CHCl_3$),ee 值>99%]。

IR (KBr): 1790cm^{-1}。

4. (*R*)-(－)-2-(苯并[b]噻吩-5-基)-2-羟基乙酸甲酯 (075-4) 的制备 (参见文献 [12])

在反应瓶中加入上步制备的 [*R*-(－)-(**075-3**)]3.15g、水 10mL 和甲醇 10mL,搅拌混合下加入 0.5mL 浓 H_2SO_4,室温下搅拌 2h。得到澄清溶液,加入 30mL CH_2Cl_2 和 20mL 水,冷却,用固体 $NaHCO_3$ 中和至 pH=8～9,充分搅拌静置分层,分取有机相,用无水 Na_2SO_4 干燥,过滤,滤液减压蒸除溶剂,得白色固体 **075-4** 2.65g,收率为 94%,mp 88～89℃,$[\alpha]_D^{24}=-142.5°$($c=1.0$,CH_3OH)[文献[12]:mp 83～84℃,$[\alpha]_D^{24}=-136.0°$($c=1.0$,CH_3OH),ee 值>99%]。

IR(KBr):1726cm^{-1},3440cm^{-1}。

5. (*R*)-(－)-2-(苯并[b]噻吩-5-基)-2-(四氢吡喃氧基)乙醇 (075-6) 的制备 (参见文献 [12])

在反应瓶中加入 20mL CH_2Cl_2、化合物 **075-4**2.65g (0.012mol),搅拌溶解,加入 1,4-二氢吡喃 1.5g 和 PPTS (对甲苯磺酸吡啶鎓) 0.4g (参见文献 [14])。室温下搅拌反应 4h。得澄清溶液,分别用水、$NaHCO_3$ 水溶液、水洗涤一次,用无水 Na_2SO_4 干燥,过滤,滤液减压蒸除溶剂,得油状物 **075-5**。

将所得的化合物 **075-5** 用 $NaBH_4$ 还原 (参见文献 [12]),得一非对应异构体 **075-6** 3g,收率为 90%,mp 85～100℃。

IR (KBr): 3287cm^{-1}, 2938cm^{-1}, 2862cm^{-1}, 1130cm^{-1}, 1079cm^{-1} [文献 [12]: 收率为 96%, mp 62～77℃。IR (KBr): 3287cm^{-1}, 2937cm^{-1}, 2862cm^{-1}, 1128cm^{-1}, 1079cm^{-1}, 1028cm^{-1}]。

6. (－)-(*R*)-1-(苯并噻吩-5-基)-2-[(二乙基氨基)乙氧基]乙醇盐酸盐(T-588) (075) 的合成 (参见文献 [12, 15])

在反应瓶中加入 **075-6** 0.33g (0.012mol)、甲苯 2mL 和 10mL 50% NaOH 水溶液,搅拌混合,然后分别加入 0.27g *N*,*N*-二乙基-2-氯-乙胺盐酸盐和 0.03g 四丁基溴化铵 [$(CH_3CH_2CH_2CH_2)_4NBr$],搅拌回流反应 2h。反应完全后 (经 TLC 跟踪监测) 按文献 [12] 的方法处理得白色固体 **075** 0.38g,收率为 94%,mp 119～120℃,$[\alpha]_D^{24}=-26°$ ($c=1$, 0.01mol/L HCl),ee 值>99%。

IR (KBr): 3314cm^{-1}, 2630cm^{-1}, 1128cm^{-1}, 1100cm^{-1} [文献 [12]: 收率为 90%, mp 120～121℃, $[\alpha]_D^{24}=-26.3°$ ($c=1.0$, 0.01mol/L HCl),ee 值>99%。IR

(KBr)：3310cm^{-1}，2631cm^{-1}，1127cm^{-1}，1100cm^{-1}］。

^{1}H-NMR（400MHz，CD_3OD-d_4）δ：7.37～7.90（5H，芳环），5.02（1H，-CH），3.76～3.86（4H，与氧相连的-CH_2），3.17～3.33（6H，与氮相连的-CH_2），1.25（6H，-CH_3）。

文献［2］所报道的合成路线如下：

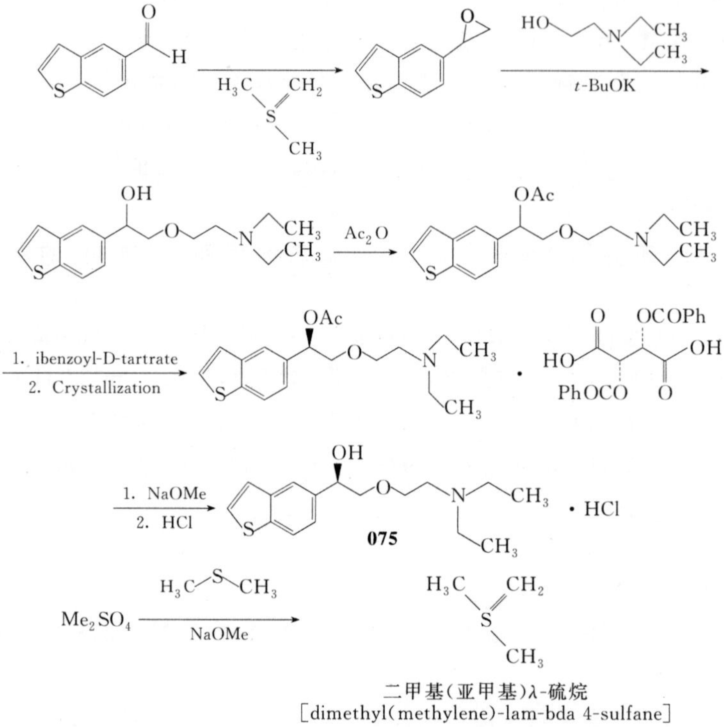

参考文献

［1］ CN，1205203c，2005.

［2］ Ono S，et al. Chem Pharm Bull，1995，43（9）：1492-1496.

［3］ JP，91047158.

［4］ JP，91197422.

［5］ JP，92095070.

［6］ Ons S，et al. Biol Pharm Bull，1995，18：1779-1783.

［7］ EP，565965.

［8］ Ono S，et al. Jpn J Pharmacol，1994，64（Suppl 1）：Abst P-640.

［9］ Ono S，et al. Soc Neurosci Abst，1994，20（Part 1）：Abst 68，18.

［10］ 尤启冬，林国强. 手性药物研究与评价. 北京：化学工业出版社，2011：505-507.

［11］ US，5380878，1995.

［12］ Edward L，et al. J Org Chem，1968，33（6）：2565-2568.

［13］ Masaa K M，et al. J Org Chem，1977，42（23）：3772-3774.

［14］ Freedan H H，et al. Tetra Lett，1975，38：3251-3254.

［15］ Kazutake Arat，et al. J Org Syn Chem Soc，1986，44（6）：485-498.

［16］ Caddick S，et al. Chem Soc Rev，1996，48（6）：447-456.

［17］ 熊飞，等. 华东师范大学学报（自然科学版），2001，（3）：109-112.

［18］ US，5658906.

［19］ US，5612381.

［20］ US，5472984.

［21］ US，5280032.

［22］ Martel A M，et al. Drugs Fut，1997，22（4）：386.

076　Arundic acid

【别名】 ONO-2506，ONO-2506PO，Cereact®，Proglia®。

【化学名】 (2*R*)-2-Propyloctanoic acid。

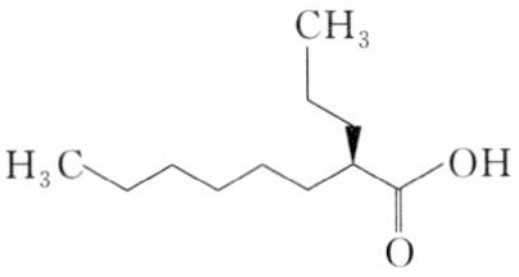

CAS [185517-21-9]　$C_{11}H_{22}O_2$　186.29

【研发厂商】 日本 Ono Pharmaceutical Co Ltd。

【研发动态】 2011年已进入Ⅱ/Ⅲ期临床研究。

【性状】 油状物，bp 115～120℃（2mmHg），R_f=0.34［*n*-己烷/乙酸乙酯（4∶1）］，$[\alpha]_D$=−5.50（*c*=2.73，$CHCl_3$）。

【用途】 本品为治疗脑梗死的一种新型药物，具有全新的作用机制。它能够改善为脑部神经细胞供氧的星形胶质细胞的功能，并抑制诱导神经元死亡的S-100*β*蛋白的合成，从而缓解脑梗死症状。本品对血管不产生作用，因此发生脑出血这类副作用的概率小，安全性好。本品适应证为脑血栓和脑栓塞（静脉给药）、阿尔茨海默病和帕金森病（胶囊剂）。本品耐受性好，常见不良反应为头痛。

【合成路线】 按文献［1］的方法进行制备与合成。

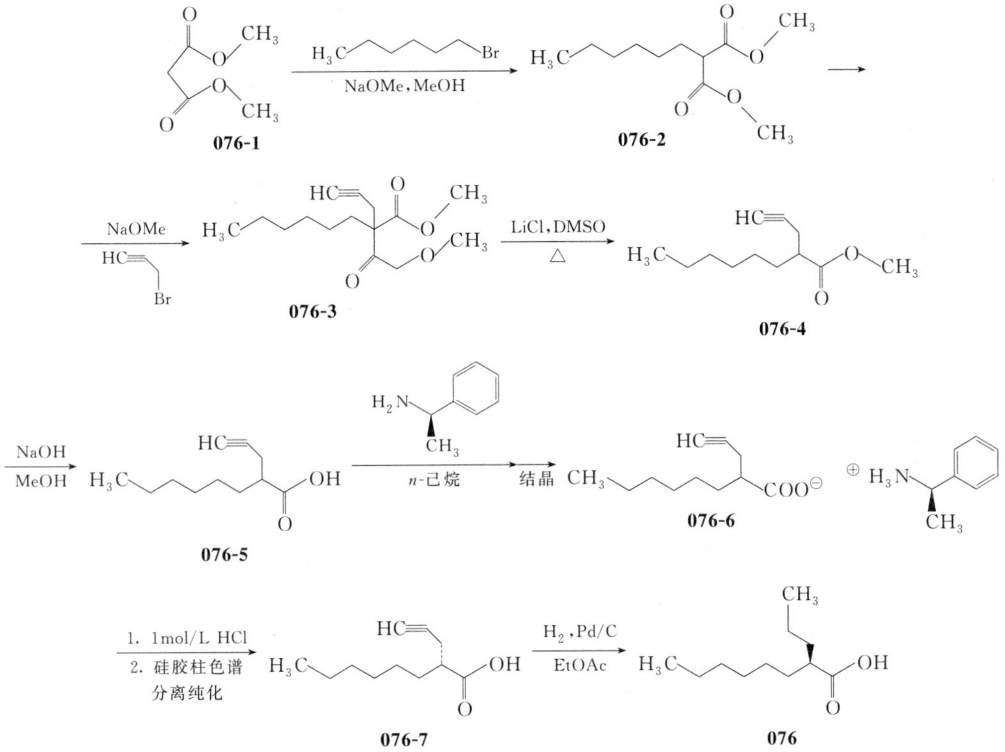

1. 己基丙二酸二甲酯（076-2）的制备

在干燥的反应瓶中，加入甲醇100mL、金属钠4.60g（搅拌下加入），待金属钠全溶后，于 50℃下（保持在该温度下）搅拌滴加丙二酸二甲酯（**076-1**）23.5mL，加完，再往形成的溶液中缓慢地加入溴己烷 28.1mL，将反应混合液搅拌回流反应 2h。过滤反应液，将滤液减压浓缩，往剩余物中加入水 80mL，用正己烷提取，有机相用饱和食盐水洗涤，用无水 $MgSO_4$ 干燥，过滤，滤液减压浓缩，剩余物通过蒸馏的分法精制，得到 **076-2** 32.6g。

TLC：R_f=0.62［展开剂：正己烷/乙酸乙酯（4∶1）］。

^{1}H-NMR（$CDCl_3$）δ：3.74（6H，s），3.63（1H，t），1.80～1.97（2H，m），1.10～1.38（8H，m），0.88（3H，t）。

2. 己基-(2-丙炔基)丙二酸二甲酯（076-3）的制备

在反应瓶中（经干燥）加入甲醇 80mL、金属钠 3.60g，金属钠全溶后，搅拌下控温在 50℃，加入上步制备的化合物 **076-2** 32.0g。然后缓慢地加入溴丙炔 13.9mL，搅拌回流反应 2h。反应完毕，将反应液过滤，滤液减压浓缩。剩余物中加入水 70mL，用正己烷提取，分相，有机相用饱和食盐水洗涤，用无水 $MgSO_4$ 干燥，过滤，滤液减压浓缩，剩余物经蒸馏精制得 **076-3** 25.5g。

TLC：R_f=0.79［展开剂：苯/乙酸乙酯（10∶1）］。

^{1}H-NMR（$CDCl_3$）δ：3.74（6H，s），2.83（2H，d），1.98～2.15（3H，m），1.04～1.46（8H，m），0.84～1.02（3H，m）。

3. 2-(2-丙炔基)辛酸甲酯（076-4）的制备

在反应瓶中加入 DMSO/水（40mL/0.4mL）溶液、上步制备的化合物 **076-3** 5.08g，搅拌下加入氯化锂（LiCl）1.70g，加完，将混合液体于搅拌下回流反应 90min。反应完毕，自然冷至反应液。往该反应液中注入水（适量），用正己烷提取。分相，有机相用适量饱和食盐水洗涤，再用无水 $MgSO_4$ 干燥，过滤，滤液减压浓缩。剩余物用硅胶柱色谱分离纯化［洗脱剂：正己烷/乙酸乙酯（4∶1）］，经后处理得 **076-4** 3.15g。

TLC：R_f=0.78［展开剂：正己烷/乙酸乙酯（4∶1）］。

^{1}H-NMR（$CDCl_3$）δ：3.61（3H，s），2.38～2.68（3H，m），2.00（1H，t），1.52～1.77（2H，m），1.42（8H，m），0.82～0.97（3H，m）。

4.（2*RS*）-2-(2-丙炔基)辛酸（076-5）的制备

在反应瓶中加入甲醇 400mL、上步制备的化合物 **076-4** 37.5g，搅拌溶解，然后再在室温下加入 2mol/L NaOH 水溶液，在室温下搅拌反应过夜。反应完毕，将反应液浓缩（减压下），剩余物用 2mol/L 盐酸酸化后，用乙酸乙酯提取。分相，有机相分别用水和饱和食盐水洗涤，再用无水 $MgSO_4$ 干燥，过滤，滤液减压浓缩，得到 **076-5** 31.3g。

TLC：R_f=0.41［展开剂：正己烷/乙酸乙酯（5∶1）］。

^{1}H-NMR（$CDCl_3$）δ：9.2～10.5（1H，br），2.30～2.60（3H，m），1.95（1H，t），1.40～1.80（2H，m），1.00～1.40（8H，m），0.89（3H，t）。

5.（2*RS*）-2-(2-丙炔基)辛酸与(*R*)-(＋)-1-苯基乙胺的盐的制备（076-6）

在反应瓶中加入上步制备的 **076-5** 2.32g（12.7mmol），(*R*)-(＋)-1-苯基乙胺 1.22g（10.0mmol），在搅拌下加入。经加热的正己烷（8mL）溶解，然后通过分步重结晶法进行消旋体（旋光体）的光学拆分。

将 **076-6**（上述所得的正己烷溶液）缓慢冷却进行重结晶化，得到结晶 2.33g。将该结晶用正己烷进行重结晶（分步结晶法）4 次，得结晶 **076-6** 0.48g。

6.（2*S*）-2-(2-炔丙基)辛酸（076-7）的制备

在反应瓶中加入上步制备得到结晶 **076-6** 267mg（0.267g）、搅拌下加入 1mol/L 盐酸调节成酸性后，用正己烷提取，取有机相用无水 $MgSO_4$ 干燥，过滤，所得滤液减压浓缩。剩余物用正己烷溶解，经硅胶柱色谱分离纯化［洗脱剂：正己烷/乙酸乙酯（2∶1）］，经后处理，得无色油状物 **076-7** 160mg。

7. (2*R*)-2-丙基辛酸(Arundic acid)（076）的合成

在氢化反应瓶加入上述制备的化合物 **076-7** 114mg 和 2mL 乙酸乙酯，搅拌溶解，用 N_2 排空反应瓶中空气，然后通 H_2 鼓泡进行氢化反应［在室温下和搅拌下以及在 Pd/C 催化剂（10mg）存在下进行］，反应完毕，经后处理得 **076** 113mg。

所得化合物 **076** 的光学纯度为 90.0%（ee 值，采用气相色谱分析），比旋光度 $[\alpha]_D=-4.80°$（$c=2.87$，$CHCl_3$）。

TLC：$R_f=0.34$［展开剂：正己烷/乙酸乙酯（4∶1）］。

IR（neat）：2959cm^{-1}，2932cm^{-1}，2860cm^{-1}，1708cm^{-1}，1466cm^{-1}，1419cm^{-1}，1380cm^{-1}，1290cm^{-1}，1255cm^{-1}，1217cm^{-1}，1112cm^{-1}，944cm^{-1}。

^{1}H-NMR（$CDCl_3$）δ：2.27～2.46（1H，m），1.12～1.75（14H，m），0.75～0.96（6H，m）。

另一条合成路线如下（参见文献［2］）。

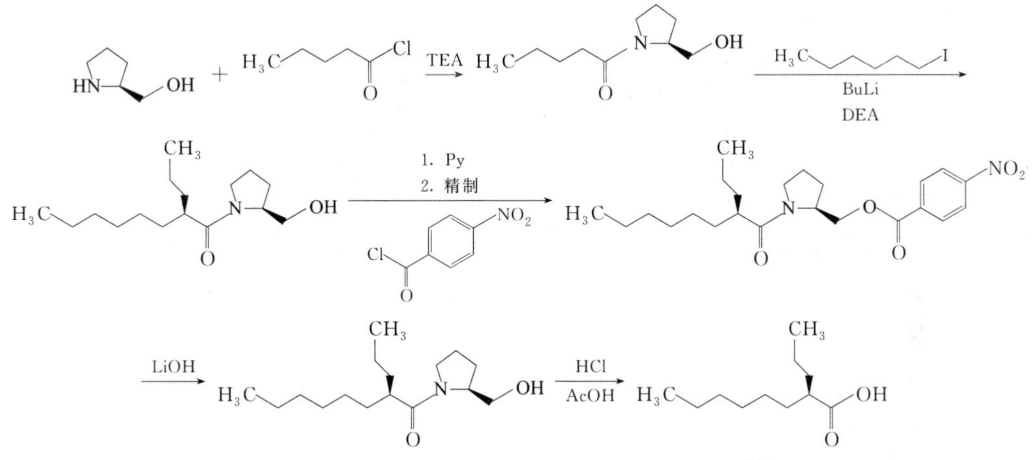

076

参考文献

［1］ 日本公开特许，1996-291106.
［2］ 日本公开特许，1996-295648.
［3］ Murphy S，et al. Glia，2000，29：1-13.
［4］ Chao C C，et al. Glia，1996，16：276-284.
［5］ Hu J，et al. J Biol Chem，1996，271：2543-2547.
［6］ Matsui T，et al. J Cereb Biood Flow Metab，2002，22：711-722.
［7］ Ishibashi H，et al. J Clin Pharmacol，2007，47（4）：445-452.
［8］ 尤启冬，林国强. 手性药物研究与评价. 北京：化学工业出版社，2011：630-631.
［9］ 日本公开特许 1994-140954.
［10］ Hasegawa T，et al. Bull Chem Soc Jpn，2000，73（2）：423.
［11］ Hasegawa T，et al. Org Chem Soc Jpn，2003，7（2）：168.
［12］ EP，1078921.
［13］ US，6333415.
［14］ WO，9958513.
［15］ EP，1153910.
［16］ WO，0048982.
［17］ 世界临床药物，2005，26（3）：131-131.

077 重酒石酸卡巴拉汀（Rivastigmine Hydrogen Tartrate）

【别名】 SDZ-212-713，Exelon，Patch，ENA-713，SDZ-ENA-713，重酒石酸利比斯的明。

【化学名】 *N*-Ethyl-*N*-methylcarbamic acid-3-[(1*S*)-(dimethylamino) ethyl] phenyl ester Hydrogen tartrate；(*S*)-*N*-ethyl-3-[(1-dimethylamino) ethyl]-*N*-methylphenylcarbamate Hydrogen tartrate。

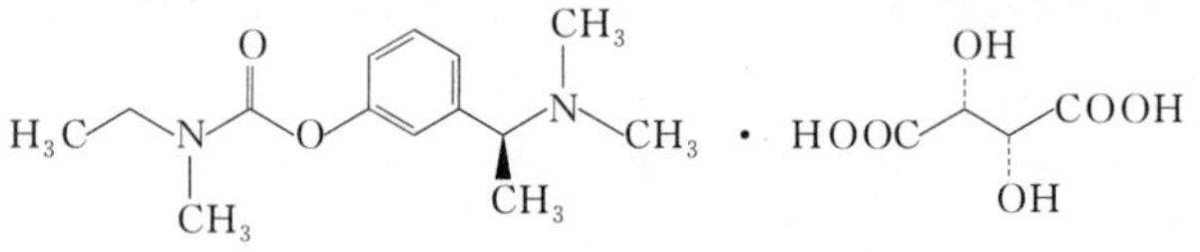

卡巴拉汀	CAS [123441-03-2]	$C_{14}H_{22}N_2O_2$	250.34
重酒石酸卡巴拉汀	CAS [129101-54-8]	$C_{14}H_{22}N_2O_2 \cdot C_4H_6O_6$	400.43

【研发厂商】 瑞士山度士（Sandoz）公司和瑞士洛华（Novartis）公司。

【首次上市时间和国家】 1997年瑞士。

【性状】 游离碱卡巴拉汀是清澈无色、黄色或亮棕色黏稠液体，少微溶于水，极易溶于乙醇、乙腈、*n*-辛醇、乙酸乙酯，分配系数（*n*-辛醇/pH＝7的磷酸盐缓冲液）为4.27（37℃）。本品为白至类白色结晶（用乙醇结晶），mp 123℃～125℃，$[\alpha]_D^{20}=+4.7°$（$c=5$，乙醇）。本品极易溶于水，溶于乙醇、乙腈，微溶于*n*-辛醇，极微溶于乙酸乙酯，分配系数（*n*-辛醇/pH 7磷酸盐缓冲液）为3.0（37℃）。

【用途】 本品为乙酰胆碱酯酶抑制剂，具有接通胆碱能神经传导的作用，用于改善由于大脑皮层和前脑基底的胆碱能神经传导功能障碍所引起的认识缺陷。本品也是一种氨基甲酸酯乙酰胆碱酯酶抑制剂，对中枢神经系统的作用较对外周神经系统的作用强，临床应用不会引起肝脏毒性。本品作为一种乙酰胆碱酯酶竞争性拮抗剂，在给药后1.5h内能使脑脊液中的胆碱酯酶活性降低40%。本品临床用于治疗阿尔茨海默病（AD病）。

【合成路线】 以间羟基苯乙酮（**077-1**）为起始原料，先合成3-羟基苯乙酮肟（**077-2**），**077-2**催化还原得3-(氨基乙基)苯酚（**077-3**），**077-3**进行Eschweiler-Clark *N*-甲基化反应得**077-4**，**077-4**与甲基乙基氨基甲酰氯（**077-5**）反应得到外消旋卡巴拉汀（**077-6**），**077-6**经过D-(+)-DTTA拆分后与酒石酸成盐而得重酒石酸卡巴拉汀（**077**）。

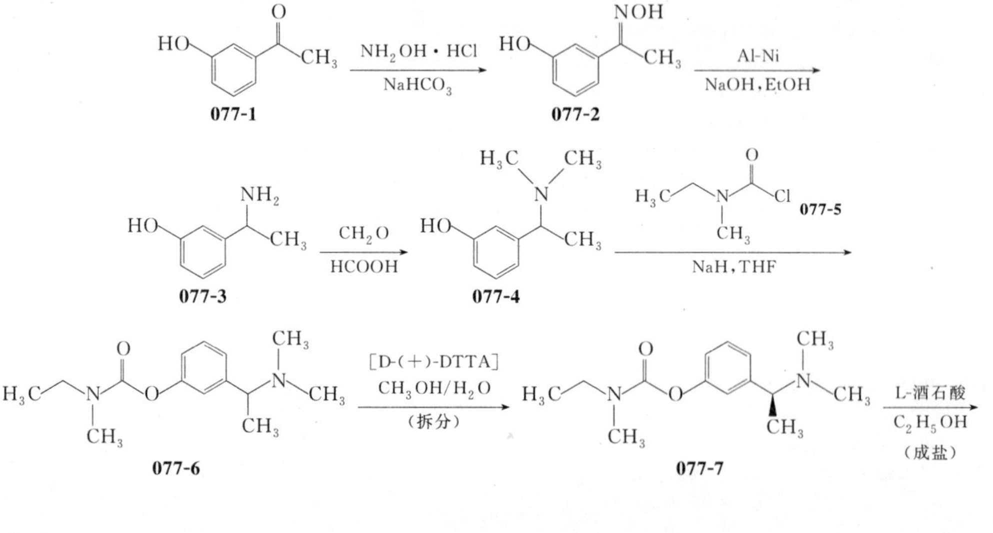

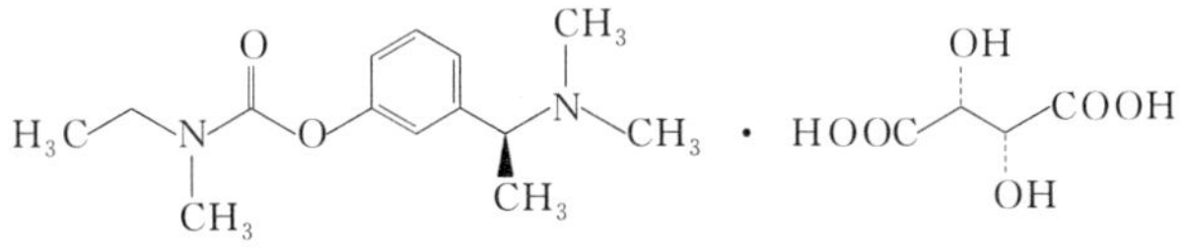

077

中间体甲基乙基氨基甲酰氯（**077-5**）的合成以苯甲醛（**077-A**）为原料，经四步反应而得 **077-5**。

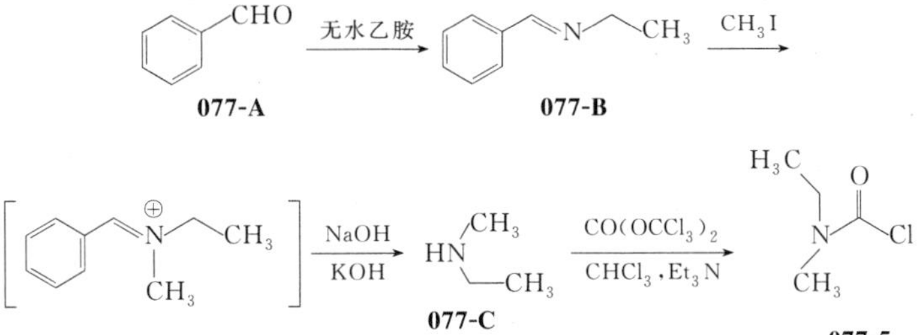

077-A　**077-B**　**077-C**　**077-5**

1. 3-羟基苯乙酮肟（077-2）的制备

在反应瓶中加入 3-羟基苯乙酮（**077-1**）10.0g（73mmol）、盐酸羟胺 7.6g（110.9mmol）、水 30mL，搅拌混合，并于 70～75℃下滴加饱和的 $NaHCO_3$ 水溶液 11.1g（132.2mmol），加完，将反应混合液升温至 75～80℃，搅拌反应 1.5h。TLC 监测反应完成后，停止反应，放冷，用乙酸乙酯提取（100mL×5），提取的有机相用无水 Na_2SO_4 干燥，过滤。滤液旋蒸至干，得黄色黏稠状物 **077-2** 10.8g，收率为 98.0%。

MS（m/z）：151 $[M]^+$。

2. 3-(1-氨基乙基)苯酚（077-3）的制备

在反应瓶中加入 **077-2** 10.8g（71.5mmol）、乙醇 110mL、15%NaOH 溶液 110g，在冰浴冷却、搅拌下，分批加入 16.5g Al-Ni 合金，0.5h 内加完，去掉冰浴，于室温下搅拌 1.5h。抽滤，滤掉反应液中固体，滤液旋蒸浓缩，加浓盐酸调至 pH＝1 左右，用乙醚（100mL×3）提取，水相再以 $NaHCO_3$ 调至 pH 为 8.4 以上，形成粥状物，抽滤，滤液久置析出晶体 1.5g。滤渣干燥后用索氏提取器提取（乙酸乙酯），提取液旋蒸至干，得黄色固体，再用乙酸乙酯洗涤，得黄色固体 **077-3** 6.1g，合并后得 **077-3** 7.6g，收率为 78%，mp 176～179℃（文献［11］：mp 177～180℃）。

^{1}H-NMR（400MHz，DMSO-d_6）δ：1.17（3H，s），3.32（2H，br，—NH_2），3.86（1H，q，J＝6.56Hz），6.55（1H，m），6.73（1H，d，J＝10.40Hz），6.74（1H，s），7.04（1H，t，J＝7.68Hz），9.20（1H，br，HO-Ar）。

MS（m/z）：138.0 $[M+H]^+$。

3. 3-[1-(二甲基氨基)乙基]苯酚（077-4）的制备

在反应瓶中加入上步制备的中间体 **077-3** 1.6g（11.68mmol）、甲酸 20mL（466.7mmol）和 37%的甲醛溶液 20mL（274.05mmol），搅拌加热回流反应过夜。旋转蒸发反应液回收甲酸。剩余物中加入 60mL 水，加入 $NaHCO_3$ 调节 pH 至 8.4 以上，用乙酸乙酯提取。有机相用无水 Na_2SO_4 干燥，过滤，滤液旋蒸浓缩，剩余物用硅胶柱色谱分离纯化［洗脱剂：乙酸乙酯/石油醚/三乙胺（300∶150∶12）］，经后处理得淡黄色固体 **077-4** 1.0g，收率为 52%，mp 90～92℃（文献［11］：mp 88～90℃，收率为 30%）。

^{1}H-NMR（400MHz，$CDCl_3$）δ：1.38（3H，d，J ＝ 6.72Hz），2.22［6H，s，-$N(CH_3)_2$］，3.26（1H，q，J ＝ 6.68Hz），6.26（1H，br，HO-Ar），6.73（1H，d，

J=8.06Hz)，6.77 (1H，d，J=7.60Hz)，6.81 (1H，s)，7.14 (1H，t，J=7.78Hz)。

MS (m/z)：166.5 $[M+H]^+$。

4. (甲基乙基)氨基甲酰氯 (077-5) 的制备

在反应瓶中加入苯甲醛 (**077-A**) 178.6g (1.68mol)，在冰浴冷却下 (保持反应瓶内温在5℃以下)，搅拌下缓慢加入无水乙胺 (可以自己制备) 72.8g (1.68mol)，保持反应温度不超过15℃，加完，室温搅拌30min，静置1h。加入苯回流分水后，将苯蒸出，减压蒸馏，收集90～92℃ (30mmHg) 馏分，得产物苯亚甲基乙胺 (**077-B**) 177.6g，收率为79.5% [文献 [12]：收率为80%～89%，bp 52～53℃ (4.5mmHg)]。

在1L的高压釜中加入中间体 **077-B** 119.8g (0.90mol) 与碘甲烷 140.5g (0.99mol)，升温至100℃，搅拌反应24h。将釜内温度降至50℃，将釜内棕黑色油状物倾入180mL水中，并用水 (50mL×3) 将釜内的油状物洗出，合并于原母液中，将合并后的母液加热回流30min。用冰浴冷却至室温，用无水乙醚 (100mL×2) 洗涤，合并乙醚层，并用水 (50mL×2) 洗涤，洗涤后的水合并于原母液中，在100℃加热20min以除去残留的乙醚。

在另一反应瓶中加入50%NaOH水溶液120g，用油浴将温度升至110℃，搅拌滴加母液 (上述制备的)，1.5h内滴完，继续保持搅拌30min (保持110℃)，收集30～70℃馏分，得粗胺。将粗胺滴加到盛有25g固体KOH的250mL三口瓶中，加热分馏，收集34～35℃的馏分，得 **077-C** 43.40g，收率为81.7%，(文献 [12]：收率为83%～93%)。

^{1}H-NMR (400MHz，$CDCl_3$) δ：0.90 (3H，t，J = 7.13Hz)，1.83 (1H，s，-NH-)，2.22 (3H，s)，2.41 (2H，q，J=7.11Hz)。

MS (m/z)：60.1 $[M+H]^+$。

在反应瓶中加入三光气 (triphosgene) 10.7g (0.036mol)、氯仿25mL，在冰浴冷却下搅拌滴加 **077-C** 5.9g (0.1mol)、三乙胺11.1g (0.11mol) 和25mL氯仿的混合液，并控制反应温度在10℃以下，滴加完毕，升至室温，搅拌反应过夜。抽滤，滤液蒸除溶剂，减压蒸馏，收集59～60℃ (15mmHg) 馏分，得 **077-5** 8.4g，收率为69.1% [文献 [13]：收率为66%，bp 88～89℃ (40mmHg)]。

MS (m/z)：144 $[M+Na]^+$。

^{1}H-NMR (400MHz，$CDCl_3$) δ：1.13 (3H，m，$-CH_3$)，3.00 (3H，s，s，$-NCH_3$)，3.40 (2H，m，$-CH_2-$)。

5. (±)-*N*-乙基-3-[(1-二甲基氨基)乙基]-*N*-甲基苯基氨基甲酸酯 (077-6) 的合成

在反应瓶中加入 **077-4** 1.65g (0.01mol)、60%的NaH 0.42g (0.0105mol) 和无水的THF15mL，充分搅拌混合后，加入 **077-5** 1.28g (0.0105mol)，于室温下搅拌反应2h。回收THF后，加乙醚提取，用0.1mol/L NaOH溶液洗涤，水洗，蒸去乙醚，真空干燥后得黄色液体 **077-6** 2.34g，收率为93.6%。

^{1}H-NMR (400MHz，$CDCl_3$) δ：1.23 (3H，m)，1.35 (3H，d，J = 6.69Hz)，2.20 [6H，s，$-N(CH_3)_2$]，3.01 (3H，s，s)，3.24 (3H，q，J = 6.62Hz)，3.43 (2H，m)，7.00 (d，J = 7.83Hz，Ar-H)，7.07 (s，Ar-H)，7.11 (d，J = 7.67Hz，Ar-H)，7.28 (t，J=7.83Hz，Ar-H)。

^{13}C-NMR (400MHz，$CDCl_3$) δ：12.6，19.8，33.8，43.4，65.4，77.0，120.3，123.9，128.6，145.5，151.4，154.2。

MS (m/z)：273 $[M+Na]^+$。

6. (*S*)-*N*-乙基-3-[(1-二甲基氨基)乙基]-*N*-甲基苯基氨基甲酸酯 (077-7) 的制备

在反应瓶中加入40mL甲醇/水 (2∶1)、**077-6** 4g (0.016mol)、D-(+)-对甲基二苯甲

酰酒石酸无水物［D-(＋)-DTTA］6.2g（0.016mol），搅拌加热回流溶解，冷却，析出白色晶体。将其重复结晶3次，得卡巴拉汀的DTTA盐3.3g，收率为32.4%，mp 161～163℃，$[\alpha]_D$＝＋71.3°（c＝1，乙醇），再用25mL甲醇/水（2∶1）重结晶，得固体盐1.92g，收率为18.8%，mp 166～168℃，$[\alpha]_D$＝＋79.2°（c＝1，乙醇）。

将得到的1.00g（1.57mmol）卡巴拉汀DTTA盐溶于6mL CH_2Cl_2 中，加入1mol/L的NaOH溶液5mL，剧烈振荡提取，CH_2Cl_2 层用3mL的水洗涤2次后，加入无水 $MgSO_4$ 干燥，过滤，将滤液旋蒸浓缩至干，真空干燥，得无色液体 **077-7** 0.34g，收率为86.6%，$[\alpha]_D$＝－27.2°（c＝1，乙醇）［文献［15］：$[\alpha]_D$＝－24.7°（c＝3.5，乙醇）］。

7. 重酒石酸卡巴拉汀（077）的合成

在反应瓶中加入 **077-7** 0.89g（3.56mmol）和L-(＋)-酒石酸0.54g（3.60mmol）和20mL乙醇，搅拌加热溶解，溶至澄清后，加入250mL乙酸乙酯，析出沉淀。再将其混合物冷却至5℃，抽滤，用少量的乙酸乙酯清洗。干燥至恒重，得重酒石酸卡巴拉汀（**077**）0.95g，收率为67%，mp 124～126℃（文献［15］：收率为68.4%，mp 124～126℃）。

077-4 的制备反应（步骤3）是Eschweile-Clarke反应，是 N-甲基化的一个典型反应，广泛用于药物合成中。可参见文献Merck Index 9th：ONR-28。

$$RNH_2+2HCHO+HCOOH \longrightarrow RN(CH_3)_2+CO_2+2H_2O$$

卡巴拉汀的合成（步骤5）反应应在无水条件下进行，所有相关试剂都要经过无水处理，否则影响收率和质量。

卡巴拉汀的拆分实验中（步骤6和步骤7），检测了每次重结晶析出的产品质量和纯度，发现第三次重结晶的产物mp 161～163℃，$[\alpha]_D$＝＋71.3°（c＝1，乙醇），收率为32.4%。第四次的结晶产物mp 166～168℃，$[\alpha]_D$＝＋79.2°（c＝1，乙醇），收率为18.8%。将第四次的结晶产物，用NaOH游离后，而得到 **077-7**，$[\alpha]_D$＝－24.7°（c＝3.5，乙醇）。

参考文献

［1］冯金，等. 南方医科大学学报，2007，27（2）：177-180.

［2］方立，等. 江西医学院学报，2009，49（7）：117-119.

［3］Merck Index 15th：8369.

［4］DE，3805744，1988.

［5］US，5602176，1997.

［6］Amstutz R，et al. Helv Chin Acta，1990，73：739-753.

［7］Enz A，et al. Prog Brain Res，1993，98：431.

［8］Bhatt J，et al. J Chromatogr，2007，B852：115.

［9］Rösler M，et al. Br Med J，1999，318：633.

［10］Darreh-Shori T，et al. Expert Opin Drug Saf，2010，9：167-176.

［11］蒋咏文，等. 华东师范大学学报（自然科学版），2001，（1）：61-65.

［12］Wawzonek S，et al. Org Synth，1964，44：75-78.

［13］US，4131674，1978.

［14］周黎丽，等. 中国医药工业杂志，2007，38（5）：327-329.

［15］WO，2004/037771，2004.

［16］US，5466869，1995.

［17］US，4892947，1990.

［18］Jeffery J E，et al. J Chem Soc Perkin Trans I，1996，21：2583-2589.

［19］Wijtmans M，et al. J Org Chem，2004，69（26）：9215-9223.

［20］方立，等. 药学进展，2009，33（7）：2892-2896.

［21］陈仲强，等. 现代药物的制备与合成. 第二卷. 北京：化学工业出版社，2011：274-276.

5

呼吸系统药物

5.1 平喘药

078 孟鲁司特钠（Montelukast Sodium）

【别名】 MK-476，Singulair，顺尔宁，MK-0476，L-706631。

【化学名】 Sodium 1-[[[(1*R*)-1-[3-[(1*E*)-2-(7-Chloro-2-quinolinyl)ethenyl]phenyl]-3-[2-(1-hydroxy-1-methylethyl)phenyl]propyl]thio]methyl]cyclopropaneacetate。

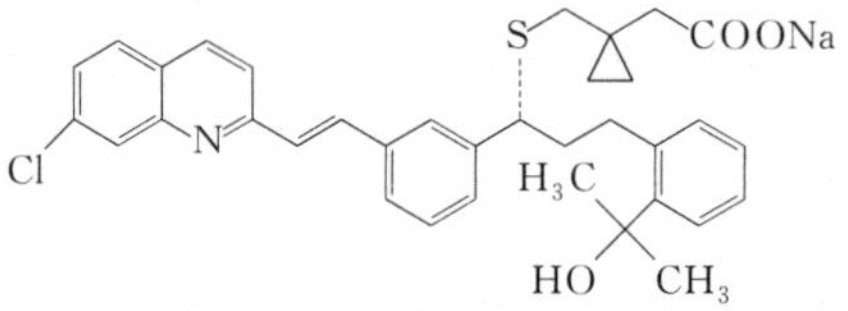

孟鲁司特	CAS [158966-92-8]	$C_{35}H_{36}ClNO_3S$	586.19
孟鲁司特钠	CAS [151767-02-1]	$C_{35}H_{35}ClNNaO_3S$	608.17

【研发厂商】 美国 Merck Forest Co。

【首次上市时间和国家】 1998 年 2 月首次在芬兰和墨西哥上市。

【性状】 白色粉末，具吸湿性，易溶于乙醇、甲醇和水，不溶于乙腈，对光敏感。其游离酸（孟鲁司特）mp 148～150℃。

【用途】 本品是一种强效的选择性半胱氨酰白三烯（$CysLT_1$，以前又称为 LTD_4）受体拮抗剂，是一种新一代非甾体类药物。本品能选择性抑制 $CysLT_1$ 介导的气管收缩、气管嗜酸性粒细胞（EOS）浸润及支气管痉挛，能减少气道固变应原刺激引起的细胞和非细胞性炎症物质，能抑制变应原激发的气管高反应。对 SO_2、运动和冷空气等刺激及各种变应原如花粉、毛屑等引起的速发相和复发相炎症反应均有抑制作用。本品能减少哮喘发病次数，改善哮喘患者的生活质量。本品对 LTD_4 介导的及阿司匹林不耐受的哮喘有效，对花生四烯酸、组胺、5-羟色胺、乙酰胆碱、醋甲胆碱介导的哮喘无效。本品适应证：适用于成人和儿童哮喘的预防和长期治疗（本品耐受性好），可改善慢性气管炎症，改善肺功能，控制哮喘症状，减少 β_2 激动剂用量。本品可用于过敏性鼻炎的治疗。

【合成路线】 参见文献 [11，27，28，45]。以 2-[(3*S*)-[3-[2-(7-氯-2-喹啉基)乙烯基]苯基]-3-羟基丙基]苯甲酸甲酯水合物（**078-1**）为起始原料，**078-1** 与甲基氯化镁反应得 2-[2-[(3*S*)-[3-[2-(7-氯-2-喹啉基)乙烯基]苯基]-3-羟基丙基]苯基]-2-丙醇（**078-2**），**078-2** 经

羟基保护得 **078-3**，**078-3** 与 **078-4** 反应得到 **078-5**，**078-5** 与 NaOH 成钠盐（**078**）。

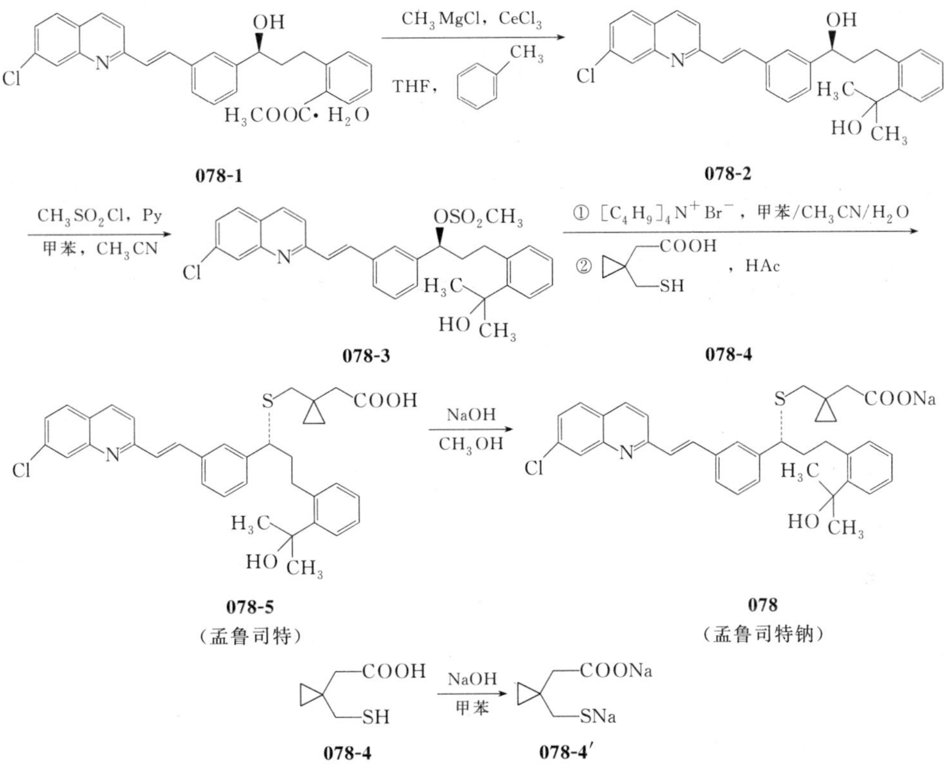

1. 2-[2-[(3*S*)-[3-[2-(7-氯-2-喹啉基)乙烯基]苯基]-3-羟基丙基]苯基]-2-丙醇(078-2)的制备

在反应瓶中加入 2-[3-(*S*)-[3-[2-(7-氯-2-喹啉基)乙烯基]苯基]-3-羟基丙基]苯甲酸甲酯水合物（**078-1**）10g、甲苯 60mL，在 N_2 保护下，使用 Dean-Stark 装置，常压回流脱水 60min。再减压蒸馏除去部分甲苯，浓缩至 30～40mL（备用）。

在另一反应瓶中加入氯化铈 5.3g、THF 67mL，将灰色悬浮液加热搅拌回流 3～5h。反应液变成乳白色，将乳白色的悬浮液冷却至 0℃，然后在 30min 内将 37mL 格式试剂甲基氯化镁（3mol/L）滴加到氯化铈悬浮液中，滴加温度保持在－5℃～5℃。该溶液在 0℃下保温反应 2h。再在 90min 内将上述 **078-1** 的甲苯溶液滴加到甲基氯化镁-氯化铈溶液中，滴加温度保持在－1～5℃，该溶液在 0℃下保温反应 1h。反应结束后，将 160mL 乙酸（2mol/L）小心地加到反应液中淬灭反应，并加入甲苯 160mL，保持温度低于 25℃。该黄色溶液在 20～25℃搅拌 10min，静置分液。将有机相依次用 10% Na_2CO_3 溶液（160mL）与纯水（160mL）洗涤。将有机相减压浓缩，加入庚烷析晶，搅拌过滤，滤饼用庚烷冲洗，50℃下干燥 8h，得到产物 **078-2** 的粗品 8.67g，收率为 90.1%，HPLC 纯度为 97.5%。

粗品的精制：在反应瓶中加入 **078-2** 的粗品 6g、甲苯 18mL，加热至 100℃搅拌溶清。将溶液降温至 50℃，缓慢滴加正庚烷 1mL，滴加完毕，加入少量 **078-2** 的晶种。继续缓慢滴加正庚烷 0.5mL，滴加完毕，晶体在 50℃下陈化 10min。继续缓慢滴加正庚烷 1.6mL，滴完，晶体在 50℃下再陈化 30min。继续一次性加入正庚烷 3.2mL，晶体在 50℃下陈化 30min。然后反应液降温至 25℃，在 25℃下搅拌 60min。过滤，50℃下真空干燥 8h，得到精制品 **078-2** 5.24g，收率为 87.4%，HPLC 纯度为 99.6%，mp 118～120℃。

^{1}H-NMR（400MHz，$CDCl_3$）δ：8.10（2H，d，J = 8.0Hz），7.69（2H，t，J =

8.4Hz)，7.64 (2H，d，J=2.4Hz)，7.50 (1H，d，J=7.2Hz)，7.45 (1H，d，J=2.0Hz)，7.43 (1H，d，J=1.6Hz)，7.30～7.39 (4H，m)，7.25～7.27 (2H，m)，7.22 (1H，t，J=7.2Hz)，4.70～4.73 (1H，m)，3.20～3.28 (1H，m)，3.10～3.17 (1H，m)，2.10～2.17 (2H，m)，1.70 (3H，s)，1.67 (3H，s)。

ESI-MS (m/z)：458.19 [M (^{35}Cl)+H]$^+$，460.19 [M(^{37}Cl)+H]$^+$。

2. 2-[2-[(3*S*)-[3-[2-(7-氯-2-喹啉基)乙烯基]苯基]-3-(甲基磺酰氧基)丙基]苯基]-2-丙醇(078-3)的制备

在避光、N_2 保护条件下，往反应瓶中加入 **078-2** 1.00kg (2.18mol)、甲苯 5.0L 和乙腈 6.0L，搅拌溶解。加热至 50℃ 溶清。降温至 −25～−20℃，加入吡啶 460mL (5.71mol)，缓慢滴加（搅拌下）甲基磺酰氯 390mL (5.04mol)，滴完，保温搅拌反应 5h，得 **078-3** 的甲苯和乙腈的混合溶液，纯度为 95.4% [HPLC 归一化法：色谱柱 Waters Sunfire C_{18} 柱 (4.6mm×75mm，2.5μm)；流动相 A 为水（含 0.1% TFA)，流动相 B 为乙腈（含 0.1% TFA)，梯度洗脱 (0→35min；A 90%→20%；35min→36min；A 20%→90%；36min→50min；A 90%)；流速 1.0mL/min；检测波长 283nm；柱温 30℃；进样量 10μL]。该 **078-3** 的甲苯乙腈溶液不经处理，直接用于下步反应。

ESI-MS (m/z)：536.16 [M (^{35}Cl)+H]$^+$，538.16 [M(^{37}Cl)+H]$^+$。

3. 1-[[[(1*R*)-1-[3-[(1*E*)-2-(7-氯-2-喹啉基)乙烯基]苯基]-3-[2-(1-羟基-1-甲基乙基)苯基]丙基]硫基]甲基]环丙基乙酸(孟鲁司特)(078-5)的合成

在反应瓶中加入甲苯 5.0L、中间体 **078-4**（可参照文献 [29] 的方法制备）478g (3.27mol)，搅拌混合，并控温在 30～35℃ 搅拌溶解，加入 0.436mol/L NaOH 溶液 15L (6.54mol)，保温反应 1h。然后降温至 20～25℃，加入四丁基溴化铵 [$(C_4H_9)_4\overset{+}{N}Br^-$] 10.0g (31.0mmol)。将上步制备的 **078-3** 的溶液缓慢滴至上述反应体系中，约 0.5h 滴完，保温反应 0.5h。分液，有机相用水 (6L×2) 提取，合并水相，用乙酸（约 300mL）调至 pH=3～5，再用乙酸乙酯 (5L×3) 提取，合并有机相，用无水 Na_2SO_4 干燥，过滤，滤液减压浓缩，得浅黄色粉末粗品 **078-5**。将该粗品加至 5L 正己烷中搅拌打浆 1h。有浅黄色固体析出，抽滤，滤饼于 30～35℃下减压烘干，得浅黄色固体 **078-5** 1.19kg，收率为 93.1%，纯度为 97.97% [HPLC 归一化法：色谱柱 Zorbax SB-phenyl 柱 (4.6mm×500mm，1.8μm)；流动相 A 为水（含 0.15% TFA)，流动相 B 为乙腈（含 0.15% TFA)，梯度洗脱 (0→3min：A 60%；3min→16min：A 60%→49%)；流速 1.2mL/min；检测波长 238nm；柱温 30℃；进样量 10μL]。

在避光条件下，往另一反应瓶中加入乙醇/水 (9∶1) 20L 和上述所得的 **078-5** 1.19kg，搅拌加热至全部溶解，缓慢降温至−15～−13℃，析晶 6～8h。抽滤，滤饼用 500mL 乙醇/水 (9∶1) 洗涤，合并洗液和滤液，浓缩至干，得浅黄色固体 **078-5** 精制纯品 1.01kg，收率为 85%，纯度为 99.83%（HPLC 归一化法，条件同上，**078-5** 的保留时间为 7.110min，杂质 **078-B** 的保留时间为 13.277min)，mp 149～151℃（文献 [30]：mp 148～150℃)，$[\alpha]_D^{20}$=101° [c=1.0，甲醇/乙腈 (8∶2)]，ee 值为 99.9%（光学纯度）[HPLC 归一化法：色谱柱 α-酸性糖蛋白键合硅胶柱 (4.6mm×250mm，5μm)；流动相为磷酸二氢钠溶液（磷酸二氢钠 1.56g，庚烷磺酸钠 0.5g，加水稀释至 1000mL)/乙腈 (7∶3)，流速 1mL/min；检测波长 270nm；柱温 25℃；进样量 10μL]。

^{1}H-NMR (400MHz，$CDCl_3$) δ：8.13 (1H，d，J=8.4Hz)，8.07 (1H，s)，7.81 (1H，s)，7.72 (2H，d，J=8.4Hz)，7.63 (1H，d，J=16.4Hz)，7.55 (1H，s)，

7.46（1H，d，J=8.4Hz），7.41（1H，d，J=7.2Hz），7.31～7.37（4H，m），7.26（2H，s），7.15～7.18（2H，m），7.09～7.13（1H，m），4.02（1H，t，J=7.2Hz），3.15～3.23（1H，m），2.71（1H，d，J=12.8Hz），2.60（1H，d，J=16.4Hz），2.35（2H，t，J=16.0Hz），2.17～2.23（2H，m），1.63（3H，s），1.62（3H，s），0.47～0.57（4H，m）。

4. 1-[[[(1*R*)-1-[3-[(1*E*)-2-(7-氯-2-喹啉基)乙烯基]苯基]-3-[2-(1-羟基-1-甲基乙基)苯基]丙基]硫基]甲基]环丙基乙酸钠(孟鲁司特钠)(078)的合成

在避光条件下，往反应瓶中加入甲醇20L、上步制备的孟鲁司特游离酸（**078-5**）纯品1.01kg、搅拌溶解，然后加入NaOH 68.92g（1.723mol）固体（缓慢地加入），加完，在0～35℃下搅拌反应1h。将反应液浓缩至干，即得白色固体**078** 1.03kg，收率为98.3%，纯度为99.81%（HPLC归一化法，条件同**078-5**制备时的条件），光学纯度（ee值）为99.89%（HPLC归一化法，条件同**078-5**制备时的条件），$[\alpha]_D^{20}=101°$（c=1.0，乙醇）。文献[31]：$[\alpha]_D^{20}=99～103°$（c=1.0，乙醇）。

IR（KBr）：3368.29cm^{-1}，3056.34cm^{-1}，2973.36cm^{-1}，2924.31cm^{-1}（OH，CH═CH，C-H），1594.50cm^{-1}（C═O），1496.24cm^{-1}，1407.75cm^{-1}，1143.46cm^{-1}，1131.31cm^{-1}，1068.37cm^{-1}，963.30cm^{-1}（-CH═CH-），937.57cm^{-1}，863.72cm^{-1}，836.89cm^{-1}，761.10cm^{-1}，697.74cm^{-1}，621.47cm^{-1}，473.24cm^{-1}。

^{1}H-NMR（600MHz，DMSO-d_6）δ：8.40（1H，d，J=9.0Hz），8.04（1H，s），7.89～8.01（3H，m），7.74（1H，s），7.58～7.63（2H，m），7.51（1H，d，J=16.8Hz），7.36～7.43（3H，m），7.06～7.13（3H，m），4.01～4.04（1H，t，J=7.2Hz），3.06～3.10（1H，m），2.69～2.76（2H，m），2.51～2.55（2H，t，J=13.2Hz），2.20～2.22（1H，m），2.09～2.15（2H，m），2.02（1H，d，J=16.8Hz），1.45（6H，s），0.18～0.44（4H，m）。

^{13}C-NMR（150MHz，DMSO-d_6）δ：175.7，156.7，147.9，146.6，144.0，139.8，136.4，135.8，135.0，134.1，130.9，129.6，128.7，128.3，128.2，127.1，126.7，126.5，126.2，125.6，125.5，125.2，125.0，120.2，71.4，49.3，43.4，39.8，38.9，31.8，31.6，31.5，18.0，12.3，11.9。

ESI-MS（m/z）：586 [M（^{35}Cl）$-$Na+2H]$^+$、588 [M（^{37}Cl）$-$Na+2H]$^+$。

为了合成制备中间体**078-3**，可将制备**078-2**的投料量加大，即制备公斤级的**078-2**以满足制备**078-3**的要求。

杂质**078-B**的化学结构如下：

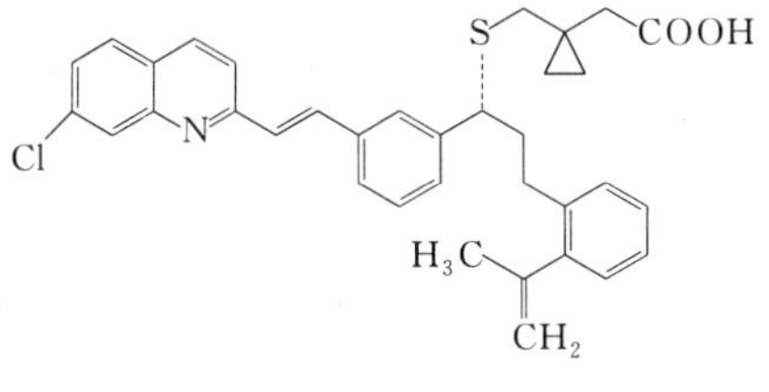

参考文献

[1] Merk Index 15th：6346.
[2] EP，480717，1992.
[3] US，5565473，1996.
[4] Labelle M et al. Bioorg Med Chem Lett，1995，5：283.

[5] Jones T R, et al. Can J Physiol Pharmacol, 1995, 73: 191.
[6] Amin R D, et al. J Pharm Biomed Anal. 1995, 13: 155.
[7] Knorr B, et al. J Am Med Assoc, 1998, 279: 1181.
[8] Diamant Z, et al. J Drug Eval Respir Med, 2002, 1: 55-88.
[9] Lagos J A, et al. Ther Clin Risk Manage, 2007, 3: 327-332.
[10] Nayak A, et al. Drugs, 2007, 67: 887-901.
[11] 任中炜. 浙江大学硕士学位论文, 2014.
[12] US, 5614632 A, 1995.
[13] US, 6320052 B_1, 2001.
[14] CN, 1171873, 2001.
[15] WO, 2007/051828 A_2, 2007.
[16] WO, 2005/0107612 A_1, 2003.
[17] US, 2008/0275243 A_1, 2008.
[18] US, 2009/0143590 A_1, 2009.
[19] US, 7417149, 2006.
[20] WO, 2007/057227 A_1, 2007.
[21] US, 7476748, 2009.
[22] CA, 117: 90163s.
[23] 汪啸洋. 世界上市新药. 北京: 化学工业出版社, 2006: 176-178.
[24] 陈灜, 等. 中国医药工业杂志, 2009, 40 (1): 64-66.
[25] 骆红英. 浙江大学硕士学位论文, 2002.
[26] WO, 2008/157658, 2008.
[27] 张洒洒, 等. 中国医药工业杂志, 2017, 48 (12): 1721-1725.
[28] CN, 102424673 A, 2012.
[29] 赵利枝, 等. 中国医药工业杂志, 2017, 48 (6): 837-839.
[30] CN, 1420113 A, 2003.
[31] 国家食品药品监督管理局. GB/T YBHO 6942006, 孟鲁司特钠. 哈尔滨: 黑龙江药品检验所, 2006.
[32] US, 5270324, 1993.
[33] EP, 2181986 A_1, 2010.
[34] EP, 0737186 B_1, 1998.
[35] WO, 2008/157658, 2008.
[36] CN, 103288695 A, 2013.
[37] 程锦涛, 等, 广州化工, 2010, 38 (6): 92-93.
[38] CN, 103539714 A, 2014.
[39] US, 4851409, 1989.
[40] WO, 2006/021974, 2006.
[41] WO, 2008/035086, 2008.
[42] WO, 9518107, 1995.
[43] US, 2005/234241, 2005.
[44] WO, 2004/108679, 2004.
[45] 任中炜. 浙江大学硕士学位论文. 2014.

5.2 祛痰药

079 盐酸西替克新 (Cistinexine Hydrochloride)

【别名】 Rec-15-1884, 86042-50-4, 顺替来星。

【化学名】 Dibenzyl[dithiobis[(*R*)-1-[[4,6-dibromo-alpha-(cyclohexylmethylamino)-*O*-tolyl]carbamoyl]ethylene]]dicarbamate dihydrochloride。

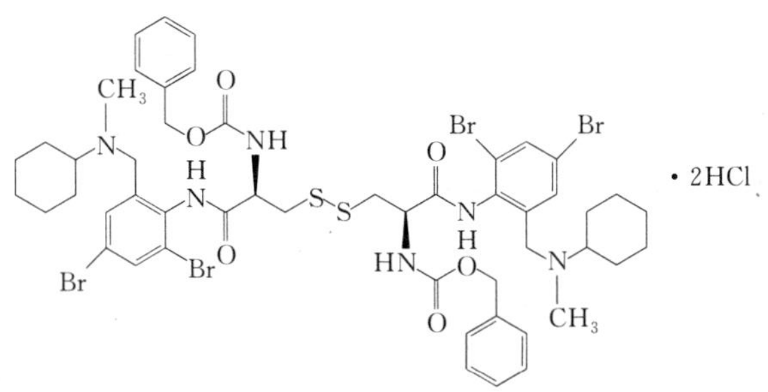

西替克新	CAS [86042-50-4]	$C_{50}H_{60}Br_4N_6O_6S_2$	1224.81
盐酸西替克新	CAS [86042-51-5]	$C_{50}H_{60}Br_4N_6O_6S_2 \cdot 2HCl$	1297.81

【研发厂商】 意大利 Recordati 公司。

【研发动态】 Ⅲ期临床研究阶段，未见到研发进展报道。

【性状】 西替克新为白色固体，mp 168℃（参见文献 [1]），盐酸西替克新也为白色固体，mp 195～197℃（参见文献 [2]）。

【用途】 本品为溴己新的前药，通过使痰液中的酸性糖蛋白纤维断裂，从而降低痰液黏稠度，并可以直接作用于腺体上的胆碱受体，引起呼吸道分泌黏性低的小分子蛋白，使痰液变稀，易于咳出。本品也可以在体内代谢为半胱氨酸。它是一种还原剂，雾化吸收后其分子中的巯基能与痰液黏蛋白的二硫键（-S—S-）结合，使黏液中的黏多糖解聚，从而使蛋白链分开、黏蛋白分解、黏性痰液化、黏稠度降低，临床上用于作祛痰药[3~5]。

【合成路线】 具体路线如下。

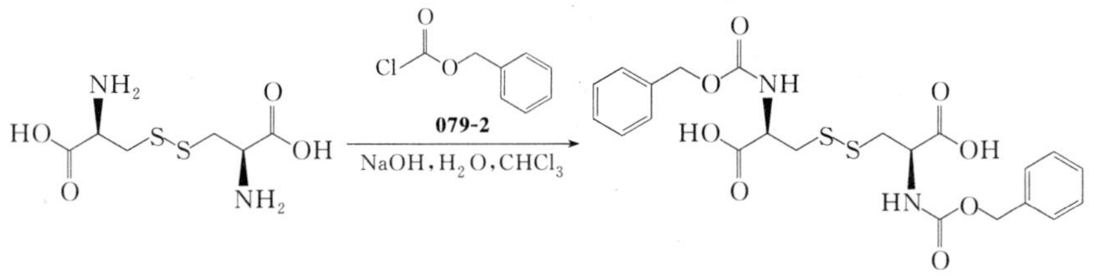

079-1　　079-3

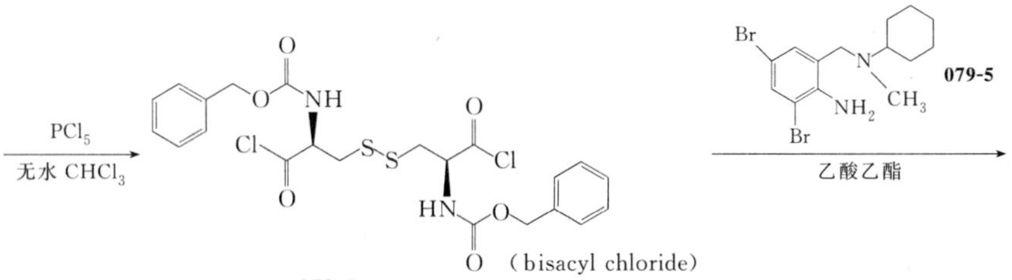

079-4

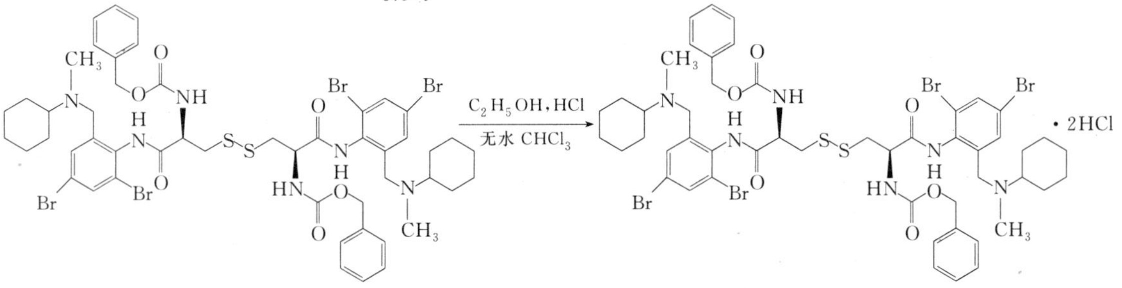

079-6　　079

1. *N*,*N*-二苄氧羰基-L-胱氨酸（079-3）的制备

在反应瓶中加入L-胱氨酸（**079-1**）12.0g（50.0mmol）和水50mL，搅拌溶解，再加入16% NaOH水溶液30mL，冷却至0℃，加入20mL无水氯仿，将150mL含25.6g（150.0mmol）氯甲酸苄酯（**079-2**）的无水氯仿溶液和50mL（6.7g，167.5mmol）NaOH水溶液交替滴加到反应液中，反应温度保持在0℃，pH为9～10，滴完，反应混合物在5～10℃下继续搅拌反应1h，然后在室温下搅拌反应3h。静置分层，分出水相，水相用50mL无水氯仿洗涤2次，用200mL水稀释，用盐酸将pH调至3，冷却至15℃，过滤，用少量水洗涤，得22.3g粗产物，将粗产物溶于150mL乙酸乙酯，过滤，滤液减压蒸除溶剂，剩余物溶于250mL氯仿/正己烷（体积比=3∶5）混合液中，冷冻，得晶状物，过滤，干燥，得**079-3** 21.0g，收率为82.5%，mp 114～117℃（文献［6］：mp 114～117℃，收率为71.0%）。

^{1}H-NMR（300MHz，CD_3COCD_3）δ：7.28（5H，m），5.09（2H，s），4.56（1H，dd），3.34（1H，m），3.07（1H，dd）。

2. 二苄基[二硫二[(*R*)-1-[[4,6-二溴-*α*-(环己基甲基氨基)-*O*-甲苯基]氨基甲酰基]乙烯]]二氨基甲酸酯(西替克新)(079-6)的合成

在反应瓶中加入中间体**079-3** 4.6g（9.0mmol）和25mL无水氯仿，在−5～10℃下缓慢搅拌加入4.3g（20.6mmol）五氯化磷，搅拌10min。再加入60mL乙醚，冷却1h。产生沉淀，过滤，得bisacyl chloride（**079-4**）。

将一批量中间体**079-4**溶于20mL乙酸乙酯中，然后缓慢滴加至另一反应瓶（含溴己新（**079-5**）6.8g（18.0mmol）的20mL乙酸乙酯溶液）中，滴加完毕，在室温下搅拌反应24h，然后回流4h。反应完毕，用50mL的30% Na_2CO_3溶液和50mL H_2O分别洗涤反应液，最后用无水Na_2SO_4干燥，过夜后过滤。滤液减压蒸出溶剂，剩余物用正己烷溶解，过滤收集产物，用乙醇重结晶，得白色固体**079-6** 6.1g，收率为55.3%，mp 165～168℃（文献［1］：收率为36.0%，mp 168℃）。

3. 盐酸西替克新（079）的合成

在反应瓶中加入**079-6** 6.1g（5.0mmol）、20mL无水$CHCl_3$，搅拌下加入HCl的乙醇溶液，再加入乙酸乙酯，成盐后过滤，得**079**粗品，经无水乙醇/丙酮重结晶得白色固体**079** 5.7g，收率为87.5%，mp 195～197℃（文献［2］：mp 195～197℃）。

IR（KBr）：3427.2cm^{-1}，3300～3200cm^{-1}，2928.4cm^{-1}，2852.9cm^{-1}，1684.8cm^{-1}，1505.7cm^{-1}，1258.6cm^{-1}。

^{1}H-NMR（300MHz，$CDCl_3$）δ：7.94～8.02（6H，m），7.43（2H，s），7.26（4H，d），7.17（2H，d），4.41（2H，d），3.53（2H，m），3.15（2H，m），2.70（4H，d），2.34（6H，s），2.26（4H，m），1.92（2H，d），1.88（2H，d），1.71（2H，d），1.07～1.56（8H，m）。

LC-MS（*m*/*z*）：1225.50［M+H］$^+$。

参考文献

［1］ Nardi D，et al. Farmaco Edizione Scientifica，1985，40（2）：108-119.
［2］ US，4438133 A，1984.
［3］ 王春，等．中国医院用药评价与分析，2006，6（4）：208-209.
［4］ Santolicandro A，et al. J aerosol Med，1995，8（1）：33-42.
［5］ Guenzi A，et al. Bollettino Chimico Farmaceutico，1985，124（11）：451-468（Milano，Italy）.
［6］ Nardi D，et al. Heterocyclic Chemistry，2000，37：1463-1469.
［7］ 赵明明，等．精细化工中间体，2010，40（3）：34-36.
［8］ JP，58032860.

［9］ DE，3225274.
［10］ Castaer J，et al. Drugs Fut，1986，11（3）：181.
［11］ EP，0069527.

5.3 慢性阻塞性肺病治疗药

080 阿地溴铵（Aclidinium Bromide）

【别名】 LAS-34273，Tudorza Pressair。

【化学名】 （3*R*）-3-［（2-Hydroxy-2，2-di-2-thienylacetyl）oxy］-1-（3-phenoxypropyl）-1-azoniabicyclo［2. 2. 2］octane bromide（1∶1）。

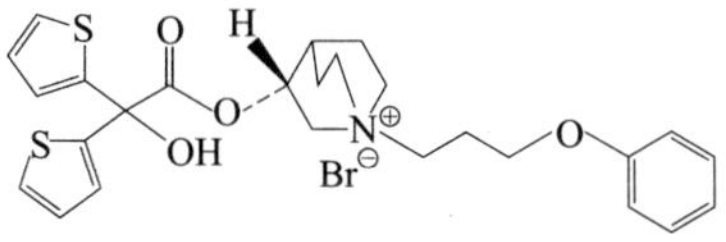

阿地溴铵　CAS［320345-99-1］　$C_{26}H_{30}BrNO_4S_2$　564.55

【研发厂商】 西班牙 Almirall 制药公司和美国 Forest 实验室共同研发。

【首次上市时间和国家】 2012 年 7 月获美国 FDA 批准首次在美国上市。

【性状】 用乙腈结晶为白色结晶粉末，mp 230℃。

【用途】 乙酰胆碱是呼吸道内较常见的神经递质，它通过与毒蕈碱型受体结合引起气道平滑肌的收缩和黏液分泌，从而导致气道重塑（重构）和慢性阻塞性肺疾病的进展。毒蕈碱受体有五个不同亚型即 M_1～M_5，存在于呼吸道内的是 M_1～M_3 受体。而支气管、气管平滑肌的收缩主要是乙酰胆碱通过与 M_3 受体结合后产生。阿地溴铵是继异丙托溴铵与噻托溴铵后，第 3 个上市的抗胆碱能支气管扩张药，其作用机制与目前临床广泛运用的长效吸入性抗胆碱能药物噻托溴铵相似，是一种高效、长效的选择性 M 受体拮抗剂。噻托溴铵的起效时间相对较缓慢，吸入后约 30min 起效，120min 达最大效应，药效持续时间超过 24h，因此极大提高了患者用药的依从性。而本品的支气管扩张作用的起效时间更快，约为用药后的 15min，达峰值时间为 2～3h。研究表明，本品进入体内后可与 M_2 和 M_3 受体结合，但与 M_3 受体的结合能力更强，半衰期是 M_2 受体的 6 倍，因而不良反应如心动过速等则相对较少。

本品临床用于治疗慢性阻塞性肺疾病（COPD）。本品全身不良反应少，耐受性好，安全有效，是临床应用前景广泛的长效吸入性抗胆碱能药。

【合成路线】 推荐文献［13，15］的合成路线和方法。

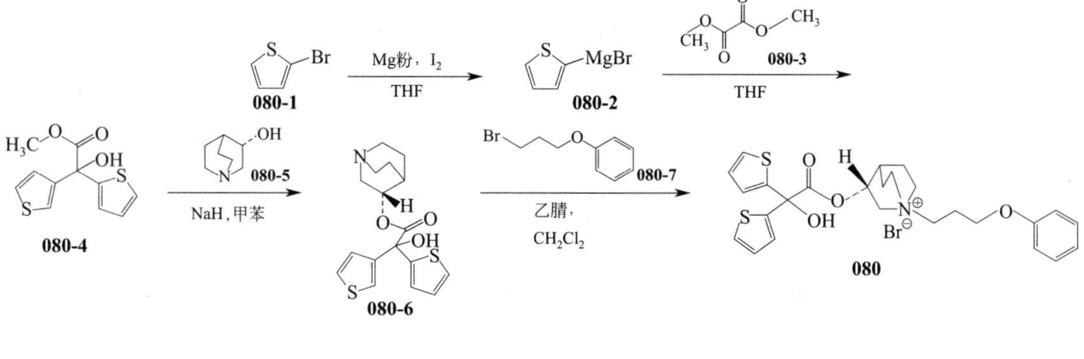

1. 2-羟基-2,2-二(噻吩-2-基)乙酸甲酯（080-4）的制备

在反应瓶中（在绝对无水系统反应）加入无水 THF20mL、镁粉 1.59g（0.066mol）、少量的 I_2 0.10g（0.001mol），搅拌下滴加 2-溴噻吩（**080-1**）的 THF 溶液［10mL 无水 THF 和 9.83g 2-溴噻吩（0.060）］（在 N_2 保护下进行），搅拌下在 5min 内快速滴加 2-溴噻吩溶液（5 滴/s），温度升高，出现微沸，继续缓慢滴加（2 滴/s）约 15min，滴完，加热保持微沸 2h，得格氏试剂 2-噻吩基溴化镁（**080-2**），备用。

在另一反应瓶中加入（无水系统）THF 10mL、草酸二甲酯（**080-3**）2.34g（0.020mol）（在 N_2 保护下），缓慢滴入一批量上述制备的格氏试剂，搅拌下，温度维持在 5～10℃，约 30min 滴完，搅拌反应 4h。向反应液中缓慢滴加 10%的盐酸，反应液用乙醚提取（25mL×3），合并乙醚层，依次用 $NaHCO_3$ 水溶液、饱和 NaCl 溶液洗涤，用无水 Na_2SO_4 干燥，过滤，浓缩滤液。剩余物中加入 6mL 无水乙醇，用活性炭脱色，趁热过滤，滤液冷却析晶，过滤，得棕色固体，干燥得到 **080-4** 粗品 1.37g，收率为 27%。用 3mL 无水乙醇重结晶两次得白色针状晶体 **080-4** 0.73g，收率为 15.4%，mp 89.4～90.8℃（文献[5]：收率为 36.0%，mp 91～93℃）。

^{1}H-NMR（DMSO-d_6）δ：3.73（3H，s），6.92～7.02（2H，m），7.05～7.10（2H，m），7.35（1H，s，OH），7.45～7.52（2H，m）。

MS（m/z）：255［M+H］$^+$。

2. (*R*)-3-奎宁醇（080-5）的制备

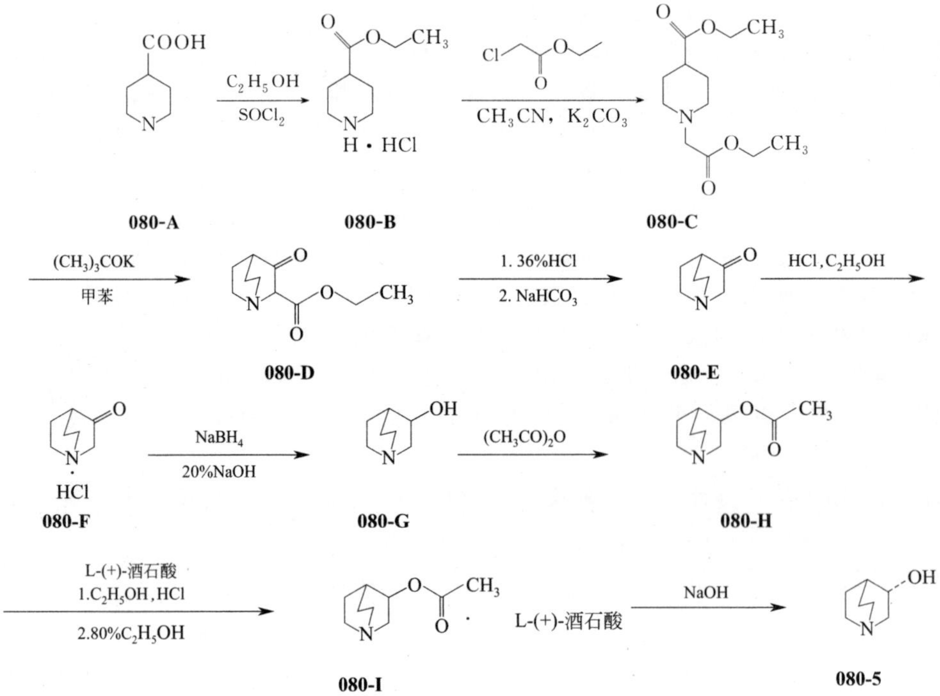

① 4-哌啶甲酸乙酯盐酸盐（**080-B**）的制备

在反应瓶中加入 4-哌啶甲酸（**080-A**）12.90g（0.100mol）、无水乙醇 80mL（63.2g，1.050mol），搅拌，在冰水浴冷却下缓慢滴加 $SOCl_2$ 22.5mL（0.300mol），50min 滴完，升至室温，搅拌加热回流 3h。减压蒸出溶剂，干燥，得白色固体 **080-B** 19.17g，收率为 99.0%，mp 139.7～140.6℃。

② *N*-乙氧羰甲基-4-哌啶甲酸乙酯（**080-C**）的制备

在反应瓶中加入 **080-B** 4.0g（0.021mol）、乙腈 50mL、K_2CO_3 7.13g（0.052mol），室温搅拌 10min。滴加氯乙酸乙酯 3.80g（0.031mol），滴加完后，室温搅拌 5.5h。过滤，滤液浓缩得浅黄色液体 4.67g，收率为 93.1%。经硅胶柱色谱分离纯化得微黄色液体 **080-C** 4.31g，收率为 85.9%。

③ 2-乙氧羰基-3-奎宁酮（**080-D**）的制备

在反应瓶中加入叔丁醇钾 6.72g（0.060mol）、甲苯 90mL，在 N_2 保护下搅拌加热至回流。缓慢滴加用 20mL 甲苯稀释 4.86g（0.020mol）**080-C** 的溶液，约 1h 加完，继续搅拌回流 3.5h。加入 25mL 盐酸淬灭反应，室温搅拌 1h。静置分层，分去水相，有机相用盐酸提取（20mL×3），合并水相，用 10mL 甲苯反洗一次，直接用于下步反应［此即为 **080-D** 的水溶液］。

④ 3-奎宁酮盐酸盐（**080-F**）的制备

在反应瓶中加入 **080-D** 的盐酸溶液，加热回流一批量 **080-D** 10h。加入活性炭脱色 0.5h。过滤，冰水浴冷却下缓慢用 $NaHCO_3$ 固体调节溶液至 pH＝11～12，减压蒸干溶剂，加入 300mL CH_2Cl_2 打浆，滤除不溶物，滤液用无水 Na_2SO_4 干燥，过滤，减压浓缩滤液，得 **080-E** 3-奎宁酮，滴入盐酸乙醇溶液，室温搅拌，析出固体，过滤，干燥，得白色固体 **080-F**（3-奎宁酮盐酸盐）2.54g，收率为 78.6%，mp 297.1～298.8℃。

⑤ 3-奎宁醇（**080-G**）的制备

在反应瓶中加入 **080-F** 5.0g（0.031mol）、20% NaOH 水溶液 50mL，冷井中冷却至 −5～0℃，搅拌 30min。分批加入硼氢化钠 0.82g（0.022mol），30min 内加完，继续搅拌 1h。向反应液中缓慢滴加 6mol/L 的盐酸溶液调至 pH＝7，室温搅拌 10min。随后缓慢加入固体 NaOH 调至 pH＝11～12，室温搅拌 10min。减压浓缩溶液至体积约为 30mL，加入 Na_2CO_3 固体至饱和，用氯仿提取（100mL×5），合并有机相，用 50mL 饱和 NaCl 溶液洗涤 1 次，用无水 Na_2SO_4 干燥，过滤，滤液减压浓缩，得白色固体即为消旋体 3-奎宁醇（**080-G**），用丙酮重结晶得 **080-G** 3.72g，收率为 94.7%，mp 206.2～208.0℃。

⑥ 3-乙酰氧基奎宁（**080-H**）的制备

在反应瓶中加入 **080-G** 1.5g（0.012mol）、乙酸酐 1.5mL（0.016mol），室温搅拌 2h。冰水浴冷却下，向反应液中滴加饱和 $NaHCO_3$ 溶液调至 pH＝9～10，继续搅拌 10min。用氯仿提取（50mL×3），合并有机相，用无水 $MgSO_4$ 干燥，过滤，滤液减压浓缩得 **080-H**，直接用于下步反应。

⑦（*R*）-3-奎宁醇（**080-5**）的制备

在反应瓶中加入上步制备的 **080-H** 一批量，再加入 4.5mL 乙醇、1.5mL 水和 L-(＋)-酒石酸 1.86g（0.124mol），搅拌加热至 50℃溶解，20min 后自然冷却至室温，静置析出白色固体即为（*R*)-3-奎宁醇-L(＋)-酒石酸盐（**080-I**），过滤，干燥，得 **080-I** 2.27g，再用 80%乙醇重结晶，得 1.37g 白色固体纯品 **080-I**。

在另一反应瓶中加入 **080-I** 1.37g、1.5mL 2mol/L 的 NaOH 水溶液，搅拌加热至 70℃，在 70℃反应 1h。冷却至室温，浓缩反应液，剩余物中加入 20mL $CHCl_3$，溶解，搅拌 20min，滤除不溶物，滤液减压浓缩，干燥得白色固体（*R*)-3-奎宁醇（**080-5**）0.43g，收率为 57.6%，mp 207.2～208.9℃，ee 值为 99.94%。

3.（3*R*)-2-羟基-2,2-二(2-噻吩基)-乙酸-3-奎宁酯(080-6)的制备

在反应瓶中加入 **080-5** 1.27g（0.010mol）、**080-4** 2.54g（0.010mol）、甲苯 80mL、60% NaH 0.21g（0.005mol），搅拌加热至 100℃（反应过程中补加甲苯）反应 3h。缓慢降

温至室温，向反应液中缓慢滴加 2mol/L 的盐酸溶液调节溶液至酸性，室温搅拌 1h。静置分层，取下层，上层用 2mol/L 的盐酸溶液提取（100mL×3），合并盐酸层，用 50mL 乙酸乙酯反洗 1 次，缓慢加入 K_2CO_3 固体碱化提取液，用氯仿提取（150mL×3），合并有机相，用饱和 NaCl 水溶液洗涤，用无水 Na_2SO_4 干燥，过滤，滤液减压浓缩除去溶剂，干燥，得微黄色固体粉末 **080-6** 2.43g，收率为 69.6%，mp 183.2～184.8℃。

4. 3-溴丙氧基苯(080-7)的制备

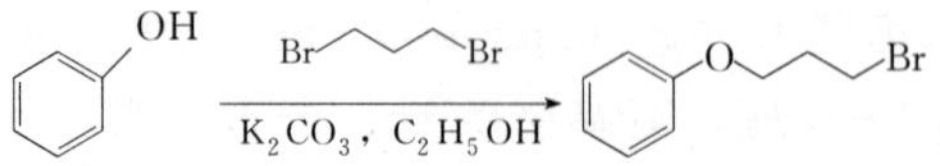

080-7

在反应瓶中加入 1,3-二溴丙烷 10.10g（0.100mol）、K_2CO_3 5.24g（0.075mol）和乙醇 150mL，搅拌加热至回流，缓慢滴加 50mL 乙醇溶解 2.35g（0.050mol）苯酚的溶液，30min 滴完，继续搅拌回流 2h。过滤，滤液减压浓缩，剩余物中加入 100mL 水和 50mL CH_2Cl_2，搅拌 10min，静置分层，取有机相，水相用 CH_2Cl_2 提取（50mL×3），合并有机相，用饱和 NaCl 水溶液洗涤，用无水 Na_2SO_4 干燥，过滤，滤液减压浓缩得淡黄色液体，即为 **080-7** 的粗品，经硅胶柱色谱分离纯化，得淡黄色液体 **080-7** 3.91g，收率为 72.9%（制备量大时可采用真空蒸馏方法得到 **080-7**）。

5. (3*R*)-3-[(2-羟基-2,2-二-2-噻吩乙酰基)氧]-1-(3-苯氧丙基)-1-氮杂鎓双环[2.2.2]辛烷溴化物(阿地溴铵)(080)的合成

在反应瓶中加入 **080-6** 2.5g（0.007mol）、3-溴丙氧基苯（**080-7**）7.52g（0.035mol）、CH_2Cl_2 5mL、乙腈 10mL，在 25℃搅拌反应，2.5h 后溶液变混浊，TLC 监测，反应 18h。停止搅拌，将反应液减压浓缩至干，加入 10mL 乙腈，室温搅拌 30min。过滤，干燥，得白色固体 **080** 3.0g，收率为 75.0%，mp 225.2～226.9℃。

^{1}H-NMR（DMSO-d_6）δ：1.60～1.90（2H，m），1.85～2.06（2H，m），2.06～2.24（2H，m），2.26～2.38（1H，m），3.13～3.30（1H，m），3.32～3.64（6H，m），3.90～4.07（1H，m），4.03（2H，t，J=5.8Hz），5.19～5.31（1H，m），6.91～7.00（3H，m），7.00～7.06（2H，m），7.17～7.22（2H，m），7.28～7.36（2H，m），7.50（1H，s），7.50～7.56（2H，m）。

MS（m/z）：484 $[M-Br]^-$。

同法用消旋体 2-羟基-2,2-二(2-噻吩基)乙酸-3-奎宁酯与 3-溴丙氧基苯（**080-7**）反应可制得消旋体的（2-羟基-2,2-二噻吩-2-基乙酰氧基）-1-（3-苯氧丙基）-1-氮杂鎓双环[2.2.2]辛烷溴化物。

参考文献

[1] Merck Index 15th：106.
[2] WO，0104118，2001.
[3] US，6750226，2004.
[4] WO，08009397，2008.
[5] Prat M，et al. J Med Chem，2009，52：5076-5092.
[6] Gavalda A，et al. J Pharmacol Exp Ther，2009，331：740.
[7] Jansal J M，et al. Int J Clin Pharmacol Ther，2009，47：460.
[8] Chanez P，et al. Pulm Pharmacol Ther，2010，23：15.
[9] Cazzola M，et al. Curr Opin Investig Drugs，2009，10：482-490.
[10] 余茜等，现代药物学临床，2011，26（5）：333-338.
[11] CN，105440030 B，2017.
[12] 赵子文，等．实用医学杂志，2014，30（1）：10-13.

［13］ 梁西周．中国化工贸易，2013，(6)：280.
［14］ 于洋．中国药物化学杂志，2013，(1)：75.
［15］ 杜玉民．河北医科大学硕士学位论文，2014.
［16］ CN，101643474 A，2008.
［17］ 王平，等，应用化学，2008，25 (5)：626-628.
［18］ 杨志杰，等．中国医药工业杂志，2007，38 (4)：260-261.
［19］ Hideki K，et al. Med Chem Letter，2003，13 (13)：2155-2158.
［20］ CN，101012226 A，2007.
［21］ Eras J，et al. J Org Chem，2002，67 (24)：8631-8634.
［22］ 李书彬，等，安徽化工，2009，35 (1)：31-33.
［23］ 李书彬．武汉理工大学硕士学位论文，2008.
［24］ 任彦荣．化学研究与应用，2012，24 (9)：1449-1452.

6

抗变态反应药——抗组胺药

081 苯磺酸贝他斯汀 (Bepotastine Besilate)

【别名】 TAU-284，Talion®，Bepreve，TAU-284DS.

【化学名】 4-[(S)-(4-Chlorophenyl)-2-pyridinylmethoxy]-1-piperidinebutanoic acid benzenesulfonate salt。

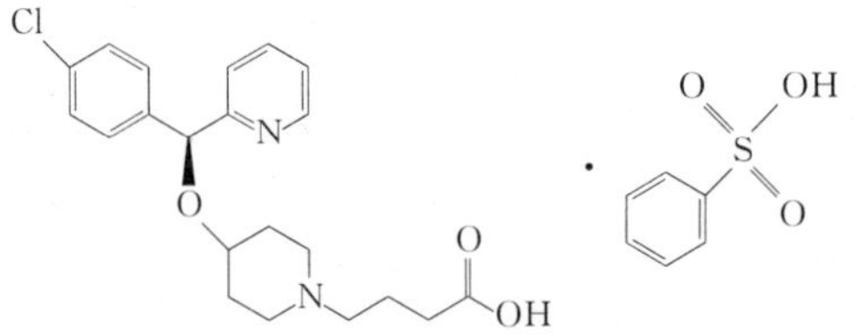

贝他斯汀	CAS [190786-43-7]	$C_{21}H_{25}ClN_2O_3$	388.89
苯磺酸贝他斯汀	CAS [190786-44-8]	$C_{21}H_{25}ClN_2O_3 \cdot C_6H_6O_3S$	547.06

【研发厂商】 日本 Tanabe Seiyaku 公司和 Ube Industries 公司联合开发。

【首次上市时间和国家】 2000 年 7 月和 2002 年 1 月先后被批准用于治疗过敏性鼻炎和荨麻疹/瘙痒症，商品名为 Talion，2009 年 8 月 ISTA 制药公司经 FDA 批准生产其滴眼液，商品名为 Bepreve，用于治疗过敏性结膜炎相关眼瘙痒。首次上市国家为日本。

【性状】 用乙腈结晶为淡灰白色棱柱形晶体，mp 161～163℃，$[\alpha]_D^{20}=+6.0°$ ($c=5.0$，甲醇)。

【用途】 本品是组胺 H_1 受体拮抗剂，对组胺 H_1 受体具有选择性的结合抑制作用，同时具有稳定肥大细胞功能的能力，能够抑制过敏性炎症发生时嗜酸性粒细胞向炎症部位的浸润，作用迅速且选择性强，用于治疗过敏性鼻炎、荨麻疹、过敏性结膜炎相关性眼瘙痒。本品无其他抗过敏药物的镇静不良反应，疗效好，临床应用前景广阔。

【合成路线】 以(S)-(4-氯苯基)(吡啶-2-基)甲醇[(S)-(4-Chlorophenyl)(pyridin-2-yl)methanol](**081-1**)为起始原料，**081-1** 与三氯乙腈反应生成(S)-(4-氯苯基)(吡啶-2-基)甲基-2,2,2-三氯乙酰亚胺酯(**081-2**)，**081-2** 在三氟甲磺酸催化下，与 4-(4-羟基哌啶-1-基) 丁酸乙酯 (**081-3**) 进行缩合反应制得 **081-4**，**081-4** 经水解成盐最后制得 4-[(S)-(4-氯苯基)-2-吡啶基甲氧基]-1-哌啶丁酸苯磺酸盐(苯磺酸贝托斯汀)(**081**)，其合成反应式如下(参见文献[22])。

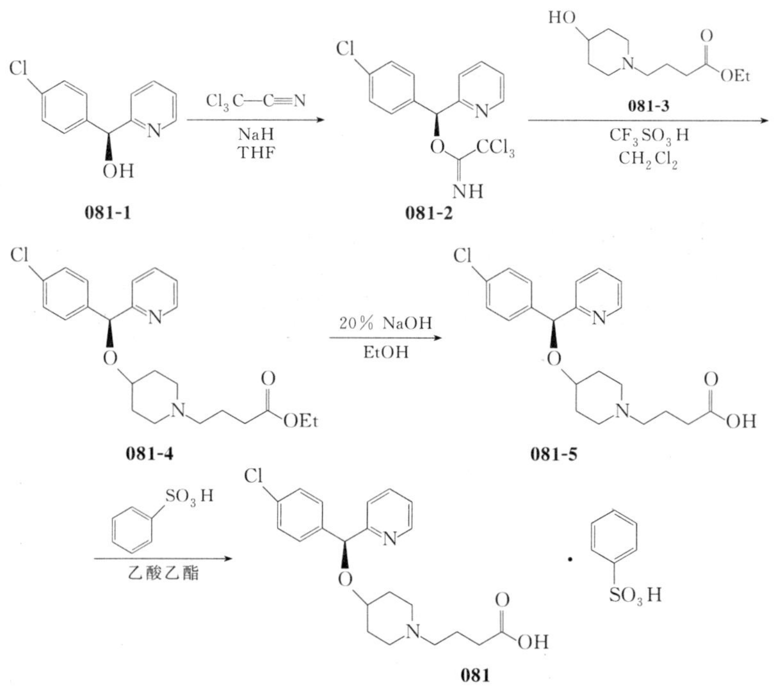

1. (*S*)-(4-氯苯基)(吡啶-2-基)甲基-2,2,2-三氯乙酰亚胺酯(081-2)的制备

在反应瓶中加入 THF 50mL 和 **081-1** 10.0g（46mmol），搅拌冷却至 0℃，加入 60% NaH 0.16g（4mmol），维持上述温度加入三氯乙腈 6.6g（46mmol），滴毕，继续搅拌反应约 3h。反应完毕，将反应液减压浓缩至干，剩余物用 CH_2Cl_2（约 30mL）重结晶，得白色固体粉末 **081-2** 15.2g，收率为 92%，mp 80.0～80.5℃，纯度为 98%［HPLC 归一化法：色谱柱 C_{18} 柱（4.6mm×150mm，5μm）；流动相为 0.2%磷酸氢二铵溶液/乙腈（70∶30）；柱温 25℃；流速 1mL/min；检测波长 220nm］，ee 值为 98.5%［HPLC 归一化法：色谱柱 ES-OVM 柱（4.6mm×150mm，5μm）；流动相为 0.02mol/L 磷酸二氢钾溶液/乙腈（100∶16）；柱温 25℃；流速 1mL/min；检测波长 220nm］。

^{1}H-NMR（400MHz，$CDCl_3$）δ：6.98（1H，s），7.21～7.25（1H，m），7.34（2H，d，*J*=8.5Hz），7.48（2H，d，*J*=8.5Hz），7.62～7.64（1H，m），7.73～7.77（1H，m），8.53（1H，s），8.60（1H，d，*J*=4.8Hz）。

LC-MS（*m/z*）：365 $[M+H]^+$。

2. 4-[4-[(*S*)-(4-氯苯基)(吡啶-2-基)甲氧基]哌啶-1-基]丁酸乙酯(081-4)的制备

在反应瓶中加入 CH_2Cl_2 30mL 化合物 **081-2** 10.0g（27mmol），搅拌溶解，再加入 **081-3** 5.9g（27mmol），冷却至 10℃，加入三氟甲磺酸 2.1g（4mmol），维持上述温度搅拌反应 2h。反应完毕，反应液用饱和 NaCl 溶液（30mL）洗涤，有机相减压浓缩除去 CH_2Cl_2，得无色油状物 **081-4** 11.0g，无须纯化，直接用于下步反应。

3. 4-[(*S*)-(4-氯苯基)-2-吡啶基甲氧基]-1-哌啶丁酸(贝他斯汀)(081-5)的制备

在反应瓶中加入 **081-4** 一批量、20% NaOH 溶液 20mL 和乙醇 100mL，室温下搅拌 3h。将反应液减压浓缩除去大部分乙醇，剩余物用 CH_2Cl_2（30mL）洗涤，水相加 20mL 6mol/L 盐酸调至 pH=3.5～4.0，然后用 CH_2Cl_2（30mL×3）提取，合并有机相，用无水 $MgSO_4$ 干燥，过滤，滤液减压浓缩至干，得白色泡沫状固体 **081-5** 7.8g，收率为 73%，mp>280℃，$[\alpha]_D^{20}=+3.4°$（*c*=5.0，CH_3OH）［文献［4］：$[\alpha]_D^{20}=+3.4°$（*c*=5.0，CH_3OH）］。

^{1}H-NMR（400MHz，$CDCl_3$）δ：2.00～2.16（6H，m），2.37～2.51（2H，m），2.90～3.01（2H，m），3.07～3.19（4H，m），3.74（1H，s），5.55（1H，s），7.17（1H，s），7.27（2H，d，J=7.6Hz），7.33（2H，d，J=7.6Hz），7.44（1H，d，J=7.2Hz），7.69（1H，d，J=7.2Hz），8.48（1H，s）。

LC-MS（m/z）：389 $[M+H]^+$。

4. 苯磺酸贝他斯汀（081）的合成

在反应瓶中加入 **081-5**（贝他斯汀游离酸）5.8g（15mmol）、无水苯磺酸 3.3g（21mmol）和乙酸乙酯 50mL，搅拌加热至 50℃，保温反应 2h。然后缓慢冷却至室温，搅拌反应过夜。反应完毕，将反应液过滤，滤饼用 22mL 丙酮/水（10∶1）重结晶（参见文献[21]），得白色固体 **081** 7.3g，收率为 89%，mp 161～162℃，$[\alpha]_D^{20}$=+6.0°（c=5.0，CH_3OH）[文献[4]：mp 161～163℃，$[\alpha]_D^{20}$=6.0°（c=5.0，CH_3OH）]，纯度为 99.5%[HPLC 归一化法：色谱柱 C_{18} 柱（4.6mm×150mm，5μm）；流动相为 0.2%磷酸氢二铵溶液/乙腈（80∶20）；柱温 25℃；流速 1mL/min；检测波长 220nm]，ee 值为 99.8%[HPLC 归一化法：色谱柱 ES-OVM 柱（4.6mm×150mm，5μm）；流动相为 0.02mol/L 磷酸二氢钾溶液/乙腈（90∶10）；柱温 25℃；流速 1mL/min；检测波长 220nm]。

^{1}H-NMR（400MHz，DMSO-d_6）δ：1.82～2.11（6H，m），2.31～2.44（2H，m），3.08～3.32（6H，m），3.61（1H，s），5.87（1H，s），7.36～7.51（4H，m），7.55～7.66（4H，m），7.75～7.94（3H，m），8.12～8.15（1H，m），8.61～8.66（1H，m）。

LC-MS（m/z）：389 $[M+H]^+$。

参考文献

[1] Merck Index 15th：1151.
[2] EP，335586，1989.
[3] US，4929618，1990.
[4] EP，949260，1999.
[5] Kato M，et al. Arzneim-Forsch，1997，47：1116.
[6] Kaminuma O，et al. Biol Pharm Bull，1998，21：411.
[7] Ueno M，et al. Pharmacology，1998，57：206.
[8] 赵志全，等，中国医药工业杂志，2006，37（11）：726-727，755.
[9] Narita H，et al. Jpn Pharmacol Ther，1997，25（4）：907-924.
[10] Chen C，et al. Organic Lett，2003，5（26）：5039-5042.
[11] Corey E，et al. Tetrahedron Lett，1996，37（32）：5675-5678.
[12] JP，1998237070.
[13] JP，2000198784.
[14] WO，9829409.
[15] 杨千姣，等，中国药物化学杂志，2010，20（2）：159.
[16] Bergmann M T，et al. Clin Ophthalmol，2014，8：1495-1505.
[17] JP，1990025465.
[18] K R，20120116082.
[19] WO，2004022526.
[20] CN，102675283，2012.
[21] US，20140046068.
[22] 夏俊，等，中国医药工业杂志，2016，47（1）：8-10.
[23] Hashiguchi K，et al. Expert Opin Pharmacother，2009，10：523.
[24] WO，2008153289.
[25] JP，1989242574.
[26] JP，1993294929.
[27] JP，2006045134.
[28] Castar J，et al. Drugs Fut，1998，23（3）：256.
[29] 陈清奇，等. 新药化学全合成路线手册（2007～2010）. 北京：科学出版社，2011：49-54.

7

主要作用于循环系统药物（心脑血管药物）

7.1 强心药

082 盐酸考福辛达罗帕特（Colforsin daropate Hydrochloride）

【别名】 Adehl®，NKH-477，盐酸米拉福新。

【化学名】 6-*O*-[3-(Dimethylamino)propionyl]forskolin hydrochloride；(+)-(3*R*,4*a*,*R*,5*S*,6*S*,10*S*,10*aR*,10*bS*)-3-Vinyl-5-acetoxyl-6-(3-dimethylamino propionyloxy)dodecahydro-10,10*b*-dihydroxyl-3,4*a*,7,7,10*a*-pentamethyl-1*H*-naphtho[2,1-*b*]pyran-1-one hydrochloride。

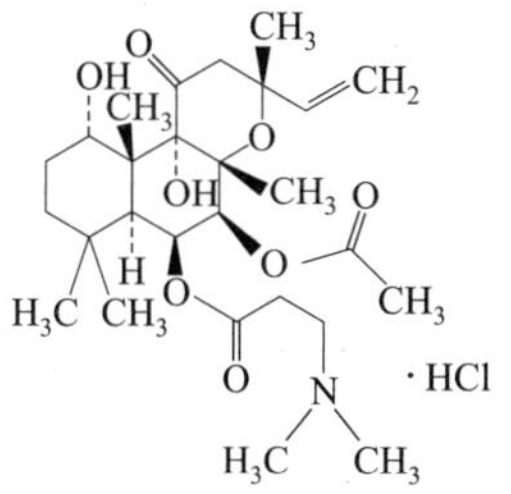

考福辛达罗帕特	CAS [113462-26-3]	$C_{27}H_{43}NO_8$	509.59
盐酸考福辛达罗帕特	CAS [138605-00-2]	$C_{27}H_{43}NO_8 \cdot HCl$	546.09

【研发厂商】 日本 Nippon Kayaku 公司研发。

【首次上市时间和国家】 1999 年以注射剂商品名 Adehl®（5.10mg）首次在日本上市。

【性状】 白色针状固体（原料药），mp 182～184℃，另有报道 mp 176～177℃（文献[7]），$[\alpha]_D^{20}=+32.3$（$c=1.0$，CH_3OH）。

【用途】 本品是佛司可林（Forskolin）的一种水溶性衍生物，是腺苷酸环化酶（Adenylyl cyclase，AC）增强剂。它与 5 型 AC 亲和力最高，而 5 型 AC 是心肌细胞中最主要的 AC 亚型，能增加细胞内 cAMP 浓度，具有正性肌力作用和血管虚张作用，对于 *β*-受体下调的心力衰竭也有效。动物实验证明，本品可激活豚鼠心室壁细胞 AC，效价与佛司可林相同，但效能为其 2 倍。本品能增加 cAMP 浓度，减弱由乙酰胆碱诱导的猪冠状动脉条收缩，效果呈剂量依赖性，但不改变 cGMP 的量，Ca^{2+} 浓度也没有相应的改变。在兔肠系膜动脉条上观察到类似结果。还有研究表明，本品可降低猪冠状动脉平滑肌细胞对

Ca^{2+}的敏感性。本品引起Ca^{2+}浓度短暂增加和培养的鸡胚心室肌细胞收缩性增强，可能是直接激活 AC 的结果。离体成年的鼠心肌细胞实验显示，本品的正性肌力作用与Ca^{2+}浓度短暂增加（和异丙肾上腺素机制相似），和Ca^{2+}代谢转运加速有关。本品适应证用于急性心力衰竭。

【合成路线】 具体路线如下。

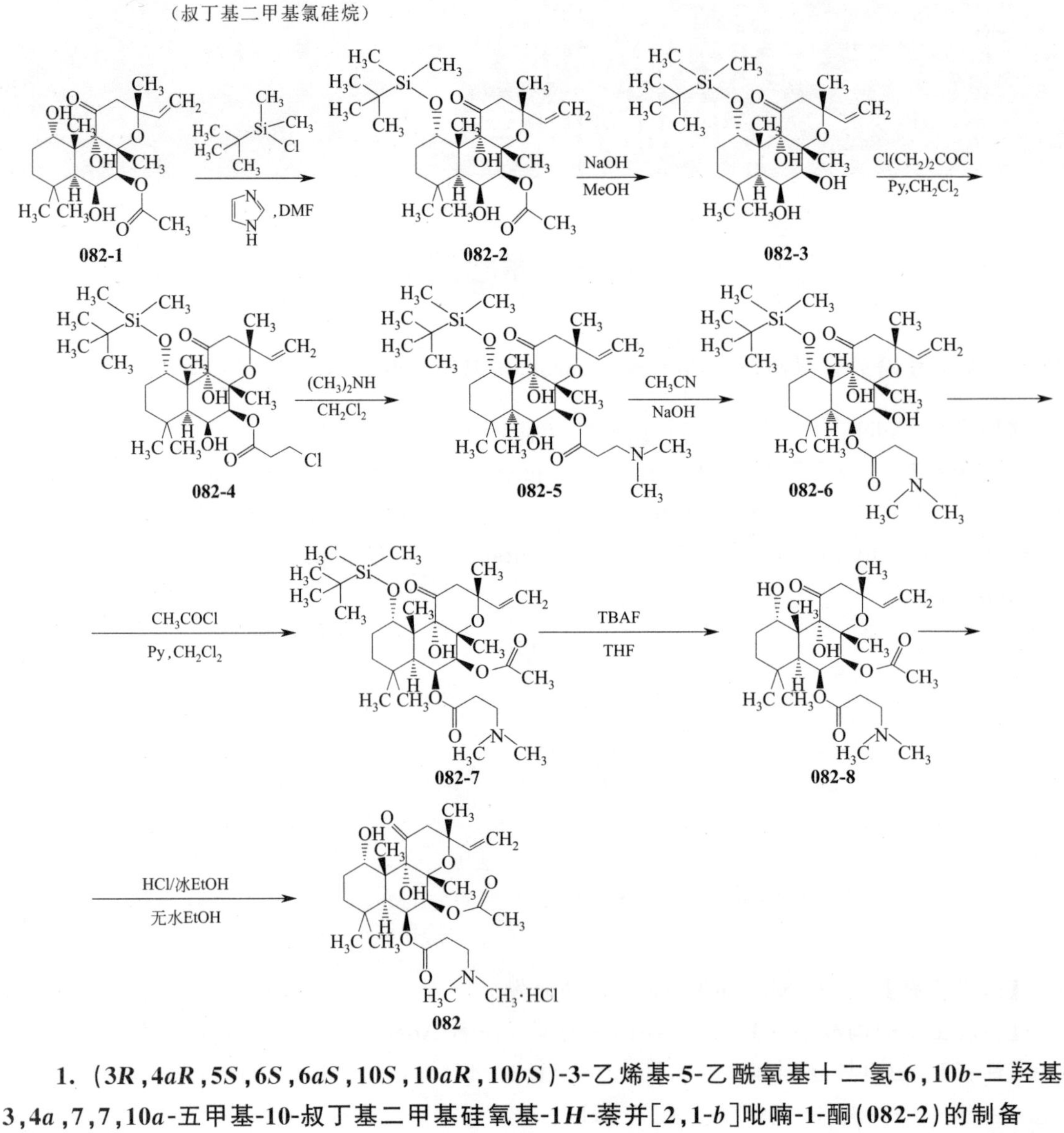

1. (3*R*,4a*R*,5*S*,6*S*,6a*S*,10*S*,10a*R*,10b*S*)-3-乙烯基-5-乙酰氧基十二氢-6,10*b*-二羟基-3,4*a*,7,7,10*a*-五甲基-10-叔丁基二甲基硅氧基-1*H*-萘并[2,1-*b*]吡喃-1-酮(082-2)的制备

无水条件下，往反应瓶中依次加入佛司可林（**082-1**）25g（61mmol）[**082-1** 的纯度为 98.6%] 和干燥的 DMF 300mL。搅拌溶解，加入 TBDMS-Cl（叔丁基二甲基氯硅烷）（纯度 98.0%）36.7g（243mmol）和干燥的咪唑 33.4g（491mmol），搅拌升温至 70℃ 反应 21h。将反应液倾入水（2.5L）中，用乙酸乙酯提取（500mL×3），合并有机相，用 500mL 水洗涤，经无水 $MgSO_4$ 干燥，过滤，滤液蒸干，得油状物 **082-2** 31.6g，收率为 98.9%。

^{1}H-NMR（300MHz，$CDCl_3$）δ：5.87（1H，dd，*J*=17.4Hz、10.8Hz），5.34（1H，d，*J*=4.0Hz），5.00（1H，dd，*J*=17.4Hz、0.6Hz），4.73（1H，dd，*J*=10.8Hz、

0.6Hz)，4.44～4.48（1H，m)，4.32～4.36（1H，m)，3.10（1H，d，J=16.2Hz)，2.78（1H，d，J=27.0Hz)，2.21（1H，d，J=16.2Hz)，2.00（4H，s)，1.52（3H，s)，1.31（3H，s)，1.29（2H，s)，1.18（3H，s)，1.11（3H，s)，0.95（1H，s)，0.89（3H，s)，0.73（9H，s)，−0.06（3H，s)，−0.13（3H，s)。

ESI-MS（m/z)：547 $[M+Na]^+$。

2. (3*R*,4*aR*,5*S*,6*S*,6*aS*,10*S*,10*aR*,10*bS*)-3-乙烯基十二氢-5,6,10*b*-三羟基-3,4*a*,7,7,10*a*-五甲基-10-叔丁基二甲基硅氧基-1*H*-萘并[2,1-*b*]吡喃-1-酮(082-3)的制备

在反应瓶中（冰浴下）加入甲醇1L和中间体**082-2** 30.0g（57mmol)，然后搅拌滴加1mol/L NaOH水溶液60mL调至pH=13，0.5h后升至室温反应16h。反应完毕，蒸干甲醇，加水800mL，用乙酸乙酯提取（500mL×2)，合并有机相，用300mL水洗涤，用无水$MgSO_4$干燥，过滤，蒸干滤液，得油状物**082-3** 25.7g，收率为93.0%。

^{1}H-NMR（300MHz，$CDCl_3$）δ：6.16（1H，dd，J=18.0Hz，11.0Hz)，5.14（1H，dd，J=18.0Hz、0.6Hz)，5.08（1H，dd，J=11.0Hz、0.6Hz)，4.60～4.64（1H，m)，4.44～4.48（1H，m)，4.16（1H，d，J=4.3Hz)，3.19（1H，d，J=16.8Hz)，2.30（1H，d，J=16.8Hz)，2.42～2.50（1H，brs，OH)，2.31～2.35（6H，m)，1.60（3H，s)，1.41（3H，s)，1.39（3H，s)，1.25（3H，s)，1.05（3H，s)，0.86（9H，s)，0.14（3H，s)，0.02（3H，s)。

ESI-MS（m/z)：482 $[M+H]^+$。

3. (3*R*,4*aR*,5*S*,6*S*,6*aS*,10*S*,10*aR*,10*bS*)-3-乙烯基-5-(3-氯丙酰氧基)十二氢-6,10*b*-二羟基-3,4*a*,7,7,10*a*-五甲基-10-叔丁基二甲基硅氧基-1*H*-萘并[2,1-*b*]吡喃-1-酮(082-4)的制备

无水条件下，在反应瓶中依次加入**082-3** 24.0g（50mmol)、吡啶9.9g（125mmol）和干燥的CH_2Cl_2 250mL，搅拌溶解，然后缓慢滴加3-氯丙酰氯12.7g（100mmol)，滴完后，反应4h。然后将反应液倒入200mL水中，用乙酸乙酯提取（200mL×2)，合并有机相，用200mL水洗涤，用无水$MgSO_4$干燥，过滤，滤液浓缩至干，得到油状物**082-4** 28.2g，收率为98.9%。

^{1}H-NMR（300MHz，$CDCl_3$）δ：6.01（1H，dd，J=17.4Hz、10.8Hz)，5.55（1H，d，J=4.2Hz)，5.13（1H，dd，J=10.8Hz、1.0Hz)，4.89（1H，dd，J=10.8Hz、1.0Hz)，4.57～4.61（1H，m)，4.53～4.49（1H，m)，3.82～3.86（2H，m)，3.26（1H，d，J=16.2Hz)，2.89～2.93（2H，m)，2.34（1H，d，J=16.2Hz)，2.31～2.37（2H，m)，1.82～1.92（1H，brs，OH)，1.67（3H，s)，1.45（3H，s)，1.39～1.41（1H，m)，1.32（3H，s)，1.24（4H，s)，1.07～1.11（1H，m)，1.03（3H，s)，0.87（9H，s)，0.14（3H，s)，0.01（3H，s)。

ESI-MS（m/z)：573 $[M+H]^+$。

4. (3*R*,4*aR*,5*S*,6*S*,6*aS*,10*S*,10*aR*,10*bS*)-3-乙烯基-5-(3-二甲基氨基丙酰氧基)十二氢-6,10*b*-二羟基-3,4*a*,7,7,10*a*-五甲基-10-叔丁基二甲基硅氧基-1*H*-萘并[2,1-*b*]吡喃-1-酮(082-5)的制备

在反应瓶中（0℃冰浴下）依次加入CH_2Cl_2 200mL、化合物**082-4** 25.0g（44mmol)，搅拌溶解，然后滴加33%的二甲胺水溶液45mL，滴完，室温反应2h。浓缩反应液，得油

状物 **082-5** 12.9g，收率为 50.8%。

^{1}H-NMR（300MHz，$CDCl_3$）δ：6.10（1H，dd，J=17.7Hz、11.1Hz），5.22（1H，d，J=4.2Hz），5.12（1H，dd，J=17.7Hz、0.6Hz），4.90（1H，dd，J=11.1Hz、0.6Hz），4.88～4.92（1H，m），4.56～4.60（1H，m），3.26（1H，d，J=16.2Hz），2.92（1H，d，J=22.2Hz），2.60～2.77（4H，m），2.33（1H，d，J=16.2Hz），2.38～2.48（1H，m），2.26（6H，s），2.08～2.15（1H，m），1.70（3H，s），1.45（3H，s），1.40～1.42（1H，m），1.36（3H，s），1.25（3H，s），1.08～1.12（1H，m），1.00（3H，s），0.86（9H，s），0.13（3H，s），0.01（3H，s）。

ESI-MS（m/z）：582 $[M+H]^+$。

5.（3*R*，4*aR*，5*S*，6*S*，6*aS*，10*S*，10*aR*，10*bS*）-3-乙烯基-6-（3-二甲基氨基丙酰氧基）十二氢-5，10*b*-二羟基-3，4*a*，7，7，10*a*-五甲基-10-叔丁基二甲基硅氧基-1*H*-萘并[2，1-*b*]吡喃-1-酮（082-6）的制备

在反应瓶中依次加入乙腈/水溶液（45∶55）600mL 和 **082-5** 6.0g（10.3mmol），超声溶解后，加入 1mol/L NaOH 水溶液 2.07mL，室温反应 24h。蒸除乙腈，用 CH_2Cl_2 提取（200mL×2），合并有机相，用 200mL 水洗涤，用无水 $MgSO_4$ 干燥，过滤，滤液减压浓缩后用石油醚/乙酸乙酯（5∶1）重结晶，得白色固体 **082-6** 4.3g，收率为 72.0%，mp 150～153℃。

^{1}H-NMR（300MHz，$CDCl_3$）δ：6.15（1H，dd，J=17.4Hz，10.5Hz），5.89～5.93（1H，m），5.10（1H，dd，J=17.4Hz，0.6Hz），4.94（1H，dd，J=10.5Hz，0.6Hz），4.61～4.65（1H，m），4.28（1H，d，J=4.8Hz），4.13（1H，t，J=7.2Hz），3.23（1H，d，J=17.1Hz），2.62～2.77（3H，m），2.60（6H，s），2.40（1H，d，J=17.1Hz），2.04（3H，s），1.54（3H，s），1.41（3H，s），1.38～1.40（1H，m），1.37（3H，s），1.05（3H，s），1.08～1.12（1H，m），0.92（3H，s），0.86（9H，s），0.13（3H，s），0.02（3H，s）。

ESI-MS（m/z）：582 $[M+H]^+$。

6.（3*R*，4*aR*，5*S*，6*S*，10*S*，10*aR*，10*bS*）-3-乙烯基-5-乙酰氧基-6-（3-二甲基氨基丙酰氧基）十二氢-10*b*-羟基-3，4*a*，7，7，10*a*-五甲基-10-叔丁基二甲基硅氧基-1*H*-萘并[2，1-*b*]吡喃-1-酮（082-7）的制备

在反应瓶中（冰浴下）依次加入 CH_2Cl_2 234mL、**082-6** 4.0g（6.9mmol）和吡啶 2.0g（25mmol），搅拌溶解，缓慢加入乙酰氯 2.0g（25mmol），室温反应 4h。加入水 90mL 后，加入饱和 $NaHCO_3$ 溶液 60mL 调至 pH=8。用 CH_2Cl_2 提取（150mL×2），合并有机相，用无水 $MgSO_4$ 干燥，过滤，滤液减压浓缩，得白色固体 **082-7** 3.0g，收率为 70.6%，mp 152～155℃。

^{1}H-NMR（300MHz，$CDCl_3$）δ：6.00（1H，dd，J=17.4Hz，10.5Hz），5.82～5.86（1H，m），5.60（1H，d，J=4.5Hz），5.11（1H，dd，J=17.4Hz，0.6Hz），4.89（1H，dd，J=10.5Hz，0.6Hz），4.61～4.65（1H，m），3.23（1H，d，J=16.2Hz），2.85～2.87（3H，m），2.84（3H，s），2.83（3H，s），2.37（1H，d，J=16.2Hz），1.99（3H，s），1.56（3H，s），1.41（3H，s），1.32（3H，s），0.99（3H，s），0.93（3H，s），0.86（9H，s），0.13（3H，s），0.01（3H，s）。

ESI-MS（m/z）：624 $[M+H]^+$。

7. (3*R*,4*aR*,5*S*,6*S*,10*S*,10*aR*,10*bS*)-3-乙烯基-5-乙酰氧基-6-(3-二甲基氨基丙酰氧基)十二氢-10,10*b*-二羟基-3,4*a*,7,7,10*a*-五甲基-1*H*-萘并[2,1-*b*]吡喃-1-酮(082-8)的制备

在反应瓶中加入干燥的THF 50mL和**082-7** 3.0g（5mmol），搅拌溶解，然后加入氟化四丁铵5g（19mmol），反应1h（室温），再加入氟化四丁铵5g（19mmol），反应4h。蒸干溶剂，加水15mL，再加入1mol/L盐酸15mL调至pH＝4，分液，水相用乙酸乙酯（40mL）洗涤，加饱和$NaHCO_3$溶液（45mL）调至pH＝7～8，然后用乙酸乙酯提取（75mL×2），合并有机相，用水（50mL）洗涤，用无水$MgSO_4$干燥，过滤，滤液减压浓缩，得白色固体**082-8** 1.9g，收率为71.8%，mp 146～148℃。

ESI-MS（*m*/*z*）：510 $[M+H]^+$。

8. (+)-(3*R*,4*aR*,5*S*,6*S*,10*S*,10*aR*,10*bS*)-3-乙烯基-5-乙酰氧基-6-(3-二甲基氨基丙酰氧基)-十二氢-10,10*b*-二羟基-3,4*a*,7,7,10*a*-五甲基-1*H*-萘并[2,1-*b*]吡喃-1-酮盐酸盐(盐酸考福辛达罗帕特)(082)的合成

在反应瓶中加入无水乙醇5mL、**082-8** 1.8g（3.5mmol），搅拌溶解，然后滴加饱和HCl的冰乙醇溶液2mL，再加入无水乙醇15mL，搅拌下室温反应4h。反应完毕，将反应液过滤，用无水乙醇（1～2mL）洗涤后，用无水乙醇重结晶，得白色针状固体**082** 1.4g，收率为74.3%，mp 182～184℃（文献[7]：mp 176～177℃），$[\alpha]_D^{20}=+32.3°$（*c*＝1.0，CH_3OH），纯度为99.4%［HPLC归一化法：色谱柱C_{18}柱（4.6mm×250mm，5μm）；流动相为乙腈/0.05%三氟乙酸溶液（50∶50）；检测波长210nm；柱温30℃；流速1.0mL/min］。

IR（KBr）：3415cm^{-1}，3232cm^{-1}，2938cm^{-1}，2669cm^{-1}，2361cm^{-1}，1739cm^{-1}，1639cm^{-1}，1473cm^{-1}，1401cm^{-1}，1370cm^{-1}，1335cm^{-1}，1244cm^{-1}，1196cm^{-1}，1097cm^{-1}，1055cm^{-1}，1023cm^{-1}，975cm^{-1}，912cm^{-1}。

^{1}H-NMR（300MHz，CD_3OD）δ：6.10（1H，dd，*J*＝17.1Hz，10.8Hz），5.88～5.92（1H，m），5.54（1H，d，*J*＝4.5Hz），5.15（1H，dd，*J*＝17.1Hz，1.0Hz），4.91（1H，dd，*J*＝17.1Hz，1.0Hz），4.52～4.56（1H，m），3.47～3.51（2H，m），3.27（1H，d，*J*＝16.5Hz），2.97～3.01（2H，m），2.94（6H，s），2.44～2.48（1H，m），2.43（1H，d，*J*＝16.5Hz），2.16～2.20（1H，m），2.03（3H，s），1.84～2.03（1H，m），1.67（3H，s），1.49（3H，s），1.40～1.44（1H，m），1.36（3H，s），1.12～1.16（1H，m），1.04（3H，s），1.03（3H，s）。

^{13}C-NMR（100MHz，CD_3OD）δ：207.9，172.2，171.7，148.0，110.7，83.5，82.3，77.2，76.5，74.6，72.6，54.1，50.4，44.1，43.9，43.7，37.6，35.1，33.3，31.0，30.7，27.4，24.4，24.3，21.2，20.5。

ESI-MS（*m*/*z*）：510 $[M+H]^+$。

参考文献

[1] Seamon K B，et al. Proc Nati Acad Sci，1981，78（6）：3363-3367.
[2] 沈云亨，等．天然产物研究与开发，2005，17（3）：358-361.
[3] Smith B R，et al. Arch Ophthalmol，1984，102（1）：146-148.
[4] Mittag T W，et al. Exp Eye Res，1993，57（1）：13-19.
[5] Saettone M F，et al. J Ocul Pharmacol，1989，5（2）：111-118.
[6] Matsumoto S，et al. Jpn J Ophthalmol，1990，34（4）：428-435.

[7] CN，1016507 B，1992.
[8] Corey E J，et al. J Am Chem Soc，1972，94 (17)：6190-6191.
[9] 印颖哲，等. 中国医药工业杂志，2015，46 (7)：669-673.
[10] Merck Index 14th：2476.

7.2 抗凝血药 (抗血栓药)

083 利伐沙班 (Rivaroxaban)

【别名】 Xarelto，BAY-59-7939。

【化学名】 5-Chloro-*N*-[[(5*S*)-2-oxo-3-[4-(3-oxo-4-morpholinyl) phenyl]-5-oxazolidinyl]methyl]-2-thiophenecarboxamide。

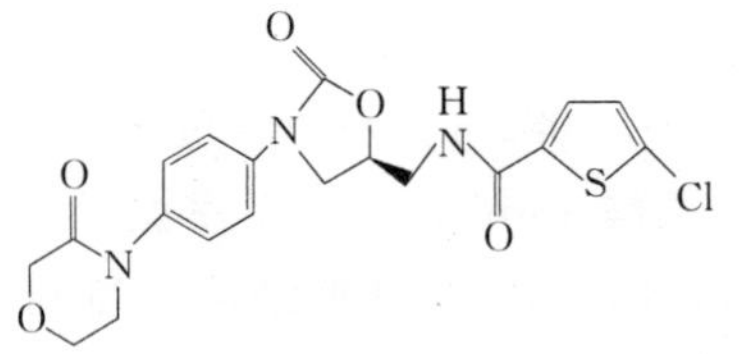

利伐沙班 CAS [366789-02-8] $C_{19}H_{18}ClN_3O_5S$ 435.88

【研发厂商】 德国拜耳公司 (Bayer Schering Pharma AG) 和美国 Ortho-Me Neil 公司。

【首次上市时间和国家】 2008 年 9 月 16 日在加拿大上市，2011 年 7 月 1 日在美国上市。

【性状】 无色固体，溶于 DMSO，mp 230℃，$[\alpha]_D^{21}=-38°$ ($c=0.2985$，DMSO)。

【用途】 本品是高选择性凝血因子Ⅹa 抑制剂，直接作用于凝血因子Ⅹa，1 日 1 次口服给药，用于治疗和预防深静脉血栓，预防心房颤动患者卒中和治疗肺动脉栓塞，肝脏毒性小、出血风险低，使用时不需要凝血监测，与传统抗凝药相比，本品具有服用方便、起效迅速、安全性高等特点。

【合成路线】 与文献 [12] 的方法不同，是新工艺，介绍如下。

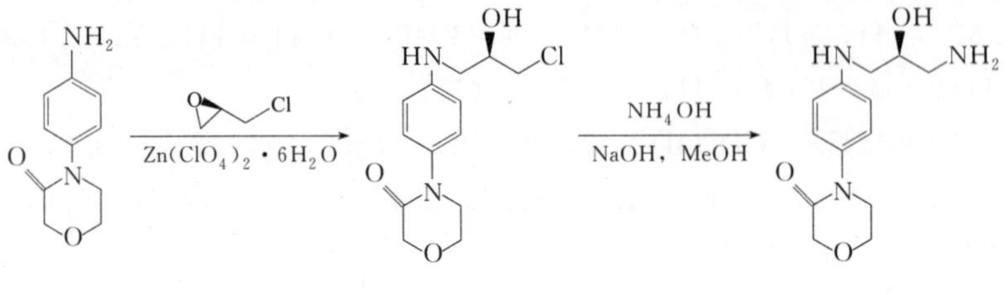

083-1 083-2 083-3

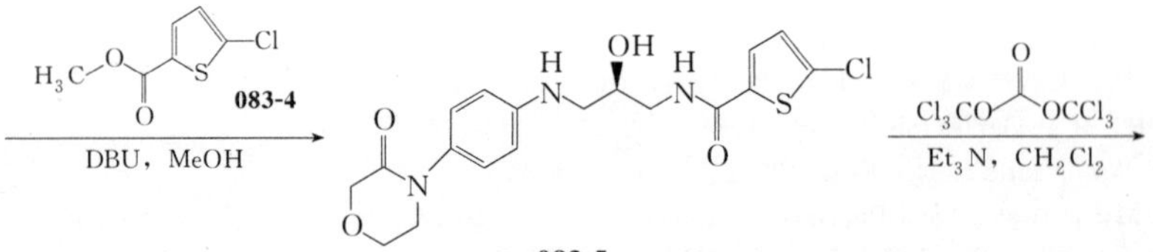

083-5

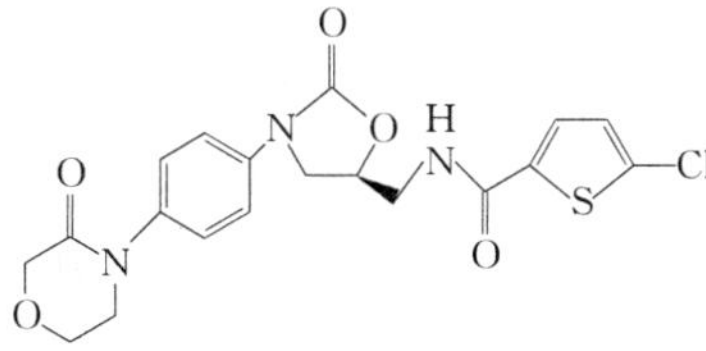

083

1. (*R*)-4-[4-[(3-氯-2-羟基丙基)氨基]苯基]-3-吗啉酮 (083-2) 的制备

在反应瓶中加入 4-(4-氨基苯基)-3-吗啉酮 (**083-1**) 19.2g (0.1mol)、(*R*)-环氧氯丙烷 9.4mL (0.12mol)、六水高氯酸锌 0.75g (2mmol) 和氯仿 200mL，在氩气保护下搅拌回流反应 12h。冷却至室温，依次用去离子水 (100mL×2)、饱和食盐水 (100mL) 洗涤，有机相用无水硫酸钠干燥，过滤，滤液减压蒸除溶剂，剩余物用乙醇重结晶，得白色固体 **083-2** 24.2g，收率为 85%，mp 135.5～137.0℃，$[\alpha]_D^{20}=-2.55°$ ($c=1.0$，DMSO) [文献 [21]：mp 137～139℃，$[\alpha]_D^{20}=-2.50°$ ($c=1.0$，DMSO)]。

^{1}H-NMR (400MHz，$CDCl_3$) δ：7.09 (2H，d，$J=8.8$Hz)，6.64 (2H，d，$J=8.8$Hz)，4.32 (2H，s)，3.99～4.02 (3H，m)，3.69 (2H，t，$J=5.4$Hz)，3.62 (2H，t，$J=5.4$Hz)，3.33～3.38 (1H，m)，3.17～3.22 (1H，m)。

HR-ESI-MS (m/z)：285.1001 $[M+H]^+$。

2. (*S*)-4-[4-[(3-氨基-2-羟基丙基)氨基]苯基]-3-吗啉酮(083-3)的制备

在反应瓶中加入 **083-2** 19.9g (0.07mol)、NaOH 2.8g (0.07mol)、甲醇 120mL 和 25%氨水 120mL，将反应混合物于 50℃下搅拌反应 6h。反应完毕，减压蒸除溶剂，剩余物用乙酸乙酯 150mL 溶解，依次用去离子水 (100mL×2)、饱和食盐水 (100mL) 洗涤，有机相用无水 Na_2SO_4 干燥，过滤，滤液减压蒸除溶剂，剩余物用乙醇重结晶，得白色固体 **083-3** 17.1g，收率为 92%，mp 194.5～196.0℃，$[\alpha]_D^{20}=-14.54°$ ($c=1.0$，DMSO)。

^{1}H-NMR (400MHz，DMSO-d_6) δ：7.63 (2H，brs，NH_2)，7.03 (2H，d，$J=8.8$Hz)，6.61 (2H，d，$J=8.8$Hz)，5.86 (1H，brs)，5.55 (1H，brs)，4.13 (2H，s)，3.92 (2H，t，$J=5.2$Hz)，3.84～3.85 (1H，m)，3.59 (2H，t，$J=5.2$Hz)，3.05～3.08 (2H，m)，2.94～2.97 (1H，m)，2.67～2.72 (1H，m)。

HR-ESI-MS (m/z)：266.1504 $[M+H]^+$。

3. (*R*)-5-氯-*N*-[2-羟基-3-[[4-(3-氧代-4-吗啉基)苯基]氨基]丙基]-2-噻吩甲酰胺(083-5)的制备

在反应瓶中加入 5-氯-2-噻吩甲酸甲酯 (**083-4**) 8.8g (0.05mol)、**083-3** 13.3g (0.05mol)、DBU (1,8-二氮二环十一碳-7-烯) 0.3mL (0.002mol) 和甲醇 200mL，搅拌升温回流反应 5h。反应完毕，减压蒸除溶剂，剩余物溶于 200mL CH_2Cl_2 中，依次用去离子水 (100mL×2) 和饱和食盐水 (100mL) 洗涤，有机相用无水 Na_2SO_4 干燥，过滤，滤液减压蒸除溶剂，剩余物用乙醇重结晶，得白色固体 **083-5** 17.8g，收率为 87%，mp 195.5～196.5℃ (文献 [24]：mp 198.5℃)，$[\alpha]_D^{20}=+5.5°$ ($c=0.5$，DMSO)。

^{1}H-NMR (400MHz，DMSO-d_6) δ：8.61 (1H，t，$J=5.6$Hz)，7.68 (1H，d，$J=4.0$Hz)，7.18 (1H，d，$J=4.0$Hz)，7.01 (2H，d，$J=8.4$Hz)，6.59 (2H，d，$J=8.4$Hz)，5.65 (1H，t，$J=5.6$Hz)，5.08 (1H，d，$J=4.8$Hz)，4.13 (2H，s)，3.92 (2H，t，$J=4.8$Hz)，3.78～3.81 (1H，m)，3.60 (2H，t，$J=4.8$Hz)，3.30～3.39 (1H，m)，3.21～3.28 (1H，m)，3.08～3.14 (1H，m)，2.94～3.00 (1H，m)。

^{13}C-NMR（100MHz，DMSO-d_6）δ：166.0，160.6，147.7，139.5，133.0，130.5，128.3，128.2，126.7，112.1，68.0，63.8，48.8，47.6，44.1，40.3。

HR-ESI-MS（m/z）：410.0942 [M+H]$^+$。

4. 5-氯-*N*-[[(5*S*)-2-氧代-3-[4-(3-氧代-4-吗啉基)苯基]-5-噁唑烷基]甲基]-2-噻吩甲酰胺（利伐沙班）(083) 的合成

在反应瓶中加入 **083-5** 16.4g（0.04mol）、三乙胺 22.3mL（0.16mol）和 CH_2Cl_2 250mL，搅拌冷却至 0～5℃，再加入二（三氯甲基）碳酸酯 5.9g（0.02mol），保温反应 2h。再在室温下反应 12h。反应完毕，分液，分取有机相依次用去离子水（100mL×2）、饱和 NaCl 水溶液（100mL）洗涤，有机相用无水 Na_2SO_4 干燥，过滤，滤液减压蒸除溶剂，剩余物用乙酸重结晶，得白色固体 **083** 14.8g，收率为 85%，mp 228～229℃，$[\alpha]_D^{20}=-41.0°$（c=0.3，DMSO）[文献 [17]：mp 230℃，$[\alpha]_D^{20}=-38°$（c=0.2985，DMSO)]，纯度为 99.7% [HPLC 归一化法：色谱柱为 Diamonsil C_{18} 柱（4.6mm×150mm，5μm）；流动相为乙腈/0.01mol/L 乙酸铵溶液（80∶20）；检测波长为 254nm]；ee 值为 99.9% [HPLC 归一化法：色谱柱为 Chiralpak IC 柱（4.6mm×250mm，5μm）；流动相为乙腈；检测波长为 254nm]。

^{1}H-NMR（400MHz，DMSO-d_6）δ：8.99（1H，t，J=5.2Hz），7.70（1H，d，J=3.6Hz），7.57（2H，d，J=8.8Hz），7.41（2H，d，J=8.8Hz），7.20（1H，d，J=3.6Hz），4.83～4.87（1H，m），4.17～4.22（1H，m），4.20（2H，s），3.98（2H，t，J=4.5Hz），3.84～3.88（1H，m），3.72（2H，t，J=4.6Hz），3.61（2H，t，J=4.6Hz）。

^{13}C-NMR（100MHz，DMSO-d_6）δ：166.2，161.1，154.4，138.7，137.3，136.7，133.5，128.7，128.4，126.2，118.5，71.6，68.0，63.7，49.2，47.7，42.4。

HR-ESI-MS（m/z）：436.074 [M+H]$^+$，438.072 [M+H+Z]$^+$。

参考文献

[1] Merck Index 15th：8368.
[2] WO，0147919，2001.
[3] US，7157456，2007.
[4] Rohde G. J Chromatogr，2008，B 872：43.
[5] Mueck W，et al. Thromb Haemostasis，2008，100：453.
[6] Agnelli G，et al. Circulation，2007，116：180.
[7] Eriksson B I，et al. N Engl J Med，2008，358：2765.
[8] Lassen M R，et al. N Engl J Med，2008，358：2776.
[9] Laux V，et al. Semin Thromb Hemostasis，2007，33：515-523.
[10] Piccini JP，et al. Expert Opin Invest Drugs，2008，17：925-937.
[11] Alexander D，et al. Expert Opin Invest Drugs，2011，20：849-857.
[12] 陈仲强，等．现代药物的制备与合成．第三卷．北京：化学工业出版社，2015：411-414.
[13] Kubitza D，et al. Eur J Clin Pharmacol 2005，61：873-880.
[14] Kubitza D，et al. Clin Pharmacol Therapeut，2005，78：412-421.
[15] Escolar G，et al. Drugs of the future，2006，31（6）：484-493.
[16] 李超，等．中国医药工业杂志，2012，43（12）：1046-1048.
[17] Roehrig S，et al. J Med Chem，2005，48（19）：5900-5908.
[18] WO，2009023233.
[19] WO，2010124385.
[20] 蒋婧章，等．中国医药工业杂志，2013，44（5）：431-433.
[21] WO，2012153155.
[22] Pace V，et al. Synthesis，2010，(20)：3545-3555.
[23] WO，2012140061.

[24] WO，2004060887.
[25] 杨杰，等．中国医药工业杂志，2015，46（5）：442-445.
[26] CN，10160836，2011.
[27] US，0034465，2011.
[28] EP，1479675，2004.
[29] Mederski，W W，et al. Bioorg Med Chem Lett，2004，14（23）：5817-5822.
[30] CN，1832933，2006.
[31] CN，1906191，2007.
[32] Lu Z K，et al. Tetrahedron Lett，2005，46（17）：2997-3001.
[33] Meo P L，et al. Tetrahedron，2004，60（41）：9099-9111.
[34] 袁静，等，中国新药杂志，2010，19（23）：2185-2187.
[35] CN，101128205，2008.
[36] Okano K，et al. Org Lett，2003，5（26）：4987-4990.
[37] 杨银萍，等．中国药物化学杂志，2013，23（1），26-28.

084 替格瑞洛（Ticagrelor）

【别名】 替卡格雷，AZD-6140，Brilinta，Brilique。

【化学名】 (1*S*,2*S*,3*R*,5*S*)-3-[7-[[(1*R*,2*S*)-2-(3,4-Difluorophenyl)cyclopropyl]amino]-5-(propylthio)-3*H*-1,2,3-triazolo[4,5-d]pyrimidin-3-yl]-5-(2-hydroxyethoxy)-1,2-cyclopentanediol。

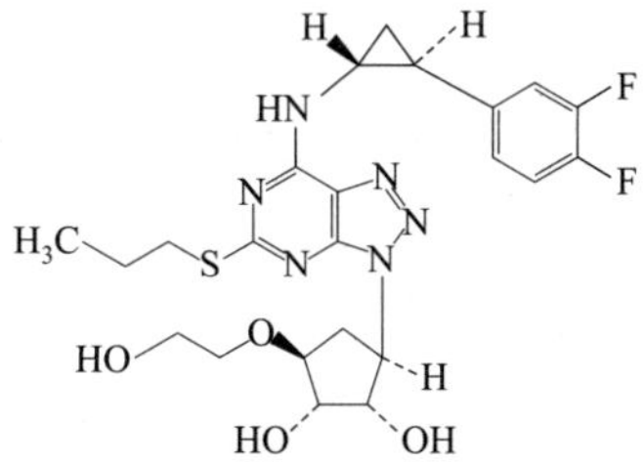

替格瑞洛	CAS [274693-27-5]	$C_{23}H_{28}F_2N_6O_4S$	522.57
盐酸替格瑞洛	CAS [377093-13-5]	$C_{23}H_{28}F_2N_6O_4S \cdot HCl$	559.07

【研发厂商】 英国 Astrazeneca 公司研发。

【首次上市时间和国家】 2010 年获欧盟药品管理局批准在欧洲上市；2011 年获美国 FDA 批准在美国上市。

【性状】 结晶性粉末，在水中溶解度约为 10μg/mL，溶于乙酸乙酯。其盐酸盐为白色固体。

【用途】 口服可逆 P2Y12 受体抑制剂。本品能可逆性地作用于血小板上 P2Y12 受体，对腺苷二膦酸（ADP）引起的血小板聚集有较强抑制作用，且口服后起效快，因此可明显改善急性冠心病患者的症状。本品与氯吡格雷不同，不需要通过代谢激活，自身具有抗血小板活性。本品临床用于减少急性冠状动脉综合征（ACS）患者血栓事件发生。

【合成路线】 具体路线如下。

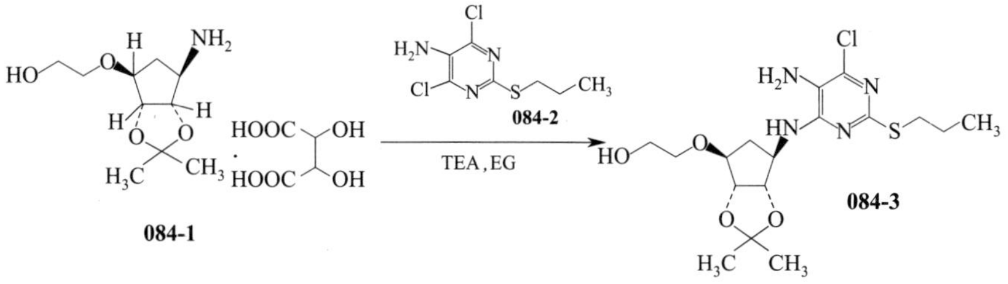

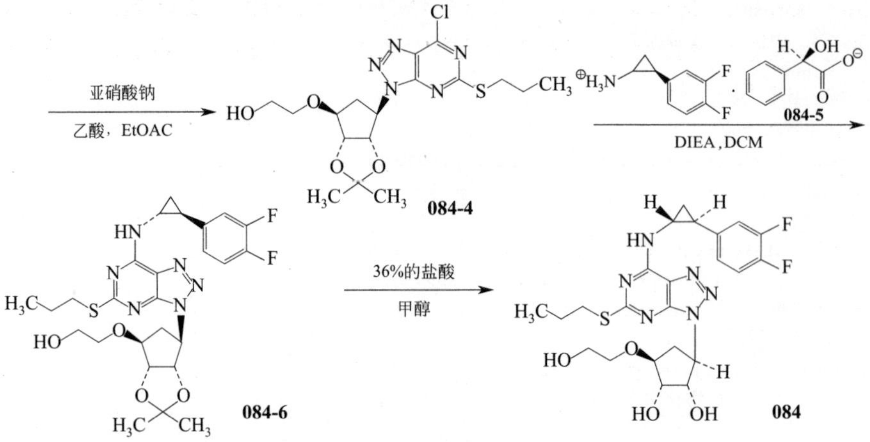

1. [3aR-(3aα,4α,6α,6aα)]-2-[[6-[[5-氨基-6-氯-2-(丙硫基)-4-嘧啶基]氨基]四氢-2,2-二甲基-3aH-环戊二烯并[d][1,3]二氧-4-基]氧基]乙醇(084-3)的制备

在反应瓶中加入 **084-2**（按文献［11］的方法制备）10.0g（42.20mmol）、**084-1**（按文献［11］的方法制备）18.6g（50.64mmol）和乙二醇（EG）20mL，搅拌 5min，加入三乙胺（TEA）21.4g（211.88mmol），搅拌下于 110℃反应 4h（TLC 监控）。冷却至室温，依次加入水（100mL）和乙酸乙酯（100mL×2），搅拌 10min。取水相用乙酸乙酯（50mL×2）提取，合并有机相，用 1mol/L 盐酸调至溶液呈中性，用饱和盐水（100mL×2）洗涤，用无水 Na_2SO_4 干燥，过滤，滤液减压蒸除溶剂，剩余物用乙酸乙酯/正己烷（体积比=1∶5）重结晶，得白色粉末 **084-3** 14.8g，收率为 84%（文献［20］：收率为 57.2%），mp 108.0～109.1℃。

^{1}H-NMR（400MHz，$CDCl_3$）δ：6.31（1H，s，OH），4.58（2H，dd，J = 7.3Hz，6.5Hz，SCH_2），4.50（1H，dd，J = 15.8Hz，5.3Hz，3-H），3.96（1H，s，2-H），3.78（2H，d，J = 10.0Hz，OCH_2），3.60（1H，s，NCH），3.13（2H，s，NH_2），2.99（2H，s，CH_2），2.23（1H，s，1-H），1.96（1H，d，J = 14.5Hz，NH），1.74（2H，s，CH_2CH_3），1.43（3H，s，CH_3），1.25（3H，s，CH_3），1.02（3H，d，J = 7.4Hz，CH_3）。

ESI-MS（m/z）：419.2 $[M+H]^+$。

2. [3aR-(3aα,4α,6α,6aα)]-2-[[6-[7-氯-5-(丙硫基)-3H[1.2.3]三唑并[4,5-d]嘧啶-3-基]四氢-2,2-二甲基-3aH-环戊二烯并[d][1,3]二氧-4-基]氧]乙醇(084-4)的制备

在反应瓶中加入 **084-3** 7.7g（18.37mmol）、乙酸 6.5g（108.33mmol）和乙酸乙酯 100mL，搅拌下滴加亚硝酸钠 1.54g（22.31mmol）的水 20mL 溶液，滴完，在冰浴中反应 8h。反应完毕，用饱和 K_2CO_3 溶液调至 pH=8，静置分层，分取有机相用饱和盐水（50mL×2）洗涤，用无水 Na_2SO_4 干燥，过滤，滤液蒸除溶剂，剩余物用硅胶柱色谱分离纯化［洗脱剂为 PE/EA（体积比=3∶1）］，经后处理，得棕色油状液 **084-4** 9.1g，收率为 98%（文献［20］：收率为 90.0%）。

^{1}H-NMR（400MHz，$CDCl_3$）δ：5.52（1H，d，J = 6.2Hz，OCH_2，e 键），5.21（1H，d，J = 7.3Hz，OCH_2，e 键），4.88（1H，d，J = 6.3Hz，OCH_2，a 键），4.04（1H，d，J = 5.5Hz，OCH_2，a 键），3.56（3H，s，OCH），3.21（2H，s，SCH_2），2.69（1H，d，J = 14.2Hz，6.1Hz，CH_2，e 键），2.54（1H，d，J = 9.6Hz，CH_2，a 键），1.81（2H，d，J = 7.3Hz，CH_2CH_3），1.55（3H，s，CH_3），1.37（3H，s，CH_3），1.09（3H，t，J = 7.4Hz，CH_3）。

ESI-MS（m/z）：430 $[M+H]^+$。

3. ［3aR-［3aα，4α，6α（1R*，2S*），6aα］］-2-［6-［［7-［2-（3，4-二氟苯基）环丙基］氨基-5-（丙硫基）-3H-1，2，3-三唑并［4，5-d］嘧啶-3-基］四氢-2，2-二甲基-4H-环戊二烯并-1，3-二氧-4-基］氧基］乙醇（084-6）的制备

在反应瓶中加入 **084-4** 3.75g（8.72mmol）、（2R）-2-羟基-2-苯基乙酸反式-（1R，2S）-2-（3，4-二氟苯基）环丙胺-D-扁桃酸盐（**084-5**）（参见文献［11］的方法制备）3.1g（9.64mmol）和 CH_2Cl_2 100mL，搅拌溶解，搅拌下滴加 N，N-二异丙基乙胺（DIEA）1.25g（9.64mmol），加完，于 10℃搅拌反应 10h。用 1mol/L 盐酸调至溶液为中性，用饱和盐水（100mL×2）洗涤，无水 Na_2SO_4 干燥，过滤，滤液减压蒸除溶剂，剩余物用硅胶柱色谱分离纯化，经后处理得红棕色油状液体 **084-6** 7.26g，收率为 98.9%（文献［20］：收率为 69.3%）。

^{1}H-NMR（400MHz，$CDCl_3$）δ：7.08（3H，s，ArH），5.51（1H，d，J＝7.9Hz，OCH_2，e 键），5.15（1H，s，OCH_2，e 键），4.87（1H，d，J＝6.0Hz，OCH_2，a 键），4.01（1H，d，J＝4.3Hz，OCH_2，a 键），3.56（4H，s，NCH，OCH），3.09（2H，s，SCH_2），2.65（2H，s，CH_2），2.47（1H，s，NCH），1.68（2H，s，CH_2CH_3），1.53（3H，s，CH_3），1.37（4H，d，J＝9.7Hz，NH，CH_3），1.02（2H，d，J＝7.5Hz，CH_2），0.97（3H，d，J＝6.9Hz，CH_3）。

ESI-MS（m/z）：563.56［M＋H］$^+$。

4. （1S，2S，3R，5S）-3-［7-［［（1R，2S）-2-（3，4-二氟苯基）环丙基］氨基］-5-（丙硫基）-3H-1，2，3-三唑［4，5-d］嘧啶-3-基］-5-（2-羟基乙氧基）-1，2-环戊二醇（替格瑞洛）（084）的合成

在反应瓶中加入 **084-6** 5.58g（9.92mmol）和甲醇 100mL，搅拌溶解，缓慢滴加 36%盐酸 12mL，滴完，搅拌下于室温反应 2h。反应完毕，将反应液旋蒸除去甲醇，剩余物中加 50mL 水溶解，用乙酸乙酯（100mL）提取，有机相用饱和 K_2CO_3 溶液调至 pH＝8，用饱和盐水洗涤，用无水 Na_2SO_4 干燥，过滤，滤液蒸除溶剂，剩余物用混合溶剂正庚烷/乙酸乙酯（体积比＝1∶1）重结晶，得白色粉末 **084** 3.75g，收率为 72%（文献［20］：收率为 90.5%），纯度为 99.2%，mp 149.0～152.9℃。

^{1}H-NMR（400MHz，$CDCl_3$）δ：8.9（1H，s），7.28（2H，s，Ar-H），7.05（1H，s，Ar—H），5.04（2H，d，J＝8.9Hz，OCH_2），4.93（1H，t，J＝9.1Hz，Ar-H），4.55（3H，s，NH，OCH_2），3.93（1H，s，OCH_2，a 键），3.74（1H，d，J＝5.2Hz，OCH_2，e 键），3.48（4H，dd，J＝10.2Hz，5.6Hz，OH，NCH，OCH），3.11（1H，s，OH），2.83～2.91（2H，m，CH_2），2.61（1H，d，J＝8.2Hz，ArCH），2.05（2H，s，CH_2），1.46（4H，s，CH_2，CH_2CH_3），0.80（3H，d，J＝7.3Hz，CH_3）。

ESI-MS（m/z）：523.41［M＋H］$^+$。

文献［12］精制 **084** 的方法：在反应瓶中加入 **084** 的粗品 8.3g、42mL 乙酸乙酯，搅拌加热至 55℃，溶清后，50℃下滴加 12mL 正庚烷，10min 内滴完，自然降温，析出固体，室温下搅拌 3h。过滤，得 **084** 精制品 7.3g。产物 **084** 为白色固体，精制收率为 87.9%。

文献［21］精制 **084** 的方法：将粗品 **084** 用乙酸乙酯加热溶解，分批加入正己烷，加完，搅拌下缓慢降温至 0～5℃，保温搅拌 2h。抽滤，滤饼用混合溶剂乙酸乙酯/正己烷（体积比＝1∶1.5）洗涤数次，50℃下减压干燥过夜，得精制品 **084**，纯度可达 99.8%（HPLC 归一化法），mp 137.8～138.6℃。

还可以参见文献［11］介绍的精制方法。

参考文献

［1］ 李小东，等．合成化学，2016，24（11）：994-997.

[2] Merck Index 15th：9583.
[3] WO，0034283，2000.
[4] US，6525060，2003.
[5] Springthorpe B，et al. Bioorg Med Chem Lett，2007，17：6013.
[6] Husted S，et al. Eur Heart J，2006，27：1038.
[7] Wallentin L，et al. N Engl J Med，2009，361：1045.
[8] Doggrell S A，et al. I Drugs，2009，12：309-317.
[9] CN，103288837 A，2013.
[10] CN，104098553 A，2014.
[11] 陈仲强，李泉．现代药物的制备与合成．第三卷．北京：化学工业出版社，2015：414-421.
[12] 阎欢，等．沈阳化工大学学报，2018，32（2）：157-160.
[13] CN，105669681 A，2016.
[14] CN，105940003 A，2016.
[15] 刘斌，等．合成化学，2015，23（9）：880-882.
[16] CN，107118141 B，2018.
[17] CN，107118141 A，2017.
[18] CN，107936040 A，2018.
[19] CN，107216259 A，2017.
[20] Zhang H，et al. Med Chem Lett，2012，22（11）：3598-3602.
[21] 缪世峰，等．海峡药学，2015，27（4）：249-251.
[22] 陈莉莉，等．中国医药工业杂志，2011，42（2）：146-150.
[23] US. 2003/148888，2003.
[24] WO，2010/030224，2010.
[25] US，7265124，2007.
[26] WO，990143，1999.
[27] WO，2012/172426，2012.

7.3 其他心脑血管药物（包括抗高血压药）

085 盐酸维那卡兰（Vernakalant Hydrochloride）

【别名】 Kynapid®，D06665。

【化学名】 (3*R*)-1-[(1*R*,2*R*)-2-[2-(3,4-Dimethoxyphenyl)ethoxy]cyclohexyl]-3-pyrroli-dinol monohydrochloride。

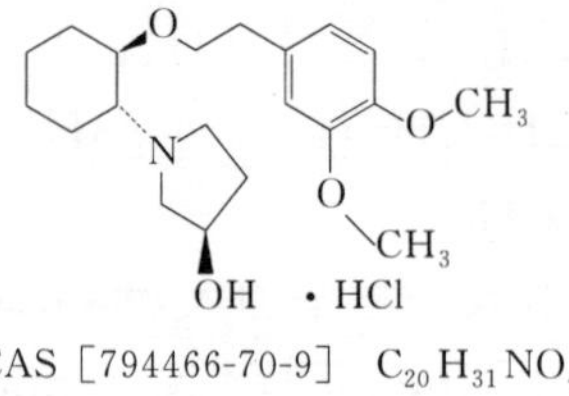

维那卡兰	CAS [794466-70-9]	$C_{20}H_{31}NO_4$	349.23
盐酸维那卡兰	CAS [748810-28-8]	$C_{20}H_{31}NO_4 \cdot HCl$	385.93

【研发厂商】 加拿大 Cardiome 药物公司和美国 Astellas 公司合作开发。

【首次上市时间和国家】 2010 年 9 月在欧洲批准上市。

【性状】 白色晶体，mp 143～145℃，$[\alpha]_D^{20}=-2.9°$（$c=10$，$CHCl_3$），也有报道 $[\alpha]_D^{20}=-2.2°$（$c=10$，$CHCl_3$）。

【用途】 本品是一种选择性作用于心房离子通道的混合性钠/钾通道阻滞剂，在新近发作心房颤动的急性转变方面的疗效优于胺碘酮，临床用于治疗心房纤维性颤动。

【合成路线】 参见文献 [28]。

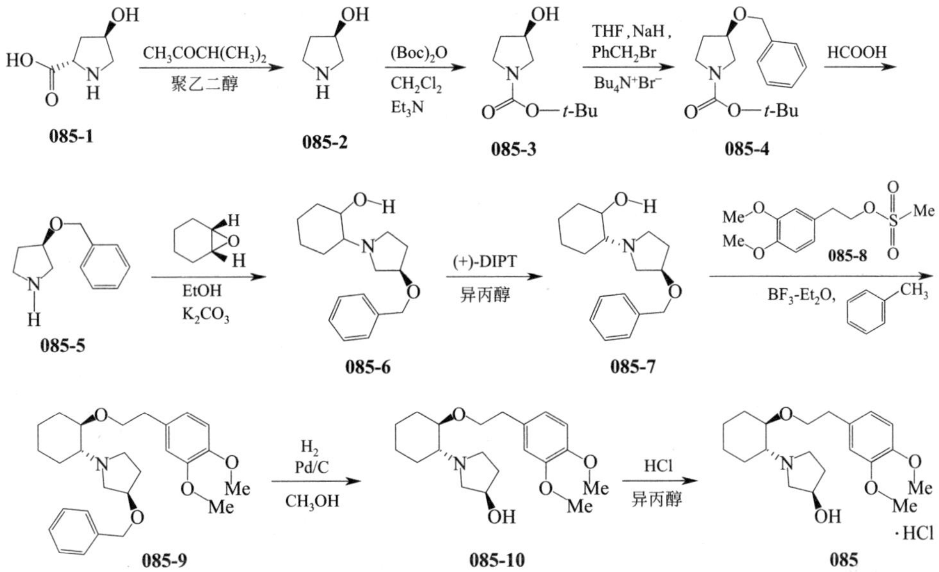

1. (3*R*)-羟基吡咯烷(085-2)的制备

在反应瓶中加入聚乙二醇-400 60mL、(−)-(4*R*)-羟基-L-脯氨酸(**085-1**)20.0g(0.153mol)和甲基异丁基甲酮1.53g(0.0153mol),搅拌加热至150℃,在该温度下反应6h。将反应液减压蒸馏,收集85~86℃(133Pa)馏分[文献[14]:100~120℃(600~4000Pa)],得淡黄色油状物**085-2** 11.8g,收率为86.6%,$[\alpha]_D^{20}=+6.0°$($c=3.6$,CH_3OH)[文献[18]:$[\alpha]_D^{20}=+5.7°$($c=3.63$,CH_3OH)]。

^{1}H-NMR(DMSO-d_6)δ:4.10~4.15(1H,m,C$\underline{H}$OH),3.51(1H,s,OH),2.42~2.89(4H,m,C$\underline{H}_2$NHC$\underline{H}_2$),1.47~1.76(2H,m,CH—C$\underline{H}_2$CH$_2$)。

MS(m/z):88 $[M+H]^+$。

2. (*R*)-*N*-叔丁氧羰基-3-羟基吡咯烷(085-3)的制备

在反应瓶中加入CH_2Cl_2 50mL、**085-2** 11.8g(0.136mol)和三乙胺22.7mL(0.164mol),搅拌混合,于0℃下滴加含$(Boc)_2O$ 35.6g(0.163mol)的二氯甲烷溶液15mL,滴完,同温下搅拌反应1h。再于室温反应15h。反应完毕,反应液中加入饱和枸橼酸溶液约120mL调至反应液pH到5,分出CH_2Cl_2层,依次用水和饱和NaCl溶液各75mL洗涤,用无水Na_2SO_4干燥,过滤,滤液减压浓缩,得黄色油状物**085-3** 23.2g,收率为91.3%。

^{1}H-NMR($CDCl_3$)δ:4.44~4.45(1H,m,C$\underline{H}$OH),3.36~3.47(4H,m,C$\underline{H}_2$NHC$\underline{H}_2$),1.93~2.07(2H,m,CHC$\underline{H}_2$CH$_2$),1.34(9H,s,Boc)。

MS(m/z):188 $[M+H]^+$。

3. (*R*)-*N*-叔丁氧羰基-3-苄氧基吡咯烷(085-4)的制备

在反应瓶中加入无水THF 150mL、60% NaH 3.7g(154mmol),在0℃下将含**085-3** 13.2g(70mmol)的无水THF溶液50mL滴入上述溶液中,滴完,搅拌反应1h。加入含溴苄13.9g(80.7mmol)的无水THF溶液10mL和溴化四丁铵2.5g(8.1mmol),室温搅拌18h。加入水70mL,用乙酸乙酯(60mL×3)提取,分取有机相,依次用水(150mL)和饱和NaCl溶液(150mL)洗涤,用无水Na_2SO_4干燥,过滤,滤液减压浓缩,得黄色油状物**085-4** 26.8g,直接用于下步反应。

4. (3*R*)-苄氧基吡咯烷(085-5)的制备

在反应瓶中加入上述制备的**085-4**油状物一批量,于0℃下滴入88%甲酸400mL,滴完，搅拌 0.5h。升温至室温搅拌 2h。反应完，减压浓缩，剩余物加饱和 K_2CO_3 溶液约 80mL，调至 pH=7，用正丁醇（40mL×2）提取，有机相经无水 Na_2SO_4 干燥，过滤，滤液减压浓缩，剩余物溶于甲基叔丁醚 100mL，25℃通入 HCl 气体调至 pH=2，加水 50mL，搅拌 30min。分出水相，用乙酸乙酯（25mL×3）洗涤，加 40% NaOH 溶液调至 pH=12，用乙酸乙酯（30mL×3）提取，有机相用无水 Na_2SO_4 干燥，过滤，滤液减压浓缩，得黄色油状物 **085-5** 10.4g，以 **085-4** 计，收率为 83.9%。

^{1}H-NMR（$CDCl_3$）δ：7.24～7.38（5H，m，Ar-H），4.54（2H，s，OC$\underline{H}_2$Ph），4.16～4.23（1H，m，C$\underline{H}$OCH$_2$Ph），3.49～3.67［4H，m，C$\underline{H}_2$CH（OCH$_2$Ph）C$\underline{H}_2$］，1.95～2.17（2H，m，NC$\underline{H}_2$CH$_2$）。

MS（m/z）：178［M+H］$^+$。

5. 反-[(3*R*)-3-苄氧基-1-吡咯烷]环己醇（085-6）的制备

在反应瓶中依次加入乙醇 30mL、**085-5** 5.3g（29.9mmol）、K_2CO_3 4.1g（29.9mmol）和顺-1,2-环氧环己烷 4.6mL（44.5mmol），搅拌混合，并加热回流 2.5h。加水 50mL，加 1mol/L 盐酸（约 15mL）调至 pH=4，用乙酸乙酯（40mL×2）洗涤，加 40% NaOH 溶液（约 5mL）调至 pH=12，再用乙酸乙酯（40mL×3）提取，合并提取液（有机相），用无水 Na_2SO_4 干燥，过滤，滤液减压浓缩，得黄色油状物 **085-6** 7.4g，收率为 89.4%。

6. (1*R*,2*R*)-[(3*R*)-3-苄氧基-1-吡咯烷基]环己醇（085-7）的制备

在反应瓶中加入异丙醇 35mL 和 **085-6** 7.4g（26.8mmol），搅拌溶解，于 20～25℃滴加含（+）-DIPT(2,3-Di-*O*-para-toluoyl-D-tartaric acid) 5.2g（13.4mmol）的异丙醇溶液 50mL。滴完于 0℃搅拌反应 10h。抽滤，所得灰白色固体用异丙醇重结晶，得（1*R*，2*R*)-[(3*R*)-3-苄氧基-1-吡咯烷基] 环己醇·1/2D-二对甲基苯甲酰酒石酸盐 5.70g。将该固体悬浮在 30mL 水和 20mL 甲基叔丁醚的混合液中，加 10%盐酸 20mL 调至 pH=1。分出有机相，水相用甲基叔丁醚（20mL×2）洗涤，再加 32% NaOH 溶液调至 pH=10，用甲基叔丁醚（30mL、15mL）提取。合并有机相，无水 Na_2SO_4 干燥，过滤，滤液减压浓缩，得黄色油状物 **085-7** 2.5g，收率为 33.8%，de 值为 99.4%［HPLC 法：色谱柱 Chiralpak AD-H 柱；流动相为乙腈（含 0.25%二乙胺）；检测波长 210nm；柱温 30℃；流速 0.3mL/min］，$[\alpha]_D^{20}=-61.7°$（c=10，$CHCl_3$）［文献［3］：$[\alpha]_D^{20}=-63.7°$（c=10，$CHCl_3$）］。

^{1}H-NMR（$CDCl_3$）δ：7.26～7.35（5H，m，Ar-H），4.48（2H，s，CHOC$\underline{H}_2$Ph），4.07～4.14（1H，m，C$\underline{H}$OH），3.89（1H，brs，OH），3.32～3.38（1H，m，C$\underline{H}$OCH$_2$Ph），2.59～2.95（4H，m，C$\underline{H}_2$NC$\underline{H}_2$），2.50（1H，m，C$\underline{H}$N），2.00～2.13（2H，m，NCH$_2$C$\underline{H}_2$），1.71～1.91（4H，m，C$\underline{H}_2$CH$_2$CH$_2$C$\underline{H}_2$），1.16～1.24（4H，m，CH$_2$C$\underline{H}_2$C$\underline{H}_2$CH$_2$）。

MS（m/z）：276［M+H］$^+$。

7. (3*R*)-1-[(1*R*,2*R*)-2-[2-(3,4-二甲氧基苯基)乙氧基]环己基]-3-苄氧基吡咯烷（085-9）的制备

在反应瓶中依次加入甲苯 50mL、**085-7** 3.2g（11.6mmol），搅拌溶解，于 0℃再加入三氟化硼乙醚络合物 0.17g（1.20mmol）和 2-(3,4-二甲氧基苯基）乙基甲磺酸酯（**085-8**）3.7g（14.2mmol），搅拌溶解，于室温下搅拌反应 8h。加水 30mL，水相用乙酸乙酯（20mL×3）提取，合并有机相，经无水 Na_2SO_4 干燥，过滤，滤液减压浓缩，得黄色油状物 **085-9** 5.8g，直接用于下步反应。

8. (3*R*)-1-[(1*R*,2*R*)-2-[2-(3,4-二甲氧基苯基)乙氧基]环己基]-3-吡咯烷醇(维那卡兰)(085-10) 的合成

在氢化反应器中加入甲醇 50mL、**085-9** 5.8g、10% 钯炭 1.3g 和浓盐酸 2.2g (60.3mmol)，搅拌下常温常压下氢化 2.5h（按氢化反应安全操作规范进行操作）。反应完毕，抽滤，滤液减压蒸除溶剂，剩余物中加入水 25mL，用 CH_2Cl_2（10mL×2）洗涤，加 20% NaOH 溶液（约 10mL）调至 pH=12 以上。用甲基叔丁醚（15mL×3）提取，合并提取液，减压浓缩，剩余黄色油状物加入水 18mL 和浓盐酸 0.89g，用 CH_2Cl_2（2mL×3）洗涤，水相加 20% NaOH 溶液（约 5mL）调至 pH 在 12 以上，用甲基叔丁醚（5mL×3）提取，合并提取液，用无水 Na_2SO_4 干燥，抽滤，滤液减压浓缩，得黄色油状物 **085-10** 2.6g，以 **085-7** 计，收率为 64.2%。

9. 盐酸维那卡兰 (085) 的合成

在反应瓶中加入异丙醇 20mL、**085-10** 2.6g（7.4mmol），搅拌溶解，于 10℃通入氯化氢气体至 pH=2，0℃搅拌 6h。抽滤，滤饼用异丙醇（10mL×2）洗涤，再用异丙醇重结晶，得类白色晶体 **085** 2.6g，收率为 91.1%，mp 143～145℃，$[\alpha]_D^{20}=-2.9°$（c=10，$CHCl_3$）[文献 [3]：$[\alpha]_D^{20}=-2.2°$（c=10，$CHCl_3$）]，纯度为 99.04% [HPLC 归一化法：色谱柱为 Diamonsil C_{18} 柱（4.6mm×250mm，5μm）；流动相为 0.14%磷酸二氢钾溶液（加磷酸调至 pH=2.5)/乙腈（1∶4）；检测波长 210nm；柱温 25℃；流速 1.0mL/min]。

IR（KCl）：3441cm^{-1}，2933cm^{-1}，2860cm^{-1}，1591cm^{-1}，1517cm^{-1}，1261cm^{-1}，1078cm^{-1}，1030cm^{-1}，807cm^{-1}。

^{1}H-NMR（$CDCl_3$）δ：6.73～6.81（3H，m，Ar-H），4.03～4.05（1H，m，C$\underline{H}$OH），3.87（6H，s，2×$OC\underline{H}_3$），3.56～3.65（2H，m，$OC\underline{H}_2$，CH_2），3.33～3.44（1H，m，C$\underline{H}OCH_2$），3.07～3.09（1H，m，NC$\underline{H}$），2.70～2.94（4H，m，$C\underline{H}_2NC\underline{H}_2$），2.48～2.55（2H，m，$OCH_2C\underline{H}_2Ar$），1.97～2.13（2H，m，$NCH_2C\underline{H}_2$），1.71～1.88（4H，m，$C\underline{H}_2CH_2CH_2C\underline{H}_2$），1.22～1.33（4H，m，$CH_2C\underline{H}_2C\underline{H}_2CH_2$）。

MS（m/z）：350 $[M-HCl+H]^+$。

参考文献

[1] 夏宗玲，等. 中国新药学临床杂志，2013，32（9）：688-692.
[2] 周京敏，等. 上海医学，2013，36（9）：816-819.
[3] WO，2006088525（CA，2006，145：271413）.
[4] WO，2013078468（CA，2013，159：42719).
[5] Bertau M，et al. Tetrahedron Asymmetry，2001，12（15）：2103-2107.
[6] WO，2011000945（CA，2011，154：19657）.
[7] Azizi N，et al. Org Lett，2005，7（17）：3649-3651.
[8] Ye H W，et al. Synth，2012，44（1）：51-56.
[9] 王朝阳，等. 化学通报，2005，68（74）：1-8.
[10] 张杰，等. 上海医学，2011，34（2）：155-157
[11] 杜以梅，等. 临床心血管病杂志，2010，26（3）：161-162.
[12] WO，2004099137（CA，2004，141：424107）.
[13] WO，2005016242（CA，2005，142：274013）.
[14] US，2005222430（CA，2005，141：366997）.
[15] Krishna L，et al. Synth Commun，1985，15（7）：587-589.
[16] Sternfeld F，et al. J Med Chem，1999，42（4）：677 690.
[17] WO，2005094897（CA，2005，143：367024）.
[18] Mehler T，et al. Synth Commun，1993，23（19）：2691-2700.
[19] WO，2012024100（CA，2012，156：310834）.
[20] Limanto J，et al. Org Lett，2014，16（10）：2716-2719.

[21] WO, 2005097087 (CA, 2005, 143: 405795).
[22] Momiyama N, et al. J Am Chem Soc, 2003, 125 (20): 6038-6039.
[23] Ramachary DB, et al. Org Lett, 2005, 7 (8): 1577-1580.
[24] Plouvier B, et al. J Med Chem, 2007, 50 (12): 2818-2841.
[25] Dickschat AT, et al. Chem Eur J, 2012, 18 (52): 16689-16697.
[26] 尤启冬，林国强．手性药物研究与评价．北京：化学工业出版社，2011，618-620.
[27] WO, 2006075778 (CA, 2006, 145: 169358).
[28] 黄俊，等．中国医药工业杂志，2013，44 (6): 544-547.
[29] Tomori H, et al. Heterocycles, 1996, 43 (2): 415-423.
[30] WO, 2006138673 (CA, 2006, 146: 100552).
[31] WO, 2004098525 (CA, 2004, 141: 406083).
[32] WO, 2012040846 (CA, 2012, 156: 477471).
[33] 葛婷，等．中国医药工业杂志，2015，46 (5): 533-537.
[34] Merck Index 15th: 10157.
[35] US, 7057053, 2005.

086 Maxi Post™

【别名】 BMS-204352

【化学名】 (+)-(3*S*)-(5-Chloro-2-methoxyphenyl)-3-fluoro-6-(trifluoromethyl)-1,3-dihydro-1*H*-indol-2-one。

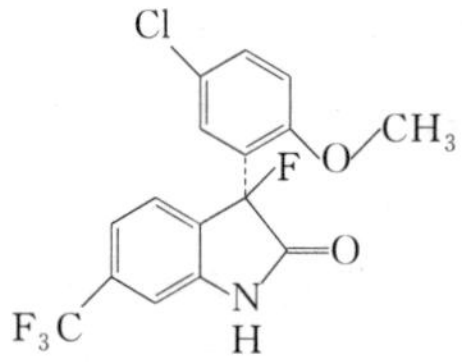

MaxiPost™ CAS [187523-35-9]

MaxiPost™ 消旋体 CAS [183720-28-7] $C_{16}H_{10}ClF_4NO_2$ 359.71

【研发厂商】 美国 Bristol-Meyers Squibb Co。

【研发动态】 2011 年已进入Ⅲ期临床研究。

【性状】 晶体，mp 202℃（分解），$[\alpha]_D^{25}=+156°$（$c=1$，MeOH）。

【用途】 卒中现已成为危及人类生命的三大疾病之一。当通往脑部的血管或脑中的血管破裂或血栓等堵塞脑部血管，卒中就会发生。本品是 K^+ 通道开放剂（potassium channel operator），它可限制 Ca^{2+} 进入细胞，这种 Ca^{2+} 依赖性 K^+ 通道广泛分布于大脑皮层、海马、丘脑等处，可调节递质的释放和细胞应激力。本品主要作用在于保护神经元，减少因缺血而导致的脑损伤的程度，而且本品无基因素性，不致畸，无抗原性。本品适应证为脑卒中。本品无明显不良反应，偶见暂时性的血压降低。

【合成路线】 可参见文献 [2]。

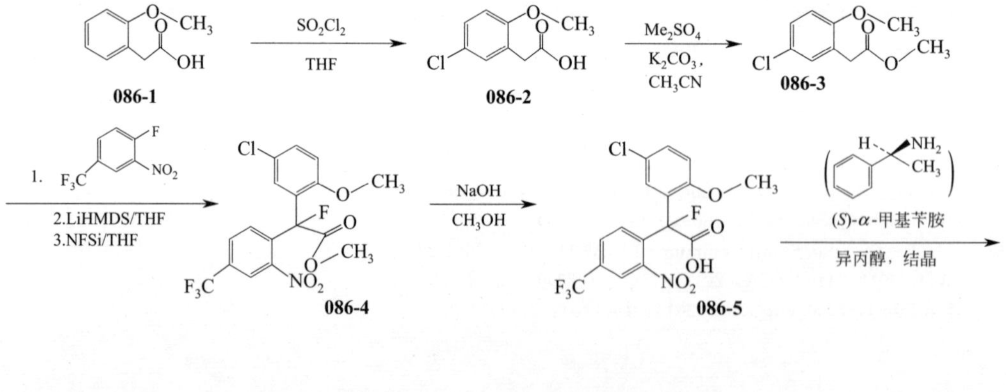

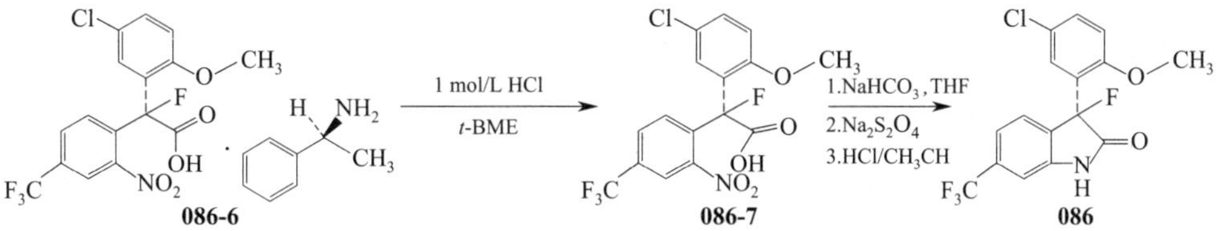

1. 5-氯-2-甲氧基苯乙酸(086-2)的制备

反应瓶（经干燥，装置有搅拌器、真空/氩气吹洗管、温度计和滴液漏斗等）经氩气清洗后，加入市售的2-甲氧基苯乙酸（**086-1**）300g（1.81mol）和无水THF 2L，搅拌下将混合物冷却至近－15℃，继续搅拌，直至溶液成为均相溶液，然后滴加纯净的磺酰氯（SO_2Cl_2）205mL（2.55mol）（通过滴液漏斗加入，并在搅拌条件下，控制维持滴加时内温度在－15～－5℃，滴加时间控制在1h以上）。SO_2Cl_2滴加完毕，立即用HPLC监控反应是否完成，如果反应完成，将反应混合物倾入冷水中（冷水量为16L），倾入时强烈搅拌，形成的浆状液继续搅拌3h。过滤收集白色沉淀，滤饼用2L水洗涤，空气干燥24h。然后真空干燥而得**086-2** 345.3g，收率为95%（按HPLC法检测纯度为97%），所得的产物**086-2**为类白色固体，未进一步纯化，直接用于下步反应。

2. 5-氯-2-甲氧基苯乙酸甲酯(086-3)的制备

经干燥的反应瓶（装置有机械搅拌器、氩气导管、温度计、回流冷凝管、真空/氩气吹洗管等）安装好后，加入上步制备的化合物**086-2** 345.0g（1.72mol）、无水K_2CO_3 285g（2.06mol）和无水乙腈1.7L，搅拌悬浮。往该悬浮液中加入硫酸二甲酯（Me_2SO_4）200mL（2.11mol）（在搅拌下和5min以上时间加完）。然后将混合物加热至82℃搅拌回流1.5h。使**086-2**完全酯化后，将反应混合物冷却至室温，用70mL三乙胺淬灭过量的硫酸二甲酯。过滤反应混合物中的沉淀，用2L乙酸乙酯洗涤滤渣，抽干。合并滤液；在旋转蒸发器中浓缩，得到的剩余物中加入2L乙酸乙酯和1L 0.25mol/L HCl进行两相分配。分取有机相，用饱和碳酸氢钠溶液（2L×2）洗涤，然后用饱和50% NaCl溶液（2L）洗涤，用无水$MgSO_4$干燥，过滤，滤液旋蒸除去溶剂，得到的粗酯为暗棕色油状物，将该油状物进行真空蒸馏（170℃，3333.05Pa真空下），得**086-3** 310g，收率约为85%，（HPLC法纯度为97%）。产物**086-3**为黏稠淡黄色油状物。

3. 5-氯-α-氟-2-甲氧基-α-[2-硝基-4-(三氟甲基)苯基]苯乙酸甲酯(086-4)的制备

在12L四颈反应瓶中（装置有机械搅拌器、氩气导入管、温度计、带盖的加料漏斗。反应瓶经氩气清洗）加入上步制备的化合物**086-3** 309.15g（1.44mol）和4-氟-3-硝基-三氟甲基苯（4-fluoro-3-nitro-benzotrifluoride）207.5mL（310.0g）（1.48mol）（预先用750mL无水THF溶解于烧瓶中，通过套管转移至反应瓶）。加好后反应混合物溶液呈亮黄色，将该溶液通过丙酮/干冰浴冷却至近似于－20℃。在烧瓶中配制的3.16L（3.16mol）1mol/L双（三甲基硅基）氨基锂（为暗橙黄色）的THF溶液转移至加料漏斗中，然后再加至反应瓶中，加入时间为1.5h以上。反应混合物的内温保持在－26～－16℃。加料漏斗中的物料加完后，继续搅拌反应10min后，HPLC监测分析显示反应完成。LiHMDS在1.5h内加完的过程中，40min后通过套管加入含*N*-氟双（苯基磺酰基）胺（NFSi）467.1g（1.48mol）的无水THF溶液1.25L（桃红色），加入时间为20min以上，保持反应混合物的内温在－10℃左右。因加料时是放热反应，此时停止冷却，让反应混合物温热至0℃（在1h内），通过HPLC监控分析表明反应完成后，往反应混合物中加入乙酸200mL淬灭反应，此时反应混合物在放热反应后温度已升至40℃，产生的副产物*N*-氟苯磺酰胺（*N*-fluorobenzenesulfonide）沉淀，反应液从暗微红到棕色变成橙色。将混合物用4L水稀释，用乙酸乙酯（4L×2）提取。合并有机相，分别用10% Na_2CO_3 溶液（4L×4）、50%饱和氯化钠溶液（4L×1）、0.5mol/L HCl（4L×1）溶液和饱和NaCl（4L×1）溶液洗涤。将最初的两次碱洗液、50%饱和NaCl溶液洗液和0.5mol/L盐酸的洗液用2L乙酸乙酯进行反提取，取有机相用1L饱和NaCl溶液洗涤。合并所有的有机相，用旋转蒸发器于35℃下真空浓缩，得到半固体黑色剩余物（纯度为87%，HPLC法），将剩余物（油状）与乙醇（500mL×2）一道进行共沸干燥，脱水和脱残留溶剂（乙酸乙酯）后再进行结晶。

在5L的反应瓶装上机械搅拌器，加入上述除去水分和乙酸乙酯的剩余物和乙醇1.5L，沸水浴加热，搅拌溶解。然后慢慢加入2.6L庚烷，并移去沸水浴，使该溶液慢慢冷却至室温（约2h以上），析出产物晶体，搅拌16h后，将其悬浮液冷却至0℃，并搅拌2.5h。将冷却的悬浮液过滤，滤饼用冷的乙醇/庚烷（1∶1）溶液洗涤。所得固体（滤饼）于空气下干燥2h，然后真空干燥，得**086-4** 478.2g，收率为78.8%，纯度为99.3%（HPLC法），产物为类白色至桃色固体，mp 125～127℃（分解）。经分析其分子式为 $C_{17}H_{12}O_5NClF_4$。

4. 5-氯-*α*-氟-2-甲氧基-*α*-[2-硝基-4-(三氟甲基)苯基]苯乙酸(086-5)的制备

在5L的三颈反应瓶中（装有机械搅拌器、温度计）加入甲醇2.0L和上步制备的化合物**086-4** 450g（1.067mol），搅拌混合，再加入1.10L（1.10mol）1.0mol/L NaOH水溶液。将反应混合物在50℃下搅拌反应4.5h，直到水解反应完成（由HPLC监控）。反应完毕，将反应混合物冷却到室温，并减压旋蒸浓缩，除去大部分甲醇。剩余物中加入叔丁基甲醚1.2L、己烷0.5L和水1.4L，进行两相分配和抽提。取有机相500mL用水进行反提取。合并水相，并在冰浴中冷却，强烈搅拌，用浓盐酸（大约110mL）将水相酸化至pH=1。最好加入化合物**086-5**的晶种，结果使产物结晶、沉淀出来。再将其在0℃下搅拌3h后过滤。滤饼经空气干燥后真空干燥过夜，得**086-5** 418.1g，收率为96%，纯度为99.6%（HPLC法）。取所得**086-5**的试样用甲苯/己烷（1∶1.25）（用量约为5mL/g）进行重结晶，则得到纯的**086-5**试样。

5. (*S*)-(－)-5-氯-2-甲氧基-*α*-氟-*α*-[2-硝基-4-(三氟甲基)苯基]苯乙酸与(*S*)-*α*-甲基苄胺的盐(086-6)的制备

在5L反应瓶中（装有机械搅拌器和温度计）加入上步制备的消旋酸（**086-5**）392.87g（0.964mol）和异丙醇2.0L，搅拌溶解，溶液呈亮黄色，同时强烈搅拌下加热至50℃，在5min内加入（*S*)-*α*-甲基苄胺116.82g（0.964mol）（文献上未写加料量，按常理应该是化合物**085-5**的等物质的量，所以加料量是作者加进去的）。加完，反应液转变成微绿色。停止加热，最好加入晶种，在反应瓶内15min内即观察到形成结晶。继续在搅拌下，将反应混合物于2h以上时间冷却至室温，然后过滤收集结晶，用500mL异丙醇洗涤滤饼，滤饼在真空蒸干后，得到（*S*)-（－）-5-氯-2-甲氧基-*α*-氟-*α*-[2-硝基-4-(三氟甲基)苯基] 苯乙酸与（*S*）-*α*-甲基苄胺（1∶1）的盐**086-6** 208g，收率为41%（作含9%的2-丙醇合物的校正，用 ^{1}H-NMR方法），纯度为99.9%（HPLC法）。产物为蓬松状白色固体。用毛细管电泳法（capillary electrophoresis）测定**086-6**的旋光（对映）纯（enantiomerically pure）为99.3%，$[\alpha]_D^{25}=-203°$（$c=1$，MeOH）。**086-6**的分子式：$C_{16}H_{10}O_5NClF_4 \cdot C_8H_{11}N \cdot C_3H_8O$

6. (*S*)-(－)-5-氯-2-甲氧基-*α*-氟-*α*-[2-硝基-4-(三氟甲基)苯基]苯乙酸(086-7)的制备

在反应瓶中加入叔丁基甲基醚125mL和上步制备的盐**086-6** 8.83g（16.70mmol），搅拌溶解。然后用1mol/L HCl（120mL×2）洗涤，用120mL水洗涤，再用120mL饱和NaCl溶液洗涤，分取有机相进行旋蒸得到酸**086-7**，收率是定量的，产物为类白色固体，未进一步纯化，直接用于下步反应。

7. (＋)-3-(*S*)-(5-氯-2-甲氧基苯基)-3-氟-6-(三氟甲基)-1,3-二氢-1*H*-吲哚-2-酮(MaxiPost™)(086)的合成

在反应瓶中加入 THF 42mL、上步制备的 **086-7** 一批量（类白色固体），搅拌溶解，然后加入水 42mL，再慢慢加入 $NaHCO_3$ 5.63g（66.83mmol）（观察到有气体逸出），反应混合物此时成为均相溶液，加入固体连二亚硫酸钠 10.32g（50.41mmol）（60min 内分批加入），并强烈搅拌（可以观察到有气体逸出），搅拌反应 15min 以后用 HPLC 分析确认反应完全，将反应液（混合物）用饱和 NaCl 水溶液（42mL）稀释，加入 42mL 乙酸乙酯提取，分取有机相，用 1mol/L HCl 甲醇溶液（17mL）处理，并加热至 60℃保持 5min。慢慢冷却至室温。将反应混合物用旋转蒸发器减压浓缩，得到的剩余物中加入乙酸乙酯 100mL 和水 100mL，充分搅拌后静置分层。分取有机相，用饱和 $NaHCO_3$ 水溶液洗涤（100mL×2），有机相旋蒸浓缩，得 5.53g（收率为 92%）粗品产物，该产物为黄色半固体。将其溶于 24mL 乙醇中，加热回流，并慢慢加入水 24mL，最好此时加入 **086** 的晶种，此操作的结果是在热的情况下发生结晶化作用。把该混悬物搅拌冷却至室温，并在室温搅拌 2h。过滤，滤饼用乙醇/水（1∶3）50mL 洗涤，抽干，空气下干燥和真空干燥，则制得 **086** 4.95g，收率为 83%，纯度为 99%（HPLC 法），产物为亮黄色固体（直接用中性活性炭脱色而得），mp 202℃（分解），$[\alpha]_D^{25}=+156$℃（$c=1$，MeOH）。

参考文献

[1] US，5602169，1997.
[2] US，5808095，1998.
[3] 日本公开特许 1996-333336.
[4] EP，0747354.
[5] CA，2176183.
[6] WO，9816222，1998.
[7] US，5565483，1996.
[8] Lee J-M，et al. Nature，1999，399：(6738，Supply)：Abst 1-14.
[9] Hewawasam P，et al. 219 th ACS Natl Meet (March 26-30，San Francisco)，2000；Abst MEDI 320.
[10] Frantz S W，et al. Eur J Neurol，2000，7 (Suppl. 3)：Abst 327.
[11] Salazar D E，et al. Eur J Nenrol，2000，7 (Suppl，3)：Abst SC-40.
[12] Fayed P，et al. Stroke，2000，31 (11)：Abst 702.
[13] 尤启冬，林国强．手性药物研究与评价．北京：化学工业出版社，2011：633-635.
[14] Vejdelek，et al. Res Inst Pharm Biochem，1988，53 (2)：361-372.
[15] US，4542148，1985.
[16] US，4614739，1986.
[17] US，5200422，1993.
[18] US，5373019，1994.
[19] WO，9308800，1993.
[20] WO，9518105，1995.
[21] Cook N S，et al. Trendsin Pharmacol Science，1988，9：21.
[22] Singer J，et al. Pflugers Archiv，1987，408：98.
[23] Laurent F，et al. Br J Pharmacol，1993，108：622-627.
[24] Koh D-S，et al. Neuroscience Lett，1994，165：167-170.
[25] Olesen，et al. European J Pharmacol，1994，251：53-59.
[26] Quast U，et al. Trends in Pharmacol Sciences，1989. 10：431.
[27] Baro I，et al. Pflugers Archiv，1989，414 (Suppl，1)：S 168.
[28] EP，477819，1992.
[29] Olesen，et al. European J Pharmacol，1994，251：53-59.
[30] Mckay MC，et al. J Neurophysiol，1994，71：1873-1882.
[31] Butler A，et al. Science，1993，261：221-224.

［32］ Galvez A，et al. J Biol Chem，1990，265：11083-11090.
［33］ Stuhmer W，et al. Methods in Enzymology，1992，207：319-339.
［34］ Dworetzky S I，et al. Mol Brain Res，1994，27：189-193.

087　盐酸氟辛克生（Flesinoxan Hydrochloride）

【别名】 Flesinoxano，DU-29373。

【化学名】 (＋)-(*S*)-*N*-[2-[4-(2，3-Dihydro-2-hydroxymethyl-1，4-benzodioxin-5-yl)-1-piperazinyl] ethyl]-4-fluorobenzamide hydrochloride；(＋)-(*S*)-*p*-fluoro-*N*-[2-[4-[2-(hydroxymethyl)-1，4-benzodioxan-5-yl]-1-piperazinyl]ethyl]benzamide hydrochloride。

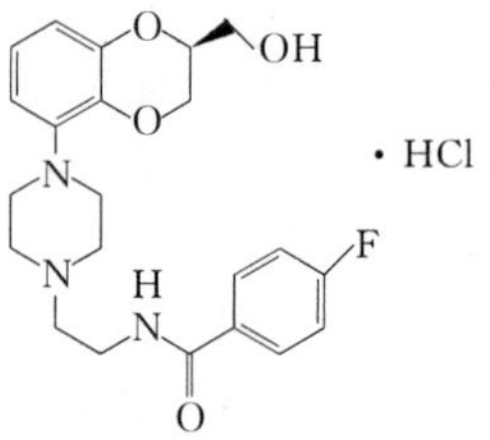

氟辛克生	CAS［98206-10-1］	$C_{22}H_{26}FN_3O_4$	415.47
盐酸氟辛克生	CAS［98205-89-1］	$C_{22}H_{26}FN_3O_4 \cdot HCl$	451.93

【研发厂商】 荷兰 Solvay；Duphar。

【研发动态】 2011 年进入Ⅲ期临床研究，未见到研究进展报道。

【性状】 固体，mp 184～185℃，$[\alpha]_D = +25°$（$c=1$，甲醇）。

【用途】 本品是 5-HT_{1A} 受体选择性激动剂，可以提高海马细胞去甲肾上腺素水平和运动能力，降低传出交感神经的活性，可以治疗高血压及用于抗精神方面疾病，如抑郁、焦虑等。本品适应证是高血压。

【合成路线】 推荐如下合成路线，参见文献［5］。

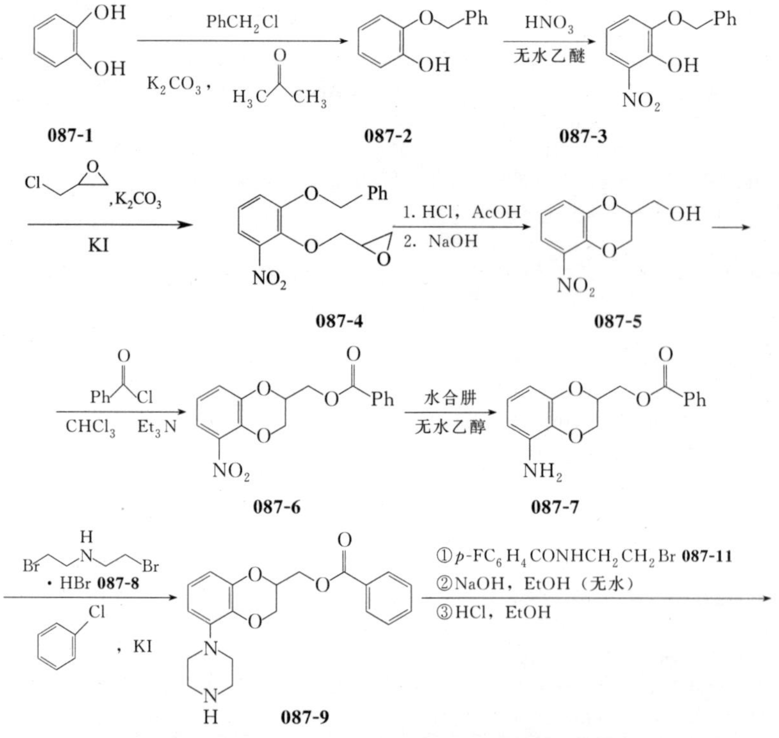

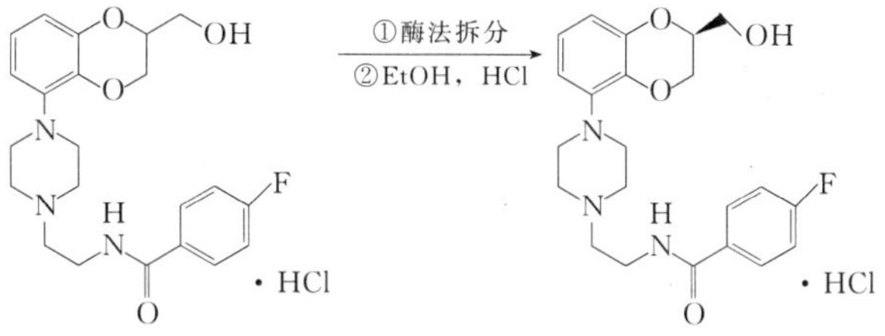

087-12　　　　**087**

中间体 **087-8**、**087-10**、**087-11** 的合成：

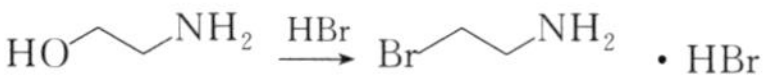

087-10

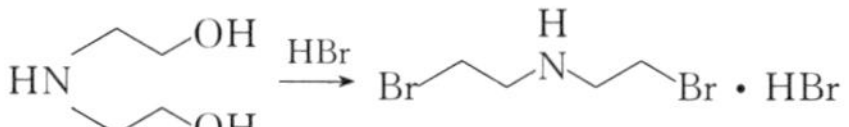

087-8

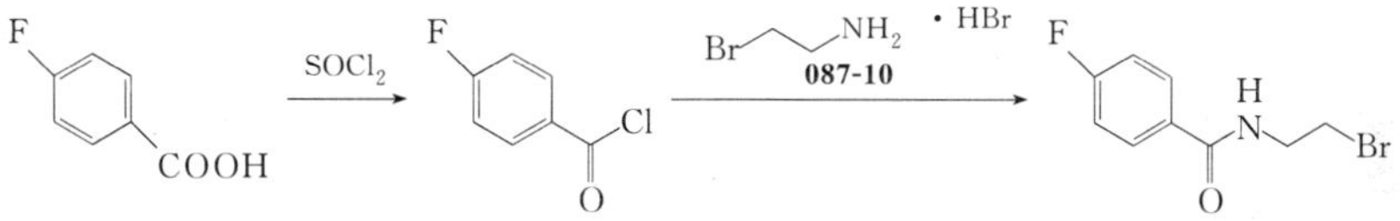

087-11

1. 2-苄氧基苯酚（087-2）的制备

投料物质的量比：邻苯二酚：氯苄：K_2CO_3＝1：1.2：1.2。

在反应瓶中依次加入邻苯二酚（**087-1**）22.0g（0.20mol）、K_2CO_3 33.1g（0.24mol）和丙酮250mL，搅拌溶解，并滴加30.3mL（30.4g，0.24mol）氯化苄，滴完，搅拌回流反应5h。蒸除丙酮，剩余物（油状物）倒入200mL水中，用稀盐酸调至溶液为中性，用 CH_2Cl_2（50mL×3）提取，合并有机提取液，用无水 Na_2SO_4 干燥，过滤，滤液蒸除 CH_2Cl_2，剩余油状物倒入200mL水中，用20% NaOH溶液调至pH＝13，有白色固体产生，过滤出固体14.2g（为二苄氧基苯二醚，mp 52～56℃）。滤液用盐酸调至酸性后，用 CH_2Cl_2（50mL×3）提取，合并提取液，用无水 Na_2SO_4 干燥，过滤，滤液蒸除 CH_2Cl_2，冷却得白色固体 **087-2** 24.5g，收率为60%，mp 34～36℃［文献报道为油状液，bp 133～135℃（0.1mmHg)］。

^{1}H-NMR（$CDCl_3$）δ：5.11（2H，s，OCH_2），5.66（1H，brs，OH），6.82～6.97（4H，m，Ar-H），7.35～7.42（5H，m，Ar-H）。

MS（m/z）：200（$[M]^+$，8），92（9），91（100），65（14），51（4）。

2. 2-苄氧基-6-硝基苯酚（087-3）的制备

投料物质的量比：**087-2**：发烟硝酸＝1：1.1。

在反应瓶中加入200mL无水乙醚、**087-2** 20.4g（0.1mol），搅拌溶解，用冰水浴冷却至0℃，搅拌下滴加含4.4mL发烟硝酸的无水乙醚溶液15mL，滴加完毕，继续搅拌反应2h。常压蒸除约1/2体积的无水乙醚，继续搅拌2h，结束反应。反应液用水（20mL×3）洗涤，水相用乙醚（20mL×3）提取，合并有机相，用无水 Na_2SO_4 干燥，过滤，滤液蒸除溶剂，剩余油状物用石油醚/乙酸乙酯作为洗脱剂进行硅胶柱色谱分离纯化，经常规后处理得到针状黄色晶体 **087-3** 11.8g，收率为48%，mp 94～96℃。

^{1}H-NMR（$CDCl_3$）δ：5.21（2H，s，OCH_2），6.86（1H，t，Ar-H），7.16（1H，d，Ar-H），7.37～7.46（5H，m，Ar-H），7.72（1H，d，Ar-H），10.80（1H，brs，

OH)。

3. 1-(6-硝基-2-苄氧基苯氧基)-2,3-环氧丙烷（087-4）的制备

投料物质的量比：6-硝基-2-苄氧基苯酚（**087-3**）：环氧氯丙烷：K_2CO_3＝1：20：1。

在反应瓶中加入 **087-3** 12.0g（0.04mol）、环氧氯丙烷 80mL、K_2CO_3 6.9g（0.05mol）和少量的 KI，搅拌回流反应 4h。TLC 检测反应完全，滤除不溶物，滤液蒸干后得淡黄色固体化合物 **087-4** 15.1g，收率为 100％，mp 74～76℃。

^{1}H-NMR（$CDCl_3$）δ：2.63～2.66（1H，m），2.82（1H，t），3.37～3.80（1H，m），4.26～4.30（2H，m，$ArOCH_2$），5.17（2H，s，OCH_2Ph），7.12～7.19（2H，m，Ar-H），7.35～7.44（6H，m，Ar-H）。

制备化合物 **087-4** 另一方法：

投料物质的量比　化合物 **087-3**：环氧氯丙烷：K_2CO_3＝1：3：1。

在另一反应瓶中加入 **087-3** 2.45g（0.01mol）、2.4mL 环氧氯丙烷、1.40g（0.011mol）K_2CO_3 和少量 KI，搅拌，加入 DMF 20mL，将反应混合物于 45～50℃搅拌反应 4h。减压蒸除溶剂，将剩余的油状物倒入冰水中，搅拌，有固体生成，抽滤，滤饼用水洗涤，干燥，得 **087-4** 2.4g，收率为 80％，mp 74～76℃。

4. 2-羟甲基-5-硝基-1,4-苯并二氧六环（087-5）的制备

投料物质的量比　**087-4**：NaOH＝1：2。

在反应瓶中加入 **087-4** 15.1g（0.05mol）、75mL 浓盐酸、85mL 冰醋酸，于 70℃搅拌反应 2h。TLC 检测反应完全后，将反应液减压蒸除溶剂，往剩余物中加入 50mL 甲醇、50mL H_2O 和 4g（0.1mol）NaOH，于 35～40℃搅拌 5h。TLC 检测反应完全，减压蒸除溶剂，得到剩余油状物，将其倒入 50mL 水中，用盐酸调至溶液为中性，用 CH_2Cl_2（50mL×3）提取，合并提取液，用无水 Na_2SO_4 干燥，过滤，滤液减压蒸除溶剂，得 **087-5** 10.0g，收率为 95％，mp 55～57℃。

^{1}H-NMR（$CDCl_3$）δ：2.04（1H，s，OH），3.80～3.93（2H，m，CH_2OH），4.11～4.18（1H，dd，OCH_2），4.26～4.28（1H，m，CH），4.40～4.45（1H，dd，OCH_2），6.84（1H，t，Ar-H），7.05～7.09（1H，dd，Ar-H），7.41～7.45（1H，dd，Ar-H）。

MS（m/z）：211（$[M]^+$，64），180（17），155（6），134（19），107（100），93（7），79（19），77（7），57（10）。

5. 2-苯甲酰氧基-5-硝基-1,4-苯并二氧六环（087-6）的制备

投料物质的量比　**087-5**：苯甲酰氯＝1：1。

在反应瓶中依次加入 **087-5** 10.55g（0.05mol）、三氯甲烷 50mL 和三乙胺 3mL，在冰水浴冷却下，搅拌滴加含 6.4mL（7.0g，0.05mol）苯甲酰氯的三氯甲烷溶液 15mL，室温搅拌反应 2h。TLC 检测反应完全，将反应液用水（20mL×3）洗涤，有机相用无水 Na_2SO_4 干燥，过滤，滤液蒸除溶剂，得 **087-6** 15.4g，收率为 98％，mp 76～78℃。

^{1}H-NMR（$CDCl_3$）δ：4.25～4.31（1H，m，CH），4.57～4.67（4H，m，OCH_2，$COOCH_2$），6.95（1H，t，Ar-H），7.16～7.20（1H，dd，Ar-H），7.47（1H，t，Ar-H），7.51～7.55（1H，dd，Ar-H），7.61（1H，t，Ar-H），8.04（2H，d，Ar-H）。

6. 2-苯甲酰氧基甲基-5-氨基-1,4-苯并二氧六环（087-7）的制备

投料物质的量比　**087-6**：水合肼＝1：3。

在反应瓶中加入 **087-6** 12.6g（0.04mol）、150mL 无水乙醇，搅拌下滴加含 7.2mL

(7.4g，0.12mol) 水合肼的乙醇溶液 15mL，滴加完毕，控温在 40℃下反应 3h。TLC 检测反应完全，将反应液减压蒸除部分溶剂，然后通入过量的 HCl 气体，有固体析出，抽滤，得到的固体用 30mL CH_2Cl_2 和 20mL 10%的 NaOH 溶液游离，有机相用无水 Na_2SO_4 干燥，过滤，滤液蒸除溶剂，得 **087-7** 10.8g，收率为 95%，mp 98～100℃ (其盐酸盐 mp 190～192℃)。

^{1}H-NMR ($CDCl_3$) δ：3.10～3.90 (2H，br，NH_2)，4.16～4.22 (1H，m，CH)，4.40～4.61 (4H，m，OCH_2，$COOCH_2$)，6.37 (2H，t，Ar-H)，7.68 (1H，t，Ar-H)，7.45 (2H，t，Ar-H)，7.58 (1H，t，Ar-H)，8.05 (2H，d，Ar-H)。

MS (*m/z*)：285 ([M]$^+$，65)，163 (53)，150 (8)，134 (29)，105 (100)，95 (36)，94 (6)，77 (60)，67 (22)，51 (5)。

制备化合物 **087-7** 的第二种方法：在氢化反应瓶中加入 **087-6** 3.15g (0.01mol)、40mL 无水乙醇，搅拌下加入适量的 Pd/C，于 50～55℃通氢气反应 10h。TLC 检测反应完全，冷至室温，滤除 Pd/C，滤液蒸除溶剂，得油状物 2.28g，粗品 **087-7** 收率为 80%，以石油醚/丙酮为洗脱剂进行硅胶柱色谱分离纯化，经后处理得固体 **087-7** 1.94g，收率为 68%，mp 97～99℃。

制备化合物 **087-7** 的第三种方法：在反应瓶中加入 **087-6** 3.15g (0.01mol)、水 40mL，搅拌滴加四滴稀盐酸，仍在搅拌下于 50～55℃下分批加入 1.68g (0.03mol) 还原铁粉，控温在 50～55℃下搅拌反应 4h。TLC 检测反应完全，将反应液冷却至室温，滤除铁泥，滤液用 CH_2Cl_2 (20mL×3) 提取，合并提取液，干燥后蒸除溶剂，得油状物 2.28g **087-7** (粗品)，粗品收率为 80%，将其用石油醚/丙酮为洗脱剂进行柱色谱分离，得固体 **087-7** 1.85g，收率为 65%，mp 96～98℃。

7. *N*-(2-苯甲酰氧基甲基-1,4-苯并二氧六环-5-基)哌嗪(087-9)的制备

投料物质的量比　**087-7**：*N*,*N*-二(2-溴乙基)胺氢溴酸盐(**087-8**)=1：1.1。

在反应瓶中加入 **087-7** 11.4g (0.04mol)，14.17g (0.044mol) *N*,*N*-二(2-溴乙基) 胺氢溴酸盐 (**087-8**) 和 100mL 氯苯，搅拌，加入催化量的 KI，在 N_2 保护下，搅拌回流 48h。冷至室温，加入 50%的 NaOH 溶液 4mL 和 10%的 Na_2CO_3 溶液 20mL，于 40～45℃搅拌 3h。TLC 检测反应完全，冷至室温，分出有机相，水相用 CH_2Cl_2 (20mL×3) 提取，合并有机相，用无水 Na_2SO_4 干燥，过滤，滤液蒸除溶剂，得油状物 **087-9**，将其用 20mL 乙酸乙酯溶解，通入过量的 HCl 气体使之成盐，抽滤，得到的固体用 30mL CH_2Cl_2 和 20mL 10%的 NaOH 溶液游离，有机相用无水 Na_2SO_4 干燥后蒸除溶剂得到油状产物 **087-9** 13.3g，收率为 94%，mp 66～68℃。

^{1}H-NMR ($CDCl_3$) δ：2.10 (1H，s，NH)，3.05 (8H，brs，$4CH_2N$)，4.17～4.23 (1H，m，CH)，4.44～4.61 (4H，m，OCH_2，$COOCH_2$)，6.54～6.57 (1H，dd，Ar-H)，6.63～6.66 (1H，dd，Ar-H)，6.82 (1H，t，Ar-H)，7.44 (2H，t，Ar-H)，7.58 (1H，t，Ar-H)，8.04 (2H，d，Ar-H)。

MS (*m/z*)：354 ([M]$^+$，29)，312 (100)，190 (1)，147 (5)，105 (28)，91 (5)，77 (14)，56 (11)。

8. (±)-*N*-[2-[4-(2,3-二氢-2-羟甲基-1,4-苯并二氧杂六环己烯-5-基)-1-哌嗪基]乙基]-4-氟苯甲酰胺盐酸盐(087-12)的合成

投料物质的量比　**087-9**：**087-11**：K_2CO_3：NaOH=1：1：1：1。

在反应瓶中加入 **087-9** 3.54g (0.01mol)、*N*-(2-溴乙基)-4-氟苯甲酰胺 (**087-11**) 2.45g (0.01mol) 和 30mL 无水乙醇，搅拌，加入催化量的 KI，搅拌回流反应 4h。分两批

加入等物质的量的 K_2CO_3，每次加完继续回流 2h。TLC 检测哌嗪化合物反应完全，蒸除反应液中溶剂，剩余油状物倒入 40mL 水中，用 CH_2Cl_2（20mL×3）提取，提取液用无水硫酸钠干燥后，过滤，滤液蒸除溶剂，得油状产物，将其溶于 15mL 无水乙醇中，加入等物质的量的 NaOH，于 20～25℃搅拌 3h。TLC 检测反应完全，减压蒸除溶剂。加入 20mL 水和 20mL CH_2Cl_2，室温搅拌 5min 后，分出有机相，水相用 CH_2Cl_2（10mL×2）提取，合并有机相，用水（10mL×2）洗涤有机相，用无水 Na_2SO_4 干燥，过滤，滤液蒸除溶剂，剩余物中加入丙酮 10mL，搅匀后置于 5℃冰箱中过夜，有晶体析出，抽滤后，滤饼用冰冷的丙酮洗涤，干燥后得（±）-氟辛克生［（±）-Flesinoxan］（**087-12**）3.74g，收率为 90%，mp 68～70℃，产物为固体。

将 **087-12** 用适量无水乙醇溶解，在室温下通入过量的干燥 HCl 气体，有白色固体产生，抽滤，干燥得（±）-Flesinoxan 盐酸盐，mp 124～125℃。

IR（KBr）：3355cm^{-1}，2939cm^{-1}，2821cm^{-1}，1644cm^{-1}，1601cm^{-1}，1547cm^{-1}，1503cm^{-1}，1470cm^{-1}。

^{1}H-NMR（$CDCl_3$）δ：2.67～2.71（6H，m，3NCH_2），3.10（4H，brs，2NCH_2），3.55～3.61（2H，m，NCH_2），3.81～3.95（2H，m，CH_2OH），4.11～4.18，4.36～4.41（2H，m，CH_2O），4.20～4.30（1H，m，OCH），6.55（1H，d，Ar-H），6.63（1H，d，Ar-H），6.80（1H，t，Ar-H），6.90（1H，brs，CONH），7.12（2H，t，Ar-H），7.78～7.83（2H，m，Ar-H）。

^{13}C-NMR（$CDCl_3$）δ：166.4，163.0，143.7，141.5，136.0，130.8，129.3，129.2，120.9，115.7，115.4，112.0，110.7，73.1，65.2，61.7，56.5，53.0（2C），50.7（2C），36.3。

MS（m/z）：415（$[M]^+$，10），263（100），248（15），220（11），194（2），162（5），123（20），109（2），95（8），70（43），56（5）。

9.（+）-（*S*）-盐酸氟辛克生（087）的合成

将 **087-12** 用酶拆分的方法折分开，再用 HCl 成盐则得到 **087**（可参见文献［4］）。

中间体 **087-8**、**087-10**、**087-11** 的制备方法：

① *N*,*N*-二(2-溴乙基）胺氢溴酸盐（**087-8**）的制备

在反应瓶中加入冷却的 150mL（含量≥40%，质量分数）氢溴酸（1.02mol），搅拌下慢慢加入 21.0g（0.2mol）二乙醇胺，搅拌回流 2h。再用维格柱分馏出 100～120℃的馏分 75mL，继续回流 2h。再用维格柱分馏出 100～120℃的馏分 60mL，将剩余的油状物冷却至 60℃，倒入冷却的 80mL 丙酮中，摇匀，置于冰箱中过夜。有白色晶体析出，抽滤，滤饼用丙酮洗涤，得 **087-8**，干燥后重 36.3g，收率为 58.3%，mp 151～153℃，滤液浓缩后，再次冷却析出晶体，按上述方法处理得到 **087-8** 13.2g，mp 150～152℃，总收率为 79.0%。两次得到的 **087-8** 用 1∶1 的无水乙醇/乙酸乙酯重结晶，得 **087-8** 精制品晶体 20.2g，mp 200～202℃。

② 2-溴乙胺氢溴酸盐（**087-10**）的制备（参见文献［14］）

在反应瓶中加入冷却的 150mL（含量≥40%，质量分数）氢溴酸（1.02mol），搅拌下慢慢加入 12.2mL（0.2mol）乙醇胺，搅拌回流反应 2h。用维格柱分馏出 100～120℃的馏分 75mL，继续回流 2h。再用维格柱分馏出 100～120℃的馏分 60mL，将剩余油状物倒入冷却的 80mL 丙酮中，摇匀，置于冰箱中过夜，有白色晶体析出，抽滤，滤饼用丙酮洗涤，即得目标产物，干燥后得 23.6g，收率为 58%，mp 120～121℃，滤液浓缩后，再次冷却析晶，抽滤得 **087-10** 8.6g，mp 119～121℃，总收率为 79.0%。两次得到的 **087-10** 用乙酸乙

酯重结晶，得到精制品**087-10**晶体共21.2g，mp 152～154℃。

③ *N*-(2-溴乙基)-4-氟苯甲酰胺（**087-11**）的制备

在反应瓶中加入15.0g（0.1mol）4-氟苯甲酸和55mL（约0.4mol）的二氯亚砜，搅拌回流5h。减压蒸除过量的$SOCl_2$，剩余油状物即为4-氟苯甲酰氯，约15.9g，转化率为100%。

在恒压滴液漏斗中加入约15.9g 4-氟苯甲酰氯溶于15mL干燥的CH_2Cl_2的溶液。在反应瓶中加入23.5g（0.17mol）的K_2CO_3和20.4g（0.1mol）的**087-10**，开始搅拌，在冰盐浴的冷却条件下，将反应液冷至－2～0℃，控温下加入30mL水，搅拌下由恒压滴液漏斗滴加4-氟苯甲酰氯的CH_2Cl_2溶液，滴加完毕，在室温下继续搅拌反应2h。TLC检测反应完全，结束反应，有白色固体析出，抽滤，滤饼依次用10%的NaOH溶液、10%的盐酸、水洗涤，抽干，干燥得白色固体**087-11** 22.0g，收率为90%，mp 102～104℃。

^{1}H-NMR（$CDCl_3$）δ：4.06（2H，t，CH_2），4.44（2H，t，CH_2），7.09（2H，t，Ar-H），7.92～7.97（2H，m，Ar-H）。

MS（*m/z*）：247（$[M]^+$，7），245（$[M]^+$，7），244（$[M]^+$，4），246（$[M]^+$，4），165（12），166（12），152（15），135（12），123（100），95（52），162（5），75（17）。

参见文献[1][2]可以按下述方法合成（＋）-（*S*）-盐酸氟辛克生（**087**）。

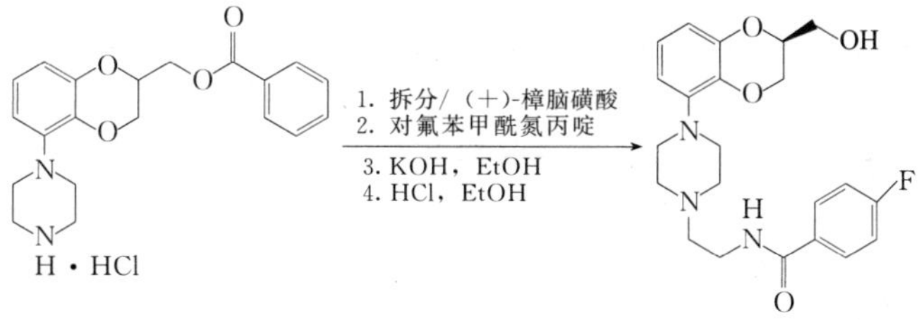

087-9 · HCl　　　　**087**

参考文献

[1] 尤启冬，林国强．手性药物研究与评价．北京：化学工业出版社，2011：602-603.
[2] EP，138280.
[3] Suwabe A，et al. Brain Res，2000，858（2）：393.
[4] Ennis MD，et al. Tetrahedron Letters，1992，33（42）：6287-6290.
[5] 李静．沈阳药科大学硕士论文，2003.
[6] WO，9913879，1999.
[7] Hartog J，et al. Drug of the Future，1988，13（1）：31-33.
[8] EP，786459.
[9] JP，61152655.
[10] EP，605033.
[11] Corey E J，et al. Tetrahedron Letters，1975，38：3269-3270.
[12] Shen T Y，et al. J Org Chem，1965，30（3）：835-838.
[13] Wilma K，et al. J Med Chem，1997，40：300-312.
[14] George R，et al. Canadian J Chem，1964，42：1699-1705.
[15] US，4536518.
[16] Lejeune Francoise，et al. Synapse（N，Y），1998，30（2）：172-180.
[17] WO，9913879.
[18] Groenink Lucianne，et al. Eur J Pharmacol，1995，280（2）：335-358.
[19] Barrett J E，et al. Drugs Dev Res，1993，26：299-317.
[20] King CMF，et al. Eur J Pharmacol，1997，325：121-128.
[21] Molewijk H E，et al. Psychopharmacology，1995a，117：32-40.
[22] Michael D，et al. Tetrahedron Letters，1992，33（42）：6287-6290.
[23] EP，605033.
[24] Shem T Y，et al. J Org Chem，1965，30（3）：835-838.

088 沙库必曲 (Sacubitril)

【别名】 AHU 377（钙盐），沙库比曲。

【化学名】 (2*R*, 4*S*)-5-(Biphenyl-4-yl)-4-[(3-Carboxypropionyl) amino]-2-methylpentanoic acid ethyl ester; 4-[[(2*S*, 4*R*)-1-(4-Biphenyl)-5-ethoxy-4-methyl-5-oxo-2-pentany] amino]-4-oxobutanoic acid Hemicalcium salt。

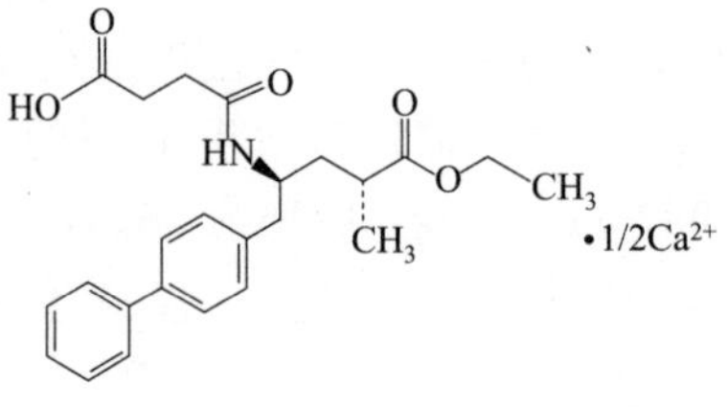

沙库必曲	CAS [149709-62-6]	$C_{24}H_{29}NO_5$	411.49
沙库必曲半钙盐	CAS [1369773-39-6]	$C_{24}H_{28}NO_5$ 1/2Ca	430.52

【研发厂商】 美国诺华公司。

【首次上市时间和国家】 2015 年 7 月获美国 FDA 批准 Sacubitril/Valsartan（沙库必曲/缬沙坦）以 Entresto^{TM} 商品名首次上市（以前商品名为 LCZ 696）。

【性状】 其半钙盐为白色固体，mp 159～160℃。

【用途】 本品（AHU 377）和血管紧张素Ⅱ AT_1 受体拮抗剂缬沙坦以 1∶1 的物质的量比组成 LCZ 696（后称 Entresto^{TM}），LCZ 696 属于血管紧张素Ⅱ AT_2 和脑啡肽酶（Neprilysin）受体双重抑制剂，其降压效果要优于标准降压药物，是一种新型治疗心力衰竭的药物。AHU 377 是一种前体药物，它可以转换酶乳沟 LBQ 657 乙酯的活动形式。本品（AHU 377）的疗效和安全性超越临床标准药物依那普利。在临床试验中，针对一个双盲二期试验患者的轻度至中度高血压，对其进行 100～400mg 的剂量组合药物，80～320mg 的缬沙坦，200mg 的 Neprilysin 抑制剂或安慰剂的用药，发现组合药物的效果比仅用缬沙坦等药物效果更为显著，且耐受性好，无血管水肿报告。LCZ 696 从治疗早期便表现出可持续的治疗利益。

【合成路线】 参见文献 [2]。

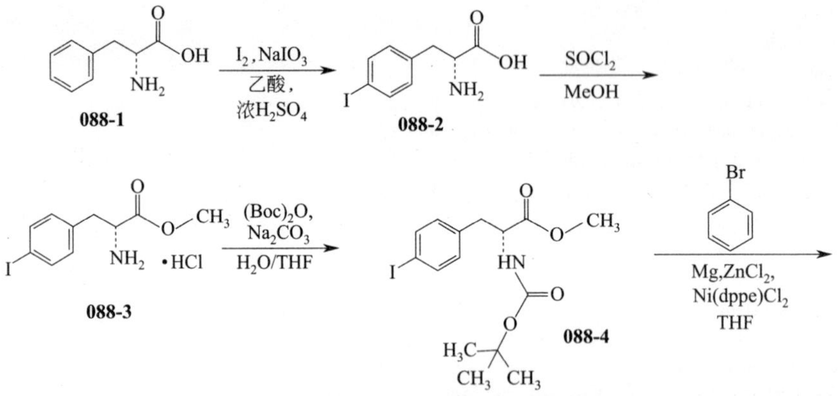

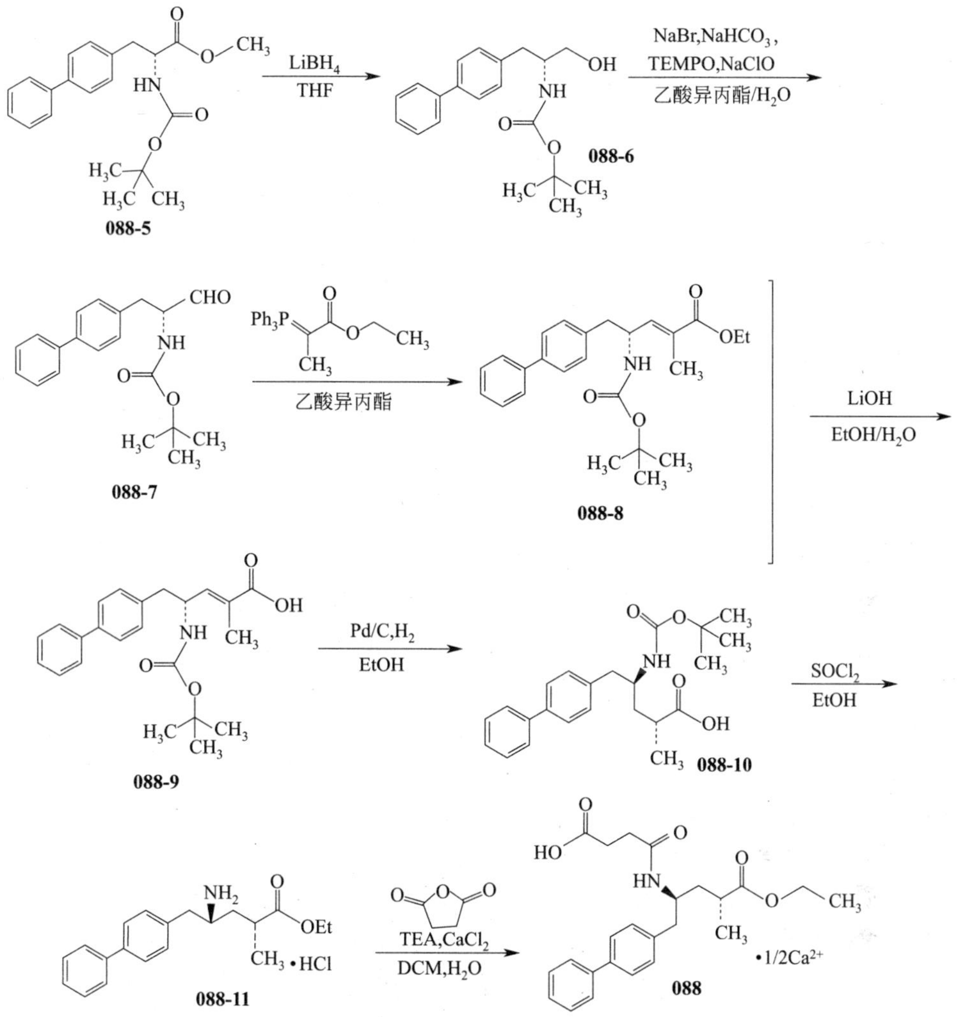

1. (*R*)-2-氨基-3-(4-碘苯基)丙酸(088-2)的制备

在反应器中（室温下）加入 D-苯丙氨酸（**088-1**）(98%) 1.65kg（10.0mol）、乙酸 9.9L，搅拌下加入浓硫酸 1.2L，边搅拌边加入碘 1.29kg（5.08mol）和碘酸钠 250g（1.17mol），伴有放热现象。加完，加热至 70℃，保温反应 12h。再分 3 批加入碘酸钠 245g（1.14mol），70℃下继续搅拌反应 3h。60℃减压蒸除乙酸，加入 12.5L 水溶解浓缩物，用甲基叔丁基醚洗涤（4.0L×2），水相中加入活性炭 165g，室温搅拌 30min。过滤，滤液中加入甲醇 8.25L，滴加含 NaOH 1.85kg（46.3mol）的水溶液 12.3L，调至 pH=4～5，析出大量白色固体。搅拌冷却至 10～15℃，继续搅拌析晶过夜。过滤，滤饼用乙醇（2L）漂洗后抽干，45℃减压干燥，得白色固体 **088-2** 2.79kg，收率为 96.3%。mp 259～261℃（文献[11]：mp 258～260℃）。

^{1}H-NMR(400MHz, DMSO-d_6)δ: 7.61(2H, d, J=8.0Hz), 7.05(2H, d, J=8.0Hz), 3.33(1H, dd, J=4.8Hz), 3.01(1H, dd, J=4.8Hz), 2.76(1H, dd, J=8.4Hz)。

2. (*R*)-2-氨基-3-(4-碘苯基)丙酸甲酯盐酸盐(088-3)的制备

在反应器中加入 **088-2** 2.5kg（8.6mol）、甲醇 12.5L，搅拌悬浮，缓慢滴加（0℃条件下）$SOCl_2$ 2.5L（34.5mol），随着 $SOCl_2$ 的滴加，反应液逐渐变澄清，滴加完毕，保温在

0～5℃搅拌反应30min，有大量白色固体析出，自然升温至室温，搅拌反应过夜。30～35℃减压浓缩至干，所得固体用12.5L乙醚搅拌分散，抽滤，得白色固体**088-3** 2.89kg，收率为98.6%，mp 194～196℃（文献［11］：mp 195～198℃）。

^{1}H-NMR(400MHz, DMSO-d_6) δ: 8.66(3H, s), 7.64(2H, m), 7.10(2H, dd, J = 8.0Hz), 4.26(1H, t, J = 6.4Hz), 3.66(3H, s), 3.03(2H, m)。

3. (*R*)-2-[(叔丁氧羰基)氨基]-3-(4-碘苯基)丙酸甲酯(088-4)的制备

在反应器中加入**088-3** 2.5kg（8.2mol）、THF 25L，搅拌溶解，再加入水12.5L、Na_2CO_3 1.94kg（18.3mol），冷却至0℃，滴加二碳酸二叔丁酯2.07kg（9.5mol），滴加完毕，自然升温至室温，搅拌反应14h。40℃减压浓缩除THF，用乙酸乙酯提取（7.5L×3），合并有机相用饱和NaCl溶液（5.0L）洗涤，用无水Na_2SO_4干燥，过滤，滤液减压浓缩，往剩余物中加入正己烷5.0L，搅拌加热至50℃溶清。冷却至0～5℃搅拌析晶过夜。过滤，滤饼于50℃鼓风干燥得白色固体**088-4** 2.51kg，收率为84.8%，mp 86～88℃。

^{1}H-NMR(400MHz, $CDCl_3$) δ: 7.61(2H, d, J = 8.0Hz), 6.86(2H, d, J = 8.0Hz), 4.97(1H, d, J = 7.6Hz), 4.55～4.59(1H, m), 3.72(3H, s), 2.95～3.08(2H, m), 1.41(9H, s)。

4. (*R*)-3-((1,1′-联苯)-4-基)-2-[(叔丁氧羰基)氨基]丙酸甲酯(088-5)的制备

在反应器中（在45～50℃下和N_2保护下）加入镁粉172.5g（7.1mol）、碘5.0g（19.7mmol）和溴苯10.6g（67.5mmol）的THF溶液100mL，搅拌下将溴苯1.06kg（6.75mol）的THF溶液10.6L缓慢滴入（放热明显），滴完，继续搅拌反应30min。镁粉几乎消失，溶液呈灰黑色。加入无水$ZnCl_2$ 967.5g（7.1mol），有大量白色固体析出，继续搅拌反应1h。加入Ni（dppe）Cl_2［1，2-双（二苯基膦）乙烷氯化镍］162.5g（0.31mol）和**088-4** 2.5kg（6.18mol），室温搅拌反应3h。加入1mol/L盐酸15L淬灭反应，减压蒸除溶剂，剩余物用乙酸乙酯提取（25L×2），合并有机相，用饱和NaCl溶液（5L）洗涤，用无水Na_2SO_4干燥，过滤，滤液中加入活性炭250g，室温搅拌1h。过滤，滤液减压浓缩，所得剩余物中加入乙酸乙酯4L，加热溶解，滴加正庚烷20L，有固体析出，滴完，搅拌冷却至0～5℃析晶3h。抽滤，滤饼减压干燥，得白色固体**088-5** 1.79kg，收率为81.7%，mp 85～88℃（文献［7］：mp 87～89℃）。

^{1}H-NMR(500MHz, $CDCl_3$) δ: 7.57(4H, d, J = 7.2Hz), 7.52(2H, dd, J = 6.4Hz), 7.43(2H, t, J = 5.6Hz), 7.32(1H, t, J = 7.2Hz), 7.19(2H, d, J = 8.0Hz), 5.01(1H, d, J = 8.4Hz), 4.62(1H, q, J = 6.4Hz), 3.72(3H, s), 3.15(2H, m), 1.39(9H, s)。

5. (*R*)-*N*-[2-((1,1′-联苯)-4-基)-1-(羟甲基)-乙基]氨基甲酸叔丁酯(088-6)的制备

在反应器中加入**088-5** 1.5kg（4.22mol）和THF 13.5L，搅拌溶解，再于室温下往该溶液中加入溴化锂903g（10.4mol）和硼氢化钠485g（12.8mol），加热至回流搅拌反应3h。反应过程中产生气泡。冷却至室温，缓慢滴加9L水淬灭反应，加入乙酸乙酯9L，充分搅拌后静置分层，分液，水相用5L乙酸乙酯提取。合并有机相，用无水Na_2SO_4干燥，过滤。滤液于40℃减压浓缩至干，得淡黄色油状物。加入甲苯2L，搅拌加热溶清，滴加正己烷8L，析出大量白色固体。搅拌冷却至0～5℃，搅拌析晶3h。抽滤，滤饼于45℃减压干燥，得白色固体**088-6** 1.13kg，收率为81.9%，mp 112～114℃（文献［12］mp 114～116℃）。

^{1}H-NMR(500MHz, DMSO-d_6) δ: 7.63(2H, d, J = 7.5Hz), 7.56(2H, d, J = 8.0Hz), 7.45(2H, t, J = 7.5Hz), 7.34(1H, t, J = 7.5Hz), 7.29(2H, d, J = 8.0Hz), 6.60(1H, d, J = 8.5Hz), 4.70(1H, t, J = 5.0Hz), 3.62～3.63(1H, m), 3.36～3.40(1H, m), 3.28～3.32

(2H,m),2.86(1H,dd,J=5.0Hz),2.61(1H,dd,J=9.0Hz),1.32(9H,s)。

6. (*R*,*E*)-5-([1,1′-联苯]-4-基)-4-[(叔丁氧羰基)氨基]-2-甲基-2-戊烯酸(088-9)的制备

在反应器中（室温下）加入含 **088-6** 20.0kg（61.1mol）的乙酸异丙酯溶液 300mL，搅拌下加入 NaBr 12.0kg（116.6mol）、$NaHCO_3$ 7.5kg（89.3mol）和水 160L，搅拌冷却至 −5～0℃，加入 TEMPO（2，2，6，6-四甲基哌啶氮氧化物，CAS［2564-83-2］，2，2，6，6-Tetramethylpiperidinooxy）960g（6.2mol），再滴加 10%次氯酸钠 45.5L（61.1mol），滴完，控温在 0～5℃搅拌反应 30min。滴加 56L 10%亚硫酸钠溶液淬灭反应，搅拌后静置分层，分取有机相，水相用 50L 乙酸异丙酯提取，合并有机相［内含产物 **088-7**］。加入乙氧甲酰基亚乙基三苯基膦 22.1kg（61.1mol），室温搅拌反应 2h。反应液减压浓缩至干，得到黄黏稠半固体 **088-8** 粗品，不经进一步纯化直接用于下步反应。

在另一反应器中加入粗品 **088-8** 一批量、乙醇 100L，搅拌加热至 70℃溶解，加入 LiOH 43.1kg（180mol）和水 120L，加热至回流反应 2h。冷却至 50℃，滴加含乙酸 22.4kg（374mol）和水 160L 的混合液，有白色固体析出。搅拌加热至回流，固体溶解，再搅拌冷却至 5～10℃，析晶 3h。抽滤，滤饼于 50℃鼓风干燥，得白色结晶状固体 **088-9** 16.3kg，收率为 70.3%，mp 195～196℃（文献［12］：mp 197℃）。

^{1}H-NMR(500MHz,DMSO-d_6) δ:12.29(1H,s),7.63(2H,d,J=7.5Hz),7.58(2H,d,J=8.5Hz),7.45(2H,t,J=7.5Hz),7.34(1H,t,J=7.5Hz),7.28(2H,d,J=8.0Hz),7.16(1H,d,J=8.5Hz),6.55(1H,t,J=8.5Hz),4.47(1H,t,J=8.0Hz),2.90～2.96(1H,m),2.69～2.73(1H,m),1.61(3H,s),1.33(9H,s)。

7. (2*R*,4*s*)-5-((1,1′-联苯)-4-基)-4-[(叔丁氧羰基)氨基]-2-甲基戊酸(088-10)的制备

在氢化反应釜中加入 **088-9** 8.0kg（21.0mol）、乙醇 64L 和 5% Pd/C 400g，用 N_2 置换釜中空气 3 次后，通 H_2 置换釜中 $N_2$3 次，通氢气至压力为 0.1MPa，搅拌加热至 25～30℃，反应 4h［HPLC 归一化法跟踪：色谱柱为 HP Hypersil BDC-C_{18} 柱（4.6mm×125mm，5μm）；流动相 A 为水（加 0.1% TFA），流动相 B 为乙腈（加 0.1% TFA），梯度洗脱（0→10min：B 1%→100%；10min→25min：B 100%）；检测波长 254nm；柱温 35℃；流速 1mL/min］。当显示 **088-9** 反应完全，产物中 **088-10**（2*R*，4*S*）与 **088-10** 的非对映体（2S，4*S*）含量比为 81∶19。过滤反应液，回收 Pd/C，滤液减压浓缩至干，得类白色固体粗品。将该粗品加至 16L 乙酸异丙酯中，搅拌加热至回流，待固体溶解后冷却至 60℃，滴加正庚烷 32L，滴完，继续降温至 10～15℃，搅拌析晶 1h。抽滤，滤饼用 72L 乙酸异丙酯/正庚烷（1∶2）重结晶，得白色固体 **088-10** 5.0kg，母液减压浓缩后依上法再精制 2 次得 **088-10** 0.5kg，总计得 **088-10** 5.5kg，收率为 68.8%，光学纯度为 99.9%（手性 HPLC 归一化法：条件同上），mp 147～148℃（文献［13］：mp 146～147℃）。

^{1}H-NMR(500MHz,DMSO-d_6) δ:11.96(1H,s),7.63(2H,d,J=7.5Hz),7.56(2H,d,J=8.0Hz),7.45(2H,t,J=7.5Hz),7.34(1H,t,J=7.5Hz),7.24(2H,d,J=8.0Hz),6.69(1H,d,J=8.5Hz),3.67～3.69(1H,m),2.69(2H,d,J=7.0Hz),2.42～2.45(1H,m),1.73～1.78(1H,m),1.34～1.40(1H,m),1.32(9H,s),1.07(3H,d,J=12.0Hz)。

8. (2*R*,4*S*)-4-氨基-5-([1,1′-联苯]-4-基)-2-甲基戊酸乙酯盐酸盐(088-11)的制备

在反应器中（70℃）加入含 **088-10** 5.0kg（13.0mol）的乙醇溶液 45L，向该溶液缓慢滴加 $SOCl_2$ 1.53kg（13.0mol），1h 加完，继续搅拌回流反应 3h。将反应液减压浓缩至无液体蒸出。加入乙醇 30L，搅拌，继续减压浓缩至干，得白色固体 **088-11** 4.4kg，收率为 96.9%，mp 159～160℃。

^{1}H-NMR(500MHz,DMSO-d_6) δ:8.38(3H,s),7.67～7.68(4H,m),7.47(2H,t,J=7.5Hz),7.36(3H,t,J=8.0Hz),3.96～4.01(2H,m),3.38～3.40(1H,m),3.13(1H,dd,J=5.0Hz),2.76～2.85(2H,m),1.85～1.90(1H,m),1.62～1.67(1H,m),1.07～1.11(6H,m)。

9.4-[[(2*S*,4*R*)-1-(4-联苯基)-5-乙氧基-4-甲基-5-氧代-2-戊烷]氨基]-4-氧代丁酸半钙盐(088)(沙库必曲半钙盐)的合成

在反应器中依次加入 **088-11** 3.48kg（10.0mol）、DCM 20L 和丁二酸酐 1.0kg（10.0mol），边搅拌边加入三乙胺 1.01kg（10.0mol），30min 加完，室温搅拌反应 3h。加入 1mol/L 盐酸 15.0L（15.0mol），搅拌分层，分取有机相，用饱和 NaCl 溶液（15.0L）洗涤，用无水 Na_2SO_4 干燥，抽滤，滤液减压浓缩得淡黄色油状物。向该油状物中加入乙醇 30L，加热至 50℃；加入 1mol/L NaOH 溶液 10.0L（10.0mol），搅拌反应 1h。减压蒸除乙醇，加入乙酸异丙酯 30L，加热搅拌，分取水相（内含沙库必曲），滴加含氯化钙 555g（5.0mol）的水溶液 5L，有大量白色固体析出。滴完，继续搅拌 30min。抽滤，滤饼依次用去离子水（5L）和乙酸异丙酯（5L）洗涤，抽干，于 45℃鼓风干燥，得白色固体 **088** 3.9kg，收率为 90.3%，mp 159～160℃，纯度为 99.7%［HPLC 归一化法：色谱柱为 Waters Xbridge C_{18} 柱（4.6mm×150mm，3.5μm）；流动相 A 为 0.1%磷酸，流动相 B 为乙腈，梯度洗脱（0→5min：A 70%；5min→30min：A 70%→20%；30min→40min：A 20%；40min→50min：A 70%）；检测波长 252nm；柱温 35℃；流速 1mL/min］。沙库必曲（2*R*，4*S*）：非对映异构体（2*S*，4*S*）>99.9%：0.1%［HPLC 归一化法：色谱柱为 OJ-RH 手性柱（4.6mm×150mm，5μm）；流动相 A 为 0.1%磷酸，流动相 B 为乙腈/甲醇（60：40），梯度洗脱（0→10min：A 80%→60%；10min→35min：A60%，35min→55min：A 60%→50%；55min→60min：A 50%→20%）；检测波长 252nm；柱温 35℃；流速 1mL/min］。

^{1}H-NMR(500MHz,DMSO-d_6) δ:7.96(1H,d,J=6.0Hz),7.60(4H,d,J=7.0Hz),7.53(2H,d,J=7.0Hz),7.40(2H,d,J=7.0Hz),7.31(3H,d,J=6.5Hz),7.22(2H,d,J=7.0Hz),3.94(3H,m),2.71(1H,m),2.61(1H,m),2.22～2.28(4H,m),1.72(1H,m),1.39(1H,m),1.07(3H,t,J=6.5Hz),1.01(3H,m,J=6.0Hz)。

Ni(dppe)Cl_2

中文名 1,2-双(二苯基膦)乙烷氯化物(作为催化剂用)。

英文名 1，2-Bis (diphenylphosphino) ethan nicke（Ⅱ）chloride。

CAS［14647-23-5］。

分子式 $C_{26}H_{24}Cl_2NiP_2$。

分子量 582.02。

结构式

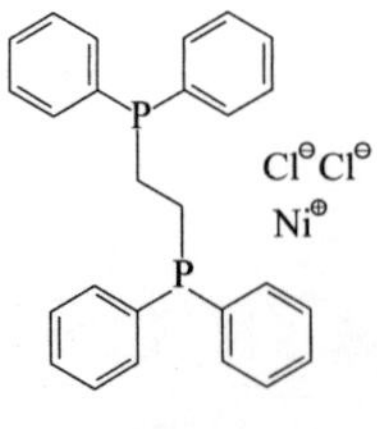

参考文献

[1] CN，104557600 A，2015.
[2] 孙光祥，等．中国医药工业杂志，2017，48 (9)：1264-1269.
[3] CN，107188820 A，2017.
[4] 吕训磊，等．中国医药工业杂志，2016，47 (11)：1470-1473.
[5] CN，101952249B，2009.
[6] CN，102712585B，2011.
[7] Ksander G，et al. J Med Chem，1995，38 (10)：1689-1700.
[8] 唐文栋，等．心血管病学进展，2017，38 (4) 407-409.
[9] 杨礼文，等．中国心血管病研究．2017，15 (6)：481.
[10] 詹怡飞，等．国际医药卫生导报，2017，23 (23)：3774-3776.
[11] Boyle TP，et al. Eur J Med Chem，2009，44 (3)：1001-1009.
[12] US，2014032627，2014.
[13] WO，2008083967，2008.
[14] Kolodziejczyk AM，et al. J Org Chem，1981，46 (9)：1944-1946.
[15] WO，2008/031567 A_1，2008.
[16] Yabe Y，et al. Chem Pharm Bull，1976，24 (12)：3149-3157.
[17] US，2014/8835668，2014.
[18] WO，2011/035569 A_1，2011.
[19] CN，105753741 A，2016.
[20] CN，101631765 B，2008.
[21] CN，104230865 A，2014.
[22] US 5217996，1992.
[23] CN，102482202，2010.
[24] CN，101555211 B，2009.
[25] CN，101516831 B，2007.
[26] 俞风山，等，广东化工，2017，44 (20)：88，55.

089 安立生坦（Ambrisentan）

【别名】 安培生坦，安贝生坦，CID6918493，BSF208075，LU-208075，Letairis®，Volibris，凡瑞克™。

【化学名】 (*αS*)-*α*-[(4,6-Dimethyl-2-pyrimidinyl)oxy]-*β*-methoxy-*β*-phenylbenzenepropanoic acid；(+)-(2*S*)-2-[(4,6-dimethylpyrimidin-2-yl)oxy]-3-methoxy-3,3-diphenylpropanoic acid。

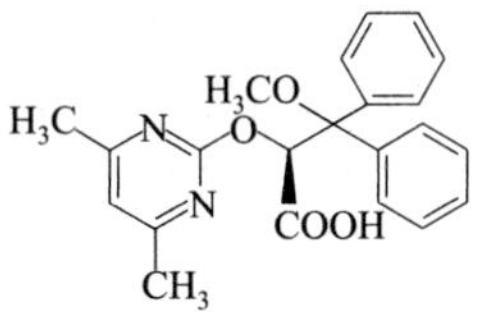

安立生坦 CAS [177036-94-1] $C_{22}H_{22}N_2O_4$ 378.43

【研发厂商】 美国 Abbott 公司研发的内皮素受体拮抗剂。

【首次上市时间和国家】 2007 年 6 月以 *S*-构型于美国首次上市，商品名为 Letairis®。

【性状】 本品为白色至类白色结晶固体，$pK_a=4.0$，几乎不溶于水和低 pH 的水溶液，溶解度随 pH 增大而升高。

【用途】 本品为嘧啶衍生物，是用于治疗肺动脉高血压（PAH）的高选择性内皮素 ET_A 受体拮抗剂，可强效抑制内皮素所致的血管收缩。利用表达人 ET_A 或 ET_B 受体基因的稳定转染 CHO 细胞的实验表明，本品对 ET_A 的选择性高于 ET_B 受体，对两者的 K_i 值分别为（1±0.9）nmol/L 和 195nmol/L。本品在体内外都表现出有效的 ET_A 受体拮抗作用，且与其他非选择性内皮素受体拮抗剂相比，本品的药效强，不易产生肝毒性等药物不良反应。在沙鼠全脑缺血模型中，本品浓度依赖性地有效抑制 ET-1 引发的头部隔离动脉的收缩，且能防止有卒中倾向的原发性高血压鼠的病情发展。

本品耐受性好，转氨酶异常的发生概率低。本品适应证为肺动脉高压。

【合成路线】 参见文献［2，4］。

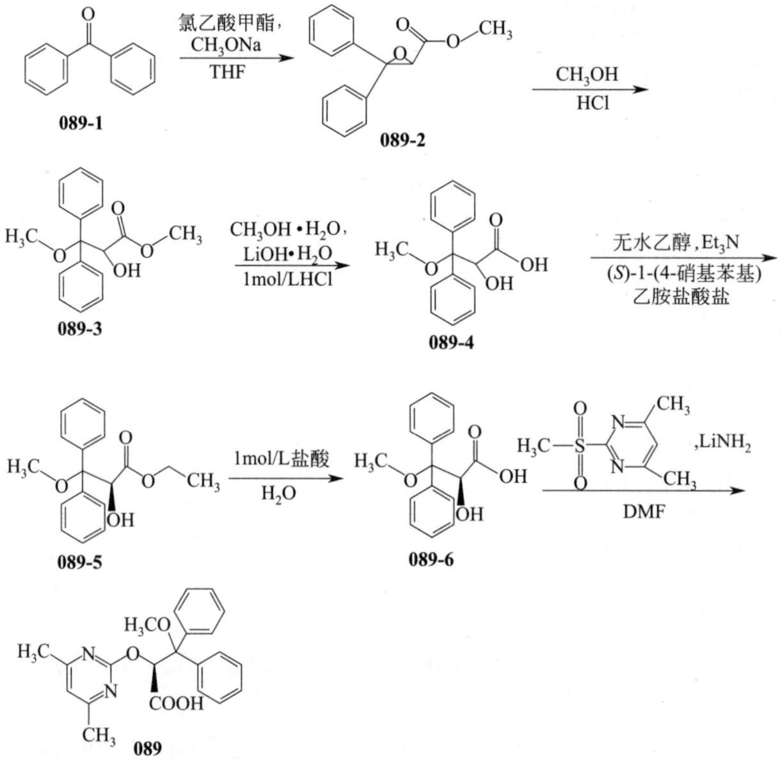

1. 3,3-二苯基-2,3-环氧丙酸甲酯（089-2）的制备

在反应瓶中依次加入 THF 300mL、二苯甲酮（**089-1**）80g（439.6mmol），搅拌，加入氯乙酸甲酯 95.4g（879.1mmol）。控制内温＜10℃，分批加入甲醇钠 47.5g（879.1mmol）。加料完毕，保持料液温度在（20±5）℃，搅拌反应 13～15h。反应完毕（TLC 跟踪反应）将反应液倾入 1.8L 冰水中，搅拌，用乙酸乙酯提取（500mL×3）。合并有机相，用无水 Na_2SO_4 干燥，过滤，滤液旋蒸至干，得棕色油状物 **089-2** 的粗品，直接用于下一步反应。

2. 2-羟基-3-甲氧基-3,3-二苯基丙酸甲酯（089-3）的制备

在反应瓶中加入 **089-2** 的粗品一批量和甲醇 500mL，搅拌溶解，滴加 30mL 盐酸。加完，继续搅拌 1h。反应完毕，将反应液旋蒸浓缩（大约除去 300mL 溶剂），剩余液中加入 200mL 水，析晶 1h。抽滤，烘干滤饼，得白色粉末状固体 **089-3** 117.0g，收率为 93.1%（以二苯甲酮计）。

^{1}H-NMR(400MHz,DMSO-d_6) δ:7.19～7.33(10H,m,Ar-H),5.72(1H,d,J=5.6Hz,CR_3H),5.18(1H,d,J=5.6Hz,OH),3.39(3H,s,CO_2CH_3),3.18(3H,s,OCH_3)。

ESI-MS(m/z):309.1097[M+Na]$^+$。

3. 2-羟基-3-甲氧基-3,3-二苯基丙酸（088-4）的制备

在反应瓶中依次加入甲醇 800mL、水 400mL、化合物 **088-3** 117.0g（409.2mmol），搅

拌，再加入一水合氢氧化锂 34.3g（816.7mmol）。加完，于 60℃下反应 4h。抽滤，固体转移至另一反应瓶中，加入 500mL 水，搅拌下，用 1mol/L 盐酸酸化至溶液 pH＜3，于 30℃反应 1h。抽滤，滤饼烘干，得白色粉末状固体 **089-4** 107.4g，收率为 96.5%。

^{1}H-NMR(400MHz,DMSO-d_6) δ:7.18～7.37(10H,m,Ar-H),5.24(1H,br,OH),5.14(1H,s,CR_3H),3.18(3H,s,OCH_3)。

ESI-MS(m/z):295.094[M+Na]$^+$。

4.(*S*)-2-羟基-3-甲氧基-3,3-二苯基丙酸乙酯(088-5)的制备

在反应瓶中依次加入无水乙醇 850mL，三乙胺 39.9g（394.9mmol）、（*S*）-1-（4-硝基苯基）乙胺盐酸盐 39.9g（197.5mmol）和化合物 **089-4** 107.4g（394.9mmol），加完，搅拌回流 1h。冷却至 20℃，搅拌析晶 1h。抽滤，得到 **089-5**，直接用于下步反应。

5.(*S*)-2-羟基-3-甲氧基-3,3-二苯基丙酸(088-6)的制备

在反应瓶中加入水 1.2L、化合物 **089-5** 一批量，搅拌，滴加 1mol/L 盐酸将反应溶液调至酸性，加 400mL 乙酸乙酯提取 3 次（400mL×3），合并有机相，用无水 Na_2SO_4 干燥，过滤，滤液旋蒸除去 1L 溶剂，向剩余液中加入 500mL 甲基叔丁基醚，搅拌析晶 1h。抽滤，得到白色粉末状固体 **089-6** 36.7g，收率为 34.2%［以化合物 **089-4** 计］，对映体过量 ee 值为 99.7%。

^{1}H-NMR(400MHz,DMSO-d_6) δ:7.18～7.36(10H,m,Ar-H),5.25(1H,br,OH),5.13(1H,s,CR_3H),3.18(3H,s,OCH_3)。

ESI-MS(m/z):295.094。

6.(+)-(2*S*)-2-[(4,6-二甲基嘧啶-2-基)氧基]-3-甲氧基-3,3-二苯基丙酸(安立生坦)(089)的合成

在反应瓶中加入 100mL DMF、化合物 **089-6** 36.7g（134.9mmol），开始搅拌，在冰浴冷却下，加入氨基锂 5.0g（217.4mmol），加完，搅拌 0.5h。加入 4，6-二甲基-2-甲基磺酰嘧啶 27.6g（148.4mmol），升温至 60℃，保持温度 60℃下搅拌反应 4h。反应完毕（TLC 跟踪反应监测确定反应终点），将反应液倾倒入 800mL 水中，用 1mol/L 盐酸调至溶液 pH＜4，搅拌析晶 4h。抽滤，滤饼洗涤净后抽干，烘干得到白色粉末状固体 **089** 49.7g，收率为 97.4%，纯度（化学纯度）为 99.7%，光学纯度为 99.8%，工艺总收率为 30%。

^{1}H-NMR(400MHz,DMSO-d_6) δ:12.53(1H,s,COOH),7.36～7.19(10H,m,Ar-H),6.92(1H,s,Py-H),6.16(1H,s,CR_3-H),3.38(3H,s,OCH_3),2.33(6H,s,CH_3)。

ESI-MS(m/z):379.1657[M+H]$^+$。

氨基锂（见 Merck Index 15th：5578）

英文名　Lithium amide。

CAS［7782-89-0］。

分子式　H_2LiN。

分子量　22.96。

结构式

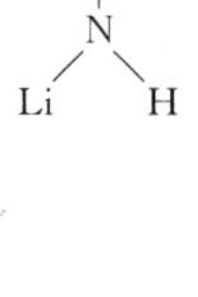

参考文献

[1] 张青扬，等．中国药科大学学报，2017，48 (3)：293-296.
[2] 李小刚．应用化工，2014，43 (9)：1675-1678.
[3] 陈保来，等．现代药物与临床，2015，30 (2)：149-152.
[4] 魏群超，等．现代药物与临床．2016，31 (1)：1-4.
[5] CN，103012280A，2013.
[6] Merck Index 15th：378.
[7] WO，9611914，1996.
[8] US，5932730，1998.
[9] Riechers H，et al. J Med Chem，1996，39 (11)：2123-2128.
[10] Vatter H，et al. Clin Neuropharmacol，2003，26：73-83.
[11] Vatter H，et al. Drug Rev，2006，24：63-76.
[12] 丁同健，等．中国医药工业杂志，2015，46 (11)：1165-1166.
[13] CN，103420811A，2013.
[14] 刘志友，等．现代药物与临床，2016，31 (12)：1877-1878.
[15] JP，1998507190，1998.
[16] Channick RN，et al. J Am Coll Cardiol，2004，43 (12，Suppl，s)：62s-67s.
[17] Vatter H，et al. Clin Sci (Lond)，2002，103 (48)：408s-413s.
[18] Barandier CE，et al. Hypertension，2000，36 (4)：Abst 38.
[19] Sorbera LA，et al. Drugs Fut，2005，30 (8)：765-769.
[20] 尤启冬，林国强．手性药物研究与评价．北京：化学工业出版社，2011：594-595.
[21] 彭婕，等．医药导报，2010，29 (5)：640-643.
[22] 刘爱霞，等．化学世界，2011，(2)：100-103.
[23] 周付刚，等．中国医药工业杂志，2010，41 (1)：1-3.
[24] CN，1160396，1997.
[25] CN，1121711，1996.
[26] CN，1923820，2007.
[27] CN，1513844，2004.
[28] 吴国顺，等．药物评价研究，2015，38 (2)：185-188.
[29] CN，1325375，2001.
[30] 刘敏，等．化学试剂，2011，33 (5)：420-422.
[31] 郭文．上海医药，2007，28 (4)：160-161.

090　盐酸螺普利 (Spirapril Hydrochloride)

【别名】 Sch-33844，TI-211-950，Renormax，Renpress，Sandopril，Spiraprilic acid，Sch-33861。

【化学名】 (8*S*)-7-[(2*S*)-2-[[(1*S*)-1-(Ethoxycarbonyl)-3-phenylpropyl]amino]-1-oxopropyl]-1,4-dithia-7-azaspiro[4,4]nonane-8-carboxylic acid monohydrochloride。

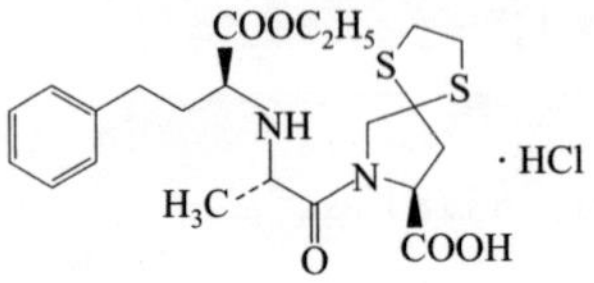

螺普利	CAS [83647-97-6]	$C_{22}H_{30}N_2O_5S_2$	466.61
盐酸螺普利	CAS [94841-17-5]	$C_{22}H_{30}N_2O_5S_2 \cdot HCl$	503.07

【研发厂商】 美国 Schering-Plugh 公司。

【首次上市时间和国家】 1995 年美国。

【性状】 白色固体，mp 192～194℃ (分解)，$[\alpha]_D^{26}=-11.2°$ ($c=0.4$，EtOH)。

【用途】 本品为长效非巯基血管紧张素转化酶抑制剂 (ACEI)，在体内水解为具有药理活性的螺普利拉 (Spiraprilat) 而发挥作用。通过直接抑制 ACE 活性或通过减弱血管紧张素Ⅰ诱导的加压反应从而抑制血浆 ACE 活性。口服 1～4h 血浆 ACE 活性可被抑制 75%～90%。另外本品能降低高血压和充血性心力衰竭患者的血管压力，能减小与左室肥大相关的结构参数为 8%～17%，主要是明显减少左室后壁的厚度。本品口服平均生物利用度为50%，进入体内后迅速转化为螺普利拉，后者 t_{max} 为 1.8～3.0h。螺普利拉在血浆衰减有两个时相，第一时相 $t_{1/2}$ 为 1.5～2.2h，第二时相 $t_{1/2}$ 为 30～40h。螺普利拉清除通过肾和非肾双重机制。本品未发现有临床意义的蓄积，并且不受剂量变化影响。

本品临床上用于治疗原发性高血压、心肌缺血、心力衰竭。

【合成路线】 具体路线如下。

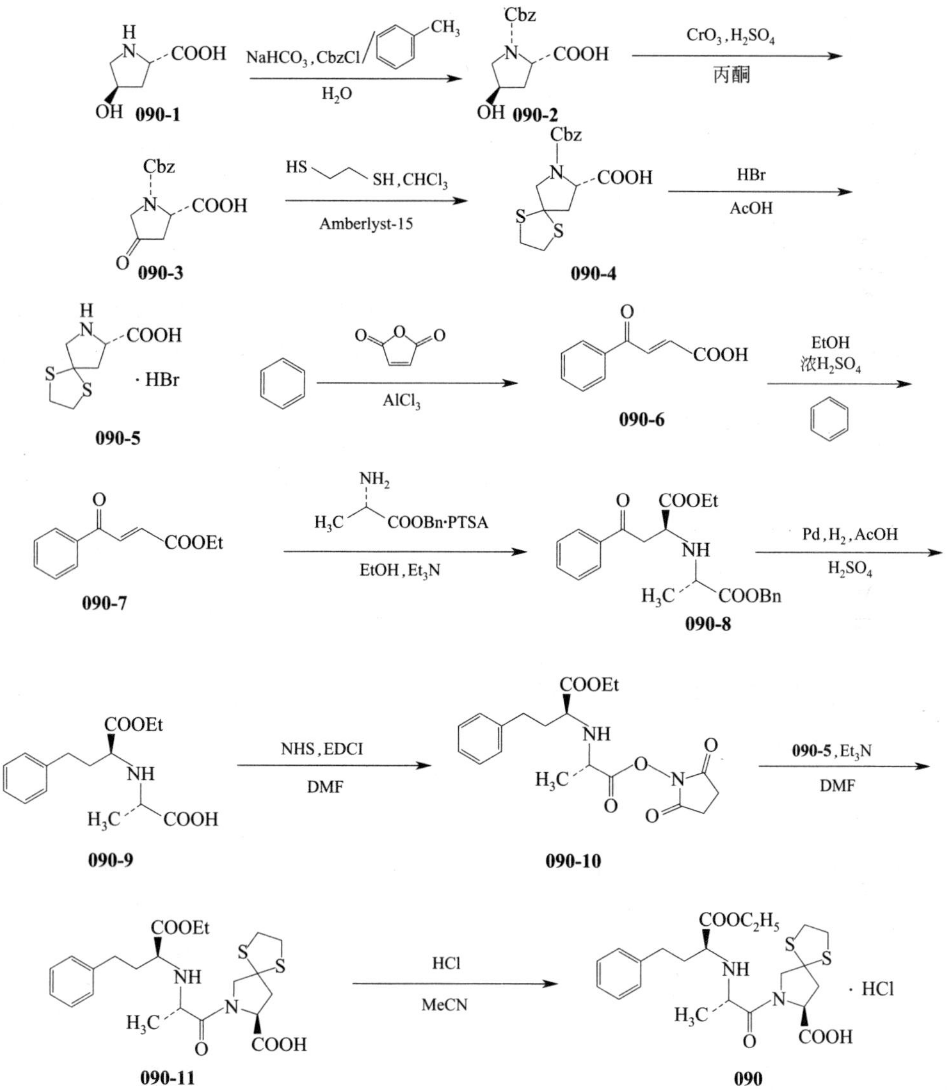

1. *N*-苄基羰基-4-羟基-*L*-脯氨酸（090-2）的制备

在反应瓶中依次加入 4-羟基-L-辅氨酸（**090-1**）10.0g（76.3mmol）、$NaHCO_3$ 16.0g（0.190mol）和水 165mL，搅拌溶解，于室温下滴加含苄氧甲酰氯（英文名为 Benzyl chloroformate，CbzCl，结构式为 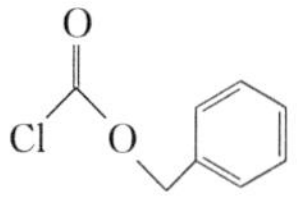）。15.0g（88mmol）的甲苯溶液 40mL，于

15min 滴加完毕，室温搅拌 16h 至无 CO_2 气体放出。反应完毕，静置，分层，水相用乙醚提取数次，弃去有机相。水相用冰水浴冷却，用浓盐酸酸化至 pH＝2，有油状物析出。用乙酸乙酯提取数次，合并有机相，用无水 $MgSO_4$ 干燥，过滤，回收溶剂后得黏稠油状物，室温放置固化，得白色固体 **090-2** 19.9g，收率为 98%，mp 106～107℃，$[\alpha]_D^{24}=-75.5$（$c=1.03$，$CHCl_3$）。

2. *N*-苄氧羰基-4-氧代-L-辅氨酸(090-3)的制备

在反应瓶中加入丙酮 1.2L、**090-2** 21.5g（81mmol）和硅藻土 30g（助滤剂），于室温搅拌下滴加 8mol/L 的三氧化铬硫酸溶液 83mL。滴加完毕，搅拌 30min。反应完毕，加入甲醇淬灭反应，过滤，滤液浓缩至 300mL。向剩余物中加入 $CHCl_3$ 1L，用饱和食盐水洗涤数次，用无水 $MgSO_4$ 干燥，过滤，滤液回收溶剂后，得粗品，用乙醚/正己烷重结晶，得白色结晶性粉末 **090-3** 17.2g，收率为 81%，mp 99～101℃，$[\alpha]_D^{26}=+17°$（$c=1$，$CHCl_3$）。

3. (*S*)-*N*-苄氧羰基-1,4-二硫-7-氮杂螺[4.4]-壬烷-8-羧酸(090-4)的制备

在反应瓶中加入 Amberlyst-15 离子交换树脂 2.5g、**090-3** 5.78g（22mmol）、1，2-乙二硫醇 5.2g（55mmol）和氯仿 55mL，室温搅拌 48h。反应完毕，过滤，滤液回收溶剂。向剩余物中加入甲醇 80mL 和 4% NaOH 溶液 80mL，放置 3h。将所得溶液用 10% H_2SO_4 溶液调至 pH＝1，浓缩至 100mL。剩余液用 $CHCl_3$ 提取数次，合并有机相，用饱和 NaCl 水溶液洗涤，用无水 $MgSO_4$ 干燥，过滤，活性炭脱色，过滤，回收溶剂，得泡沫状物 **090-4** 6.88g，收率为 92% [**090-4** 与环己胺成盐，mp 207～208℃，$[\alpha]_D^{26}=-3.6$℃（$c=0.3$，CH_3OH）]。

4. (*S*)-1,4-二硫-7-氮杂螺[4.4]-壬烷-8-羧酸氢溴酸盐(090-5)的制备

在反应瓶中加入 **090-4** 3.7g（11mmol），于搅拌下加入 30%～32%氢溴酸的乙酸溶液 20mL。加完，搅拌 15min，再加入 30%～32%氢溴酸的乙酸溶液 10mL。加完，搅拌 25min，再加入 30%～32%氢溴酸乙酸溶液 5mL，搅拌 35min。反应完毕，冷却，加入乙醚 250mL，静置 15min，有固体析出。在 N_2 保护下过滤，用乙醚洗涤，真空干燥，得乳白色固体 **090-5** 2.7g，收率为 86%，mp 240～242℃（分解），$[\alpha]_D^{26}=-40$℃（$c=0.5$，$CHCl_3$ ∶ MeOH＝1∶1）[文献 [3] 报道：$[\alpha]_D^{26}=+10.7°$（$c=0.5$，$CHCl_3$ ∶ MeOH＝1∶1）]。

5. (2*E*)-4-氧代-4-苯基-2-丁烯酸(090-6)的制备

在反应瓶中加入苯 200mL、马来酸酐 49g（0.5mol），搅拌下加入（分批）无水 $AlCl_3$ 132g（1mol）。加完后，加热搅拌回流 2～3h。反应完毕，将反应液倾入加冰的盐酸中，水蒸气蒸馏除去过量的苯。冷却，有黄色黏稠物析出，倾去上层清液，剩余物用 5% Na_2CO_3 溶液溶解，过滤，滤液用盐酸酸化，析出沉淀，过滤，干燥 [得到 **090-6** 的水合物，需充分干燥脱水可得无水物]，得浅黄色固体 **090-6** 80g，收率为 91%，mp98～99℃。

6. (2*E*)-4-氧代-4-苯基-2-丁烯酸乙酯(090-7)的制备

在反应瓶中（置有分水器）依次加入 **090-6** 26.6g（0.15mol）、乙醇 10mL、苯 40mL 和浓 H_2SO_4 4mL，搅拌加热共沸带水 8h。反应完毕，用 40% NaOH 调至 pH＝7，依次用饱和 NaCl 溶液和水洗涤，用无水 Na_2SO_4 干燥，过滤，滤液减压回收溶剂后，减压蒸馏，收集 bp 148～150℃（133Pa）的馏分，得黄色液体 **090-7** 30.0g，收率为 97%。

7. (*αS*)-*α*-[[(1*S*)-1-甲基-2-氧代-2-(苄氧基)乙基]氨基]-*γ*-氧代-苯丁酸乙酯(090-8)的制备

在反应瓶中依次加入 **090-7** 10.2g（50mmol）、L-丙氨酸苄酯对甲苯磺酸盐（PTSA）

17.5g（50mmol）、三乙胺 5.6g（55mol）和乙醇 40mL，于室温搅拌 6h。反应完毕，冷却，析出固体，过滤，干燥，得白色固体 **090-8** 14.4g，收率为 75%，mp 73～74℃，$[\alpha]_D^{12}=-21.0°$（$c=1$，CH_3OH）。

8. (αS)-α-[[(1S)-1-羧基乙基]氨基]苯丁酸单乙酯(090-9)的制备

在氢化釜中依次加入 **090-8** 80g（0.21mol）、乙酸 900mL 和浓 H_2SO_4 21.6g（0.21mol），搅拌下加入钯片催化剂 5 片，于 35℃、常压、氢气流速为 8L/min 条件加氢 2h，至不吸氢为止。反应完，于 40℃减压回收乙酸。向剩余物中加水 200mL 和 4%NaOH 溶液 500mL，冷却至 10℃，析出结晶。过滤，得粗品，用水重结晶，于 40℃下真空干燥，将白色结晶 **090-9** 51.1g，收率为 88%，mp 148～149℃，$[\alpha]_D^{20}=+24.2°$（$c=1$，MeOH）。

9. (8S)-7-[(2S)-2[[(1S)-1-(乙氧羰基)-3-苯基丙基]氨基]-1 氧代-丙基]-1,4-二硫-7-氮杂螺[4.4]-壬-8-羧酸单盐酸盐(盐酸螺普利)(090)的合成

在干燥的反应瓶中依次加入 **090-9** 8.98g（32mmol）、*N*-羟基琥珀酰胺 4.22g（38.4mmol）和 DMF64mL，加入 1-［3-（二甲氨基）丙基］-3-乙基碳酰二亚胺盐酸盐 7.3g（38.4mmol）。加完，于室温搅拌反应 18h。反应完，将反应液倾入 320mL 乙酸乙酯中，依次用水和饱和 NaCl 溶液洗涤，用无水 $MgSO_4$ 干燥。过滤，减压回收溶剂，得油状物 **090-10**。向油状物中加入含 **090-5** 9.16g（32mmol）的 DMF 溶液 155mL，于 0～5℃搅拌下，加入三乙胺 6.5g（64mmol），5min 加完，于室温搅拌反应 16。反应完，减压浓缩，得剩余物 50mL。加入水 150mL，用 4%盐酸调至 pH=4，用乙酸乙酯提取数次，合并有机相，依次用水和饱和的 NaCl 溶液洗涤，用无水 $MgSO_4$ 干燥，过滤，减压回收溶剂后得棕色油状物 **090-11** 15.1g，收率为 101%。将 **090-11** 2.7g（5.8mmol）和乙腈 18mL 加入另一反应瓶中，搅拌溶解后加入浓盐酸 0.5mL。于 5℃静置 10h，析出结晶。过滤，得粉红色结晶，用甲醇/乙腈重结晶（1∶5），得白色结晶粉末 **090** 1.44g，收率为 50%，mp 192～194℃（分解），$[\alpha]_D^{26}=-11.2°$（$c=0.4$，EtOH）。

参考文献

[1] Merck Index 15th：8880.
[2] US，4470972，1984.
[3] Smith EM，et al. J Med Chem，1989，32：1600.
[4] Sybertz EJ，et al. Arch Int Pharmacodyn Ther，1987，286：216.
[5] Baum T，et al. Arch Int Pharmacodyn Ther，1987，286：230.
[6] Hossein-Nia M，et al. Ther Drug Monit，1992，14：234.
[7] 詹正嵩．新药研究开发与应用．北京：人民军医出版社，1998：271-273.
[8] Van den Broek SAJ，et al. J Cardiovasc Pharmacol，1991，18：614.
[9] Reams G P，et al. J Clin Pharmacol，1993，33：348.
[10] Jerie P，et al. Cor Vasa，1992，34：82-87.
[11] Ondetti MA，et al. Science，1977，196：441.
[12] Cushman DW，et al，Biochemistry，1977，16：5484.
[13] Smith EM，et al. J Med Chem，1988，31：875.
[14] Krapcho J，et al. J Med Chem，1988，31：1148.
[15] Bridges RJ，et al. J Med Chem，1991，34：717.
[16] DE，3009684，1981.
[17] US，4296113，1981.
[18] Patehett AA，et al. J Am Chem Soc，1957，79：185.
[19] Sanner MA，et al. J Ory Chem，1992，57：5264.
[20] DE，2951200，1980.
[21] US，4311697，1982.
[22] US，4311705，1982.
[23] Papa D，et al. J Am Chem Soc，1948，70：3356.

［24］ Grummitt O，et al，Organic Synthses，1949，29：11.
［25］ 李万玉，等. 中国药物化学杂志，1995，5：218.
［26］ Urbach H，et al. Tetrahedron Lett，1984，25：1143.
［27］ CN，1106386，1995.
［28］ DE，4443465，1996.
［29］ AT，402639，1997.
［30］ WO，9743246，1997.
［31］ RO，104616，1995.
［32］ DD，283626，1990.
［33］ WO，8702585，1987.
［34］ CN，1178788，1998.
［35］ CN，1003124，1989.
［36］ EP，190687，1986.
［37］ US，4925969，1990.
［38］ WO，2002074728，2002.
［39］ ES，2156037，2001.
［40］ HU，75286，1997.
［41］ Hayashi K，et al. J Med Chem，1989，32：289.
［42］ US，4808741，1989.
［43］ US，7375245，2008.
［44］ Johnson AL，et al. J Med Chem，1985，28：1596.
［45］ Iwasaki G，et al. Chem. Pharm Bull，1989，37：280.
［46］ EP，58567，1982.
［47］ Kubota H，et al. Chem. Pharm Bull，1991，39：1374.
［48］ CN，1566078，2005.
［49］ CN，1566079，2005.
［50］ Pochlauer P，et al. Tetrahedron，1998，54：3489.
［51］ EP，799824，1997.
［52］ US，4462943，1984.
［53］ US，4847384，1989.
［54］ 陈芬儿. 药物发现与合成途径. 北京：人民卫生出版社，2011：454-466.

091 阿拉普利（Alacepril）

【别名】 Du-1219，Cetapril®。

【化学名】 1-[(2S)-3-(Acetylthio)-2-methyl-1-oxopropyl]-L-prolyl-L-phenylalanine。

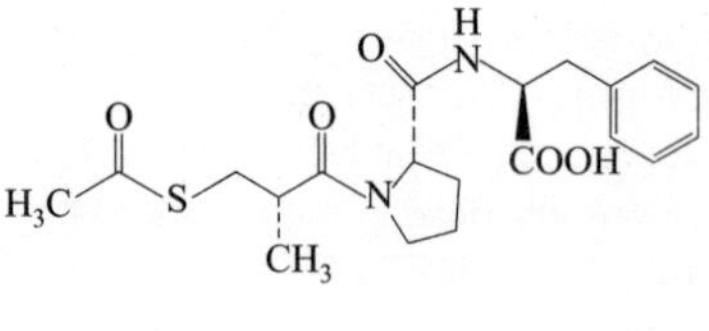

阿拉普利 CAS［74258-86-9］ $C_{20}H_{26}N_2O_5S$ 406.50

【研发厂商】 大日本制药公司。

【首次上市时间和国家】 1988 年 3 月首次在日本上市（以商品名 Cetapril® 上市）。

【性状】 以乙醇/*n*-己烷结晶，mp 155～156℃，白色结晶或结晶性粉末，无气味或略有异味，味微苦。本品易溶于氯仿或甲醇，较易溶于乙醇，较难溶于丙酮，难溶于水，极难溶于乙醚，$[\alpha]_D^{25}=-81.3°$（$c=1.02$，乙醇）。大鼠：经口 LD_{50}＞5000mg/kg，皮下注射 LD_{50}＞3000mg/kg，腹腔注射 LD_{50} 约 2000mg/kg；小鼠：经口 LD_{50}＞5000mg/kg，皮下注射 LD_{50}＞3000mg/kg，腹腔注射 LD_{50} 约 3000mg/kg。

【用途】 本品为含硫基的血管紧张素转换酶（ACE）抑制剂，是前体药，在体内迅速转化为卡托普利（Captopril）而起作用。本品分解缓慢，具有较高的效力和较长的作用时间。其降血压效应与治疗前血肾素活性无关。

本品临床用于治疗原发性和肾性高血压，可单用或与其他降压药（如利尿药）合用。本品还可用于治疗充血性心力衰竭，可单用或与强心药、利尿药合用。本品适宜病人长期治疗使用。

【合成路线】 具体路线如下。

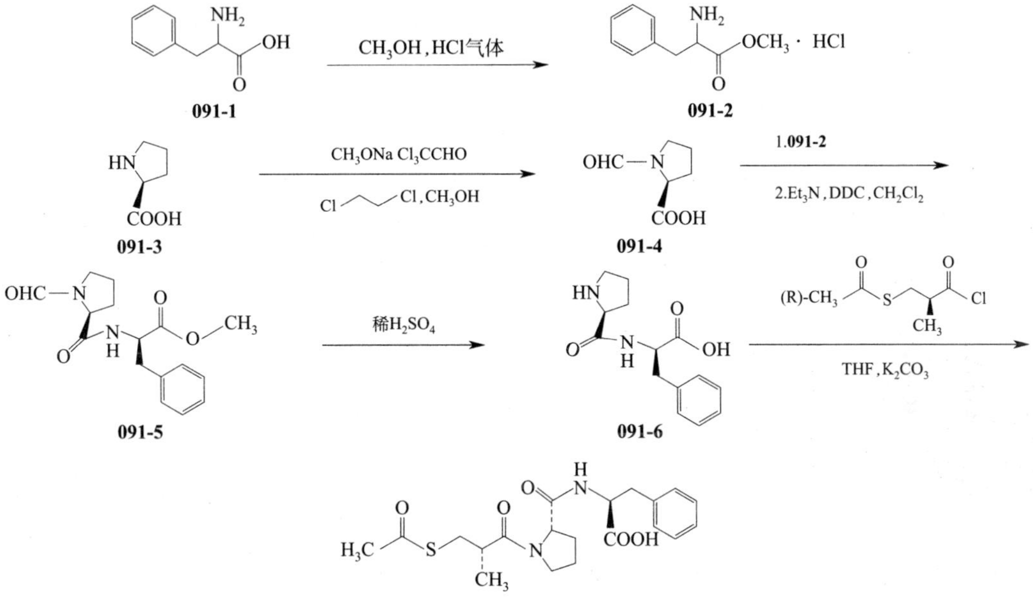

1. L-苯丙氨酸甲酯盐酸盐（091-2）的制备

在干燥的反应瓶中，加入苯丙氨酸（**091-1**）5.26g（0.032mol）、无水甲醇 8mL（0.198mol），并通过通入干燥的 HCl 气体使其饱和，并回流反应 1h。反应完毕，减压浓缩，向剩余油状物中加入乙醚回流，冷却，用甲醇/乙醚（1∶3）结晶，得 **091-2** 4.26g，收率为 81%，产物 mp 159～160℃（分解）。

2. 1-甲酰基-*L*-脯氨酸（091-4）的制备

在干燥的反应瓶中，加入 L-脯氨酸（**091-3**）11.5g（0.1mol）、1，2-二氯乙烷 60mL 和含甲醇钠 22.7g（0.1mol）的甲醇溶液（含量为 24%），于室温下搅拌反应 0.5h。加入三氯乙醛 16.2g（0.11mol），继续搅拌反应 1h。减压旋蒸回收溶剂，剩余物加 50mL 水溶解，溶液用稀 H_2SO_4 中和，浓缩、真空干燥后，加入 50mL 异丙醇溶解，过滤除去不溶物，滤液中加入乙醚 500mL，搅拌，放置于冰箱中过夜。析出固体，过滤，干燥，得 **091-4** 13.6g，收率为 95.1%，mp 93～94℃。

3. L-辅氨酰-L-苯丙氨酸甲酯（091-5）的制备

在干燥的反应瓶中加入 **091-4** 20g（139mmol）、**091-2** 30g（139mmol）、三乙胺 14.1g（139mmol）和 CH_2Cl_2 50mL，搅拌，加入含二环己基碳二亚胺（DDC）28.8g（139mmol）的二氯甲烷溶液 50mL，于室温下搅拌反应过夜。过滤，除去沉淀，旋蒸回收溶剂，剩余物用适量乙酸乙酯溶解，溶液放置于冰箱中 2h。过滤除去沉淀，滤液依次用 Na_2CO_3 水溶液、水和 10%的柠檬酸水溶液洗涤，分出有机相，干燥，过滤，滤液浓缩回收溶剂，得黏稠油状产物 **091-5** 40.6g，收率为 96%（可直接用于下步反应）。

4. L-辅氨酰-L-苯丙氨酸（091-6）的制备

在反应瓶中加入 **091-5** 一批量、H_2SO_4 13.6g（139mmol）和水 225mL 溶液，搅拌加热至 80～85℃，保持在该温度下搅拌反应 2h。反应完，冷却，用碱调至 pH＝5.5，放置于冰箱中过夜。过滤，干燥固体，得 **091-6** 31.3g，收率为 86％，产物 mp 255～258℃，$[\alpha]_D^{26}$＝－42.2°（c＝1.0，6mol/L HCl）。

5. 1-[(2*S*)-3-(乙酰硫代)-2-甲基-1-氧丙基]-L-辅氨酰-L-苯丙氨酸(阿拉普利)(091)的合成

在反应瓶中加入含 **091-6** 10g（38.2mmol）、K_2CO_3（粉状）7.9g（57mmol）的 THF 10mL 和水 40mL 的混合液，搅拌冷却，在剧烈搅拌下加入含（*R*）-3-乙酰硫基-2-甲基丙酰氯 6.9g（38.2mmol）和 THF 10mL 的溶液，于室温下搅拌反应 2h。反应完，用乙酸乙酯洗涤，分相，水相用稀盐酸酸化，用 CH_2Cl_2 提取数次，合并有机相，水洗，干燥，过滤除去干燥剂，滤液旋蒸回收溶剂，剩余物（固化物）用乙腈重结晶，得精品 **091** 10.1g，收率为 68％，mp 155～157℃，$[\alpha]_D^{26}$＝－81.6°（c＝1.0，C_2H_5OH）。

IR(KBr)：3250cm^{-1}(NH)，1745cm^{-1}(C＝O，羧酸)，1688cm^{-1}(C＝O，乙酰硫基)，1650cm^{-1}(C＝O，酰氨基 $CONH_2$)，1625cm^{-1}(C＝O，酰氨基 CON)。

^{1}H-NMR($CDCl_3$)δ：7.52(brs，1H，COOH)，7.26(1H，d，NH)，7.10、7.31(5H，m，Ar-H)，4.77(1H，ddd，HC-NH)，4.61(1H，m，四氢吡咯环 C^2-H)，3.35～3.54(2H，m，四氢吡咯环 C^5-H)，3.23(1H，dd，H_2C- 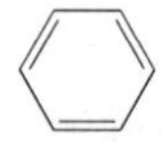)，3.07(1H，dd，H_2C-S)，3.03(dd，H_2C- 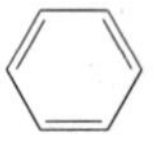)，2.97(1H，dd，H_2C-S)，2.75(1H，m，HC-CH_3)，2.32(3H，S，H_3C-CO)，1.66～2.36(4H，m，四氢吡咯环 C^3-H 和 C^4-H)，1.07(3H，d，H_3C-CH)。

^{13}C-NMR（$CDCl_3$）δ：18.81，24.75（四氢吡咯环 C^4），27.52，30.63，32.08，37.41，38.41，47.40，53.35，59.92，126.87，128.36，129.37，136.29，171.15，173.67，175.21，196.11。

参考文献

[1] 日本公开特许，1981-92848（CA，1982，96：7089b）.
[2] ES，550084，1986（CA，1987，107：59485t）
[3] 四川美康医药软件研究开发有限公司．药物临床信息参考．成都：四川出版集团四川科技出版社，2006.
[4] Merck Index 15th：193.
[5] 日本公开特许 1980-9058.
[6] US，4248883，1981.
[7] Takeyama K，et al. Arzneim-Forsch，1985，35：1502.
[8] Takeyama K，et al. Arznim-Forsch，1985，35：1507.
[9] Takeyama K，et al. Arznim-Forsch，1986，36：47-83.
[10] Matsumoto K，et al. Arznim-Forsch。1986，36：40.
[11] Hayashi K，et al. J Chromatogr，1985，338：161.
[12] Onoyama K，et al. Clin Pharmacol Ther，1985，38：462.
[13] Mizuno K，et al. Res Commun Chem Pathol Pharmacol，1985，49：175.
[14] Shionoiri H，et al. Curr Ther Res，1985，38：537.
[15] Iida M，et al. Yakuri to Chiryo，1985，13：7033-7121（CA）1986，104：21888h-21890c；105：396v）.
[16] 周学良．精细化工产品手册（药物）．北京：化学工业出版社，2003：513-514.
[17] Tadahiro S，et al. Chem Pham Bull，1990，38（2）：529.
[18] 于慧，等．精细化合中间体，2014，(04)：40-42.
[19] 章思规，等．精细化学品及中间体手册：上卷．北京：化学工业出版社，2004：31-32.
[20] Anthony WS，et al. J Am Chem Soc，1957，79：3827.
[21] 陈芬儿．有机药物合成法：第1卷．北京：中国医药科技出版社，1999：17-19.

092　苯磺酸左旋氨氯地平（Levamlodipine Besylate）

【别名】　（*S*）-Amlodipine Besylate，施慧达。

【化学名】　（4*S*)-2-[(2-Aminoethoxy)methyl]-4-(2-chlorophenyl)-1,4-dihydro-6-methyl-3,5-pyridinedicarboxylic acid-3-ethyl-5-methyl ester besylate。

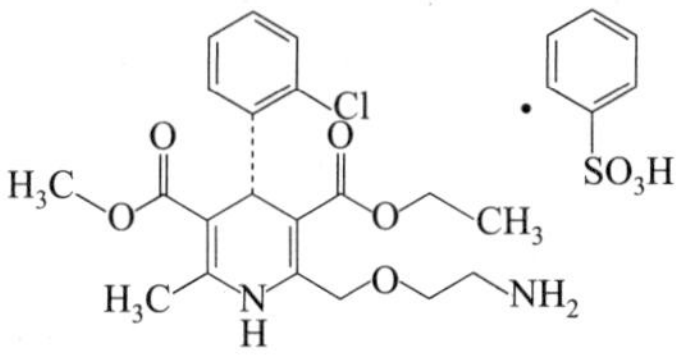

苯磺酸右旋氨氯地平　CAS [103129-81-3]　$C_{20}H_{25}N_2O_5Cl \cdot C_6H_6O_3S$　567.10

苯磺酸左旋氨氯地平　CAS [103129-82-4]　$C_{20}H_{25}N_2O_5Cl \cdot C_6H_6O_3S$　567.10

【研发厂商】　中国吉林天风制药有限责任公司研发。

【首次上市时间和国家】　1999 年在中国首次上市。

【性状】　白色或类白色粉末，无臭，味微苦，有引湿性。本品在甲醇、乙醇中易溶，在水中微溶，[α]＝−28.3°～−24.2°

【用途】　是新一代二氢吡啶类钙离子通道阻滞剂。本品在临床上主要用于治疗高血压和稳定型心绞痛，其特点是疗效显著、起效平缓、药效时间长、不良反应小。研究证明，消旋氨氯地平中具有药理活性的成分主要是左旋氨氯地平，其钙离子通道拮抗活性大约是右旋氨氯地平的 1000 倍、外消旋体的 2 倍。左旋氨氯地平可以避免氨氯地平引起的头痛、头晕、肢体水肿、面部潮红等不良反应，从而证明了氨氯地平的不良反应来自右旋体。临床实践证明，左旋氨氯地平能显著地降低收缩压和舒张压，而心率无变化，不良反应的发生率是 6.67%，而国内有关报道消旋氨氯地平的不良反应发生率是 16.7%，说明左旋氨氯地平的不良反应更少。

【合成路线】　用消旋体手性拆分工艺来合成。

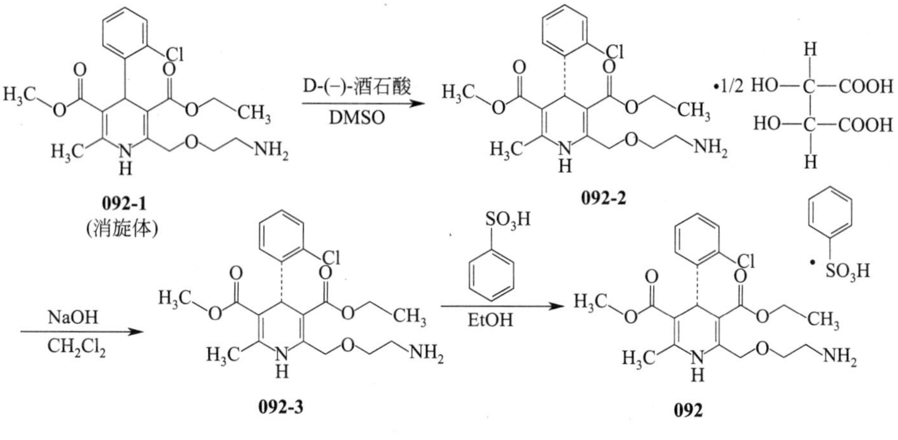

1. 氨氯地平酒石酸盐（092-2）的制备

在反应瓶中加入消旋氨氯地平（**092-1**）20.0g（0.048mol）、DMSO 70mL，搅拌溶解，加入溶有 D-酒石酸 1.8g（0.012mol）的 70mL DMSO 溶液，室温下搅拌反应 24h。反应完，抽滤，滤饼用 50mL DMSO 洗涤，再用 30mL 丙酮洗涤。将滤饼放入真空干燥器干燥 6h。控温至

45～50℃，真空度不小于－0.08MPa。干燥后得白色或类白色固体 **092-2** 10.30g。

2. 左旋氨氯地平（092-3）的制备

在反应瓶中加入 **092-2** 10.30g（0.021mol）、2mol/L NaOH 溶液 50mL 和 CH_2Cl_2 70mL，搅拌反应 2h。反应完，停止搅拌静置 20min。分出 CH_2Cl_2 有机相。有机相先后用 2mol/L NaOH 溶液（30mL）、纯水（50mL×2）、10% NaCl 溶液（50mL×2）洗涤，分出 CH_2Cl_2 有机相，用无水 Na_2SO_4 干燥 2h。抽滤，用少量 CH_2Cl_2 洗滤饼，滤液在 45℃下减压浓缩，得油状物，加入正己烷 30mL，搅拌溶解后冷却析晶 2h。抽滤，滤饼真空干燥 2h，得 **092-3** 6.42g，总收率（两步收率）为 64.2%。

3. 苯磺酸左旋氨氯地平（092）的合成

在反应瓶中加入无水乙醇 15mL、**092-3** 4.1g（0.01mol），搅拌降温至 15℃以下，加入苯磺酸 2g（0.0125mol），于室温搅拌 5h。过滤，滤饼用乙醇洗涤，抽干，干燥，得 **092** 5.24g 收率为 92.5%，光学纯度可达>99.5%［HPLC 法：色谱柱 Utron ES-OVM 手性柱（2.0mm×150mm）；流动相为乙腈/0.02mol/L 磷酸氢二钠（pH＝7.0）水溶液（20∶80）；检测波长为 360nm］。

参考文献

［1］ Merck Index 14th：491.
［2］ Arrowsmith JE，et al. J Med Chem，1986，29：1696.
［3］ 陈仲强，陈虹．现代药物的制备与合成：第 1 卷．北京：化学工业出版社，2008：387-388.
［4］ 杨彦玲，等．世界临床药物，2011，32（6）：373-376.
［5］ 张怀金．实用心脑肺血管病杂志，2012，20（3）：411-412.
［6］ EP，0661970A4，1994.
［7］ 张艳琴，等．中西医结合心脑血管病杂志，2004，2（4）：241-242.
［8］ CN，02825939，2005.
［9］ CN，03821593，2005.
［10］ CN，200310119335.
［11］ 范国荣，等．中国医药工业杂志，2003，34（1）：25-26.
［12］ CN，95192238，1997.
［13］ 董凯，等．药学研究，2013，32（8）：455-457，484.
［14］ 张伦，中国制药信息，2013，29：（10）：12-13.
［15］ CN，101805281A，2010.

093 硫酸沃拉帕沙（Vorapaxar Sulfate）

【别名】 Zontivity®，SCH-530348。

【化学名】 *N*-［(1*R*,3*aR*,4*aR*,6*R*,8*aR*,9*S*,9*aS*)-9-［(1*E*)-2-［5-(3-Fluorophenyl)-2-pyridinyl］ethenyl］dodecahydro-1-methyl-3-oxonaphtho［2,3-c］furan-6-yl］carbamic aicd ethyl ester sulfate；ethyl［(3*aR*,4*aR*,8*aR*,9*aS*)-(9*S*)-［(*E*)-2-［5-(3-fluorophenyl)-2-pyridinyl］ethenyl］dodecahydro-(1*R*)-methyl-3-oxonaphtho［2,3-c］furan-(6*R*)-yl］carbamate sulfate。

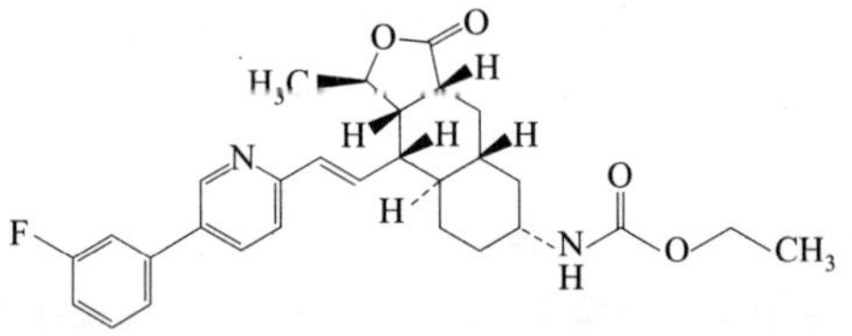

沃拉帕沙	CAS［618385-01-6］	$C_{29}H_{33}FN_2O_4$	492.59
硫酸沃拉帕沙	CAS［705260-08-8］	$C_{29}H_{33}FN_2O_4 \cdot H_2SO_4$	590.66

【研发厂商】 美国默克公司（Merck & Co）。

【首次上市时间与国家】 2014 年 5 月 8 日在美国首次上市。

【性状】 其游碱 $[\alpha]_D^{20}=-6.6°$（$c=0.5$，甲醇），白色固体，mp 125℃。硫酸沃拉帕沙为白色固体（以乙腈结晶），mp 217℃。

【用途】 本品是一种首创的，口服有效、非蛋白、高选择性、具有强大竞争力的蛋白酶激活受体Ⅰ拮抗剂（PAR-1），是一种具有可逆性的凝血酶受体拮抗剂。一定剂量的本品可抑制凝血酶受体激活肽（TRAP）诱导的血小板聚集。本品可能在不影响凝血酶生成纤维蛋白能力的条件下产生抗血小板作用。此外，本品不影响 ADP、TXA2、胶原介导的血小板聚集，也不影响凝血酶原时间和活化部分凝血活酶时间。

本品临床上主要用于有心脏病发作史的患者以及下肢动脉栓塞患者。本品也可加至标准疗法，用于有心脏病发作病史但无中风病史或短暂性脑缺血发作史的患者群体，以降低动脉粥样硬化事件。

总之，本品作为一种抗血小板制剂，旨在减少血小板聚集倾向，抑制血凝块的形成，2014 年 5 月 8 日获美国 FDA 批准，用于心脏病发作患者或腿部动脉栓塞患者，以降低进一步心脏病发作和脑卒中等风险。

【合成路线】 推荐文献［4］和文献［11］的方法进行合成，即以（1′*R*，3a′*R*，4a′*R*，8a′*R*，9′*S*，9a′*R*）-1′-甲基-3′-氧代十氢-1′*H*-螺［［1.3］二氧戊环-2，6′-苯并［2，3-c］呋喃］-9′-羧酸（**093-1**）为起始中间体，经五步反应而得 **093**。

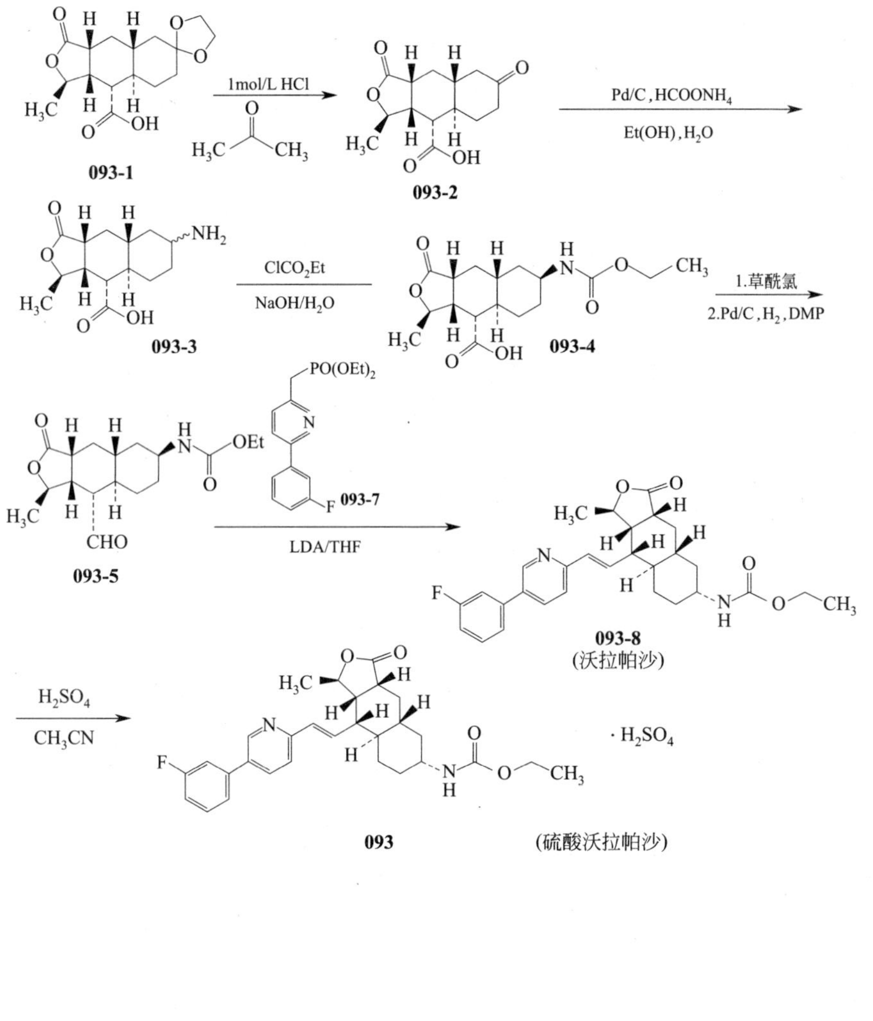

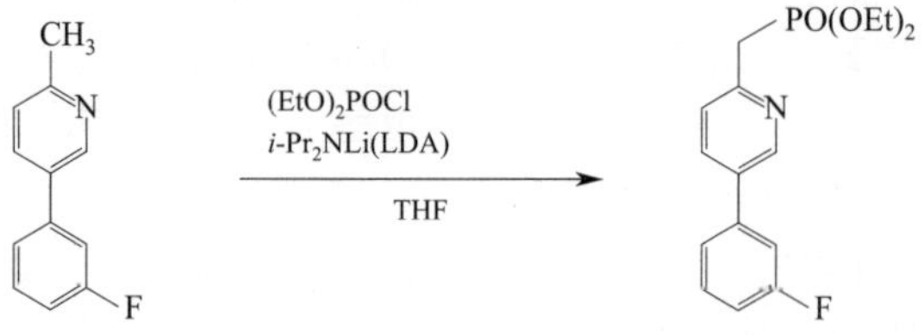

093-6 093-7

1. (3*R*,3*aR*,4*S*,4*aR*,8*aR*,9*aR*)-3-甲基-1,7-二氧代十二氢萘并[2,3-c]呋喃-4-羧酸(093-2)的制备

在反应器（安装了搅拌器、温度计和 N_2 导入管）中加入约 10.5kg（1′*R*，3*a*′*R*，4*a*′*R*，8*a*′*R*，9′*S*，9*a*′*R*）-1′-甲基-3′-氧代十氢-1′*H*-螺［［1，3］二氧戊环-2，6′苯并［2，3-c］呋喃］-9′-羧酸（**093-1**）、丙酮 68L 和 1mol/L 盐酸 68L，搅拌加热，将混合物加热至 50～60℃，搅拌反应 1h。冷却至室温，确认反应完成后，将反应液减压浓缩至 42L，然后冷却至 0～5℃，将冷却混合物再继续搅拌 1h。过滤，滤饼用冷水洗涤，干燥，得类白色固体 **093-2** 6.9kg，收率为 76%，mp 251℃。

^{1}H-NMR(DMSO) δ：12.8(1H,s)，4.72(1H,m,*J* =5.90Hz)，2.58(2H,m)，2.40(2H,m,*J* =6.03Hz)，2.21(3H,dd,*J* =19.0Hz,12.8Hz)，2.05(1H,m)，1.87(1H,q,8.92Hz)，1.75(1H,m)，1.55(1H,m)，1.35(1H,q,*J* =12.6Hz)，1.27(3H,d,*J* =5.88Hz)。

ESI-MS(*m*/*z*)：$[M+H]^+$，理论值 267，实测值 267。

2. (3*R*,3*aR*,4*S*,4*aR*,8*aR*,9*aR*)-7-氨基-3-甲基-1-氧代十二氢萘并[2,3-c]呋喃-4-羧酸(093-3)的制备

在反应器中依次加入甲酸铵 7.4kg 和水 9L（在 15～25℃下），搅拌溶解。然后冷却至 0～10℃。在 0～15℃下加入 **093-2** 8.9kg，然后加入 89L **093-1** 的乙醇溶液。将该批混合物冷却至 0～5℃。加入 0.9kg 10%Pd/C（50%湿重）和 9L 水。将反应混合物升温至 18～28℃，搅拌 5h（同时保持在 18～28℃下搅拌反应）。确认反应完成后，加入 71L 水。将该混合物过滤，然后将湿的催化剂滤饼用 80L 水洗涤。滤液用 4mol/L 盐酸水溶液调至 pH＝1～2。该溶液［含化合物 **093-3**］用于下步反应，**093-3** 无须进行进一步分离，通常可得到定量收率，mp 216.4℃。

^{1}H-NMR(D_2O+1 滴 HCl) δ：3.15(1H,m)，2.76(1H,m)，2.62(1H,m)，2.48(1H,dd,*J* =5.75Hz)，1.94(2H,m)，1.78(2H,m)，1.38(2H,m)，1.20(6H,m)，1.18(1H,m)，0.98(1H,q,*J* =2.99Hz)。

3. (3*R*,3*aR*,4*S*,4*aR*,7*R*,8*aR*,9*aR*)-7-乙氧羰基氨基-3-甲基-1-氧代十氢萘并[2,3-c]呋喃-4-羧酸(093-4)的制备

向安装有搅拌器、温度计和 N_2 扦入管（通 N_2 用）的反应瓶中加入化合物 **093-3** 的含水乙醇溶液（约 100g 化合物 **093-3** 溶于 2870mL 含水乙醇）。在 35～40℃下，将溶液减压浓缩至 700mL，除去乙醇，将得到的均相混合物冷却至 20～30℃，用 250mL 25%NaOH 水溶液将其 pH 调至 12～13，同时保持温度在 20～30℃。然后在 1h 内，将 82mL 氯代甲酸乙酯缓慢加入该混合物中，同时保持该混合物温度在 20～30℃，再陈化 30min。确认反应完成后，用 10mL 浓盐酸（37%盐酸）和 750mL 乙酸乙酯将该批混合物酸化至 pH＝7～8。再用 35%盐酸水溶液将反应混合物的 pH 调至 2～3。充分搅拌后静置分层。将有机相分离，将水相再用 750mL 乙酸乙酯提取。合并有机相，用水洗涤（200mL×2）。通过在约 70～80℃

下，在 1500mL 乙酸乙酯和庚烷的混合物（1∶1 的混合溶剂）中结晶，将 **093-4** 与有机相分离。在 50～60℃下，将固体过滤，用庚烷洗涤，干燥，得类白色固体 **093-4**，收率为 50%，mp 197.7℃。

^{1}H-NMR(CD_3CN) δ：5.31(1H,brs)，4.67(1H,dt,J=16.1Hz,5.9Hz)，4.03(2H,q,J=7.1Hz)，3.41(1H,m)，2.55～2.70(2H,m)，1.87～1.92(1H,m)，1.32～1.42(1H,m)，1.30(3H,d,J=5.92Hz)，1.25～1.30(6H,m)，0.98(2H,qt,J=15.7Hz,3.18Hz)。

ESI-MS(*m/z*)：[M+H]$^+$，理论值 340，实测值 340。

4.(3*R*,3*aS*,4*S*,4*aR*,7*R*,8*aR*,9*aR*)-4-甲酰基-3-甲基-1-氧代十二氢萘并[2,3-c]呋喃-7-基氨基甲酸乙酯(093-5)的制备

向安装了搅拌器、温度计和通 N_2 扦入管的氢化反应器中加入化合物 **093-4** 的粗产物溶液［在 300mL 溶液中含约 31g 化合物 **093-4**］和无水 DMF 0.05mL。草酰氯加完后，将混合物搅拌 5min 后，缓慢加入草酰氯 12.2mL，同时保持该批混合物温度在 15～25℃。将反应混合物搅拌约 1h，通过 NMR 检查反应是否完成。确认反应完成后，将混合物真空浓缩至 135mL，同时保持反应混合物温度低于 30℃。通过在 50℃以下，两个真空浓缩循环，每次补充甲苯 315mL，将过量的草酰氯完全除去，得到终体积为 68mL。然后将反应混合物冷却至 15～25℃，然后加入 THF 160mL 和 2,6-二甲基吡啶 22mL。在 20～25℃下，在 100psi（0.68MPa）压力下通入氢气，在干燥 5%Pd/C（9.0g）存在下，将混合物搅拌反应 16h（通 H_2 反应前应该用 N_2 置换反应器中的空气 3 次，然后再通 H_2 置换 N_2 3 次，再通氢气进行氢化反应）。确认反应完成后，将反应混合物通过硅藻土过滤。在 25℃以下，将合并的滤液真空至 315mL。在 10℃下，加入 MTBE（甲基叔丁基醚）158mL 和 10%磷酸水溶液 158mL，以充分提取，除去 2，6-二甲基吡啶。然后通过用极稀的 $NaHCO_3$ 水溶液（约 2%）提取有机相，然后用稀盐水洗涤，将磷酸除去。在常压下，将有机溶液浓缩至 90mL 的体积，以进行溶剂替换。将 315mL IPA（异丙醇）加入至浓缩的粗产物溶液中。通过重复真空浓缩至 68mL，每次浓缩前补充 IPA 315mL，将残留溶剂除去至 THF≤0.5%（通过 GC 检测）。将浓缩后的 68mL 溶液加热至 50℃，开始结晶。向该混合物极缓慢地加入正庚烷 68mL，同时保持该批混合物温度为 50℃。在 2.5h 内将结晶混合物极缓慢地冷却至 25℃。在 25℃下，再将 34mL 正庚烷极缓慢地加入至悬浮混合物中。再将混合物冷却至 20℃，在该温度下陈化约 20h。将固体过滤，用 25% IPA/正庚烷混合溶剂洗涤，然后将滤饼干燥，得 **093-5** 19.5g，产物为淡棕色固体，收率为 66%。mp 169.3℃。

^{1}H-NMR(CD_3CN) δ：9.74(1H,d,J=3.03Hz)，5.24(1H,br)，4.69(1H,m)，4.03(2H,q,J=7.02Hz)，3.43(1H,qt,J=3.80Hz,7.84Hz)，2.67(2H,m)，2.50(1H,dt,J=3.00Hz,8.52Hz)，1.93(2H,d,J=12.0Hz)，1.82(2H,dt,J=3.28Hz,9.75Hz)，1.54(1H,qd,J=3.00Hz,10.5Hz)，1.27(3H,d,J=5.97Hz)，1.20(6H,m)，0.92～1.03(2H,m)。

ESI-MS(*m/z*)：[M+H]$^+$，理论值 324，实测值 324。

5.[5-(3-氟苯基)吡啶-2-基]甲基膦酸二乙酯(093-7)的制备

向安装有搅拌器、温度计和氮气导入扦管的反应瓶中加入化合物 **093-6** 200g（1.07mol）和 THF 1000mL，搅拌溶解。将溶液冷却至－80～－50℃，加入 2.0mol/L LDA 的己烷/THF 溶液 1175mL（2.2 当量），同时保持该批混合物温度低于－50℃。在－80～－50℃下搅拌约 15min 后，加入氯代磷酸二乙酯 185mL（1.2 当量），同时保持温度低于－50℃。将混合物在－80～－50℃下搅拌约 15min，用 1000mL 正庚烷稀释。将混合物升温至约－35℃，在－10℃以下，用氯化铵水溶液（400g 氯化铵溶于 1400mL 水中配成）淬灭反应。

将该混合物在−15～−10℃下搅拌约15min，然后在15～25℃下搅拌约15min。将水相分离，用400mL甲苯提取。合并有机相，用2mol/L盐酸700mL提取2次。将含产物的盐酸相合并，在30℃以下，将其缓慢加入甲苯（1200mL）和K_2CO_3水溶液（300g K_2CO_3溶于800mL水）的混合物中。将水相用甲苯（1200mL）提取。合并有机相，真空浓缩至约600mL，过滤除去无机盐。在约55℃以下，向滤液中加入正庚烷1000mL。将混合物缓慢冷却至40℃，加入晶种，再缓慢冷却至−10℃。将得到的浆状物在约−10℃下陈化1h。过滤，用正庚烷洗涤滤饼，抽干，真空干燥，得到浅棕色固体**093-7** 294g，收率为85%，mp 52℃（DSC起始点）。

^{1}H-NMR($CDCl_3$) δ: 8.73(1H,d,*J*=1.5Hz), 7.85(1H,dd,*J*=8.0Hz,1.5Hz), 7.49(1H,dd,*J*=8.0Hz,1.3Hz), 7.42(1H,m), 7.32(1H,d,*J*=7.8Hz), 7.24(1H,m), 7.08(1H,dt,*J*=8.3Hz,2.3Hz), 4.09(4H,m), 3.48(2H,d,*J*=22.0Hz), 1.27(6H,t,*J*=7.0Hz)。

ESI-MS(*m/z*): $[M+H]^+$,理论值324,实测值324。

6. *N*-[(1*R*,3a*R*,4a*R*,6*R*,8a*R*,9*S*,9a*S*)-9-[(1*E*)-2-[5-(3-氟苯基)-2-吡啶基]乙烯基]十二氢-1-甲基-3-氧代萘并[2,3-c]呋喃-6-基]氨基甲酸乙酯(沃拉帕沙)(093-8)的合成

在安装有搅拌器、温度计和N_2通入扦管的反应瓶中加入中间体**093-7** 13.0g、THF 30mL。将混合物冷却至−20℃以下，然后缓慢加入二异丙基氨基化锂（LDA）（2mol/L）20mL。再将反应混合物搅拌1h（溶液A）。

在另一反应瓶中加入中间体**093-5** 10.0g和THF 75mL。将混合物搅拌约30min。然后缓慢转移至溶液A中，同时保持温度低于−20℃。再将混合物在−20℃以下搅拌1h。然后加入20mL水淬灭反应。将反应混合物升温至0℃，通过加入25% H_2SO_4 11mL，将pH调至约为7。将混合物再升温至20℃，然后用100mL乙酸乙酯和70mL水稀释。将形成的两相分离，水相用50mL乙酸乙酯提取。然后用乙醇替换THF和乙酸乙酯溶剂，在35～40℃下，加入晶种，**093-8**在乙醇中沉淀析出晶状固体。冷却至0℃后，再将悬浮液搅拌1h。过滤，滤饼用冷乙醇洗涤，抽滤干，在其于50～60℃下真空干燥，得类白色固体**093-8** 12.7g，收率为90%，mp 104.9℃（DSC起始点）。

^{1}H-NMR($CDCl_3$) δ: 8.88(1H,d,*J*=2.4Hz), 8.10(1H,dd,*J*=8.2Hz,2.4Hz), 7.64(1H), 7.61(1H,d,*J*=8.8Hz), 7.55(1H,m,*J*=8.2Hz,6.2Hz), 7.51(1H,d,*J*=8.0Hz), 7.25(1H,dt,*J*=9.0Hz,2.3Hz), 7.08(1H,d,*J*=8.0Hz), 6.68(1H,dd,*J*=15.4Hz,9.4Hz), 6.58(1H,d,*J*=9.6Hz), 4.85(1H,dd,*J*=14.2Hz,7.2Hz), 3.95(2H,dd,*J*=14.2Hz,7.1Hz), 3.29(1H,m), 2.66(1H,m,*J*=12.0Hz,6.4Hz), 2.33(2H,m), 1.76(4H,m), 1.30(3H,d,*J*=5.6Hz), 1.19(4H,m), 1.14(3H,t,*J*=7.2Hz), 0.98(1H,m), 0.84(1H,m)。

EI-MS(*m/z*):理论值492,实测值492。

7. 硫酸沃拉帕沙（093）的合成

在反应瓶中加入**093-8** 5g和乙腈25mL。搅拌约10min，然后加热至约50℃。将约6mL 2mol/L H_2SO_4的乙腈溶液加到加热的反应混合物中。在加硫酸的乙腈溶液期间，**093-8**的固体盐沉淀析出。加入硫酸溶液后，将反应混合物搅拌1h。然后冷却至室温。将固体沉淀过滤，用约30mL乙腈洗涤。将湿固体在室温下真空干燥1h，再在80℃下干燥约12h，得到**093**白色固体5g，收率为85%。mp 217℃。

^{1}H-NMR(DMSO-d_6) δ: 9.04(1H,s), 8.60(1H,d,*J*=8.1Hz), 8.10(1H,d,*J*=

8.2Hz),7.76(1H,d,J =10.4Hz),7.71(1H,d,J =7.8Hz),7.60(1H,dd,J =8.4Hz,1.8Hz),7.34(1H,dd,J =8.4Hz,1.8Hz),7.08(1H,d,J =8.0Hz),7.02(1H,m),6.69(1H,d,J =15.8Hz),4.82(1H,m),3.94(2H,dd,J =14.0Hz,7.0Hz),3.35(1H,brs),2.68(1H,m),2.38(2H,m),1.70~1.80(4H,m),1.27(3H,d,J =5.8Hz),1.21(2H,m),1.13(3H,t,J =7.0Hz),0.95(1H,m),0.85(1H,m)。

ES-MS(m/z):理论值 590,实测值 492。

参考文献

[1] Merck Index 15th：10230.
[2] WO，03/089428，2003.
[3] US，7304078B2，2007.
[4] US，7541471，2009.
[5] Hsieh Y，et al. Curr Pharm Des，2009，15：2262.
[6] Becker RC，et al. Lancet，2009，373：919.
[7] Macaulay TE，et al. Expert Opin Pharmacother，2010，11：1015-1022.
[8] 刘彦龙，等，精细化工，2018，35 (2)：345-348.
[9] 王丹妮．中国药物化学杂志，2014，24 (6)：496.
[10] Morrow D A，et al. N Engl J Med，2012，366 (15)：1404-1413.
[11] WO，2006/076564，2006.
[12] 李萌宇，等，西南国防医药，2014，24 (12)：1391-1393.
[13] 马潇．上海医药工业研究院硕士学位论文，2016.
[14] 高云，等．中国医药工业杂志，2016，47 (8)：1081-1084.
[15] 夏玲红，等．医药导报，2016，35 (增刊)：72-73.
[16] 邹寿涛．中国现代应用药学，2015，32 (7)：900-904.
[17] WO，03089428A1，2003.
[18] US，9365524，2016.
[19] EP，1495018B1，2003.
[20] JP，4558331B2，2010.
[21] CN，1659162B，2011.
[22] 黄雨，等．中国药科大学学报，2018，49 (3)：295-300.
[23] US，2008/0004449，2008.
[24] US，2007/824245，2007.
[25] US，7687631，2010.
[26] Raewyn M，et al. Drugs，2014，74：1153-1163.
[27] 张保寅，等．中国医药工业杂志，2017，48 (11)：1587-1589.
[28] Chackalamannil S，et al. J Med Chem 2008，51 (11)：3061-3064.
[29] Lee S，et al. ACS Med Chem Lett，2013，4 (11)：1054-1058.
[30] Chelliah M V，et al. J Med Chem，2007，50 (21)：5147-5160.
[31] WO，2006/076415，2006.
[32] JP，2005082526，2005.
[33] WO，2011/162562，2011.
[34] Hanan EJ，et al. J Med Chem，2012，55 (22)：10090-10107.
[35] Blanz EJ，et al. J Med Chem，1970，13 (6)：1124-1130.
[36] Ojaimi ME，et al. J Porphyrins Phthalocyanines，2010，14 (06)：469-480.
[37] 日本公开特许，2004-182713A2.
[38] 李春杏，等．中国新药杂志，2015，24 (6)：601-604.

8 消化系统用药

消化性溃疡治疗药

094 左旋泮托拉唑钠[(*S*)-(−)-Pantoprazole Sodium]

【别名】 PanPure®。

【化学名】 6-(Difluoromethoxy)-2-[(S)-[(3,4-dimethoxy-2-pyridinyl) methyl] sulfinyl]-1H-benzimidazole sodium。

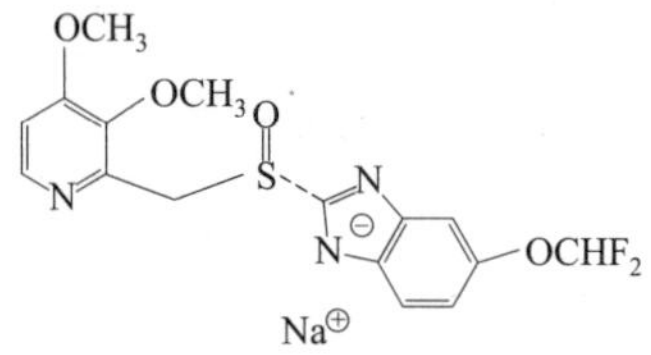

左旋泮托拉唑钠 CAS [160488-53-9] $C_{16}H_{14}F_2N_3O_4S \cdot Na$ 405.35

【研发厂商】 印度 Emcure 公司。

【首次上市时间和国家】 2006 年印度。

【性状】 白色晶体，mp 146~148℃（分解），$[\alpha]_D^{20}=-95°$（$c=0.5$，甲醇）。

【用途】 本品是质子泵抑制剂泮托拉唑的左旋对映体钠盐，可通过胃壁纤维的质子泵特异性结合抑制胃酸分泌，临床用于治疗十二指肠溃疡，胃溃疡、中重度反流性食管炎和卓艾综合征等。与外消旋体和 *R*-对映体相比，本品疗效好，不良反应少，使用剂量小。

【合成路线】 具体路线如下。

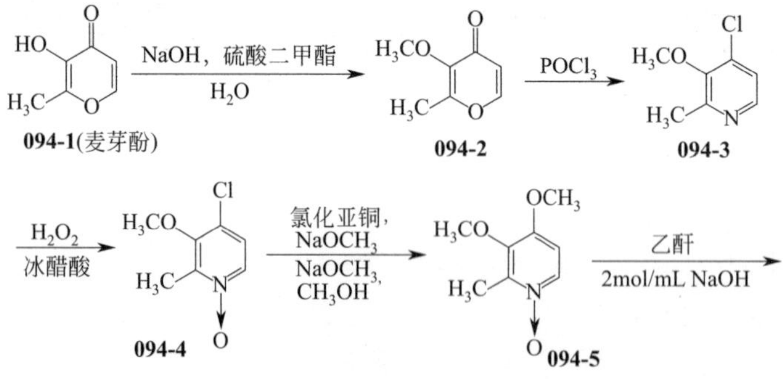

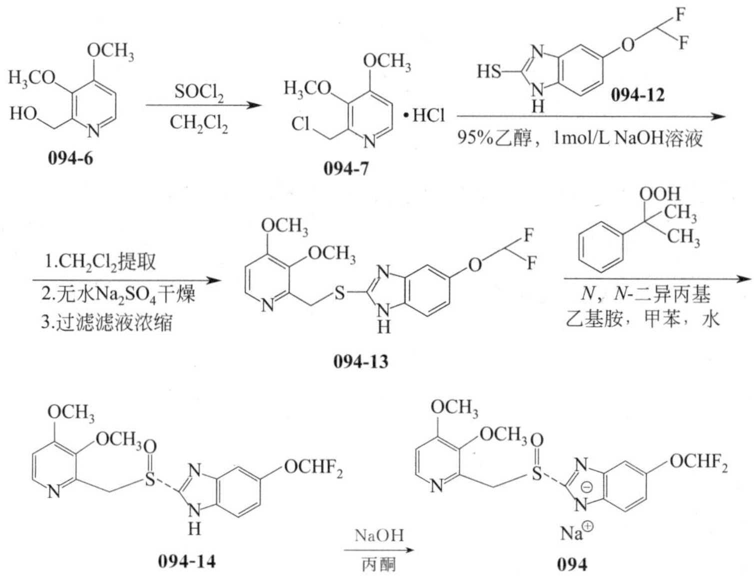

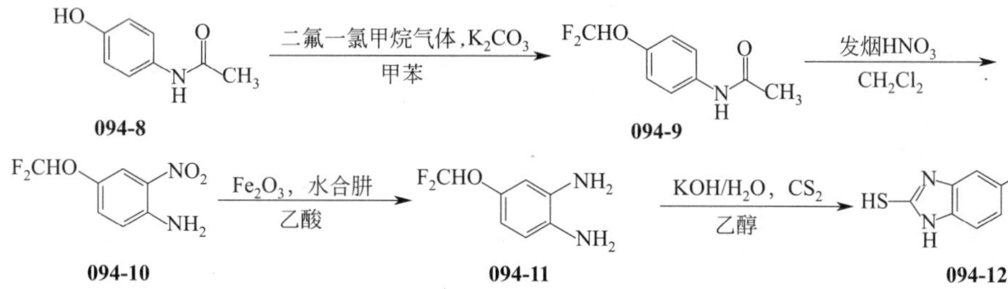

1. 3-甲氧基-2-甲基-4-吡喃酮（094-2）的制备

在反应瓶中加入麦芽酚（**094-1**）（3-hydroxy-2-methyl-4-pyrone）200g、NaOH 水溶液 500mL，搅拌。滴加硫酸二甲酯 154mL，滴加完后，搅拌回流 6h。冷却至室温，用氯仿提取（200mL×3），有机相用无水 Na_2SO_4 干燥，过滤，滤液浓缩，浓缩液中加入氨水 840mL，室温下搅拌 2h，浓缩至干，得 **094-2** 130g，收率为 58.4%，mp 158～162℃。

2. 4-氯-3-甲氧基-2-甲基吡啶（094-3）的制备

在反应瓶中加入 **094-2** 100g、$POCl_3$ 1000mL，搅拌升温至 70℃，搅拌反应 8h。冷却至室温，加入 300mL 水，用 2mol/L NaOH 溶液调至 pH13，用 CH_2Cl_2 提取（300mL×3），提取液用无水 Na_2SO_4 干燥，过滤，滤液浓缩，得红棕色液体 **094-3** 58g，收率为 51.2%。

3. 4-氯-3-甲氧基-2-甲基吡啶-N-氧化物（094-4）的制备

在反应瓶中加入 **094-3** 65g、800mL 冰醋酸、185mL 30% H_2O_2，搅拌升温至 90℃，保持温度 90℃下搅拌反应 18h。冷却至室温。用 2mol/L NaOH 溶液调至 pH=11，用 CH_2Cl_2 提取（300mL×3），提取液用无水 Na_2SO_4 干燥，过滤，滤液浓缩，得到黄色固体 **094-4** 57.4g，收率为 80.17%，mp 99～103℃。

4. 3,4-二甲氧基-2-甲基吡啶-N-氧化物（094-5）的制备

在反应瓶中加入 30%甲醇钠的甲醇溶液 69.2g、化合物 **094-4** 17.3g，氯化亚铜 0.21g，搅拌混合升温至 60℃，保持此温度搅拌反应 5h。冷却至室温，加水 100mL，用 CH_2Cl_2 提取（100mL×3），提取液合并后用无水 Na_2SO_4 干燥，过滤，浓缩滤液，得淡黄色固体 **094-5** 12g，mp 110～114℃，收率为 71.21%。

5. 2-羟甲基-3，4-二甲氧基吡啶（094-6）的制备

在反应瓶中依次加入乙酐 35.7g（0.35mol）、**094-5** 50.7g，搅拌溶解，升温至 100℃，反应 5h。加入 880mL 2mol/L NaOH 溶液，继续搅拌反应 2h。冷却至室温，用 CH_2Cl_2 提取（400mL×3），合并提取液，用无水 Na_2SO_4 干燥，过滤，滤液浓缩至干，得黄色固体 **094-6** 34.5g，mp 80～85℃，收率为 68.05%。

6. 2-氯甲基-3，4-二甲氧基吡啶盐酸盐（094-7）的制备

在反应瓶中加入 CH_2Cl_2 400mL、**094-6** 35.5g，搅拌溶解，冷却至 5℃以下，滴加二氯亚砜 66mL，滴加后，搅拌反应 4h。反应完毕，将反应液浓缩至干，得白色固体 **094-7** 37g，mp 150～158℃，收率为 78.64%。

7. 对二氟甲氧基乙酰苯胺（094-9）的制备

在反应瓶中依次加入甲苯 400mL、无水 K_2CO_3 41.4g 和对乙酰基氨基酚（**094-8**）76g，搅拌升温至 80℃，通入二氟一氯甲烷气体 8h。反应完毕，过滤除去固体，滤液（甲苯层）浓缩至干，得 **094-9** 50g，mp 108～112℃，收率为 50%。

8. 对二氟甲氧基-2-硝基苯胺（094-10）的制备

在反应瓶中加入 CH_2Cl_2 200mL、**094-9** 40.2g，搅拌溶解，控温在 20℃以下，滴加发烟硝酸 20.8mL，反应 1h。加入 2mol/L KOH 溶液调至 pH=10，静置分层，分出 CH_2Cl_2 层，用无水 Na_2SO_4 干燥，过滤，浓缩滤液。加入 20g KOH 和 100mL 水，搅拌加热回流，冷却，析出固体，过滤，得褐色固体 **094-10** 30g，mp 68～70℃，收率为 73.53%。

9. 对二氟甲氧基邻苯二胺（094-11）的制备

在反应瓶中加入 **094-10** 20.4g、三氧化铁（Fe_2O_3）2g、乙酸 600mL，搅拌混合，并滴加水合肼 25.6mL，升温搅拌回流反应 8h。过滤，滤液浓缩至干，得油状物 **094-11** 16.5g，收率为 94.83%。

10. 5-二氟甲氧基-2-巯基-1*H*-苯并咪唑（094-12）的制备

在反应瓶中依次加入乙醇（适量）、KOH 11.2g、水 40mL、**094-11** 17.4g、CS_2 9.75mL，搅拌回流 30min。反应完毕，用 30%乙酸调至 pH=4，冷却，析出固体，过滤，得白色至类白色固体 **094-12** 17.3g，mp 250～252℃，收率为 81.49%。

11. 5-二氟甲氧基-2-[[(3,4-二甲氧基-2-吡啶基)甲基]硫]-1*H*-苯并咪唑（094-13）的制备

在反应瓶中依次加入 400mL 1mol/L NaOH 溶液、95%乙醇 150mL 和 **094-12** 21.6g，**094-7** 26.9g，搅拌升温回流反应 4h。冷却至室温，加水 500mL，用 CH_2Cl_2 提取（400mL×3），提取液用无水 Na_2SO_4 干燥，过滤，滤液浓缩得白色固体 **094-13** 34.3g，收率为 93.5%。

12. 6-(二氟甲氧基)-2-[(*S*)-[(3,4-二甲氧基-2-吡啶基)-甲基]亚磺酰基]-1H-苯并咪唑钠盐(左旋泮托拉唑钠)（094-14）的合成

在反应瓶中依次加入甲苯 500mL、水 0.4mL 和化合物 **094-13** 22g，搅拌 2h。冷却至室温，向反应瓶再加入 4.4mL *N*，*N*-二异丙基乙基胺和 10.43mL 过氧化氢异丙苯，在 10～15℃下搅拌反应 10h。加入甲苯 100mL，用 12%氨水（600mL×3）提取，合并氨水提取液。用冰醋酸调至 pH=9，用 CH_2Cl_2 提取（800mL×3），合并有机相，用无水 Na_2SO_4 干燥，过滤，浓缩滤液，得白色固体 **094-14** 的粗品，用乙腈重结晶，得 **094-14** 16.7g，mp 138～140℃，收率为 72.7%。

13. 左旋泮托拉唑钠（094）的合成

在反应瓶中加入 **094-14** 38.3g、NaOH 6g 和丙酮 100mL，搅拌成悬浊液，升温至

50℃，保持温度搅拌反应 3h。冷却，析出固体，过滤，于 40℃下真空干燥，得 **094** 32.5g，收率为 80%，mp 146～148℃（分解），$[\alpha]_D^{20}=-94.3°$（$c=0.5$，甲醇）。

^{1}H-NMR(DMSO-d_6) δ：3.78(3H，s)，3.91(3H，s)，4.52(2H，dd，J = 12.5Hz，15.0Hz)，6.77(1H，dd，J=2.5Hz，8.5Hz)，7.03(1H，t)，7.09(1H，d，J=5.5Hz)，7.28(1H，d，J=2.0Hz)，7.49(1H，J=8.5Hz)，8.22(1H，d，J=5.5Hz)。

MS(m/z)：406.1$[M+Na]^+$，789.3$[2M+Na]^+$。

参考文献

［1］ 金龙，等．精细化工中间体，2017，47（2）：52-54.
［2］ 陈卫东，等．中国医药工业杂志，2012，43（11）：881-882，883.
［3］ 李谢，等．齐鲁药事，2009，28（12）：745-746.
［4］ CN，10024532，2008.
［5］ 卢进城，药学研究，2014，33（10）：617-618.
［6］ WO，2005070426，2005.
［7］ WO，9424867，1994.
［8］ 李菁，等．广州化工，2016，44（6）：58-59，103.
［9］ CN，103992306A，2014.
［10］ Ting Wang，et al，J Org Chem Res，2015，3（4）：139-146.
［11］ 宋伟国，等．中国药业，2011，20（9）：80-82.
［12］ Mullin J M，et al. Drug Discovery Today，2009，14：648-660.
［13］ US，5888535，1999.
［14］ Cao H，et al. J Pharm Pharmacol，2005，57：923-927.
［15］ Cao H，et al. Journal of Health Science，2004，50：1-8.
［16］ 魏云，等．中国医药工业杂志，2000，31（3）：116-118.
［17］ US，20110171303A，2011.
［18］ DE，4035455.
［19］ CN，200810110447，2008.
［20］ CN，200810150111，2009.
［21］ WO，2011042910A2，2011.
［22］ Maria A M，et al. J Am Chem Soc，1999，121：4708-4709.
［23］ Holland HL，et al，Natural Product Reports，2001，18：171-181.
［24］ Hoveyda AH，et al. Chem Rev. 1993，93：1307-1370.
［25］ Adam W，et al. J Org Chem，1998，63：3423-3428.
［26］ Schenk W A，et al. Chemistry-A European Journal. 1997，3：713-716.
［27］ WO，9602535，1996.

095 右兰索拉唑（Dexlansoprazole）

【别名】 Dexilant™，Kapidex。

【化学名】 (R)-2-[[[3-Methyl-4-(2,2,2-trifluoroethoxy)-2-pyridinyl]methyl]sulfinyl]-1H-benzimidazole。

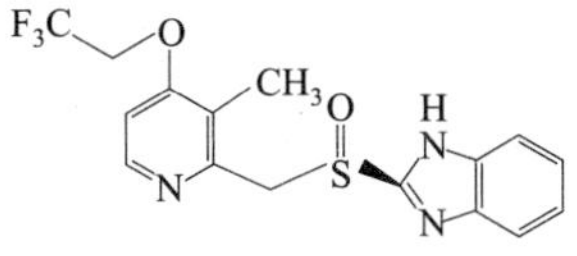

右兰索拉唑 CAS [138530-94-6] $C_{16}H_{14}F_3N_3O_2S$ 369.36

【研发厂商】 日本武田制药公司。

【首次上市时间和国家】 2009 年 1 月 30 日获美国 FDA 批准上市（在美国首次上市）。

【性状】 白色至类白色结晶粉末，mp 140℃（分解），易溶于 DMF、甲醇、二氯甲烷、乙醇、乙酸乙酯，溶于乙腈，微溶于乙醚，极微溶于水，几乎不溶于己烷。

【用途】 临床用于治疗胃溃疡、十二指肠溃疡、吻合口部溃疡、反流性食道类和卓艾综合征（Zollinger-Ellison syndrome）等，其制剂之一双重缓释胶囊具有药效优、作用时间长、不良反应少、耐受性好和治愈率高等优点。通过临床试验证明其药效等明显优于消旋体兰索拉唑。

【合成路线】 有以下两条合成路线。

合成路线一： 文献［2］介绍的合成方法路线。

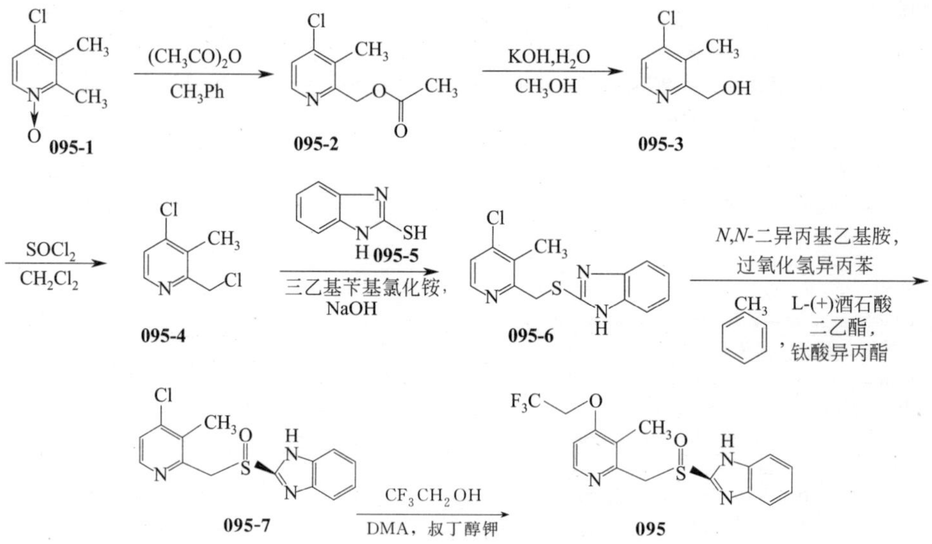

1. 2-乙酰氧基甲基-4-氯-3-甲基吡啶（095-2）的制备

在反应瓶中加入甲苯700mL、4-氯-2，3-二甲基吡啶-*N*-氧化物（**095-1**）100g，搅拌，常温下向溶液中滴加500mL乙酸酐，温度控制在90～100℃，2h内滴加完毕，保温搅拌反应3h。TLC跟踪［展开剂：乙酸乙酯/正己烷（1∶4）］检测反应完成后，冷却，于60℃减压浓缩，得到棕色油状物**095-2** 132g，收率为79.7%。

^{1}H-NMR(400MHz,$CDCl_3$)δ：2.09(3H,s,$COCH_3$),2.41(3H,s,CH_3),5.32(2H,s,CH_2),7.31(1H,d,*J*=5.3Hz,CHCCl),8.41(1H,d,*J*=5.3Hz,CHN)(与文献[7]一致)。

ESI-MS(*m/z*)：199$[M+H]^+$。

2. 2-羟甲基-4-氯-3-甲基吡啶(095-3)的制备

在反应瓶中加入200mL甲醇、**095-2** 132g，搅拌，滴加（冷却至10℃以下后再加）20%KOH水溶液780mL，温度维持在15℃以下，加完，继续搅拌反应1h，TLC跟踪［展开剂：乙酸乙酯/正己烷（1∶4）］检测反应完成后，用CH_2Cl_2提取反应液（350mL×2），合并有机相，用无水Na_2SO_4干燥。过滤，滤液减压浓缩，得棕色油状物**095-3** 82.1g，收率为84.7%。

^{1}H-NMR(400MHz,$CDCl_3$) δ：2.39(3H,s,CH_3),5.06(2H,s,CH_2),8.08(1H,d,*J*=5.4Hz,CHCCl),8.60(1H,d,*J*=5.4Hz,CHN)。

ESI-MS(*m/z*)：157$[M+H]^+$(以上数据同文献[7])。

3. 2-氯甲基-4-氯-3-甲基吡啶(095-4)的制备

在反应瓶中依次加入CH_2Cl_2 500mL、**095-3** 82.1g，搅拌溶解并冷却至0℃以下，向该溶液中缓慢滴加36mL氯化亚砜，滴加完毕，搅拌反应1h。TLC跟踪［展开剂：乙酸乙酯/正己烷（1∶4）］检测反应完成，缓慢加入380mL冰水，用饱和碳酸钠水溶液调pH=8～9，分液，水相用 CH_2Cl_2 提取（300mL×3）。合并有机相，用 900mL 水洗涤，得 **095-4** 的 CH_2Cl_2 溶液，备用。

4. 2-[[[4-氯-3-甲基-2-吡啶基]甲基]硫基]苯并咪唑(095-6)的制备

在反应瓶中加 10% NaOH 水溶液 500mL，冷却至 10℃以下，搅拌下加入 13.4g 三乙基苄基氯化铵和 51.2g 2-巯基苯并咪唑（**095-5**），搅拌 30min。缓慢滴加 **095-4** 的 CH_2Cl_2 溶液，滴加完毕，升温至 25～30℃，持续保温搅拌反应 3h。过程中 TLC 跟踪［展开剂：乙酸乙酯/正己烷（1∶4）］检测反应完成后，待冷却后加入 CH_2Cl_2 提取（250mL×2），合并有机相，冷却至 0℃ 析出固体，过滤，得白色固体 **095-6** 79.8g，收率为 76.7%，mp 159.1～160.7℃。HPLC 检测条件：Inertsil ODS-3 分析柱（150mm×4.6mm，5μm），以乙腈/水/三乙胺（40∶60∶1，用磷酸调节 pH＝7）为流动相，检测波长为 285nm，柱温 30℃，流速 0.9mL/min。检测 **095-6** 的纯度为 97.3%。

^{1}H-NMR(400MHz, $CDCl_3$) δ：2.48(3H, s, CH_3), 4.48(2H, s, CH_2), 7.16～7.20(2H, m, CH_2), 7.31(1H, d, J＝5.2Hz, CH), 7.41(1H, t, J＝4.4Hz, CH), 7.62(1H, t, J＝4.4Hz, CH), 8.33(1H, d, J＝5.2Hz, CHN)。

ESI-MS(m/z)：289[M＋H]$^+$。

5. (*R*)-2-[[[4-氯-3-甲基-2-吡啶基]甲基]亚磺酰基]苯并咪唑(095-7)的制备

在反应瓶中依次加入 **095-6** 79.8g、甲苯 400mL、L-(＋)酒石酸二乙酯 16.8mL、钛酸异丙酯 13.1mL、*N*，*N*-二异丙基乙基胺 13.5mL，于室温下搅拌反应 3h。降温至 0℃，滴加 120mL 80%过氧化氢异丙苯，加毕搅拌，温度控制在 0～5℃，TLC 跟踪［展开剂：乙酸乙酯/正己烷（1∶1）］检测反应完成。加入 160mL 30%硫代硫酸钠溶液，搅拌 10min，用 12.5%氨水提取有机相（1600mL×3），合并水相加热到 30℃，搅拌 1h。降温至 0～5℃，用乙酸（冰醋酸）调节溶液 pH 至 8～9，过滤，用 100mL 水洗涤滤饼，抽干，干燥，得白色固体 **095-7** 59.2g，收率为 71.2%，纯度为 98.5%（HPLC 测）、ee 值为 99.5%，［HPLC 条件：AD-H 手性柱（250mm×4.6mm，5μm），流动相为正己烷/甲醇（85∶15），检测波长为 254nm，柱温 30℃，流速 1.2mL/min］（以下的合成反应产物 ee 值也按此条件进行）。

^{1}H-NMR(400MHz, $CDCl_3$) δ：2.37(3H, s, CH_3), 4.74(1H, d, J＝14.0Hz, CHCO), 4.84(1H, d, J＝14.0Hz, CHCO), 7.31(1H, m, CH), 7.32(1H, m, CH), 7.25(1H, d, J＝5.2Hz, CHCCl), 7.62(1H, m, CH), 8.25(1H, d, J＝5.2Hz, CHN), 11.52(1H, s, NH)。以上数据与文献[7]一致。

ESI-MS(m/z)：305[M＋H]$^+$。

6. (*R*)-2-[[[3-甲基-4-(2,2,2-三氟乙氧基)-2-吡啶基]甲基]亚磺酰基]-1*H*-苯并咪唑(右兰索拉唑)(095)的合成

在反应瓶中依次加入 DMA 146.3g、三氟乙醇 50.4g、叔丁醇钾 45.2g，搅拌升温至 60～70℃，加入 **095-7** 59.2g，搅拌反应 6h，TLC 跟踪检测反应完成［展开剂：乙酸乙酯/正己烷（1∶1）］。向反应液中加入 300mL 冰水，用 280mL 10%冰醋酸调至 pH＝8～9，搅拌 30min。过滤，得白色固体 72.8g。将此固体溶于 210mL 乙酸乙酯中，滴加 385mL 正己烷，析出固体。过滤，室温下真空干燥，得白色固体 **095** 56.7g，纯度为 99.7%（HPLC 法），ee 值为 99.8%（HPLC 法），收率为 80.2% mp 139.5～141.9℃（HPLC 条件同上步反应结果的检测），$[\alpha]_D^{20}$＝＋181.7°。

^{1}H-NMR(400MHz, $CDCl_3$) δ：2.23(3H, s, CH_3), 4.36(2H, q, J＝7.8Hz, CH_2CH_3), 4.71(1H, d, J＝14.0Hz, CHSO), 4.82(1H, d, J＝14.0Hz, CHSO), 7.25(1H, m, CH), 7.31

(1H,m,CH),7.50(1H,m,CH),7.51(1H,m,CH),6.66(1H,d,J=5.6Hz,CHCO),8.33(1H,d,J=5.6Hz,CHN),11.37(1H,s,NH)。

ESI-MS(m/z):370$[M+H]^+$。

合成路线二：以外购中间体2-氯甲基-3-甲基-4-(2，2，2-三氟乙氧基）吡啶盐酸盐为起始原料的路线（参见文献［19］）。

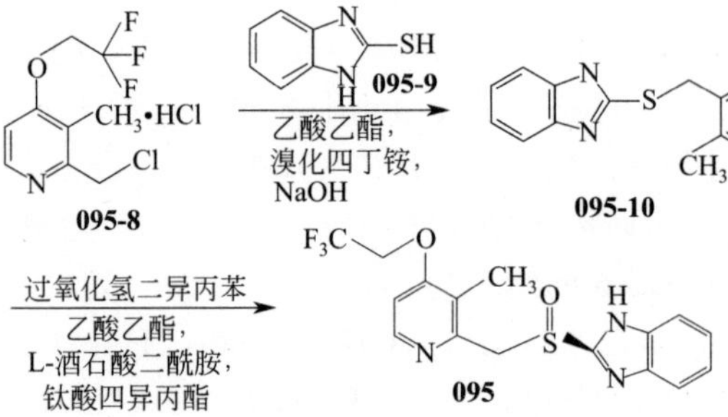

1. 2-[3-甲基-4-(2,2,2-三氟乙氧基)吡啶-2-基]甲硫基-1*H*-苯并咪唑(095-10)的制备

在反应瓶中加入2-氯甲基-3-甲基-4-(2，2，2-三氟乙氧基）吡啶盐酸盐（**095-8**）（外购，纯度为99%）22.3g（0.08mol）、2-巯基苯并咪唑（**095-9**）(外购，纯度为98%）12.3g（0.08mol）、乙酸乙酯223mL，搅拌溶解，再加入溴化四丁铵1g，加完，于室温下搅拌滴加10% NaOH溶液100g，滴加完，升温至30～35℃，搅拌反应3h，TLC跟踪检测［展开剂：正己烷/乙酸乙酯（3：1）］反应完成后，冷却至室温，加稀盐酸（约125mL）调至pH=6.5～7.5，过滤，滤液分层，水相用乙酸乙酯提取（75mL×2），合并有机相，用无水Na_2SO_4（20g）干燥4h后过滤，滤液减压浓缩至原体积的一半，得含**095-10**的浓缩液直接用于下步反应。

2. (*R*)-兰索拉唑(095)的合成

在反应瓶中加入上步制备的**095-10**的乙酸乙酯浓缩液一批量，在N_2保护下和搅拌下依次加入L-酒石酸二酰胺7.41g（0.032mol）、钛酸四异丙酯4.54g（0.016mol）和水0.14g，搅拌1h。冷却至28～34℃后缓慢加入过氧化氢二异丙苯16.7g（0.085mol），继续搅拌反应，TLC跟踪检测［展开剂：正己烷/乙酸乙酯（1：1）］显示反应完成后加入1%亚硫酸钠溶液200mL，冷却至0～5℃搅拌5h。过滤，滤饼用20mL水洗涤，抽干后加至100mL无水乙醇中，过滤，滤液在10～15℃搅拌3h后再次过滤，滤饼用水（20mL）洗涤，于35℃下减压干燥12h。得白色粉末**095** 22.1g，收率为75%，mp 168～171℃（文献［9］：mp 168～171℃），纯度为99.7%［HPLC归一化法：色谱柱为Agilent HC-C_8柱（4.6mm×150mm，5μm）；流动相为0.01mol/L磷酸氢二钠（pH=7.6）/乙腈（70：30）；流速1.0mL/min；检测波长302nm］，含量为99.3%，单杂≤0.1［HPLC法：色谱柱为Microspher C_{18}柱（4.6mm×100mm，3μm）；流动相A为乙腈/磷酸盐缓冲液（pH=7.6）/水（10：10：80），流动相B为乙腈/磷酸盐缓冲液（pH=7.6）/水（80：1：19），梯度洗脱（0min，A：B=100：0；10min，A：B=0：20；30min，A：B=0：100；31min，A：B=100：0；45min，A：B=0：20）；流速1.0mL/min；检测波长302nm］，ee值为99.9%［HPLC法：色谱柱为Chiral AGP柱（4.6mm×150mm，5μm）；流动相为乙腈/磷酸盐缓冲液（15：85）；流速0.6mL/min；检测波长302nm］，$[\alpha]_D^{20}$=141.6°。

IR(KBr)：3222.83cm^{-1}，1038.49cm^{-1}，1266.99cm^{-1}，1283.00cm^{-1}，1117.57cm^{-1}，1580.24cm^{-1}，1476.95cm^{-1}，1456.22cm^{-1}，1401.94cm^{-1}。

^1H-NMR(500MHz,DMSO-d_6) δ:2.22(3H,s),4.71～4.81(2H,d,J=3.6Hz),4.86(2H,q,J=1.2Hz),7.02(2H,d,J=1.2Hz),7.25(2H,m),7.61(2H,m),8.25(1H,d,J=1.2Hz,13.50(1H,s)。

MS(m/z):369[M]$^+$。

参考文献

[1] Merck Index 15th:5413.
[2] 于晓玲,等.现代药物与临床.2013,28(5):661～664.
[3] 杜有国,等.化工时刊.2010,7(24):17-18,24.
[4] 高珊,等.化学进展.2010,22(9):1760-1766.
[5] US,8198455 B_2,2012.
[6] Raju MN,et al. Tetrahedron Lett,2011,52(42):5464-5466.
[7] CN. 102108077A,2011.
[8] Zeng Q L,et al. Chin J Chem,2008,26(8):1435-1439.
[9] 金荣庆,等.中南药学,2011,9(9):667-669.
[10] 邢爱敏,等.药学进展,2010,34(8):377-378.
[11] 许立群,等.化学与生物工程,2014,31(4):26-28.
[12] CN,1117747C,2003.
[13] EP,1277752A,2003.
[14] US,2010/0125143A,2010.
[15] WO,2010/095144A2,2010.
[16] Brunel J M,et al. J Org Chem,1995,60(24):8086-8088.
[17] CN,1070489C,2001.
[18] CN,1254473C,2006.
[19] 陈佳,等,中国医药工业杂志,2013,44(12):1205-1206.
[20] Fass R,et al. Aliment Pharmacol Ther. 2009,29:1261.
[21] WO,9938512,1999.
[22] Zhu J,et al. Tetrahedron Asymmetry,1997,8(15):2505-2508.
[23] Che GY,et al. Tetrahedron Asymmetry,2012,23(6～7):457-460.
[24] 韩英,等.中国新药杂志,2012,21(6):581-583.

9

治疗糖尿病用药

096 索格列净(Sotagliflozin)

【别名】 LX4211,LP802034

【化学名】 (2*S*,3*R*,4*R*,5*S*,6*R*)-2-[4-Chloro-3-(4-ethoxybenzyl)phenyl]-6-(methylsulfanyl) tetrahydro-2*H*-pyran-3,4,5-triol;(2*S*,3*R*,4*R*,5*S*,6*R*)-2-[4-chloro-3-(4-ethoxybenzyl)phenyl]-6-(methylthio)tetrahydro-2*H*-pyran-3,4,5-triol。

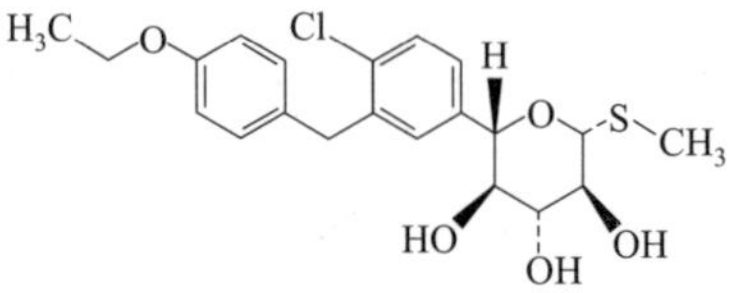

索格列净　CAS [1018899-04-1]　$C_{21}H_{25}ClO_5S$　424.94

【研发厂商】 美国 Lexicon Pharmaceuticals 公司。

【研发动态】 2017 年 6 月 10 日已完成Ⅲ期临床研究。

【性状】 白色粉末状固体。

【用途】 本品能够双重抑制 SGLT1 和 SGLT2，并通过另一种非胰岛素依赖的机制治疗糖尿病，较 SGLT2 抑制剂疗效更佳。本品的临床特征包括大幅度降低餐后血糖、升高胰高血糖素样肽 1（GLP-1）和适度促进尿糖排泄，且不出现腹泻或其他胃肠道反应，这些特征使其在 1 型和 2 型糖尿病的治疗方面具有明显的优势。

本品作为一种新型 SGLT 1/2 双靶点抑制剂，对 1 型和 2 型糖尿病均有疗效，它能够同时抑制 SGLT1 和 SGLT2，延缓葡萄糖在小肠处的吸收，并降低肾脏对葡萄糖的重吸收，通过非胰岛素依赖的机制实现更理性的血糖控制。此外，本品能够降低餐前胰岛素的使用量，以及与二肽基肽酶 4（DPP4）抑制剂合用发挥协同降糖作用，其单独用药或作为其他抗糖尿病药物的辅助用药均具有很好的临床应用前景。

【合成路线】 推荐文献 [3] 的方法路线，即以 L-(−)-木糖为起始原料，经环合、氧化、缩合得到化合物（5*S*）-1-*C*-4-吗啉基-4，5，-*O*-异亚丙基-*D*-2，5-呋喃木糖二醛（**096-4**）；以 5-溴-2-氯苯甲酸（**096-5**）为原料，经氯代、傅克反应、还原制得 5-溴-2-氯-4′-甲氧基二苯甲烷（**096-8**）。中间体 **096-8** 与 **096-4** 缩合得到 **096-9**，**096-9** 经还原得到 **096-10**，**096-10** 经开环得到 **096-11**，**096-11** 经溴代得到 **096-12**，**096-12** 与甲硫醇钠反应后再经醇解而得到目标产物 **096**。

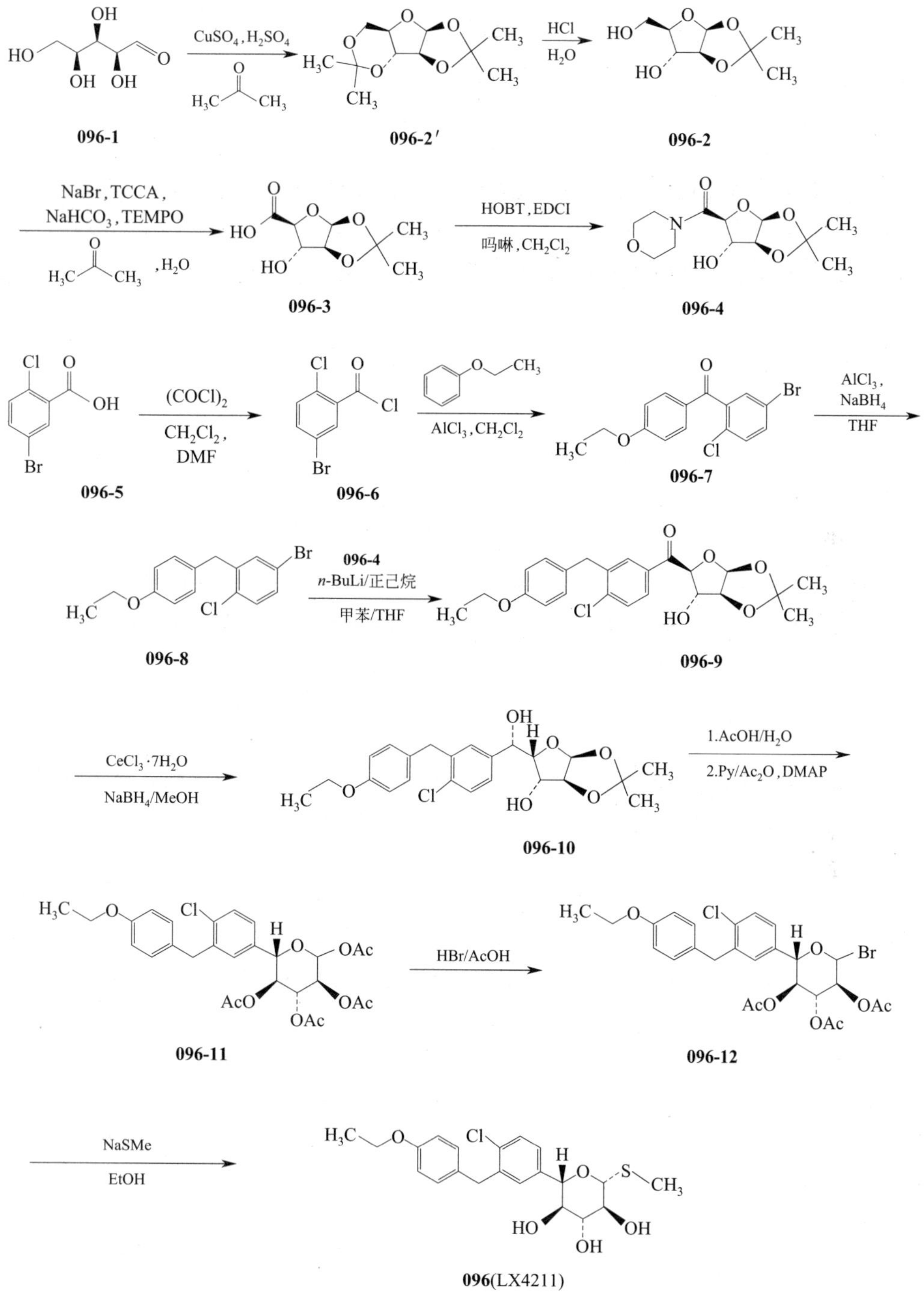

1. 1,2-*O*-异亚丙基-*α*-L-呋喃木糖（096-2）的制备

在 N_2 保护下，往反应瓶中加入 50mL 丙酮、5.0g（33.3mmol）L-（—）-木糖（**096-1**）、10g（62.5mmol）无水硫酸铜，快速搅拌，控温在 20～25℃间，再向反应液中缓慢滴加 0.50mL（9.2mmol）浓 H_2SO_4，滴加完毕，室温反应 24h。向反应液中加入 Na_2CO_3 固体，调节 pH 至 7，抽滤，将滤液浓缩得黄色油状物（大量双保护中间体 **096-2′**和少量目标

产物 **096-2**）。加入适量的水，用 55mmol/L 的盐酸水溶液调节 pH 至 2，室温搅拌 15h。加入饱和 $NaHCO_3$ 水溶液调节 pH 至 7，蒸除水，加入乙酸乙酯，搅拌 0.5h。抽滤，滤液用无水 Na_2SO_4 干燥，过滤，滤液浓缩得黄色透明油状物 **096-2** 5.8g，收率为 93.0%，GC 纯度为 97.7%。

MS（*m*/*z*）：189.1 [M−H]$^+$，213.0 [M+Na]$^+$，225.0 [M+Cl]$^+$。

2. 1,2-*O*-异亚丙基-*α*-L-呋喃木糖醛酸（096-3）的制备

在反应瓶中（室温下）加入 7.6g（90.9mmol）$NaHCO_3$、水 28.8mL，搅拌，再加入含 5.76g（30.3mmol）**096-2** 的丙酮溶液 40.3mL。控温在 20℃，加入 0.62g（6.0mmol）NaBr 和 0.1g（0.6mmol）2，2，6，6-四甲基哌啶氧化物（TEMPO），搅拌至 TEMPO 溶解。控温在 0～5℃，滴加含 7.0g（30.3mmol）三氯异氰尿酸（TCCA）的丙酮溶液 46mL，搅拌 30～45min。室温反应（搅拌下）24h。反应完毕，加入 4.6mL 甲醇，室温搅拌 2.5h。抽滤，滤液蒸除有机溶剂，加入乙酸乙酯提取（90mL×3），合并有机相，蒸除乙酸乙酯，向剩余物中加入适量丙酮，搅拌 0.5h。抽滤，用无水 Na_2SO_4 干燥滤液，过滤，滤液蒸干丙酮得黄白色半固体 **096-3** 4.9g，收率为 79.3%。

MS（*m*/*z*）：203.0 [M−H]$^-$，226.9 [M+Na]$^+$。

3. (5*S*)-1-*C*-4-吗啉基-4,5-*O*-异亚丙基-*D*-2,5-呋喃木糖二醛（096-4）的制备

在室温下，往反应瓶中依次加入 48mL CH_2Cl_2、**096-3** 4.8g（23.5mmol）、1-羟基苯并三唑（HOBT）3.8g（28.1mmol）、1-乙基（3-二甲基丙基）碳酰二亚胺盐酸盐（EDCI）5.4g（28.1mmol）、吗啉 2.4mL（56.2mmol），搅拌，于室温下反应 40min。补加 7.2mL（168.6mmol）吗啉，室温搅拌 4h。反应完毕，加入适量水，用 CH_2Cl_2 提取三次，合并有机相，用无水 Na_2SO_4 干燥，过滤，滤液蒸除 CH_2Cl_2，得棕红色油状物，经硅胶柱色谱分离纯化，得淡黄色固体 **096-4** 4.3g，收率为 67.0%，GC 纯度为 98.7%。

^{1}H-NMR(400MHz,$CDCl_3$) δ：5.99(1H,d,J=3.5Hz,CH),4.57(1H,d,J=2.2Hz,CH),4.55(1H,d,J=3.5Hz,CH),4.45(1H,d,J=2.0Hz,CH),3.59～3.84(6H,m,CH_2×3),3.27～3.51(2H,m,CH_2),1.47(3H,s,CH_3),1.31(3H,s,CH_3)。

MS(*m*/*z*)：274.1[M+H]$^+$,296.1[M+Na]$^+$,272.0[M−H]$^+$,308.0[M+Cl]$^+$。

4. 5-溴-2-氯苯甲酰氯（096-6）的制备

室温下，在反应瓶中加入无水的 CH_2Cl_2 320mL、5-溴-2-氯苯甲酸（**096-5**）32.0g（136.2mmol），搅拌溶解，然后滴加 DMF 0.11mL（1.4mmol），控温在 0～5℃向反应液中缓慢滴加 13.9mL（163.4mmol）草酰氯，滴加完毕，缓慢升温至 30℃，反应 2h。反应完毕，减压蒸除反应液中溶剂，剩余物放冷后得灰白色固体 **096-6** 37.5g，收率为 97.6%。

5. 5-溴-2-氯-4′-甲氧基二苯甲酮（096-7）的制备

在室温下，往反应瓶中加入 140mL CH_2Cl_2、14.7g（110.2mmol）无水三氯化铝，搅拌 20min 后控温 0～5℃，加入 13.4g（110.2mmol）苯乙醚（缓慢滴加），搅拌 30min。控温在 0～5℃，再加入含 28g（110.2mmol）中间体 **096-6** 的 CH_2Cl_2 溶液 140mL。于 0℃搅拌反应 2h。然后升温至室温反应 6h。反应完毕，向反应液中缓慢倒入适量 3.04mol/L 盐酸的冰水溶液。搅拌 30min。分出有机相，分别用 3.04mol/L 盐酸、饱和 $NaHCO_3$ 水溶液及饱和 NaCl 水溶液各洗涤 3 次，用无水 Na_2SO_4 干燥，过滤，滤液蒸除二氯甲烷，剩余物中加入 50mL 乙醇，于−20℃搅拌析晶，过滤，得白色柱状晶体 **096-7** 28.5g（干重），收率为 76.0%。HPLC 纯度为 91.3%。

MS (m/z)：341.0 $[M+H]^+$，363.0 $[M+Na]^+$，379.0 $[M+K]^+$。

6. 5-溴-2-氯-4′-甲氧基二苯甲烷（096-8）的制备

在室温下，将 13.7g（40.3mmol）**096-7** 溶于无水 137mL THF 中，加入 3.1g（80.6mmol）硼氢化钠，搅拌 30min。控温在 0℃分批加入 16.1g（120.9mmol）无水 $AlCl_3$。加完，搅拌 3h。升温至回流反应 20h。反应完毕，将反应液冷却至室温，减压蒸除反应液中的溶剂，剩余物倒入 100mL 冰水中，搅拌 30min。用乙酸乙酯提取（120mL×3），分出有机相，用水及饱和食盐水各洗涤 3 次，用无水 Na_2SO_4 干燥，过滤，滤液蒸除 CH_2Cl_2，剩余物中加入少量无水乙醇，于−20℃搅拌 30min。得白色固体 **096-8** 10.6g，收率为 81.0%，HPLC 纯度为 97.8%，mp 34～37℃。

^{1}H-NMR(400MHz,DMSO-d_6) δ：7.51(1H,d,J=2.1Hz,Ar-H),7.45(1H,dd,J=8.5Hz,2.3Hz,Ar-H),7.39(1H,d,J=8.5Hz,Ar-H),7.12(2H,d,J=8.5Hz,Ar-H),6.85(2H,d,J=8.6Hz,Ar-H),3.97(4H,m,J=7.0Hz,CH_2×2),1.30(3H,t,J=7.0Hz,CH_3)。

7. (5*S*)-1-*C*-[4-氯-3-[(4-乙氧基苯基)甲基]苯基]-4,5-*O*-异亚丙基-D-2,5-呋喃木糖二醛(096-9)的制备

在反应瓶中（在 N_2 保护下）加入 72mL 甲苯/THF（体积比=3.5∶1）混合溶剂、**096-8** 7.4g（22.7mmol），搅拌溶解。控温在−78℃，快速搅拌，缓慢注入 2.5mol/L 正丁基锂的正己烷溶液 12.3mL（31.0mmol），注射完毕，搅拌 40min。控温在−75℃，注入含 2.8g（10.3mmol）中间体 **096-4** 的 THF 溶液 26mL，加完，控温在−78℃，搅拌反应 3.5h。反应完毕，控温在 0℃，加入 50mL 饱和 NH_4Cl 水溶液，用甲苯提取（70mL×3），合并有机相，用饱和 NaCl 水溶液洗涤 3 次，用无水 Na_2SO_4 干燥，过滤，滤液蒸除溶剂，得黄色黏稠油状物，将其进行硅胶柱色谱分离纯化得黄白色固体 **096-9** 4.0g，收率为 90.3%。

^{1}H-NMR(400MHz,$CDCl_3$) δ：7.82(1H,dd,J=8.3Hz,2.1Hz,Ar-H),7.76(1H,d,J=1.9Hz,Ar-H),7.45(1H,d,J=8.3Hz,Ar-H),7.09(2H,d,J=8.6Hz,Ar-H),6.83(2H,d,J=8.6Hz,Ar-H),6.03(1H,d,J=3.5Hz,CH),5.22(1H,d,J=2.8Hz,CH),4.55(1H,d,J=3.6Hz,CH),4.52(1H,d,J=2.1Hz,CH),4.06(2H,d,J=2.9Hz,CH_2),3.99(2H,q,J=7.0Hz,CH_2),3.25(1H,s,OH),1.51(3H,s,CH_3),1.39(3H,t,J=7.0Hz,CH_3),1.33(3H,s)。

MS(m/z)：455.0$[M+Na]^+$,466.9$[M+Cl]^+$。

8. (5*R*)-5-*C*-[4-氯-3-[(4-乙氧苯基)甲基]苯基]-1,2-*O*-异亚丙基-*α*-L-呋喃木糖(096-10)的制备

在反应瓶中加入 50mL 甲醇、**096-9** 3.6g（8.3mmol）和七水合氯化铈 3.7g（10.0mmol），于室温下搅拌溶解后，控温在−70℃缓慢加入 0.38g（10.0mmol）硼氢化钠，加完，于−78℃搅拌反应 2h。反应完毕，控温在 0℃加入 50mL 饱和氯化铵溶液淬灭反应。减压浓缩反应液，用乙酸乙酯提取（60mL×3），有机相用无水硫酸钠干燥。过滤，将滤液中的溶剂蒸除，得淡黄色油状物 **096-10** 3.4g，收率为 94.4%。

MS (m/z)：457.1 $[M+Na]^+$，433.0 $[M-H]^-$，469.0 $[M+Cl]^+$。

9. (3*S*,4*R*,5*S*,6*S*)-2,4,5-三乙酰氧基-6-[4-氯-3-(4-乙氧苄基)苯基]四氢吡喃-3-基乙酸酯(096-11)的制备

在反应瓶中加入冰醋酸/冰（体积比=3∶2）混合溶剂 96mL、**096-10** 3.2g（7.3mmol）搅拌升温至 100℃，搅拌回流反应 15h。蒸除溶剂，于室温下加入吡啶 48mL 及 4-二甲氨基吡啶（DMAP）0.02g，控温在0℃，滴加5.6mL（58.4mmol）乙酐，滴加完毕，室温下搅拌反应2h。反应完，将反应液倒入40mL冰水中，搅拌10min。用乙酸乙酯提取（50mL×3），有机相用饱和食盐水洗3次，用无水Na_2SO_4干燥，过滤，滤液蒸除乙酸乙酯，得棕黄色泡沫油状物**096-11** 3.8g，收率为91.8%。

MS（m/z）：585.0 $[M+Na]^+$。

10.（3*S*,4*R*,5*S*,6*S*）-4,5-二乙酰氧基-2-溴-6-［4-氯-3-（4-乙氧基苄基）苯基］四氢吡喃-3-基乙酸酯（096-12）的制备

在室温下，往反应瓶中加入11.4mL 8.7mol/L溴化氢的乙酸溶液、中间体**096-11** 3.8g（6.5mmol），搅拌反应1h。反应完，将反应液倒入20mL冰水中，再加入50mL CH_2Cl_2，搅拌30min。用冰水提取3次，合并有机相，用饱和$NaHCO_3$水溶液洗涤3次，用无水Na_2SO_4干燥，过滤，滤液减压浓缩，得棕褐色油状物**096-12** 3.1g，收率为78.5%。

MS（m/z）：583.9 $[M+H]^+$，606.5 $[M+Na]^+$。

11.（2*S*,3*R*,4*R*,5*S*,6*R*）-2-［4-氯-3-（4-乙氧基苄基）苯基］-6-（甲硫基）四氢-2*H*-吡喃-3,4,5-三醇（索格列净）（096）的合成

在室温下往反应瓶中加入22mL乙醇、中间体**096-12** 2.2g（3.8mmol），搅拌溶解，再加入0.32g（4.6mmol）甲硫醇钠，搅拌30min。反应完，用60mL乙酸乙酯稀释，用1.32mol/L NaOH溶液提取3次，用饱和食盐水洗涤有机相3次，然后用无水Na_2SO_4干燥，过滤，滤液减压浓缩，剩余物用硅胶柱色谱分离纯化，得白色粉末状固体，加入2mL水搅拌30min。抽滤，得**096**（经干燥）1.26g，收率为78.4%。

^{1}H-NMR（400MHz，$CDCl_3$）δ：7.29（1H，d，J=7.9Hz，Ar-H），7.17（2H，dd，J=21.2Hz，8.0Hz，Ar-H），7.03（2H，d，J=8.4Hz，Ar-H），6.75（2H，dd，J=8.5Hz，3.1Hz，Ar-H），4.25（1H，d，J=8.5Hz，CH），3.87～4.09（8H，m），3.51（1H，d，J=7.5Hz，OH），3.43（1H，s，OH），3.41（1H，s，OH），2.06（3H，s，CH_3），1.33（3H，t，J=6.9Hz，CH_3）。

MS（m/z）：446.8 $[M+Na]^+$，422.7 $[M-H]^-$，458.8 $[M+Cl]^+$。

2,2,6,6-四甲基哌啶氧化物

英文名　2，2，6，6-Tetramethylpiperidinooxy（TEMPO）。

CAS［2564-83-2］。

分子式　$C_9H_{18}NO$（156.25）。

结构式

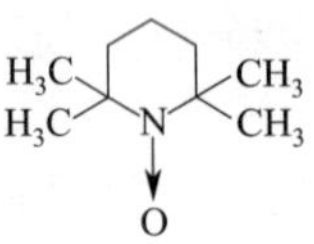

三氯异氰尿酸

别名　三氯一均三嗪。

英文名　Trichloroisocyanuric acid。

CAS［87-90-1］。

分子式　$C_3Cl_3N_3O_3$（232.41）。

结构式

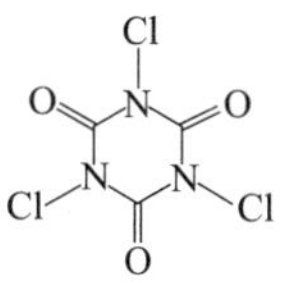

参考文献

[1] 汪武卫，陈洁．中国新药杂志，2016，25 (6)：650-658.
[2] 周植星，等．现代药物与临床，2015，30 (4)：465-469.
[3] 王瑞．等．中国药物化学杂志，2014，24 (6)：464-469.
[4] CN，107540685 A，2018.
[5] 徐华强．山东大学硕士学位论文，2014.
[6] 段娟慧，等．中南药学，2015，15 (9)：947-950.
[7] 刘永贵，等．现代药物与临床，2015，30 (2)：222-227.
[8] Danaei G，et al. Lencet，2011，378 (9785)：31-40.
[9] 郝晨伟，等．药物评价研究，2014，37 (5)：463-471.
[10] Dietrich E，et al. Drug Des Devel Ther，2013，22 (7)：1399-1408.
[11] WO，2009/014970，2009.
[12] Lidia DL，et al. J Org Chem，2003，68 (12)：4999-5001.
[13] Farid MI，et al. Tetrahedron Lett，2003，44 (43)：7961-7964.
[14] Tadashi H，et al. Tetrahedron，2009，65 (38)：7989-7997.
[15] CN，101343296 B，2013.
[16] Osamu M，et al. Bioorg Med Chem，2006，14 (2)：500-509.
[17] Christian A，et al. Tetrahedron，2005，61 (46)：10827-10852.
[18] Pazhamalai A，et al. Chem Eur J，2010，16 (16)：4725-4728.
[19] Arkady K，et al. Angew Chem，2004，116 (25)：3396-3399.
[20] 李晶晶．薛耀明．药品评价，2010，7 (17)：18-21.
[21] 杨清鑫，等．化工时刊，2013，27 (4)：21-24.
[22] Vincent M，et al. Org Letter，2010，12 (13)：2940-2943.

097　埃格列净 (Ertugliflozin)

【别名】 Steglatro®，PF-04971729-00，PF-04971729，MK-8835。

【化学名】 (1*S*,2*S*,3*S*,4*R*,5*S*)-5-[4-Chloro-3-[(4-ethoxyphenyl) methyl] phenyl]-1-(hydroxy-methyl)-6,8-dioxabicyclo[3. 2. 1]octane-2,3,4-triol。

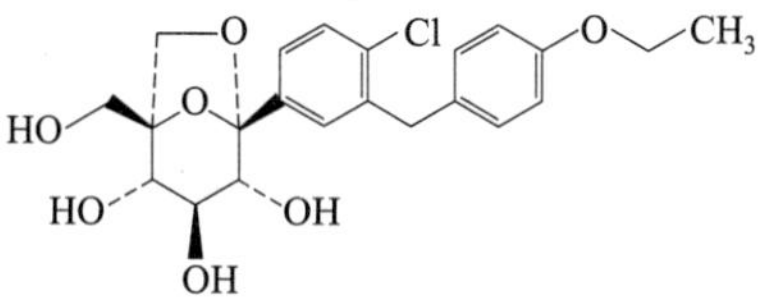

埃格列净　CAS [1210344-57-2]　$C_{22}H_{25}ClO_7$　436.88

【研发厂商】 美国辉瑞（Pfizer）制药有限公司和默克（Merck）制药公司共同研发。

【首次上市时间和国家】 2017 年 12 月美国 FDA 批准在美国上市。

【性状】 黄色黏稠胶状液体。

【用途】 本品是钠-葡萄糖共转运体 2（SGLT2，Na^+/glucose cotransporter 2）抑制剂。SGLT 是一类葡萄糖转运蛋白，分为 SGLT1 和 SGLT2 两种，在肾脏中均有表达，SGLT1 分布较少，主要在近小管末端 S3 节段表达，完成肾滤液中 10%的葡萄糖吸收，而 SGLT2 主要分布在近小管 S1 节段，负责肾滤液中 90%的葡萄糖吸收。所以，SGLT2 的抑制剂可以通过阻断近曲小管对葡萄糖的重吸收而降低体内血糖浓度，从而达到治疗糖尿病的目的。

本品即是以 SGLT2 为靶点合成出的 SGLT2 抑制剂，其商品名为 Steglatro®，临床用于治疗 2 型糖尿病。

【合成路线】 可参见文献［1，4］。以 D-(＋)-葡萄糖酸内酯为原料，经三甲硅基保护羟基后与 5-溴-2-氯-4′-乙氧基二苯甲烷偶联得三醇化合物 **097-3**，**097-3** 经羟基保护、氧化和羟醛缩合等五步反应制得（3*S*,4*S*,5*R*,6*S*)-3,4,5-三(苄氧基)-6-[4-氯-3-(4-乙氧苄基)苯基]-2-(羟甲基)-6-甲氧基四氢-2*H*-吡喃-2-甲醛（**097-8**），**097-8** 经还原、脱苄同时闭环制得 **097**（Ertugliflozin，埃格列净）。

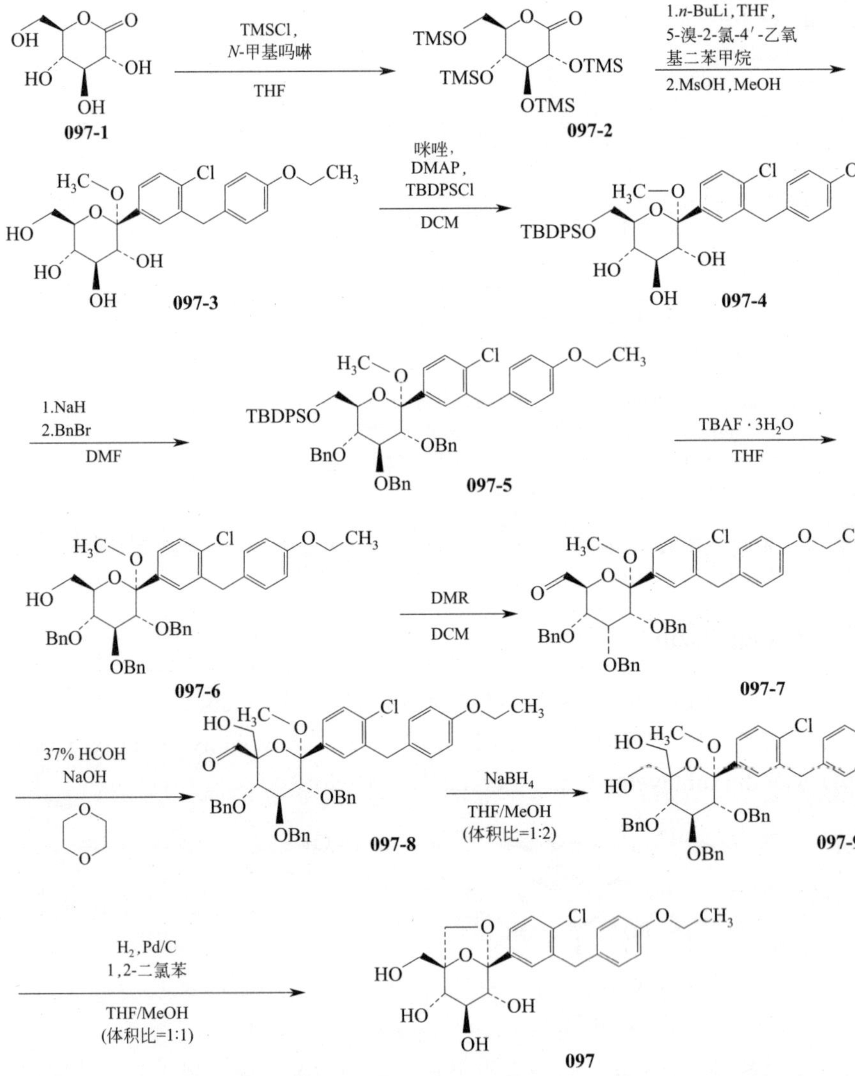

1. (3*R*,4*S*,5*R*,6*R*)-3,4,5-三[(三甲硅基)氧]-6-[[(三甲硅基)氧基]甲基]四氢-2*H*-吡喃-2-酮（097-2）的制备

在反应瓶中加入葡萄糖酸内酯 3.0g **097-1**（17mmol）和无水 THF30mL，于 0～－10℃加入 *N*-甲基吗啉 13mL（100mmol）和三甲基氯硅烷（TMSCl）15mL（136mmol），加完，搅拌自然升至室温反应 18h。加入冰水 50mL，用乙酸乙酯（20mL×3）提取，合并提取液，依次用 2%的磷酸二氢钠溶液和饱和食盐水洗涤有机相，用无水 Na_2SO_4 干燥，过滤，滤液减压蒸除溶剂，得淡黄色液体 **097-2** 8.0g，收率为 100%。

^1H-NMR (400MHz, $CDCl_3$) δ：4.16 (1H，dt，J =7.6Hz，2.4Hz)，3.98 (1H，d，J=7.9Hz)，3.89 (1H，t，J =7.9Hz)，3.71～3.82 (3H，m)，0.18 (9H，s)，0.16 (9H，s)，0.15 (9H，s)，0.11 (9H，s)。

EI-MS (m/z)：466 $[M]^+$。

2. (2*S*,3*R*,4*S*,5*S*,6*R*)-2-[4-氯-3-(4-乙氧苄基)苯基]-6-(羟甲基)-2-甲氧基四氢-2*H*-吡喃-3,4,5-三醇 (097-3) 的制备

在反应瓶中加入5-溴-2-氯-4′-乙氧基二苯甲烷32.0g (0.1mol) 和无水THF400mL，在氩气保护下，于−70℃注入正丁基锂41mL (0.103mol)，加完，控温在−80～−70℃下保温搅拌反应20min。加入**097-2** 50.0g (0.11mol)，保温反应35min。用注射器加入含甲烷磺酸7.8mL (0.12mol) 的甲醇溶液20mL，加完，缓慢升温至室温，搅拌反应5h。加入饱和$NaHCO_3$溶液 (500mL)，用CH_2Cl_2 (150mL×3) 提取，有机相用饱和食盐水洗涤，浓缩后剩余物用硅胶柱色谱分离纯化 [洗脱剂：CH_2Cl_2/CH_3OH，体积比=25∶1]，经后处理得淡黄色无定形粉末**097-3** 13.0g，收率为29%。

^1H-NMR (400MHz, $CDCl_3$) δ：7.52 (1H，d，J =2.0Hz)，7.43 (1H，dd，J = 8.4Hz，2.0Hz)，7.33 (1H，d，J =8.4Hz)，7.06 (2H，d，J =8.6Hz)，6.77 (2H，d，J = 8.6Hz)，4.06 (1H，d，J = 15.1Hz)，3.96 (3H，m)，3.90 (1H，dd，J = 12.2，2.2Hz)，3.79 (1H，dd，J =12.2，5.4Hz)，3.73 (1H，t，J =9.4Hz)，3.56 (1H，ddd，J =9.4Hz，5.4Hz，2.2Hz)，3.40 (1H，t，J =9.4Hz)，3.07 (1H，d，J=9.4Hz)，3.04 (3H，s)，1.33 (3H，t，J=7.0Hz)。

LC-MS (m/z)：406.90 $[M-MeO^-]^+$。

3. (2*S*,3*R*,4*S*,5*S*,6*R*)-6-[[(叔丁基二苯基硅基)氧基]甲基]-2-[4-氯-3-(4-乙氧苄基)苯基]-2-甲氧基四氢-2*H*-吡喃-3,4,5-三醇 (097-4) 的制备

在反应瓶中加入**097-3** 7.462g (17mmol) 和$CH_2Cl_2$50mL，于0℃加入对二甲基氨基吡啶 (DMAP) 312mg (2.55mmol)、咪唑7.0g (102mmol) 和叔丁基二苯基氯硅烷 (TBDPSCl) 10.6mL (40mmol)，加完，于室温下搅拌反应30h。加入水100mL，用CH_2Cl_2 (50mL×3) 提取，有机相用饱和食盐水溶液洗涤，用无水Na_2SO_4干燥，过滤，浓缩滤液，剩余物用硅胶柱色谱分离纯化 [洗脱剂：CH_2Cl_2/CH_3OH (体积比=30∶1)]，经后处理得淡黄色泡沫状固体**097-4** 6.866g，收率为60%。

^1H-NMR (400MHz, $CDCl_3$) δ：7.75 (4H，dt，J =8.1Hz，1.6Hz)，7.54 (1H，d，J=2.0Hz)，7.30～7.42 (8H，m)，7.01 (2H，d，J=8.7Hz)，6.73 (2H，d，J = 8.7Hz)，3.90～4.10 (7H，m)，3.76 (1H，t，J =9.1Hz)，3.70 (1H，ddd，J = 10.1Hz，5.1Hz，1.9Hz)，3.51～3.57 (1H，m)，3.10 (3H，s)，1.33 (3H，t，J = 7.0Hz)，1.02 (9H，s)。

LC-MS (m/z)：645.00 $[M-MeO^-]^+$。

4. 叔丁基二苯基[(2*R*,3*R*,4*S*,5*R*,6*S*)-3,4,5-三(苄氧基)-6-[4-氯-3-(4-乙氧苄基)苯基]-6-甲氧基四氢-2*H*-吡喃-2-基]甲氧基硅烷 (097-5) 的制备

在反应瓶中加入**097-4** 6.788g (10mmol) 和*N*,*N*-二甲基甲酰胺 (DMF) 30mL，于0℃加入60%NaH 2g (0.05mol)，加完 (在搅拌下) 于室温反应36min。于0℃下缓慢滴加溴化苄 (BnBr) 6mL (50mmol)，滴完，自然升温至室温，搅拌反应3h。反应完，将反应液倒入100mL冰水中，用乙酸乙酯提取 (40mL×3)，有机相用饱和食盐水洗涤，再用无水Na_2SO_4干燥，过滤，滤液减压蒸除溶剂，得淡黄色黏稠液体**097-5** 12g，直接用于下步反应。

5. [(2*R*,3*R*,4*S*,5*R*,6*S*)-3,4,5-三(苄氧基)-6-[4-氯-3-(4-乙氧苄基)苯基]-6-甲氧基四氢-2*H*-吡喃-2-基]甲醇（097-6）的制备

在反应瓶中加入 **097-5** 12g（10mmol）、THF 50mL 和三水合四丁基氟化铵（TBAF·$3H_2O$）9.4g（30mmol），于室温下搅拌反应 20h。反应完，加水 100mL，用乙酸乙酯提取（50mL×3），提取液依次用饱和 NaCl 水溶液洗涤，用无水 Na_2SO_4 干燥，过滤，滤液减压浓缩蒸除溶剂，剩余物用硅胶柱色谱分离纯化［洗脱剂：石油醚/乙酸乙酯（体积比＝10∶1）］，经后处理得淡黄色黏稠液体 **097-6** 6.0g，两步收率为 83%。

^{1}H-NMR（400MHz，$CDCl_3$）δ：7.27～7.37（13H，m），7.16～7.24（3H，m），7.03（2H，d，*J*＝8.6Hz），6.98～6.99（2H，m），6.76（2H，d，*J*＝8.6Hz），4.87～4.94（3H，m），4.69（1H，d，*J*＝10.9Hz），4.48（1H，d，*J*＝10.7Hz），4.14～4.19（1H，m），4.06～4.10（1H，m），3.97（2H，q，*J*＝7.0Hz），3.87～3.92（3H，m），3.79（1H，dd，*J*＝11.7Hz，4.0Hz），3.63～3.75（2H，m），3.30（1H，d，*J*＝9.6Hz），3.07（3H，s），1.39（3H，t，*J*＝7.0Hz）。

LC-MS（*m/z*）：675.90 $[M-MeO^-]^+$。

6. (2*S*,3*S*,4*S*,5*R*,6*S*)-3,4,5-三(苄氧基)-6-[4-氯-3-(4-乙氧苄基)苯基]-6-甲氧基四氢-2*H*-吡喃-2-甲醛（097-7）的制备

在反应瓶中加入 **097-6** 102mg（0.144mmol）和 CH_2Cl_2 2mL，加入戴斯马丁（Dess-Martin）氧化剂 122mg（0.288mmol），加完，于室温搅拌反应 1h。加入硫代硫酸钠溶液 10mL，用 CH_2Cl_2 提取（5mL×3），合并有机相，用碳酸氢钠溶液洗涤，用无水 Na_2SO_4 干燥，过滤，滤液减压浓缩除去溶剂，剩余物为黄色胶体状物 **097-7**，质量为 167mg，该粗品直接用于下步反应。

7. (3*S*,4*S*,5*R*,6*S*)-3,4,5-三(苄氧基)-6-[4-氯-3-(4-乙氧苄基)苯基]-2-(羟甲基)-6-甲氧基四氢-2*H*-吡喃-2-甲醛（097-8）的制备

在反应瓶中加入 **097-7** 167mg（0.144mmol）和二氧六环 2mL，搅拌，加入 37%的甲醛溶液 1.44mL（14.4mmol），加完，升温至 70℃，加入 NaOH 17mg（0.432mmol），反应 17h。冷却至室温，加入 NaCl 水溶液 10mL，用乙酸乙酯提取（5mL×2），合并有机相，用无水 Na_2SO_4 干燥，过滤，滤液减压浓缩除去溶剂，得无色胶状固体 **097-8** 147mg，该粗品直接用于下步反应。

8. [(3*S*,4*S*,5*R*,6*S*)-3,4,5-三(苄氧基)-6-[4-氯-3-(4-乙氧苄基)苯基]-6-甲氧基四氢-2*H*-吡喃-2,2-二基]二甲醇（097-9）的制备

在反应瓶中加入 **097-8** 147mg（0.144mmol）、THF 1mL、甲醇 2mL 和硼氢化钠 11mg（0.288mmol），于室温搅拌反应 30min。加入食盐水 10mL，用乙酸乙酯（5mL×3）提取，合并有机相，用无水 Na_2SO_4 干燥，过滤，滤液减压浓缩蒸除溶剂，剩余物用硅胶柱色谱分离纯化［洗脱剂：石油醚/乙酸乙酯（体积比＝5∶1）］，经后处理得无色胶状固体 **097-9** 38mg，三步收率为 36%。

^{1}H-NMR（400MHz，$CDCl_3$）δ：7.20～7.37（16H，m），7.04～7.07（2H，m），7.02（2H，d，*J*＝8.6Hz），6.79（2H，d，*J*＝8.6Hz），4.88～5.01（3H，m），4.68（1H，d，*J*＝10.8Hz），4.60（1H，d，*J*＝10.5Hz），4.39（1H，t，*J*＝9.8Hz），4.33（1H，dd，*J*＝11.7Hz，1.9Hz），4.08（1H，d，*J*＝15.7Hz），3.93～4.03（4H，m），3.80～3.90（3H，m），3.60（1H，t，*J*＝11.4Hz），3.25（1H，d，*J*＝9.9Hz），3.06（3H，s），2.95（1H，dd，*J*＝10.9Hz，1.9Hz），1.73（1H，t，*J*＝6.7Hz），1.40（3H，t，*J*＝7.0Hz）。

LC-MS（*m/z*）：706.95 $[M-MeO^-]^+$。

9. (1*S*,2*S*,3*S*,4*R*,5*S*)-5-[4-氯-3-[(4-乙氧苯基)甲基]苯基]-1-(羟甲基)-6,8-二氧杂二环[3.2.1]辛烷-2,3,4-三醇(Ertugliflozin,埃格列净)(097)的合成

在反应瓶中加入 **097-9** 80mg (0.11mmol)、THF 1mL 和甲醇 1mL，搅拌，加入邻二氯苯 0.12mL (1.1mmol) 和 10%Pd/C 催化剂 68mg (0.6mmol)，用 H_2 置换瓶中空气三次，于室温下通 H_2 反应 18h (常压下)。过滤，滤液减压蒸除溶剂，得黄色黏稠胶状液体 **097** 30mg，收率为 88%。

^{1}H-NMR (400MHz, $CDCl_3$) δ: 7.44 (1H, d, *J* =1.6Hz), 7.38 (1H, dd, *J* = 8.3Hz, 1.6Hz), 7.34 (1H, d, *J* = 8.3Hz), 7.07 (2H, d, *J* = 8.6Hz), 6.78 (2H, d, *J* =8.7Hz), 4.13 (1H, d, *J* =7.5Hz), 4.02 (2H, s), 3.97 (2H, q, *J* =7.0Hz), 3.83 (1H, d, *J* =12.5Hz), 3.77 (1H, d, *J* =8.4Hz), 3.67 (1H, d, *J* =12.4Hz), 3.64 (1H, t, *J* =12.4Hz), 3.58 (1H, d, *J* =7.2Hz), 3.54 (1H, d, *J* =7.5Hz), 1.34 (3H, t, *J* =7.0Hz)。

LC-MS (*m/z*): 436.90 $[M+H]^+$, 458.90 $[M+Na]^+$。

5-溴-2-氯-4′-乙氧基二苯甲烷

CAS [461432-23-5]。

分子式　$C_{15}H_{14}BrClO$。

结构式

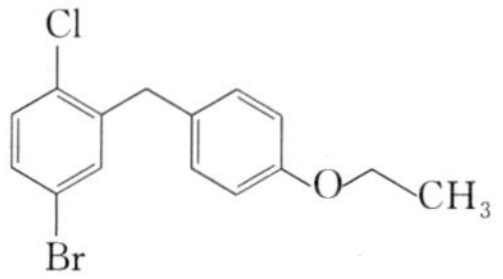

Dess-Martin 试剂

CAS [87413-09-0]。

分子式　$C_{13}H_{13}IO_8$。

结构式

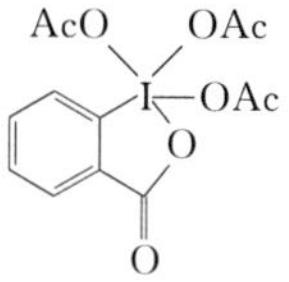

参考文献

[1] 王建涛. 中国医药工业杂志, 2018, 49 (07): 901-909.
[2] 杨清鑫, 等. 化工时刊, 2013, 27 (4): 21-24.
[3] 李宏. 医药检验. 2018, (7): 01-147.
[4] 贺礼东, 等. 合成化学, 2017, 25 (3): 257-260。
[5] 汪武卫, 等. 中国新药杂志, 2016, 25 (6): 650-658。
[6] 杨君义. 中国新药与临床杂志, 2016, 35 (2): 119-122.
[7] Kanai Y, et al. J Clin Invesl, 1994, 93 (1): 397-404.
[8] Mascitti V, et al. J Med Chem, 2011, 54 (8): 2952-2960.
[9] Mascitti V, et al. Org Lett, 2010, 12 (13): 2940-2943.
[10] Bernhardson D, et al. Org Process Res Dev, 2014, 18 (1): 57-65.
[11] Bowles P, et al. Org Process Res Dev, 2014, 18 (1): 66-81.
[12] WO, 2012/019496, 2012.
[13] 赵文静, 等. 合成化学, 2012, 20 (5): 527-536.
[14] Meng W, et al. J Med Chem, 2008, 51 (5): 1145-1149.
[15] 邵华, 等. 合成化学, 2010, 18 (3): 389-392.

[16] 段娟慧，等. 中南药学，2015，15 (9)：947-950.
[17] Neumiller J J，et al. Drugs，2010，70 (4)：377-385.
[18] Merck Index 15th：ONR-26。
[19] 陈霞，等. 中国新药杂志，2015，24 (4)：421-426.
[20] US，2010/056618，2010.
[21] WO，2014/159151，2014.
[22] WO，2016/189463，2016.
[23] CN，105646603，2016.
[24] CN，105646604，2016.
[25] Hanefeld M et al. Lancet，2010，375 (9733)：2196-2198.

098 米格列奈钙 (Mitiglinide Calcium)

【别名】 KAD-1229 (米格列奈单钙盐二水合物)，S-21403 (单钙盐二水合物)，Glufast® (单钙盐二水合物)，咪替利尼特 (米格列奈钙盐二水合物)。

【化学名】 (*αS*,3*aR*,7*aS*)-Octahydro-*γ*-oxo-*α*-(phenylmethyl)-2*H*-isoindole-2-butanoic acid,calcium salt dihydrate; (2*S*)-2-benzyl-3-(*cis*-hexahydroisoindolin-2-yl-carbonyl)propionic acid, calcium salt (2 ∶ 1) dihydrate; Calcium (2*S*)-2-benzyl-3-(*cis*-hexahydro-2-isoindolinylcarbonyl) propionate dihydrate。

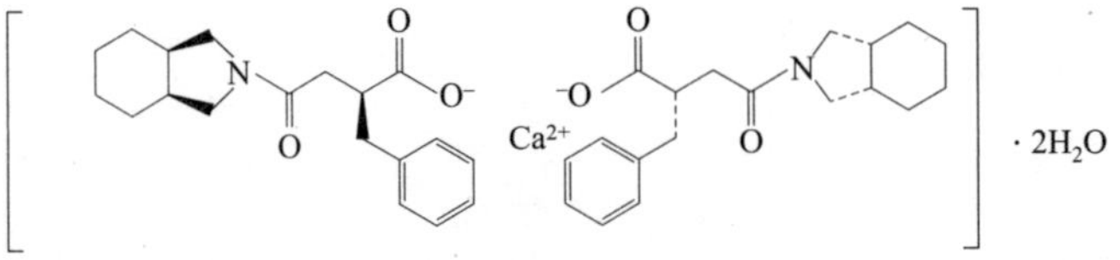

米格列奈游离酸	CAS [145375-43-5]	$C_{19}H_{25}NO_3$	315.41
米格列奈钙二水合物	CAS [207844-01-7]	$C_{38}H_{48}CaN_2O_6 \cdot 2H_2O$	704.92
单钙盐无水物	CAS [145525-41-3]		

【研发厂商】 Kissei Pharmaceutical Co Ltd (日本)；Sercier Laboratories (法国)；Purdue Pharm L P (美国)。

【首次上市时间和国家】 2004 年 5 月，在日本上市。

【性状】 游离酸为黏稠油状物，$[\alpha]_D^{24}=-3.2°$ ($c=1.04$，甲醇)，$[\alpha]_D^{18}=-3.5°$ ($c=1.00$，甲醇)。单钙盐二水合物为无色晶体 (以 95%乙醇水溶液结晶)，mp 179～185℃，$[\alpha]_D^{18}=+5.7°$ ($c=1.0$，甲醇)。

【用途】 本品为 ATP 依赖的钾通道抑制剂，其作用机制是通过关闭胰腺 B 细胞膜上的 ATP 依赖的 K^+ 通道 (KATP) 促进 Ca^{2+} 内流，使细胞内 Ca^{2+} 浓度增加，从而刺激胰岛素的分泌，具有很强的降血糖作用。本品作用机制类似于磺酰脲，但用药后的起效比磺酰脲更快；而且该药的作用持续时间不长，可仅降低糖尿病患者的餐后血糖而避免了持续降糖引发的血糖过低。本品可使胰岛 B 细胞上的 K^+-2ATP 通道关闭，使细胞内 Ca^{2+} 浓度增加而使细胞外含胰岛素的囊泡脱粒。另有实验表明，本品抑制的是 ATP 敏感型 K^+ 通道中的 Kir6.2/SUR 亚型，且主要是其中的 Kir6.2/SUR1 亚型。本品适应证是用于治疗 2 型糖尿病。

【合成路线】 具体路线如下。

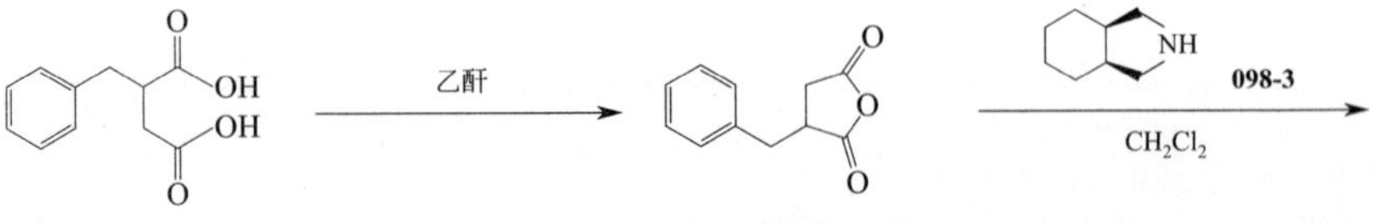

098-1　　098-2

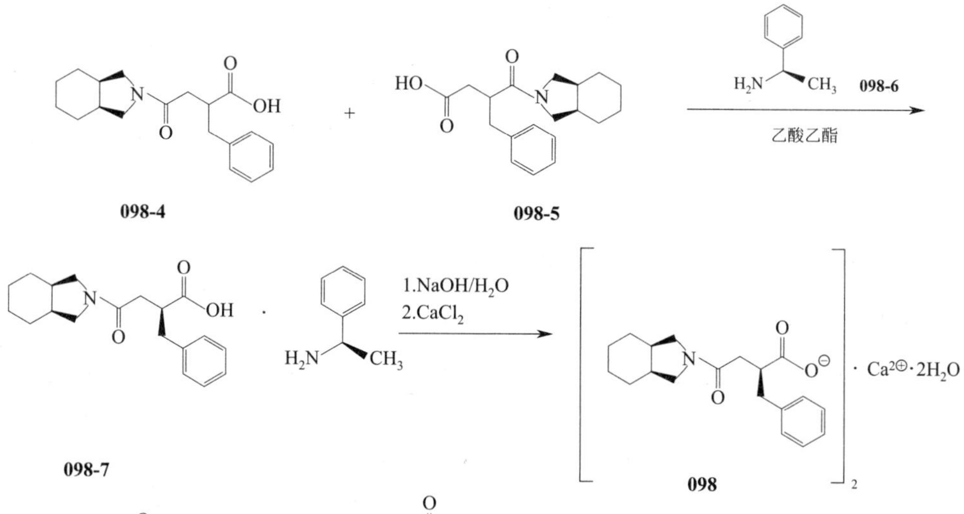

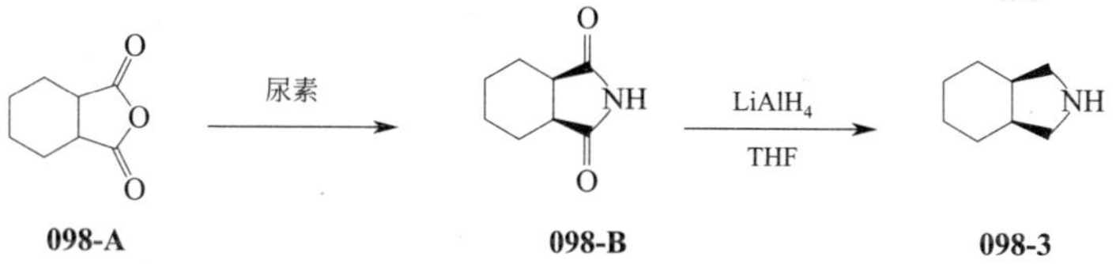

1. 2-苄基琥珀酸酐（098-2）的制备

在反应瓶中加入苄基琥珀酸（**098-1**）（纯度≥99%）50g（0.24mol）和乙酐 250mL，搅拌加热回流反应 5h。TLC 显示反应完成后减压浓缩除去剩余乙酐。加入 CH_2Cl_2 150mL，搅拌加热回流至全溶，冷却至 5℃，静置析晶。过滤，滤饼用 CH_2Cl_2 洗涤，抽滤干后烘干，得白色晶体 **098-2** 38.5g，收率为 84.3%，mp 124～126℃（文献［21］：收率为 71.9%，mp 126～128℃。

2. 顺式全氢化异吲哚（098-3）的制备

在反应瓶中加入尿素 24.0g（0.40mol）和中间体（顺式六氢邻苯二甲酸酐）（**098-A**）110.8g（0.72mol），搅拌加热至 160℃反应 1h。停止加热。搅拌 30min，再加热至 160℃反应 30min。反应物于搅拌下倒入 500mL 冰水中，析出白色固体。过滤，滤饼用水（120mL×3）洗涤，干燥后得到白色固体顺式六氢邻苯二甲酰亚胺（**098-B**）79.7g，收率为 72.4%，mp 128～131℃（文献［22］：收率为 71.9%，mp 135～136℃）。

在另一反应瓶中加入 THF 400mL，室温搅拌下缓慢加入 $LiAlH_4$ 20.0g（0.53mol）。搅拌下缓慢加入含 **098-B** 20.0g（0.13mol）的 THF 溶液 200mL，加完，加热搅拌回流反应 5h。冰盐浴冷却至 5℃，缓慢滴加饱和 Na_2SO_4 溶液 40mL。抽滤，滤饼用 THF（200mL×3）洗涤，合并滤液和洗液，经无水 Na_2SO_4 干燥，过滤，滤液减压浓缩至干，得淡黄色油状物 **098-3** 14.0g，收率为 84.7%（文献［22］：收率为 78.3%），直接用于下步反应。

3.（±）-2-苄基-4-氧代-4-(顺式全氢化异吲哚-2-基)丁酸（098-4）的制备

在反应瓶中加入 CH_2Cl_2 220mL、2-苄基琥珀酸酐（**098-2**）27.4g（0.14mol），搅拌至全溶。在冰盐浴冷却下冷至 0℃以下。滴加含顺式全氢化异吲哚（**098-3**）19.2g（0.15mol）的 CH_2Cl_2 溶液 35mL。滴加完，于 0℃下搅拌反应 4h。减压浓缩蒸除 CH_2Cl_2，剩余棕色油状物中加入乙酸乙酯 200mL，搅拌，抽滤，滤饼用 100mL 乙酸乙酯洗涤，干燥得白色固体 **098-4** 和(±)-3-苄基-4-氧代-4-(顺式全氢化异吲哚-2-基)丁酸（**098-5**）的混合物 37.0g，收率为 79.4%（文献［23］：收率为 85.6%）。

4. (2*S*)-2-苄基-4-氧代-4-(顺式六氢化异吲哚-2-基)丁酸-(*R*)-*α*-苯乙胺盐（098-7）的制备

在反应瓶中加入 **098-4** 与 **098-5** 的混合物 21.5g（0.068mol）和乙酸乙酯 200mL，室温搅拌下滴加(*R*)-*α*-苯乙胺（**098-6**）8.2g（0.068mol），加完，搅拌片刻后过滤，将滤液浓缩至约 70mL，冷却至室温，加入少量晶种后静置析晶。抽滤，滤饼用少量乙酸乙酯洗涤，晾干后用乙酸乙酯重结晶 3 次，得白色晶体 **098-7** 2.5g，收率为 33.6%，mp 141～143℃。

5. 双[(2*S*)-2-苄基-3-(顺式六氢异吲哚-2-基羰基)丙酸]单钙盐二水合物(米格列奈钙)（098）的合成

在反应瓶中加入 **098-7** 2.5g（5.7mmol）和水 150mL，室温下搅拌至全溶，滴加 2mol/L NaOH 水溶液 3mL，搅拌 30min，滴加 0.5mol/L 氯化钙溶液 23mL（0.012mol），滴加完，继续搅拌 3h。抽滤，滤饼用水（20mL×3）洗涤，70℃下减压干燥后得白色晶体 **098** 粗品 1.88g，加至 50mL 95%乙醇中，搅拌下加热回流，全溶后趁热过滤，滤液自然冷却析晶。抽滤，滤饼用少量 95%乙醇洗涤，于 70℃下减压干燥，得白色粉末状固体 **098** 1.46g，收率为 85.2%，mp 185～188℃，$[\alpha]_D^{20}=+5.18°$（$c=1.0$，甲醇）[文献[24]：收率为 82.5%，mp 179～185℃，$[\alpha]_D^{20}=+5.64°$（$c=1.0$，甲醇）]，纯度为 99.1%［HPLC 归一化法：色谱柱为 C_{18} 柱；流动相为 0.07mol/L 磷酸二氢铵溶液/乙腈/甲醇（30∶20∶50）；检测波长为 210nm］，ee 值 99.8%［HPLC 法：色谱柱为 Sumichiral OA-3300 柱（4.6mm×250mm，5μm）；流动相为 0.03mol/L 乙酸铵的甲醇溶液/乙腈（80∶20）；检测波长为 210nm；柱温 35℃；流速 0.8mL/min］。

^{1}H-NMR（500MHz，CD_3OD）δ：1.29～1.51（16H，m），2.07～2.33（6H，m），2.58～3.31（16H，m），7.16～7.27（10H，m）。

^{13}C-NMR（125MHz，CD_3OD）δ：23.52，23.57，23.65，23.75，26.52，26.72，26.76，36.71，37.01，38.62，38.65，39.35，39.44，46.90，47.01，51.03，51.57，127.33，129.47，129.49，130.28，130.31，141.39，173.85，173.94，185.02。

参考文献

[1] Merck Index 15th：6296.
[2] EP，507534，1992.
[3] US，5202335，1993.
[4] Yamaguchi T，et al. Chem Pharm Bull，1997，45：1518-1520.
[5] Yamaguchi T，et al. Chem Pharm Bull，1998，46：337-340.
[6] Liu J，et al. Helv Chim Acta，2004，87：1935（关于合成方法改进）.
[7] Lins L，et al. Biochem Pharmacol，1996，52：1155.
[8] Reimann F，et al. Br J Pharmacol，2001，132：1542.
[9] Kaiser N，et al. Br J Pharmacol，2005，146：872.
[10] Liang J，et al. J Mass Spectrom，2007，42：171.
[11] Assaloni R，et al. Diabetologia，2005，48：1919.
[12] Malaisse W J，et al. Expert Opin Pharmacother，2008，9：2691-2698.
[13] 张红梅，等. 现代化工，2008，28（8）：56-59.
[14] 张水亮，等. 化工中间体，2009，(01)：16-22.
[15] 李呈龙，等. 世界最新医学信息文摘，2013，13（27）：133-135.
[16] 石祖胶，等. 中国医药工业杂志，2012，43（6）：413-415.
[17] 虞春晓，等. 药学进展，2006，30（4）：179-181.
[18] 杨杰，等. 广东化工，2010，37（10）：49-50.
[19] 金晖，等. 第三军医大学学报，2013，35（3）：260-263.
[20] 汪啸洋. 世界上市新药 2. 北京：化学工业出版社，2010：296-299.
[21] 林伟，等. 化工时刊，2007，6（21）：25-26.

[22] 朱雄，等. 医药沙龙，2006，30 (4)：179-181.
[23] 郑德强，等. 食品与药品，2007，9 (Ⅱ)：13-15.
[24] 高丽梅，等. 中国新药杂志，2005，11 (14)：1316-1318.
[25] Saltiel A R，et al. Diabetes，1996，45：1661-1669.
[26] Haffner S M，et al. Diabetes，1992，41：715-722.
[27] Beth E D，et al. Exp Opin Invest Drugs，1997，6 (8)：1041-1048.
[28] Yolanda C，et al. Tetrahedron Asymmetry，2003，(14)：381-387.
[29] 苏国强，等. 中国药科大学学报，2006，37 (1)：86-87.
[30] Yasuo C，et al. Organic Process Resetch & Development，2002，6：291-296.

099 替格列汀 (Teneligliptin)

【别名】 特力列汀，特利列汀，Tenelia®。

【化学名】 3-[[(2*S*，4*S*)-4-[4-(3-Methyl-1-phenyl-1*H*-pyrazol-5-yl)-1-piperazinyl]-2-pyrrolidinyl]carbonyl]thiazolidine。

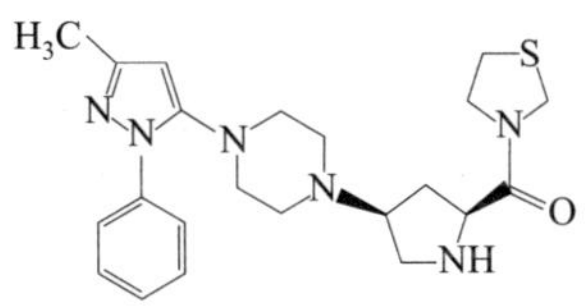

替格列汀	CAS[760937-92-6]	$C_{22}H_{30}N_6OS$	426.58
替格列汀氢溴酸盐	CAS[906093-29-6]	$C_{44}H_{65}Br_5N_{12}O_2S_2$	1257.72

【研发厂商】 日本田边三菱制药株式会社。

【首次上市时间和国家】 2012 年 6 月首次在日本上市。

【性状】 白色结晶粉末。

【用途】 本品为 DPP-Ⅳ抑制剂，作为一种新型降糖药，替格列汀通过抑制 DPP-Ⅳ的活性，阻碍胰高血糖素样肽-1 (GLP-1) 的降解，从而提高血液中 GLP-1 的浓度，发挥降糖作用。与当前其他降糖药相比，本品具有良好的降血糖效果，同时没有其他治疗糖尿病药物产生的常见的低血糖和体重增加等不良反应。本品临床上用于治疗 2 型糖尿病。

【合成路线】 介绍文献 [1] 的方法路线。该合成路线以 4-羟基-L-脯氨酸 (**099-1**) 为原料经过甲酯化、Boc 保护氨基、三氟甲磺酰化，然后在 Na_2CO_3 的作用下与 1-(3-甲基-1-苯基-1*H*-吡唑-5-基哌嗪 (**099-7**) 缩合，甲酯的水解，与噻唑烷 (**099-10**) 缩合，最后浓盐酸脱保护而得替格列汀 (**099**)。

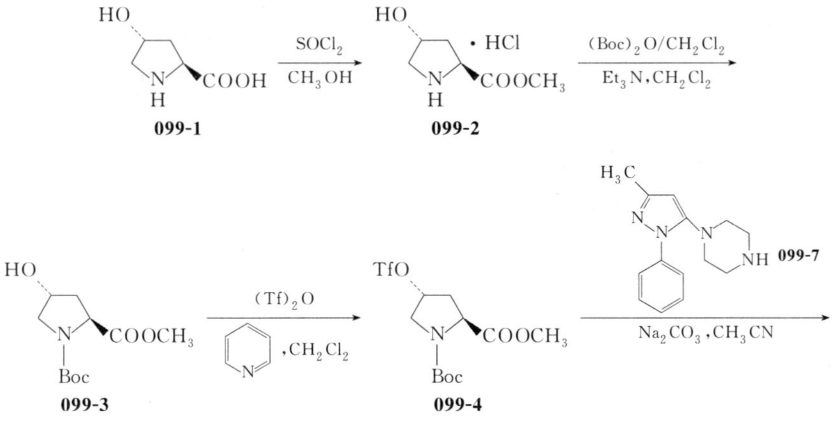

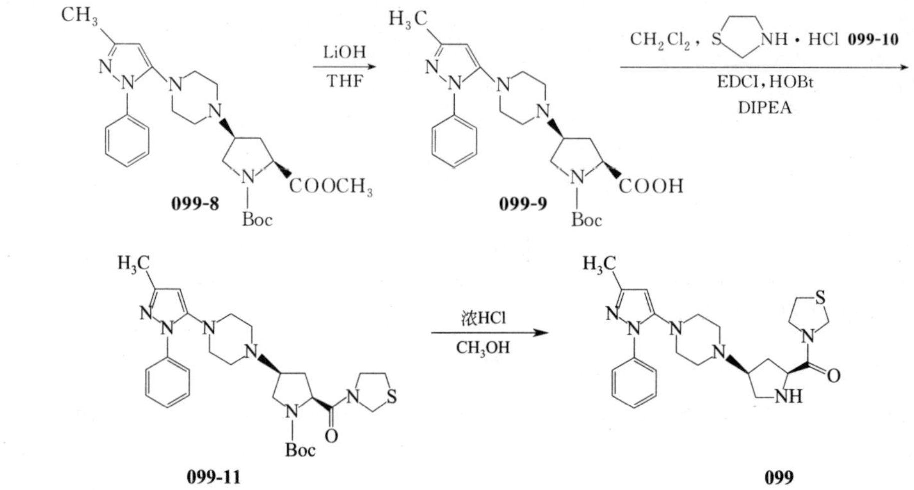

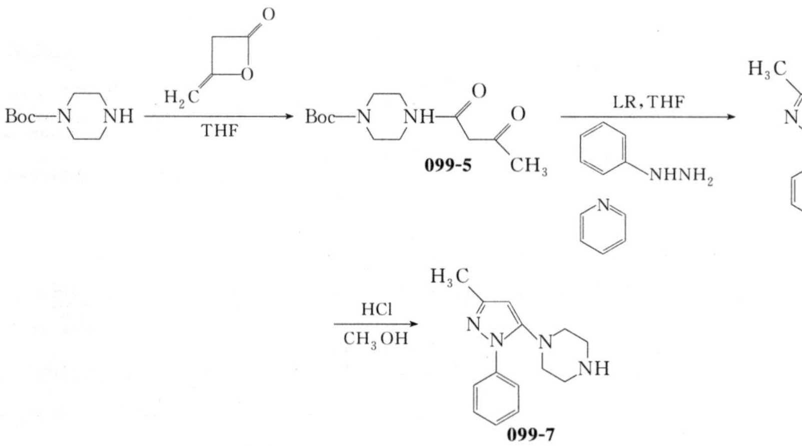

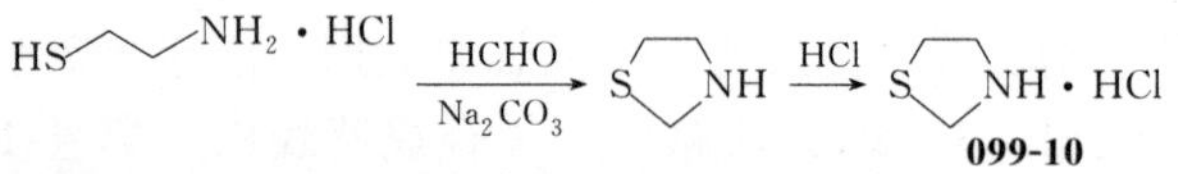

1. 反式-4-羟基-L-脯氨酸甲酯盐酸盐（099-2）的制备

在反应瓶中依次加入 5.00g（0.038mol）反式-4-羟基-L-脯氨酸（**099-1**）、甲醇 25mL，搅拌，冷却至 0℃，在该温度下加入 5.35g（0.045mol）氯化亚砜，加入时控制温度在 0～10℃，溶液逐渐变为白色浑浊，滴加完，室温下搅拌过夜。TLC 监测［展开剂：CH_2Cl_2/CH_3OH（5∶1）］显示反应完成。将反应液旋蒸除去甲醇，得到白色固体，再向白色固体中加入乙酸乙酯 30mL，室温搅拌 30min，抽滤，烘干滤饼，得白色固体 **099-2** 6.61g，收率为 95.4%。

^{1}H-NMR（500MHz，$CDCl_3$）δ：2.04～2.21（1H，m），3.05（1H，d，J=12Hz），3.34（2H，d，J=12Hz），3.76（3H，s），4.42～4.49（1H，m），5.63（1H，s），9.89（2H，s）。

2. 反式-N-叔丁氧羰基-4-羟基-L-脯氨酸甲酯（099-3）的制备

在反应瓶中依次加入 6.61g（0.036mol）**099-2**、CH_2Cl_2 30mL，维持温度在 0℃，搅拌滴加 4.42g（0.044mol）三乙胺，再向反应液中滴加含二氯甲烷稀释的 9.53g（0.043mol）二碳酸二叔丁酯，滴加完后，室温搅拌反应 4h。TLC［展开剂：CH_2Cl_2/CH_3OH（5∶1）］监测显示反应完成。向反应液中（在冰浴下）加水淬灭反应，加入稀盐酸（1mol/L）调至 pH=2，分液，有机相用水洗涤，再用无水 $MgSO_4$ 干燥，过滤，滤液减压浓缩至干，得白色固体 **099-3** 8.59g，收率为 96.21%。

^{1}H-NMR（500MHz，$CDCl_3$）δ：1.44（9H，d，J=20.5Hz），2.09（1H，t，J=12Hz），2.27～2.37（1H，m），3.50～3.56（1H，m），3.63（0.5H，d，J=12Hz），3.71（0.5H，d，J=12Hz），3.78～3.80（3H，d，J=8Hz），4.28～4.30（1H，d，J=9Hz），4.34～4.38（1H，m）。

3. 反式-*N*-叔丁氧羰基-4-三氟甲磺酰基-L-脯氨酸甲酯（099-4）的制备

在反应瓶中依次加入 **099-3** 8.59g（0.035mol）、CH_2Cl_2 50mL，维持温度在 0℃，搅拌滴加吡啶 6.65g（0.042mol），继续降温维持 −10℃～−5℃左右滴加二氯甲烷稀释的 10.87g（0.039mol）三氟甲磺酸酐，滴加完后，室温搅拌 40min，TLC［展开剂：乙酸乙酯/石油醚（1∶2）］显示反应完成。向反应瓶中加入稀盐酸（1mol/L）调至 pH=2，分液，有机相分别用水、饱和盐水洗涤，用无水 $MgSO_4$ 干燥，抽滤，滤液减浓缩至干，得到淡黄色固体 **099-4** 12.25g，收率为 90.91%。

4. *N*-Boc-乙酰乙酰基哌嗪（099-5）的制备

在反应瓶中加入 20g（0.108mol）*N*-Boc-哌嗪、THF 80mL。在冰浴冷却下（冰盐浴）于−5℃～10℃下搅拌滴加 9.48g（0.113mol）双乙烯酮，控温在 0℃左右，滴加完后，移去冰浴，室温搅拌反应 0.5h。TLC［展开剂：乙酸乙酯/石油醚（4∶1）］显示反应完成，蒸去 THF，加 50mL 水、100mL 乙酸乙酯。分液，水相再用 100mL 乙酸乙酯提取，合并有机相，用无水 $MgSO_4$ 干燥，过滤，滤液减压浓缩，得淡黄色油状物 26.5g。加入 20mL 甲基叔丁基醚溶解，滴加 100mL 石油醚析晶，搅拌过夜。过滤（滤液浓缩后重复此步骤），得到白色粉末（烘干后）**099-5** 25.90g，收率为 89.23%。

^{1}H-NMR（500MHz，DMSO-d_6）δ：1.41（9H，s），2.15（3H，s），3.28～3.32（6H，m），3.43（2H，m），3.63（2H，s）。

5. 5-(4-叔丁氧羰基哌嗪-1-基)-3-甲基-1-苯基吡唑（099-6）的制备

在反应瓶中加入 **099-5** 20g（0.074mol）、THF 200mL，搅拌溶解，加劳森试剂（Lawesson's reagent；LR）30g（0.074mol），升温至 45～50℃，搅拌反应 4h。TLC 检测 **099-5** 完全消失后，加苯肼 8.81g（0.081mol）和吡啶 7.03g（0.089mol），升温至回流反应过夜。反应完后蒸除 THF，加 40mL 水和 80mL 乙酸乙酯溶解，分液。有机相依次用水、2mol/L 稀盐酸、水、饱和 $NaHCO_3$、饱和食盐水洗涤，用无水 $MgSO_4$ 干燥，过滤，滤液浓缩得红棕色固体 **099-6** 24.31g，收率为 95.82%。

^{1}H-NMR（500MHz，DMSO-d_6）δ：1.39（9H，s），2.15（3H，s），2.73（4H，t，J=5Hz），3.35（4H，d，J=18Hz），5.83（1H，s），7.28（1H，t，J=7.5Hz），7.44～7.47（2H，m），7.75～7.77（2H，m）。

6. 1-(3-甲基-1-苯基-1*H*-吡唑-5-基)哌嗪（099-7）的制备

在反应瓶中加入 **099-6** 24.31g（0.071mol）、甲醇 100mL，搅拌溶解，然后再加入浓盐酸（12mol/L）8.84mL（0.106mol），在油浴中加热至 50℃，保持反应 1h。TLC［展开剂：乙酸乙酯/石油醚（1∶1）］监测显示反应完成。减压蒸除甲醇，加入 CH_2Cl_2 100mL、水 50mL。分液，除去有机相，水相用 100mL CH_2Cl_2 提取。水相用 NaOH 水溶液调至中性，然后用饱和 Na_2CO_3 液调至 pH=10。用 CH_2Cl_2（100mL×2）提取，合并有机相，用饱和盐水洗涤，用无水 $MgSO_4$ 干燥，过滤，滤液减压浓缩，得浅黄色固体 **099-7** 11.74g，收率为 60.5%。

^{1}H-NMR（500MHz，DMSO-d_6）δ：2.16（3H，s），2.70～2.75（8H，m），5.79（1H，s），7.28（1H，t，J=7.5Hz），7.45～7.48（2H，m），7.76～7.78（2H，m）。

7. (2*S*,4*S*)-1-叔丁氧羰基-4-[4-(3-甲基-1-苯基-1*H*-吡唑-5-基)哌嗪-1-基]吡咯烷-2-甲酸甲酯（099-8）的制备

在反应瓶中加入 **099-4** 12g（0.032mol）、**099-7** 8.47g（0.035mol）、乙腈 100mL，搅拌溶清后，加入 6.74g（0.064）无水 Na_2CO_3，室温搅拌反应 0.5h。TLC［展开剂：乙酸乙酯/石油醚（1∶2）］监测显示反应完成后，过滤反应液，滤液蒸去乙腈，加 50mL 水和 100mL 乙酸乙酯。用 1mol/L 稀盐酸调至 pH=2，分液，有机相用饱和盐水洗涤，用无水 $MgSO_4$ 干燥，抽滤，滤液减压蒸干，得浅黄色固体 **099-8** 13.46g，收率为 97.35%。

^{1}H-NMR（300MHz，$CDCl_3$）δ：1.40（9H，m），1.78～1.88（1H，m），2.26（3H，s），2.46～2.49（5H，m），2.78～2.89（5H，m），3.21（3H，t，J=16Hz），3.72（3H，t，J=5Hz），3.85（1H，t，J=5Hz），4.19～4.31（1H，m），5.66（1H，s），7.24（1H，t，J=10Hz），7.37～7.42（2H，m），7.73～7.76（2H，m）。

8. (2*S*,4*S*)-1-叔丁氧羰基-4-[4-(3-甲基-1-苯基-1*H*-吡唑-5-基)-哌嗪-1-基]吡咯烷-2-甲酸（099-9）的制备

在反应瓶中加入 **099-8** 13.46g（0.029mol）、THF80mL，搅拌溶解，加入氢氧化锂 2.75g（0.115mol）（溶于 40mL 水中的溶液），室温搅拌反应 2h。TLC［展开剂：乙酸乙酯/石油醚（1∶1）］监测显示反应完成后，蒸去反应液中的 THF，水相用乙酸乙酯（80mL×2）提取。水相用 2mol/L 稀盐酸调至 pH=2，加入 80mL 乙酸乙酯提取，分液。有机相用无水 $MgSO_4$ 干燥，过滤，滤液减压浓缩至干，得到黄色固体 **099-9** 11.44g，收率为 87.63%。

9. 噻唑烷盐酸盐（099-10）的制备

在反应瓶中加入半胱胺盐酸盐 5g（0.044mol）、水 20mL，搅拌溶解，再加入 Na_2CO_3 2.57g（0.024mol）（溶于 20mL 水中的溶液），搅拌 10min。滴加浓度为 35%甲醛溶液 3.96g（0.046mol），室温反应 20min。TLC［展开剂：CH_2Cl_2/CH_3OH（5∶1）］监测显示反应完成后，将反应液用乙酸乙酯（50mL×4）提取，取有机相，用无水 $MgSO_4$ 干燥，过滤，滤液减压浓缩至干（近干），滴加盐酸乙酸乙酯液，析出大量白色固体，滴至体系 pH=2，过滤，烘干滤饼，得白色固体 **099-10** 4.61g，收率为 83.36%。

^{1}H-NMR（500MHz，DMSO-d_6）δ：3.09（2H，t，J=6.5Hz），3.39（2H，t，J=6.5Hz），4.22（2H，s），10.21（2H，s）。

10. 3-[[(2*S*,4*S*)-1-叔丁氧羰基-4-[4-(3-甲基-1-苯基-1*H*-吡唑-5-基)-1-哌嗪基]-2-吡咯烷基]甲酰基]噻唑烷（099-11）的制备

在反应瓶中依次加入 **099-9** 11.44g（0.025mol）、CH_2Cl_2 100mL，搅拌溶解，降温至 0℃，依次加入 5.30g（0.028mol）EDCI、3.73g（0.028mol）、HOBt、3.47g（0.028mol）**099-10**，搅拌下滴加 7.79g（0.06mol）DIPEA（二异丙基乙胺）。滴加完后，移除冰浴，室温下搅拌反应 2h。TLC［展开剂：CH_2Cl_2/CH_3OH/冰乙酸（30∶2∶1）］监测显示反应完成后，在冰浴冷却下往反应液中加 20mL 水淬灭反应，用 2mol/L 盐酸调至 pH=2，分液。有机相依次用 30mL 水、30mL 饱和 $KHCO_3$ 溶液洗涤，用无水 $MgSO_4$ 干燥，过滤，滤液减压蒸除溶剂，得黄色固体 **099-11** 11.85g，收率为 89.58%。

^{1}H-NMR（300MHz，$CDCl_3$）δ：1.41（9H，d，J=12Hz），1.78（2H，d，J=3Hz），2.26（3H，s），2.43～2.53（5H，m），2.86（5H，t，J=7.5Hz），2.98（1H， s), 3.09 (1H, s), 3.26 (1H, t, J=12Hz), 3.84～3.89 (2H, m), 4.38～4.75 (3H, m), 5.66 (1H, s), 7.23 (1H, t, J=12Hz), 7.36～7.42 (2H, m), 7.73～7.76 (2H, m)。

11. 3-[[(2*S*,4*S*)-4-[4-(3-甲基-1-苯基-1*H*-吡唑-5-基)-1-哌嗪基]-2-吡咯烷基]甲酰基]噻唑烷(替格列汀)(099)的合成

在反应瓶中依次加入 **099-11** 11.85g (0.022mol)、甲醇 50mL、浓盐酸 (12mol/L) 2.81mL (0.033mol)，于 30℃下搅拌反应 2h。TLC [展开剂：CH_2Cl_2/CH_3OH (15∶1)] 监测显示反应完成后，将反应液蒸去甲醇，加 50mL 水和 100mL 乙酸乙酯。分液，水相再用 100mL 乙酸乙酯提取。水相中加 2mol/L 饱和 Na_2CO_3 水溶液调至 pH=10，用 100mL 乙酸乙酯提取，合并有机相，用无水 $MgSO_4$ 干燥，抽滤，滤液减压浓缩至干，得到粗品。粗品经异丙醚重结晶，得白色固体 **099**，收率为 86.75%。$[\alpha]_D^{20}=-39.33$ (c=1, $CHCl_3$)。

IR (KBr): 3436cm^{-1}, 2925cm^{-1}, 2823cm^{-1}, 1645cm^{-1}, 1597cm^{-1}, 1555cm^{-1}, 1504cm^{-1}, 768cm^{-1}。

^{1}H-NMR (300MHz, DMSO-d_6) δ: 1.55 (1H, d, J=9.0Hz), 2.15 (3H, s), 2.22～2.28 (1H, m), 2.44 (3H, t, J=6Hz), 2.75 (6H, d, J=15Hz), 2.98 (1H, t, J=10.5Hz), 3.07 (2H, d, J=6Hz), 3.57～3.67 (3H, m), 3.82～3.93 (2H, m), 4.40～4.67 (2H, m), 5.78 (1H, s), 7.27 (1H, t, J=12.5Hz), 7.46 (2H, t, J=12.5Hz), 7.74 (2H, d, J=6Hz)。

^{13}C-NMR (300MHz, DMSO-d_6) δ: 171.6, 152.4, 148.3, 140.5, 129.4, 126.5, 122.2, 94.9, 66.6, 58.6, 51.6, 51.3, 50.5, 48.4, 31.2, 29.1, 26.8, 14.4。

劳森试剂 (Lawesson's reagent)

中文别名　路易斯试剂，劳威生试剂。

化学名　2,4-Bis(4-methoxyphenyl)-1,3,2,4-dithiadiphosphetane-2,4-disulfide。

CAS [19172-47-5]。

分子式　$C_{14}H_{14}O_2P_2S_4$ (404.47)。

结构式

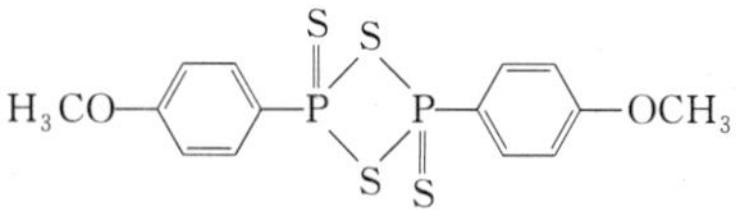

性状　淡黄色固体，mp 228～229℃，易吸潮而放出 H_2S 气体，在 80～85℃的溶液中慢慢聚合，在非极性溶剂中聚合更快，能与溶剂形成包结物等。

参考文献

[1] 李明. 河北科技大学硕士学位论文，2017.
[2] 邬方宁，等. 现代药物与临床，2014，29 (10)：1109-1111.
[3] 刘永贵，等. 现代药物与临床，2013，28 (2)：108-113.
[4] 王小彦，等. 药物评价研究，2012，35 (1)：42-45.
[5] Yoshida T，et al. Bioorg Med Chem，2012，20：5705-5719.
[6] CN，105294673B，2018.
[7] WO，2001/068603，2001.
[8] 刘进，等. 中国药物化学杂志，2016，26 (5)：390-393.
[9] Kishimoto M，et al. Diabetes Metab Syndr Obes，2013，6：187-195.

［10］ CN，104644580，2015.
［11］ Maladkar M，et al. Diabetes Mellitus，2016，06（02）：113-131.
［12］ CN，105085359，2015.
［13］ CN，105175337，2015.
［14］ CN，105330604，2016.
［15］ CN，103880750，2014.
［16］ WO，2014/041560，2014.
［17］ Han Z Q，et al. Eur J Med Chem，2016，116：147-155.
［18］ WO，2016/007905，2016.
［19］ CN，105622514，2016.
［20］ WO，2012/099915（A_1），2012.
［21］ 何良年，等. 化学试剂，1999，21（1）：22-25.
［22］ Nandi G C，et al. Eur J Org Chem，2012，（5）：967-974.
［23］ CN，104177295，2014.
［24］ WO，2016/079699，2016.
［25］ WO，2015/019238，2015.
［26］ CN，103649055，2016.
［27］ Yoshida T，et al. Bioorg Med Chem，2012，20（16）：5033-5041.
［28］ Bemhammer J C，et al. Organometallics，2012，31（14）：5121-5130.
［29］ Xu XH，et al. Organic Letters，2012，14（10）：2544-2547.
［30］ 陈卓，等. 上海医药，2013，34（7）：50-54.
［31］ 陈文文，等. 中国医院药学杂志，2016，36（6）：511-517.

100 沙格列汀（Saxagliptin）

【别名】 沙克列汀，BMS-477118，Onglyza^{TM}，沙格利汀，BMS-477118-11（单水合物）。

【化学名】 (1*S*,3*S*,5*S*)-2-[(2*S*)-Amino-2-(3-hydroxytricyclo[3.3.1.1^{3,7}]dec-1-yl)acetyl]-2-azabicyclo[3.1.0]hexane-3-carbonitrile；(1*S*,3*S*,5*S*)-2-[(2*S*)-amino-2-(3-hydroxyadamantan-1-yl)acetyl]-2-azabicyclo[3.1.0]hexane-3-carbonitrile；(*S*)-3-hydroxyadamantylglycine-L-*cis*-4,5-methanoprolinenitrile。

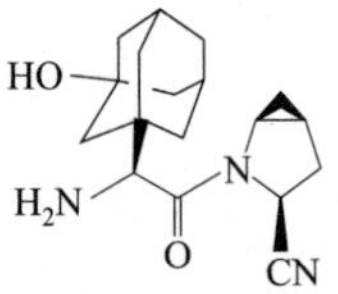

沙格列汀	CAS［361442-04-8］	$C_{18}H_{25}N_3O_2$	315.42
沙格列汀单水合物	CAS［945667-22-1］	$C_{18}H_{25}N_3O_2 \cdot H_2O$	333.43

【研发厂商】 美国 Bristol-Myers Squibb 公司；英国 AstraZeneca 公司。

【首次上市时间和国家】 2009 年经美国 FDA 批准首次在美国上市。

【性状】 白色晶体。

【用途】 本品属于治疗 2 型糖尿病的二肽基肽酶Ⅳ（DPPⅣ）抑制剂。DPPⅣ的抑制会阻止高血糖素样肽 1（GLP-1）的失活，从而增加活性 GLP-1 的循环，刺激胰岛素分泌，进而使 2 型糖尿病患者的葡萄糖水平降低，并改善甘油酯的调控。在体外实验中，本品对人 DPPⅣ的抑制常数 K_i=0.6nmol/L，是众多该类最新抑制剂中数值较低的；而在正常鼠经口给药 4μmol/kg 该类抑制剂 30min～4h 内，本品对血浆中 DPPⅣ的抑制百分比是较高的，为 87%。本品适应证是 2 型糖尿病的治疗。本品不良反应小，不会对体重产生影响也不会引起低血糖。

【合成路线】 介绍文献［3～5］的合成路线方法，即以市售的金刚烷-1-羧酸为起始中间体，经酯化等 6 步反应制得（*S*)-*N*-叔丁氧羰基金刚烷基甘氨酸（**100-7**)，该化合物为关键中间体，将其在 2%的 KOH 溶液中用 $KMnO_4$ 氧化制得（*S*)-*N*-叔丁氧基羰基-3-羟基金刚烷基甘氨酸（**100-8**)，再经 3 步反应，最后得到沙格列汀（**100**)。

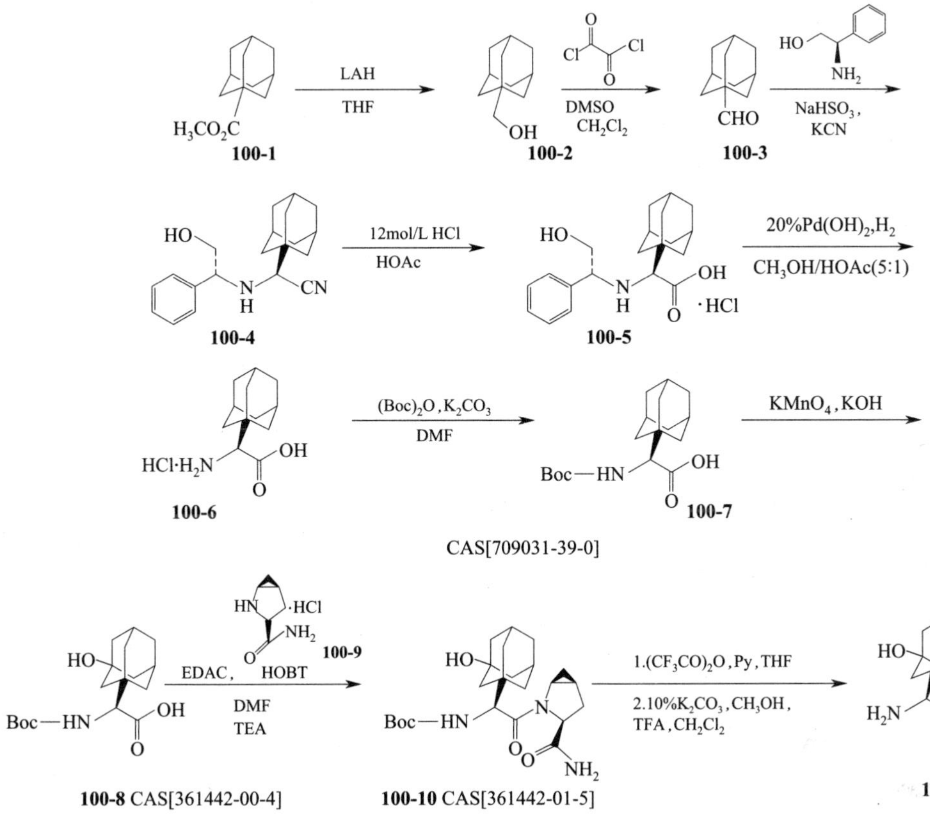

1. 金刚烷基-1-羧酸甲酯（100-1）的制备

在反应瓶中加入乙醚 160mL、甲醇 40mL 和金刚烷基-1-羧酸 10.0g（55mmol，1 等效量），搅拌溶解，然后再加入（三甲基硅烷基）重氮甲烷 30mL（2.0mol/L 己烷溶液，60mmol，1.1 等效量），将混合物在室温搅拌反应 3h。反应完，将反应液旋蒸除去挥发分溶剂，剩余物用快速硅胶柱色谱分离纯化［色谱硅胶（5cm×15cm)，洗脱剂为 40%的 CH_2Cl_2/己烷］，经后处理得白色结晶固体 **100-1** 10.7g，收率为 100%。

^{1}H-NMR（500MHz，$CDCl_3$）δ：1.63（6H，brs），1.81（6H，d，*J* = 2.6Hz），1.94（3H，brs），3.58（3H，s）。

2. 1-羟甲基金刚烷（100-2）的制备

在反应瓶中加入 THF150mL、化合物 **100-1** 10.7g（54.90mmol)，搅拌溶解，冷却至 0℃，并滴加氢化铝锂的 THF 溶液 69mL（1.0mol/L 的溶液，69mmol，1.25 等效量），将反应液温热至室温，反应 1.5h。然后冷却至 0℃，依次加 5.1mL 水、5.1mL15%NaOH 溶液和 10.2mL 水淬灭反应，将反应液再搅拌（室温下）15min。过滤（真空抽滤)，固体用乙酸乙酯（100mL×2）洗涤，滤液旋蒸浓缩，所得的固体用快速硅胶柱色谱分离纯化［洗脱剂：10%的乙酸乙酯/CH_2Cl_2］，经后处理得白色固体 **100-2** 8.74g，收率为 96%。

^{1}H-NMR（500MHz，$CDCl_3$）δ：1.48（7H，s），1.59～1.75（6H，m），1.96（3H，brs），3.17（2H，s）。

3. 金刚烷-1-甲醛（100-3）的制备

在反应瓶中加入150mL无水CH_2Cl_2、无水DMSO10.3mL（0.145mol，2.5等效量），冷却至−78℃，搅拌下滴加草酰氯6.7mL（0.0768mol，1.32等效量），滴加完后，搅拌15min。滴加9.67g（0.058mol，1.00等效量）**100-2**溶于75mL CH_2Cl_2的溶液，搅拌1h。然后向白色的反应混合物中滴加三乙胺40.5mL（0.29mol，5等效量），30min后停止冷却，并加入20% KH_2PO_4溶液25mL和冷水150mL，混合物在室温搅拌15min。将混合物用400mL乙醚稀释，充分搅拌后静置分层，分取有机相用冷的10%KH_2PO_4（150mL×3）和盐水（100mL）洗涤，有机相用无水Na_2SO_4干燥，过滤，浓缩滤液，剩余物用快速硅胶柱色谱分离纯化［洗脱剂：CH_2Cl_2］，经后处理得**100-3** 9.40g（0.057mol），为白色固体，收率为98%。

^{1}H-NMR（500MHz，$CDCl_3$）δ：1.64～1.80（12H，m），2.05（3H，brs），9.29（1H，s）。

4. 1-(*S*)-金刚烷-1-基-(*R*)-(2-羟基-1-苯乙基氨基)乙腈（100-4）的制备

在反应瓶中加入水145mL和化合物**100-3** 9.4g（0.057mol，1等效量），搅拌悬浮，冷却至0℃，加入$NaHSO_3$5.95g（0.057mol，1等效量），接着加入KCN4.0g（0.059mol，1.04等效量），搅拌下滴加（*R*）-(−)-苯基甘氨醇8.01g（0.057mol，1等效量）的甲醇溶液。将混合物在室温搅拌反应2h。然后加热搅拌回流16h。反应液冷却至室温后用200mL乙酸乙酯稀释，并搅拌15min。静置分层，水相用100mL乙酸乙酯提取，合并提取液（有机相），用50mL盐水洗涤，再用无水Na_2SO_4干燥，过滤，浓缩滤液，剩余物用快速硅胶柱色谱分离纯化［洗脱剂：20%乙酸乙酯/己烷］，经后处理得（*R*,*S*）-非对映体**100-4** 11.6g，收率为65%，产物为白色固体。

^{1}H-NMR（500MHz，$CDCl_3$）δ：1.43～1.80（12H，m），2.03（3H，m），2.86（1H，s），2.55（1H，m），3.79（1H，dd，J = 10.8Hz，3.7Hz），4.06（1H，m），7.26～7.39（5H，m）。

HPLC（YMC S-5 C_{18}4.6mm × 50mm，0～100% B，$MeOH/H_2O/H_3PO_4$）t_R=4.58min。

FAB-MS（m/z）：311 $[M+H]^+$。

5. 1-(*S*)-金刚烷-1-基-(*R*)-(2-羟基-1-苯基乙基氨基)乙酸盐酸盐（100-5）的制备

在反应瓶中依次加入120mL浓盐酸、乙酸30mL和化合物**100-4** 5.65g（0.018mol），搅拌加热反应［用斯特雷克尔（Strecker）腈加成合成氨基酸的方法］，保持温度在80℃反应18h。然后在冰浴中冷却至室温后，过滤（真空抽滤），得到**100-5** 5.21g，收率为78%，产物为白色固体。

^{1}H-NMR（500MHz，MeOH-d_4）δ：1.55～1.88（12H，m），2.10（3H，brs），3.40（1H，s），4.07（1H，m），4.25～4.40（12H，m），7.61（5H，brs）。

HPLC（YMC S-5 C_{18} 4.6mm × 50mm，0～100% B，$MeOH/H_2O/H_3PO_4$）t_R=3.28min。

FAB-MS（m/z）：330 $[M+H]^+$。

6. (*S*)-金刚烷基甘氨酸盐酸盐（100-6）的制备

在氢化釜中加入甲醇50mL和乙酸10mL和斯特雷克尔加成化合物**100-5** 5.21g（0.014mol），搅拌溶解，再加入催化剂$Pd(OH)_2/C$1.04g（质量分数为20%），用N_2置换釜中空气3次后，用氢气置换N_2 3次，然后通H_2（氢气压为0.345MPa），氢化反应18h。反应完，过滤，滤液浓缩得到粗品氨基酸化合物**100-6**，该产物是白色固体，将其与乙醚（25mL×3）一起研磨处理后干燥，得 **100-6** 4.9g。

^{1}H-NMR(500MHz，MeOH-d_4，NaOD) δ：1.50～1.70(12H，m)，1.91(3H，brs)，2.72(1H，s)。

7. (*S*)-*N*-叔丁氧羰基-金刚烷基甘氨酸（100-7）的制备

在反应瓶中加入 DMF 50mL、化合物 **100-6** 4.90g（0.014mol），搅拌溶解，再加入 K_2CO_3 5.90g（0.0427mol，3 等效量）和二叔丁基二碳酸酯 3.14g（0.014mol，1 等效量），搅拌反应 19h。反应完，将反应液在真空下旋蒸除去 DMF，剩余物中加入 100mL H_2O 和 100mL 乙醚，充分搅拌后静置分层，分相，水相用乙醚（100mL×2）洗涤，冷却至 0℃，用乙酸乙酯（200mL）稀释，混合物在强烈搅拌下同时仔细用盐酸（1mol/L 盐）酸化至 pH=3，分相，分取水相用乙酸乙酯（100mL）提取，合并乙酸乙酯提取液，用 50mL 盐水洗涤，用无水 Na_2SO_4 干燥，过滤，浓缩滤液，浓缩剩余物用快速硅胶柱色谱分离纯化［洗脱剂：5%甲醇/CH_2Cl_2+0.5%乙酸］。经后处理得 **100-7** 4.07g，两步收率为 92%。产物为白色泡沫状物。

^{1}H-NMR（500MHz，$CDCl_3$）δ：1.42（9H，s），1.55～1.73（12H，m），1.99（3H，brs），3.98 和 5.07（1H，2d，rotamers）。

HPLC（YMC S-5 C_{18} 4.6mm × 50mm，0 ～ 100% B，CH_3CN/H_2O/TFA）t_R=2.70min。

FAB-MS（m/z）：310 $[M+H]^+$。

8. (*S*)-*N*-叔丁氧羰基-3-羟基金刚烷基苷氨酸（100-8）的制备

在反应瓶中加入 2%KOH 水溶液 6mL、高锰酸钾（$KMnO_4$）337mg（2.133mmol，1.1 等效量），搅拌，升温至 60℃，分批加入 **100-7** 600mg（1.94mmol，1 等效量），然后将系统温度（反应液）升至 90℃，搅拌反应 1.5h。反应完，将反应液冷却至 0℃，加入乙酸乙酯 50mL，然后用 1mol/L 盐酸将反应液仔细酸化至 pH=3。停搅拌，静置分层，取水相用 50mL 乙酸乙酯提取，合并有机提取液，用盐水洗涤，用无水 Na_2SO_4 干燥，过滤，浓缩滤液，浓缩剩余物用快速硅胶柱色谱分离纯化［洗脱剂：甲醇溶于 CH_2Cl_2 溶液［2%（200mL），3%（200mL），4%（200mL）和 5%（500mL）甲醇/CH_2Cl_2+0.5%HOAc］进行梯度洗脱］，经后处理得 **100-8** 324mg，收率为 51%，产物为白色固体。

^{1}H-NMR（500MHz，$CDCl_3$）δ：1.41（9H，s），1.40～1.73（12H，m），2.21（2H，brs），4.05 和 5.19（1H，2brd，rotamers），7.09（1H，brs）。

HPLC（YMC S-5 C_{18} 4.6mm × 50mm，0 ～ 100% B，MeOH/H_2O/H_3PO_4），t_R=3.42min。

FAB-MS（m/z）：326 $[M+H]^+$。

9. *N*-[(1*S*)-2-[(1*S*,3*S*,5*S*)-3-氨基甲酰基-2-氮杂双环[3.1.0]己烷-2-基]-1-(3-羟基-1-金刚烷基)-2-氧代乙基]氨基甲酸叔丁酯[(*S*)-*N*-Boc-3-hydroxyadamantylglycine-L-*cis*-4,5-methanoprolinamid]（100-10）的制备

在反应瓶中加入化合物 **100-8** 404mg（1.24mmol，1 等效量）、(1*S*,3*S*,5*S*)-2-氮杂双环[3.1.0]己烷-3-甲酰胺盐酸盐（**100-9**）328mg（1.37mmol，1.1 等效量）、无水 DMF 10mL，搅拌溶解，氩气保护下降温至 0℃，再依次加入 HOBT 520mg（3.85mmol，3.1 等效量）、EDAC 510mg（2.61mmol，2.1 等效量）和 TEA 0.54mL（3.85mmol，3.1 等效量），将反应混合物温热至室温，在室温下搅拌反应过夜。反应完，减压旋蒸除去反应混合物中的溶剂 DMF，所得的剩余物进一步在真空下干燥后，将其用 100mL 的乙酸乙酯溶解，溶液用饱和 $NaHCO_3$ 水溶液（50mL）洗涤，再用饱和盐水（25mL）洗涤，用无水 Na_2SO_4 干燥，过滤，浓缩滤液（旋蒸），浓缩物用快速硅胶柱色谱分离纯化［固定相：硅胶（3.8cm×15cm）；洗脱剂：分别用 6%（200mL）、7%（200mL）、8%（500mL）甲醇/CH_2Cl_2 梯度洗脱］，经后处理得到白色固体 **100-10** 460mg（1.06mmol），收率为 85%。

^1H NMR（500MHz，$CDCl_3$）δ：0.82（1H，dd，J=15.0Hz，6.2Hz），0.91（1H，brm），1.41（9H，s），1.45～1.75（12H，m），1.93（1H，brs），2.17～2.28（3H，m），2.49（1H，dd，J = 13.2Hz，1.8Hz），3.67（1H，brm），4.50（1H，d，J = 9.7Hz），4.86（1H，dd，J = 10.5Hz，2.2Hz），5.32（1H，d，J = 38.7Hz），5.66（1H，brs），6.91（1H，brs）。

HPLC（YMC S-5 C_{18} 4.6mm × 50mm，0 ～ 100% B，$MeOH/H_2O/H_3PO_4$）t_R=3.53min。

FAB-MS（m/z）：434 $[M+H]^+$。

10. (1*S*,3*S*,5*S*)-2-[(2*S*)-2-氨基-2-(3-羟基金刚烷-1-基)乙酰基]-2-氮杂双环[3.1.0]己烷-3-甲腈（沙格列汀）(100) 的合成

在反应瓶中加入 **100-10** 7.08g（0.0163mol）、100mL THF，搅拌溶解，冷却至 0℃，加入吡啶 6.6mL（0.082mol，5.0 等效量），随即加入（滴加）三氟乙酸酐 5.8mL（0.0408mol，2.5 等效量），搅拌反应 1h。用 TLC 监测［固定相：硅胶；展开剂：7% $MeOH/CH_2Cl_2$］，原料斑点完全消失，则反应完成。将反应液中溶剂除去一部分，使其体积近似于 10mL，将所得的中间体三氟乙酸腈在搅拌下用 45mL 10%K_2CO_3 和 100mL 甲醇在室温进行水解反应，搅拌反应 18h。反应完，静置分层，分相，取水相用 500mL 乙酸乙酯/乙醚（体积比=1∶1）提取，合并有机提取液，用 50mL 盐水洗涤，再用无水 Na_2SO_4 干燥，抽滤，浓缩滤液，剩余物用快速硅胶柱色谱分离纯化［洗脱剂：分别用 50%（700mL）、60%（2000mL）乙酸乙酯/CH_2Cl_2 进行梯度洗脱］，经后处理得 Boc—保护的腈（**100**）6.24g，收率为 92%，产物为白色泡沫状物。

^1H-NMR（500MHz，$CDCl_3$）δ：1.01～1.06（2H，m），1.40（9H，s），1.44～1.90（13H，m），2.22（9H，brm），2.34（1H，dd，J=13.7Hz，2.2Hz），2.54（1H，ddd，J=16.5Hz，11.0Hz，6.0Hz），3.81（1H，br dd，J=10.4Hz，4.4Hz），4.43（1H，d，J = 9.9Hz），5.01（1H，dd，J = 10.4Hz，2.2Hz），5.29（1H，dd，J = 9.9Hz，9.9Hz）。

HPLC（YMC S-5 C_{18} 4.6mm × 50mm，0 ～ 100% B，$MeOH/H_2O/H_3PO_4$）t_R=2.72min。

FAB-MS（m/z）：416 $[M+H]^+$。

在另一反应瓶中加入上述制备的 Boc 保护的腈（**100**）6.986g（0.0168mol）、CH_2Cl_2 216mL，搅拌溶解，然后再加入 TFA 216mL，于室温下搅拌反应 2.5h。TLC 监测反应完成后，将反应液中溶剂蒸除，得到油状物用 CH_2Cl_2/甲苯共沸蒸发 2 次，得到类白色固体，将其与乙醚（25mL×3）研磨粉碎，得 **100** 6.89g，收率为 95%，产物为白色粉末。

^1H-NMR（500MHz，MeOH-d_4）δ：0.97（1H，ddd，J = 11.6Hz，7.2Hz，2.8Hz），1.10 和 1.13（1H，ABq，J_{AB}=6.6Hz），1.55～1.85（12H，m），2.01（1H，ddd，J = 14.3Hz，11.6Hz，5.5Hz），2.28（2H，s），2.35（1H，dd，J = 13.7Hz，2.2Hz），2.62（1H，ddd，J=13.7Hz，11.0Hz，5.5Hz），3.92（1H，ddd，J=8.8Hz，

6.0Hz, 2.8Hz), 4.28 (1H, s), 5.19 (1H, dd, J=11.0Hz, 2.2Hz)。

^{13}C-NMR (125MHz, MeOH-d_4) δ: 14.3, 19.2, 31.4, 31.4, 31.5, 36.0, 38.2, 39.3, 40.9, 44.8, 44.9, 46.6, 47.0, 60.0, 68.6, 120.4, 167.4。

HPLC (YMC S-5 C_{18} 4.6mm × 50mm, 0 ~ 100% B, $MeOH/H_2O/H_3PO_4$): t_R=1.99min。

FAB-MS (m/z): 316 $[M+H]^+$ for $C_{18}H_{25}N_3O_2$。

HOBT

英文名 *N*-Hydroxybenzotriazol。

中文名 *N*-羟基苯并三氮唑。

CAS [2592-95-2]。

EDAC

英文名 [1-Ethyl-3-(3-Dimethylaminopropyl)Carbodimide Hydrochlorid]。

CAS [25952-53-8]。

参考文献

[1] 占美，徐斑，等. 中国循证医学杂志，2012，12 (6)：708-713.
[2] 赵昊昱，等. 中国医药工业杂志，2012，43 (12)：1043-1045.
[3] Merck Index 15th：8525.
[4] WO，0168603，2001.
[5] US，6395767，2002.
[6] Augeri D J，et al. J Med Chem，2005，48：5025-5037.
[7] Kim Y B，et al. Arch Biochem Biophys，2006，445：9.
[8] Metzler W J，et al. Protein Sci，2008，17：240.
[9] Rosenstock J，et al. Diabetes Obes Metab，2008，10：376.
[10] Gallwitz B，et al. IDrugs，2008，11：906-917.
[11] WO，2005/094323，2005.
[12] Ahren B. Expert Opin Emerg Drugs，2008，13 (4)：593-607.
[13] WO，2005/115982，2005.
[14] US，2005/267191，2005.
[15] JP，2003/531118，2003.
[16] JP，2006/51621，2006.
[17] JP，2007/532137，2007.
[18] WO，2005/106011，2005.
[19] 尤启冬，林国强. 手性药物研究与评价. 北京：化学工业出版社，2011：810-811.
[20] 王安民，等. 中国药学杂志，2014，49 (11)：931-934.
[21] 李清河. 重庆医科大学硕士学位论文，2012.
[22] 杨照，等. 中国药物化学杂志，2013，23 (3)：243-246.
[23] Yang L P，et al. Drugs，2012，72 (2)：229-248.
[24] WO，2011/098985，2011.
[25] WO，2010/032129，2010.
[26] Li J K，et al. Lett Org Chem，2012，9 (5)：347-350.
[27] Liu K K，et al. Bioorg Med Chem，2011，19 (3)：1136-1154.
[28] WO，2012/028721，2012.
[29] WO，2004/052850，2004.
[30] Godrey J D，et al. J Org Chem，2006，71 (22)：8647-8650.
[31] WO，2011/117393，2011.
[32] Hanson R L，et al. Adv Synth Catal，2007，349 (8)：1369-1378.
[33] US，2006/0035954，2006.
[34] US，2005/0267191，2005.
[35] Savage S A，et al. Org Process Res Dev，2009，13 (6)：1169-1176.

[36] WO，2005/108594，2005.
[37] Gill I，et al. Bioorg Med Chem Lett，2006，16（3）：705-709.
[38] WO，2011/140328，2011.
[39] US，2005/0222242，2005.
[40] 韩春凤．天津药学，2015，27（3）：74-76.
[41] 曹文婷，等．中国新药杂志，2018，27（2）：203-205.
[42] 李先喆，等．中国医药工业杂志，2013，44（3）：233-234.
[43] CN，106554301 A，2017.
[44] CN，105503698 A，2016.
[45] 谭玲，等．中国新药杂志，2010，19（13）：1099-1102.
[46] 李靖柯，等．中国医药工业杂志，2012，43（4）：251-253.
[47] 林珊珊，等．药学与临床研究，2009，17（6）：480-485.
[48] 王建塔，等．化学试剂，2017，39（8）：67-69.
[49] 冯悦，等．化学研究与应用，2013，25（2）：194-199.
[50] CN，104341320 A，2015.
[51] CN，104098481，2016.
[52] 李杰，等．国际药学研究杂志，2016，43（5）：876-881.
[53] CN，104628622 A，2015。
[54] 王安民，等．化学研究与应用，2014，26（4）：527-531.
[55] 张萍，等．连云港职业技术学院学报，29（1）：1-3.
[56] 王建塔，等．广州化工，2017，45（11）：45-47.
[57] Manchand PS，et al. J Med Chem，1990，33（7）：1992-1995.
[58] CN，104817476，2015.
[59] 陆菊明．中国新药杂志，2011，20（21）：2039-2043.
[60] 刘萍，等．中国药房，2010，21（1）：80-82.
[61] 李晓燕，等．中国药品标准，2015，16（1）：16-19.
[62] 朱高峯，等．广州化工，2013，41（15）：62-63，120.
[63] Macharla，et al. Orient J Chem，2014，30（1）：291-297.
[64] Anmin Wang，et al. Letters in Organic Chemistry，2014，11：627-631.

101　伊格列净（Ipragliflozin）

【别名】 ASP1941，Suglat® （Ipragliflozin L-Proline）。

【化学名】 （1S）-1，5-Anhydro-1-*C*-[3-[（1-benzothio-phen-2-yl）methyl]-4-fluorophenyl]-D-glucitol。

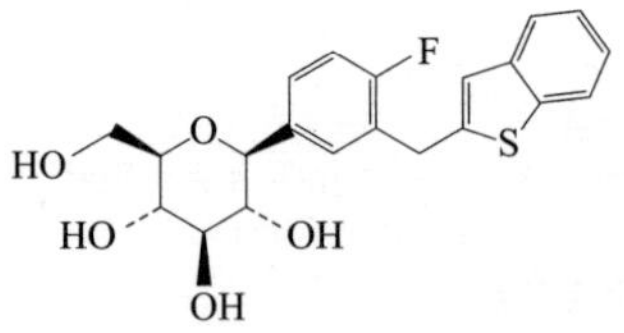

伊格列净	CAS [761423-87-4]	$C_{21}H_{21}FO_5S$	404.45
伊格列净-L-脯氨酸共晶体	CAS [951382-34-6]	$C_{21}H_{21}FO_5S \cdot C_5H_9NO_2$	519.58

【研发厂商】 由安斯泰来（Astellas）与日本千寿制药株式会社（Kotobuki）共同研发。

【首次上市时间和国家】 2014 年在日本被批准上市。

【性状】 白色固体，mp 80.8～85.0℃，$[\alpha]_{365}^{15}=23.0°$（$c=1$，$CH_3OH$）。

【用途】 本品为钠葡萄糖协同转运蛋白 2（SGLT2）抑制剂类治疗 2 型糖尿病新药（参见文献 [8]），可单独使用或与其他降糖药联合应用。其作用机制是通过选择性地抑制肾小球 SGLT2，减少糖尿病患者肾小管对葡萄糖的重吸收，进而增加尿糖排出，起到改善血糖的效果（参见文献 [12]）。

【合成路线】 具体路线如下。

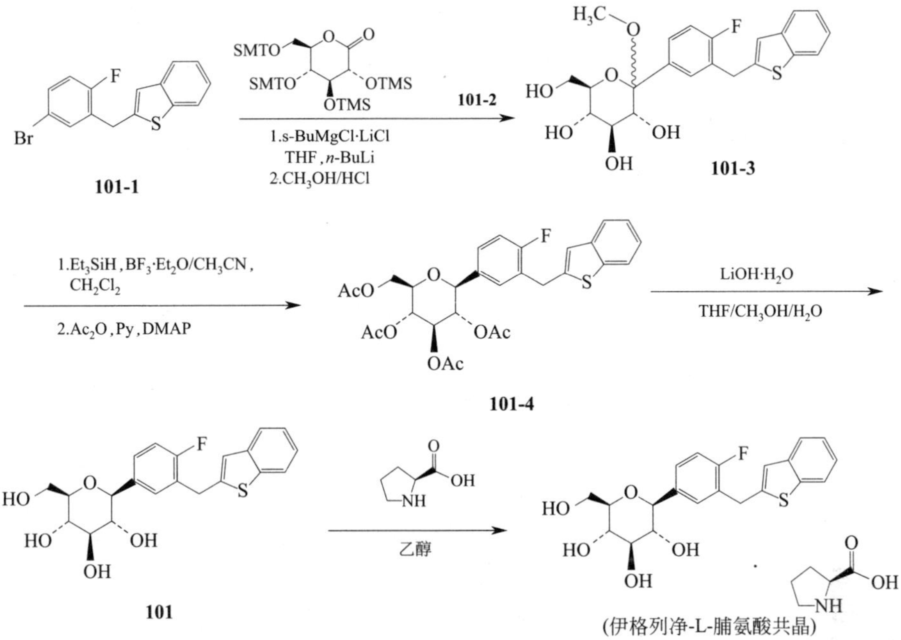

1. (3*R*,4*S*,5*S*,6*R*)-2-[3-(苯并[b]噻吩-2-基甲基)-4-氟苯基]-6-羟甲基-2-甲氧基-*α*-D-吡喃葡萄糖苷（101-3）的制备

在反应瓶中（在 N_2 保护下）加入无水 THF5mL，搅拌降温至－10℃，加入 *s*-BuMgCl·LiCl 的 THF 溶液 3.1mL（3.1mmol）和 *n*-BuLi 的正己烷溶液 2.6mL（6.2mmol），搅拌 10min。然后缓慢滴入含 2-(5-溴-2-氟苄基)苯并噻吩(**101-1**)1.0g(3.1mmol)的无水 THF 溶液 10mL,滴加完,搅拌反应 3h。加入含 2,3,4,6-四-*O*-三甲基硅基-D-葡萄糖酸内酯（**101-2**）1.45g（3.1mmol，98%）的 THF 溶液 10mL，搅拌反应 3h。加入 6mol/L 盐酸甲醇溶液 10mL，缓慢升温至 25℃，搅拌反应过夜。用 10mL 饱和 $NaHCO_3$ 溶液淬灭反应，用乙酸乙酯（100mL×2）提取，合并有机相，依次用水（100mL）和饱和盐水（100mL）洗涤，用无水 Na_2SO_4 干燥，过滤，滤液减压浓缩，得淡黄色油状物 **101-3** 粗品 1.01g，收率为 70%，直接用于下步反应。取少量 **101-3** 粗品经柱色谱分离［展开剂：石油醚/乙酸乙酯/甲醇/三乙胺（40∶38∶10∶2）］，得 **101-3** 纯品，mp46.2～50.6℃。

^{1}H-NMR（500MHz，甲醇-d_4）δ：7.53（1H，d，J＝2.2Hz），7.44（1H，dd，J＝8.4Hz，2.2Hz），7.35（1H，d，J＝8.4Hz），7.08（2H，d，J＝8.8Hz），6.78（2H，d，J＝8.8Hz），4.08（1H，d，J＝15.0Hz），3.94～4.02（3H，m），3.91（1H，dd，J＝12.1Hz，2.3Hz），3.80（1H，dd，J＝12.1Hz，5.5Hz），3.74（1H，t，J＝9.2Hz），3.57（1H，ddt，J＝10.0Hz，5.5Hz，2.3Hz），3.40（1H，dd，J＝10.1Hz，9.0Hz），3.07（1H，d，J＝9.4Hz），3.06（3H，s），1.34（3H，t，J＝7.0Hz）。

FAB-MS（m/z）：435［M＋H］$^+$。

2. (1*S*)-1,5-脱水-1-*C*-[3-(苯并[b]噻吩-2-基甲基)-4-氟苯基]-2,3,4,6-四-*O*-乙酰基-D-葡萄糖醇（101-4）的制备

在反应瓶中（在 N_2 保护下）加入乙腈/CH_2Cl_2（1∶1）20mL、上述制备的化合物 **101-3** 粗品（一批量），搅拌溶解，冷却至－10℃，加入三氟化硼乙醚 0.43mL（3.45mmol），滴加三乙基硅烷 0.55mL（3.45mmol），升温至 0℃，搅拌反应 5h。加入 10mL 饱和 $NaHCO_3$ 溶液淬灭反应，加水 50mL，用乙酸乙酯（50mL×2）提取，合并有机相，依次用水（50mL）与饱和盐水（50mL）洗涤，用无水 Na_2SO_4 干燥，过滤，滤液减压浓缩。浓缩剩余物用 5mL CH_2Cl_2 溶解，依次加入吡啶 1mL（12.36mmol）和二甲胺基吡啶（DMAP）0.01g（0.082mmol），搅拌下缓慢滴加乙酐 1.2mL（12.4mmol），于 25℃下反应 2h。加 10mL 水淬灭反应，用 CH_2Cl_2（30mL）提取，有机相依次用 1mol/L 盐酸（30mL）和饱和盐水（30mL）洗涤，再用无水 Na_2SO_4 干燥，过滤，滤液减压浓缩，剩余物用无水乙醇重结晶，得白色针状晶体 **101-4** 0.57g，收率为 64%，mp 103.0～107.2℃，$[\alpha]_{365}^{15}=$ 32.0°（$c=1$，CH_2Cl_2）。

^{1}H-NMR（500MHz，$CDCl_3$）δ：7.73（1H，d，$J=7.9$Hz），7.66（1H，d，$J=$ 7.8Hz），7.20～7.35（4H，m），7.07（1H，t，$J=9.0$Hz），6.99（1H，s），5.29（1H，t，$J=9.4$Hz），5.21（1H，t，$J=9.7$Hz），5.07（1H，t，$J=9.6$Hz），4.35（1H，d，$J=9.8$Hz），4.10～4.31（4H，m），3.80（1H，ddd，$J=10.0$Hz，4.8Hz，2.2Hz），2.05（6H，d，$J=3.1$Hz），1.99（3H，s），1.70（3H，s）。

FAB-MS（m/z）：573 $[M+H]^+$。

3. (1*S*)-1,5-脱水-1-*C*-[3-[(1-苯并噻吩-2-基)甲基]-4-氟苯基]-D-葡萄糖醇(伊格列净)(101) 的合成

在反应瓶中加入 THF/CH_3OH/H_2O（2∶3∶1）混合溶剂 18mL 和化合物 **101-4** 0.49g（0.87mmol），搅拌溶解，加入一水合氢氧化锂 0.043g（1.02mmol），25℃下搅拌反应过夜。反应完，反应液用乙酸乙酯（20mL×2）提取，合并有机相，用饱和盐水（25mL）洗涤，用无水 Na_2SO_4 干燥，过滤，滤液减压浓缩，得白色固体 **101** 0.33g，收率为 95%（文献[15]：收率为 97%），mp 80.8～85.0℃，$[\alpha]_{365}^{15}=23.0°$（$c=1$，$CH_3OH$），纯度为 99.1%［HPLC 归一化法：色谱柱为 Agilent Zorbax SB-C_{18} 柱（4.6mm×250mm，5μm）；流动相为甲醇/水（70∶30）；检测波长为 254nm；流速 1mL/min；柱温 30℃］。

^{1}H-NMR（500MHz，$CDCl_3$）δ：7.63（1H，d，$J=7.9$Hz），7.57（1H，d，$J=$ 7.8Hz），7.20（4H，m），6.99（1H，t，$J=8.8$Hz），6.94（1H，s），4.06～4.24（2H，m），3.99（1H，d，$J=9.3$Hz），3.23～3.77（10H，m）。

FAB-MS（m/z）：405 $[M+H]^+$。

4. 伊格列净-L-脯氨酸共晶体的制备

在反应瓶中加入 **101** 9.10g、L-脯氨酸 2.59g 和乙醇 115mL，搅拌溶解并回流 1h。将混合物降至 0℃，继续搅拌 2h。将反应液离心。固体用乙醇洗涤，减压干燥，得白色粉末状伊格列净-L-脯氨酸共晶体粗品 10.01g，收率为 85%。

共晶的精制：将伊格列净-L-脯氨酸共晶体粗品 10.0g 在反应瓶中与乙醇/水混合溶剂（50.0mL/50.0mL）混合，搅拌溶解（加热至 75℃），加入药用活性炭，搅拌 30min。趁热过滤，滤液降温至 0℃后析出固体，过滤，得伊格列净-L-脯氨酸共晶体精制品 6.10g，收率为 61%，为白色固体，纯度大于 99.9%（HPLC 归一化法），单杂含量<0.1%。

^{1}H-NMR（DMSO）δ：7.85（1H，d，$J=7.8$Hz），7.73（1H，d，$J=7.5$Hz），7.40（1H，dd，$J=7.2$Hz，1.5Hz），7.25～7.35（3H，m），7.12～7.19（2H，m），4.80～5.20（3H，m），4.20～4.35（2H，m），4.03（1H，d，$J=9.3$Hz），3.63～3.77（2H，m），3.42～3.49（2H，m），3.12～3.30（6H，m），3.01～3.03（1H，m），1.90～2.10（2H，m），1.65～1.85（2H，m）。

***s*-BuMgCl · LiCl**

中文名　仲丁基氯化镁氯化锂络合物。

英文名　*sec*-Butylmagnesium chloride lithium chloride complex solution。

CAS［1032768-06-1］。

分子式　C_4H_9ClMg · LiCl（159.26）。

结构式

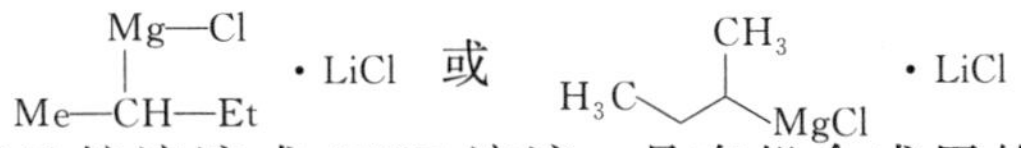

用途　本品商品有正己烷溶液或 THF 溶液，是有机合成用的 Turbo Grignard 试剂。ca. 1.2mol/L。

参考文献

［1］陈帅，等. 中国医药工业杂志，2016，47（11）：1360-1362.
［2］Meng W，et al. J Med Chem，2008，51（5）：1145-1149.
［3］Imamura M，et al. Bioorg Med Chem，2012，20（10）：3263-3279.
［4］Ohtake Y，et al. J Med Chem，2012，55（17）：7828-7840.
［5］Wang X J，et al. Org Lettes，2014，16（16）：4090-4093.
［6］US，8198464，2012.
［7］Hatano M，et al. Org Letter，2005，7（4）：573-576.
［8］吕昕泽，等. 中国新药杂志，2015，24（3）：241-244.
［9］张淋淋，等. 化学研究与应用，2016，(12)：1789-1791.
［10］汪武卫，等. 中国新药杂志，2016，25（6）：650-658.
［11］陈再新，等. 常州大学学报（自然科学版），2014，26（4）：37-44.
［12］Wood I S，et al. Br J Nutr，2003，89（1）：3-9.
［13］JP，200480006761，2004.
［14］张洋. 山东大学硕士学位论文，2016.
［15］US，8198464，2012。
［16］禹艳坤，等. 中国医药工业杂志，2011，42（2）：84-87.
［17］Yoshihito O，et al. J Org Chem，2016，81：2148-2153.
［18］US，7202350 B2，2007.
［19］CN，1802366 B，2010.
［20］CN，101568537 A，2009.
［21］EP，2308886，2011.

102　艾帕列净（Empagliflozin）

【别名】 Jardiance®，恩格列净，依帕列净，BI-10773。

【化学名】（1*S*）-1,5-Anhydro-1-*C*-［4-chloro-3-［［4-［［(3*S*)-tetrahydro-3-furanyl］oxy］phenyl］methyl］phenyl］-D-glucitol。

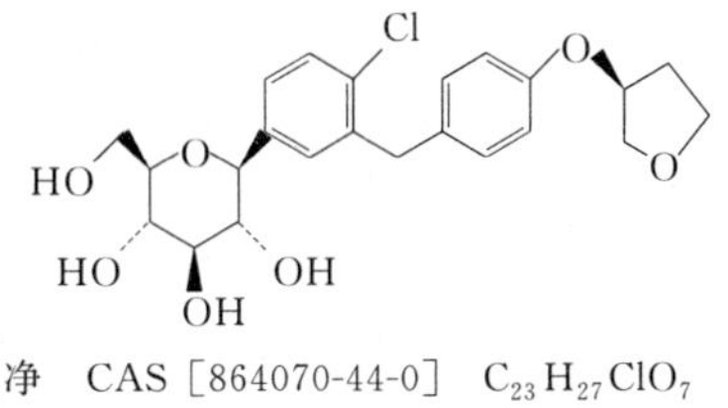

艾帕列净　CAS［864070-44-0］　$C_{23}H_{27}ClO_7$　450.91

【研发厂商】 勃林格殷格翰制药公司（Boehringer Ingelheim）和礼来公司（Lilly）。

【首次上市时间和国家】 2014 年 5 月 22 日，EMEA 批准上市，2014 年 8 月 11 日，美国 FDA 批准上市，2014 年 12 月 26 日，日本厚生劳动省批准上市。

【性状】 白至类白色固体，溶于 DMSO，mp150～153℃。

【用途】 本品是一种钠糖共转运蛋白 2（SGLT2）抑制剂，可阻断肾脏对葡萄糖的重吸收，增加葡萄糖排泄，降低血糖水平。本品结合饮食及运动用于 2 型糖尿病成人患者的治疗，以改善血糖控制。

【合成路线】 具体路线如下。

关键中间体 **102-2** 的合成（参见文献［12，13］）：

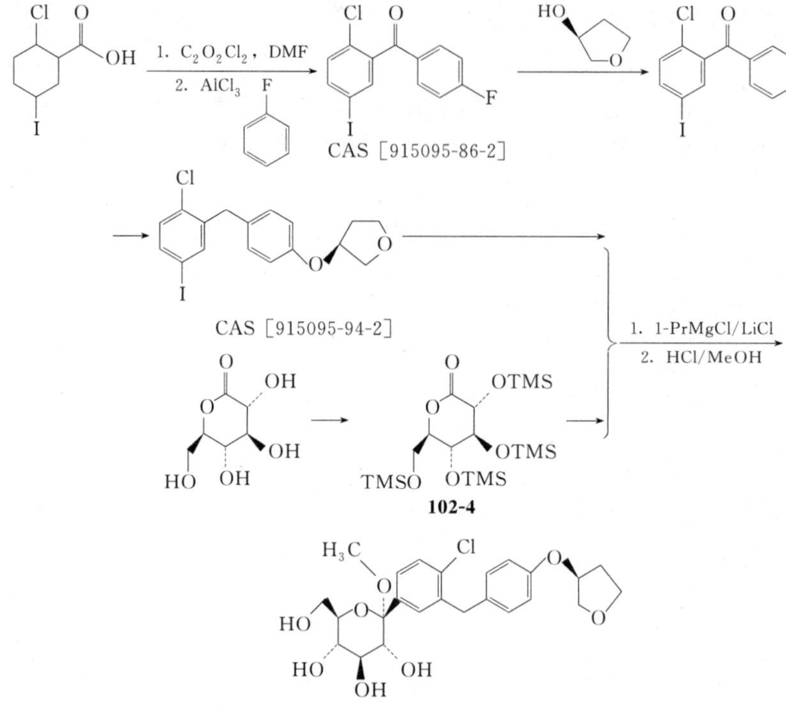

102-2 CAS［1279691-36-9］

102-2 的化学名为 1-氯-4-(1-甲氧基-D-吡喃葡萄糖-1-基)-2-[4-(*S*)-四氢呋喃-3-基氧基苄基]苯。以下为 **102-2** 的合成新方法，并改进了艾帕列净（恩格列净）的合成工艺（参见文献［10］），现详细介绍文献［10］的合成路线方法。

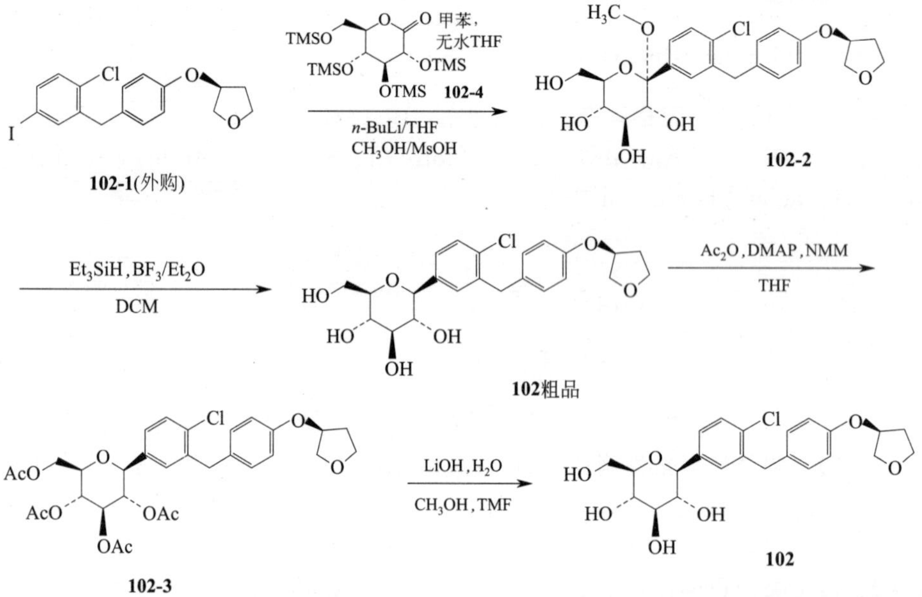

1. 1-氯-4-(1-甲氧基-D-吡喃葡萄糖-1-基)-2-[4-(*S*)-四氢呋喃-3-基氧基-苄基]苯（102-2）的制备

在反应瓶中加入无水 THF 1.2L、(3S)-3-[4-[(2-氯-5-碘苯基)甲基]苯氧基]四氢呋喃

（**102-1**）200g（0.482mol），在 N_2 保护下，搅拌，用液氮-丙酮浴降温至−70℃以下，缓慢滴加 2.0mol/L 正丁基锂的正己烷溶液 265mL（0.530mol），维持该温度下搅拌 30min。滴加含 3,4,5-三-三甲基硅氧基-6-三甲基硅氧基甲基-四氢-2*H*-吡喃-2-酮（**102-4**）269.8g（0.578mol）的甲苯溶液 400mL（缓慢滴加），滴加完，于−70℃下搅拌反应 2h。TLC 监控反应基本完成后，在该温度下加入甲磺酸 278g（2.89mol）和甲醇 2.4L，室温下搅拌 8～15h。加入 2.0mol/L NaOH 水溶液，调至 pH＝7～9，用乙酸乙酯提取（2L×2），合并有机相，用饱和盐水洗涤（1L×2），用无水 Na_2SO_4 干燥，过滤，滤液浓缩至干，剩余物中加入 500mL 甲苯进行结晶，得淡黄色黏稠状物 **102-2** 180.8g，收率为 78%。**102-4** 的制备可参见坎格列净介绍的方法。

2. 艾帕列净粗品的制备

在反应瓶中加入 **102-2** 180g（0.374mol）和 CH_2Cl_2 1260mL，搅拌，将反应液降温至 0℃以下，加入三乙基硅烷 130g（1.122mol），控温至−5℃，慢慢加入三氟化硼乙醚 318g（2.244mol），加完后，保温反应 2h。控温在 5℃以下，向反应瓶中缓慢加入饱和 $NaHCO_3$ 溶液 360mL，加完，搅拌浑浊液 30min。然后，旋蒸除去 CH_2Cl_2，剩余黄色浑浊液。加入水 1400mL，用 $NaHCO_3$ 调至 pH＝5～7，搅拌 1h 左右。过滤，用 360mL 水洗涤滤饼，50℃下鼓风干燥 8h。得淡黄色固体 160.2g，收率 95%［所得产物为 **102** 的粗品］。

3. 1-氯-4-(2,3,4,6-四-*O*-乙酰基-D-吡喃葡萄糖-1-基)-2-[4-(*S*)-四氢呋喃-3-基氧基苄基]苯（102-3）的制备

在反应瓶中加入上述制备的艾帕列净（恩格列净）粗品 160g（0.355mol）和 THF 1600mL，搅拌 30min 至固体全部溶解，降温至 0℃以下，加入 DMAP 4.3g（0.035mol）和 *N*-甲基吗啉（NMM）179.5g（1.775mol），控温在−5～0℃下滴加乙酸酐 181.2g（1.775mol），继续控温在−5～0℃反应 30min。自然升温搅拌 3h。于 45℃旋蒸除去一半溶剂，加入水 900mL，继续蒸去剩余的 THF。加水 600mL，搅拌，过滤，滤饼用 350mL 水洗涤，抽干，于 50℃鼓风干燥 8h。得淡黄色固体 208g，收率为 95%。用甲醇打浆（1600mL×2）室温打浆 3h。过滤，50℃鼓风干燥，得白色固体粉末 **102-3** 180g，收率为 83%。

4. (1*S*)-1,5-脱水-1-*C*-[4-氯-3-[[4-[[(3*S*)-四氢-3-呋喃基]氧基]苯基]甲基]苯基]-D-葡萄糖醇(艾帕列净)（102）的合成

在反应瓶中加入化合物 102-3 180g（0.291mol）、甲醇 1080mL 和 THF 700mL，搅拌，加入 LiOH 水溶液［1.114kg 氢氧化锂一水合物（48.8g，1.164mol）溶于 390mL 水的溶液］，加完，室温搅拌 20～25h。抽滤，50℃减压浓缩至基本无溶剂流出，加入 1800mL 水和 540mL 甲醇，打浆搅拌 2h。抽滤，滤饼于 45℃鼓风干燥 10h。得白色固体 **102** 123g 的粗品，收率 94%（该品还要进一步精制）。

5. 102 再精制

在反应瓶中加入上一步骤合成的 **102** 的粗品 120g（0.266mol）、甲醇 960mL，搅拌，加热至 60℃，固体全溶后，趁热过滤，加入纯净水 600mL，20℃搅拌析晶 3h。过滤，滤饼于 50℃下鼓风干燥 10～15h。得白色固体 **102** 精制品 97g，收率为 80.8%，纯度为 99.9%，mp（DSC）：150～153℃。

^{1}H-NMR（300MHz，DMSO-d_6）δ：1.881～1.960（1H，m），2.101～2.221（1H，m），3.102～3.337（4H，m），3.442～3.519（1H，m），3.684～3.877（5H，m），3.929～4.034（3H，m），4.447～4.486（1H，t，*J*＝6.0Hz），4.844～4.863（1H，d，*J*＝5.7Hz），4.918～4.993（3H，m），6.797～6.845（2H，m），7.090～7.128（2H，m），7.231～7.265

（1H，dd，J=8.4Hz，0.21Hz），7.349～7.383（1H，m）。

LC-MS（m/z）：473.1/475.1 $[M+Na]^+$。

化合物**102-3**的核磁共振氢谱数据：

^{1}H-NMR（300MHz，DMSO-d_6）δ：7.42（1H，d，J＝8.1Hz），7.25（2H，d，J＝8.1Hz），7.08（2H，d，J＝8.4Hz），6.83（2H，d，J＝8.4Hz），5.35（1H，t，J＝9.3Hz），5.07（1H，t，J＝9.6Hz），4.91～4.98（2H，m），4.66（1H，d，J＝9.9Hz），4.06～4.12（3H，m），3.98（2H，d，J＝4.5Hz），3.80～3.89（2H，m），3.72～3.75（2H，m），2.01（3H，s），2.00（3H，s），1.92～2.15～2.21（2H，m），1.92（3H，s），1.68（3H，s）。

参考文献

［1］ CN，106632288 A，2017.
［2］ 曲颖，等. 中国药物化学杂志，2017，(1)：84-86.
［3］ 石克金，等. 中国医药工业杂志，2018，49（08）：1100.
［4］ 杜铁奇，等. 浙江化工，2015，46（9）：19-23.
［5］ 王晓波，等. 中国医药工业杂志，2018，49（2）：167-171.
［6］ 陈本川. 医药导报，2015，34（2）：284-289.
［7］ 张瑜，等. 保健医学研究与实践，2014，11（3）：90-92.
［8］ US，2011/237789，2011.
［9］ 宋金芝，等. 现代药物与临床，2013，28（5）：791-795.
［10］ 蔡祖安，等. 医院药事，2018，(1)：214-215.
［11］ Hrapchak M，et al. J Labelled comp Radiopham，2014，57（12）：687-694.
［12］ Wang X J，et al. Org Lett，2014；16：4090-4093.
［13］ 王燕虾. 扬州大学硕士学位论文，2016.
［14］ 石克金，等. 化学研究与应用，2016，28（11）：1617-1621.
［15］ Ferrannint E，et al. J Clin Invest，2014，124（2）：499-508.
［16］ Mosley J F，et al. P T，2015，40（7）：451-462.
［17］ WO，2006/117359，2006.
［18］ 王建涛，等. 中国医药工业杂志，2018，49（07）：901-905.
［19］ 孙武千，等. 中国医药工业杂志，2018，49（07）：975-976.
［20］ US，2011/0237526，2011.
［21］ US，2011/237789，2011.
［22］ US，7579449，2005.
［23］ US，2010/0099641，2010.
［24］ US，7772191，2010.

103 坎格列净（Canagliflozin）

【别名】 Invokana®，卡格列净，JNJ-28431754，TA-7284，JNJ-28431754-AAA，JNJ-28431754-ZAE，坎格列嗪，R600348。

【化学名】 (1*S*)-1,5-Anhydro-1-[3-[[5-(4-fluorophenyl)-2-thienyl]methy]-4-methylphenyl]-D-glucitol hemihydrate。

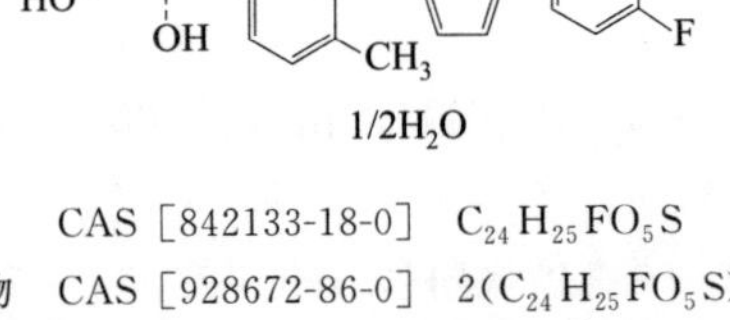

坎格列净	CAS［842133-18-0］	$C_{24}H_{25}FO_5S$	444.52
坎格列净半水合物	CAS［928672-86-0］	$2(C_{24}H_{25}FO_5S)\cdot H_2O$	907.05

【研发厂商】 美国 Janssen Pharmaceuticals Inc 公司研究开发（由 Mitsubishi Tanabe Pharma 公司原研）。

【首次上市时间和国家】 2013 年 3 月获美国 FDA 批准首次在美国上市，2013 年 11 月获欧盟批准上市。

【性状】 坎格列净半水合物为白色固体，mp 98.7～100.1℃（文献［2］：mp 98～100℃）。

【用途】 钠-葡萄糖共运转体（sodium-glucose linked transporte，SGLT）一种葡萄糖转运蛋白，有两种亚型，即 SGLT1 和 SGLT2，分别分布于小肠黏膜和肾小管，能够将葡萄糖转运进血液。而本品（Canagliflozin）能抑制 SGLT2，使肾小管中的葡萄糖不能顺利重吸收进入血液而随尿液排出，从而降低血糖浓度。本品适应证是用于治疗成年患者的 2 型糖尿病（type 2 diabetes mellitus），不适用于 1 型糖尿病或糖尿病酮症酸中毒（diabetic ketoacidosis）。

本品有 100mg 和 300mg 片剂。

【合成路线】 参见文献［1，2］。

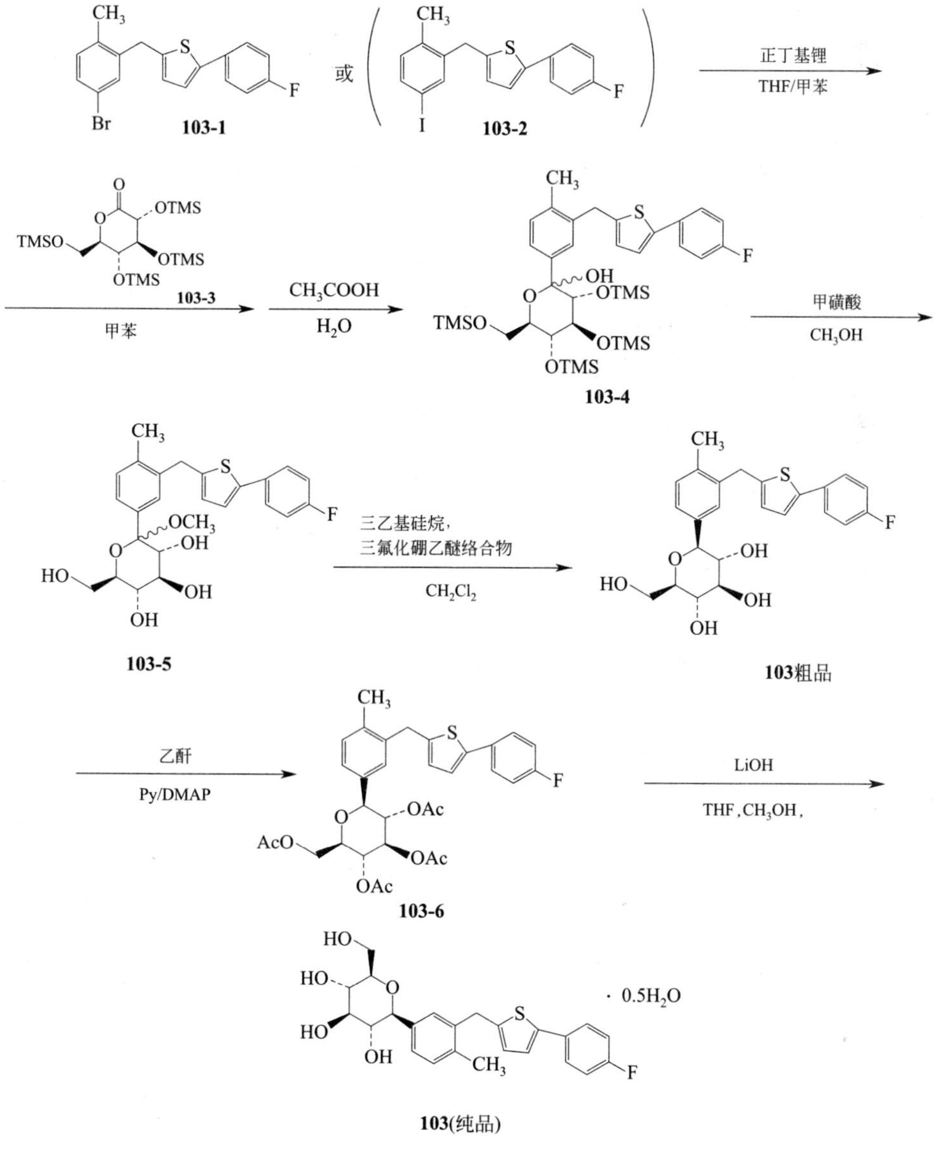

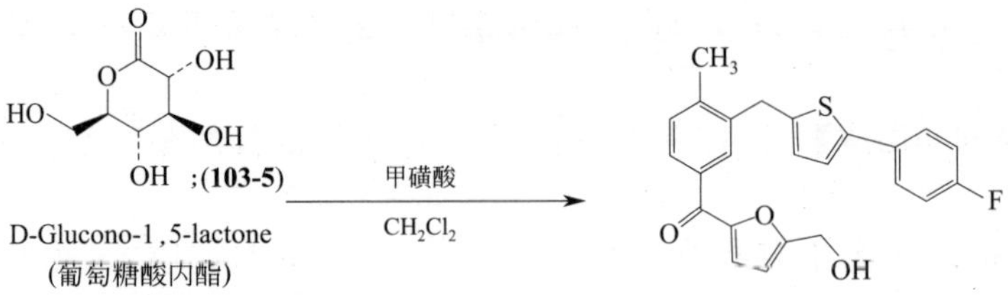

D-Glucono-1,5-lactone
(葡萄糖酸内酯)
CAS[90-80-2]

(103-3′)　　　　103-7(副产物)

1. 2,3,4,6-四-*O*-(三甲基甲硅烷基)-D-葡萄糖酸-1,5-内酯（103-3）的制备（参见文献［9］）

在反应瓶中依次加入葡萄糖酸内酯 94g（0.53mol）和吡啶 800mL，搅拌溶解。冰水浴下用恒压滴液漏斗慢慢加入含三甲基硅烷 138mL（1.09mol）和六甲基二硅胺烷 435mL（2.09mol）的混合液。滴完升至室温搅拌 30min。加入环己烷 1.5L，再搅拌 30min，静置 2h。用垫有 4cm 厚硅藻土的布氏漏斗抽滤，滤液蒸除溶剂，剩余物继续减压蒸馏，收集 150℃（0.13kPa）馏分［文献［9］：收集 128～129℃（0.4torr）馏分］，得无色透明液体 **103-3** 230.1g，收率为 93%。

^{1}H-NMR（400MHz，$CDCl_3$）δ：0.13～0.20（36H，m，CH_3），3.37～3.84（3H，m，CH，CH_2），3.91（1H，t，J=7.6Hz，CH_2），4.00（1H，d，J=8.0Hz，CH），4.15～4.17（1H，m，CH）。

2. 1-［1-羟基-2,3,4,6-四-*O*-(三甲基硅烷基)-*β*-D-吡喃葡萄糖-1-基］-4-甲基-3-［［5-(4-氟苯基)-2-噻吩基］甲基］苯（103-4）的制备

方法一：在反应瓶中加入 2-(2-甲基-5-溴苄基)-5-(4-氟苯基)噻吩（**103-1**）（纯度为 99%）84.0g（0.23mol）、甲苯 800mL 和 THF 800mL，搅拌溶解。在 N_2 保护下冷却至 −78℃，缓慢滴加 2.7mol/L 正丁基锂的正己烷溶液 90mL（0.24mol），30min 内滴加完毕。同温度下继续搅拌 30min。滴加 **103-3** 115.12g（0.25mol）的无水甲苯溶液 800mL，30min 内滴加完。搅拌 1h。升温至室温，加入冰醋酸 14.2mL（0.25mol）的水溶液 650mL，充分搅拌后静置分层，分液。有机相用饱和 NaCl 溶液（500mL×2）洗涤，用无水 Na_2SO_4 干燥，过滤，滤液减压蒸除溶剂，得棕色油状物 **103-4** 198.02g，直接用于下步反应。

方法二：用 2-(2-甲基-5-碘苄基)-5-(4-氟苯基)噻吩（**103-2**）（纯度为 99%）70.4g（0.17mol）和 **103-3** 85.0g（0.18mol）投料，按照上述方法（方法一的条件）制得棕色油状物 **103-4** 140.21g。

3. 1-(1-*O*-甲基-*β*-D-吡喃葡萄糖-1-基)-4-甲基-3-［［5-(4-氟苯基)-2-噻吩基］甲基］苯（103-5）的制备

在反应瓶中依次加入甲醇 1L、化合物 **103-4** 198.02g，搅拌溶解，再加入甲磺酸 0.5mL（7.7mmol），于 40℃下搅拌 2h。减压蒸除溶剂。剩余物溶于 1L 乙酸乙酯中，依次用饱和 $NaHCO_3$ 溶液（500mL）和饱和 NaCl 溶液（500mL）洗涤，用无水 Na_2SO_4 干燥，过滤，滤液减压蒸除溶剂，剩余物（棕色固体）中加入甲苯 300mL 和环己烷 1200L，打浆 2h。抽滤，滤饼减压干燥，得类白色固体 **103-5** 90.48g，收率为 82%，mp 78.5～80.7℃。

^{1}H-NMR（400MHz，DMSO-d_6）δ：2.26（3H，s，$PhCH_3$），2.92（1H，d，J=8.4Hz，OH），2.96（3H，s，OCH_3），3.22（1H，t，J=9.0Hz），3.36～3.40（1H，m），3.52～3.61（2H，m），3.76（1H，d，J=11.2Hz，CH），4.07～4.20（2H，m，CH_2），4.54（1H，s，br），4.70（2H，brs），4.97（1H，brs），6.77（1H，d，J=3.6Hz），7.14～7.25（3H，m），7.28（1H，d，J=3.2Hz），7.33（1H，dd，

J=8.0Hz，1.6Hz)，7.43 (1H，d，J=1.6Hz)，7.57～7.62 (2H，m)。

ESI-MS (m/z)：443 [M+H−MeOH]$^+$，460.2 [M+NH_4−MeOH]。

4. [3-[[5-(4-氟苯基)-2-噻吩基]甲基]-4-甲基苯基]-(5-羟甲基呋喃-2-基)甲酮 (103-7) 的制备 (此为合成坎格列净过程的副产物)

在反应瓶中加入化合物 **103-5** 0.50g (1.11mmol) 和 CH_2Cl_2 5mL，缓慢滴加 (搅拌下) 甲磺酸 0.15g (1.56mmol) 的 CH_2Cl_2 溶液 2mL，室温下搅拌反应 10min。在冰水浴条件下将反应液倒入 10mL 饱和 $NaHCO_3$ 溶液中，加入 CH_2Cl_2 20mL，充分搅拌后静置分层，分取有机相，用饱和 NaCl 溶液 (10mL×2) 洗涤，用无水 Na_2SO_4 干燥，过滤。滤液于 20℃减压蒸除溶剂，剩余物用制备型 TLC 分离纯化 [展开剂：氯仿/甲醇 (40∶1)]，得棕色固体 **103-7** 0.17g，收率为 40%，mp 85.1～91.2℃。

^{1}H-NMR (400MHz，$CDCl_3$) δ：2.30 (1H，brs，OH)，2.41 (3H，s，$PhCH_3$)，4.19 (2H，s，CH_2)，4.72 (2H，s，CH_2)，6.47 (1H，d，J=3.2Hz，CH)，6.71 (1H，d，J=3.6Hz，CH)，7.00～7.05 (3H，m)，7.13 (1H，d，J=3.2Hz，CH)，7.30 (1H，d，J=8.0Hz，PhH)，7.46～7.49 (2H，m)，7.78 (1H，dd，J=7.6Hz，1.6Hz，PhH)，7.81 (1H，s)。

^{13}C-NMR (100MHz，$CDCl_3$) δ：19.77，33.98，57.70，109.67，115.62，115.84，121.62，122.71，126.27，127.06 (2C)，127.95，130.32，130.60，135.28，138.56，141.78，141.91，142.37，151.64，159.23，160.84，163.31，182.20。

ESI-MS (m/z)：407 [M+H]$^+$，835 [2M+Na]$^+$。

5. (1*S*)-1,5-脱氢-1-*C*-[3-[[5-(4-氟苯基)-2-噻吩基]甲基]-4-甲基苯基]-D-葡萄糖醇半水合物 (坎格列净) (2∶1) (103) 的合成

在反应瓶中加入 **103-5** 100.1g (0.21mol)、无水 CH_2Cl_2 2L 和三乙基硅烷 73.3g (0.63mol)，搅拌溶解。在 N_2 保护下冷却至−78℃，缓慢滴加三氟化硼乙醚络合物 80mL (0.63mol)，20min 滴完。升温至 0℃继续搅拌 2h。将反应液缓慢倾入 3L 饱和 $NaHCO_3$ 水溶液中，依次用饱和 NaCl 溶液 (500mL)、5%盐酸 (500mL) 和饱和 NaCl 溶液 (500mL×2) 洗涤，用无水 Na_2SO_4 干燥，过滤，滤液减压蒸除溶剂，剩余减压干燥得 **103** 粗品 95.65g。在另一反应瓶中加入 **103** 的粗品一批量，再加入乙酐 500mL (5.29mol)、吡啶 25mL (0.31mol) 和 DMAP 5.01g (41.0mmol)，于 60℃搅拌 2h。冷却，减压蒸除溶剂。剩余物用乙酸乙酯 (1L) 溶解，用饱和 NaCl 溶液 (500mL) 洗涤，用无水 Na_2SO_4 干燥，过滤，滤液减压蒸除溶剂。剩余物中加入甲醇 400mL，搅拌 2h。抽滤，得白色固体 **103-6**。将 **103-6** 转入 1L 圆底烧瓶中，加入 THF 400mL 和甲醇 900mL，搅拌溶解后加入含氢氧化锂一水合物 19.00g (0.45mol) 的水溶液 200mL，室温搅拌 8h。减压蒸除大部分溶剂，剩余物中加入乙酸乙酯 1L，用饱和 NaCl 溶液 (500mL×2) 洗涤，用无水 Na_2SO_4 干燥，过滤，滤液减压蒸除溶剂，剩余物中加入丙酮 100mL 和水 300mL，搅拌打浆 18h。抽滤，得白色固体 **103** 半水合物 85.1g，收率为 91%，mp 98.7～100.1℃ (文献 [2]：mp 98～100℃)，纯度为 99.0% [HPLC 归一化法：色谱柱为 XBridge C_{18} 柱 (4.6mm×50mm，3.5μm)；流动相 A 为 5mmol/L NH_4HCO_3 溶液，流动相 B 为乙腈，梯度洗脱 (0→2.2min，B 10%→95%；2.2min→3.2min，B 95%；3.2min→3.3min，B 95%→10%；3.3min→3.6min，B10%)；检测波长为 254nm；流速 1.5mL/min，柱温 40℃]。

^{1}H-NMR (400MHz，DMSO-d_6) δ：2.26 (3H，s，$PhCH_3$)，3.16～3.26 (4H，m)，3.42～3.46 (1H，m)，3.69～3.73 (1H，m)，3.97 (1H，d，J=9.2Hz)，4.10 (1H， d，J = 16.0Hz)，4.16 (1H，d，J = 16.0Hz，CH_2)，4.47 (1H，t，J = 5.4Hz)，4.77 (1H，d，J = 5.2Hz)，4.97 (2H，s)，6.81 (2H，s)，7.13～7.29 (6H，m，PhH)，7.60 (2H，t，J = 6.6Hz)。

ESI-MS (m/z)：445.5 $[M+H]^+$，462.2 $[M+NH_4]^+$，889.4 $[2M+H]^+$。

元素分析 ($C_{24}H_{25}FO_5S \cdot 1/2H_2O$) 实测值 (计算值)：C 63.58% (63.56%)，H 5.82% (5.78%)，F 4.13% (4.19%)，S 7.05% (7.07%)。

热重分析：1.8%质量损失 (理论含水量为 2.0%)。

本路线分法的总收率以 **103-1** 计为 74%，文献 [2] 中为 52%。

参考文献

[1] 肖鹏，等. 中国医药工业杂志，2014，45 (9)：808-811.
[2] Nomura S，et al. J Med Chem，2010，53 (17)：6355-6360.
[3] Sha S，et al. Diabetes Obes Metab，2011，13 (7)：669-672.
[4] WO，2005012326，2005.
[5] Lemaire S，et al. Org Lett，2012，14 (6)：1480-1483.
[6] Zhou H，et al. Med Chem Lett，2010，1 (1)：19-23.
[7] WO，2011142478，2011.
[8] Lee S H，et al. Bioorg Med Chem，2011，19 (19)：5813-5832.
[9] Horton D，et al. Carbohydr Res，1981，94 (1)：27-41.
[10] 张伦. 中国制药信息，2015，31 (4)：12-15.
[11] 陈洁，等. 中国药物化学杂志，2015，25 (3)：241-243.
[12] 曾要富，等. 中国现代应用药学，2014，31 (9)：1154-1160.
[13] 李树军，等. 现代药物与临床，2009，(6)：327-330.
[14] Ross S A，et al. Chem Rev，2004，104 (3)：1255-1282.
[15] Meng W，et al. J Med Chem，2008，51 (5)：1145-1149.
[16] Pelzek C，et al. Ophthamlol Clin North Am，2002，15 (4)：555-563.
[17] Pellitero S，et al. Thromb Haemost，2010，103 (3)：630-637.
[18] 马萍，等. 心血管康复医学杂志，2004，10 (5)：511-512.
[19] Calkin A C，et al. Circulation，2009，120 (21)：2095-2104.
[20] 徐斯盛，等. 中国药科大学学报，2011，42 (2)：97-106.
[21] Ehrenkranz J R，et al. Korean Med Sci，1995，10 (1)：24-30.
[22] Kleta R，et al. Molecular Genetics and Metabolism，2004，82 (1)：56-58.
[23] Wright E M，et al. Diabet Med，2010，27 (2)：136-142.
[24] 李莹，等. 中国新药杂志，2011，20 (21)：2073-2078.
[25] Plosker G L，et al. Drugs，2012，72 (17)：2289-2312.
[26] Macha S，et al. Int J Clin Pharmacol Ther，2013，51 (2)：132-140.
[27] Song K S，et al. ACS Med Chem Lett，2011，2 (2)：182-187.
[28] CN，1829729 A，2006.
[29] CN，101801371 A，2010.
[30] WO，2012/160218，2012.
[31] US，2010/99883，2010.
[32] WO，2009/35969，2009.
[33] Kakinuma H，et al. J Med Chem，2010，53 (8)：3247-3261.
[34] Huiqiang Zhou，et al. Med Chem Lett，2010，1 (1)：19-23.
[35] Go'mez A M，et al. J Org Chem，2003，57 (24)：4830-4837.
[36] Lix，et al. Tetrahedron，2001，57 (20)：4972-4309.

104 达格列净 (Dapagliflozin)

【别名】 BMS-512148，Farxiga。

【化学名】 (1*S*)-1，5-Anhydro-1-*C*-[4-chloro-3-[(4-ethoxyphenyl) methyl] phenyl]-D-glucitol；(2*S*，3*R*，4*R*，5*S*，6*R*)-2-[3-(4-ethoxybenzyl)-4-chlorophenyl]-6-hydroxymethyltetrahydro-2*H*-pyran-3,4,5-triol。

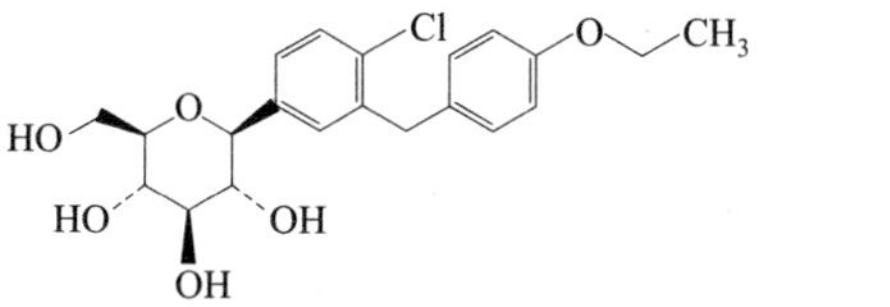

达格列净　CAS [461432-26-8]　$C_{21}H_{25}ClO_6$　408.87

【研发厂商】 美国 Bristol-Myers Squibb 公司和瑞士 Astra Zeneca 联合开发。

【首次上市时间】 2012 年 11 月获欧洲药品管理局（EMA）批准上市，2014 年美国 FDA 批准为 2 型糖尿病治疗药物，商品名为 Farxiga。

【性状】 白色固体，mp 76～79℃（也有报道 mp75～80℃），$[\alpha]_D^{23}=+11.0°$（$c=1$，乙酸乙酯）。

【用途】 本品为钠-葡萄糖转运子 2（Sodium-dependent glucose transporter，SGLT2）选择性抑制剂，在临床上，用于治疗 2 型糖尿病。在肾脏，葡萄糖可以自由地从肾小球滤过，但几乎在近曲小管主动转运而重吸收。其中两个钠-葡萄糖转运子（Sodium-dependent glucose transporter，SGLT）对葡萄糖的重吸收发挥了重要作用，即 SGLT1 和 SGLT2。SGLT2 存在于近端小管的 S1 段，占重吸收作用的 90%。而 SGLT1 主要存在于远曲小管，占重吸收作用的 10%，另外在肠道和其他组织中也发现了 SGLT1。这表明最可能发展成药物作用靶点的是 SGLT2 转运子，一方面它对葡萄糖起绝对重吸收作用，另一方面它仅表达于肾脏。在对家族性肾性尿糖的研究，也证实了该途径的可行性。家族性肾性尿糖主要表现为不定量的尿糖，但患者一般状况良好，没有发现对健康不利的长期负面影响。而这种良性尿糖主要是由 SGLT2 转运子基因突变所致，这表明选择性地对 SGLT2 的药理抑制除了诱导糖尿外，可能不会产生不良后果。通过作用于 SGLT2 转运子抑制肾糖的重吸收来治疗高血糖，为糖尿病的治疗提供了新的途径。通过增加肾脏葡萄糖的排泄来降低血糖，会引起净能量的不足，促进体重下降并间接改善肥胖症状。研究发现，这些药物可以和现有的降糖药物或胰岛素合用，发生低血糖的风险更低并有潜在降低体重的作用。体外实验表明，本品对人 SGLT2 受体的 EC_{50} 为 1.1nmol/L，对 SGLT1 受体的 EC_{50} 为 1.4μmol/L，对 SGLT2 受体的选择性是 SGLT1 受体的 1200 倍左右。389 例未经治疗患者被指定接受 2.5mg、5mg、10mg、20mg 或 50mg 的本品或二甲双胍 750mg（可调整到 1500mg）或安慰剂，每日一次。本品所有剂量组伴随的糖化血红蛋白（HbAlc）下降都比安慰剂组显著；剂量高的四组的空腹血糖（FPG）的下降也显著大于安慰剂组。本品的餐后血糖（PPG）测定值也比安慰剂组下降更大。本品不良反应小而少。

【合成路线】 据文献 [11] 介绍的工艺改进后的合成路线，其中中间体 2-氯-5-（1-甲氧基-D-吡喃葡萄糖-1-基）-4′-乙氧基二苯甲烷的制备是用 5-碘-2-氯-4′-乙氧基二苯甲烷（**104-2**）代替了 5-溴-2-氯-4′-乙氧基二苯甲烷，避免了使用危险试剂，优化了反应条件而无须超低温（−78℃）反应。合成路线图如下。

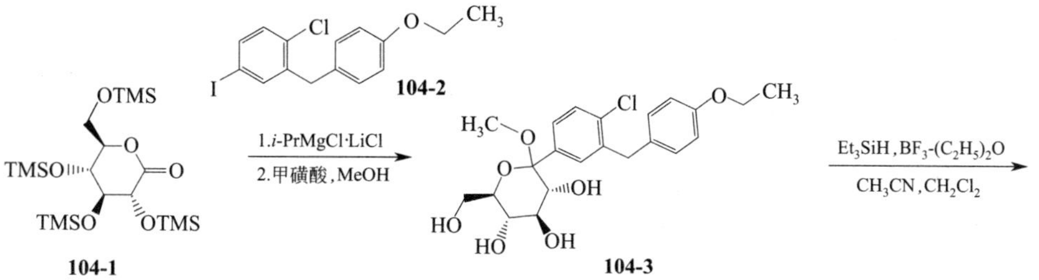

104-2　104-1　104-3

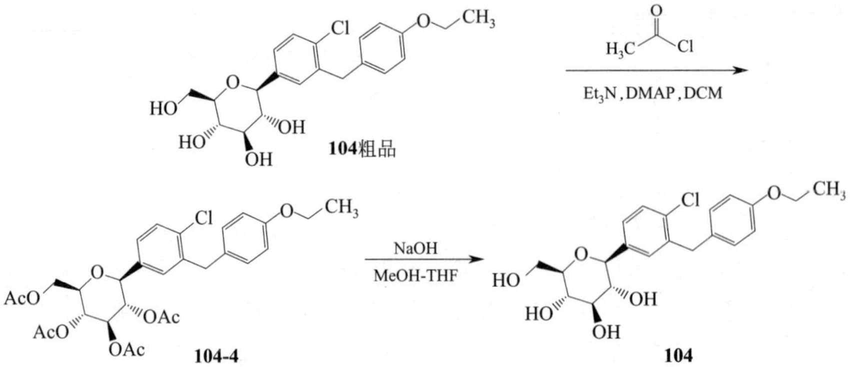

104粗品　104-4　104

1. 2-氯-5-(1-甲氧基-D-吡喃葡萄糖-1-基)-4′-乙氧基二苯甲烷（104-3）的制备

在反应瓶中加入中间体 **104-2** 130g（0.35mol），再加入 THF，搅拌下配成 300mL**104-2** 的溶液，冷却至－15℃，滴加 1.3mol/L 异丙基氯化镁-氯化锂的 THF 溶液 400mL（0.52mol），搅拌 2h。将含 2,3,4,6-四-*O*-三甲基硅基-D-葡萄糖酸内酯（**104-1**）235mL（0.48mol）的正庚烷溶液 200mL 缓慢滴加至体系中，滴加完，升温至－12～－5℃，继续反应 3h。滴加含甲磺酸 40mL（0.62mol）的甲醇溶液 1L，自然升温至室温，搅拌反应过夜。滴加 120mL 饱和 $NaHCO_3$ 溶液淬灭反应，并调至 pH＝7.5，旋蒸除去溶剂，依次用石油醚（400mL）和乙酸乙酯提取（300mL×3），合并有机相，依次用去离子水（400mL）和饱和 NaCl 水溶液（400mL）洗涤，用无水 Na_2SO_4 干燥，过滤，滤液蒸除溶剂，得淡黄色油状物 **104-3** 115g，收率为 75%，直接用于下步反应。

^{1}H-NMR（400MHz，DMSO-d_6）δ：7.53（1H，s），7.40（2H，s），7.08（2H，d，J＝8.4Hz），6.83（2H，d，J＝8.4Hz），4.99（1H，d，J＝5.6Hz），4.75～4.80（2H，m），4.55（1H，d，J＝6.0Hz），3.94～4.05（4H，m），3.73～3.74（1H，m），3.52～3.61（2H，m），3.22～3.36（1H，m），2.93（3H，s），2.87（1H，d，J＝9.2Hz），1.30（3H，t，J＝7.2Hz）。

2. 达格列净粗品［104（粗品）］的制备

在反应瓶中依次加入乙腈/CH_2Cl_2（1∶1）600mL 和 **104-3** 115g（0.26mol），搅拌溶解，冷却至－10～－5℃，加入三乙基硅烷 110mL（0.52mol），然后滴加三氟化硼乙醚络合物 64.2mL（0.39mol），升温至 0℃搅拌反应 5h。加入饱和 $NaHCO_3$ 溶液（500mL）淬灭反应，再用饱和 $NaHCO_3$ 溶液（30mL）调至 pH＝7.5，蒸除有机溶剂，加水 500mL，用乙酸乙酯提取（250mL×3），合并有机相，依次用去离子水（300mL）与饱和 NaCl 溶液（300mL）洗涤，用无水 Na_2SO_4 干燥，过滤，滤液旋蒸至干，得 **104**（粗品）95g，收率为 90%。

3. 2-氯-5-(2,3,4,6-四-*O*-乙酰基-*β*-D-吡喃葡萄糖-1-基)-4′-乙氧基二苯甲烷（104-4）的制备

在反应瓶中加入 CH_2Cl_2 375mL 和 **104** 的粗品 75g（0.18mol），搅拌溶解，然后依次加入三乙胺 230mL（1.65mol）与 4-二甲氨基吡啶 9g（0.73mol），搅拌下于 20min 内滴加乙酰氯 116mL（1.65mol），反应 3h 后，加水 100mL 淬灭反应，分液，水相用 CH_2Cl_2（100mL）提取，合并有机相，依次用 1mol/L 盐酸（200mL）和饱和 NaCl 溶液（300mL×2）洗涤，用无水 Na_2SO_4 干燥，过滤，滤液蒸除溶剂，得油状物，加入无水乙醇 150mL 重结晶，抽滤，滤饼用 140mL 正己烷在 25～30℃打浆 1h。抽滤，烘干，得白色固体 **104-4** 73g，收率为 70%，mp 128～129℃；（文献［17］：mp 130℃）。

^{1}H-NMR（400MHz，$CDCl_3$）δ：7.34（1H，d，J＝8.0Hz），7.17（1H，dd，J＝

2.0Hz、8.0Hz)，7.05 (2H，d，J=1.6Hz)，7.03 (1H，d，J=2.4Hz)，6.81 (1H，t，J=2.8Hz)，6.79 (1H，t，J=2.4Hz)，5.27 (1H，t，J=9.6Hz)，5.19 (1H，t，J=9.6Hz)，5.03 (1H，t，J=9.6Hz)，4.30 (1H，d，J=10.0Hz)，4.25 (1H，dd，J=2.4Hz、12.4Hz)，4.13 (1H，dd，J=2.4Hz、12.4Hz)，3.94～4.02 (4H，m)，3.76～3.80 (1H，m)，2.06 (3H，s)，2.04 (3H，s)，1.97 (3H，s)，1.69 (3H，s)，1.38 (3H，t，J=6.8Hz)。

LC-MS (m/z)：599 $[M+Na]^+$。

4. (2*S*,3*R*,4*R*,5*S*,6*R*)-2-[3-(4-乙氧基苯甲基)-4-氯苯基]-6-羟甲基四氢-2*H*-吡喃-3,4,5-三醇(达格列净) (104) 的合成

在反应瓶中加入 THF/甲醇 (1∶1) 300mL 和 **104-4** 60g (0.10mol)，搅拌溶解，滴加含 NaOH 4.8g (0.12mol) 的水溶液 50mL，室温搅拌 4h。加水 50mL，蒸除有机溶剂，剩余物用乙酸乙酯提取 (200mL×3)，合并有机相，依次用饱和氯化铵溶液 (500mL) 和饱和 NaCl 溶液 (500mL) 洗涤，用无水 Na_2SO_4 干燥，过滤，蒸干滤液，剩余物加入甲醇/水 (1∶2) 120mL，−5℃下打浆 12h，抽滤，滤饼用 20mL 纯水浇洗，烘干得白色固体 **104** 34.2g，收率为 84%，mp 76～79℃ (文献 [11]：mp 75～80℃)，纯度为 99.9% [HPLC 归一化法：色谱柱为 Agilent HC-C_{18} (46mm×250mm，5μm)；流动相 A 为乙腈/甲酸 (199∶1)，流动相 B 为 0.05%甲酸溶液，梯度洗脱 (0→5min，A 25%→45%；5min→20min，A 45%→90%；20min→30min，A 90%)；检测波长为 225nm；柱温 35℃；流速 1.0mL/min；**104** 的保留时间为 11.11min]。

^{1}H-NMR (400MHz，DMSO-d_6) δ：7.38 (1H，d，J=8.4Hz)，7.34 (1H，d，J=2.0Hz)，7.25 (1H，dd，J=2.0Hz，8.0Hz)，7.11 (2H，d，J=8.4Hz)，6.83 (2H，t，J=6.4Hz)，4.98 (2H，d，J=4.8Hz)，4.86 (1H，d，J=6.0Hz)，4.47 (1H，t，J=5.6Hz)，3.95～4.06 (5H，m)，3.69～3.73 (1H，m)，3.43～3.49 (1H，m)，3.14～3.26 (4H，m)，1.31 (3H，t，J=6.8Hz)。

LC-MS (m/z)：817 $[2M+1]^+$。

参考文献

[1] Merck Index 15th：2816.
[2] 尤启冬，林国强. 手性药物研究与评价. 北京：化学工业出版社，2011：798-800.
[3] 陈仲强，等. 现代药物的制备与合成. 第 3 卷. 北京：化学工业出版社，2015：464-466.
[4] US，6515117，2003.
[5] Meng W，et al. J Med Chem，2008，51：1145-1149.
[6] List J F，et al. Diabetes Care，2009，32：650.
[7] Komorosk B，et al. Clin Pharmacol Ther，2009，85：513.
[8] Wilding JPH，et al. Diabetes Care，2009，32：1656.
[9] Kipnes M. Expert Opin Invest Drugs，2009，18：327-334.
[10] Thacker S M，et al. Ann Pharmacother，2009，43：1286-1293.
[11] 禹艳坤，等. 中国医药工业杂志，2011，42 (2)：84-87.
[12] 黄坤，等. 中国医药工业杂志，2015，46 (7)：680-682.
[13] 巫凤娟，等. 药学进展，2009，33 (7)：334-336.
[14] WO，2007093610.
[15] WO，2009026537.
[16] WO，2010022313.
[17] 邵华，等. 合成化学，2010，18 (3)：389-392.
[18] WO，2013152476.
[19] WO，2013152654.
[20] 秘芳，等. 中国药物化学杂志，2014，24 (4)：332-333.

[21] JP，2005531588.
[22] JP，2006516257.
[23] WO，2004063209.
[24] WO，2003099836.
[25] US，2002137903.

105 利拉利汀（Linagliptin）

【别名】 BI1356，Tradjenta®，Ondero™，利格列汀。

【化学名】 8-[(3*R*)-3-Amino-1-piperidinyl]-7-(2-butynyl)-3,7-dihydro-3-methyl-1-[(4-methyl-2-quinazolinyl)methyl]-1*H*-purine-2,6-dione。

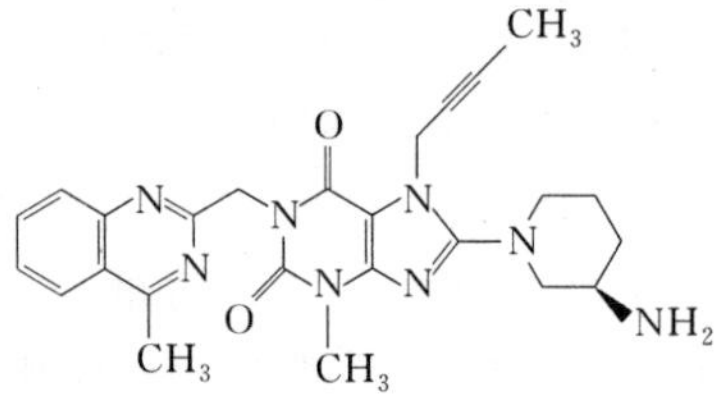

利拉利汀 CAS [668270-12-0] $C_{25}H_{28}N_8O_2$ 472.54

【研发厂商】 德国勃林格殷翰制药公司（Boehringer Ingelheim Pharmaceuticals Inc）。

【首次上市时间和国家】 2011 年 5 月 2 日经美国 FDA 批准在美国上市，2011 年 8 月在欧盟上市。

【性状】 固体，mp 202℃，淡黄色粉末，密度为 1.39。

【用途】 本品是一种二肽基肽酶Ⅳ（DDP-4）抑制剂。DDP-4 是一种降解肠降糖激素（incretin）胰高血糖素样肽-1（GLP-1）和葡萄糖依赖性促胰岛素多肽（GIP）的酶。当血糖升高时，胃肠道细胞分泌肠促胰岛素，即胰高血糖素样肽-1（GLP-1）和 GIP，可以调节胰岛细胞的功能。它们可以通过葡萄糖依赖性方式促进胰岛素分泌，从而控制血糖的升高。GLP-1 不仅能通过葡萄糖依赖方式刺激胰岛素 B 细胞释放胰岛素，同时还抑制 A 细胞释放胰高血糖素，并且能抑制胃排空、减轻食欲和体重、促进 B 细胞功能恢复。GLP-1 分泌后在体内的半衰期仅 1.5～2min，其氨基末端前两个氨基酸可被 DPP-4 快速裂解而失去生物学效应，使得内源性活性 GLP-1 无法在体内达到治疗浓度。

利拉利汀是一种强效 DDP-4 抑制剂，显著减少 GLP-1 的降解，延长内源性 GLP-1 的持续作用时间，使胰岛素分泌增加，胰高血糖素分泌减少，从而降低血糖。本品为长效制剂，口服 5mg/d 即可。

【合成路线】 参见文献 [18] 的方法路线。

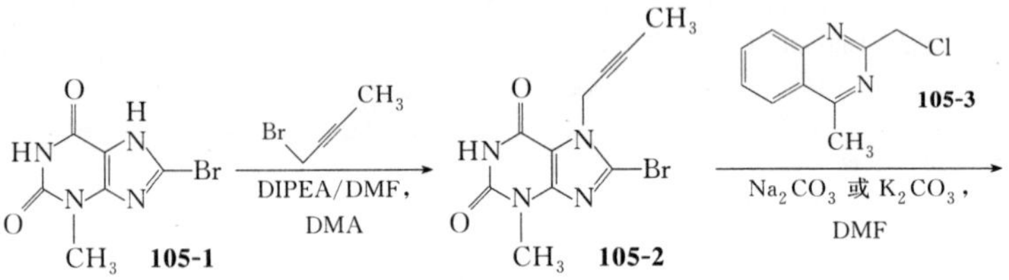

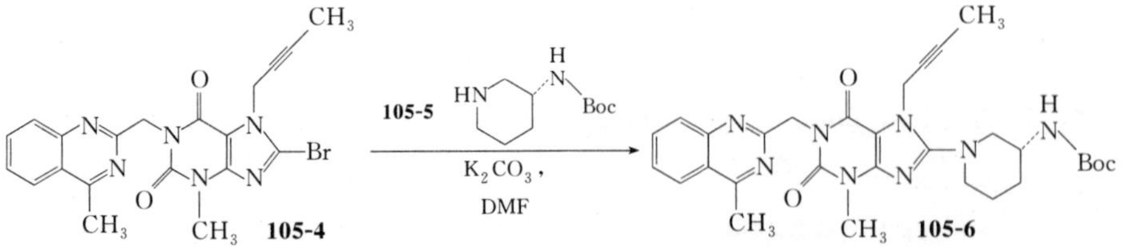

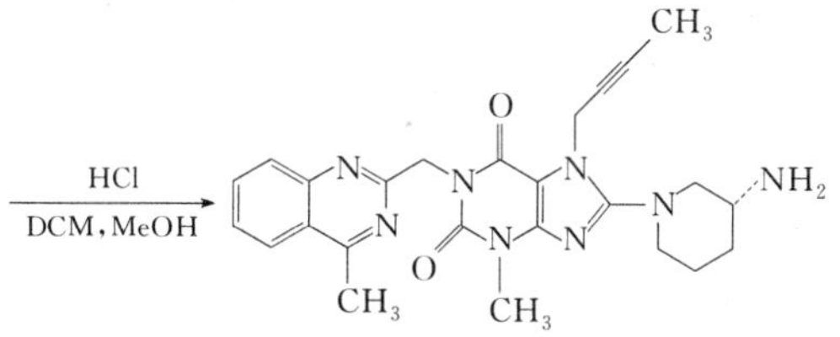

105

中间体 **105-1** 的合成：

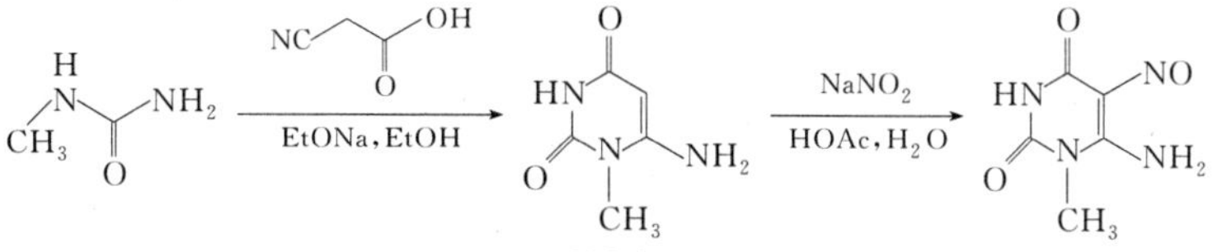

105-A **105-B**

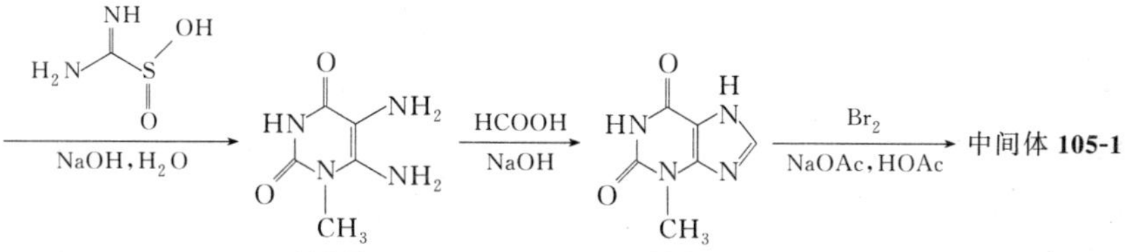

105-C **105-D**

中间体 **105-3** 的合成：

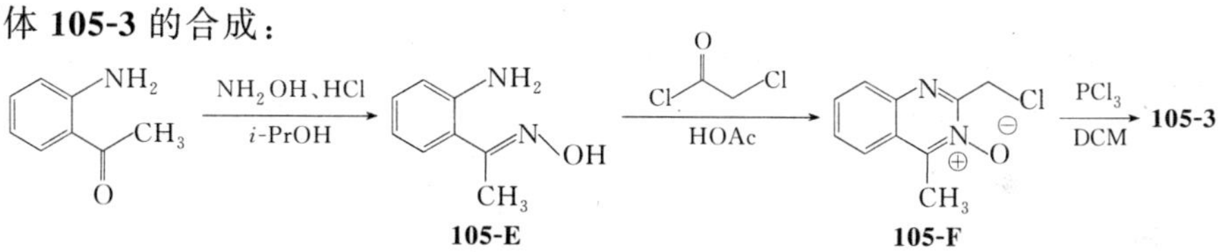

105-E **105-F**

1. 6-氨基-1-甲基尿嘧啶（105-A）的制备

在反应瓶中加入无水乙醇 1000mL、乙醇钠 137.8g（2.03mol），搅拌溶解，再加入甲基脲 100.0g（1.35mol）和氰乙酸 152.7g（1.89mol），搅拌升温至 80℃，反应 14h。反应完，减压蒸除溶剂，得到淡黄色固体，将其溶于 500mL 水中，用 3.2mol/L 的稀盐酸调至 pH=7，析出白色固体，抽滤，得 6-氨基-1-甲基尿嘧啶（**105-A**）168.0g，收率为 88.2%，纯度为 99.5%（HPLC 面积归一化法）。

MS（m/z）：139.9 $[M-H]^-$。

2. 6-氨基-1-甲基-5-亚硝基尿嘧啶（105-B）的制备

在反应瓶中加入水 800mL、冰醋酸 200mL 和上步制备的化合物 **105-A** 100.0g（0.71mol），搅拌混合 20min。控温在 35℃下，将 70.9g（1.03mol）亚硝酸钠溶于 280mL 水的溶液滴加至上述混合反应液中，加完，升温至 50℃搅拌反应 1h。然后降至室温搅拌 3h。抽滤，干燥得紫红色固体 **105-B** 120.2g，收率为 99.5%，纯度为 96.5%（HPLC 面积归一化法）。

MS（m/z）：168.8 $[M-H]^-$。

3. 5,6-二氨基-1-甲基尿嘧啶（105-C）的制备

在反应瓶中加入水 500mL 和化合物 **105-B** 100g（0.59mol），搅拌升温至 70℃，向反应液中滴加 127.1g（1.18mol）二氧化硫脲（Thiourea Dioxide，TD）和 117.6g（2.95mol）NaOH 溶于 1000mL 水的水溶液，加完，仍在此温度下搅拌反应 1h。反应完，降至室温，滴加 3.2mol/L 的稀盐酸调至 pH=7，析出灰白色固体，抽滤，干燥，得灰白色粉末 **105-C** 74.0g，收率为 80.6%（文献［21］的收率为 78%），纯度为 99.4%（HPLC 面积归一化法）。

MS（m/z）：179.1［M+Na］$^+$。

4. 3-甲基黄嘌呤（105-D）的制备

在反应瓶中依次加入水 500mL、化合物 **105-C** 50.0g（0.32mol），搅拌均匀后再加入无水甲酸 29.5g（0.64mol），搅拌升温至 100℃，在 100℃下反应 3h。将反应液冷却至 20℃，加入 NaOH 25.6g（0.64mol），升温至 100℃反应 1h。降温至 0℃，滴加冰醋酸 38.4g（0.64mol）酸化，搅拌 20min。抽滤，滤饼用 100mL 无水乙醇淋洗，干燥，得黄色粉末 **105-D** 53.2g，收率为 80.5%（文献［21］收率为 78%），纯度为 93.7%（HPLC 面积归一化法）。

MS（m/z）：164.9［M−H］$^-$。

5. 8-溴-3-甲基-3,7-二氢嘌呤-2,6-二酮（105-1）的制备

在反应瓶中依次加入冰醋酸 500mL、乙酸钠 32.0g（0.39mol）和上步制备的中间体 **105-D** 50.0g（0.30mol），搅拌升温至 65℃，搅拌反应 20min。滴加溴 96.3g（0.60mol），滴加后，于 80℃反应 6h。反应完，将反应液冷却至室温，用 N_2 排除体系溴后，抽滤，干燥，得淡黄色粉末 **105-1** 73.5g，收率为 90.7%，纯度为 93.1%（HPLC 面积归一化法）。

MS（m/z）：242.7［M−H］$^-$。

6. 8-溴-7-(2-丁炔基)-3-甲基黄嘌呤（105-2）的制备

在反应瓶中（室温下）依次加入 DMF 234mL、DMA 466mL 和化合物 **105-1** 70.0g（0.29mol），搅拌溶解，然后加入 *N*,*N*-二异丙基乙胺（DIPEA）75g（0.58mol），搅拌，反应液澄清后，滴加 1-溴-2-丁炔 38.0g（0.29mol），加完，升温至 80℃反应 8h。反应完，冷却反应液至室温，抽滤，干燥，得白色粉末 **105-2** 72.2g，收率为 83.8%（文献［2］：收率为 86%），纯度为 96.9%（HPLC 面积归一化法）。

^{1}H-NMR（400MHz，DMSO-d_6）δ：11.34（1H，s，NH），5.05（2H，s，CH_2），3.31（3H，s，NCH_3），1.80（3H，s，CCH_3）。

MS（m/z）：296.6［M−H］$^-$。

7. 1-(2-氨基苯基)-1-乙酮肟（105-E）的制备

在反应瓶中依次加入异丙醇 1000mL、邻氨基苯乙酮 100.0g（0.74mol）和盐酸羟胺 102.8g（1.48mol），搅拌溶解，于 80℃搅拌反应 1.5h。反应完，将反应液冷却至室温，抽滤，干燥，得白色泡沫状固体 **105-E** 109.3g，收率为 98.4%（文献［24］：收率为 73%），纯度为 95.0%（HPLC 面积归一化法）。

MS（m/z）：151.1［M+H］$^+$。

8. 2-氯甲基-4-甲基喹唑啉-3-氧化物（105-F）的制备

在反应瓶中依次加入冰醋酸 1000mL、中间体 **105-E** 100g（0.67mol），搅拌溶解并升温至 50℃，滴加氯乙酰氯 150.4g（1.33mol），滴完，搅拌反应 3.5h。反应完，将反应液冷却至室温，抽滤，滤液减压蒸干，加入 CH_2Cl_2 500mL 溶解，依次用饱和 Na_2CO_3 水溶液（200mL×3）、水（200mL×2）和饱和食盐水（200mL×2）洗涤 CH_2Cl_2 层，分取有机层，减压蒸干 CH_2Cl_2，得到粗品。用 587mL 无水甲醇和 196mL 丙酮的混合液重结晶，得淡黄色针状固体 **105-F** 96.1g，收率为 68.7%，纯度为 98.9%（HPLC 面积归一化法）。

^{1}H-NMR（400MHz，$CDCl_3$）δ：8.04（1H，d，J = 9.4Hz，Ph-H），7.90（1H，d，J=8.4Hz，Ph-H），7.76～7.80（1H，m，Ph-H），7.68～7.72（1H，m，Ph-H），5.10（2H，s，CH_2），2.92（3H，s，CCH_3）。

MS（m/z）：209 $[M+H]^+$，231 $[M+Na]^+$。

9. 2-氯甲基-4-甲基喹唑啉（105-3）的制备

在反应瓶中依次加入 CH_2Cl_2 750mL、中间体 **105-F** 50.0g（0.24mol），搅拌溶解，降温至－10℃左右，滴加 PCl_3 65.8g（0.48mol），控温在－5℃以下，滴加完毕，于－5℃下反应 5h。反应完，将反应液缓慢倒入用 400mL 冰水稀释的 200mL 氨水中，用 500mL CH_2Cl_2 提取，CH_2Cl_2 层依次用氨水（200mL×3）、水（200mL×2）、饱和盐水（200mL×2）洗涤，减压蒸干 CH_2Cl_2，固化，得淡黄色固体 **105-3** 36.3g，收率为 78.5%，纯度为 94.9%（HPLC 面积归一化法）。

^{1}H-NMR（400MHz，$CDCl_3$）δ：8.10（1H，d，J = 8.4Hz，Ph-H），8.02（1H，d，J=8.4Hz，Ph-H），7.87～7.91（1H，m，Ph-H），7.63～7.67（1H，m，Ph-H），4.85（2H，s，CH_2），2.97（3H，s，CCH_3）。

MS（m/z）：192.9 $[M+H]^+$。

10. 8-溴-7-(2-丁炔-1-基)-3,7-二氢-3-甲基-1-[(4-甲基-2-喹唑啉基)甲基]-1*H*-嘌呤-2,6-二酮（105-4）的制备

在室温下，将 50.0g（0.17mol）中间体 **105-2**、38.9（0.20mol）中间体 **105-3** 加到盛有 750mL DMF 的反应瓶中，搅拌均匀后，加入无水 K_2CO_3 34.8g（0.26mol），于 80℃下搅拌反应 8h。反应完毕，抽滤，滤液冷却至 18℃左右，析出大量黄色固体，抽滤，干燥，得黄色粉末 **105-4** 55.5g，收率为 72.8%，纯度为 94.8%（HPLC 面积归一化法）。

MS（m/z）：491.8 $[M+K]^+$。

11. 8-[(3*R*)-3-叔丁氧羰基氨基-1-哌啶基]-7-(2-丁炔基)-3,7-二氢-3-甲基-1-[(4-甲基-2-喹唑啉基)甲基]-1*H*-嘌呤-2,6-二酮（105-6）的制备

在反应瓶中加入 DMF 500mL，再依次加入中间体 **105-4** 50.0g（0.11mol）、(*R*)-3-(叔丁氧羰基氨基)哌啶（**105-5**）24.0g（0.12mol）和无水 K_2CO_3 30.4g（0.22mol），搅拌下升温到 75℃，并在 75℃下反应 16h。反应完，将反应液冷却至室温，然后滴加到盛有 2000mL 水的反应瓶中，析出淡黄色固体，搅拌 1h。抽滤，干燥，得淡黄色粉末 **105-6** 57.1g，收率为 90.7%，纯度为 93.1%（HPLC 面积归一化法）。

MS（m/z）：573.0 $[M+H]^+$。

12. 8-[(3*R*)-3-氨基-1-哌啶基]-7-(2-丁炔基)-3,7-二氢-3-甲基-1-[(4-甲基-2-喹唑啉基)-甲基]-1*H*-嘌呤-2,6-二酮(利拉利汀)（105）的合成

室温下，在反应瓶中依次加入无水甲醇 400mL、CH_2Cl_2 100mL、中间体 **105-6** 50.0g（0.09mol），搅拌混合，然后滴加 43mL 浓盐酸，滴加完，于 40℃搅拌反应 6h。反应完，减压蒸除溶剂，向剩余物中补加 200mL 水，水相用 0.72mol/L K_2CO_3 水溶液调至 pH=9，析出淡黄色固体，搅拌 30min。抽滤，滤饼用 300mL 水淋洗，干燥，得 **105** 的粗品。粗品用乙醇-甲基叔丁基醚（体积比为 1∶1）重结晶，得淡黄色粉末 **105** 33.4g，收率为 76.7%（文献 [2] 的收率为 81%），纯度为 99.9%（HPLC 面积归一化法）。

^{1}H-NMR（400MHz，$CDCl_3$）δ：8.00（1H，d，J = 8.2Hz，Ph-H），7.87（1H，d，J=8.4Hz，Ph-H），7.73～7.77（1H，m，Ph-H），7.49～7.53（1H，m，Ph-H），5.56（2H，s，N-CH_2），4.89（2H，s，C≡C-CH_2），3.67～3.70（1H，m，CH-NH_2），

3.55 (3H, s, N-CH_3), 3.07～3.14 (2H, m, piperidine-H), 2.88 (3H, s, C-CH_3), 1.79～1.87 (9H, m, C≡C-CH_3, piperidine-H)。

MS (m/z): 473.2 $[M+H]^+$。

参考文献

[1] 唐启东. 中国药物化学杂志，2011，21 (5)：408.
[2] Eckhardt M，et al. J Med Chem，2007，58 (26)：6450-6453.
[3] WO，2004018468，2004.
[4] Blech S，et al. Drug Metab Dispos，2010，38 (4)：667-678.
[5] US，2010/0209506 A1，2010.
[6] CN，1675212 A.
[7] TW，201040185，2010.
[8] 石卫峰，等. 中国新药杂志，2012，21 (20)：2346-2348，2367.
[9] US，2006142310，2006.
[10] US，2004097510，2004.
[11] 尤启冬，林国强. 手性药物研究与评价. 北京：化学工业出版社，2011：797-798.
[12] Thomas L，et al. J Pharmacol Exp Ther，2008，325 (1)：175-182.
[13] Heise T，et al. Diabetes Obes Metab，2009，11 (8)：786-794.
[14] CN，201110361364，2011.
[15] TW，201040185 A1，2010.
[16] Stefan B，et al. Drug Metabolism and Disposition，2010，38 (4)：667-678.
[17] 张翼. 药品评价，2011，(14)：42.
[18] 刘明媚，等. 中国药物化学杂志，2015，25 (4)：275-279.
[19] Ohmura T，et al. Nippon Yakurigaku Zasshi，2012，139 (4)：174.
[20] Lafleur K，et al. J Med Chem，2009，52 (20)：6433-6446.
[21] Bella A F，et al. J Org Chem，2004，69 (18)：5926-5933.
[22] Lessel J. Arch Pharma，1994，327 (2)：77-84.
[23] Broadbent H S，et al. J Heterocycl Chem，1977，14 (2)：289-297.
[24] 顾尚香，等. 有机化学，1998，18：157-161.
[25] Delprato S，et al. Diabetes Obes Metab，2016，13：1258.
[26] 孙成钰，等. 中国新药杂志，2014，23 (10)：1197-1200.
[27] Haak T，et al. Diabetes Obes Metab，2012，14 (6)：565-574.
[28] ScheeN A J，et al. Exp Opini Drug Safet，2013，12 (2)：275-289.
[29] Koliaki C，et al. Adv Ther，2012，29 (12)：993-1004.
[30] Del Prato S，et al. J Diabet Complic，2013，27 (3)：274-279.
[31] Yai-Jarvinen H，et al. Diabetes Care，2013，36 (12)：3875-3881.
[32] WO，2005051950.
[33] WO，2006048427.
[34] US，20090192314.
[35] US，7407955，2008.
[36] Merlos M，et al. Eur J Med Chem，1990，25 (8)：653-658.
[37] Balssa F，et al. J Label Compd Radiopharm，2007，50 (1)：33-41.
[38] US，20020028823.
[39] WO，2013098775.
[40] Muuldakhmetov MZ. Russ J Appl Chem，2007，80 (7)：1087-1089.
[41] EP，2468749，2012.
[42] Chen G L，et al. Bioorg Med Chem Lett，2013，23 (13)：3891-3895.
[43] Kreye O，et al. Adv Synth Catal，2013，355 (1)：81-86.
[44] 刘祥生，等. 中国医药工业杂志，2016，47 (1)：4-7.
[45] Merck Index 15th：5549。
[46] DE，10238243，2004。
[47] Thomas L，et al. J Phamacol Exp Ther，2008，325：175.
[48] 谭飞龙，等. 国际药学研究杂志，2013，40 (3)：286-290，294.
[49] 王悦，等. 中国医药工业杂志，2014，45 (11)：1093-1096.
[50] 欧阳丽辉，等. 中国新药学临床杂志，2013，32 (2)：92-93.

106 美罗利汀（Melogliptin）

【别名】 GRC-8200，EMD-675992。

【化学名】 (2*S*,4*S*)-4-Fluoro-1-[2-[[(1*R*,3*S*)-3-[(1*H*-1,2,4-triazol-1-yl)methyl]cyclopentyl]amino]acetyl]-2-pyrrolidinecarbonitrile。

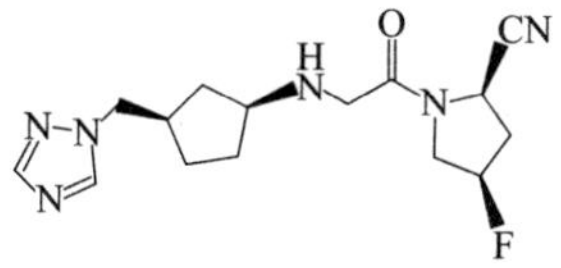

CAS[868771-57-7] $C_{15}H_{21}FN_6O$ 320.37

【研发厂商】 印度 Glenmark 公司。

【研发动态】 在 2014 年处于Ⅲ期临床研究阶段，近期未见研发进展报道。

【性状】 白色固体，密度为 1.44g/cm^3。

【用途】 本品为二肽基肽酶Ⅳ（DPP-Ⅳ）抑制剂，用于治疗 2 型糖尿病。该药能够提高胰高血糖素样肽（GLP-1，glucagon-like peptide-1）的浓度，从而刺激 B 细胞分泌胰岛素，降低血液中的葡萄糖浓度。临床研究显示，该药有较好的安全性和有效性，低血糖发生率低，对体重几乎无影响。

【合成路线】 合成路线有两条（参见文献［1，2］），采用综合文献［1，2，7］后优化的路线。

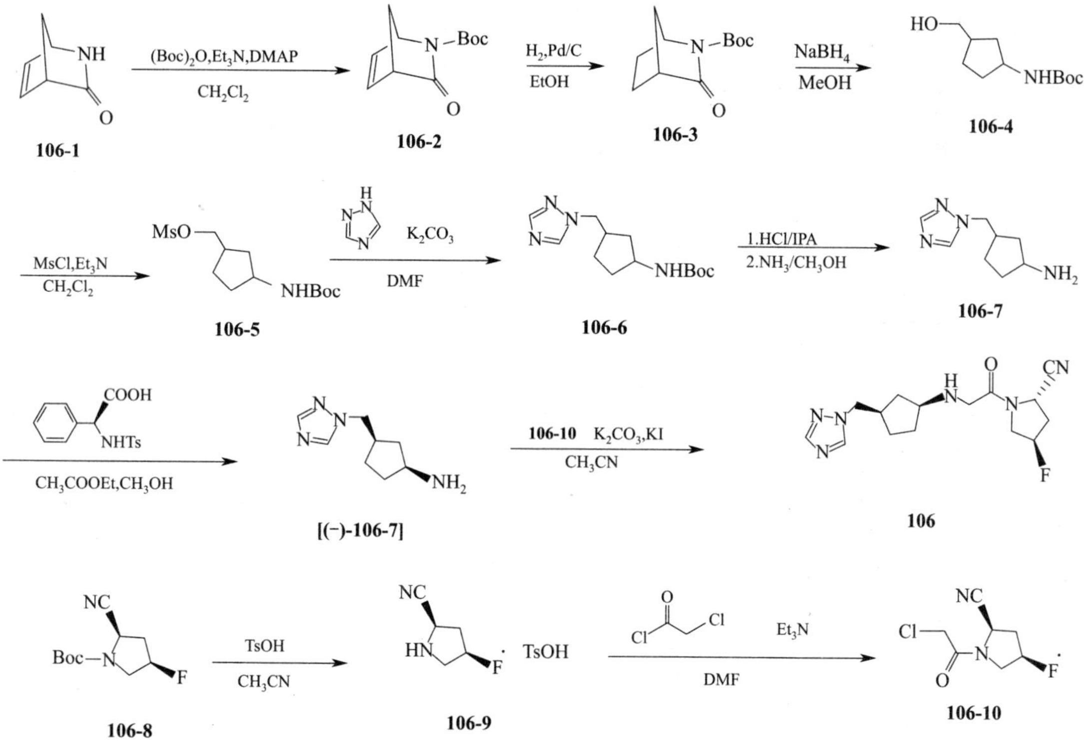

1. (±)-2-叔丁氧羰基-2-氮杂双环[2.2.1]庚-5-烯-3-酮（106-2）的制备

在反应瓶中，依次加入 24g（0.22mol）(±)-2-氮杂双环［2.2.1］庚-5-烯-3-酮（**106-1**）、

CH_2Cl_2 80mL、三乙胺 31mL（0.22mol）和 DMAP 2.32 g，在冰浴下冷却降温至−5℃，搅拌下滴加含 $(Boc)_2O$ 57.6g（0.26mol）的 40mL CH_2Cl_2 溶液，滴加完，搅拌反应 2h。TLC［石油醚/乙酸乙酯（2∶1）］跟踪，显示反应完成后，冰浴冷却下向反应瓶中滴加 2mol/L 盐酸调至 pH=2，用 100mL 水洗涤有机相，分取有机相，用无水 $MgSO_4$ 干燥，过滤，滤液减压蒸除溶剂，得橙色固体 **106-2** 44.5g，收率为 96%，mp 60～65℃（文献［5］：60～65℃）。

^1H-NMR（500MHz，$CDCl_3$）δ：1.48（9H，s），2.25（1H，d，J=7.5Hz），2.32（1H，d，J=7.5Hz），3.36～3.39（1H，m），4.93～4.97（1H，m），6.63～6.64（1H，m），6.86～6.89（1H，m）。

2.（±）-3-叔丁氧羰基-2-氮杂双环［2.2.1］庚烷-3-酮（106-3）的制备

在反应釜中，依次加入化合物 **106-2** 5g（0.024mol）、Pd/C 0.1g 和无水甲醇 50mL。搅拌下鼓泡通入 H_2，室温反应约 60min，停止反应，TLC［展开剂：石油醚/乙酸乙酯（2∶1）］跟踪，显示反应完全后，过滤，蒸干滤液，加入 20mL CH_2Cl_2 溶解，用饱和 NaCl 水溶液（15mL）洗涤有机相。用无水 $MgSO_4$ 干燥，过滤，滤液减压蒸除溶剂，得 **106-3** 4.93g，为类白色固体，收率为 93%，mp 79～85℃。

^1H-NMR（500MHz，$CDCl_3$）δ：1.41（1H，d，J = 10.0Hz），1.51（9H，s），1.71～1.93（5H，m），2.85（1H，s），4.52（1H，s）。

3. 顺式-[3-(羟甲基)环戊基］氨基甲酸叔丁酯（106-4）的制备

在反应瓶中加入化合物 **106-3** 10g（0.047mol）和 70mL 甲醇，冰盐浴冷却下降温至−10℃左右，搅拌下分批缓慢加入 $NaBH_4$ 3.58g（0.095mol），加完后维持温度搅拌 30min。TLC［展开剂：石油醚/乙酸乙酯（2∶1）］跟踪监测，显示反应完成后，减压蒸除溶剂，得到的油状物加 50mL CH_2Cl_2 溶解，依次用 40mL 水和 30mL 饱和 NaCl 水溶液洗涤，分取有机相用无水 $MgSO_4$ 干燥，过滤，滤液减压蒸除溶剂，即得白色固体 **106-4** 9.2g，收率为 90%，mp 79～82℃。

^1H-NMR（500MHz，$CDCl_3$）δ：1.09～1.14（1H，m），1.44（9H，s），1.43～1.53（2H，m），1.71～1.75（1H，m），1.87～1.91（1H，m），2.09～2.18（2H，s），3.54（2H，t，J=10.5Hz），3.92（1H，brs），4.75（1H，brs）。

4. 顺式-3-[(叔丁氧甲酰氨基)环戊基]甲磺酰甲酯（106-5）的制备

在反应瓶中，依次加入化合物 **106-4** 9.9g（0.046mol）、三乙胺 9.6mL（0.069mol）和 CH_2Cl_2 50mL，在冰浴冷却和搅拌下滴加含甲基磺酰氯 6.32g（0.055mol）的 CH_2Cl_2 溶液，滴加完，搅拌 10min。TLC［展开剂：石油醚/乙酸乙酯（3∶1）］跟踪监测，显示反应完成后，冰浴下滴加 20mL 水，充分搅拌后静置分层，分液。有机相用饱和 NaCl 水溶液洗涤，用无水 $MgSO_4$ 干燥，过滤，滤液减压蒸除溶剂，得白色固体 **106-5** 12.8g，收率为 94%，mp 67～68℃。

^1H-NMR（500MHz，$CDCl_3$）δ：1.15～1.19（1H，m），1.43（9H，s），1.46～1.55（2H，m），1.77～1.85（1H，m），1.95～2.03（1H，m），2.01～2.94（2H，m），3.00（3H，s），3.95（1H，brs），4.14（2H，d，J=6.5Hz），4.54（1H，brs）。

5. 顺式-3-[(1*H*-1,2,4-三唑-1-基甲基)环戊基］氨基甲酸叔丁酯（106-6）的制备

在反应瓶中依次加入 1,2,4-三唑 2.83g（0.041mol）、K_2CO_3 6.12g（0.044mol）和 80mL DMF，搅拌下加热至 30℃。将 10g（0.034mol）中间体 **106-5** 溶于 20mL DMF 中，并滴加到反应瓶中，滴毕，升温至 80℃，搅拌反应 4h。TLC［展开剂：石油醚/乙酸乙酯

(1∶1)]跟踪监测，显示反应完成后，将反应液冷却至室温，滴加 50mL 水。用 100mL 乙酸乙酯提取 3 次，合并有机相。用无水 $MgSO_4$ 干燥，过滤，滤液减压蒸除溶剂，得黄色油状物 **106-6** 7.68g，收率为 85%。

^{1}H-NMR (500MHz, $CDCl_3$) δ: 1.08～1.14 (1H, m), 1.41 (9H, m), 1.42～1.47 (2H, m), 1.67～1.74 (1H, m), 1.93～1.98 (1H, m), 2.10～2.16 (1H, m), 2.40～2.50 (1H, m), 3.88 (1H, m), 4.10 (2H, d, *J* =7.5Hz), 4.70 (1H, brs), 7.87 (1H, s), 8.02 (1H, s)。

6. 顺式-3-[(1*H*-1,2,4-三唑-1-基)甲基]环戊胺 (106-7) 的制备

将现制备的 HCl 气体（浓 H_2SO_4 与 NaCl 反应而制得），通入至含 5.0g (0.019mol) 中间体 **106-6** 的异丙醇溶液中，冰浴冷却下搅拌 4h。抽滤，得到白色固体，将固体溶于甲醇，冰浴冷却下滴加 NH_3 的甲醇溶液，调节 pH=10 左右，过滤，滤液蒸除甲醇，得到的油状物溶于 CH_2Cl_2 和少量甲醇中，再抽滤，减压蒸除溶剂。剩余物用丙酮重结晶，得白色固体 **106-7** 2.5g，收率为 80%，mp 138～140℃。

^{1}H-NMR (500MHz, DMSO-d_6) δ: 1.27～1.34 (1H, m), 1.51～1.54 (1H, m), 1.55～1.71 (2H, m), 1.86～1.93 (1H, m), 1.99～2.05 (1H, m), 2.36～2.49 (1H, m), 3.41～3.47 (1H, m), 4.21 (2H, d, *J* =7.5Hz), 7.56 (1H, s), 8.23 (1H, brs), 8.56 (1H, s)。

7. (1*R*,3*S*)-3-[(1*H*-1,2,4-三唑-1-基)甲基]环戊胺[(−)-106-7] 的制备

在茄形反应瓶中，依次加入中间体 **106-7** 2.8g (0.017mol)、乙酸乙酯 14mL 和甲醇 4.5mL，加热至 60℃，待全溶后，加入 *N*-对甲苯磺酰基-D-苯甘氨酸 5.15g (0.017mol)，维持温度搅拌反应 1h。冷却至室温搅拌 12h。析出白色的 **106-7** 的 *N*-对甲苯磺酰基-D-苯甘氨酸盐固体。过滤，乙酸乙酯/甲醇 (4∶3) 重结晶 2 次后，加 10mL 水溶解，10℃以下滴加 2mol/L 盐酸溶液，调至 pH=2 左右，过滤得 *N*-对甲苯磺酰基-D-甘氨酸。将滤液用 K_2CO_3 调至 pH=10，减压蒸除大部分水，用乙酸乙酯提取 (20mL×3)，合并有机相，用无水 $MgSO_4$ 干燥，过滤，滤液减压蒸除溶剂。所得剩余物用丙酮重结晶，得白色固体 [(−)-**106-7**] 1.15g，收率为 41%。mp 137～139℃，$[\alpha]_D$ = −2.59° (*c*=0.5，甲醇)，ee 值>97% [HPLC 法：色谱柱为 Chiralpak IA 柱；流动相为正己烷/异丙醇 (70∶30)，检测波长 210nm；柱温 25℃；流速 0.4mL/min]。

8. (2*S*,4*S*)-4-氟-2-腈基吡咯对甲苯磺酸盐 (106-9) 的制备

在茄形反应瓶中依次加入 (2*S*，4*S*)-4-氟-2-腈基吡咯烷-1-甲酸叔丁酯 (**106-8**) 10g (0.046mol)、乙腈 60mL，室温下加入对甲苯磺酸 16.89g (0.098mol)，室温下搅拌反应 4h，TLC [展开剂：石油醚/乙酸乙酯 (1∶1)] 跟踪监测，显示反应完成后，减压蒸除部分乙腈后，加 15mL 乙酸乙酯搅拌，析出固体，抽滤，得白色固体 **106-9** 10.8g，收率为 81%，mp 150～153℃。

^{1}H-NMR (500MHz, DMSO-d_6) δ: 2.28 (3H, s), 2.48～2.62 (2H, m), 3.76～3.87 (2H, m), 5.10 (2H, brs), 5.13 (1H, d, *J* =51.6Hz), 7.10 (2H, d, *J* = 8.0Hz), 7.47 (2H, d, *J* =8.0Hz)。

9. (2*S*,4*S*)-1-(2-氯乙酰基)-4-氟吡咯烷-2-甲腈 (106-10) 的制备

在反应瓶中加入中间体 **106-9** 4.3g (0.015mol)、13mL DMF，搅拌溶解。于 10℃滴加三乙胺 2.3mL (0.016mol)，用冰浴降温至−5℃时滴加氯乙酰氯 2.04g (0.018mol)。滴加完，继续反应，TLC [展开剂：CH_2Cl_2/甲醇 (15∶1)] 跟踪监测，显示反应完成后，维持温度不变滴加 20mL 水，过滤，用 10mL 水洗涤固体，得淡灰色固体 **106-10** 2.2g，收率为 76%，mp 139～140℃（文献 [6]：mp 139～140℃）。

^{1}H-NMR（500MHz，$CDCl_3$）δ：2.30～2.43（1H，m），2.68～2.74（1H，m），3.85～4.30（2H，m），4.06（2H，s），4.94（0.8H，d，J=9.0Hz），5.05（0.2H，m，J=9.3Hz），5.40（0.2H，d，J=9.0Hz），5.50（0.8H，dt，J=44.0Hz）。

10. (2*S*,4*S*)-4-氟-1-[2-[[(1*R*,3*S*)-3-[(1*H*-1,2,4-三唑-1-基)甲基]环戊基]氨基]乙酰基]-2-吡咯烷甲腈(美罗利汀)（106）的合成

在反应瓶中，依次加入中间体 [(－)-**106-7**]，2.88g（17.33mmol）、K_2CO_3 6.53g（47.25mmol）、碘化钾 0.87g（5.25mmol）和 20mL 乙腈，于 30～35℃滴加 3g（15.75mmol）中间体 **106-10** 的适量乙腈溶液，将混合物加热至 60℃，搅拌 4h，TLC [展开剂：CH_2Cl_2/甲醇（15∶1)] 跟踪监测，显示反应完成后，将反应液冷却至室温，过滤，滤液减压蒸除溶剂，得黄色油状物。经少量甲醇和乙酸乙酯重结晶后，得白色固体 **106** 3.12g，收率为 62%，纯度为 98% [HPLC 归一化法：色谱柱为 Water-Xterra-Ms-C_{18} 柱；流动相为磷酸盐缓冲液（pH=6.5)/乙腈/甲醇（40∶45∶15)，检测波长 212nm；柱温 35℃；流速 1.0mL/min]。

^{1}H-NMR（500MHz，DMSO-d_6）δ：1.06～1.11（1H，m），1.38～1.47（2H，m），1.54～1.59（1H，m），1.68～1.73（1H，m），1.82～1.88（1H，m），2.34～2.45（2H，m），3.11～3.20（1H，m），3.36（1.6H，d，J = 4.8Hz），3.30～4.06（2.4H，m），4.14（2H，d，J = 7.5Hz），4.94（1H，d，J = 9.0Hz），5.36（0.24H，dt，J = 4.0，51.2Hz），5.43（0.76H，dt，J=3.9Hz，50.7Hz），7.93（1H，s），8.48（1H，s）。

^{13}C-NMR（125MHz，DMSO-d_6）δ：28.03，32.11，36.18，37.36，39.89，45.13，50.11，52.54，59.24，93.19，94.58，119.51，144.52，151.85，170.99。

ESI-MS（m/z）：320 $[M+H]^+$。

参考文献

[1] WO，2008001195.
[2] WO，2006040625.
[3] WO，2007113634.
[4] WO，2010079413.
[5] Rajendra P，et al. J Org Chem，2011，76 (9)：3113-3121.
[6] Eniko F，et al. Eur J Org Chem，2008，31 (2008)：5263-5268.
[7] 赵琳，等．中国新药杂志，2014，23 (23)：2786-2789.
[8] 付文卓，等．首都医科大学学报，2012，33 (4)：538-542.
[9] Gupta R，et al. Curr Drug Targets，2009，10 (1)：71-87.
[10] 杜海渊．药学进展，2014，38 (3)：185-195.
[11] 韩雪梅，等．齐鲁药事，2011，30 (8)：461-463.
[12] Duez H，et al. Bichem pharmacol，2012，83 (7)：823-832.
[13] 郝群，等．世界临床药物，2009，30 (8)：487-497.
[14] 林珊珊，等．药学与临床研究，2009，17 (6)：480-485.
[15] Soloshonok V，et al. J Fluorine Chem，2009，136 (6)：547-549.
[16] 蔡倩，等．中国新药杂志，2014，23 (3)：302-307.
[17] Yazbeck R，et al. Trends Pharmacol Sci，2009，30 (11)：600-607.
[18] Tahrani A A，et al. Pharmacol Ther，2010，125 (2)：328-361.

107 磷酸西格列汀 (Sitagliptin Phosphate)

【别名】 磷酸西他列汀，MK-0431，Januvia®，捷诺维。

【化学名】 (3*R*)-3-Amino-1-[3-(trifluoromethyl)-5,6,7,8-tetrahydro-1,2,4-triazolo[4,

3-a]pyrazin-7-yl]-4-(2,4,5-trifluorophenyl)butan-1-one phosphate monohydrate。

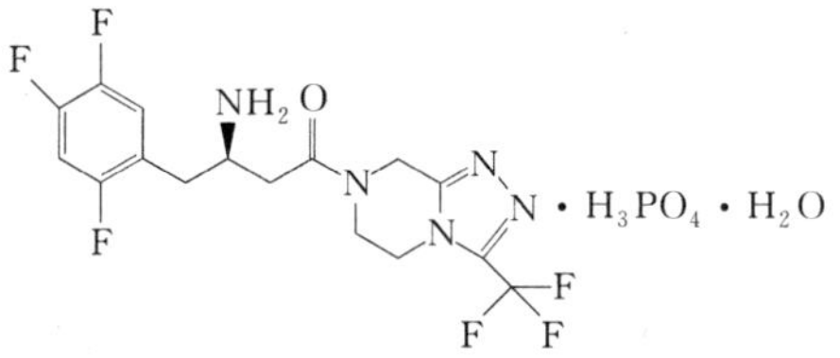

西格列汀	CAS [486460-32-6]	$C_{16}H_{15}F_6N_5O$	407.32
磷酸西格列汀（无水物）	CAS [654671-78-0]	$C_{16}H_{15}F_6N_5O \cdot H_3PO_4$	505.32
磷酸西格列汀	CAS [654671-77-9]	$C_{16}H_{15}F_6N_5O \cdot H_3PO_4 \cdot H_2O$	523.32

【研发厂商】 美国 Merck & Co Inc；日本 Banyu Pharmaceutical Co Ltd；日本 One Pharmaceutical Co Ltd。

【首次上市时间和国家】 2006 年 8 月在墨西哥上市，2006 年 10 月在美国上市。

【性状】 其游离碱为黏稠油状液。磷酸西格列汀为固体，mp 215～217℃，$[\alpha]_D = -74.4°$（$c=1.0$，H_2O）。

【用途】 本品是用于治疗 2 型糖尿病的二肽基肽酶Ⅳ（DPP-Ⅳ）抑制剂类药物。本品通过提高糖尿病患者自身胰岛 B 细胞产生胰岛素的能力，在血糖升高时增加胰岛素的分泌。当血糖升高时，如进食后，会刺激胃肠内分泌细胞分泌肠促胰岛素，如胰高血糖素样肽-1（即肠促胰岛素的一种），它能促进胰岛 B 细胞分泌胰岛素。二肽基肽酶Ⅳ能降解胰高血糖素样肽-1，而本品为二肽基肽酶Ⅳ的抑制剂。因此，使用本品能减少胰高血糖素样肽-1 的降解，从而延长其活性，使得胰岛素分泌增加，使其能够在血糖升高时控制糖尿病患者的血糖水平。本品适应证是可用作单一治疗（糖尿病）药物，也可用作其他两种口服降糖药（二甲双胍或噻唑烷二酮）的辅助药物。

【合成路线】 参见文献 [24] 的方法路线，即以 2,4,5-三氟苯乙酸（**107-1**）为起始原料经七步反应而得到磷酸西格列汀（**107**）（还可参见文献 [25] 的方法）。

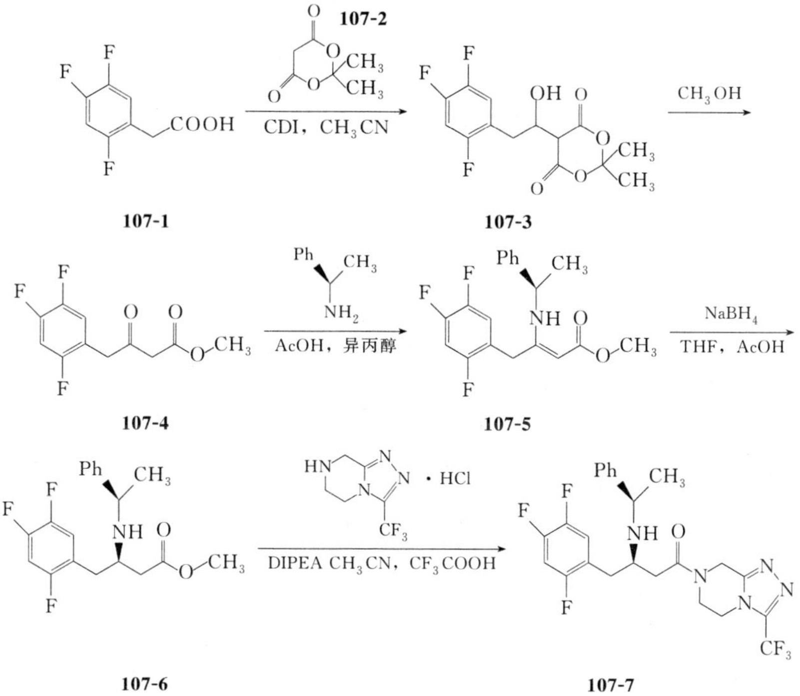

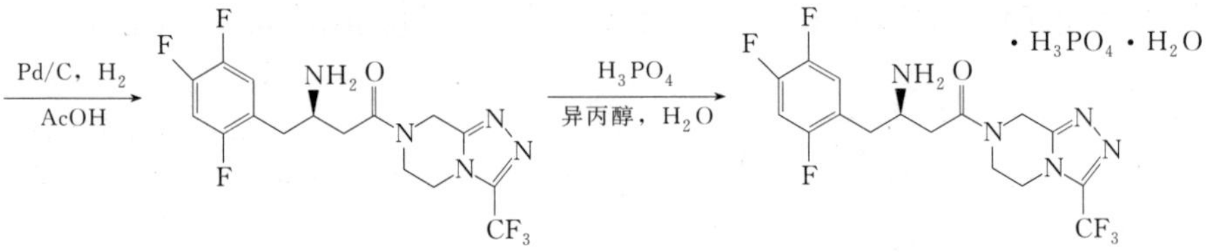

107-8　　　　107

1. 5-[1-羟基-2-(2,4,5-三氟苯基)亚乙基]-2,2-二甲基-1,3-二噁烷-4,6-二酮（107-3）的制备

在反应瓶中加入乙腈 300mL、*N*,*N*-羰基二咪唑（CDI）94.0g（580mmol），搅拌均匀，缓慢加入 2,4,5-三氟苯乙酸（**107-1**）100.0g（526mmol），有大量气泡产生，搅拌至溶清，加入米氏酸（2,2-dimethyl-1,3-dioxane-4,6-dione；丙二酸环（亚）异丙酯）（**107-2**）106.0g（736mmol），加热至 45～55℃，保温反应 3h。反应完，在 5L 量杯中装入 150mL 冰水混合物，搅拌条件下，将反应液缓慢倒入冰水中（温度在 10℃以下），缓慢加入 10mL 浓盐酸，温度不得超过 25℃（有大量固体析出），搅拌 20min，抽滤，滤饼用水洗至 pH＝5.0～6.0，于 55℃下真空干燥，得淡黄色固体 **107-3** 152.9g，收率为 91.9%，mp 108～110℃（文献 [11]：mp 101.5～103.5℃）。

2. 4-(2,4,5-三氟苯基)-3-氧代丁酸甲酯（107-4）的制备

在反应瓶中加入甲醇 900mL、化合物 **107-3** 150g（474mmol），搅拌回流 2.5h。反应结束后，将反应液减压蒸馏除尽甲醇，将所得的油状剩余物溶于 65mL 甲基叔丁醚中，冷却析晶，析晶完全后过滤，得浅黄色固体 **107-4** 115.3g，收率 97.8%，mp 39.0～40.0℃（文献 [12]：mp 40.0～41.0℃）。

^{1}H-NMR（400MHz，$CDCl_3$）δ：6.98～7.15（1H，m），6.83～6.97（1H，m），3.84（2H，s），3.73（3H，s），3.54（2H，s）。

3. 3-(1-苯基乙基氨基)-4-(2,4,5-三氟苯基)-2-丁烯酸甲酯（107-5）的制备

在反应瓶中加入异丙醇 350mL、化合物 **107-4** 110g（447mmol）、(*R*)-α-苯乙胺 81.1g（670mmol）和乙酸 40.2g（670mmol），搅拌升温至 45～50℃，反应过夜。将反应液倒入盛有 200mL 饱和 Na_2CO_3 溶液的反应瓶中，搅拌下加入 400mL 乙酸乙酯，搅拌 10min。静置分层，分取水相用乙酸乙酯（200mL×2）提取，合并有机相，用水洗涤（300mL×4），再用饱和 NaCl 水溶液洗至中性，用无水 Na_2SO_4 干燥，过滤，滤液减压浓缩，得油状物粗品 **107-5** 134.2g，不需进一步纯化，直接用于下一步反应。

^{1}H-NMR（400MHz，$CDCl_3$）δ：10.07（1H，d，*J*＝7.8Hz），7.15～7.31（5H，m），6.84～6.93（2H，m），4.88（2H，s），4.57（1H，s），4.48～4.51（1H，m），1.47（3H，d，*J*＝4.5Hz）。

4. (*R*)-3-[(1*R*)-1-苯基乙基氨基]-4-(2,4,5-三氟苯基)-2-丁酸甲酯（107-6）的制备

在反应瓶中加入 THF 1200mL、化合物 **107-5** 120.0g（342mmol）、乙酸 28.0g（467mmol）和硼氢化钠 26.0g（688mmol），加完，室温搅拌反应过夜。在另一反应瓶中加入 500mL 冰水，然后将反应液在搅拌下倒入该冰水中，搅拌下缓慢加入饱和 $NaHCO_3$ 水溶液，有大量气泡产生，调节 pH 至 7.0～8.0，搅拌 1.0～1.5h。抽滤，滤饼用乙酸乙酯洗涤，将滤液倒入分液漏斗中，分层，水相用乙酸乙酯（500mL×2）提取，合并有机相，分别用水（400mL×2）、饱和 NaCl 溶液（400mL×1）洗涤，用无水 Na_2SO_4 干燥 30min。抽滤，除去无机盐，滤饼用少量乙酸乙酯润洗，合并滤液，减压浓缩得油状物，将其与 400mL 乙醇回流溶清后缓慢降温析晶，抽滤析出的晶体得固体 **107-6** 90.5g，收率为

70.4%，纯度>99.5%（HPLC 法），de 值>99.5%（HPLC 法）。

^{1}H-NMR（400MHz，$CDCl_3$）δ：7.16～7.26（3H，m），7.04～7.06（2H，m），6.79～6.90（2H，m），4.84（2H，s），3.19～4.13（5H，m），1.20～1.25（3H，m）。

5. 7-[1-氧代-(3*R*)-3-[(1*R*)-1-苯基乙基氨基]-4-(2,4,5-三氟苯基)丁基]-3-三氟甲基-5,6,7,8-四氢-1,2,4-三唑并［4，3-a］吡嗪（107-7）的制备

在反应瓶中加入 **107-6** 80.0g（228mmol）、三氟甲基哌嗪并三唑盐酸盐 557.3g（250mmol）、乙腈 240mL 和二异丙基乙胺（DIPEA）38.2g（296mmol），室温搅拌，缓慢加入 7.79g（68mmol）三氟乙酸，加热至 70℃，保温反应 5h。TLC 跟踪监测，反应完在搅拌下将反应液倒入 300mL 冰水中（在另一反应瓶进行），继续搅拌加入 300mL 乙酸乙酯，搅拌 10min。静置分层，水层用乙酸乙酯（150mL×2）提取，合并乙酸乙酯层，依次用水（150mL×2）、饱和 NaCl 溶液（200mL×1）洗涤，用无水 Na_2SO_4 干燥 15min。抽滤，滤饼用少量乙酸乙酯润洗，合并滤液减压浓缩得油状物粗品。向粗品中加入 300mL 乙醇，加热至溶清，搅拌下降温至 20℃以下，缓慢滴加 8.3mol/L NaOH 溶液 30mL，室温搅拌 1h，静置，于冰箱中过夜。析出固体过滤，用异丙醇洗涤，抽干，于 60℃干燥，得淡红色固体 **107-7** 97.4g，收率为 83.7%，mp 132～134℃，$[\alpha]_D^{23}=17.6°$（$c=1$，CH_3OH）［文献［13］：$[\alpha]_D^{23}=18.0°$（$c=1$，CH_3OH）］。

^{1}H-NMR（400MHz，$CDCl_3$）δ：7.16～7.26（3H，m），7.04～7.06（2H，m），6.79～6.90（2H，m），4.87（2H，s），3.19～4.13（5H，m），3.18（1H，s），2.68（2H，s），2.40～2.54（2H，m），1.20～1.25（3H，m）。

6. (3*R*)-3-氨基-1-[3-(三氟甲基)-5,6,7,8-四氢-1,2,4-三唑并[4,3-a]吡嗪-7-基]-4-(2,4,5-三氟苯基)丁-1-酮（西格列汀）(107-8）的制备

在氢化釜中加入 800mL 甲醇、90mL 去离子水和化合物 **107-7** 90.0g（176mmol）（2L 容积的氢化釜），搅拌下加入 32g（533mmol）乙酸和 9.0g 质量分数为 10%的 Pd/C 催化剂，于氢气压力 1.0MPa、温度 50℃反应 14h（按氢化反应安全操作规范进行）。反应完，降温，释放 H_2，搅拌下将反应液减压吸出氢化釜，用 500mL 甲醇洗涤氢化釜，抽滤，滤饼用少量甲醇洗涤，合并滤液和洗液减压浓缩，搅拌下缓慢加入 300mL 饱和 $NaHCO_3$ 水溶液，加入 400mL CH_2Cl_2，调节 pH 至 8.0～9.0，搅拌 30min。将溶液倒入分液漏斗中，水层用 CH_2Cl_2（100mL×2）提取，合并 CH_2Cl_2 层，依次用水（200mL）、饱和 NaCl 溶液（200mL）各洗一次，用无水 Na_2SO_4 搅拌干燥 30min。抽滤，滤除无机盐，滤饼用少量 CH_2Cl_2 溶解，抽滤，合并滤液（CH_2Cl_2 层），减压浓缩得油状物。

将上述油状物用 200mL 乙醇加热搅拌至溶清，加入 2.0g 活性炭，搅拌 5min。热滤，冷却，溶液静置于冰箱中析晶过夜。将析出的固体过滤，滤饼用少量乙醇洗涤，抽干，于 60℃真空干燥，得类白色固体 **107-8** 64.0g，收率为 81.2%，纯度>99.5%［HPLC 法］，ee 值>99.5%［HPLC 法］，mp 117.0～118.0℃（文献［14］：mp 117.6～118.6℃），$[\alpha]_D^{23}=-23.8°$（$c=1$，$CHCl_3$）［文献［15］：$[\alpha]_D^{23}=-22.6$（$c=1$，$CHCl_3$）］。

^{1}H-NMR（400MHz，$CDCl_3$）δ：7.10～7.16（1H，m），6.88～6.94（1H，m），4.88～5.06（2H，m），4.07～4.22（3H，m），3.70～3.98（1H，m），3.64～3.69（1H，m），2.82～2.95（2H，m），2.58～2.80（2H，m）。

ESI-MS（m/z）：408.0［$M+H$］$^+$。

7. 磷酸西格列汀（107）的合成

在反应瓶中加入 **107-8** 55g（135mmol）、异丙醇 115.5mL 和去离子水 49.5mL，搅拌下

加入质量分数 85%的 H_3PO_4 15.5g（135mmol），加热溶清（内温为 72～75℃），降温至 60～65℃搅拌 1h。降至室温，搅拌过夜。抽滤，用异丙醇洗滤饼，于 80℃下真空干燥 4～6h。得 **107** 64.9g，收率为 91.8%，mp 214～216℃（文献 [5]：mp 215～217℃），$[\alpha]_D^{23}$ = −23.1°（c=1，H_2O）[文献 [16]：$[\alpha]_D^{23}$ = −20.9°（c=1，H_2O）]。

^1H-NMR（400MHz，D_2O）δ：7.02～7.19（1H，m），6.81～7.02（1H，m），4.78～4.88（2H，m），4.17～4.25（2H，m），3.89～3.97（3H，m），2.77～3.02（4H，m）。

参考文献

[1] Merck Index 15th：8690.
[2] WO，03004498，2003.
[3] US，6699871，2004.
[4] Kim D，et al. J Med Chem，2005，48：141-151.
[5] Hansen K B，et al. Org Process Res Dev，2005，9：634-639.
[6] Thornberry N A，et al. Curr Top Med Chem，2007，7：557.
[7] Zeng W，et al. Rapid Commun Mass Spectrom，2006，20：1169.
[8] Herman G A，et al. Clin Pharmacol Ther，2005，78：675.
[9] Deacon C F，et al. Curr Opin Investig Drugs，2005，6：419-426.
[10] Choy M，et al. Cardiology Rev，2007，15：264-271.
[11] US，8580997，2013.
[12] Kubryk M，et al. Tetrahedron Asymmetry 2006，17（2）：205-209.
[13] Lin Kuai-le，et al. Synth Commun，2013，43（24）：3281-3286.
[14] WO，2010000469.
[15] ZHOU Sheng-bin，et al. Angew Chem（Int Ed Engl），2014，53（30）：7883-7886.
[16] WO，2013065066.
[17] 许菁，等．中国药物与临床，2007，7（11）：861-863.
[18] WO，2004085378. WO，2004085661.
[19] 李玲，等．实用药物与临床，2013，(6)：496-498.
[20] WO，2009085990.
[21] 孙桂芳，等．中国医药工业杂志，2008，39（5）：383-386.
[22] 王建塔，等．中国医药工业杂志，2011，42（8）：561-564.
[23] 邹栩，等．世界新药动态分析．上海：第二军医大学出版社，2010：226.
[24] 金鑫，等．中国药物化学杂志，2015，25（5）：382-385.
[25] 叶勤建，等．现代药物与临床，2016，31（10）：1513-1516.

108 DBPR 108

【别名】 HY-12528。

【化学名】 (2*S*,4*S*)-4-Fluoro-1-[[2-methyl-4-oxo-4-(pyrrolidin-1-yl)butan-2-amino]acetyl]pyrrolidine-2-carbonitrile。

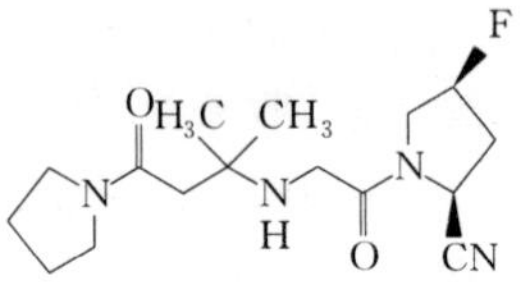

CAS [1186426-66-3] $C_{16}H_{25}FN_4O_2$ 324.39

【研发厂商】 石药集团有限公司和台湾健亚生物科技股份有限公司联合开发。

【研发动态】 2015 年 3 月批准开展Ⅰ期临床试验。未跟踪研发进展。

【性状】 mp 166～167℃，白色固体，溶于 DMSO。

【用途】 本品为二肽基肽酶Ⅳ抑制剂（DPP Ⅳ inhibitor；dipeptidyl peptidase Ⅳ inhibitor），通过抑制 DPP-Ⅳ的活性，导致胰高血糖素样肽-1（glucagon-like peptide-1；GLP-1）

和葡萄糖依赖性促胰岛素分泌多肽（glucose-dependent insulinotropic peptide；GIP）的水平及活性增高，进而调节血糖等指标，达到治疗糖尿病的目的。

【合成路线】 参见文献［1,3］。

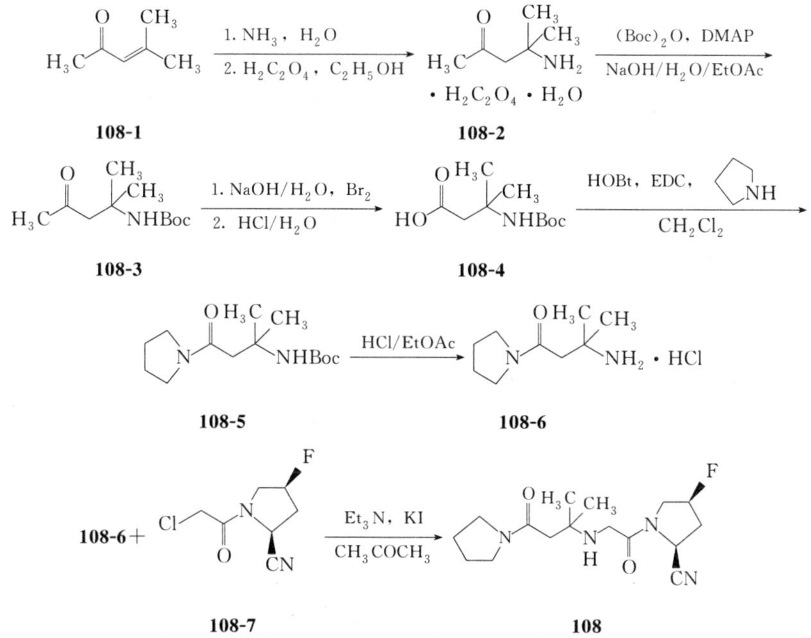

1. 4-氨基-4-甲基戊烷-2-酮草酸盐一水合物（108-2）的制备

在反应瓶中加入4-甲基-3-戊烯-2-酮（**108-1**）32.0g（0.33mol），冰浴降温至0～5℃，搅拌下加入氨水（27%）48mL（0.33mol），控制温度在10℃以下，反应液呈浅黄色，搅拌反应6h，直到溶液均一不分层。反应液室温下放置3天，颜色由浅黄色逐渐变成橘红色，减压去除多余的氨气，得到4-氨基-4-甲基戊烷-2-酮的水溶液。逐渐将39.5g（0.31mol）草酸溶于480mL 95%乙醇溶液中（在另一反应瓶中进行），然后将制备的4-氨基-4-甲基戊烷-2-酮的水溶液往草酸乙醇溶液中（在冰浴和搅拌下进行）滴加，有白色固体析出，滴加完，将所得的溶液放入冰箱中静置10h。抽滤，并用20mL 95%乙醇洗涤，得 **108-2** 46.7g，收率为67%，mp 126～127℃（文献［6］mp 126～127℃）。产物为白色固体。

^{1}H-NMR（500MHz，DMSO-d_6）δ：1.28（6H，s），2.12（3H，s），2.86（2H，s）。

2.（2-甲基-4-氧代戊烷-2-基）氨甲酸叔丁酯（108-3）的制备

在反应瓶中依次加入 **108-2** 20.0（0.09mol）、NaOH 7.5g（0.19mol）、乙酸乙酯100mL、水20mL和DMAP 0.2g（0.0016mol），在冰浴冷却下，冷至10℃以下，搅拌滴加23.5g（0.11mol）二碳酸二叔丁酯溶于20mL乙酸乙酯的溶液，滴毕，升温至45℃，搅拌3.5h。TLC跟踪监测［展开剂：CH_2Cl_2/甲醇（10∶1）］，显示反应完成后，冰浴下滴加3mol/L盐酸，调节pH至4，加入60mL水洗涤有机相，分相，水相再加入乙酸乙酯提取（60mL×2）。合并乙酸乙酯有机相，用无水$MgSO_4$干燥，过滤，滤液减压蒸去溶剂，得黄色油状物 **108-3** 14.8g，收率为72%。

^{1}H-NMR（500MHz，$CDCl_3$）δ：1.35（6H，s），1.42（9H，s），2.14（3H，s），2.88（2H，s），4.83（4H，s）。

3. 3-(叔丁基氧基羰基）氨基-3-甲基丁酸（108-4）的制备

在反应瓶加入172mL水和NaOH 21.1g（0.53mol），搅拌溶解，在冰浴冷却下降温至−5～

0℃，搅拌下滴加 Br_2 30.7g（0.19mol），温度控制在 0～5℃，保温 20min。滴加 **108-3** 13.8g（0.064mmol），滴加完，继续控温在 0～5℃，保温搅拌反应 2.5h。自然升温至室温，反应 3h。TLC 跟踪监测［展开剂：石油醚/乙酸乙酯（4∶1）］，显示反应完成后，冰浴下滴加 3mol/L 盐酸，调节 pH 至 5，用乙酸乙酯提取（100mL×2），合并有机层（乙酸乙酯层），用无水硫酸镁干燥，过滤，滤液减压浓缩去溶剂，得白色固体 **108-4** 10.5g，收率为 75%，mp 91～93℃。

^{1}H-NMR（500MHz，$CDCl_3$）δ：1.40（6H，s），1.45（9H，s），2.72（2H，s），5.01（1H，s），9.80（1H，s）。

4.［2-甲基-4-氧代-4-(吡咯烷-1-基）丁烷-2-基］氨甲酸叔丁酯（108-5）的制备

在反应瓶中依次加入 CH_2Cl_2 70mL、HOBt 8.2g（61mmol）、EDC 12.9g（67mmol）和化合物 **108-4** 13.3g（61mmol），搅拌下冰浴降温至 0～5℃，滴加含四氢吡咯 4.8g（67mmol）的 CH_2Cl_2 溶液，滴毕，缓慢升温至室温，搅拌反应 12h。TLC 跟踪监测［展开剂：石油醚/乙酸乙酯（3∶1）］，显示反应完成后，在冰浴冷却下滴加 3mol/L 盐酸调节 pH 至 4，加入 40mL 水，有固体析出，抽滤，有机相依次用 40mL 饱和 $NaHCO_3$ 溶液和 40mL 饱和 NaCl 溶液洗涤，经无水 $MgSO_4$ 干燥，过滤，滤液减压蒸去溶剂，得黄色油状物 **108-5** 14.8g，收率为 90%。

^{1}H-NMR（500MHz，$CDCl_3$）δ：1.42（9H，s），1.44（6H，s），1.83～1.89（2H，m），1.92～1.97（2H，m），2.54（2H，s），3.45～3.50（4H，m），5.85（1H，s）。

5. 3-氨基-3-甲基-1-(四氢吡咯-1-基丁烷-1-酮盐酸盐）（108-6）的制备

在反应瓶中加入 43mL 4mol/L 盐酸/乙酸乙酯溶液和化合物 **108-5** 10.8g（40mmol），搅拌升温至 45℃，维持在该温度下 10min 后有固体产物析出，搅拌反应 3h。TLC 跟踪监测［展开剂：石油醚/乙酸乙酯（3∶1）］，显示反应完成后，自然冷却反应液至室温，再放入冰箱冷藏过夜，抽滤，得白色固体 **108-6** 6.5g，收率为 79%，mp 154～156℃。

^{1}H-NMR（500MHz，$CDCl_3$）δ：1.57（6H，s），1.84～1.89（2H，s），1.93～1.99（2H，m），2.63（2H，m），3.36～3.39（2H，m），3.42～3.45（2H，s）。

6.（2*S*，4*S*）-4-氟-1-[[2-甲基-4-氧代-4-(吡咯烷-1-基）丁烷-2-氨基］乙酰基］吡咯烷-2-甲腈（DBPR 108）（108）的合成

在反应瓶中依次加入中间体 **108-6** 5.0g（24mmol）、丙酮 42mL 和三乙胺 6.68g（66mmol），室温搅拌 15min。然后加入 1.10g（6.6mmol）碘化钾，搅拌下分批加入 4.19g（22mmol）（2S，4S)-1-(2-氯乙酰基)-4-氟吡咯烷-2-甲腈（**108-7**）［合成方法参照文献［3］：以（2*S*，4*S*)-4-氟-2-腈基吡咯烷-1-甲酸叔丁酯为原料，在对甲苯磺酸的条件下脱除叔丁氧羰基并成盐，再在三乙胺存在下与氯乙酰氯缩合而得化合物 **108-7**］，反应 4h。TLC 跟踪监测［展开剂：二氯甲烷/甲醇（10∶1）］，显示反应完成后，将反应液过滤，滤液减压浓缩至干，得到白色固体，将其用 20mL 丙酮重结晶，过滤，得 **108** 的白色固体 4.4g，收率为 62%，纯度为 99.5%［HPLC 面积归一化法：色谱柱为 Water-Xterra-Ms-C_{18} 柱；流动相为磷酸盐缓冲液（pH＝6.5)/甲醇（50∶50)；检测波长为 228nm；柱温 35℃；流速 0.6mL/min］，mp 166～167℃。

^{1}H-NMR（500MHz，$CDCl_3$）δ：1.21（6H，s），1.83～1.89（2H，m），1.92～1.98（2H，m），2.26～2.49（4H，m），2.67～2.73（1H，m），3.42～3.46（6H，m），3.51～4.03（2H，m），4.95（2/3H，d，J＝9.0Hz），5.28（1/6H，t，J＝3.5Hz），5.37～5.47（1/2H，m），5.48（1/3H，t，J＝3.5Hz），5.53（1/3H，d，J＝9.0Hz）。

^{13}C-NMR（125MHz，$CDCl_3$）δ：24.34，26.12，26.81，27.04，36.03，43.98，44.87，45.51，45.63，47.10，52.37，52.65，93.15，117.79，169.81，170.89。

ESI-MS：325.2 $[M+H]^+$。

参考文献

[1] 姜国优，等．中国新药杂志，2016，25（13）：1531-1534.
[2] 李祎华，等．中国新药杂志，2008，17（20）：1739-1745.
[3] 赵琳，等．中国新药杂志，2014，23（23）：2786-2789.
[4] Yeh T K，et al. Bioorg Med Chem Lett，2010，20（12）：3596-3600.
[5] WO. 2009111239.
[6] Haeseler P R. Org Synth，1926，6（1）：28-30.
[7] Sandborn L T，Org Synth，1928，8（10）：104-110.

109 琥珀酸曲格列汀（Trelagliptin Succinate）

【别名】 SYR 111472 succinate，SYR472，Zafatek®。

【化学名】 2-[6-[(3*R*)-Amino-piperidin-1-yl)-3-methyl-2,4-dioxo-3,4-dihydro-(2*H*)-pyrimidin-1-ylmethyl]-4-fluoro-benzonitrile Succinate。

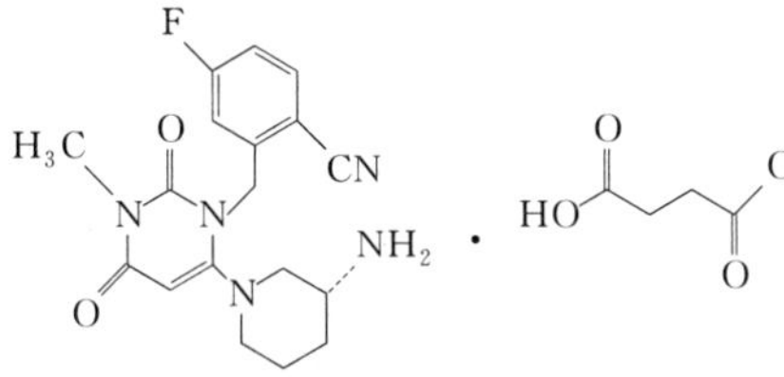

曲格列汀	CAS[865759-25-7]	$C_{18}H_{20}FN_5O_2$	357.38
琥珀酸曲格列汀	CAS[1029877-94-8]	$C_{18}H_{20}FN_5O_2 \cdot C_4H_6O_4$	475.45

【研发厂商】 日本武田药品工业株式会社。

【首次上市时间和国家】 2015 年首次在日本上市。

【性状】 其游离碱为白色固体。琥珀酸曲格列汀也为白色固体，mp 190.4～193.3℃。

【用途】 本品为二肽基肽酶Ⅳ（DPP-Ⅳ）抑制剂，通过选择性、持续性抑制 DPP-Ⅳ，控制血糖水平。本品临床用于 2 型糖尿病的治疗。本品具有良好的安全性和耐受性，每周给药一次便可有效控制血糖水平，改善患者的用药依从性。本品耐受性好，不良反应小。

【合成路线】 具体路线如下。

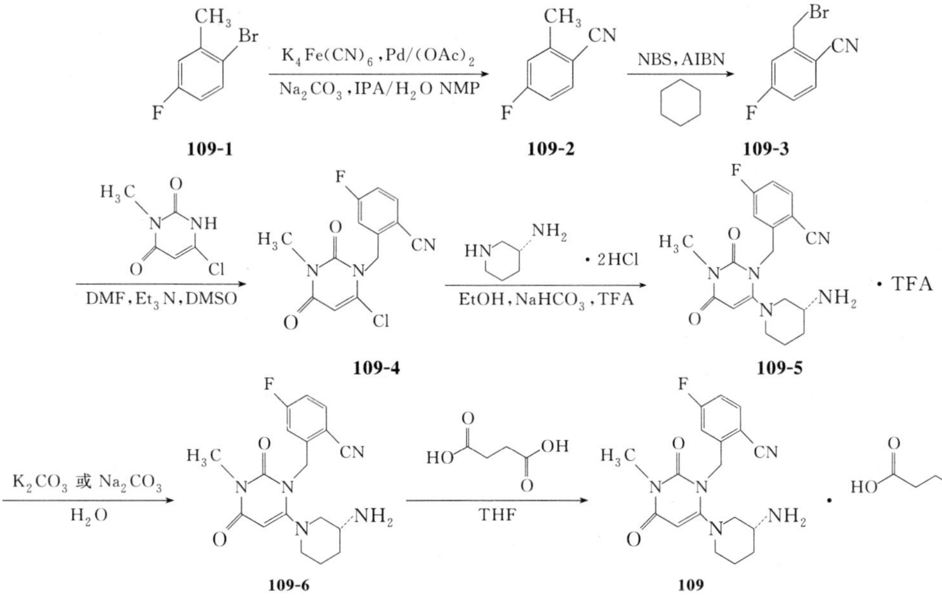

1. 4-氟-2-甲基苯腈（109-2）的制备

在反应瓶中加入 N-甲基的咯烷酮（NMP）10mL、Na_2CO_3 2.8g（26mmol）Pd$(OAc)_2$ 0.01g（0.07mmol），搅拌下滴加异丙醇和水（5∶3）的混合液 4mL，滴完后，室温下搅拌反应 10min。一次性加入含 2-溴-5-氟甲苯（**109-1**）5g（26mmol）的 NMP 溶液，同时升温至 130℃，加入亚铁氰化钾 2g（5.4mmol），通 N_2 保护，搅拌反应 14h。反应完，冷却至室温，加入 40mL H_2O 稀释反应液，用正己烷（30mL×3）提取，合并有机相，用饱和食盐水（30mL×3）洗涤，用无水 Na_2SO_4 干燥，过滤，滤液减压抽真空除溶剂，得粗品 **109-2** 3.2g，重结晶得白色结晶 2.21g **109-2**，收率 65%，mp 70～74℃。

^{1}H-NMR（400MHz，$CDCl_3$），δ：7.6（1H，dd，J＝5.6Hz，8.1Hz），6.93～7.05（2H，m），2.55（3H，s）。

2. 2-溴甲基-4-氟苯腈（109-3）的制备

在反应瓶中加入 **109-2** 2.21g（16.3mmol）、NBS 1.6g（8.95mmol）、AIBN（偶氮二异丁腈）溶液（0.05 等效量）、15mL 环己烷，在 N_2 保护下，无水无氧体系下，搅拌升温至 60℃，保温搅拌反应 1h。补加 NBS 1.6g、AIBN（0.5 等效量），TLC 跟踪反应至反应结束。冷却反应液，真空抽滤得橘黄色有刺激性液体，减压旋蒸蒸干溶剂，得 **109-3** 粗品 3.1g，粗品为棕色油状物，未进一步纯化，直接用于下步反应。

^{1}H-NMR（400MHz，$CDCl_3$），δ：7.68（1H，dd，J＝5.6Hz，8.4Hz），7.28（1H，dd，J＝2.4Hz，8.7Hz），7.12（1H，m），4.6（2H，s）。

3. 2-(6-氯-3-甲基-2,4-二氧代-3,4-二氢-2*H*-嘧啶-1-基甲基)-4-氟苄腈（109-4）的制备

在反应瓶中加入 DMSO 20mL、3-甲基-6-氯尿嘧啶 3g（18.7mmol），于 30℃搅拌至反应液澄清，缓慢加入三乙胺 3.6g，滴毕，搅拌反应 30min 待用。用 10mL DMSO 和 2mL DMF 混合液溶解 2-溴甲基-4-氟苯腈（**109-3**）3.1g（约 14.49mmol），将其滴加至上述待用的反应液中（缓慢滴加），室温搅拌反应过夜。反应完，加入 20mL 水稀释，用乙酸乙酯（30mL×3）提取，合并有机相，加入 1g 活性炭脱色，过滤，滤液减压旋蒸干溶剂，往剩余物倒入 30mL 冰水，立即有大量沉淀产生，静置，抽滤，洗涤滤饼，干燥滤饼，得 **109-4** 粗品 4g，用 THF 和正己烷混合溶剂重结晶，得 **109-4** 精制品（白色粉末）2.86g，收率为 70%，mp 191.7～192.7℃。**109-4** 的分子式：$C_{13}H_9ClFN_3$。

^{1}H-NMR（400MHz，DMSO-d_6）δ：7.73（1H，dd，J＝7.2Hz，8.4Hz），7.26（1H，d，J＝4.0Hz），7.11～7.17（1H，m），6.94（1H，dd，J＝2.0Hz，9.0Hz），6.034（2H，s），3.39（3H，s）。

ESI-MS（m/z）：358.1 $[M+H]^+$。

4. 2-[6-(3*R*)-氨基哌啶-1-基)-3-甲基-2,4-二氧代-3,4-二氢-2*H*-嘧啶-1-基甲基]-4-氟苄腈三氟乙酸盐（109-5）的制备

在反应瓶中加入 20mL 无水乙醇、化合物 **109-4** 2.86g（9.7mmol）、(R)-3-氨基哌啶双盐酸盐 1.73g（10.0mmol）、$NaHCO_3$ 5g，搅拌溶解，升温至 100℃，搅拌反应，TLC 监控反应完全后，将反应液冷却至室温，过滤，用无水乙醇洗涤滤饼，抽干，滤液减压旋蒸除溶剂，剩余物用 CH_2Cl_2 溶解，用饱和 NaCl 水溶液洗涤，提取水相，合并有机相，与三氟乙酸成盐，有产品析出，过滤，洗涤滤饼，得白色结晶 **109-5** 3.8g，纯化产物得 **109-5** 精制品 2.97g，收率为 65%，mp 199.2～201.2℃。

^{1}H-NMR（400MHz，CD_3OD-d_4）δ：7.77～7.84（1H，m），7.16～7.27（2H，m），5.46（1H，s），5.14～5.35（2H，ABq），3.31～3.45（2H，m），3.17（3H，s），2.98～

3.11 (1H, m), 2.67～2.92 (2H, m), 2.07～2.17 (1H, m), 1.82～1.92 (1H, m), 1.49～1.81 (2H, m)。

ESI-MS (*m/z*): 358.1 [M+H]$^+$。

5. 2-[6-[(3*R*)-氨基哌啶-1-基]-3-甲基-2,4-二氧代-3,4-二氢-2*H*-嘧啶-1-基甲基]-4-氟苄腈琥珀酸盐(琥珀酸曲格列汀)(109)的合成

在反应瓶中加入 CH_2Cl_2 20mL、纯 H_2O 10mL、上步制备的化合物 **109-5** 2.97g，搅拌混合，往该混合物中搅拌滴加饱和的 K_2CO_3 水溶液，调节 pH，直到混合物的 pH 至>12，静置分层，分液，提取水相（用 CH_2Cl_2 提取），合并有机相，用水洗涤，用无水 Na_2SO_4 干燥，过滤，滤液减压旋蒸蒸干溶剂，得灰白色固体 **109-6**。可直接用于下步反应。

在另一反应瓶中加入 **109-6** 一批量、THF 10mL 和异丙醇 5mL，搅拌混合，将混合液搅拌升温至 60℃，直至混合液溶清，滴加等效量的琥珀酸的 THF 溶液，滴加完，有结晶缓慢析出，保温反应 1h。冷却至 25℃搅拌过夜。将沉淀物过滤（抽滤），洗涤（用适量异丙醇）滤饼，抽干，真空干燥，得白色的琥珀酸曲格列汀（**109**）2.4g，收率为 80%，mp 190.4～193.3℃，纯度为 99.61%（HPLC 归一化法），ee 值为 99.3%。

^{1}H-NMR (400MHz CD_3OD-d_4) δ: 7.77～7.86 (1H, m), 7.13～7.27 (2H, m), 5.46 (1H, s), 5.14～5.35 (2H, ABq), 3.30～3.45 (2H, m), 3.17 (3H, s), 2.98～3.11 (1H, m), 2.67～2.92 (2H, m), 2.51 (4H, s), 2.07～2.17 (1H, m), 1.82～1.92 (1H, m), 1.49～1.81 (2H, m)。

ESI-MS (*m/z*): 358.1 [M+H]$^+$。

合成 **109** 过程中，采用盐转盐的分式，代替文献 [13] 中用游离碱直接制备，避免由于游离碱不稳定带来的消旋化或分解，同时在制备 TFA 盐后重结晶，然后碱解，制成的琥珀酸曲格列汀纯度高。

参考文献

[1] 叶佳丽，等．药学学报，2016，(11)：1759-1764.
[2] 徐声辉，等．中国医药工业杂志，2016，47 (2)：230-232.
[3] 褚青松，等．中国药物化学杂志，2016，(4)：326-329.
[4] Feng J，et al. J Med Chem，2007，50 (10)：2297-3000.
[5] Zhang Z，et al. J Med Chem，2011，54 (2)：510-524.
[6] Anonym. Standards of Medical care in diabetes，20015：Summary of revisions. Diabetes Care，2015，38：S4.
[7] 冯军，等．CN，1926128，2007.
[8] 吴文良，等．精细与专用化学品，2014，22 (5)：44-45.
[9] WO，2007035629. 2007 (CA，2007. 146：358875)．
[10] 刘昭文，等．海峡药学，2011，23 (9)：214-215.
[11] WO，2010109468，2010.
[12] 江洁滢，等．中国新药杂志，2015，24 (16)：1876-1878，1910.
[13] 于净平，等．中国新药杂志，2015，24 (9)：1061-1064.
[14] CN，103467445，2013.
[15] CN，103030631，2013.
[16] CN，103524483，2014.
[17] CN，102942556，2013.
[18] CN，103193762，2013.
[19] 刘永贵，等．现代药物与临床，2013，28 (2)：108-113.
[20] 黄建权，等．药品评价，2011，8 (21)：14-20.
[21] Havale S H，et al. Bioorg Med Chem，2009，17 (5)：1783-1802.
[22] WO，2008067465，2006.
[23] WO，2010029089，2008.
[24] WO，2009147125，2009.

[25] US，20070060530，2005.
[26] WO，2010149684，2010.
[27] 徐声辉，等. 中国医药工业杂志，2016，47（2）：230-232.
[28] EP，1586571，2004.
[29] 程文峰，等. 上海化工，2011.36（10）：11-13.

110 维格列汀（Vildagliptin）

【别名】 LAF-237，NVP-LAF 237，Equa，Galvus®，SP-13605，佳维乐，维达利停，维他列汀。

【化学名】 (2*S*)-1-[2-[(3-Hydroxytricyclo[3. 3. 1. $1^{3,7}$]dec-1-yl)amino]acetyl]-2-pyrrolidinecarbonitrile;1-[[(3-hydroxy-1-adamantyl)amino]acetyl]-2-cyano-(*S*)-pyrrolidine。

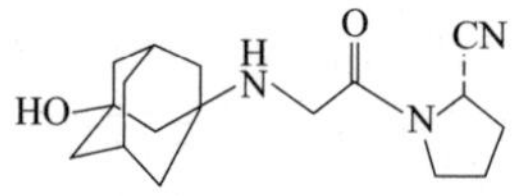

维格列汀 CAS [274901-16-5] $C_{17}H_{25}N_3O_2$ 303.41

【研发厂商】 瑞士诺华公司（Novartis）。

【首次上市时间和国家】 2007 年 9 月经欧盟批准在欧洲上市。

【性状】 白色固体（在乙酸乙酯中结晶），mp 138～140℃；结晶溶剂为 2-丙醇时，mp 148～150℃，[*α*]＝－78.3°（*c*＝9.73，甲醇）。

【用途】 胰高血糖素样肽-1（GLP-1）是肠促胰岛素（又称肠降血糖素，是一种在餐后分泌、有助于控制血糖的激素）家族中的一员，它具有促进胰岛素分泌，抑制胰升糖素释放，抑制胃排空，增加 B 细胞数量等作用。二肽基肽酶Ⅳ（DPP-Ⅳ）对 GLP-1 具有降解作用。本品为选择性的 DPP-Ⅳ抑制剂，口服具有生物活性，它通过增加血浆中 GLP-1 的水平来降低 2 型糖尿病患者的糖化血红蛋白（HbA1c）水平。研究表明，本品能显著地改善肥胖的 2 型糖尿病患者的胰岛素敏感性，增加葡萄糖的氧化作用和储存，抑制非酯化脂肪酸和脂质的氧化作用。本品适应证为 2 型糖尿病的治疗，其耐受性好，不良反应小而少。

【合成路线】 具体路线如下。

中间体 1-氨基金刚烷-3-醇（**110-3**）（1-Aminoadamantan-1-ol）的合成路线（1-氨基金刚烷-3-醇（1-aminoadamantan-1-ol）可以不用合成，有外购，而且纯度高好用）。

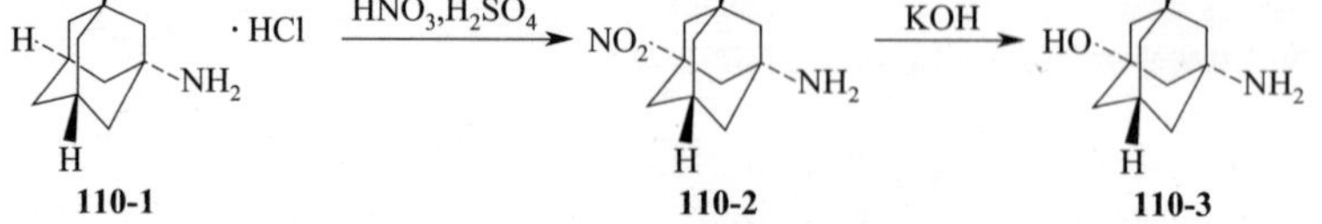

110-1 **110-2** **110-3**

中间体（*S*）-1-(2-氯乙酰基)-2-氰基吡咯烷(**110-8**)的合成路线

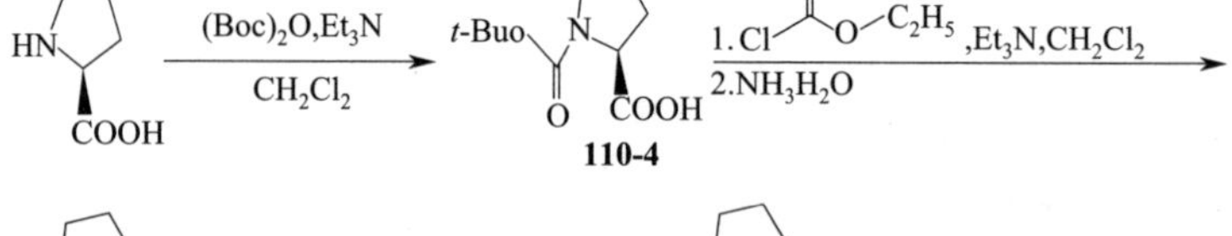

110-4

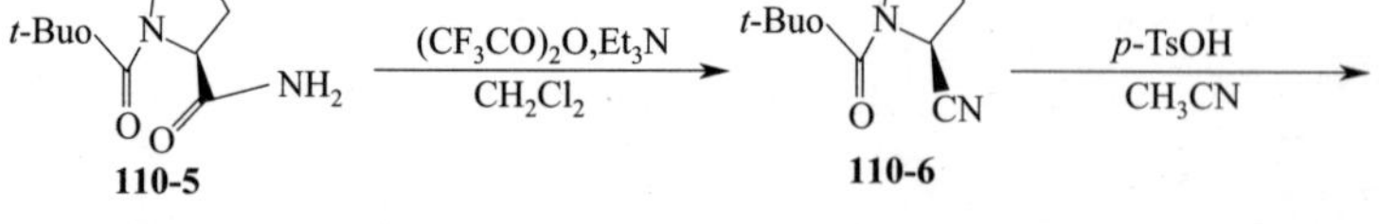

110-5 **110-6**

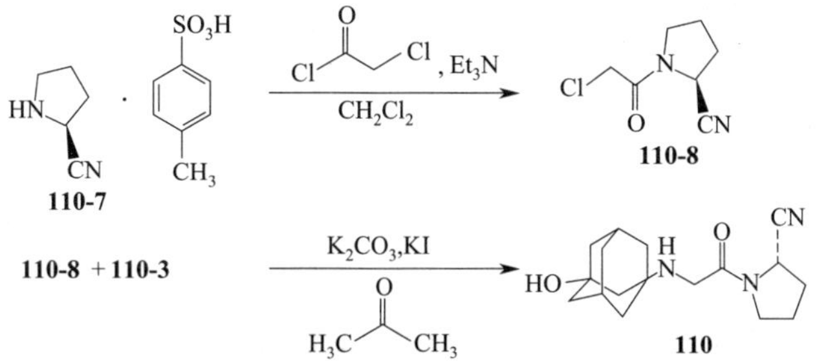

1. 1-氨基金刚烷-3-醇（110-3）的制备

在反应瓶中加入浓 H_2SO_4（96%）210mL（3.943mol）和 65% HNO_3 21.0mL（0.217mol），在快速搅拌下及冰水浴冷却下，分小批加入 1-金刚烷胺盐酸盐（**110-1**）（99%）21.0g（0.112mol），在 30min 内加完，加 1-金刚烷胺时有少量气泡出现，反应混合物微微放热，将该鼓气泡的黄色溶液在冰水浴冷却下搅拌反应约 2h，在室温搅拌 30h。反应液澄清成微亮黄色，倾倒至 100g 碎冰块中，此时溶液呈蓝绿色（此反应液中含化合物 **110-2**，即 3-硝基金刚烷-1-胺）。

在另一反应瓶中加入上述制备的硝基化合物 **110-2** 的溶液（在冰水冷却下），搅拌 30min。分小批加入纯度为 89%的 KOH 约 550g（8.74mol），在 45min 内加完。在加料进程中，反应为放热反应，反应物温度达到 80℃，并产生多量的棕色 NO_2 气体，加料结束，反应物是稠厚的带白色固体的浆状物（内含产物和盐），将得到的白色浆状物通过有硅藻土层的布氏漏斗过滤，用 1.2L CH_2Cl_2 洗涤，以水层提取的 CH_2Cl_2 层用无水 Na_2SO_4 干燥，过滤，滤液旋蒸蒸干溶剂，得白色固体 **110-3**，未进一步纯化，直接用于 **110** 的合成。

2. *N*-叔丁氧羰基-L-脯氨酸（110-4）的制备

在反应瓶中依次加入 L-脯氨酸 115g（1mol）、CH_2Cl_2 450mL、三乙胺 121g（1.2mol），维持温度约 5℃，搅拌滴加 250mL 含有 262g（1.2mol）二碳酸二叔丁酯的 CH_2Cl_2 溶液，滴加完，室温搅拌 10h。TLC 监控［展开剂：石油醚/乙酸乙酯（1∶2）］显示反应完成后，控制温度在 10℃以下，向反应瓶中滴加 3mol/L 盐酸调节 pH 至 2，充分搅拌后，静置分层，分液，有机相用 400mL 水洗涤，再用无水 $MgSO_4$ 干燥，过滤，减压浓缩除溶剂，得 183g 白色固体 **110-4**，收率 85%，mp 133～137℃。

^{1}H-NMR（500MHz，$CDCl_3$）δ：1.45（9H，s），1.89～2.28（4H，m），3.36～3.55（2H，m），4.24～4.36（1H，m），9.78（1H，brs）。

3. *N*-叔丁氧羰基-L-脯氨酰胺（110-5）的制备

在反应瓶中依次加入 **110-4** 75g（0.35mol）、CH_2Cl_2 750mL、三乙胺 50g（0.49mol），降温至−5℃左右，搅拌下加入氯甲酸乙酯 45g（0.42mol），加完，维持该温度继续搅拌反应 20min。TLC 跟踪监测［展开剂：石油醚/乙酸乙酯（1∶2）］，显示反应完成后，控制温度在 10℃以下滴加 200mL 氨水，滴加完，TLC 跟踪［展开剂：石油醚/乙酸乙酯（1∶2）］，显示反应完成后，分液，有机相用 300mL 水洗，无水 $MgSO_4$ 干燥，过滤，滤液减压浓缩除溶剂，得 71g 白色固体 **110-5**，收率为 95%，mp 101～104℃。

^{1}H-NMR（500MHz，$CDCl_3$）δ：1.47（9H，s），1.89～2.35（4H，m），3.35～3.48（2H，m），4.20～4.31（1H，m），5.56～6.85（2H，m）。

4. (*S*)-1-叔丁氧羰基-2-氰基吡咯烷（110-6）的制备

在反应瓶中依次加入 65g（0.3mol）（**110-5**）、CH_2Cl_2 325mL、三乙胺 91g（0.9mol），

于－5℃左右，搅拌下滴加三氟乙酸酐 95g（0.45mol），滴毕，继续搅拌反应 20min，TLC 跟踪监测［展开剂：石油醚/乙酸乙酯（1∶1）］，显示反应完成后，控制温度在 10℃以下滴加 150mL 水，搅拌，静置分层，分液，有机相用 1.5mol/L 盐酸洗涤，再用无水硫酸镁干燥，过滤，滤液减压浓缩除去溶剂，得亮黄色油状物 **110-6** 56.5g，收率为 96%。

^{1}H-NMR（500MHz，$CDCl_3$）δ：1.50（9H，s），2.02～2.25（4H，m），3.33～3.53（2H，m），4.45～4.56（1H，m）。

5.（*S*）-2-氰基吡咯烷对甲苯磺酸盐（110-7）的制备

在反应瓶中依次加入 **110-6** 49g（0.25mol）、乙腈 250mL，搅拌溶清，再加入对甲苯磺酸 90g（0.52mol），于室温搅拌反应 10h。TLC 跟踪监测［展开剂：石油醚/乙酸乙酯（1∶1）］，显示反应完成后，将反应液减压浓缩除去溶剂，得白色固体 **110-7** 54g，收率为 80%。

^{1}H-NMR（500MHz，DMSO-d_6）δ：1.96～2.06（2H，m），2.11～2.18（1H，m），2.29（3H，s），2.32～2.49（1H，m），3.23～3.33（2H，m），4.72（1H，t，J＝7.5Hz），7.12（2H，d，J＝8.0Hz），7.48（2H，d，J＝8.0Hz），9.70（2H，brs）。

6.（*S*）-1-（2-氯乙酰基）-2-氰基吡咯烷（110-8）的制备

在反应瓶中依次加入 CH_2Cl_2 200mL、化合物 **110-7** 54g（0.2mol）、三乙胺 30g（0.3mol），搅拌至溶液澄清。降温至 0℃，滴加氯乙酰氯 45g（0.4mol），滴毕，继续反应 20min，TLC 跟踪监测［展开剂：二氯甲烷/甲醇（20∶1）］，显示反应完成后，控制温度 10℃以下加入 150mL 水继续搅拌，分液，有机相用 150mL 饱和 $NaHCO_3$ 水溶液洗涤，用无水 $MgSO_4$ 干燥，过滤，滤液减压浓缩除去溶剂，得类白色固体 **110-8** 28g，收率为 81%，纯度为 99%［HPLC 归一化法：色谱柱为 C_{18} 柱，流动相为磷酸盐缓冲液（pH＝2.5）/乙腈（9∶1），检测波长为 210nm，柱温 35℃，流速 1.7mL/min］，mp 53～55℃。

^{1}H-NMR（500MHz，$CDCl_3$）δ：2.17～2.35（4H，m），3.52～3.63（1H，m），3.71～3.75（1H，m），4.03～4.23（2H，m），4.75～4.88（1H，m）。

ESI-MS（m/z）：173［M＋H］$^+$。

7.（2*S*）-1-［2-［（3-羟基三环［3.3.1.1^{3,7}］癸烷-1-基）氨基］乙酰基］-2-吡咯烷甲腈（维格列汀）（110）的合成

在反应瓶中依次加入 1-氨基金刚烷-3-醇（**110-3**）33g（0.2mol）、K_2CO_3 62g（0.45mol）、碘化钾 1.3g（0.008mol）和 200mL 丙酮，搅拌混合。于 30℃下滴加 60mL 溶有 26g（0.15mol）**110-8** 的丙酮溶液，滴加完升温至 50℃搅拌反应 30min。TLC 跟踪监测［展开剂：CH_2Cl_2/CH_3OH（10∶1）］，显示反应完成后，过滤，滤液减压浓缩完全，剩余物中加入 120mL 丙酮搅拌 30min。过滤，干燥滤饼，得 **110** 粗品 34g，粗品经 2-丁酮重结晶，得白色固体 **110** 29g，收率为 64%，纯度为 99.8%［HPLC 归一化法：色谱柱为 C_{18} 柱，流动相为磷酸盐缓冲液（pH＝6.5）/乙腈/甲醇（4∶1∶1），检测波长为 210nm，柱温 35℃，流速 1.0mL/min］，mp 150～153℃，$[\alpha]_D$＝－88.25°（c＝9.75，CH_3OH）。

^{1}H-NMR（500MHz，DMSO-d_6）δ：1.42～1.49（12H，m），1.64（1H，brs），1.80～2.30（6H，m），3.28～3.37（2H，m），3.40～3.62（2H，m），4.40（1H，s），4.71～4.73（0.8H，m），5.18～5.20（0.2H，m）。

^{13}C-NMR（125MHz，DMSO-d_6）δ：25.19，29.94，30.67（2），35.56，41，47（2），43，55，44，89（2），45.63，46.60，50.51，53.20，68.18，119.82，171.14。

ESI-MS（m/z）：304［M＋H］$^+$。

参考文献

[1] Merck, Index 15th: 10177.
[2] WO, 0034241, 2000.
[3] 宋伟国，等．中国医药工业杂志，2012，43（12）：965-967.
[4] Groxta J D, et al. Drugs, 2008, 68 (26): 2387-2409.
[5] Villhauer E B, et al. J Med Chem, 2003, 46 (13): 2774-2789.
[6] WO, 2006100181, 2006.
[7] US, 20080167479, 2008.
[8] WO, 2010022690, 2010.
[9] Fukushima H, et al. Bioorg Med Chem, 2004, 12 (23): 6053-6061.
[10] Singh S K, et al. Beilsten J Org Chem, 2008, 4 (20): No pp given.
[11] Kuznetsov S A, et al. Izvestiya Vysshikh Uchebnykh Zavedeni Khimiyai Khimicheskeskaya Tekhnologiya, 2005, 48 (10): 62-64.
[12] Asensio G, et al. J Am Chem Soc, 1993, 115 (16): 7250-7253.
[13] Lavrova L N, et al. Xuuuko-фароuaoy eбmuчeckuŭ Журнаи, 1990, 24 (1): 29-31.
[14] Villhauer E B, et al. J Med Chem, 2002, 45: 2362-2365.
[15] 司旭，等．国际药学研究杂志，2015，42（2）：156-159.
[16] 史娇阳，等．中国医药工业杂志，2013，44（2）：206-207.
[17] 攀新星，等．中国新药杂志，2008，17（14）：1272-1274.
[18] WO, 2011101861, 2011 (CA, 2011, 155: 431675).
[19] WO, 2012004210, 2012 (CA, 2012, 156: 175113).
[20] WO, 2004092127, 2004 (CA, 2004, 141: 379799).
[21] WO, 2011012322, 2011 (CA, 2011, 154: 182858).
[22] CN, 101798270, 2010 (CA, 2010, 153: 333654).
[23] Khusnutdinov R I, et al. J Org Chem, 2009, 45 (8): 1137-1142.
[24] 丁景伟．中国医药工业杂志，2015，46（11）：1169-1172.
[25] 陈仁杰，等．合成化学，2015，23（7）：657-659.
[26] CN, 105085360A, 2015.
[27] 尤启冬，林国强．手性药物研究与评价．北京：化学工业出版社，2011：815-816.
[28] Ahren B, et al. Eur J Pharmacol, 2000, 404 (1-2): 239-245.
[29] Hughes T E, et al. Diabetes, 2002, 51 (Suppl, 2): Abst 272-OR.
[30] 杨金路，等．中国新药杂志，2015，24（11）：1295-1297，1315.
[31] US, 6166063, 2000.
[32] Foley J E, et al. Horm Metab Res, 2009, 41: 905.
[33] Goodman M, et al. Hor Metab Res, 2009, 41: 368.
[34] Banerjee M, et al. Expert Opin Pharmacother, 2009, 10: 2745-2757.

111 苯甲酸阿格列汀（Alogliptin Benzoate）

【别名】 SYR-322，尼欣那（Nesina）。

【化学名】 2-[[6-[(3*R*)-3-Amino-1-piperidinyl]-3, 4-dihydro-3-methyl-2, 4-dioxo-1-(2*H*)-pyrimidinyl]methyl]benzonitrile monbenzoate。

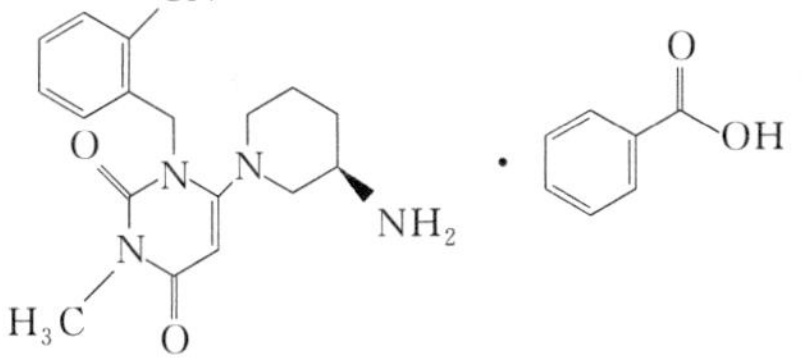

阿格列汀	CAS [850649-61-5]	$C_{18}H_{21}N_5O_2$	339.40
苯甲酸阿格列汀	CAS [850649-62-6]	$C_{18}H_{21}N_5O_2 \cdot C_7H_6O_2$	461.52

【研发厂商】 日本 Takeda Pharmaceutical Co. Ltd。

【首次上市时间和国家】 2010 年首次在日本上市，2013 年 1 月获美 FDA 批准在美国上市。

【性状】 游离碱为固体，溶于THF、二噁烷、乙腈、乙酸乙酯和二氯甲烷。本品为类白色固体。

【用途】 本品为抗糖尿病药［二肽基肽酶Ⅳ（DPP-Ⅳ）抑制剂］。2型糖尿病近年来不断增加，并且目前的治疗方法通常都伴随着继发性肾衰竭。DPP-Ⅳ能够抑制胰升糖素样肽-1（GLP-1）和葡萄糖依赖性促胰岛素多肽（GIP）的肠促胰岛素活性。本品对DPP-Ⅳ具有有效的高选择性的抑制作用，是治疗2型糖尿病的新型药。临床前实验表明，抑制DPP-Ⅳ可以增加内源性GLP-1和GIP浓度，从而增加胰岛素分泌并改善葡萄糖耐受性，并且可以选择性抑制DPP-Ⅳ，改善2型糖尿病患者血浆中的葡萄糖浓度。因此，抑制DPP-Ⅳ是治疗2型糖尿病的新途径。本品耐受性好，无明显不良反应，剂型为片剂。

【合成路线】 具体路线如下。

合成路线一：采用3-甲基-6-氯尿嘧啶的方法（参见文献［10，16，26］）。

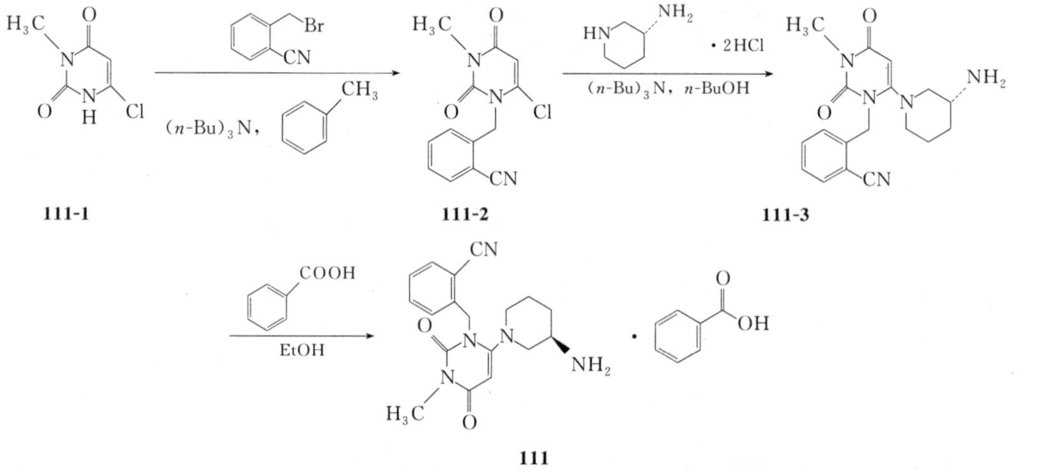

1. 2-(6-氯-3-甲基-2,4-二氧代-3,4-二氢-2*H*-嘧啶-1-基甲基）苄腈（111-2）的制备

在反应瓶中依次加入甲苯100mL、3-甲基-6-氯尿嘧啶（**111-1**）16.0g（0.10mol）、2-溴甲基苄腈21.6g（0.11mol）和三正丁胺35.5mL（0.15mol），搅拌，于80℃反应5h（TLC跟踪监测）。反应完，将反应液冷却至0～5℃，加入水30mL，搅拌30min，抽滤，得到白色固体**111-2** 23.4g，收率为85%，直接用于下步反应。

^{1}H-NMR（300MHz，DMSO-d_6）δ：3.28（3H，s），5.38（2*H*，s），5.42（2H，s），6.11（1H，s），7.34（1H，d，J=8.0Hz），7.48（1H，d，J=7.5Hz），7.68（1H，d，J=7.5Hz），7.85（1H，d，J=7.5Hz）。

ESI-MS（m/z）：276.1 $[M+H]^+$。

2. (*R*)-2-[(6-(3-氨基哌啶-1-基)-3-甲基-2,4-二氧代-3,4-二氢嘧啶-1(2*H*)-基)甲基]苄腈（111-3）的制备

在反应瓶中依次加入**111-2** 27.5g（0.1mol）、(*R*)-3-氨基哌啶二盐酸盐25.9g（0.15mol）、正丁胺35.5mL（0.15mol）和正丁醇100mL，搅拌加热至回流，搅拌回流反应4h（TLC跟踪监测）。反应完，将反应液冷却至室温，过滤，滤饼用75%乙醇重结晶，过滤，晶体用5mL 5%乙醇洗涤，干燥，得白色固体**111-3** 25.4g，收率为75%，mp 126.0～128.0℃。

^{1}H-NMR（300MHz，DMSO-d_6）δ：1.45～1.52（2H，m），1.70～1.95（2H，m），

2.76～2.90 (2H, m), 2.93 (1H, m), 3.16 (3H, s), 3.30 (2H, m), 5.22, 5.10 (2H, ABq, J=41.2Hz, 15.2Hz), 5.42 (2H, s), 6.10 (1H, s), 7.34 (1H, d, J=8.0Hz), 7.48 (1H, d, J=7.5Hz), 7.68 (1H, d, J=7.5Hz), 7.85 (1H, d, J=7.5Hz)。

ESI-MS (m/z): 340.2 $[M+H]^+$。

3. 2-[[6-[(3*R*)-3-氨基-1-哌啶基]-3,4-二氢-3-甲基-2,4-二氧代-1(2*H*)-嘧啶基]甲基]苄腈单苯甲酸盐(苯甲酸阿格列汀)(111)的合成

在反应瓶中加入乙醇250mL、**111-3** 33.9g (0.10mol), 搅拌, 加热控温在70℃下加入苯甲酸12.2g (0.10mol), 搅拌反应 (TLC跟踪监测), 反应完, 冷却至0～5℃, 搅拌反应过夜, 析出晶体, 过滤, 晶体用乙醇洗涤, 干燥, 得白色结晶固体 **111** 40.5g, 收率为88%, mp 178.0～180℃, 纯度为99.7% (HPLC归一化法)。

^{1}H-NMR (300MHz, DMSO-d_6) δ: 1.45～1.52 (2H, m), 1.70～1.95 (2H, m), 2.76～2.90 (2H, m), 2.93 (1H, m), 3.16 (3H, s), 3.30 (2H, m), 5.22, 5.10 (2H, ABq, J=41.2Hz, 15.2Hz), 5.42 (2H, s), 6.10 (1H, s), 7.34, (1H, d, J=8.0Hz), 7.48 (1H, d, J=7.5Hz), 7.68 (1H, d, J=7.5Hz), 7.85 (1H, d, J=7.5Hz)。

ESI-MS (m/z): 462.2 $[M+H]^+$。

合成路线二: 用6-氯尿嘧啶的方法 (参考文献 [4, 9, 17])。

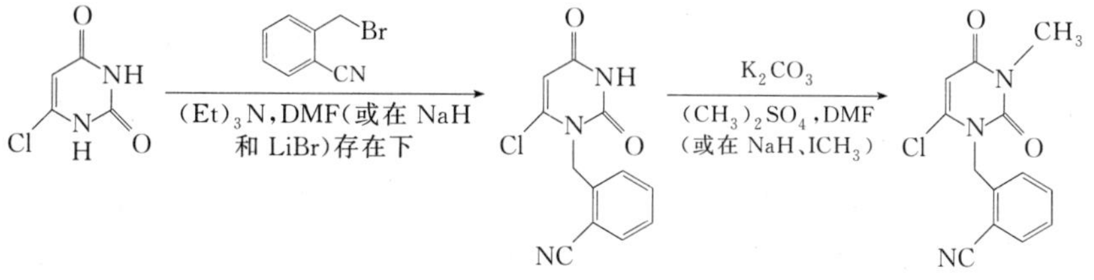

111-1′　**111-2′**　**111-3′**

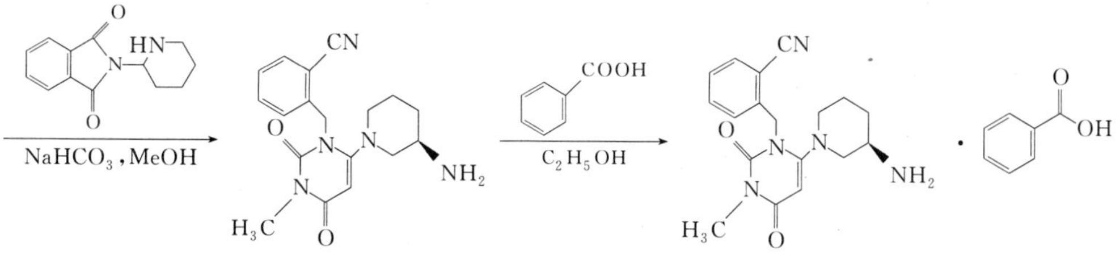

111-4′　**111**

1. 2-[(6-氯-2,4-二氧代-3,4-二氢-2*H*-嘧啶-1-基)甲基]苄腈 (111-2′) 的制备

在反应瓶中依次加入DMF 100mL、6-氯尿嘧啶 (**111-1′**) 10.0g (68mmol), 搅拌溶解, (在室温25℃下), 待物料溶解后, 搅拌下缓慢滴加三乙胺8.08g (80nmol), 滴加完, 搅拌0.5h。将13.0g (66mmol) 2-氰基溴苄溶于35mL DMF的溶液缓慢滴加至反应液中, 继续搅拌反应过夜。将反应液中的DMF旋蒸至干后倒入8倍量的冰水中, 冷却析晶, 抽滤得白色固体, 干燥后得 **111-2′** 13.86g, 收率为79.65%, mp 218～224℃。

^{1}H-NMR (600MHz, DMSO-d_6) δ: 11.81 (1H, s), 7.90 (1H, d, J=7.9Hz), 7.72 (1H, t, J=7.7Hz), 7.52 (1H, t, J=7.5Hz), 7.40 (1H, d, J=8.1Hz), 6.08 (1H, s), 5.33 (2H, s)。

2. 2-[(6-氯-3,4-二氢-3-甲基-2,4-二氧代-1(2*H*)-嘧啶基)甲基]苄腈 (111-3′) 的制备

在反应瓶中加入DMF 140mL、**111-2′** 10.0g (38mmol), 搅拌, 于室温下 (25℃) 搅拌成悬浊液, 加入 K_2CO_3 7.6g (55mmol)。在密闭系统的情况下用恒压滴液漏斗滴加5.8g

(46mmol) 硫酸二甲酯溶于 20mL DMF 的混合溶液至反应液中，控制滴加速度为 1～2 滴/s，滴加完，室温下继续搅拌反应 6h（TLC 跟踪监测）。反应完，将反应液倒入 250mL 茄形瓶中旋蒸干反应液中的 DMF，倒入 8 倍量的冰水中，冷却析晶，抽滤收集白色固体（参见文献［17］），干燥后得 **111-3′** 8.9g，收率为 84.47%，mp 139～145℃。

^{1}H-NMR（600MHz，DMSO-d_6）δ：7.91（1H，d，J=7.7Hz），7.72（1H，t，J=7.2Hz），7.53（1H，t，J=7.6Hz），7.43，（1H，d，J=7.9Hz），6.24（1H，s），5.40（2H，s），3.2（3H，s）。

3. 阿格列汀（111-4′）的制备

在反应瓶中加入 **111-3′** 3.3g（12mmol）和 50mL 无水甲醇，搅拌溶解，于室温下（25℃左右）搅拌 15min 得到悬浊液，缓慢升温至 100℃。加入 $NaHCO_3$ 5.0g（60mmol），继续搅拌 30min。加入 3-哌啶基邻苯二甲酰亚胺 3.3g（14.4mmol），搅拌 20min，固体溶解，溶液呈淡黄色，在 100℃下继续回流反应 2h（TLC 跟踪监测）。反应完，用砂芯漏斗滤出反应液，倒入 250mL 茄形瓶中旋蒸至干，得棕色固体，用 CH_2Cl_2 溶解固体，分别用水和饱和食盐水提取有机相，合并有机相，旋蒸至干，得淡黄色粉末状物 **111-4′** 2.85g，收率为 70%。粗产物用乙醇重结晶，得到白色固体 **111-4′**（参见文献［18］），mp 116～121℃。

^{1}H-NMR（300MHz，$CDCl_3$）δ：7.67（1H，d，J = 7.6Hz），7.56（1H，t，J = 7.6Hz），7.38（1H，t，J =7.5Hz），7.15（1H，d，J =7.8Hz），5.39（1H，s），5.29（2H，d，J = 2.2Hz），3.31（3H，s），3.04～3.15（1H，m），2.90～3.00（2H，m），2.62（1H，t，J = 10.0Hz），2.46（1H，t），2.32（2H，brs），1.90～2.02（1H，m），1.71～1.83（1H，m），1.52～1.67（1H，m），1.18～1.34（1H，m）。

4. 苯甲酸阿格列汀（111）的合成

在反应瓶中加入 **111-4′** 1.5g（4.425mmol）和乙醇 80mL，搅拌溶解，控温在 70℃（缓慢升温），加入苯甲酸 0.65g（5.31mmol），搅拌回流反应 2h。将反应液冷却至 0～5℃，搅拌 12h。或者冷冻过夜析晶，过滤，晶体用乙醇洗涤，抽干，干燥得白色固体 **111** 1.65g，收率为 80.89%，mp 178～180℃（参见文献［19］）。

^{1}H-NMR（300MHz，$CDCl_3$）δ：8.04（1H，d，J =7.2Hz），7.64（1H，d，J = 7.8Hz），7.49～7.57（1H，m），7.43（1H，t，J =7.4Hz），7.31～7.38（1H，m），7.14（1H，d，J = 8.0Hz），3.09～3.22（1H，m），2.82～2.95（1H，m），2.59～2.71（1H，m），1.96～2.09（1H，m），1.76～1.89（1H，m），1.55～1.65（1H，m），1.38～1.50（1H，m）。

^{13}C-NMR（400MHz，$CDCl_3$）δ：22.49，27.78，29.15，46.28，46.63，51.72，54.96，90.04，110.71，117.80，127.80，128.05，128.32，129.49，130.52，133.43，133.87，137.66，141.75，152.21，159.94，162.20，170.21。

合成路线三（参见文献［11，9］）：路线一的方法所用的起始原料价高，用三正丁胺作缚酸剂价格高，且过程溶媒回收利用困难，工业化生产成本高。路线二工艺中虽起始原料成本低，但工艺中使用了 NaH、LiBr，工艺条件无水无氧要求高，也不适合工业化要求。本路线针对上述两种路线工艺进行了改进，操作简单，反应条件温和，总收率可达 57.09%，适合工业化生产。

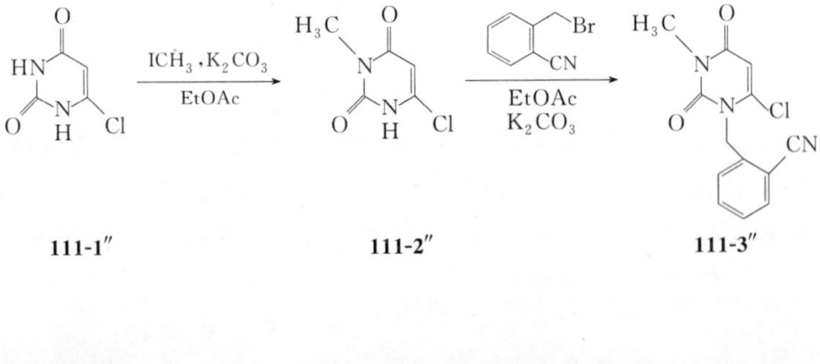

111-1″ **111-2″** **111-3″**

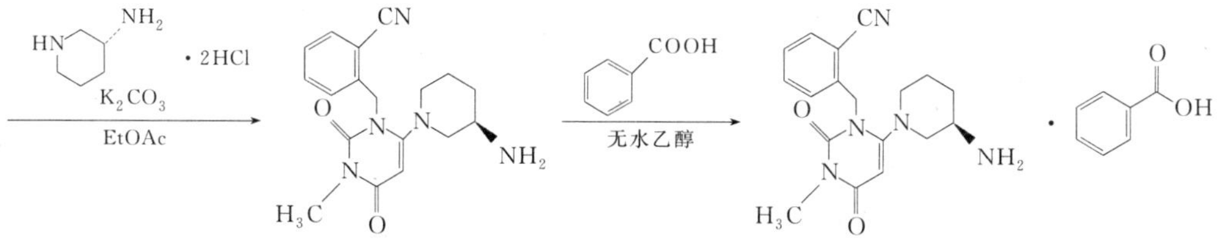

111-4″　　　　**111**

1. 3-甲基-6-氯尿嘧啶（111-2″）的制备

在反应瓶中依次加入乙酸乙酯750mL、6-氯尿嘧啶（**111-1″**）150g（1.02mol）、K_2CO_3固体100g（0.72mol）和碘甲烷170g（1.20mol），搅拌，加热至80℃，搅拌回流反应10～11h（TLC跟踪监测）。反应完，停止加热，将反应液冷却至室温过滤。有机相用纯化水（500mL×3）洗涤，用无水硫酸钠干燥4h。过滤，滤液减压浓缩至干后，加入无水乙醇，0～5℃析晶6h后抽滤，滤饼经干燥得类白色固体**111-2″** 150.7g，收率为92.0%，mp 279～280℃（文献[26]：mp 278～280℃）。

2. 2-(6-氯-3-甲基-2,4-二氧代-3,4-二氢-2*H*-嘧啶-1-基甲基)苄腈（111-3″）的制备

在反应瓶中加入**111-2″** 150.67g（0.94mol）、乙酸乙酯750mL、K_2CO_3固体120g（0.87mol）与2-溴甲基苄腈221.89g（1.13mol），搅拌，并加热至80℃，搅拌回流反应11～12h（TLC跟踪监测）。反应完，将反应液冷却至室温，抽滤，滤液（有机相）用纯水（500mL×2）洗涤，再用无水Na_2SO_4干燥4h。过滤滤除干燥剂，滤液减压浓缩至干，剩余物中加入无水乙醇，于-5～0℃析晶2h。抽滤，干燥滤饼，得类白色结晶性固体**111-3″** 224.10g，收率为86.7%。

3. 2-[[6-[(3*R*)-3-氨基-1-哌啶基]-3,4-二氢-3-甲基-2,4-二氧代-1(2*H*)-嘧啶基]甲基]苄腈（111-4″）的制备

在反应瓶中依次加入**111-3″** 224.10g（0.81mol）、乙酸乙酯1200mL、(*R*)-3-氨基哌啶二盐酸盐210.66g（1.22mol）、K_2CO_3固体200g（1.45mol），搅拌，加热至80℃回流反应10～11h（TLC跟踪监测）。反应完，将反应液冷却至室温，过滤。有机相用纯水（800mL×3）洗涤，再用无水Na_2SO_4干燥4h。过滤，滤液减压浓缩至干，剩余物中加入无水乙醇，于0～5℃下析晶2h。抽滤，滤饼干燥后得类白色固体**111-4″** 213.63g，收率为77.8%，mp 126～128℃。

4. 2-[[6-[(3*R*)-3-氨基-1-哌啶基]-3,4-二氢-3-甲基-2,4-二氧代-1(2*H*)-嘧啶基]甲基]苄腈单苯甲酸盐（苯甲酸阿格列汀）（111）的合成

在反应瓶中加入**111-4″** 213.63g（0.63mol）、无水乙醇1400mL，搅拌，将反应液加热至70℃，再加入苯甲酸76.86g（0.69mol），控温在70℃搅拌反应4h（TLC跟踪监测）。反应完，将反应液冷却至-10～-5℃析晶12h。抽滤，干燥滤饼，得白色固体**111** 267.89g，收率92.0%。mp 178.3～179.8℃，纯度为99.6%（HPLC归一化法）。

^{1}H-NMR（300MHz，DMSO-d_6）δ：1.45～1.52（2H，m），1.72～1.93（2H，m），2.77～2.92（2H，m），2.93（1H，m），3.15（3H，s），3.30（2H，m），5.10～5.22（2H，ABq，J=41.2Hz，15.2Hz）5.42（2H，s），6.12（1H，s），7.34（1H，d，J=8.0Hz），7.49（1H，d，J=7.5Hz），7.68（1H，d，J=7.5Hz），7.86（1H，d，J=7.5Hz）。

本工艺路线以6-氯尿嘧啶为起始原料，在后续反应中都是以K_2CO_3取代了有机碱作为缚酸剂，价格低且易去除，反应溶剂是低毒、价廉的乙酸乙酯，总收率为57.09%，**111**纯度高达 99.6%。

参考文献

[1] Merck Index 15th：302.
[2] JP，05263780，2005.
[3] US，050261271，2005.
[4] Feng J，et al. J Med Chem，2007，50 (10)：2297-2300.
[5] Coving ton P，et al. Clin Ther，2008，30：499.
[6] Nauck M A，et al. Int J Clin Pract 2009，63：46.
[7] Glode A，et al. Formulary，2008，43：317-325.
[8] Pratley R E，et al. Expert Opin Pharmacother，2009，10：503-512.
[9] 赵哲，等，中国医药导刊，2014，16 (10)：1352-1353.
[10] 刘昭文，等．海峡药学，2011，23 (9)：214-215.
[11] 史丙月，等．药学研究，2015，34 (1)：55-56.
[12] 赵兴旺，等．中国药物化学杂志，2013，23 (4)：337.
[13] 张淑芳．中国执业药师，2010，12 (6)：54.
[14] 王珊，等．药学进展，2008，32 (7)：326-327.
[15] Thoma R，et al. Stucture，2003，11 (8)：947-959.
[16] WO，2007/035629，2006.
[17] US，2010/072680，2010.
[18] US，2007/035372，2007.
[19] US，2007/0356291，2006.
[20] Zhiyuan Zhang，et al. J Med Chem，2011，54 (2)：510-524.
[21] Jarvis C I，et al. Ann Pharmacother，2013，47 (11)：1532.
[22] 罗王佳，等．中国实用内科杂志，2011，31 (5)：340-342.
[23] 徐佳骏，等．中国新药与临床杂志，2009，28 (1)：66-67.
[24] Rendell M，et al. Expert Opin Pharmacother，2012，13 (4)：553-563.
[25] Agrawal R，et al. Mini Rev Med Chem，2012，12 (13)：1345-1358.
[26] Wang Y，et al. Drugs Fut，2008，33 (1)：7-12.
[27] 侯燕萍．基层医学论坛，2012，16 (18)：2365-2366.
[28] 周映红，等．中国药科大学学报，2008，39 (5)：385-391.

10

前列腺增生（良性）及其症状治疗药

112　奥生多龙（Oxendolone）

【别名】 Prostetin，Roxenone，TSAA-291、普乐舒定。

【化学名】 （16*β*，17*β*）-16-Ethyl-17-hydroxyestr-4-en-3-one；16*β*-ethyl-19-nortestosterone。

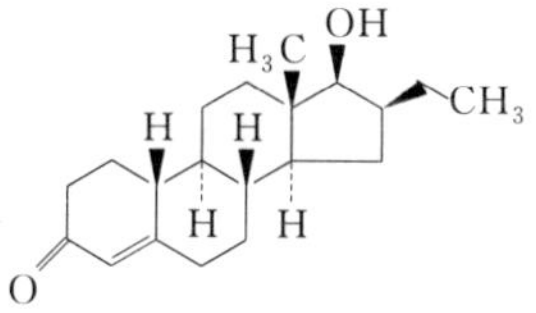

CAS［33765-68-3］　$C_{20}H_{30}O_2$　302.46

【研发厂商】 日本武田药品工业株式会社。

【首次上市时间和国家】 1981年首次在日本上市。

【性状】 以乙醚结晶为白色晶体，mp 152～153℃，$[\alpha]_D=+41°$（$c=1.0$，乙醇），UV λ_{max}（乙醇）：240nm（ε=15800），热稳定、潮湿稳定、室内光稳定，而在日光作用下转化为16*α*和17*α*的差向异构体。LD_{50}：大鼠，经口>10mg/kg，肌内注射和腹腔注射=5～10mg/kg；小鼠，经口>10mg/kg，肌内注射和腹腔注射5～10mg/kg。

【用途】 本品为新型抗雄性激素药物，能抑制雄激素靶器官前列腺和精囊的重量，抑制前列腺摄入睾酮，竞争性抑制前列腺腹叶的睾酮-5*α*-还原酶，且对前列腺细胞质受体与5*α*-二氢睾酮复合体的形成也有竞争性抑制作用，具有较高的抗雄激素特异性作用，而较少或没有蛋白同化作用、雌激素作用、抗雌激素作用、孕激素样作用和降低血中黄体化激素的作用等。

本品临床用于治疗前列腺肥大，不仅可改善排尿困难、残尿感和尿频等自觉症状，而且能缩小肥大的前列腺，疗效显著（本品还有抗糖皮激素样作用）。

【合成路线】 具体路线

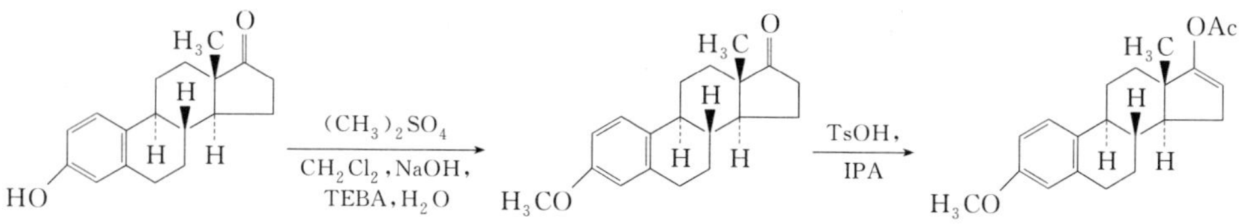

112-1　112-2　112-3

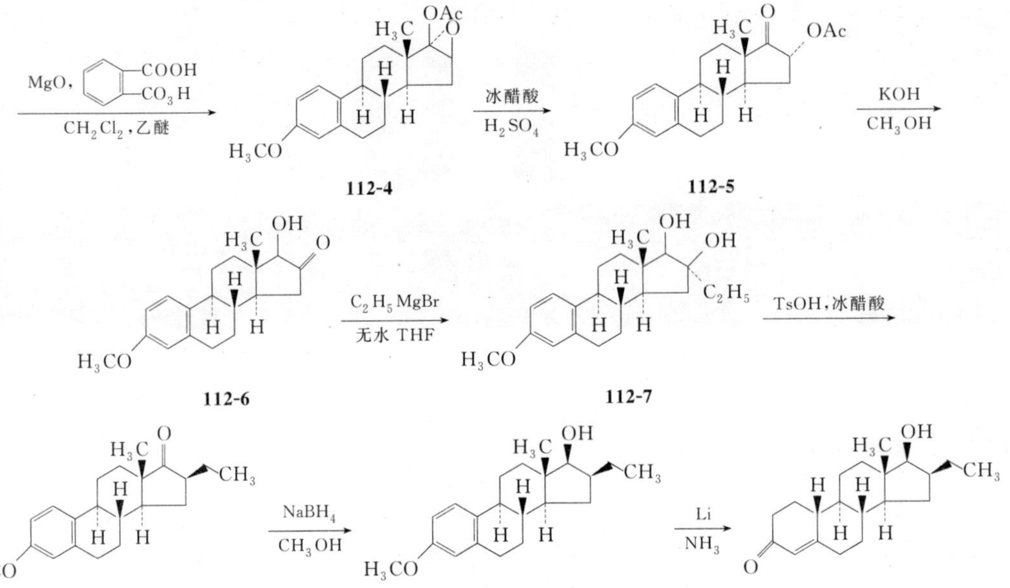

112-4　112-5　112-6　112-7　112-8　112-9　112

奥生多龙化学结构中C原子编号如下：

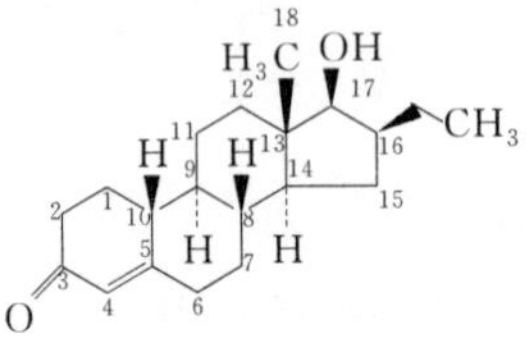

1. 3-甲氧基-1,3,5(10)-雌甾三烯-17-酮（112-2）的制备

在反应瓶中加入雌酚酮（**112-1**）（Estrone）10g（0.037mol）、CH_2Cl_2 193mL、NaOH 2.3g、TEBA（三乙基苄铵盐）0.9g（0.0029mol）和水167mL，于室温搅拌下滴加硫酸二甲酯13.40g（0.106mol），加完，继续搅拌反应10h。反应完，静置分液，分取有机相，水相用CH_2Cl_2提取，合并有机相，依次用氨水、NaOH水溶液、稀盐酸洗涤，用饱和NaCl溶液洗至中性，用无水Na_2SO_4干燥，过滤，滤液浓缩，得白色晶体**112-2** 9.98g，收率为95%，mp 167～169℃（文献[4]：mp 168～170℃）。

IR（KBr）：1730cm^{-1}，1600cm^{-1}，1500cm^{-1}，1240cm^{-1}。

2. 3-甲氧基-17-乙酰氧基-1,3,5(10)，16(17)-雌甾四烯（112-3）的制备

在反应瓶中加入化合物**112-2** 30g（0.106mol）、对甲苯磺酸8.9g（0.047mol）、异丙烯基醋酸酯（IPA）300mL，搅拌回流，蒸出约2/3液体后冷却，用乙醚提取，用NaOH溶液洗涤，用饱和NaCl溶液洗至中性，再用无水Na_2SO_4干燥，浓缩得黄色固体**112-3** 29.18g，收率为85%，粗品直接用于下步反应。粗品用硅胶柱色谱分离纯化[洗脱剂：乙酸乙酯/石油醚（1∶10）]，可得纯品，再用甲醇重结晶，mp 110～111℃（文献[6]：mp 113～115℃）。

IR（KBr）：1740cm^{-1}，1600cm^{-1}，1500cm^{-1}，1240cm^{-1}，1210cm^{-1}。

3. 3-甲氧基-17*β*-乙酰氧基-16,17-环氧-1,3,5(10)-雌甾三烯（112-4）的制备

在反应瓶中加入化合物**112-3** 15g（0.046mol）、氧化镁1g（0.025mol）、CH_2Cl_2 20mL，搅拌和冰浴冷却下滴加单过氧邻苯二甲酸的乙醚液360mL，搅拌反应2h。除去固体，滤液用$Na_2S_2O_3$溶液、NaOH溶液、饱和NaCl溶液洗涤，用无水硫酸钠干燥，过滤，浓缩，得淡黄色固体**112-4** 10.13g，收率为64%，粗品直接用于下步反应。

4. 3-甲氧基-16α-乙酰氧基-1,3,5(10)-雌甾三烯-17-酮（112-5）的制备

在反应瓶中加入化合物 **112-4** 10g（0.029mol）和冰醋酸 130mL，室温搅拌溶解，滴加含冰醋酸 10mL 和硫酸 10mL 的混合液，滴完，搅拌反应 6h。反应完，向反应液中加水，用 CH_2Cl_2 提取，有机相用 NaOH 溶液、饱和 NaCl 溶液洗至中性，用无水 Na_2SO_4 干燥，过滤，浓缩滤液，得 **112-5** 7.39g，收率为 74%。粗品直接用于下步反应。用硅胶柱色谱分离纯化法［洗脱剂：乙酸乙酯/石油醚（1∶10）］将粗品纯化，所得产物再用乙酸乙酯/石油醚重结晶，所得纯品 **112-5** 的 mp 156～158℃（文献［12］）。

IR（KBr）：1740cm^{-1}，1600cm^{-1}，1500cm^{-1}，1230cm^{-1}，1220cm^{-1}，1020cm^{-1}。

^{1}H-NMR（$CDCl_3$）δ：1.01（3H，s，C^{13}-CH_3），2.13（3H，s，C^{16}-OAc），2.87（2H，m，C^{15}-CH_2），3.78（3H，s，C^3-OCH_3），5.45（1H，m，C^{16}-H），6.65～7.15（3H，m，Ar-H）。

5. 3-甲氧基-17β-羟基-1,3,5(10)-雌甾三烯-16-酮（112-6）的制备

在反应瓶中加入化合物 **112-5** 10g（0.0306mol）、5% KOH/CH_3OH 液 300mL，搅拌，于 40℃下反应 1h。回流反应 0.5h。冷却，加酸调至 pH<5，滤去沉淀物，滤液浓缩，浓缩剩余物经硅胶柱色谱分离纯化［洗脱剂：乙酸乙酯/石油醚（1∶10）］，经后处理得 **112-6** 6.9g，收率为 79%，mp 157～159℃（文献［12］：mp 158～160℃）。

IR（KBr）：3491cm^{-1}，1741cm^{-1}，1610cm^{-1}，1495cm^{-1}，1255cm^{-1}，1040cm^{-1}。

^{1}H-NMR（$CDCl_3$）δ：0.76（3H，s，C^{13}-CH_3），3.83（1H，s，C^{17}-H），3.77（3H，s，C^3-OCH_3），6.65～7.25（3H，m，Ar-H）。

6. 3-甲氧基-16α-乙基-1,3,5(10)-雌甾三烯-16β,17β-二醇（112-7）的制备

在反应瓶中加入金属镁 2.15g，I_2 少许，无水 THF 15mL，搅拌下滴加含溴乙烷 7mL（0.092mol）和无水 THF 50mL 的混合液，反应引发后，冷却，滴加剩余的混合液，待镁消失，继续反应 0.5h，然后将溶液抽出置于滴液漏斗。将 5g（0.0195mol）化合物 **112-6** 溶于 20mL 无水 THF 中滴加上述制备的格氏试剂中，搅拌反应 3h。加 NH_4Cl 溶液分层，水相用乙酸乙酯提取，合并有机相，用饱和 NaCl 溶液洗至中性，用无水 Na_2SO_4 干燥，过滤，滤液浓缩，得淡黄色油状物 **112-7** 4.29g，收率为 78%。

IR（KBr）：3361cm^{-1}，2929cm^{-1}，1610cm^{-1}，1498cm^{-1}，1255cm^{-1}。

^{1}H-NMR（$CDCl_3$）δ：0.87（3H，s，C^{13}-CH_3），3.20（1H，s，C^{17}-H），3.77（3H，s，C^3-OCH_3），6.64～7.25（3H，m，Ar-H）。

MS（m/z）：330［M］$^+$，3/2。

7. 3-甲氧基-16β-乙基-1,3,5(10)-雌甾三烯-17-酮（112-8）的制备

在反应瓶中加入化合物 **112-7** 5g（0.016mol），对甲苯磺酸（TsOH）0.4g（0.053mol）、冰醋酸 55mL，搅拌下回流 1h。反应完，将反应液倒入水中，用乙醚提取，用水洗涤，再用饱和 NaCl 溶液洗涤，用无水 Na_2SO_4 干燥，过滤，滤液浓缩后经硅胶柱色谱分离纯化［洗脱剂：乙酸乙酯/石油醚（1∶10）］，后处理得 **112-8** 1.75g，收率为 37%，mp 90～93℃（文献［13］：mp 94℃）。

IR（KBr）：2930cm^{-1}，1730cm^{-1}，1610cm^{-1}，1500cm^{-1}，1200cm^{-1}，1040cm^{-1}。

^{1}H-NMR（$CDCl_3$）δ：0.85（3H，s，C^{13}-CH_3），0.97（3H，t，J = 7Hz，C^{16}-CH_2CH_3），1.51（2H，q，C^{16}-CH_2CH_3），3.77（3H，s，C^3-OCH_3），6.65～7.25（3H，m，Ar-H）。

8. 3-甲氧基-16β-乙基-1,3,5(10)-雌甾三烯-17β-醇（112-9）的制备

在反应瓶中加入化合物 **112-8** 0.78g（2.5mmol）、硼氢化钠 0.4g（10.5mmol）、甲醇 30mL，将其混合物于室温搅拌反应 1.5h。反应完，将反应液倒入水中，析出白色固体 **112-9** 0.71g，收率为 90%，mp 88～89℃（文献［10］：mp 97℃），直接用于下步反应。

IR（KBr）：3495cm^{-1}，2926cm^{-1}，1609cm^{-1}，1498cm^{-1}，1251cm^{-1}，1040cm^{-1}。

9. 16β-乙基-17β-羟基-雌甾-4-烯-3-酮（奥生多龙）（112）的合成

在反应瓶中加入上步制备的化合物 **112-9** 0.5g（1.59mmol）、THF 10mL，搅拌溶解，在－50℃下（用液氮丙酮浴冷却）通入液氨，搅拌，慢慢加入锂 0.4g（57.5mmol），反应 0.5h。滴入乙醇 10mL，停止反应。移除冷却浴，液氨挥发后，加水，用乙醚提取，将有机相浓缩至干，浓缩剩余物溶于 5mL 甲醇中，加 2mol/L HCl 10 滴，反应 0.5h。加水，用乙醚提取，有机相用无水 Na_2SO_4 干燥，过滤，滤液浓缩至干，制备薄层分离［展开剂：乙酸乙酯/石油醚（1∶4）］，得 **112** 0.10g，收率为 20%，用乙醚重结晶，得精制品 **112**，mp 150～152℃（文献［10］：mp 152～153℃）。

IR（KBr）：3420cm^{-1}，1650cm^{-1}，1610cm^{-1}。

^{1}H-NMR（$CDCl_3$）δ：0.76（3H，s，C^{13}-CH_3），0.89（3H，t，J = 7Hz，C^{16}-CH_2CH_3），1.51（2H，q，C^{16}-CH_2CH_3），3.64～3.74（1H，d，C^{17}-H，J =9Hz），5.95（1H，s，C^4-H）。

MS（m/z）：302［M］$^+$，284。

参考文献

［1］ Merck Index 15th：7030.
［2］ 罗明生，等．现代临床药物大典．成都：四川科学技术出版社，2001：706.
［3］ Merck Index 15th：3763.
［4］ US，3856829，1974.
［5］ 徐芳，等．中国药科大学学报，1997，28（5）：260-263.
［6］ William S，et al. J Am Chem Soc，1957，79：2005.
［7］ DE，2100319，1971.
［8］ Yoshioka K，et al. Chem Pharm Bull，1975，23：3203.
［9］ Goto G，et al. Chem Pharm Bull，1977，25：1295.
［10］ Goto G，et al. Chem Pharm Bull，1978，26（6）：1718.
［11］ Itakura K，et al. Takda Kenkyushoho，1978，37：297（CA，1979，91：20879）.
［12］ Seymour，Cantrall E W. J Org Chem，1961，26：3560.
［13］ Goto G，et al. Tetrahedron，1974，30：2197.
［14］ Sudo K，et al. Acta Endoct Copenh，1979，229（92 Suppl）：82.
［15］ Bashirelahi N，et al. J Steroid Bichem，1986，25（3）：367.
［16］ George P，et al. J Org Chem，1961，26：2403.

113 赛洛多辛（Silodosin）

【别名】 KMD-3213，西多罗辛，KAD-3213，西洛多辛，Urief，Rapaflo。

【化学名】 2，3-Dihydro-1-(3-hydroxypropyl)-5-[(2*R*)-2-[[2-[2-(2，2，2-trifluoroethoxy)phenoxy]ethyl]amino]propyl]-1*H*-indole-7-carboxamide。

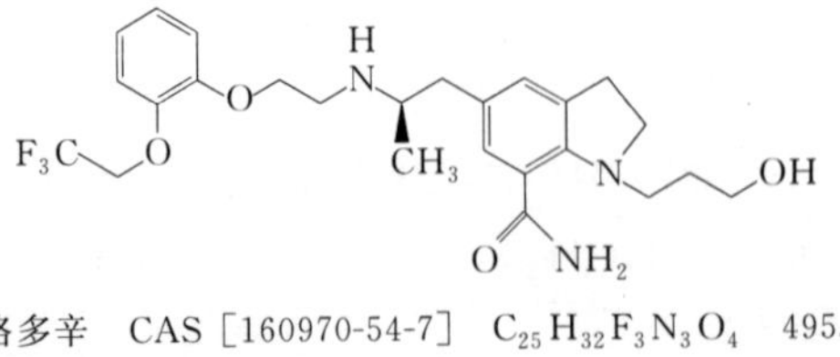

赛洛多辛 CAS［160970-54-7］ $C_{25}H_{32}F_3N_3O_4$ 495.53

【研发厂商】 日本 Kissei 与美国 Daiichi 公司联合研发。

【首次上市时间和国家】 2006 年 2 月首次在日本上市，2008 年 8 月在美国上市，2011 年在我国上市。

【性状】 白至类白色或淡黄色白色粉末，mp 105～109℃，$[\alpha]_D^{25}=-14.0°$（c=1.01，MeOH）。

【用途】 本品是一种 α_{1A} 肾上腺素受体拮抗剂（adrenoreceptor antagonist，ARA），对与良性前列腺增生有关的排尿障碍有疗效。临床前研究表明，其对尿道的选择性效应分别较哌唑嗪和坦洛辛（坦索罗辛）高 12 和 7.5 倍。本品能明显抑制去甲肾上腺素引起的人前列腺收缩；对大鼠良性前列腺肥大模型的膀胱活动亢进有剂量依赖性的抑制作用，并能提高膀胱收缩的压力阈值。这些数据显示，本品除改善膀胱功能，对缓解良性前列腺肥大相关症状也有效。

【合成路线】 介绍文献［5］的合成路线和工艺方法。

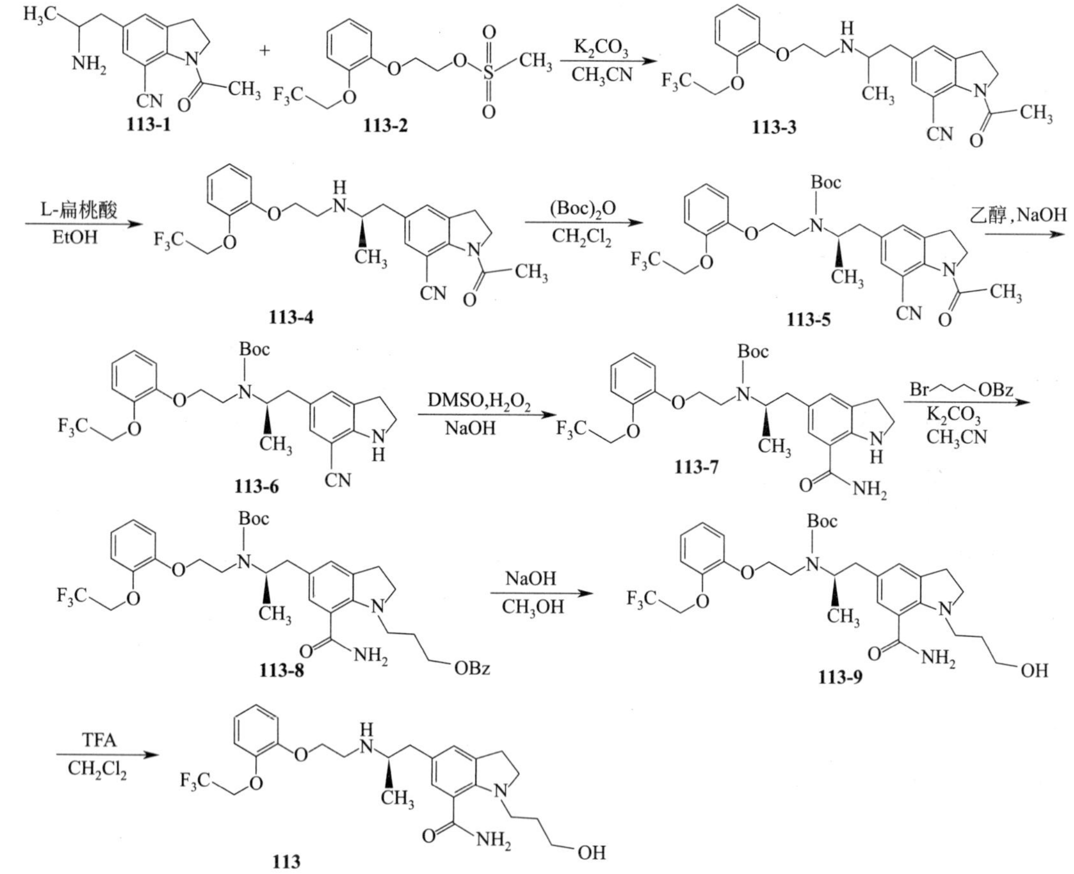

1. 1-乙酰基-5-[2-[2-[2-(2,2,2-三氟乙氧基)苯氧基]乙基氨基]丙基]-7-氰基吲哚啉（113-3）的制备

在反应瓶中加入 1-乙酰基-5-(2-氨基丙基)-2,3-二氢-7-氰基吲哚（**113-1**）（纯度为 93.2%）230g（0.95mol）、2-[2-(2,2,2-三氟乙氧基)苯氧基]乙基甲磺酸酯（**113-2**）（纯度为 96.8%）300g（0.95mol）和乙腈 1.5L，搅拌溶解，再加入 K_2CO_3 262g（1.90mol），将混合物搅拌加热回流反应 15h。冷却至室温，抽滤，滤饼用 300mL 乙酸乙酯洗涤，滤液减压浓缩至干，剩余物加入乙酸乙酯 1.5L 和水 500mL，充分搅拌后静置分相，分取乙酸乙酯相，水相用 300mL 乙酸乙酯提取，合并乙酸乙酯相，用饱和 500mL 食盐水洗涤，用无水 Na_2SO_4 干燥，过滤，滤液减压浓缩至干，得棕褐色油状物 **113-3**，直接用于下步反应。

2. (*R*)-1-乙酰基-5-[2-[2-[2-(2,2,2-三氟乙氧基)苯氧基]乙基氨基]丙基]-7-氰基吲哚啉（113-4）的制备

在反应瓶中加入 **113-3** 一批量和无水乙醇 2L，搅拌至全溶，加入 L-扁桃酸 145g（0.95mol），室温搅拌析晶 10h。过滤，干燥，得到棕黄色固体 197g，收率为 33.8%，将其依次用乙醇/甲醇（1∶1）、乙醇/甲醇（1∶2）、甲醇重结晶，干燥后得 L-扁桃酸盐 95g，转入反应瓶中，加入乙酸乙酯 1.3L 和 10% Na_2CO_3 溶液 1.3L，室温搅拌 2h。分相，分出乙酸乙酯相，水相用乙酸乙酯（250mL×2）提取，合并有机相，依次用 10% Na_2CO_3 溶液（250mL）、饱和食盐水（250mL）和水（250mL）洗涤，无水 Na_2SO_4 干燥，过滤，滤液减压浓缩至干，得淡黄色固体 **113-4** 73g，收率为 16.7%，mp 56～70℃，$[\alpha]_D^{25}=-23.5°$（$c=1.02$，CH_3OH）[文献 [1]：mp 57～59℃，$[\alpha]_D^{25}=-21.3°$（$c=1.01$，CH_3OH）]，ee 值为 98.5% [HPLC 归一化法：色谱柱为 Chiralpak AD-H 柱（4.6mm × 250mm，5μm）；流动相为正己烷（含 0.1%三乙胺）/乙醇（50∶50）；检测波长 270nm；柱温 25℃；流速 0.5mL/min]。

^{1}H-NMR（500MHz，$CDCl_3$）δ：1.06（3H，d，J = 5.2Hz），1.89（1H，brs），2.29（3H，s），2.56（1H，dd，J = 6.9Hz，13.5Hz），2.75（1H，dd，J = 6.9Hz，13.5Hz），2.93～3.01（2H，m），3.05～3.10（3H，m），4.09～4.13（4H，m），4.34（2H，q，J =8.4Hz）6.90～7.05（4H，m），7.24（1H，s），7.28（1H，s）。

ESI-MS（m/z）：462 $[M+H]^+$。

3. (*R*)-1-乙酰基-5-[2-[*N*-叔丁氧羰基-2-[2-(2,2,2-三氟乙氧基)苯氧基]乙基氨基]丙基]-7-氰基吲哚啉（113-5）的制备

在反应瓶中加入 **113-4** 72g（0.16mol）和经干燥的 CH_2Cl_2 700mL，搅拌溶解，于室温滴加含二碳酸二叔丁酯 49.8g（0.20mol）的 CH_2Cl_2 溶液 85mL，滴完，室温下搅拌反应约 2h。反应完，反应液用 300mL 水洗涤，减压浓缩至干，得棕黄色油状物 **113-5**，直接用于下步反应。

4. (*R*)-5-[2-[*N*-叔丁氧羰基-2-[2-(2,2,2-三氟乙氧基)苯氧基]乙基氨基]丙基]-7-氰基吲哚啉（113-6）的制备

在反应瓶中加入 **113-5** 一批量和无水乙醇 1L，于 0～5℃下滴加 5mol/L NaOH 溶液 500mL，滴加完，室温搅拌下反应 2.5h。反应完，将反应液冷却至 10℃以下，加乙酸约 160mL，调至 pH=7，加 500mL 水稀释，用 CH_2Cl_2（300mL×3）提取，合并有机相，依次用水（300mL）和饱和 $NaHCO_3$ 溶液（300mL）洗涤，用无水 Na_2SO_4 干燥，过滤，滤液减压浓缩至干，剩余物用正己烷打浆，抽滤，滤饼于 40℃下减压干燥，得类白色固体 **113-6** 78g，以 **113-4** 计收率为 93.8%，mp 94～97℃，$[\alpha]_D^{25}=-64.2°$（$c=1.06$，CH_3OH）[文献 [2]：$[\alpha]_D^{25}=-56.6°$（$c=1.01$，CH_3OH）]。

^{1}H-NMR（500MHz，$CDCl_3$）δ：1.24（3H，d，J =6.4Hz），1.43（9H，s），2.57（1H，dd，J = 6.8Hz，13.6Hz），2.78～2.86（1H，m），3.01（2H，t，J = 8.2Hz），3.39～3.49（2H，m），3.66（2H，t，J =8.4Hz），3.89～4.13（3H，m），4.36（3H，q，J =8.3Hz），6.92～7.10（6H，m）。

ESI-MS（m/z）：520 $[M+H]^+$。

5. (*R*)-5-[2-[*N*-叔丁氧羰基-2-[2-(2,2,2-三氟乙氧基)苯氧基]乙基氨基]丙基] 吲哚啉-7-甲酰胺（113-7）的制备

在反应瓶中加入 **113-6** 75g（0.14mol）和 DMSO 900mL，搅拌加热到 60℃使之完全溶

解，冷却至20℃以下，滴加30%双氧水125mL，滴加完，保温搅拌15min。再冷却至10℃以下滴加5mol/L NaOH溶液125mL，滴加完后，保温搅拌2h。维持反应液在10℃以下，加乙酸50mL调至pH=7，加400mL水稀释后用乙酸乙酯（400mL×3）提取，合并有机相，依次用饱和$NaHCO_3$水溶液（200mL）和水（300mL）洗涤，用无水Na_2SO_4干燥，过滤，滤液减压浓缩至干，得棕黄色油状物**113-7**，直接用于下步反应。

6.（*R*）-3-[5-[2-[*N*-叔丁氧羰基-2-[2-(2,2,2-三氟乙氧基)苯氧基]乙基氨基]丙基]-7-氨基甲酰基吲哚啉-1-基]丙基苯甲酸酯（113-8）的制备

在反应瓶中依次加入**113-7**一批量（上步制备的）、K_2CO_3 82.8g（0.60mol）和乙腈600mL，搅拌加热至60℃，在60℃保持搅拌30min。缓慢滴加含3-溴丙基苯甲酸酯58.3g（0.24mol）的乙腈溶液180mL，滴加完，加热回流搅拌15h。冷却至室温，过滤，减压浓缩，加入700mL乙酸乙酯溶解剩余物，用水（300mL×3）洗涤，有机相减压浓缩至干，得棕褐色油状物**113-8**，直接用于下步反应。

7.（*R*）-5-[2-[*N*-叔丁氧羰基-2-[2-(2,2,2-三氟乙氧基)苯氧基]乙基氨基]丙基]-1-(3-羟丙基)吲哚啉-7-甲酰胺（113-9）的制备

在反应瓶中加入上步制备的**113-8**一批量和甲醇400mL，搅拌，于0～5℃下滴加5mol/L NaOH溶液140mL，滴加完，室温搅拌反应5h。反应完，将反应液冷至10℃以下，加50mL乙酸调至pH=8～9，加水300mL，用乙酸乙酯（300mL×3）提取，合并有机相，依次用饱和$NaHCO_3$水溶液（300mL）和水（300mL）洗涤，用无水Na_2SO_4干燥，过滤，滤液减压浓缩至干，剩余物用硅胶柱色谱分离纯化[洗脱剂：乙酸乙酯]，经后处理得浅黄色固体**113-9** 42.4g，以**113-6**计收率为50.8%，mp 99～104℃，$[\alpha]_D^{25}=-45.5°$（c=1.00，CH_3OH）[文献[2]：$[\alpha]_D^{25}=-40.6°$（c=1.01，CH_3OH）]。

^{1}H-NMR（500MHz，$CDCl_3$）δ：1.24～1.27（3H，m），1.37（9H，s），1.77～1.79（2H，m），2.61（1H，brs），2.80～3.07（6H，m），3.32～3.53（5H，m），3.74（1H，brs），3.98～4.12（3H，m），4.36（2H，q，J=8.4Hz），6.41（1H，brs），6.89～7.18（7H，m）。

ESI-MS（m/z）：596 $[M+H]^+$。

8. 2,3-二氢-1-(3-羟丙基)-5-[（2*R*）-2-[[2-[2-(2,2,2-三氟乙氧基)苯氧基]乙基]氨基]丙基]-1*H*-吲哚-7-甲酰胺(赛洛多辛)（113）的合成

在反应瓶中加入三氟乙酸208mL和CH_2Cl_2 208mL，搅拌下于0～5℃滴加上步制备的含**113-9** 41.5g（0.08mol）的CH_2Cl_2溶液208mL，滴加完同温度下反应1.5h。滴加冷的10% Na_2CO_3溶液约1.5L，调至pH=9～10，搅拌，静置分相，分出CH_2Cl_2相，水相用CH_2Cl_2（200mL×3）提取，合并有机相，依次用10% Na_2CO_3水溶液（300mL）、饱和NaCl水溶液（300mL）和水（300mL）洗涤，用无水Na_2SO_4干燥，过滤，滤液减压浓缩至干，得类白色固体**113**粗品32.3g。

将粗品**113** 32.3g和乙酸乙酯290mL加至另一反应瓶中，加热至全溶，加入活性炭1g，保温搅拌20min。趁热抽滤，滤液室温搅拌下析晶12h。抽滤，滤饼用乙酸乙酯（50mL×2）洗涤，40℃下减压干燥15h。得类白色固体**113** 27.4g，收率为79.0%，mp 105～107℃，$[\alpha]_D^{25}=-15.2°$（c=1.02，CH_3OH）[文献[2]：mp 105～109℃，$[\alpha]_D^{25}=-14.0°$（c=1.01，CH_3OH）]，纯度为99.7%[HPLC归一化法：色谱柱为Dimonsil C_{18}(2)柱（4.6mm×250mm，5μm）；流动相A为磷酸盐缓冲液（0.025mol/L磷酸二氢钠溶液，加稀磷酸调至pH=3.0），流动相B为乙腈，梯度洗脱（0→13min：A∶B=(70∶30)→(22∶78)；13min→25min：A∶B=(22∶78)→(5∶95)；25min→35min：A∶B=(5∶95)→

(70∶30)；35min→50min：A∶B=70∶30)；检测波长 225nm；柱温 25℃；流速 1mL/min]。ee 值为 99.8%（HPLC 归一化法：检测波长 267nm，其他条件同化合物 **113-4** 的制备条件）。

^{1}H-NMR（500MHz，$CDCl_3$）δ：1.06（3H，d，J=6.1Hz），1.78～1.79（2H，m），2.51（1H，dd，J=6.8Hz，13.5Hz），2.67（1H，dd，J=6.4Hz，13.5Hz）2.91～3.08（5H，m），3.17（2H，t，J=6.5Hz），3.39（2H，t，J=8.4Hz），3.71（2H，s），4.06～4.10（2H，m），4.30（2H，q，J=8.4Hz），6.62（1H，brs），6.88～6.91（3H，m），6.96～7.03（3H，m），7.17（1H，s）。

ESI-MS（m/z）：496 $[M+H]^+$。

参考文献

[1] EP，600675，1994.
[2] US，5387603，1995.
[3] Merck Index 15th：8642.
[4] 陈仲强，等．现代药物的制备与合成：第 2 卷．北京：化学工业出版社，2011：458-463.
[5] 梁慧兴，等．中国医药工业杂志，2015，46（4）：328-331.
[6] Shibata K，et al. Mol Pharmacol，1995，48：250-258.
[7] Murata S，et al. J Urol，2000，164：578.
[8] Akiyama K，et al. Pharmacology，2002，64：140.
[9] Akiyama K，et al. 药学杂志，2006，126：187-263（日文）.
[10] Kamali F，et al. Curr Opin Cent Peripher Nerv Syst Invest Druge，1999，1：248-252.
[11] Kobayashi S，et al. Eur J Pharmaco 2009，613（1-3）：135-140.
[12] Sorbera LA，et al. Drugs Fut，2001，26（6）：553.
[13] Osman NI，et al. Expert Opin Pharmacother，2012，13（14）：2085-2096.
[14] JP 1994220015.
[15] JP 1995330726.
[16] 邹栩，等．世界新药动态与分析，上海：第二军医大学出版社，2010：224-225.
[17] Lepor H，et al. Pharmacotherapy，2010，30（12）：1303-1312.
[18] Michel M C，et al. Eur Ural Suppl，2010，9（4）：486-490.
[19] 吴建才，等．中国医药工业杂志，2008，39（6）：464-466.
[20] Barve I J，et al. Tetrahedron，2013，69（13）：2834-2843.
[21] Zhao X，et al. J Chromatogr 2009，B 877：3724.
[22] Kawabe K，et al. BJU Int，2006，98：1019.
[23] Yoshida M，et al. Expert Opin Invest Drugs，2007，16：1955-1965.
[24] WO，2008/106125 A_2.
[25] 陈清奇，等．新药化学全合成路线手册（2007～2010）．北京：科学出版社，2011：257-261.
[26] 陈国华，等．高等学校化学学报，2010，31（5）：970-975.
[27] 张杰，等．医药导报，2005，24（4）：316-317.
[28] 张涛，等．四川大学学报（自然科学版），2007，44（3）：638-640.
[29] WO，2006046499.
[30] JP，2002265444.
[31] JP，2006188470.
[32] JP，2001199956.

11

性功能障碍治疗药、避孕药

114　阿伐那非（Avanafil）

【别名】 TA-1790，Stendra™，Spedra™，Zepeed™。

【化学名】 4-[[(3-Chloro-4-methoxy-phenyl)methyl]amino]-2-[(2*S*)-2-(hydroxymethyl)-1-pyrrolidinyl]-*N*-(2-pyrimidinylmethyl)-5-pyrimidinecarboxamide；(*S*)-2-(2-hydroxymethyl-1-pyrrolidinyl)-4-(3-chloro-4-methoxybenzylamino)-5-[*N*-(2-pyrimidinylmethyl) carbamoyl]pyrimidine。

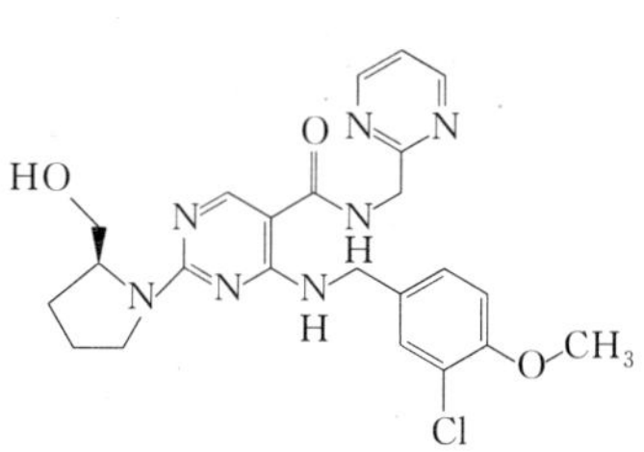

阿伐那非	CAS [330784-47-9]	$C_{23}H_{26}ClN_7O_3$	483.96
阿伐那非二苯磺酸盐	CAS [330784-48-1]	$C_{23}H_{26}ClN_7O_3 \cdot 2C_6H_6O_3S$	800.30

【研发厂商】 日本田边三菱制药株式会社授权美国 Vivus 公司开发。

【首次上市时间和国家】 2012 年 4 月 27 日经美国 FDA 批准在美国上市。

【性状】 固体，mp 160～163℃，溶于甲醇，极微溶于水。其二苯磺酸盐用甲醇/丙酮结晶，为无色晶体，mp 158.5～161.5℃。

【用途】 阴茎勃起的生理学机制涉及在性刺激时海绵体中释放 NO。而后 NO 激活鸟苷酸环化酶，导致 cGMP（cyclic guanosine monophosphate，环鸟苷酸）水平增加，进而使海绵体平滑肌舒张，使血液流入。本品对离体的人海绵体没有直接松弛作用，但通过抑制 PDE5（phosphodiesterase 5；磷酸二酯酶 5）增强 NO 作用，它在海绵体中负责 cGMP 的降解。因为性刺激需要初始局部释放 NO，在缺乏性刺激的条件下，对 PDE 5 的抑制是不产生作用的。

体外研究表明，本品选择性的作用于 PDE 5。它对 PDE 5 的作用效果大于其他已知的 PDE（比对 PDE 6 的作用强 100 倍；比对 PDE 4、PDE 8、PDE 10 的作用强 1000 倍；比对 PDE 2 和 PDE 7 的作用强 5000 倍，比对 PDE 1、PDE 3、PDE 9、PDE 11 的作用强 10000 倍）。PDE 6 存在于视网膜中、负责光传导，本品对 PDE 5 作用比对 PDE 6 的作用强 100 倍。PDE 5 还存在于心脏、肝脏、肾脏、肺、胰腺、前列腺、膀胱、睾丸和精囊中。本品对这些组织中 PDE 5 的抑制作用是基于在体外增强 NO 抗血小板聚集活性和增强体内外周血管扩张作用。

本品是一种高选择性的口服 PDE 5 抑制剂，Ⅰ、Ⅱ、Ⅲ期临床研究显示本品治疗男性勃起功能障碍与其他 PDE 5 抑制剂相比，具有起效迅速、不良反应更少的特点，且有良好的临床效果及安全性。

【合成路线】 推荐如下路线方法（参见文献［12］）。

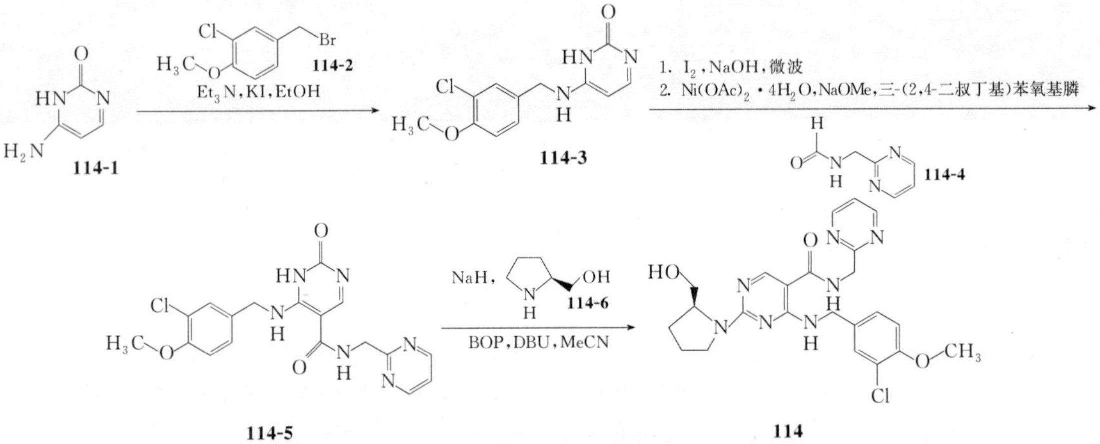

1. *N*-(3-氯-4-甲氧基苄基)胞嘧啶（114-3）的制备

在反应瓶中依次加入胞嘧啶（**114-1**）2.22g（20mmol）、三乙胺 2.0g（20mmol）、碘化钾 0.2g（1%eq）和无水乙醇 50mL，升温至 50～55℃，搅拌至体系全溶解均一。缓慢滴加 3-氯-4-甲氧基苄溴（**114-2**）5.60g（24mmol）。搅拌升温至 80℃，继续搅拌反应 3h。TLC 监测反应完成后，降至室温，过滤除去三乙胺氢溴酸盐。滤液用盐酸调节 pH 至 4.5。减压浓缩回收乙醇，剩余物用乙酸乙酯重结晶，得到类白色固体 **114-3** 4.78g，收率为 90.2%。

2. 6-(3-氯-4-甲氧基苄基氨基)-1,2-二氢嘧啶-2-酮-5-(*N*-2-嘧啶基甲基)甲酰胺（114-5）的制备

于微波反应器中加入 **114-3** 2.56g（10mmol）、碘 3.04g（12mmol）和 2.0mol/L NaOH 溶液 50mL，300W 微波辐射 5min。冷却至室温，有白色固体析出。过滤，干燥后，加入乙二醇二甲醚 50mL，溶解，并转移至另一反应瓶中，加四水合乙酸镍［$Ni(OAc)_2 \cdot 4H_2O$］25mg（0.1mmol）、三-(2,4-二叔丁基）苯氧基膦 64mg（0.1mmol）、甲醇钠 1.08g（20mmol）和 *N*-(2-甲基嘧啶）甲酰胺（**114-4**）4.11g（30mmol）（在 N_2 保护下加入，反应体系也用 N_2 保护），搅拌升温至 110℃，保持在该温度下反应 10h。TLC 监测反应完成后，将反应液倾至 50mL 饱和氯化铵溶液中，用乙酸乙酯提取 3 次。合并有机相，用无水 $MgSO_4$ 干燥，过滤，滤液减压回收溶剂，剩余物用丙酮重结晶，得白色固体 **114-5** 3.35g，收率为 83.8%。

3. 4-[[(3-氯-4-甲氧基苯基)甲基]氨基]-2-[(2*S*)-2-(羟甲基)-1-吡咯烷基]-*N*-(2-嘧啶基甲基)-5-嘧啶甲酰胺（阿伐那非）(114) 的合成

在 N_2 保护下，在反应瓶中加入 **114-5** 2.0g（5mmol）、苯并三氮唑-1-基氧基三（二甲基氨基）磷鎓六氟磷酸盐（BOP）3.31g（7.5mmol）和乙腈 25mL。搅拌下加入 1,8-二氮杂双环［5.4.0］-7-十一烯（DBU）1.15g（7.5mmol），室温搅拌反应 12h。升温至 60°，继续反应 12h。反应完，减压旋蒸除去溶剂，剩余物中加入乙酸乙酯 50mL 溶解，并用 10mL 2mol/L NaOH 溶液洗涤。分出有机相，用无水 Na_2SO_4 干燥，过滤，滤液减压浓缩，剩余物用 50mL THF 溶解，加入（S)-羟甲基吡咯烷（**114-6**）0.61g（6mmol）和 NaH 0.16g

(6mmol)。升温至 65℃，搅拌反应 5h。TLC 监测反应完成后，用饱和食盐水淬灭反应，分出有机相，干燥，减压蒸馏回收溶剂，剩余物（固体）用甲醇重结晶，得白色固体 **114** 1.96g，收率为 81.3%。

文献 [35] 的波谱数据：

^{1}H-NMR (600MHz，DMSO-d_6) δ：1.65～1.66 (1H，m，Pyrr-H)，1.85～1.92 (3H，m，Pyrr-H)，2.12～2.14 (1H，m，Pyrr-H)，3.53～3.54 (1H，m，Pyrr-H)，3.63～3.66 (1H，m，Pyrr-H)，3.72 (1H，d，J = 10.8Hz，CH_2OH)，3.75～3.79 (1H，m，CH_2OH)，3.88 (3H，s，OCH_3)，4.24 (1H，d，J = 4.8Hz，OH)，4.58 (2H，d，J = 5.2Hz，Ph-CH_2)，4.75～4.82 (2H，m，Pyrim-CH_2)，6.87 (1H，d，J = 8.3Hz，Ph-H)，7.20 (1H，d，J = 8.2Hz，Ph-H)，7.24 (1H，t，J = 4.8Hz，Ph-H)，7.38 (1H，s，Pyrim-H)，7.39 (1H，s，CH_2NH)，8.31 (1H，s，Pyrim-H)，8.74 (2H，d，J = 4.4Hz，Pyrim-CH_2)，9.14 (1H，s，C(O)NH)。

BOP

英文名　(Benzotriazol-1-yloxy) tris (dimethylamino) phosphoniumhexafluorophosphate。

CAS [56602-33-6]。

分子式　$C_{12}H_{22}F_6N_6OP_2$ (442.28)。

性状　白色至类白色结晶粉末，mp 136～140℃，在甲醇中溶解度为 25mg/mL。

参考文献

[1] Merck Index 15th：875.
[2] WO，0119802，2001.
[3] US，6656935，2003.
[4] Jung J，et al. Clin Ther，2010，32：1178.
[5] Limin M，et al. Expert Opin Invest Drugs，2010，19：1427-1437.
[6] 田红潮，等. 山东化工，2015，44：58-61.
[7] CN，107879986 A，2018.
[8] 田红潮，等. 化学研究，2015，26 (2)：148-151.
[9] 杨银环. 天津大学硕士学位论文，2016 年.
[10] CN，103265534 A，2013.
[11] CN，103833736 A，2014.
[12] 刘为中，等. 广东化工. 2014，41 (17)：109-110.
[13] Kedia G T，et al. Ther Adv Urol，2013，5 (1)：35-41.
[14] Hellstrom W J，et al. B J U Int，2013，111 (1)：137-147.
[15] Swearing D，et al. Drugs Contex，2013，26：212248.
[16] Smith W B，et al. Int J Clin Pract，2013，67 (8)：768-780.
[17] Gur S，et al. Curr Drug Metab，2013，14 (2)：265-269.
[18] Goldstein I，et al. J Sex Med，2012，9 (4)：1122-1133.
[19] WO，2001/83460，2001.
[20] Selvin E，et al. Am J Med，2007，120 (2)：151-157.
[21] Hatzichristou D，et al. J Sex Med，2004，1 (1)：49-57.
[22] 徐慧兰. 中国药物化学杂志，2012，22 (5)：458.
[23] 范鸣. 药学进展，2012，36 (3)：135-136.
[24] US. 2003/0229095 A，2003.
[25] CN，102372697，2012.
[26] CN，102887889，2013.
[27] CN，104003981，2014.
[28] CN，104059025，2014.

[29] CN，103254180，2013.
[30] CN，103435599，2013.
[31] CN，103483323，2014.
[32] CN，103819460，2014.
[33] CN，104151299，2014.
[34] Hatzimouratidis K，et al. Drugs，2004，65（12）：1621-1650.
[35] 童瑶．天津大学硕士学位论文．2014.
[36] CN，103254179. 2013.
[37] WO，2010/061846，2010.
[38] WO，2006/074872A_1，2006.
[39] JP，2002338466 A，2002.
[40] WO，2001/083460 A_1，2001.
[41] US，2003/0032647，2003.
[42] US，2004/0014761，2004.

115 孕三烯酮（Gestrinone）

【别名】 A-46745，R-2323，RU-2323，Dimetriose，Dimetrose，Nemestran Tridomose，去氢炔诺酮，强诺酮，18-甲三烯炔诺酮。

【化学名】 （17α）-13-Ethyl-17-hydroxy-18，19-dinorpregna-4，9，11-trien-20-yn-3-one；13β-ethyl-17α-ethynyl-17β-hydroxy-4，9，11-gonatrien-3-one；13β-ethyl-17α-ethynyl-$\Delta^{4,9,11}$-gonatriene-17β-ol-3-one；ethylnorgestrienone。

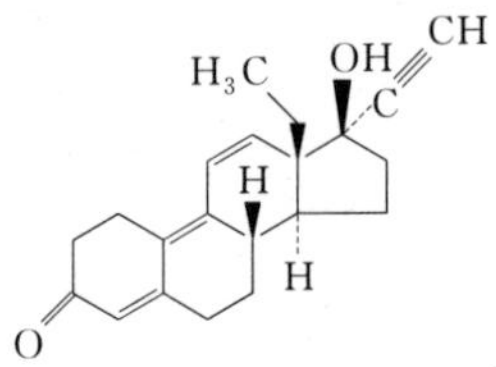

孕三烯酮 CAS［16320-04-0］ $C_{21}H_{24}O_2$ 308.42

【研发厂商】 法国 Roussel-Uclaf 公司。

【首次上市时间与国家】 1987 年，巴西。

【性状】 白色结晶或结晶性粉末，无臭，溶于三氯甲烷、乙醇，不溶于水，mp 146～147℃，$[\alpha]_D^{23}=+86.7$（$c=1.05$，乙醇）。

【用途】 本品具有显著抗着床、抗早孕作用，在月经周期早期服用尚有排卵抑制作用。其抗着床、抗早孕作用与改变宫颈黏液稠度、干扰子宫内膜发育、影响卵子运行速度及拮抗内膜黄体酮受体等有关。本品临床用作探亲避孕药或事后避孕药。对早期妊娠，如与前列腺素并用，可提高引产成功率。本品具有弱孕激素作用，但有较强抗孕激素、抗雌激素作用，能抑制排卵，增加宫颈黏稠度，影响子宫内膜正常发育和受精卵着床。本品也有抗雄激素作用。

【合成路线】 推荐文献［11］的合成路线。

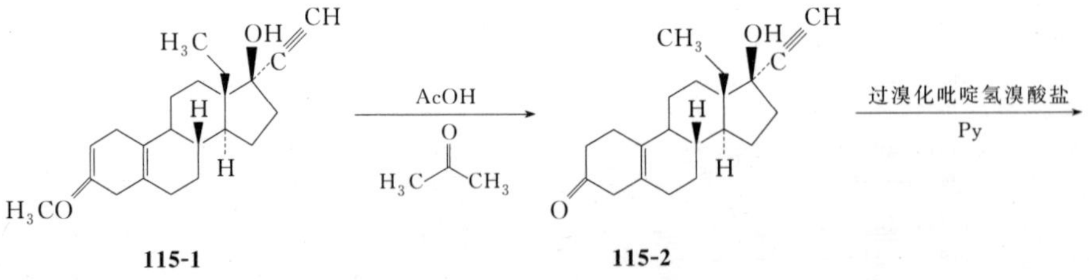

115-1　　115-2

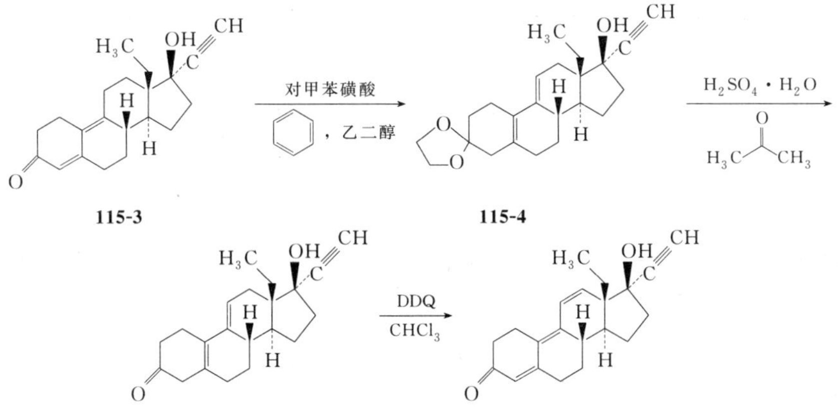

115-3　115-4　115-5　115

1. D-18-甲基-17α-乙炔基-17β-羟基-5(10)-雌甾烯-3-酮（115-2）的制备

在反应瓶中加入D-18-甲基-3-甲氧基-17α-乙炔基-17β-羟基-2,5(10)-雌甾二烯（**115-1**）1g、丙酮20mL，搅拌溶解，并控制内温在29～30℃，搅拌下滴加30mL 75%（体积分数）乙酸，维持在29～30℃下搅拌反应4～5h。TLC跟踪反应达到终点，冷却，搅拌下倒入冰水中，析出白色固体，过滤，用少量含吡啶的水洗涤滤饼至中性，抽滤干后，将滤饼于45℃以下干燥至恒重，得**115-2**，mp>160℃，收率约为90%。

2. D-18-甲基-17α-乙炔基-17β-羟基-4,9-雌甾二烯-3-酮（115-3）（$\Delta^{4,9}$）的制备

在反应瓶中加入1g水解产物**115-2**、10mL吡啶，搅拌溶解，在冰浴冷却下冷至0℃，搅拌下滴加含1.03g过溴化吡啶氢溴酸盐的8mL吡啶溶液，于0～5℃搅拌反应1h。在30℃搅拌反应2h，90℃反应1h。冷却反应液，搅拌下将反应液倒入含浓盐酸的冰水中，析出米黄色固体**115-3**，过滤，水洗滤饼至中性，滤饼即为所得**115-3**，直接用于下步反应。

3. D-18-甲基-3,3-亚乙二氧基-17α-乙炔基-17β-羟基-5(10)，9(11)-雌甾二烯（115-4）（3-缩酮）的制备

在反应瓶中加入少量苯、化合物**115-3** 1g，溶解后分出水相，有机相水洗后补加苯至其总量达15g，用分水器蒸馏脱水至馏出液澄清，加入7.5mL乙二醇、0.05g对甲基苯磺酸，搅拌回流反应4～5h。TLC跟踪反应到达终点，冷却反应液，分出乙二醇相，并用少量苯提取2次，合并有机相，用5% $NaHCO_3$水溶液洗涤，水洗至中性，用无水$MgSO_4$干燥，过滤，滤液加几滴吡啶，控温≤50℃，减压浓缩，最后用甲醇置换出苯，冷却，析出结晶，过滤，用少量冷甲醇洗涤，在50℃干燥，得白色结晶**115-4**，mp 167～171℃，收率（以炔化物计）约为68%。

4. D-18-甲基-17α-乙炔基-17β-羟基-5(10),9(11)-雌甾二烯-3-酮（115-5）（$\Delta^{5,9}$）的制备

在反应瓶中加入丙酮30mL、化合物**115-4** 1g，于22～23℃搅拌下滴加8%（体积分数）H_2SO_4 4mL，搅拌反应5～6h。TLC跟踪反应到终点，将反应液倒入300g冰水中，析出白色固体，过滤，水洗滤饼至中性，得白色固体**115-5**，直接用于下步反应。

5. 13β-乙基-17α-乙炔基-17β-羟基-4,9,11-雌三烯-3-酮（孕三烯酮）（115）的合成

在反应瓶中加入7mL三氯甲烷、化合物**115-5** 1g，搅拌溶解，分出水相并用$CHCl_3$提取，合并有机相，水洗，用无水$MgSO_4$干燥，过滤，滤液补加$CHCl_3$至其总量达40mL，于22～23℃下加入1g二氯二氰苯醌，搅拌反应4h。TLC跟踪反应到达终点，滤出氢醌（回收经氧化后套用），滤液经过10g氧化铝柱分离纯化，用三氯甲烷洗脱，收集含孕三烯酮组分的洗脱液，减压回收溶剂，抽干，得黄色泡沫状物**115**粗品。

6. 孕三烯酮（115）的精制

将孕三烯酮的粗品用丙酮热溶后加入乙醇，稍冷却，有絮状物析出，过滤析出的絮状物，滤液加热后滴加水，加晶种析晶，滤出结晶，再用该混合溶剂重结晶一次，得浅黄色固体 **115**，收率以 3-缩酮计约为 40%，以炔化物计约为 24‰，mp 149～153℃，[α]=+81°～+86°［文献报道［α］=+84°（溶剂是 0.5%的乙醇），UV 以乙醇为溶剂最大吸收波长为 343nm］。

IR（KBr）：3299cm^{-1}，3048cm^{-1}，2932～2801cm^{-1}，2140cm^{-1}，1662cm^{-1}，1636cm^{-1}，1569cm^{-1}，1068cm^{-1}。

^{1}H-NMR（$CDCl_3$）δ：1.042（3H），1.551（2H），2.513（1H），5.797（1H），6.500（1H），6.621（1H），1.262～2.909（15H）。

^{13}C-NMR（$CDCl_3$）δ：11.690，22.912，23.491，24.916，27.593，32.131，37.219，38.323，40.152，46.649，52.183，73.605，79.251，88.686，124.228，125.351，127.808，140.755，142.374，157.293，200.104。

二氯二氰苯醌（DDQ）

英文名　2,3-Dichloro-5,6-dicyano-1,4-benzoquinone。

CAS［84-58-2］。

结构式

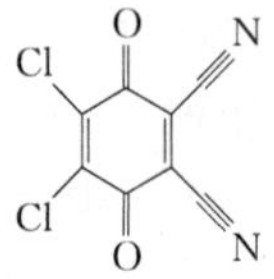

参考文献

［1］ US，3257278，1966.

［2］ NL，6607609（A），1966.

［3］ US，3478067，1969.

［4］ Merck Index 15th：4449.

［5］ Frick J，et al. Urol Res，1977，5：55.

［6］ Wang Q，et al. J Chromatogr，2000 B 746：151.

［7］ Azadian G，et al. Am J Obstet Gynecol，1976，125：1049.

［8］ Coutinho E M，et al. J Gynaecol Obstet，1984，22：363.

［9］ Thomas E J，et al. Br Med J，1987，294：272.

［10］ Coutinho E M，et al. Fertil Steril，1988，49：481.

［11］ 刘胜文，徐玉婷. 化学与生物工程，2011，28（7）：84-86.

［12］ GB，1069709（A），1967.

［13］ FR，1479352（A），1967.

［14］ Velluz L，et al. Tetrahedron，1966（Suppl 8）：495-505.

［15］ 中国科学院有机化学研究所甾族激素组. 化学学报，1979，37（1）：1-8.

［16］ 陈芬儿. 有机药物合成法：第 1 卷. 北京：中国医药科技出版社，1999：1026-1031.

［17］ FR，1488390，1968.

［18］ BE，622348，1963.

［19］ 日本公开特许 65-23500.

［20］ Gihian H，et al. Tetrahodron Letters，1966，2321.

［21］ 中国科学院有机化学研究所甾族激素组. 化学学报，1976，34：279.

12 眼科用药

116 比马前列素 (Bimatoprost)

【别名】 AGN-192024，Lumigan®、贝美前列素。

【化学名】 (5*Z*)-7-[(1*R*,2*R*,3*R*,5*S*)-3,5-dihydroxy-2-[(1*E*,3*S*)-3-hydroxy-5-phenyl-1-pentenyl]cyclopentyl]-*N*-ethyl-5-heptenamide;(5*Z*,9*α*,11*α*,13*E*,15*S*)-9,11,15-trihydroxy-17-phenyl-18,19,20-trinorprosta-5,13-dienoicacidethylamide。

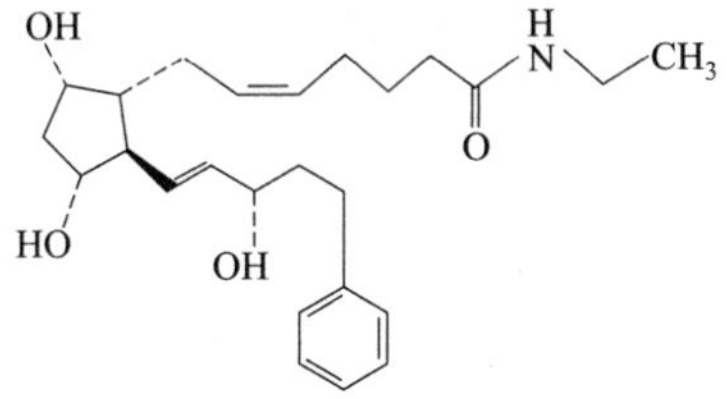

比马前列素 CAS [155206-00-1] $C_{25}H_{37}NO_4$ 415.57

【研发厂商】 美国 Allergan Inc。

【首次上市时间和国家】 2001 年首次在阿根廷、巴西上市。

【性状】 白色粉末或白色细片状晶体，易溶于乙醇、甲醇，微溶于水。

【用途】 本品是 PGF_2 的类似物，但不与前列腺素受体作用，具有与 PGF_2 相似的降低眼内压，增加房水流动作用，从而可以用于治疗开角型青光眼，减少因眼压升高而引起的视神经损伤。它比 PGF_2 的作用强，但不良反应更少。

【合成路线】 参见文献 [27]。

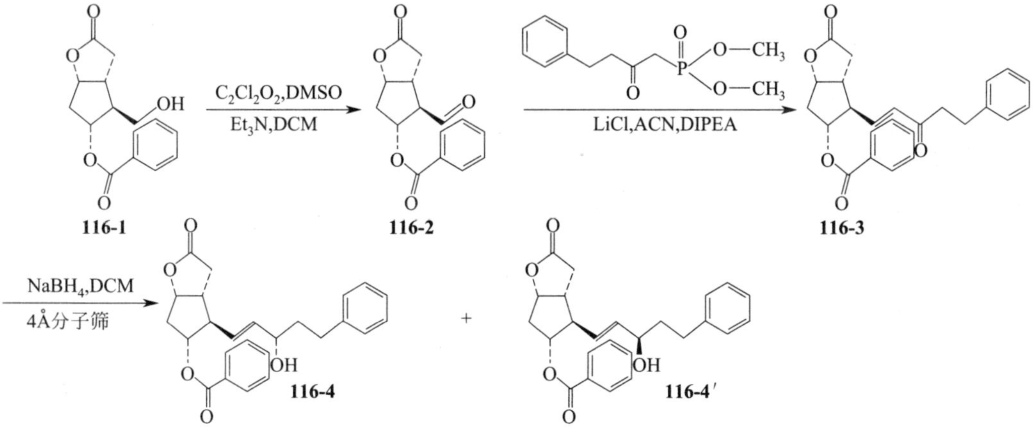

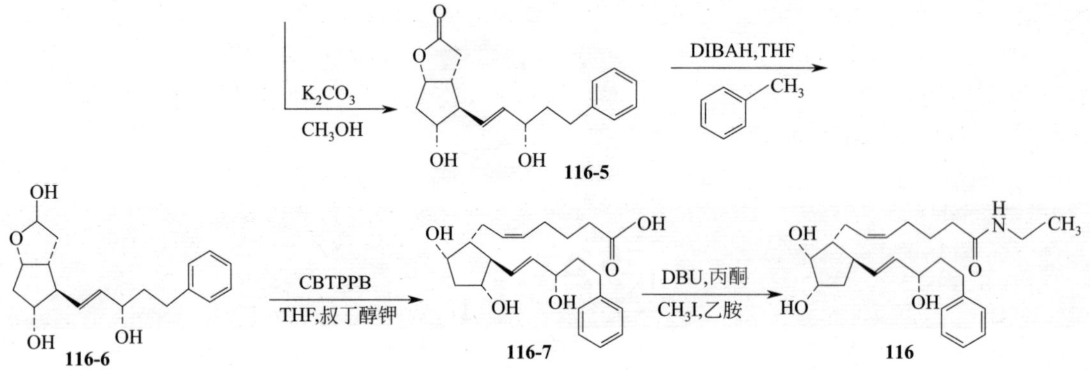

1. (1*S*, 5*R*, 6*R*, 7*R*)-6-[(*E*)-3-氧代-5-苯基戊烯-1-基]-7-苯甲酰氧基-2-氧杂二环[3.3.0]辛烷-3-酮(116-3)的制备

在氮气保护下向反应瓶中加入草酰氯 4.0mL(0.04mol)和 CH_2Cl_2 80mL，搅拌下冷却至−78℃，滴加 DMSO 8mL(0.11mol)。在同温下搅拌反应 1h。再缓慢滴加含苯甲酰 Corey 内酯[(3*aR*,4*S*,5*R*,6*aS*)-(−)-5-(苯甲酰氧基)-六氢-4-(羟甲基)-2*H*-环戊并[b]呋喃-2-酮](**116-1**)8.0g(29mmol)的二氯甲烷溶液 67mL 和三乙胺 19mL，滴加完，同温下搅拌反应 1h。升温至−50℃反应 2h。TLC 跟踪[展开剂：石油醚/乙酸乙酯(2∶1)]，显示反应完成后，加入 7.0mL 乙酸淬灭反应，加入水 80mL，趁冷分液，有机相用饱和 NaCl 溶液洗涤(50mL×3)，经无水 Na_2SO_4 干燥，过滤，得苯甲酰 Corey 醛(**116-2**)的二氯甲烷溶液，备下述反应用(注意防止氧化和高温，最好是现制备现用)。

在 N_2 保护下，在反应瓶中加入氯化锂 5.3g(0.125mol)、(2-氧代-4-苯基丁基)磷酸二甲酯 12.0g(0.047mol)和乙腈 85mL，冷却至 0℃以下，滴加二异丙基乙胺(DIPEA)12.5mL(0.071mol)，搅拌均匀后于−8℃滴加上述 **116-2** 的二氯甲烷溶液，滴加完搅拌反应约 1.5h。TLC 跟踪[展开剂：石油醚/乙酸乙酯(2∶1)]，显示反应完成后，用饱和 NaCl 溶液洗涤(80mL×3)，用无水 $MgSO_4$ 干燥，过滤，滤液旋蒸至干，得淡黄色固体，加入石油醚 15mL，打浆后过滤，得白色粉末 **116-3** 11.2g，收率为 95.7%，mp 116.3~117.9℃(文献[6]：收率为 76%；文献[8]：mp 117~118℃)，$[\alpha]_D^{20}=-114.6°$ ($c=1.0$，CH_2Cl_2)。

^{1}H-NMR(500MHz，$CDCl_3$) δ：2.29(2H，dd，J = 3.0Hz，15.5Hz，CH_2)，2.56~2.65(3H，m，CH，CH_2)，2.83~2.96(5H，m，CH，CH_2)，5.08(1H，t，J = 5.4Hz，CH)，5.29(1H，q，J = 5.5Hz，CH)，6.21(1H，d，J = 16.0Hz，=CH)，6.58~6.68(1H，m，=CH)，7.15~7.23(5H，m，Ar-H)，7.43~7.47(2H，m，Ar-H)，7.56~7.62(1H，m，Ar-H)，7.96~8.02(2H，m，Ar-H)。

^{13}C-NMR(151MHz，$CDCl_3$) δ：30.4，35.2，38.1，42.7，42.9，54.6，78.9，83.5，126.5，128.7，128.9，129.1，129.6，130.1，131.9，133.9，141.3，143.5，166.3，176.3，199.2。

ESI-MS (m/z)：405 $[M+H]^+$。

2. (1*S*, 5*R*, 6*R*, 7*R*)-6-[(*E*, 3*S*)-3-羟基-5-苯基戊烯-1-基]-7-苯甲酰氧基-2-氧杂二环[3.3.0]辛烷-3-酮(116-4)的制备

在反应瓶中依次加入 **116-3** 2.6g(6.4mmol)、4Å 分子筛粉末 6g 和含水量 0.2%的 CH_2Cl_2 25mL，搅拌 0.5h。于 20℃剧烈搅拌下加入硼氢化钠 275mg(7.3mmol)，滴入微量水(100μL)催化，反应约 45min。TLC 跟踪[展开剂：石油醚/乙酸乙酯(1∶1)]，显示反应完成后过滤，滤饼依次用乙酸乙酯(10mL)和饱和 NH_4Cl 溶液(15mL)洗涤，用无

水 $MgSO_4$ 干燥，过滤，滤液蒸除溶剂，得无色油状物（**116-4**：**116-4′**＝7：3）［HPLC 归一化法：色谱柱为 Green ODSAQ 柱（4.6mm×250mm，5μm）；流动相为水/甲醇（40：60）；流速 1.0mL/min；检测波长 231nm；柱温 30℃］，过 200 目硅胶柱色谱分离纯化［洗脱剂：石油醚/乙酸乙酯（5：3）］，收集 2 种主成分，经后处理，得白色蜡状固体 **116-4** 1.73g，收率为 66.5%，mp 78.5～80.8℃（文献［8］：mp 78～81℃），$[\alpha]_D^{20}=-92.5$（$c=1.0$，CH_2Cl_2）。剩余 **116-4′**和少量的 **116-4**（0.85g）可氧化成 **116-3**（收率为 93.9%），再用于 **116-4** 的制备，如此循环利用 2 次后，**116-4** 的总收率达 93.2%。

^{1}H-NMR（500MHz，$CDCl_3$）δ：1.78～1.92（2H，m，CH_2），2.26（1H，dd，J＝3.6Hz，15.4Hz，CH），2.45～2.95（7H，m，CH，CH_2），4.16（1H，dd，J＝5.8Hz，12.2Hz，CH），5.06～5.10（1H，m，CH），5.23～5.32（1H，m，CH），5.58～5.75（2H，m，$=CH_2$），7.25～7.35（5H，m，Ar-H），7.42～7.50（2H，m，Ar-H），7.56～7.62（1H，m，Ar-H），7.98～8.06（2H，m，Ar-H）。

^{13}C-NMR（151MHz，$CDCl_3$）δ：32.5，35.2，37.9，39.1，43.2，54.4，71.9，79.4，83.5，126.4，128.8，128.9，129.1，129.9，130.1，133.8，136.5，141.9，166.4，176.9。

ESI-MS（m/z）：407 $[M+H]^+$。

3.（1*S*,5*R*,6*R*,7*R*）-6-[（*E*,3*S*）-3-羟基-5-苯基戊烯-1-基]-7-羟基-2-氧杂二环［3.3.0］辛烷-3-酮（116-5）的制备

在反应瓶中加入 **116-4** 5.2g（12.8mmol）和甲醇 50mL，搅拌溶解，加入碾碎的 K_2CO_3 粉末 1.6g（11.2mmol），室温下反应 3.5h。TLC 跟踪［展开剂：石油醚/乙酸乙酯（1：2）］，显示反应完成后，加入 1mol/L 盐酸约 18mL，调至反应液 pH 至 6，加入水 30mL，用甲基叔丁基醚（80mL×4）提取，合并有机相，加入甲磺酸 240μL，搅拌 45min。依次用饱和 $NaHCO_3$ 溶液（80mL×2）和饱和 NaCl 溶液（80mL）洗涤，经无水 $MgSO_4$ 干燥，过滤，滤液减压蒸干溶剂，得无色油状物 **116-5** 4.2g，不经纯化直接用于下一步反应。

ESI-MS（m/z）：303 $[M+H]^+$。

4.（1*S*,5*R*,6*R*,7*R*）-6-[（*E*,3*S*）-3-羟基-5-苯基戊烯-1-基]-3,7-二羟基-2-氧杂二环［3.3.0］辛烷（116-6）的制备

在 N_2 保护下向反应瓶中加入上步制备的 **116-5** 一批量，THF 60mL，搅拌溶解后再加入甲苯 120mL，冷却至－80℃，同温下滴加 1mol/L 的二异丁基氢化铝（DIBAH）正己烷溶液 50mL。滴加完，搅拌反应 1.5h。TLC 跟踪［展开剂：石油醚/乙酸乙酯（1：2）］，显示反应完成后，将反应液倒入 1L 饱和酒石酸钾溶液中，搅拌 1.5h。用甲基叔丁基醚提取（280mL×5），合并有机相，依次用饱和酒石酸钾溶液（200mL）和饱和 NaCl 溶液（200mL）洗涤，用无水 $MgSO_4$ 干燥，过滤，将滤液于 30℃下减压蒸干溶剂，0℃下静置析晶。有固体析出时滴入 22mL 甲苯，搅拌，析出固体完全后过滤，干燥，得白色粉末 **116-6** 2.75g，收率为 70.6%，mp 101.3～102.1℃（文献［9］：收率为 65%，mp 102～104℃），$[\alpha]_D^{20}=-82.3$（$c=1.0$，CH_2Cl_2）。

ESI-MS（m/z）：305 $[M+H]^+$。

5. 比马前列素酸（116-7）的制备

在反应瓶中加入 4-羧丁基三苯基溴化膦［（4-carboxybutyl）triphenylphosphoniumbromide；CBTPPB］13.0g（29.4mmol），用 N_2 置换反应瓶 3 次，加入无水 THF 200mL，在冰浴冷却下滴加含叔丁醇钾 6.9g（61.7mmol）的无水 THF 溶液 100mL，滴加完后，搅拌 0.5h。冷却至－10℃以下，滴加含化合物 **116-6** 1.5g（4.9mmol）的 THF 溶液 50mL，滴加完后，保持－10℃下反应 8h，再升温到 0℃反应 2h。加入饱和 NaCl 溶液 250mL，－10℃下搅拌 0.5h 后过滤，同温下用饱

和 NaCl 溶液（40mL×3）洗涤滤饼。合并滤液，依次用甲苯（150mL×2）和乙酸乙酯（100mL）洗涤，加浓盐酸约 5mL，调至 pH=2，用甲基叔丁醚（250mL×4）提取，合并有机相，用无水 $MgSO_4$ 干燥，过滤，滤液减压蒸干，得微黄油状物 **116-7** 2.2g，直接用于下步反应。

ESI-MS（*m*/*z*）：389 [M+H]$^+$。

6.(5*Z*)-7-[(1*R*,2*R*,3*R*,5*S*)-3,5-二羟基-2-[(1*E*,3*S*)-3-羟基-5-苯基-1-戊烯基]环戊基]-*N*-乙基-5-庚酰胺（比马前列素）(116) 的合成

在反应瓶中加入丙酮 9mL、上步制备的 **116-7** 一批量，搅拌下滴入 DBU（1,8-二氮二环 [5.4.0] 十一碳-7-烯）1.5mL（9.9mmol），10min 后滴入碘甲烷 1.6mL（24.5mmol），常温搅拌约 5h。TLC 跟踪 [展开剂：石油醚/乙酸乙酯（2∶1）]，显示反应完成后，减压蒸干溶剂，加入乙酸乙酯 150mL，依次用饱和 $NaHCO_3$ 溶液（55mL×2）和饱和 NaCl 溶液（55mL）洗涤，减压蒸除溶剂，用 45mL 甲醇溶解，冰浴下滴入 72%乙胺溶液 45mL，常温搅拌 32h 后蒸去乙胺，加入乙酸乙酯 250mL，依次用饱和 $NaHCO_3$ 溶液（55mL×2）和饱和 NaCl 溶液（55mL）洗涤，用无水 $MgSO_4$ 干燥，过滤，浓缩滤液，剩余物经 200 目硅胶柱色谱分离纯化 [洗脱剂：乙酸乙酯/丙酮（8∶2）]，HPLC 监控，经后处理得胶状物 1.3g，用 33mL 乙酸乙酯/甲基叔丁醚（1∶2）重结晶，得白色片状晶体 **116** 1.03g，以 **116-6** 计收率为 50.3%，mp 63.1～63.8℃，$[\alpha]_D^{20}=+32.2°$（$c=0.33$，CH_2Cl_2）[文献 [7]：mp 67～68℃，$[\alpha]_D^{20}=+32.7$（$c=0.33$，CH_2Cl_2）]，纯度为 99.3% [HPLC 归一化法：色谱柱为 Green ODS-AQ 柱（4.6mm×250mm，5μm）；流动相 A 为 0.1%磷酸溶液，流动相 B 为甲醇，梯度洗脱（0→25min：A 50%；25min→45min：A 50%→10%；45min→50min：A 10%）；流速 1.0mL/min；检测波长 210nm；柱温 30℃]。

^{1}H-NMR（500MHz，$CDCl_3$）δ：1.08（7H，t，*J*=7.2Hz，3.0Hz），1.39～1.49（1H，m，CH），1.55～2.40（13H，m，CH，CH_2），2.59～2.74（2H，m，CH_2），3.15～3.30（2H，m，NCH_2），3.88（1H，t，*J*=8.5Hz），4.03～4.17（2H，m，CH），5.28～5.64（4H，m，=CH），7.12～7.30（5H，m，Ar-H）。

^{13}C-NMR（151MHz，$CDCl_3$）δ：14.8，25.5，25.6，26.7，31.9，34.4，35.8，38.8，43.0，50.7，53.4，55.8，72.0，72.8，76.8，77.2，78.2，125.8，128.4，129.1，129.8，132.8，134.7，141.9，173.2。

ESI-MS（*m*/*z*）：416 [M+H]$^+$。

参考文献

[1] WO，9406433，1994.
[2] US，6403649，2002.
[3] Cantor L B，et al. Surv Ophthalmol，2004，49（Suppl 1）：S12-S18.
[4] 王涛，等．国外医学：眼科分册，2003，27（5）：309-311.
[5] Khidhir K G，et al. FASEB J，2013，27（2）：557-567.
[6] WO，2002096868，2002.
[7] Zanoni G，et al. Tetrahedron，2010，66（38）：7472-7478.
[8] US，20030187071，2003.
[9] Resui B，et al. J Med Chem，1993，36（2）：243-248.
[10] CN，1263726 C，2006.
[11] De Long M A，et al. Bioorg Med Chem Lett，2000，10（14）：1519-1522.
[12] Prakash C，et al. J Chem Soc Perkin Trans I，1988，(10)：2821-2826.
[13] 韩涤非，等．催化学报，2008，29（9）：789-861.
[14] 日本公开特许 96-501310.
[15] 日本公开特许 94-504794.
[16] Rabasseda X，et al. Drugs Fut，2001（5）：433.

［17］ Merk Index 14th：1221.
［18］ 葛渊源，等．中国医药工业杂志，2013，44（7）：720-728.
［19］ CN，201110113844.3
［20］ Harikrishna M，et al. Synth Commun，2012，42（9）：1288-1305.
［21］ Woodward D F，et al，J Pharmacol Exp Ther，2003，305：772.
［22］ Brandt J D，et al. Ophthalmology，2001，108：1023.
［23］ Quinones R，et al. J Ocul Pharmacol Ther，2004，20：115.
［24］ Cantor L B，et al. Expert Opin Invest Drugs，2001，10：721-731.
［25］ Krauss AHP，et al. Surv Ophthalmol，2004，49（Suppl 1）：S5-S11.
［26］ Plosker S J，et al. Pharmacoeconomies，2006，24：297-314.
［27］ 吴酮，陈刚，等．中国医药工业杂志，2015，46（6）：552-556.
［28］ 尤启冬，林国强．手性药物研究与评价．北京：化学工业出版社，2011：847-849.
［29］ US，5607978.
［30］ US，5352708.
［31］ US，5688819.
［32］ EP，0660716.
［33］ Rabasseda X，et al. Drugs Fut 2001，26（5）：433.

117　曲伏前列素（Travoprost）

【别名】 AL-6221，Travatan^{TM}，曲沃前列素。

【化学名】 (5*Z*)-7[(1*R*,2*R*,3*R*,5*S*)-3,5-Dihydroxy-2-[(1*E*,3*R*)-3-hydroxy-4-[(3-(trifluoromethyl)phenoxyl]-1-buten-1-yl]cyclopentyl]-5-heptenoic acid 1-methylethyl ester，(＋)-fluprostenol isopropyl ester。

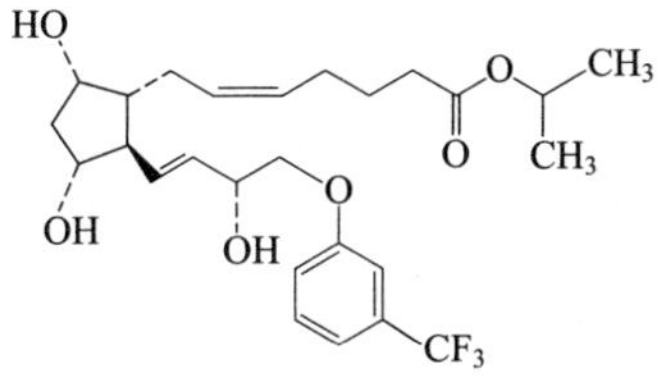

曲伏前列素　CAS［157283-68-6］　$C_{26}H_{35}F_3O_6$　500.56

【研发厂商】 美国 Alcon Laboratories，Inc。

【首次上市时间和国家】 2001 年，美国、英国、巴西、瑞典。

【性状】 无色油状液，$[\alpha]_D^{20}=+14.6°$（$c=1.0$，CH_2Cl_2），极易溶于乙腈、甲醇、辛醇、氯仿，几乎不溶于水。

【用途】 本品是（＋）-Fluprostenol(AL-5848)的异丙酯，是前列腺素 $F_{2\alpha}$ 的类似物。本品对 FP 受体的亲和力比 $PGF_{2\alpha}$ 大，是 FP 受体的完全激动剂。动物试验表明，本品对角膜刺激小，降眼压作用显著，临床用于治疗开角型青光眼及其引起的眼压升高，药物作用呈剂量依赖性。

【合成路线】 介绍文献[11]的路线方法。

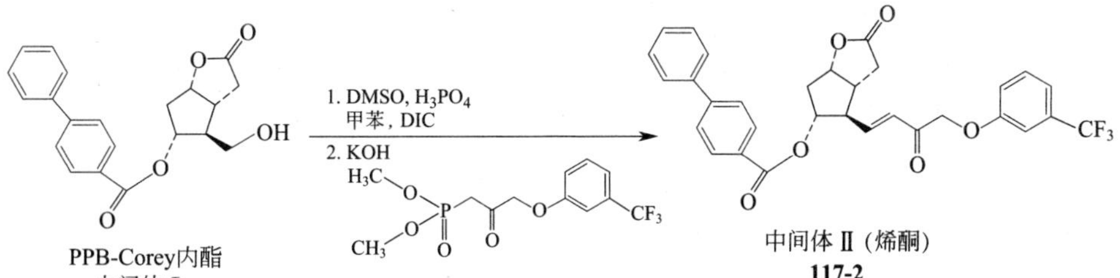

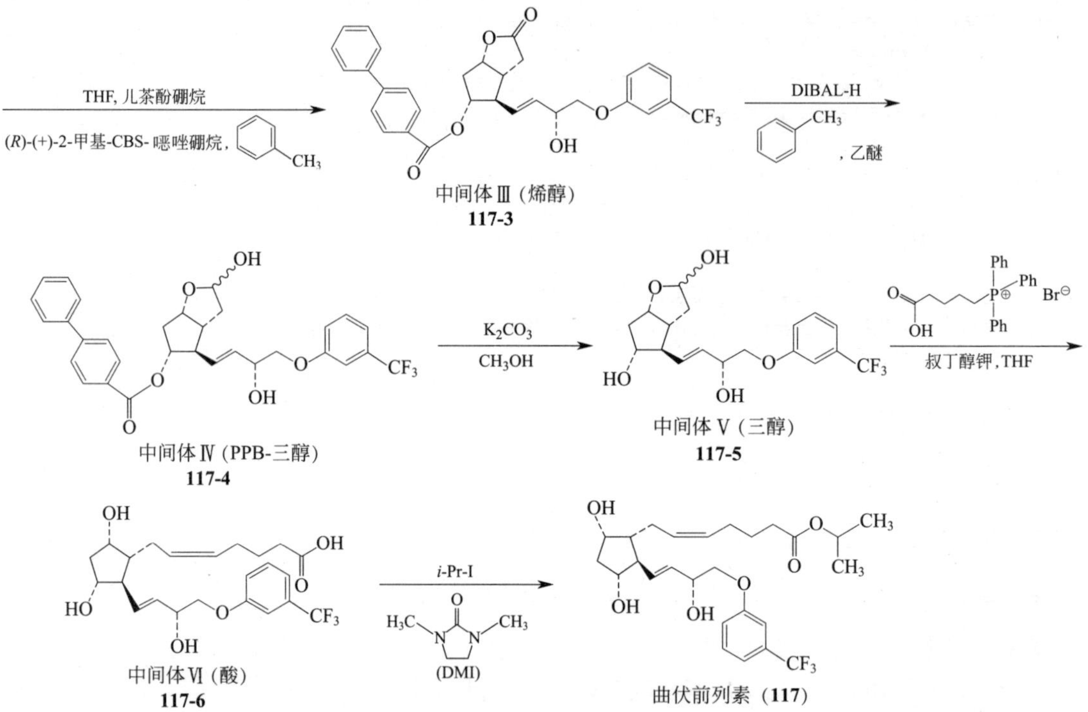

1. [1,1′-联苯]-4-羧酸-(3*aR*,4*R*,5*R*,6*aS*)-六氢-2-氧代-4-[(1*E*)-3-氧代-4-[3-(三氟甲基)苯氧基]-1-丁烯-1-基]-2*H*-环戊烷并[b]呋喃-5-基酯(中间体Ⅱ)(117-2)的制备

在反应瓶中加入PPB-Corey内酯（中间体Ⅰ）**117-1** 1069g（在 N_2 保护下）、无水甲苯11.1L，搅拌悬浮，然后加入1.4L二异丙基碳二酰亚胺（*N*,*N*′-Diisopropylcarbodiimide, DIC），随后加入0.855L在磷酸中的二甲基亚砜，将反应混合物加热至50℃，且随后逐份加入另0.34L在磷酸-二甲基亚砜。氧化反应完成后，将混合物冷却至−10℃，并保持此温度，依次加入316g KOH及1.45kg［3-(三氟甲基)苯氧基乙酰甲基］磷酸二甲酯的甲苯溶液。当HWE反应（Horner-Wadsworth-Emmons反应）完成后，将反应混合物倒在1mol/L盐酸溶液中并搅拌混合物。将沉淀的结晶过滤并清洗。将滤液的各相分离，取有机相用1mol/L $NaHCO_3$ 溶液清洗后用稀释的盐酸溶液清洗。将有机相浓缩，剩余物用硅胶柱色谱分离纯化［洗脱剂：甲苯/乙酸乙酯混合物］。经后处理得到浓缩剩余物后，将其用乙酸乙酯/正己烷重结晶，得**117-2** 915g，收率为55%，mp 112.5～114.5℃。

2. [1,1′-联苯]-4-羧酸-(3*aR*,4*R*,5*R*,6*aS*)-六氢-4-[(1*E*,3*R*)-3-羟基-4-[3-(三氟甲基)苯氧基]-1-丁烯-1-基]-2-氧代-2*H*-环戊烷并[b]呋喃-5-基酯(中间体Ⅲ)(117-3)的制备

在反应瓶中加入THF 4.6L和儿茶酚硼烷279mL，搅拌溶解，然后再加入1mol/L (*R*)-(+)-2-甲基-CBS-噁唑硼烷的甲苯溶液549mL，将混合物冷却至−10℃并保持该温度，加入915g **117-2** 溶于6.9LTHF的溶液，继续搅拌反应。当反应完成后，加入13L 1mol/L $NaHCO_3$ 溶液搅拌而将混合物分解。然后加入乙酸乙酯，充分搅拌后分相。取有机相后，用NaOH溶液洗涤，用盐酸溶液洗涤，合并有机相，用无水 Na_2SO_4 干燥，过滤，滤液浓缩至干，剩余物用己烷/丙酮混合溶剂结晶，然后用甲醇结晶而脱除不期望的异构体，de(S)92%⟶de(S)98%（de指：非对映异构体过量）。得**117-3** 701g，收率为55%，de(S)：98%，mp 129.5～134.5℃。

3. [1,1′-联苯]-4-羧酸-(3*aR*,4*R*,5*R*,6*aS*)-六氢-4-[(1*E*,3*R*)-3-羟基-4-[3-(三氟甲基)苯氧基]-1-丁烯-1-基]-2-羟基环戊烷并[b]呋喃-5-基酯(中间体Ⅳ)(117-4)的制备

在反应瓶中（在 N_2 保护下）加入 **117-3** 701g 和适量 THF，搅拌溶解（室温下）。将透明清澈溶液冷却至－75℃，且在约 30min 后往反应混合液中加入预先冷却（－75℃）的 2921mL 1mol/L 二异丁基氢化铝（DIBAL-H）的己烷溶液。将反应混合物在－75℃搅拌直到反应完成。达到合适的转化后，将反应混合物倒在 $NaHCO_3$ 溶液与乙酸乙酯的混合物中，充分搅拌后分相，水相用乙酸乙酯提取，合并有机相，用 $NaHCO_3$ 溶液及稀盐酸溶液洗涤，随后加入三乙胺（TEA）并蒸发浓缩，得油状物 **117-4** 639.5g，收率为 91%。

4. 2*H*-环戊烷并[b]呋喃-2,5-二醇-六氢-4-[(1*E*,3*R*)-3-羟基-4-[3-(三氟甲基)苯氧基]-1-丁烯-1-基]-(3*aR*,4*R*,5*R*,6*aS*)(中间体Ⅴ)(117-5)的制备

① 在反应瓶中加入 **117-4** 639.5g 和甲醇 6.4L，搅拌溶解（加热至 40℃）。加入 95g K_2CO_3，并将混合物在 40℃下搅拌反应至反应完成。到达合适的转化后，将反应混合物冷却至 2℃，并逐份加入磷酸。将沉淀的 PPB-甲酯晶体过滤并清洗。将滤液浓缩，加入水及乙酸乙酯，并将其混合物充分搅拌后静置分层，分相，将水相用乙酸乙酯提取，合并有机相，用无水 Na_2SO_4 干燥，过滤，浓缩滤液，剩余物用乙酸乙酯/己烷混合溶剂结晶化，过滤出结晶，用己烷/乙酸乙酯清洗滤饼，抽干，干燥，得 **117-5** 367g，收率为 85%，mp 85.4～86.6℃。

② 结晶化（中间体Ⅴ）**117-5** 的制备

在反应瓶中将上述沉淀出的晶体 **117-5** 溶解在 10 倍的乙酸乙酯中，随后加入 10 倍正己烷，并将溶液在室温混合。然后在所得的晶体-悬浮液中加入 20 倍正己烷，并在室温混合。将沉淀的晶体过滤，用正己烷/乙酸乙酯混合溶剂清洗滤饼，干燥。在任何时间重复上述步骤，不期望的异构体的量可以降低至任何量，也可以降低不期望的异构体的量至低于可忽略的极限（$<0.05\%$）。结晶化 **117-5** 得量 52%～85%（取决于结晶次数）。

5. (5*Z*)-7-[(1*R*,2*R*,3*R*,5*S*)-3,5-二羟基-2-[(1*E*,3*R*)-3-羟基-4-[3-(三氟甲基)苯氧基]-1-丁烯-1-基]环戊基]-5-庚酸(中间体Ⅵ)(117-6)的制备

在 N_2 保护下，在反应瓶中加入 THF 12.8L 和 1509g 4-羧基丁基三苯基溴化膦，搅拌溶解，然后将溶液冷却至 0℃，并维持该温度下，分批加入 1.12kg 的叔丁醇钾。搅拌 15min。将反应混合物冷却至－10℃，然后加入溶解在 2.24L THF 中的 367g **117-5**，并将混合物在－10℃搅拌。当反应完成后，加入水及甲苯将反应混合物进行分相。将水相用 CH_2Cl_2 提取并用 $NaHSO_4$ 处理。然后加入乙酸乙酯，将液相分离并将水相用乙酸乙酯提取，合并有机相用稀释的 NaCl 溶液洗涤，用无水 Na_2SO_4 干燥，过滤，洗涤滤液并蒸发除去溶剂，剩余物用丙酮/二异丙醚混合溶剂结晶。将催化剂过滤，用二异丙醚/丙酮混合溶剂洗涤。将母液蒸发得 **117-6** 463g，收率为 103%。

6. (5*Z*)-7-[(1*R*,2*R*,3*R*,5*S*)-3,5-二羟基-2-[(1*E*,3*R*)-3-羟基-4-[3-(三氟甲基)苯氧基]-1-丁烯-1-基]环戊基-5-庚酸-1-甲基乙基酯(曲伏前列素)(117)的合成

在反应瓶中加入 463g **117-6** 和 2.3L 1,3-二甲基咪唑烷酮，搅拌溶解，然后加入 420g K_2CO_3 及 300mL 异丙基碘（*i*-Pr-I）。将反应混合物升温至 45℃，保持该温度搅拌反应。反应完成后，加入 $NaHSO_4$ 溶液、水、己烷及乙酸乙酯。充分搅拌后，静置分层，分相，水相用己烷/乙酸乙酯混合物提取。合并有机相用水洗，经无水 Na_2SO_4 干燥，过滤，滤液减压浓缩，浓缩剩余物用硅胶柱色谱分离纯化［洗脱剂：二异丙醚/丙酮/CH_2Cl_2/异丙醇混合物］。经后处理得 **117** 338.7g，收率为 67%。

二异丙基碳二酰亚胺（DIC）

英文名　*N*,*N*′-Diisopropylcarbodiimide。

CAS［693-13-0］。

分子式：$C_7H_{14}N_2$（126.2）。

结构式

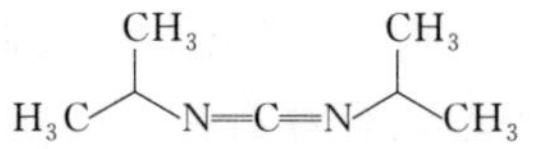

参考文献

［1］汪啸洋．世界上市新药．(2)，北京：化学工业出版社，2010：309-311.
［2］Merck Index 15th：9738.
［3］EP，364417，1989.
［4］Boulton L T，et al. Org Process Res Dev，2002，6：138.
［5］Hellberg M R，et al. J Ocul Pharmacol Ther，2001，17：421.
［6］McCue B A，et al. J Pharm Biomed Anal，2002，28：199.
［7］Carvalho A B，et al. Vet Ophthalmol，2006，9：121.
［8］Fellman R L，et al. Ophthalmology，2002，109：998.
［9］Schuman J S，et al. Am J Ophthalmol，2005，140：242-250.
［10］尤启冬，林国强．手性药物研究与评价．北京：化学工业出版社，2011：869-870.
［11］CN，103998423A，2014.
［12］CN，104781231 A，2015.
［13］葛渊源，等．中国医药工业杂志，2013，44 (7)：720-728.
［14］WO，2011/046569，2011.
［15］WO，2011/055377，2011.
［16］韩宗红．中外健康文摘，2007，4 (9)：74-76.
［17］崔露阳．世界临床药物，2004，25 (10)：634-635.
［18］Sorbera L A，et al. Drugs of the Future，2000，25 (1)：41-45.
［19］Netland P A，et al. Am J Ophthalmol，2001，132：472-484.
［20］Whitson J T，et al. Exper Opin Phamacother，2002，3：965-977.
［21］Arthur J S，et al. Am J of Ophthalmology，2006，141 (6)：1131-1133.
［22］US，5849792.
［23］US，961029.

118　他氟前列素（Tafluprost）

【别名】 Zioptan®，AFP-168，DE-085。

【化学名】 1-Methylethyl-(5*Z*)-7-[(1*R*,2*R*,3*R*,5*S*)-2-[(1*E*)-3,3-difluoro-4-phenoxy-1-butenyl]-3,5-dihydroxycyclopentyl]-5-heptenoate；15-Deoxy-15,15-difluoro-16-phenoxy-17,18,19,20-tetranorprostaglandin $F_{2\alpha}$ isopropyl ester。

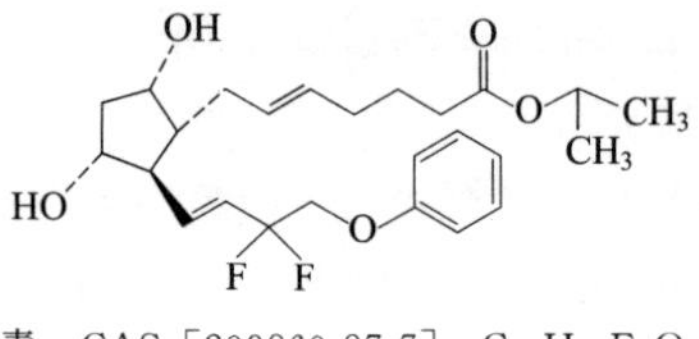

他氟前列素　CAS［209860-87-7］　$C_{25}H_{34}F_2O_5$　452.53

【研发厂商】 美国 Merck 公司。

【首次上市时间和国家】 2008 年 10 月首次在英国上市，2012 年 2 月 10 日在美国上市。

【性状】 淡黄色油状物。

【用途】 开角型青光眼（又称慢性单纯性青光眼）的症状隐蔽，常易疏忽，眼压一般正常，但 24h 眼压波动可超过正常幅度，早期视野检查可发现改变，晚期视神经孔出现凹陷与萎缩，视力及视野损害严重。高眼压被认为是青光眼发病的主要风险因素之一，也是可经临床干预而缓解的少数症状之一，因此对青光眼的治疗通常都是以降低眼压着手，以防视神经损伤并维持视力。

本品的滴眼液制剂是第一种无防腐剂的前列腺素类似物眼科用药。他氟前列素是一种选择性的前列腺素受体激动剂，用于降低开角型青光眼或眼高压患者升高的眼压，其作用机制是促进房水经葡萄膜巩膜（即经虹膜根部）流出，降低眼压。本品滴眼液在第一次给药大约2～4h后开始发挥降眼压作用，12h后达到最大效果。本品作用持续时间长，局部不良反应微弱。本品的主要不良反应很可能是永久性的色素沉着及可逆性的睫毛和毫毛改变。

【合成路线】 推荐综合文献［5，14，15］所述的方法路线，即以Corey内酯为起始原料，经过氧化反应（用tempo氧化）、氟代（用二乙氨基三氟化硫作为氟化试剂）、水解、还原（用二异丁基铝氢作还原剂）、Witting反应、酯化等反应而制得他氟前列素（**118**）（参见文献［13］）。

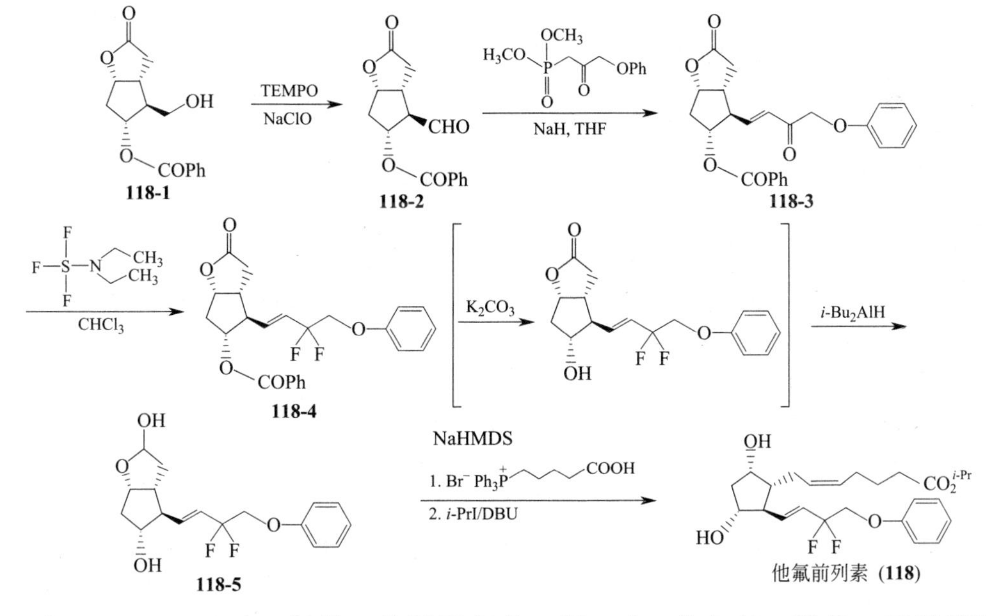

1.（1*S*，5*R*，6*R*，7*R*）-2-氧代-7-苯甲酰氧基-6-［（1*E*）-4-苯氧基-3-羰基-1-丁烯基］二环［3.3.0］辛烷-3-酮（118-3）的制备

在反应瓶中，依次加入Corey内酯［此处指苯甲酰Corey内酯；CAS［39746-00-4］；（3a*R*，4*S*，5*R*，6a*S*）-（−）-5-（苯甲酰氧基）-六氢-4-（羟甲基）-2*H*-环戊并［b］呋喃-2-酮］（**118-1**）20.0g（72.4mmol）、四甲基哌啶氮氧化物（TEMPO）0.58g（3.6mmol）、CH_2Cl_2 100mL，搅拌溶解，再加入NaBr 1.8g（18mmol）和饱和$NaHCO_3$溶液100mL，降温至0℃，缓慢滴加10%的次氯酸钠溶液100mL，控制反应温度不超过5℃，升至室温搅拌0.5h。静置分层，水相用50mL CH_2Cl_2提取一次，合并有机相，用50mL饱和NaCl水溶液洗涤一次，用无水Na_2SO_4干燥（干燥5h）。过滤，溶液中含**118-2**，在氮气保护下将滤液缓慢滴入已经降至0℃的含2-羰基-3-苯氧基丙基磷酸二甲酯22.4g（86.9mmol）和60%的NaH 3.5g（86.9mmol）的干燥THF溶液100mL中，滴加完，于0℃搅拌反应12h。加入饱和NH_4Cl溶液100mL，充分搅拌后静置分层，水相用CH_2Cl_2提取（100mL×2），合并有机相，用饱和NaCl溶液（100mL）洗涤，用无水Na_2SO_4干燥。过滤，滤液减压蒸干溶剂，剩余物加入无水乙醇100mL，放置冷冻过夜析晶。过滤，干燥，得到白色固体**118-3** 25.1g，收率为85.0%，含量为 98.4%（HPLC 归一化法），mp 114～115℃（参考文献［5］：mp 114～115℃）。

ESI-MS（m/z）：407［M+H］$^+$。

2.（1*S*,5*R*,6*R*,7*R*）-2-氧代-7-苯甲酰氧基-6-［（1*E*）-3,3-二氟-4-苯氧基-1-丁烯基］二环［3.3.0］辛烷-3-酮（118-4）的制备

在反应瓶中加入中间体 **118-3** 6.6g（16.3mmol）、氯仿 100mL、二乙基氨基三氟化硫［(Diethylamino) sulfur trifluororide］26.4g（163.4mmol），于 50℃下搅拌反应 24h。反应完，降温至室温，将反应液加入 200mL 冰的饱和 $NaHCO_3$ 溶液中，搅拌至无气泡产生，水相用氯仿提取（100mL×2），合并有机相，用饱和 NaCl 水溶液洗涤（100mL×2），用无水 Na_2SO_4 干燥。过滤，滤液蒸干溶剂，得到 8.0g 产物。该粗品用色谱分离纯化［固定相：硅胶，洗脱剂：乙酸乙酯/石油醚（1∶3）］，经后处理，得淡黄色油状物 **118-4** 6.3g，收率为 94.1%，含量为 95.3%（HPLC 法）。

ESI-MS（m/z）：429［M+H］$^+$。

3.（1*S*,5*R*,6*R*,7*R*）-2-氧代-3,7-二羟基-6-［（1*E*）-3,3-二氟-4-苯氧基-1-丁烯基］二环［3.3.0］辛烷（118-5）的制备

在反应瓶中加入中间体 **118-4** 6g（14.0mmol）、甲苯 100mL，在 N_2 保护下降温至 −80℃，搅拌下缓慢滴加二异丁基铝氢（1.2mol/L）50mL，控温不高于 −70℃，滴加完，于 −78℃保温反应 2h。TLC［展开剂：石油醚/乙酸乙酯（2∶1）］跟踪，显示反应完成后，滴加纯化水 40mL，控温不超过 −65℃，搅拌缓慢升温至 5℃，过滤，滤渣用甲苯洗涤（50mL×2），滤液静置分层，有机相用饱和 NaCl 溶液洗涤（40mL×2），合并有机相，用无水 Na_2SO_4 干燥。过滤，滤液减压蒸馏得淡黄色油状物 **118-5** 5.6g，含量为 79.8%（HPLC 归一法），收率为 95.6%。

ESI-MS（m/z）：327［M+H］$^+$。

4.（5*Z*）-7-［（1*R*,2*R*,3*R*,5*S*）-2-［（1*E*）-3,3-二氟-4-苯氧基-1-丁烯基］-3,5-二羟基环戊基］-5-庚烯酸-1-甲基乙基酯（他氟前列素）（118）的合成

在反应瓶中加入 4-羧丁基三苯基溴化膦 48.3g（104.5mmol）、THF200mL，在搅拌且 N_2 保护下降温到 −10℃，滴加双(三甲硅烷基)氨基钠（六甲基二硅烷重氮钠；NaHMDS）（0.5mol/L）220mL，控温不超过 0℃，滴完后，于 0℃搅拌反应 0.5h。再升至室温搅拌 0.5h。降至 −10℃，滴加 5.0g 中间体 **118-5** 溶于 100mL THF 的溶液，滴加完，在 −10℃搅拌反应 20h。加入水 160mL 和乙酸乙酯 160mL，充分搅拌 0.5h。静置分层，分取有机相用水洗涤一次，合并水相，用乙酸乙酯（100mL）洗涤一次，将水相倒入烧杯中，加入乙酸乙酯 200mL，于 0℃搅拌下滴加 10%$NaHSO_4$ 溶液，调至 pH 到 3.5，用乙酸乙酯提取水相（200mL×1），合并有机相，用饱和 NaCl 水溶液（200mL）洗涤一次，用无水 Na_2SO_4 干燥。过滤，滤液蒸干溶剂，得到剩余物为黏稠状固液混合物 22.6g。

将得到的 22.6g 剩余物溶解于 200mL 丙酮中，加入 DBU（1,8-二氮杂二环十一碳-7-烯）29.5g，碘代异丙烷 30.2g，室温搅拌反应 18h。加入乙酸乙酯 500mL，分别用水（200mL）、饱和 $NaHCO_3$ 溶液（200mL）、饱和 NaCl 溶液（200mL）洗涤，用无水 Na_2SO_4 干燥，过滤，滤液减压蒸除溶剂，得到剩余物为油状物，得量为 20.6g。将该剩余物（粗品）用硅胶柱色谱分离纯化［洗脱剂：乙酸乙酯/石油醚（1∶4）］，经后处理得油状物 **118** 4.8g，产物 **118** 为淡黄色油状物，含量为 99.2%，（HPLC 法），收率为 87.2%。

^{1}H-NMR（600MHz，$CDCl_3$）δ：1.22（6H，d），1.60～2.40（14H，m），4.02（1H，m），4.17～4.21（3H，m），4.98（1H，m），5.37（2H，m），5.80（1H，dt），

6.10 (1H，m)，6.92 (2H，d)，6.99 (1H，t)，7.29 (2H，m)。

ESI-MS (m/z)：453.1 $[M+H]^+$。

据文献 [13] 报道，在合成他氟前列素过程中，发现制备成的他氟前列素酸经过放置之后会降解产生其他杂质。他氟前列素酸稳定性较差，因此采用“一锅烩”的方式，制备成的他氟前列素酸不经过处理即进行下一步酯化反应，经过试验发现这种方法产生的杂质较少，有利于最终产品的纯化，同时缩短了反应步骤，提高了收率。

双(三甲硅烷基)氨基钠的结构：

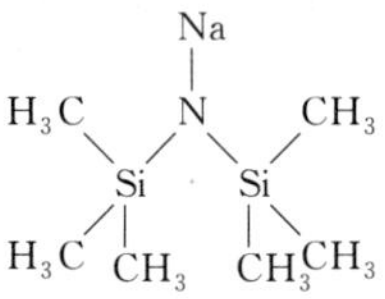

参考文献

[1] 于慧. 中国药物化学杂志，2012，22 (4)：337.
[2] EP，850926，1998.
[3] US，5886035，1999.
[4] CN，1187486.
[5] Matsumura Y，et al. Tetrahedron Lett，2004，45 (7)：1527-1529.
[6] Wang Y，et al. Drugs Fut，2006，31 (9)：788-792.
[7] 范鸣. 药学进展，2011，35 (10)：479.
[8] 陈刚，等. 化学研究与应用，2014，26 (5)：722-727.
[9] 葛渊源，等. 中国医药工业杂志，2013，44 (7)：720-727.
[10] 侯英伟，等. 药学进展，2009，33 (9)：408-415.
[11] 冯泽旺，等. 精细化工，2008，25 (7)：715-719.
[12] 龚彦春，等. 中国药科大学学报，2012，43 (5)：385-389.
[13] 朱君，等. 中国新药杂志，2016，25 (7)：804-806.
[14] CN，97126331，1997.
[15] Pier L A，et al. Org Synth，1990，69：212.
[16] Takagi Y，et al. Exp Eye Res，2004，78 (4)：767-776.
[17] JP，2003321442.
[18] JP，1999071344.
[19] 尤启冬，林国强. 手性药物研究与评价. 北京：化学工业出版社，2011：867-868.
[20] Merck Index，15th：9160.
[21] CN，200480037924.3.
[22] US，5985920，1999.
[23] Sutton A，et al. Int J Clin Pharmacol Ther，2008，46：400.
[24] WO，02096868，2002.
[25] Resul B，et al. J Med Chem，1993，36 (2)：243-248.
[26] Singh RP et al. J Org Chem，2001，66 (19)：6263-6267.

13

其他药物

119 Valbenazin Tosylate

【别名】 Ingrezza^{TM}，NBI-98854（游离碱），MF5199。

【化学名】 L-valine，(2*R*,3*R*,11*bR*)-1,3,4,6,7,11*b*-hexahydro-9,10-dimethoxy-3-(2-methyl-propyl)-2*H*-benzo[α]quinolizin-2-ylester，4-methylbenzenesulfonate（1∶2）。

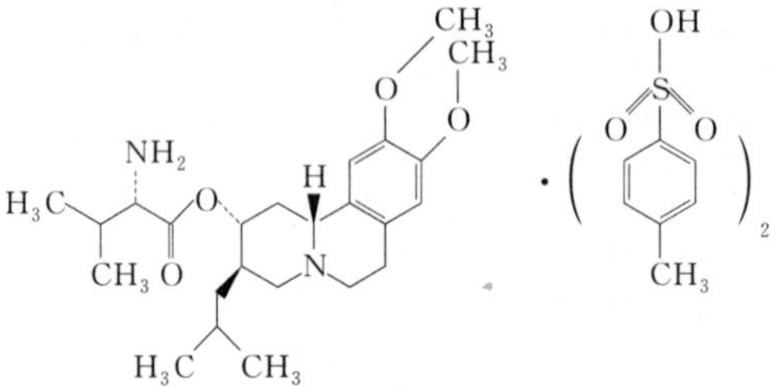

Valbenazin	CAS [1025504-45-3]	$C_{24}H_{38}N_2O_4$	418.57
Valbenazin Tosylate	CAS [1639208-54-0]	$C_{24}H_{38}N_2O_4 \cdot (C_7H_8O_3S)_2$	762.97

【研发厂商】 原研于 Neurocrine Biosciences Inc 公司（美国）。

【首次上市时间和国家】 2017 年 4 月 11 日获美国 FDA 批准首次在美国上市。

【性状】 固体；溶解性（DMSO），100mg/mL（131.06mmol/L）。

【用途】 本品为一种高选择性小分子囊泡单胺转运体 2（$VMAT_2$）抑制剂类新药，用于治疗成人迟发性运动障碍（tardive dyskinesia，TD）。本品（INGREZZA）是第一个也是唯一的一个获得这一适应证的药物，但其作用机制尚不清楚。

TD 是一种严重的神经系统障碍，以重复不自主运动为主要特征，常累及下颌、嘴唇及舌等。患者可能出现无法自控的鬼脸、伸舌及咂嘴等，其中一部分患者还存在肢体不自主运动甚至呼吸困难。仅在美国，受该病困扰的患者多达 50 万。先前普遍认为，这一临床状况无法逆转。

迟发性运动障碍常见于使用抗精神病药的患者中，尤其是长期使用较老的抗精神病药治疗慢性精神障碍（如精神分裂症及双相障碍）。此外，使用抗精神病药治疗抑郁，或使用其他某些药物治疗胃肠道或其他系统疾病的患者也可出现。为何其中一些患者在用药后罹患 TD，而另一些人幸免，目前尚不可知。

【合成路线】 参见文献 [3] 的方法路线。

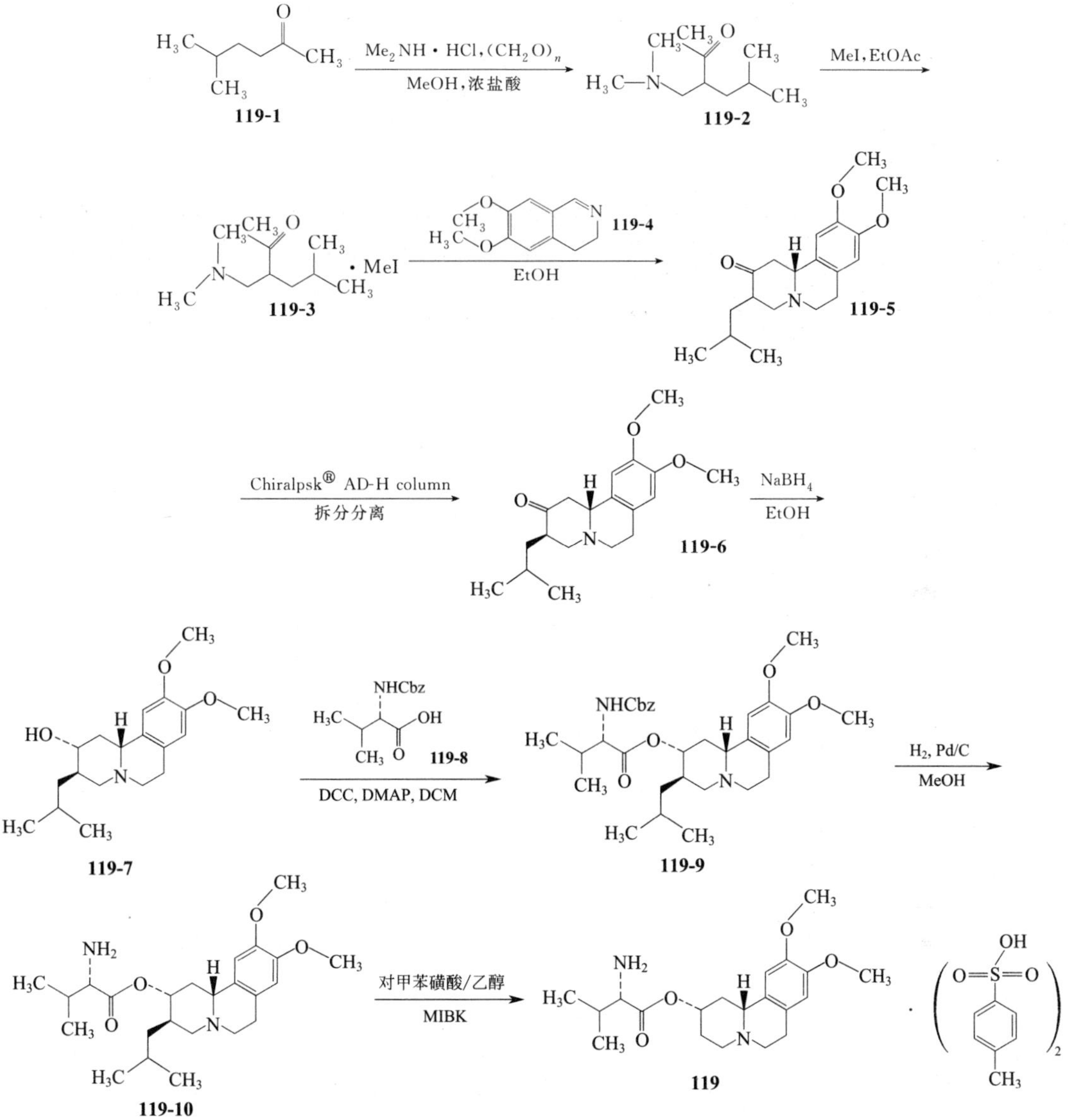

1. 3-二甲基氨基甲基-5-甲基-己烷-2-酮（119-2）的制备

在反应瓶中加入甲醇 80mL、二甲胺盐酸盐 90g（1.1mol）、5-甲基-2-己酮（**119-1**）450mL（3.3mol）和多聚甲醛 50g（1.7mol），搅拌混合，形成悬浊液，再加入浓盐酸 200μL，搅拌反应，将反应混合物加热至 80℃，保持反应 12h。然后将反应混合物冷却至室温，加入 10%NaOH 溶液，至反应混合物呈碱性。混合物总体用乙醚提取（100mL×2），分取有机相，用无水硫酸镁干燥，过滤，滤液浓缩后，得到含粗产物的反应混合物，用快速柱色谱分离纯化［洗脱剂：MeOH/CH_2Cl_2（0.5∶9.5）］，经后处理得 **119-2** 30g（175mmol），收率为 16%。

2. 3-二甲基氨基甲基-5-甲基-己烷-2-酮甲碘化物（119-3）的制备

在反应瓶中加入乙酸乙酯 300mL、化合物 **119-2** 30g（175mmol），开搅拌，再加入碘甲烷 22mL（351mmol）。将混合物搅拌反应过夜，产生白色沉淀，过滤沉淀，滤饼用乙醚洗涤（150mL×3），抽干，干燥，得 **119-3** 44.9g，收率为 81%，产物 **119-3** 是一种易飞漂浮的白色固体。

3. 丁苯那嗪（Tetrabenazine）（119-5）的制备（参见文献［4］）

在反应瓶中加入乙醇130mL、6,7-二甲氧基-3,4-二氢异喹啉（**119-4**）13g（67.8mmol）和上步制备的化合物**119-3** 26g（81.4mmol），搅拌成悬浊液，将其加热至80℃，搅拌保温反应过夜。将反应混合物冷却至室温，加入200mL水，产生沉淀物。反应混合液在真空下浓缩除去溶剂乙醇，剩余物中加入400mL CH_2Cl_2。搅拌下再加入10%NaOH水溶液，加至使混合物呈碱性。充分搅拌后静置分层，取水相用 CH_2Cl_2 提取（250mL×3），合并有机相，用无水 $MgSO_4$ 干燥，过滤，滤液减压浓缩，浓缩剩余物（粗产物混合物）用快速硅胶柱色谱分离纯化［洗脱剂：丙酮/CH_2Cl_2（0.5∶9.5）］，经后处理所得的粗品**119-5**用乙酸乙酯和正己烷重结晶得到（3*S*,11*bS*）和（3*R*,11*bR*）-3-异丁基-9,10-二甲氧基-1,3,4,6,7,11*b*-六氢-吡啶并[2,1-*a*]异喹啉-2-酮（丁苯那嗪，TBZ）消旋体混合物16.1g（51mmol）**119-5**，收率为75%，丁苯那嗪对映体通过用一种手性柱（Chiralpak AD-H）进行分离，洗脱剂为15%CAN/MeOH，外加0.5%DMEA，在100bar和35℃条件下，以2.5mL/min流速洗脱，经分别后处理得（3*R*,11*bR*）-丁苯那嗪4.3g，（3*S*,11*bS*）-丁苯那嗪4.3g，（3*R*,11*bR*）-丁苯那嗪（**119-6**）（为目的产物）。

MS calcd：317；Found 318.7 $[M+H]^+$。

4.（2*R*,3*R*,11*bR*）-3-异丁基-9,10-二甲氧基-1,3,4,6,7,11*b*-六氢-2*H*-吡啶并[2,1-*a*]异喹啉-2-醇（119-7）的制备

在反应瓶中加入乙醇70mL、（3*R*,11*bR*）-丁苯那嗪（**119-6**）2g（6.3mmol），搅拌下冷却至0℃，分批加入硼氢化钠（$NaBH_4$）261mg（6.9mmol），搅拌反应30min后反应完成，加入饱和 NH_4Cl 溶液4mL猝灭反应。形成了白色沉淀，过滤，滤饼用乙醇洗涤（5mL×2），抽干，滤液真空下除去乙醇，水相用 CH_2Cl_2 提取（50mL×3），合并有机相，用无水 $MgSO_4$ 干燥，过滤，浓缩滤液，剩余物即为粗产物，将其粗品经快速硅胶柱色谱分离纯化［洗脱剂：MeOH/CH_2Cl_2（0.5∶9.5）］，经后处理得**119-7** 1.6g（5mmol）、（2*S*,3*R*,11*bR*）-3-异丁基-9,10-二甲氧基-1,3,4,6,7,11*b*-六氢-2*H*-吡啶并[2,1-a]异喹啉-2-醇（**119-7′**）410mg（1.3mmol）。

（2*S*,3*R*,11*bR*）-二氢丁苯那嗪（**119-7′**）：MS calcd：（319）；Found 320.3 $[M+H]^+$。

（2*R*,3*R*,11*bR*）-二氢丁苯那嗪（**119-7**）：MS calcd：（319）；Found 320.3 $[M+H]^+$。

5. 2-苄氧羰基氨基-3-甲基丁酸-(2*R*,3*R*,11*bR*)-3-异丁基-9,10-二甲氧基-1,3,4,6,7,11*b*-六氢-2*H*-吡啶并[2,1-*a*]异喹啉-2-基酯（119-9）的制备

在反应瓶中加入上步制备的化合物**119-7** 200mg（0.63mmol）和3mL无水 CH_2Cl_2（DCM）、DMAP 75.0mg（0.63mmol）和苄氧羰基-L-缬氨酸（Cbz-L-valine）（**119-8**）190mg（0.75mmol），搅拌5min。然后加入DCC（*N*,*N′*-二环己基碳二亚胺）155mg（0.75mmol），立刻有白色沉淀生成，将反应混合物搅拌反应过夜。过滤，滤液浓缩，浓缩液用快速硅胶柱色谱分离纯化［洗脱剂：MeOH/CH_2Cl_2（0.2∶9.8）］，经后处理得**119-9** 360mg（0.63mmol），产物为淡黄色固体，收率是定量的。

6.（*S*）-2-氨基-3-甲基丁酸-(2*R*,3*R*,11*bR*)-3-异丁基-9,10-二甲氧基-1,3,4,6,7,11*b*-六氢-2*H*-吡啶并[2,1-*a*]异喹啉-2-基酯（119-10）的制备

在氢化反应瓶中加入甲醇10mL、化合物**119-9** 163mg（0.29mmol），搅拌溶解，再加入Pd/C（适量），并在常压室温下通入纯 H_2 进行反应，搅拌通 H_2 反应过夜。达反应终点后过滤回收催化剂（过滤时通过硅藻土）。浓缩滤液，浓缩液用快速硅胶柱色谱分离纯化［洗脱剂：甲醇/CH_2Cl_2（0.5∶9.5）］，经后处理，得**119-10** 105mg（0.25mmol），收率为85%。

MS calcd：(419)；Found 419.3 [M+H]$^+$。

7. L-缬氨酸，(2*R*,3*R*,11*bR*)-1,3,4,6,7,11*b*-六氢-9,10-二甲氧基-3-(2-甲基丙基)-2*H*-苯并[a]喹嗪-2-基-酯对甲苯磺酸盐(1∶2) 或称 (*S*)-(2*R*,3*R*,11*bR*)-3-异丁基-9,10-二甲氧基-2,3,4,6,7,11*b*-六氢-1*H*-吡啶并[2,1-*a*]异喹啉-2-基-2-氨基-3-甲基丁酸酯二对甲苯磺酸盐 (Valbenazin Tosylate) (119) 的合成 (参见文献 [7])

在反应瓶中加入 Valbenazin 游离碱 (**119-10**) 537mg、5mL MIBK (甲基异丁基甲酮) 和 2.56mL (2.0 等效量) 的 1mol/L 的对甲苯磺酸的乙醇溶液，搅拌成澄清溶液，往该澄清溶液接种约 2mg **119** 粗结晶的晶种诱发快速结晶。将所得的悬浮液温育 16h，以 4h 间隔在环境温度和 50℃之间循环，在此以后，通过过滤将固体分离出来，干燥后得到 (干燥 3h 后) 细白色固体 **119** 675mg，收率为 69%。

此 **119** 为多晶形中的形态 (Ⅰ) 见文献 [7]。

文献 [7] 中的图显示，晶形Ⅰ具有特征 XRP 衍射峰，其大约在 6.3°，17.9°和 19.7°处以 2θ 表示，表明该化合物是结晶的。颗粒具有规则形状和板 (片) 状形态。

Form Ⅰ的差示扫描量热分析温谱图如图 2 所示，Form Ⅰ表现出吸热现象，起始温度约为 240℃，峰值温度为 243℃。

参考文献

[1] US，8039627.
[2] US，8357697.
[3] WO，2008/058261A$_1$.
[4] Merck Index 15th：9326.
[5] US，2830993，1958.
[6] Osbond J M. J Chem Soc，1961：4711.
[7] WO，2017/075340 A$_1$.
[8] 朱立峰. 中国药物化学杂志，2017，27 (6)：502.
[9] Dimitri G，et al. J Pharmacol Exp Ther，2017，361 (3)：454-461.
[10] Barguero N，et al. Drugs Today，2016，52 (12)：665-672.
[11] Robert H，et al. Am J Psychiatry，2017，174 (5)：476-484.
[12] 孙韬华，等. 中国新药杂志，2018，27 (5)：498-501.
[13] 孙友松. 药学进展，2017，41 (5)：398-400，1-2.

120　福沙匹坦二甲葡胺 (Fosaprepitant Dimeglumine)

【别名】 Emend®，MK-0517。

【化学名】 1-Deoxy-1-(methylamino)-D-glucitol-[3-[[(2*R*，3*S*)-2-[(1*R*)-1-[3，5-bis-(trifluoromethyl) pheny] ethoxy] -3-(4-fluorophenyl)-4-morpholinyl] methyl] -2，5-dihydro-5-oxo-1*H*-1，2，4-triazol-1-yl] phosphonate (2∶1) (salt)。

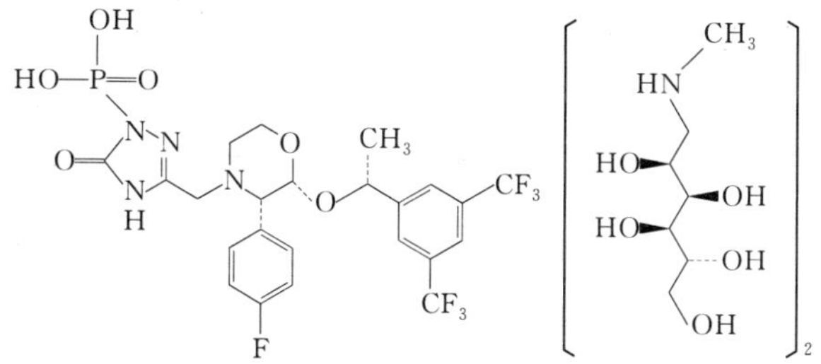

福沙匹坦二甲葡胺	CAS [265121-04-8]	$C_{37}H_{56}F_7N_6O_{16}P$	1004.84
福沙匹坦	CAS [172673-20-0]	$C_{23}H_{22}F_7N_4O_6P$	614.41

【研发厂商】 美国 Merck 公司。

【首次上市时间和国家】 2008 年 1 月首次在美国上市。

【性状】 是一种水溶性前药，白色粉末状固体，无明显熔距，$[\alpha]_D^{20}=+30.1°$（$c=1.0$，CH_3OH）。

【用途】 本品为神经激肽-1 受体拮抗剂（neurokinin-1 receptor antagonist，NK-1 RA），商品名为 Emend，是阿瑞匹坦（Aprepitant）的前体药，易溶于水，在体内迅速转化成阿瑞匹坦（静脉注射后）。115mg 本品（相当于 188mg 福沙匹坦二甲葡胺）在 15min 内静注至人体内，输液结束后 30min 内，福沙匹坦的血药浓度即降至定量限浓度 10ng/mL，福沙匹坦几乎完全转化为阿瑞匹坦，主要通过阻断大脑恶心和呕吐信号的新颖的作用机制发挥作用。阿瑞匹坦对 5-羟色胺、多巴胺和糖皮质激素受体极微弱或无亲和力（性），用于治疗化疗诱导的恶心和呕吐及术后恶心和呕吐。阿瑞匹坦在动物模型上显示，通过中枢神经作用抑制诸如顺铂等细胞毒化疗药物诱导的呕吐。阿瑞匹坦以动物和人正电子发射断层照相术（positron emission tomography，PET）研究表明，药物穿过血脑屏障并占据了脑 NK-1（Neurokinin-1）受体作用。动物和临床研究显示，阿瑞匹坦可以增大 5-HT_3 受体阻断剂昂丹司琼和糖皮质激素地塞米松的止吐作用，抑制顺铂诱导的急性期和迟后期呕吐。

本品适应证是与其他止吐药物联用（静注），防治中度、高度致吐性化疗（包括高剂量的顺铂）初始和反复用药引起的急性或延迟性恶心与呕吐。

【合成路线】 参见文献［4，7，9，11］。

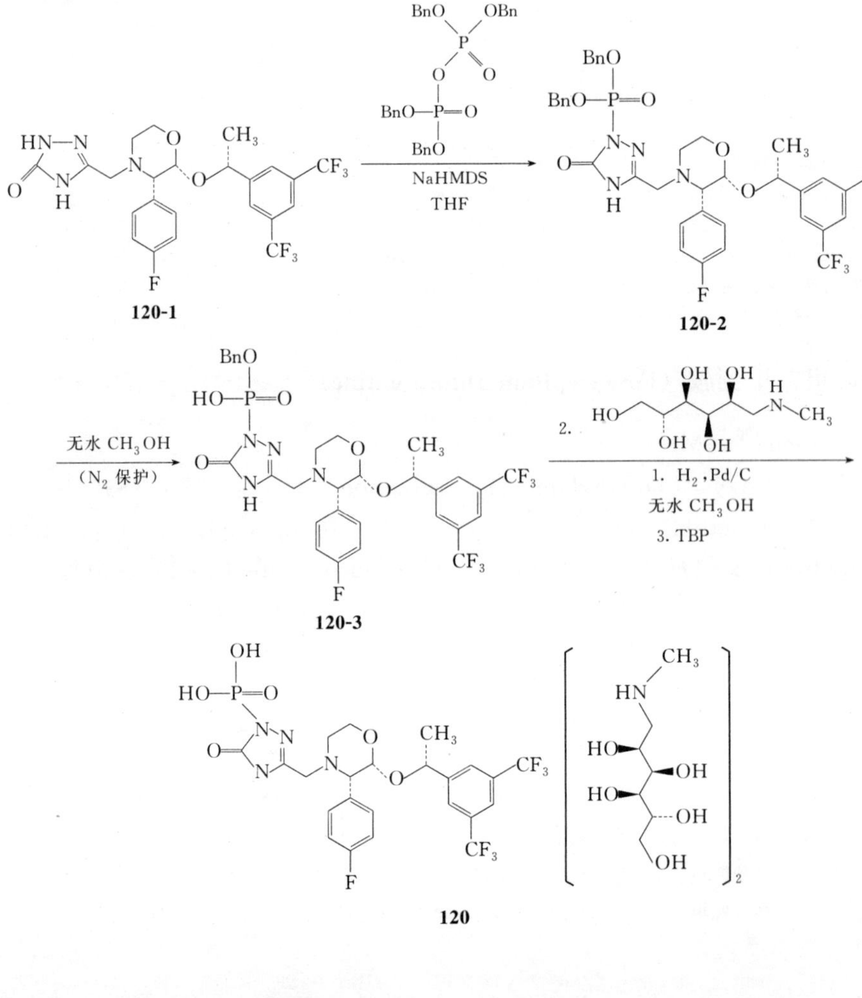

120

1. [3-[[(2*R*,3*S*)-2-[(1*R*)-1-[3,5-二(三氟甲基)苯基]乙氧基]-3-(4-氟苯基)-4-吗啉基]甲基]-5-氧代-2,5-二氢-1*H*-1,2,4-三唑-1-基]磷酸二苄酯（120-2）的制备

在反应瓶中（N_2 保护下）加入阿瑞匹坦（Aprepitant，99.5%）（**120-1**）220g（0.412mol）和焦磷酸四苄酯（99.68%）285g（0.529mol）、THF 2.2L，搅拌溶解，冷却至－5℃，滴加 1.0mol/L 二（三甲基硅基）氨基钠（NaHMDS）的 THF 溶液 1.0L（1.0mol），滴加时控温在－5～5℃，滴加完继续搅拌反应 1h。反应完，将反应液倒至 6.4L 甲基叔丁醚和 6.4L 饱和 $NaHCO_3$ 溶液的混合溶液中，搅拌 10min 后分层，分取有机相，依次用饱和 $NaHCO_3$ 水溶液（6.4L）、10%的硫酸氢钠溶液（3.2L）、水（3.2L）及饱和 NaCl 溶液（3.2L）洗涤，用无水 Na_2SO_4 干燥，过滤，滤液减压浓缩，剩余物中加乙酸乙酯 600mL 和环己烷 2L，搅拌 2h。有白色固体析出，抽滤，干燥，得白色粉末状固体 **120-2** 278.3g，收率为 85.0%，纯度为 95.0% [HPLC 归一化法：色谱柱为 BDS Hypersil C_{18} 柱（4.6mm×150mm，5μm）；流动相 A 为乙腈/缓冲液（取磷酸 1.96g 与四丁基硫酸氢铵 0.34g，用水溶解并稀释至 1L，下同）（20∶80），流动相 B 为乙腈/缓冲液（80∶20），梯度洗脱（0～35min：B 30%→80%；36min→45min：B 80%→30%）；检测波长为 210nm；流速 0.9mL/min；进样量 20μL]，$[\alpha]_D^{20}$＝＋45.5°（*c*＝1，甲醇）。

^{1}H-NMR（300MHz，甲醇）δ：7.52（1H，s），7.42～7.44（2H，m），7.22～7.31（10H，m），7.14～7.17（2H，m），7.05～7.07（2H，m），4.98～5.01（1H，m），4.55～4.59（4H，m），4.32～4.34（1H，m），4.29～4.30（1H，m），3.81～3.85（1H，m），3.70～3.73（1H，m），3.60（1H，d，*J*＝14.3Hz），2.91～3.04（2H，m），2.55～2.59（1H，m），1.46（3H，d，*J*＝6.2Hz）。

ESI-MS（*m/z*）：795 $[M+H]^+$。

2. [3-[[(2*R*,3*S*)-2-[(1*R*)-1-[3,5-二(三氟甲基)-苯基]乙氧基]-3-(4-氟苯基)-4-吗啉基]甲基]-5-氧代-2,5-二氢-1*H*-1,2,4-三唑-1-基]磷酸单苄酯（120-3）的制备

在反应瓶中加入无水甲醇 1.5L、上步制备的化合物 **120-2** 270g（0.340mol），搅拌溶解，在 N_2 保护下将该溶液加热至 40℃，搅拌反应 10h。有白色固体生成，降温至室温后抽滤，滤饼干燥后得白色粉末状固体 **120-3** 204g，收率为 85.3%。产物未见明显熔距，$[\alpha]_D^{20}$＝＋50.0°（*c*＝1.0，DMA），纯度为 99.40%（HPLC 归一化法，条件同 **120-2** 制备时的条件；**120-3** 的保留时间为 16.70min，杂质 **120-2′** 保留时间为 24.48min）。

^{1}H-NMR（300MHz，DMSO-d_6）δ：10.88～10.95（1H，brs），7.52（1H，s），7.42～7.44（2H，m），7.20～7.27（5H，m），7.14～7.17（2H，m），7.05～7.07（2H，m），5.89～5.94（1H，m），4.98～5.01（1H，m），4.65～4.70（2H，m），4.32～4.34（1H，m），4.29～4.30（1H，m），3.81～3.85（1H，m），3.70～3.73（1H，m），3.60（1H，d，*J*＝14.3Hz），2.93～3.05（2H，m），2.53～2.58（1H，m），1.45（3H，d，*J*＝6.2Hz）。

ESI-MS（*m/z*）：705 $[M+H]^+$。

3. 1-脱氧-1-(甲基氨基)-D-山梨醇[3-[[(2*R*,3*S*)-2-[(1*R*)-1-[3,5-二(三氟甲基)苯基]乙氧基]-3-(4-氟苯基)-4-吗啉基]甲基]-2,5-二氢-5-氧代-1*H*-1,2,4-三唑-1-基]膦酸盐(2∶1)（福沙匹坦二甲葡胺）(120)的合成

在氢化釜中依次加入 **120-3** 200g（0.284mol）、葡甲胺（纯度为 99.0%）111g（0.568mol）、10% Pd/C（含水率为 59%）24g 及无水甲醇 620mL，置换 3 次氩气后通入氢气至 138kPa，室温搅拌反应 3h。反应完，抽滤分离出 Pd/C（回收），滤液中加入三正丁基膦（TBP）4.0mL，搅拌过夜，以除去过量溶解的钯。过滤，滤液滴至乙腈（6.2L）和无水乙醇（4.1L）的混合液中，有白色沉淀生成，搅拌1h后过滤，滤饼减压干燥，得白色粉末状固体**120** 270.6g，收率为87%（文献［9］：收率为79%），纯度为99.9%（HPLC归一化法，条件同**120-2**制备时的条件，**120**保留时间为10.31min，杂质**120′**保留时间为19.48min），$[\alpha]_D^{20}=+30.1°$（$c=1.0$，甲醇）。未见到明显的熔距。

IR（KBr）：3122cm^{-1}，2977cm^{-1}，29.33cm^{-1}，28.21cm^{-1}，1682cm^{-1}，1605cm^{-1}，1509cm^{-1}，1464cm^{-1}，1382cm^{-1}，1337cm^{-1}，1278cm^{-1}，1224cm^{-1}，1124cm^{-1}，1093cm^{-1}，1060cm^{-1}，1025cm^{-1}，977cm^{-1}，837cm^{-1}，756cm^{-1}，707cm^{-1}，682cm^{-1}，574cm^{-1}。

^{1}H-NMR（300MHz，D_2O）δ：7.42（1H，s），7.31～7.33（2H，m），7.12～7.15（2H，m），6.94～6.96（2H，m），4.85～4.90（1H，m），4.26～4.28（1H，m），4.23～4.25（1H，m），4.10～4.14（2H，m），3.82～3.85（4H，m），3.73～3.77（3H，m），3.69～3.71（3H，m），3.66～3.68（2H，m），3.46～3.48（1H，m），3.23～3.25（2H，m），3.16～3.18（2H，m），3.03～3.05（1H，m），2.92～2.94（1H，m），2.77（6H，s），2.56～2.58（1H，m），1.36（3H，d，$J=3.0$Hz）。

^{13}C-NMR（75MHz，D_2O）δ：165.21（$^1J_{C\text{-}F}=245.69$Hz）160.26，160.14，148.06，147.96，147.13，134.65，133.99（$^2J_{C\text{-}F}=32.04$Hz），133.37（$^3J_{C\text{-}F}=6.78$Hz），125.62（$^1J_{C\text{-}F}=273.15$Hz），129.02，124.13，118.08（$^2J=21.36$Hz），98.23，75.69，73.77，73.59，73.40，71.91，71.04，65.59，61.83，55.15，54.08，53.19，35.93，25.82。

ESI-MS（m/z）：1005 $[M+H]^+$。

杂质**120′**和杂质**120-2′**的化学结构式如下。

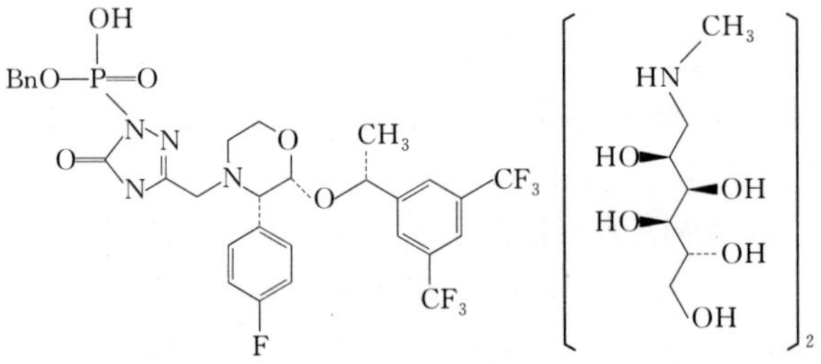

120′

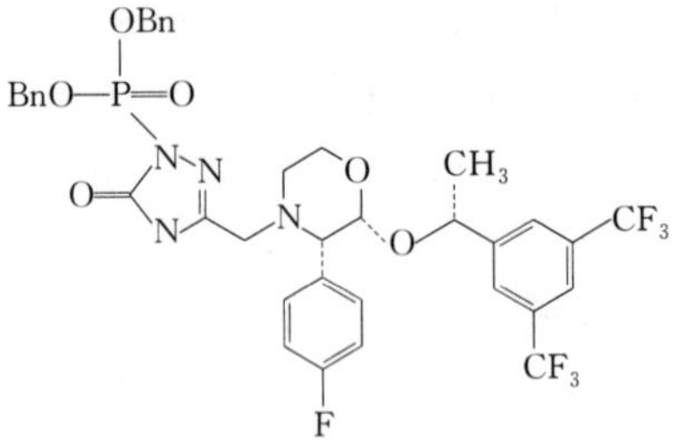

120-2′

参考文献

［1］ Merck Index 15th：741.

［2］ WO，9523798，1995.

［3］ US，5691336，1997.

[4] Hale J J, et al. J Med Chem, 2000, 43: 1234-1241.
[5] Lasseter K C, et al. J Clin Pharmacol, 2007, 47: 834.
[6] 陈仲强，等. 现代药物的制备与合成：第 2 卷. 北京：化学工业出版社，2011：241-243.
[7] 任文杰，等. 中国医药工业杂志，2017，48（1）：20-23.
[8] 孙秀波，等. 中国新药杂志，2015，24（7）：765-770.
[9] CN，101056672，2007.
[10] US，8623844，2014.
[11] CN，102558232，2014.
[12] WO，2011/045817，2011.
[13] WO，2010/018595，2010.
[14] WO，2006/060110，2006.
[15] 岳发贵，等. 国际药学研究杂志，2010，37（3）：203-208.
[16] 樊新星，等. 中国药师，2009，12：381-383.
[17] Rupniak N M, et al. Eur J Pharmacol, 1997, 326: 201-209.
[18] 聂映，等. 中国新药杂志，2006，15：238-239.
[19] Zetterqvist O, et al. Biochim Biophys Acta, 1987, 29: 297-315.
[20] CN，103204878 A，2013.

121　奥贝胆酸（Obeticholic Acid）

【别名】 6α-乙基鹅去氧胆酸，OCA，6-ECDCA，INT-747，6-Ethyl-cdca，C15636，Ocaliva。

【化学名】 (*R*)-4-[(3*R*,5*S*,6*R*,7*R*,8*S*,9*S*,10*S*,13*R*,14*S*,17*R*)-6-Ethyl-3,7-dihydroxy-10,13-dimethylhexadecahydro-1*H*-cyclopenta[a]phenanthren-17-yl]pentanoic acid。

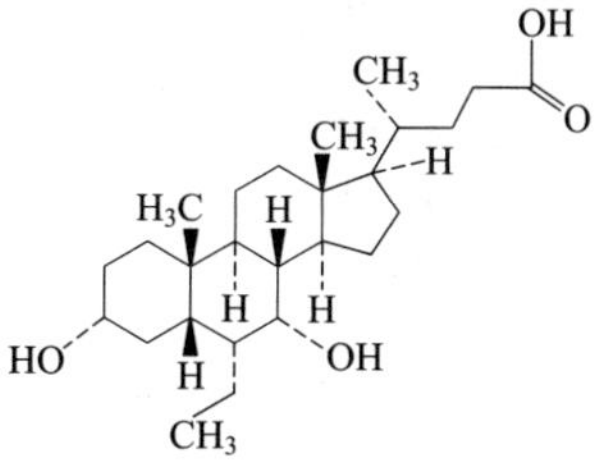

奥贝月酸　CAS [459789-99-2]　$C_{26}H_{44}O_4$　420.63

【研发厂商】 美国 Intercept Pharmaceuticals。

【首次上市时间和国家】 2016 年 5 月 27 日美国 FDA 批准在美国上市（片剂，商品名 Ocaliva®）。

【性状】 白色固体，mp 108～110℃。

【用途】 本品是一种有效的法尼酯衍生物 X 受体（FXR）的特异性激动剂，对非酒精性脂肪性肝炎和原发性胆汁性肝硬化有很好的治疗效果，临床应用前景广阔。本品目前确定的适应证为原发性胆汁胆管炎（primary biliary cholangitis，PBC）。其作用机制：本品为 FXR（法尼醇 X）受体激动剂，通过活化法尼醇 X 受体间接抑制细胞色素 7A1（CYP7A1）的基因表达。由于 $CYP7A_1$ 是胆酸生物合成的限速酶，因此奥贝胆酸可以抑制胆酸合成，用于原发性胆汁性肝硬化和非酒精性脂肪性肝病。原发性胆汁性胆管炎（PBC）是一种慢性、持久性疾病，它会导致肝脏中的小胆管发炎、受损并最终丧失功能。这会引发胆汁在肝脏淤积，逐渐损伤肝细胞并导致肝硬化或肝脏瘢痕的形成。随着肝硬化的进展和肝脏中瘢痕组织的增加，肝功能将逐渐丧失。FXR 受体广泛存在于肝脏细胞和肠道细胞的细胞核中，是胆汁酸代谢途径的关键调节因子。口服给药的 Ocaliva（商品名）可以结合并激活 FXR 受体，由此增加肝脏的胆汁流量，并抑制肝脏中胆汁酸的产生，减少胆汁酸对肝脏的毒害。

【合成路线】 参见文献 [43]。

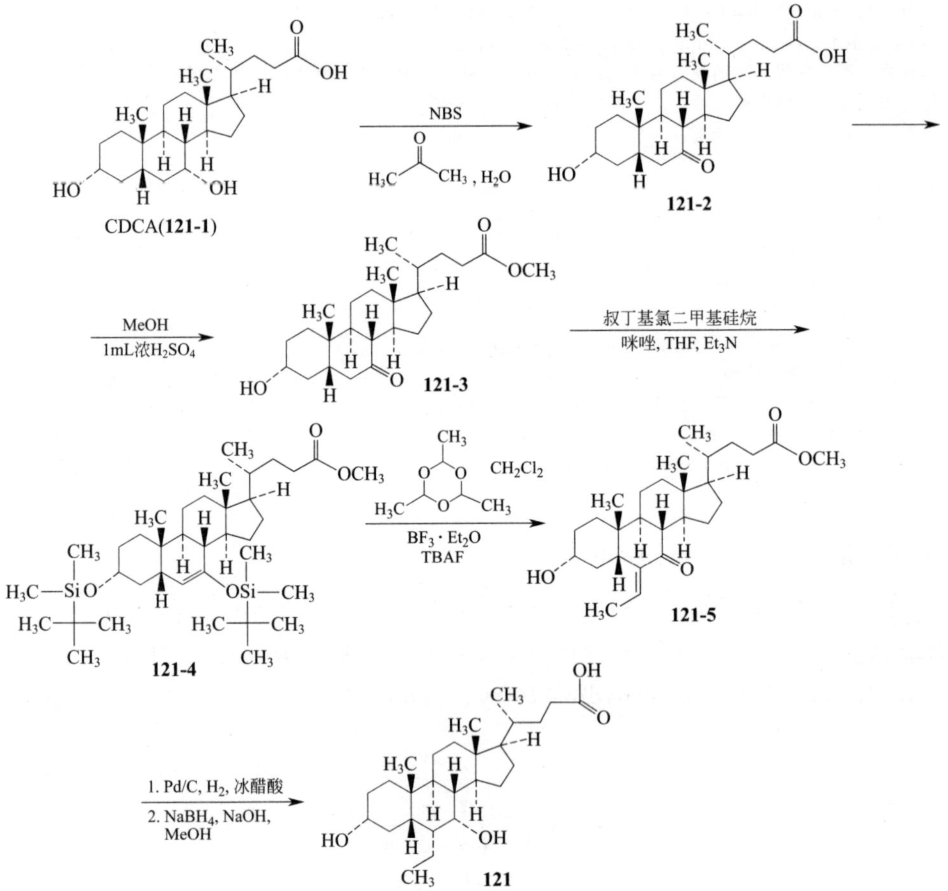

1. 3α-羟基-7-氧代-5β-胆烷-24-酸甲酯（121-3）的制备

在反应瓶中加入鹅去氧胆酸（CDCA，CAS［474-25-9］）（**121-1**）2.0g（5.1mmol）、*N*-溴代琥珀酰亚胺（NBS）1.3g（7.3mmol）和丙酮/水（体积比＝3：1）48mL，室温下搅拌反应4h。TLC跟踪监测反应完成。往反应混合液中加入10mL质量分数为20%的亚硫酸氢钠水溶液，蒸干丙酮，然后用5mL体积分数为5%的盐酸溶液酸化，待固体析出后过滤，滤渣水洗至中性，干燥，用无水乙醇重结晶，干燥，得白色固体**121-2** 1.84g。

在另一反应瓶中加入**121-2** 1.84g、甲醇60mL，搅拌加热至60℃，滴加1mL质量分数为98%的浓 H_2SO_4，搅拌回流反应12h。TLC跟踪监测反应完成后，加入2g $NaHCO_3$，待无气泡生成后，过滤，除去过量的 $NaHCO_3$，滤液旋蒸除去大部分甲醇，剩余液用乙酸乙酯提取，将该提取液减压浓缩至干，得到白色固体**121-3** 1.66g，收率为91%，mp 103℃（文献［26］：mp 103.0～104.0℃）$[\alpha]_D^{25}=-37.9°$（c＝0.025，CH_3OH）［文献［39］：$[\alpha]_D^{25}=-37.2°$（c＝0.025，CH_3OH）］。

^1H-NMR（500MHz，$CDCl_3$）δ：0.65（3H，s，18-CH_3），0.80（3H，s，19-CH_3），0.95（3H，s，21-CH_3），3.57（1H，m，3-CH），3.65（3H，s，CO_2CH_3）。

MS（m/z）：404.5。

2. 3α,7-二(叔丁基二甲硅氧基)-5β-胆烷-6-烯-24-酸甲酯（121-4）的制备

在反应瓶中加入**121-3** 5g（12.4mmol）、无水THF 25mL，搅拌溶解，在不断搅拌下再加入叔丁基二甲基氯硅烷4.1g（27.3mmol）和咪唑2g（29.8mmol）（加时应缓慢地边搅拌边加），加完后搅拌0.5h。再缓慢加入三乙胺10mL，加毕，将混合物于室温下搅拌4h。TLC跟

踪监测反应完成后。向反应液中加入 25mL $NaHCO_3$ 饱和溶液，待反应液温度回至室温后，用乙酸乙酯提取，取有机相用饱和盐水洗涤，用无水 Na_2SO_4 干燥，过滤，滤液旋蒸回收溶剂，得到棕色油状固体 **121-4** 6.63g，收率为 84%，$[\alpha]_D^{25}=-15.5°$ ($c=0.02$，CH_3OH)。

^1H-NMR (500MHz，$CDCl_3$) δ：0～0.2 [12H，m，3,7-OSi (*t*-Bu) Me_2]，0.66 (3H，s，18-CH_3)，0.70 (3H，s，19-CH_3)，0.92 (3H，s，21-CH_3)，3.50 (1H，m，3-CH)，3.68 (3H，s，CO_2CH_3)，4.70 (1H，dd，$J=15Hz$，5Hz，6-CH)。

MS (m/z)：636.9。

3. 3α-羟基-6-亚乙基-7-氧代-5β-胆烷酸-24-甲酯 (121-5) 的制备

在反应瓶中加入 20mL CH_2Cl_2、化合物 **121-4** 12.7g (23.2mmol)，降温至 −30℃，搅拌下加入 1.7mL (0.21mol) 三聚乙醛，仍不断搅拌下缓慢滴加 2.2mL (90mmol) 三氟化硼-乙醚络合物，滴加完，搅拌下反应 1h。升温至 0℃，然后向反应液中再加入 CH_2Cl_2 20mL，搅拌反应过夜。TLC 跟踪监测反应完成后，向反应液中加入四丁基氟化铵 6.5g (25mmol)，搅拌 1h。加入饱和 $NaHCO_3$ 溶液 50mL，充分搅拌片刻静置，用 CH_2Cl_2 提取有机相，然后用饱和盐水洗涤，用无水 Na_2SO_4 干燥，过滤，滤液减压浓缩，剩余物用快速硅胶柱色谱分离纯化 [洗脱剂：石油醚/乙酸乙酯 (体积比=7∶3)]，经后处理得棕色油状固体 **121-5** 6.7g，收率为 67%，$[\alpha]_D^{25}=+42.5°$ ($c=0.05$，CH_3OH) (文献 [39]：$[\alpha]_D^{25}=+40°$，CH_3OH)。

^1H-NMR (500MHz，$CDCl_3$) δ：0.64 (3H，s，18-CH_3)，0.91 (3H，s，19-CH_3)，0.99 (3H，s，21-CH_3)，1.71 (3H，d，$J=5Hz$，2-CH_3)，2.77 (1H，dd，$J=10Hz$，5Hz，8-CH)，3.65 (3H，s，CO_2CH_3)，6.21 (1H，dd，$J=10Hz$，5Hz，1′-CH)。

MS (m/z)：430.3。

4. 奥贝胆酸 (6α-乙基鹅去氧胆酸) (121) 的合成

在高压釜中依次加入 150mL 冰醋酸、化合物 **121-5** 3.0g (6.97mmol) 搅拌溶解，加入 Pd/C 0.5g，用 N_2 置换釜中空气 3 次，然后用 H_2 置换 N_2 3 次，充氢 [压力为 0.2MPa (2atm)]，搅拌反应 12h。反应完，过滤除去钯碳，浓缩滤液，浓缩液溶于水和乙酸乙酯的混合液中，用饱和 $NaHCO_3$ 水溶液洗涤，水相用乙酸乙酯提取，合并有机相用饱和盐水洗涤，用无水 Na_2SO_4 干燥，过滤，滤液减压浓缩，浓缩剩余液用 50mL 甲醇溶解，加入 1.5g $NaBH_4$，于室温下搅拌 2h。加入乙酸终止反应，用乙酸乙酯提取反应混合液，洗涤、干燥、减压浓缩，浓缩剩余物用快速硅胶柱色谱分离纯化 [洗脱剂：石油醚/乙酸乙酯 (体积比=1∶1)]，经后处理得到棕色黏稠状固体 2.53g。将所得产物溶于 20mL 甲醇中，加入 0.5g NaOH 和 5mL 水，搅拌回流反应 5h。反应完，将反应液浓缩后，缓缓加入体积分数为 5%的盐酸水溶液酸化，待固体析出后过滤 (参见文献 [40])，滤饼用水洗至中性，干燥后用乙酸乙酯重结晶，得到白色固体 **121** 2.30g，收率为 78%，纯度为 98.8% (质量分数) (该数据文献未说明是纯度还是含量，如果是纯度，则偏低，合成原料药时应该继续研究精制方法，使其纯度符合原料药的质量要求)，mp 108～110℃ (文献 [26]：mp 108～110℃)，$[\alpha]_D^{25}=+84.2°$ ($c=0.028$，CH_3OH)；[文献 [39]：$[\alpha]_D^{25}=83.5°$ (CH_3OH)]

^1H-NMR (500MHz，$CDCl_3$) δ：0.56 (3H，s，18-CH_3)，0.72 (3H，t，$J=5Hz$，6-CH_2CH_3)，2.20 (2H，m，23-CH_2)，3.11 (1H，m，7-CH)，3.44 (1H，m，3-CH)。

MS (m/z)：420.60。

6α-乙基鹅去氧胆酸 (**121**) 也可以写成：6α-乙基-3α,7α-二羟基-5β-胆甾烷-24 酸；(3α,

5β,6α,7α)-6-ethyl-3,7-dihydroxy-cholan-24-oicacid。

参考文献

[1] 陈仲强，等. 现代药物的制备与合成：第3卷. 北京：化学工业出版社，2011：542-543.
[2] 冯娜，等. 化学研究，2017，28（3）：395-402.
[3] Pellicciari R，et al. J Med Chem 2004，47（18）：4559-4569.
[4] Pellicciari R，et al. J Med Chem，2002，45（17）：3569-3572.
[5] Cariou B，et al. J Biol Chem，2006，281（16）：11039-11049.
[6] MA K，Saha P K，et al. J Clin Invest，2006，116（4）：1102-1109.
[7] Flatt B，et al. J Med Chem，2009，52（4）：904-907.
[8] 郭深深，等. 化学研究，2016，27（2）：183-188.
[9] 熊浩君，等. 中国比较医学杂志，2012，22（7）：64-68.
[10] 邱玥衍，等. 中国医药工业杂志，2016，47（4）：376-379.
[11] CN，105585605A，2016.
[12] CN，104781272A，2015.
[13] CN，106892954A，2017.
[14] 李宜洛，等. 临床医学，2016，（11）：256-258.
[15] CN，106046095B，2017.
[16] 任文杰，等. 中国医药工业杂志，2017，（1）：112-115.
[17] 糜佳晨，等. 化工设计通讯，2017，（1）：138-139.
[18] CN，105541951B，2018.
[19] CN，104781272A，2015.
[20] 王勇军，等. 中国医药工业杂志，48（7）：1002-1005.
[21] 谢宏永. 安徽医药. 2016，18（4）：653-655.
[22] 刘松涛，等. 北京医学，2015，37（12）：1174-1176，1179.
[23] Parks D J，et al. Science，1999，284（5418）：1365-1368.
[24] Makishime M，et al. Science，1999，284（5418）：1362-1365.
[25] Yu D，et al. Steroids，2012，77（13）：1335-1338.
[26] Gioiello A，et al. Bioorg Med Chem，2011，19（8）：2650-2658.
[27] Hauser E，et al. Helv Chim Acta，1960，43（6）：1595-1560.
[28] US，2009/0062526，2009.
[29] 谷俊朝，等. 国际外科学杂志，2010，（2）：135.
[30] Nguyent AT，et al. J Gastroenterol Hepatol，2012，27（S2）：58-64.
[31] Grundy SM，et al. J Lipid Res，1965，6（3）：397-410.
[32] 刘双，等. 有机化学，2013，33（10）：2216-2219.
[33] 许孝良，等. 有机化学，2011，32（6）：1024-1040.
[34] Kang DW，et al. Bull Chem Soc Korean，2013，34（8）：2436-2440.
[35] 李锋，等. 中国病理生理杂志，2008，24（10）：2072-2076.
[36] 柳湘云，等. 哈师大自然科学学报，2000，16（2）：828.
[37] Gioiello A，et al. J Steroid Biochem Mol Biol. 2014，144：348-360.
[38] Iida T，et al. Steroids，2006，71（1）：18-29.
[39] Ercoli A，et al. JACS，1953，75（13）：3284.
[40] 张飞，等. 化学与生物工程，2014，31（1）：47-50.
[41] Medici A，et al. Steroids，2001，66（2）：63-69.
[42] Fan X，et al. Chemistry-A European Journal，2013，19（33）：10814-10817.
[43] 姚绎炎，等. 沈阳药科大学学报，2017，34（1）：32-36，42.
[44] Merck Index 15th：2054.
[45] Pellicciari R，et al. J Med Chem，2005，48（47）：5383-5403.

122 依维莫司（Everolimus）

【别名】 Afinitor®，Certican®，Zortress®，RAD-001，SDZRAD。

【化学名】 (1*R*,9*S*,12*S*,15*R*,16*E*,18*R*,19*R*,21*R*,23*S*,24*E*,26*E*,28*E*,30*S*,32*S*,35*R*)-1,18-Dihydroxy-12-[(1*R*)-2-[(1*S*,3*R*,4*R*)-4-(2-hydroxyethoxy)-3-methoxycyclohexyl]-1-methylethyl]-19,30-dimethoxy-15,17,21,23,29,35-hexamethyl-11,36-dioxa-4-aza-tricyclo[30.3.1.0(4,9)]hexatriaconta-16,24,26,28-tetraene-2,3,10,14,20-pentaone；42-*O*-(2-hydroxyethyl)rapamycin。

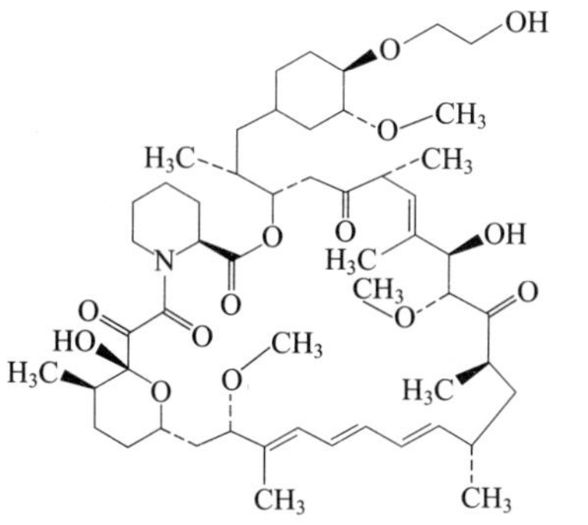

依维莫司　CAS［159351-69-6］　$C_{53}H_{83}NO_{14}$　958.25

【研发厂商】 瑞士 Novartis Co（诺华公司）。

【首次上市时间和国家】 2003 年首次在瑞典上市，2004 年在德国上市，2009 年获美国 FDA 批准，用于治疗乳腺癌、神经内分泌瘤及肾细胞癌，同年 6 月在欧洲上市。

【性状】 白色固体或类白色结晶，mp99～105℃，溶于乙酸乙酯，在水中溶解度（计标值）为 1.63×10^{-3}mg/mL。

【用途】 西罗莫司靶蛋白（mTOR）是一种丝氨酸/苏氨酸蛋白激酶，它通过调节其他激酶，参与了蛋白质合成的调节，并与生长因子及其受体、细胞周期进程及膜运输相互作用。

本品为一种抗 mTOR 的药物，是一种新型增殖信号抑制剂，它是从放线菌培养液中提取的大环内酯类药物西罗莫司衍生物。可增强神经钙蛋白（Calcineurin）抑制剂环孢素的免疫抑制作用，减少急性排斥反应、巨细胞病毒感染、神经钙蛋白抑制剂中毒性肾损害和血管病变。这些慢性移植功能障碍的危险因子会导致移植的失败和降低患者的存活率。研究表明，mTOR 抑制剂不仅具有很强的免疫抑制作用，还有抗肿瘤、抗病毒以及血管保护作用。本品在临床上用于肾、心移植时的排异。此外本品还可以用于其他治疗方法无效的晚期肾癌患者。

【合成路线】 介绍文献［16］的路线，即以（2-溴乙氧基)叔丁基二苯基硅烷（**122-3**）和三氟甲磺酸银反应，生成三氟甲磺酸酯，然后与西罗莫司（又名雷帕霉素）（**122-4**）反应，所得产物水解后制得本品 **122**，其合成反应式如下

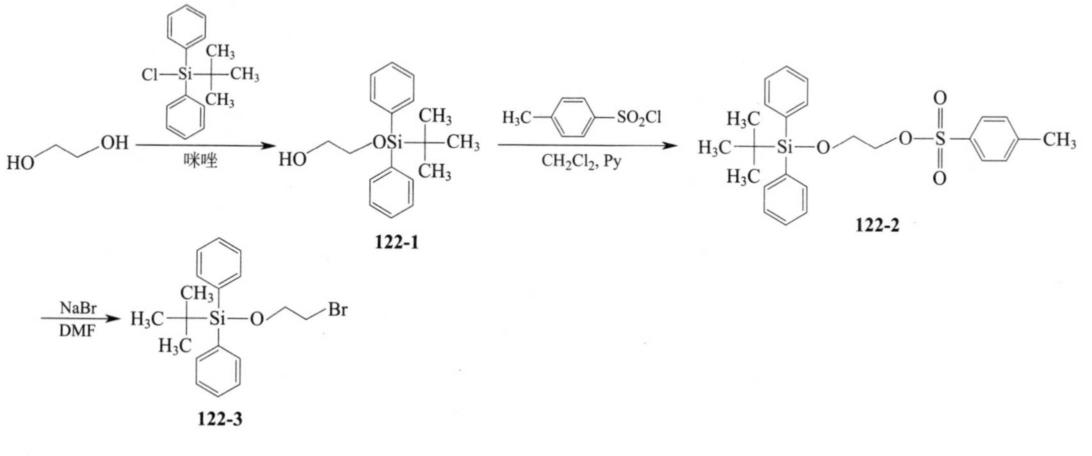

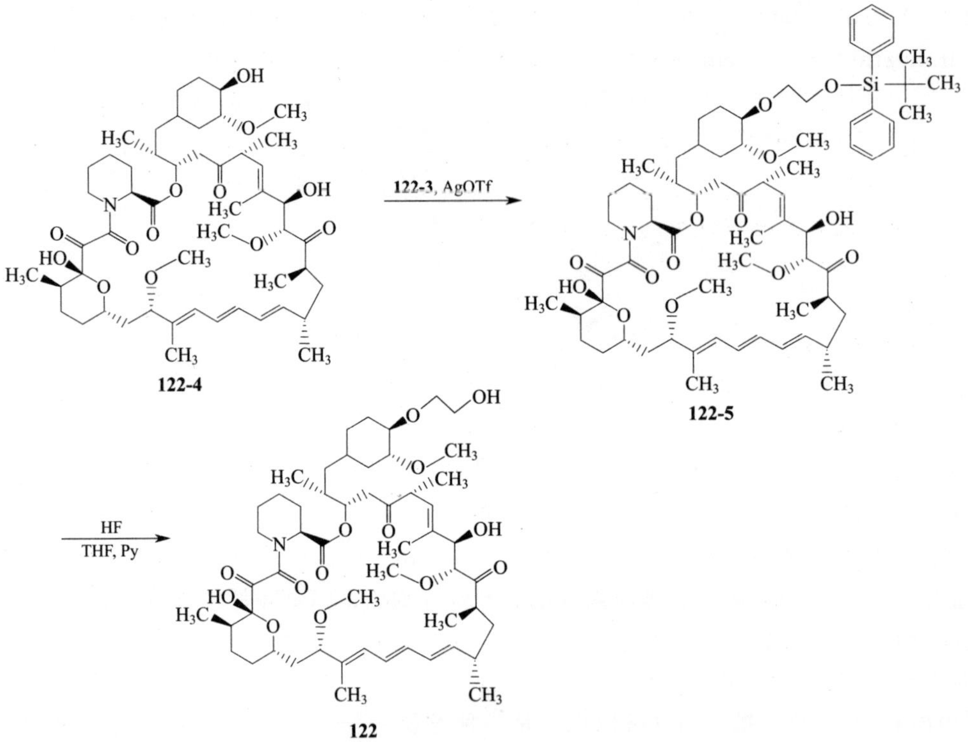

1. 2-(叔丁基二苯基硅氧基)乙基-4-甲基苯磺酸酯 (122-2) 的制备

在反应瓶中加入乙二醇 40.0mL（716.0mmol）和咪唑 5.0g（73.6mmol），搅拌冷却至 0～5℃，待咪唑全部溶解后，加入叔丁基二苯基氯硅烷 20.0g（72.9mmol），于 0～5℃下搅拌反应约 3h。TLC 跟踪［展开剂：正己烷/乙酸乙酯（8∶1）］，显示反应完全后，加入水 40mL，用乙酸乙酯提取（80mL），分取有机相，用水（40mL×2）洗涤，用无水 $MgSO_4$ 干燥，过滤，滤液减压蒸除溶剂，得淡黄色液体 2-叔丁基二苯基硅氧基乙醇（**122-1**）22.0g，收率为 98.0%。

在另一反应瓶中加入 **122-1** 15.0g（49.9mmol）、CH_2Cl_2 250mL 和吡啶 8mL（101.0mmol），搅拌，分批加入对甲苯磺酰氯 10.0g（53.0mmol），室温下搅拌反应约 12h。TLC 跟踪［展开剂：正己烷/乙酸乙酯（3∶1）］，显示反应完全后，加水 250mL，充分搅拌后静置分层，分取有机相，用 200mL 水洗涤，用无水 $MgSO_4$ 干燥，过滤，滤液减压蒸除溶剂，得淡黄色固体 **122-2** 15.0g，收率为 66.1%，mp 82.0～87.0℃。

^{1}H-NMR（400MHz，$CDCl_3$）δ：7.82（2H，d，J＝8.4Hz），7.64（4H，dd，J＝8.0Hz，7.5Hz），7.45（2H，d，J＝7.2Hz），7.40（4H，d，J＝6.8Hz），7.34（2H，d，J＝8.0Hz），4.14（2H，t，J＝4.4Hz），3.84（2H，t，J＝5.2Hz），2.47（3H，s），1.04（9H，s）。

2. (2-溴乙氧基)叔丁基二苯基硅烷 (122-3) 的制备

在反应瓶中加入 DMF 100mL、**122-2** 10.0g（22.0mmol）和 NaBr 7.0g（68.0mmol），搅拌升温到 60℃反应约 1h。TLC 跟踪［展开剂：正己烷/乙酸乙酯（3∶1）］，显示反应完全后加入乙酸乙酯 200mL 和水 100mL，充分搅拌后静置分层，分取有机相，再用 100mL 水洗涤，用无水 $MgSO_4$ 干燥，过滤，滤液减压蒸除溶剂，得无色液体 **122-3** 7.0g，收率为 87.7%。

^{1}H-NMR（400MHz，$CDCl_3$）δ：7.83～7.85（4H，m），7.50～7.56（6H，m），4.07（2H，t，J＝6.4Hz），3.55（2H，t，J＝6.4Hz），1.24（9H，s）。

LC-MS-ESI (m/z)：363.0753，365.0735 [M+H]$^+$。

3. 40-*O*-(2-叔丁基二苯基硅氧基乙基)西罗莫司（122-5）的制备

在反应瓶中加入 CH_2Cl_2 50mL、**122-4** 3.7g（4.05mmol）和咪唑 1.8g（26.5mmol）（在 N_2 保护下并避光），搅拌冷却至 0～5℃，加入三氟甲磺酸银 5.2g（20mmol）和 **122-3** 8.2g（22.6mmol），保持 0～10℃反应约 36h。反应完成后，过滤，滤液用 50mL 水洗涤，有机相减压浓缩，经硅胶柱色谱分离纯化［洗脱剂：正己烷/乙酸乙酯（1∶1）］后，得淡黄色固体 **122-5** 3.5g，收率为 72.2%，mp 119～125℃。

LC-MS-ESI (m/z)：1218.6894 [M+Na]$^+$。

4. 42-*O*-(2-羟乙基)西罗莫司(依维莫司)（122）的合成

在室温下往内衬聚四氟乙烯的反应瓶中加入 THF 20mL 和 **122-5** 0.5g（0.42mmol），搅拌冷却至 0～5℃，加入 65%～70%氢氟酸吡啶溶液 0.8mL，再冷却至－15℃，在该温度下搅拌反应约 20h。TLC 跟踪［展开剂：正己烷/乙酸乙酯（1∶4）］，显示反应完全后加入水 20mL 和乙酸乙酯 40mL，充分搅拌后静置分层，分取有机相，再用饱和 $NaHCO_3$ 溶液约 80mL 调至 pH＝7。用 20mL 水洗涤，用无水 $MgSO_4$ 干燥，过滤，滤液减压浓缩，浓缩物经硅胶柱色谱分离纯化［洗脱剂：乙酸乙酯］，经后处理得白色固体 **122** 粗品 0.3g。粗品 **122** 再经反相制备色谱柱分离纯化［流动相：乙腈/水（55∶45）］，得白色固体 **122** 0.24g，收率为 59.6%，mp 99～105℃，纯度为 99.2%［HPLC 归一化法：色谱柱为 Thermo Hypersil BDS C_{18} 柱（3mm×250mm，5μm）；流动相为水/乙腈（40∶60）；检测波长 275nm；柱温 40℃；流速 1.1mL/min］。

^{1}H-NMR（400MHz，$CDCl_3$）δ：6.31～6.42（1H，m），6.23～6.38（1H，m），6.11～6.18（1H，m），5.96（1H，d，J＝10.4Hz），5.51～5.57（1H，dd，J＝9.6Hz，10.8Hz），5.42（1H，d，J＝9.6Hz），5.27～5.29（1H，m），5.15～5.17（1H，m），4.18（1H，d，J＝4.4Hz），3.83～3.89（1H，m），3.76～3.79（1H，m），3.73（1H，d，J＝6.0Hz），3.69（2H，t，J＝11.4Hz），3.55～3.61（5H，m），3.44（3H，s），3.34（3H，s），3.15～3.23（1H，m），3.14（3H，s），2.69～2.75（1H，m），2.30～2.35（2H，m），2.27～2.35（1H，m），2.08～2.12（2H，m），1.98～2.01（2H，m），1.96～1.98（2H，m），1.83～1.85（2H，m），1.77～1.79（2H，m），1.75（3H，s），1.74～1.75（2H，m），1.65（3H，s），1.44～1.54（3H，m），1.29～1.39（1H，m），1.10～1.20（2H，m），1.10（3H，d，J＝4.8Hz），1.05（3H，d，J＝4.8Hz），0.99（3H，d，J＝4.8Hz），0.95（3H，d，J＝4.8Hz），0.92（3H，d，J＝4.8Hz）。

^{13}C-NMR（100MHz，$CDCl_3$）δ：215.5，208.3，192.6，169.3，166.8，140.2，136.1，135.6，133.6，130.2，129.6，126.7，126.4，98.5，84.8，84.4，83.2，82.8，77.1，71.4，67.2，62.4，59.4，57.1，55.9，51.3，46.6，44.2，40.6，40.2，38.9，38.3，35.6，35.1，33.8，33.2，32.9，31.7，31.3，27.3，27.0，25.3，21.5，20.7，16.3，16.0，15.9，13.8，13.2，10.2。

LC-MS-ESI (m/z)：980.5731 [M+Na]$^+$。

参考文献

[1] 汪啸洋. 世界上市新药 2. 北京：化学工业出版社，2010：331-333.
[2] 章海涛. 肾脏病与透析肾移植杂志，2006，15（2）：188-191.
[3] Merck Index 14th：3907.
[4] Fiocchi R，et al. Transplant Proc，2007，39（6）：1967-1969.
[5] Noe A，et al. J Clin Pharmacol，2002，42（9）：Abst 14.

[6] Kovarik J M, et al. J Clin Pharmacol, 2003, 43 (2): 141.
[7] Awada A, et al. Eur J Cancer, 2007, Nov 24.
[8] Kovarik J M, et al. Drugs Today, 2004, 40 (2): 101-109.
[9] Chapman T M, et al. Drugs, 2004, 64 (8): 861-872.
[10] 陈仲强, 等. 现代药物的制备与合成. 第3卷. 北京: 化学工业出版社, 2015: 220-222.
[11] WO, 94009010, 1994.
[12] US, 5665772, 1997.
[13] Moenius T, et al. J Label Compd Radiopharm, 1999, 42 (1): 29-41.
[14] DE, 2347682, 1974.
[15] US, 3929992, 1975.
[16] 卢时涌, 等. 中国医药工业杂志, 2016, 47 (1): 1-3.
[17] CN, 103848849, 2014.
[18] WO, 2014116611, 2014.
[19] CN, 102786534, 2012.
[20] WO, 2012066502, 2012.
[21] CN, 102268015, 2011.
[22] CN, 102127092, 2011.
[23] WO, 2012103959, 2012.
[24] Koch M, et al. Drugs Today, 2009, 45 (1): 11-20.

123 甲磺酸赖氨酸安非他命 (Lisdexamfetamine Mesilate)

【别名】 Vyvanse™, NRP104, Lisdexamfetamine dimesylate, SPD-489。

【化学名】 (2*S*)-2,6-Diamino-*N*-[(1*S*)-1-methyl-2-phenylethy]hexanamide dimethanesulfonate; L-lysine-d-amphetamine Mesilate。

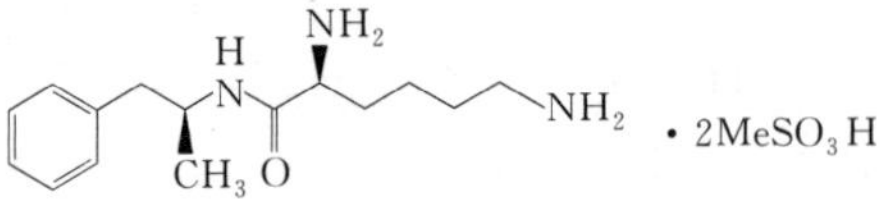

赖氨酸安非他命	CAS [608137-32-2]	$C_{15}H_{25}N_3O$	263.39
甲磺酸赖氨酸安非他命	CAS [608137-33-3]	$C_{15}H_{25}N_3O \cdot 2(CH_3SO_3H)$	455.59

【研发厂商】 英国 Shire 公司与 New River Pharma 公司合作研发。

【首次上市时间和国家】 2007 年 7 月美国 FDA 批准在美国首次上市。

【性状】 游离碱为金色固体（以甲醇结晶），mp 120～122℃。本品为白至类白色粉末，mp 120～122℃，在水中溶解度为 792mg/mL。

【用途】 本品为前体药物，是 *d*-安非他命与 L-赖氨酸通过共价键结合而成的化合物，口服后吸收迅速并转换为具有药理活性的 *d*-安非他命。安非他命为非儿茶酚胺类拟交感神经兴奋性胺类物质，具有中枢神经兴奋作用。安非他命（明）治疗注意力缺失/过动症（ADHD）的作用机制并不十分清楚。普遍认为安非他命通过抑制神经元突触前膜对去甲肾上腺素和多巴胺再摄取而发挥作用。临床上本品用于注意力缺失和过动症（ADHD，多动症）。本品目前是唯一被批准用于所有年龄大于六岁的 ADHD 患者维持治疗的非中枢兴奋药。

【合成路线】 推荐文献 [13] 的方法路线合成。

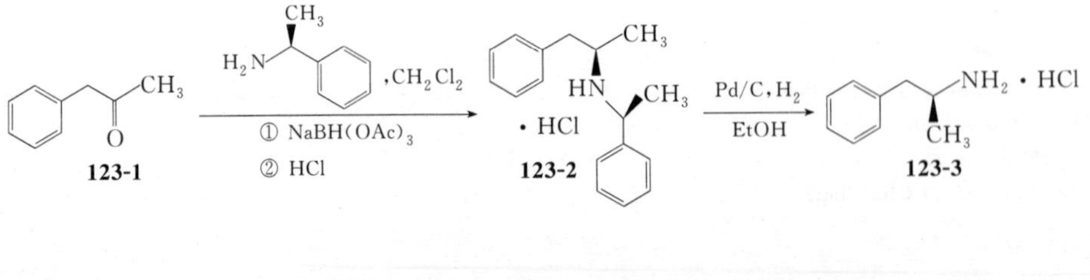

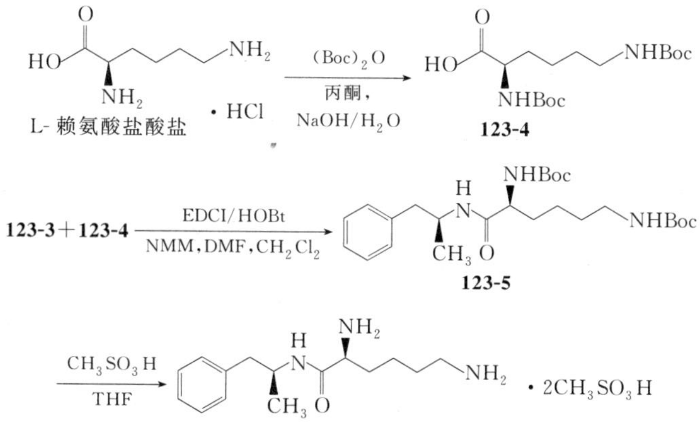

123

1. (*S*)-1-苯基-*N*-[(*S*)-苯乙基]丙烷-2-胺盐酸盐（123-2）的制备

在反应瓶中加入1-苯基-2-丙酮(**123-1**)13.0g(96mmol)(*S*)-苯乙胺 12.3g（101mmol），室温下搅拌 30min。再加入 CH_2Cl_2 200mL，分批加入三乙酰氧基硼氢化钠［NaBH$(OAc)_3$］30.8g（0.145mol），搅拌反应 9h。HPLC 监测反应显示 1-苯基-2-丙酮剩余 0.5%。加入 100mL 水淬灭反应，用 1.0mol/L 的 NaOH 水溶液调至 pH=7～8，静置反应液，分层，分液，分取有机相，水相再用 CH_2Cl_2（100mL×2）提取，合并有机相，经饱和 NaCl 水溶液洗涤，用无水 $MgSO_4$ 干燥，过滤，滤液浓缩得无色油状物，向油状物中加入 140mL THF，于 60℃下滴加质量分数为 36%的浓盐酸 10.1g，梯度降温，析出白色固体，过滤，滤饼用 30mL 冷 THF 淋洗，真空干燥，得白色固体 **123-2** 18.52g，收率为 70%～72%，mp 233.9～234.2（文献［14］：mp 233.5～234.5℃），纯度为 99.21%（HPLC 法）。

^{1}H-NMR（400MHz，DMSO-d_6）δ：10.13（1H，s），9.36（1H，s），7.74（2H，d，J=7.3Hz），7.46（3H，dq，J=14.2Hz，7.0Hz），7.25（3H，dq，J=14.4Hz，7.2Hz），7.01（2H，d，J=7.3Hz），4.62（1H，d，J=4.9Hz），3.41（1H，dd，J=13.0Hz，2.9Hz），2.87～3.04（1H，m），2.54～2.66（1H，m），1.66（3H，d，J=6.7Hz），1.12（3H，d，J=6.5Hz）。

HRMS（m/z）：240.1742［M+H］$^+$。

2. (1*S*)-1-甲基-2-苯乙基胺盐酸盐（123-3）的制备

在氢化釜（250mL）中加入化合物 **123-2** 10g（36mmol）、Pd/C 1g 和乙醇 120mL。用 N_2 置换釜中空气 3 次，然后用 H_2 置换釜中 N_2 3 次，充氢（压力为 1.5MPa），于 75℃搅拌反应 4h。冷却，滤除 Pd/C，浓缩滤液，得白色固体，真空干燥，得 **123-3** 6.2g，收率是定量的，产物 mp 156.0～156.5℃（文献［14］：mp 157.0～158.0℃），纯度为 99.10%（HPLC 法）。

^{1}H-NMR（400MHz，DMSO-d_6）δ：7.36～7.28（2H，m），7.25（2H，d，J=4.7Hz），7.22（1H，s），3.30～3.43（1H，m），3.13（1H，dd，J=13.2Hz，4.7Hz），2.67（1H，dd，J=13.2Hz，9.6Hz），1.12（3H，d，J=6.5Hz）。

HRMS（m/z）：136.1121［M+H］$^+$。

3. (*S*)-2,6-双[[叔丁氧羰基]氨基]己酸（123-4）的制备

在反应瓶中加入 L-赖氨酸盐酸盐（L-lysine hydrochloride）20g（0.11mol）、NaOH 水溶液 200mL（2.0mol/L）和丙酮 100mL，搅拌溶解，滴加 48.7g（0.23mol）二碳酸二叔丁酯（Di-*t*-butyldicarbonate）溶于 50mL 丙酮的溶液，滴加完，室温反应 2h（搅拌下）。加水

50mL 溶解反应生成的固体，浓缩反应液中的丙酮，用 200mL CH_2Cl_2 提取，分取水相，在冰水浴下用冷的盐酸溶液（1.0mol/L）调至 pH＝3.0～4.0，水相用 CH_2Cl_2（100mL×3）提取，合并有机相，用饱和 NaCl 溶液洗涤，用无水 $MgSO_4$ 干燥，过滤，滤液浓缩得到无色油状物 **123-4** 38.1g，收率是定量的，纯度为 98.72%（HPLC 法）。

^{1}H-NMR（400MHz，DMSO-d_6）δ：12.37（1H，s），6.96（1H，d，J＝7.9Hz），6.73（1H，s），3.82（1H，td，J＝8.8Hz，4.8Hz），2.81～2.95（2H，m），1.57～1.68（1H，m），1.48～1.57（1H，m），1.37（18H，d，J＝3.0Hz），1.26（4H，ddd，J＝21.3Hz，12.7Hz，5.4Hz）。

HRMS（m/z）：369.2104 [M＋Na]$^+$。

4.（2*S*）-2,6-二-*N*-Boc-氨基-*N*-[（1*S*）-1-甲基-2-苯乙基]己酰胺（123-5）的制备

在反应瓶中依次加入化合物 **123-3** 4.6g（26mmol）、化合物 **123-4** 9.4g（27mmol）、EDCI 6.17g（32mmol）、HOBt 1.81g（13mmol）和 *N*-甲基吗啉（NMM）10.8g（107mmol），搅拌，再加入 DMF 和 CH_2Cl_2 各 50mL，将反应混合物在室温下搅拌反应 20h（TLC 跟踪）。反应完加入 20mL 水淬灭反应，在冰水浴下滴加 1mol/L 盐酸调至 pH＝3.0～4.0，静置分层，分取有机相，水相用 50mL CH_2Cl_2 提取，合并有机相，依次用饱和 $NaHCO_3$ 水溶液（100mL×3）、饱和 NaCl 水溶液（100mL×3）洗涤，用无水 $MgSO_4$ 干燥，过滤，浓缩滤液，得到白色固体，真空干燥，得 **123-5** 11.8g，收率为 95%～96%，mp 95.8～96.6℃，纯度为 94.25%（HPLC 法），光学纯度为 99.81%。

^{1}H-NMR（400MHz，DMSO-d_6）δ：7.66（1H，d，J＝8.1Hz），7.22～7.30（2H，m），7.14～7.21（3H，m），6.71（1H，s），6.56（1H，d，J＝8.1Hz），3.90～4.04（1H，m），3.80（1H，d，J＝5.3Hz），2.84（2H，d，J＝5.6Hz），2.67（2H，qd，J＝13.4Hz，7.0Hz），1.38（18H，s），1.17～1.34（4H，m），1.09（2H，d，J＝6.9Hz），1.04（3H，d，J＝6.5Hz）。

HRMS（m/z）：486.2941 [M＋Na]$^+$。

5.（2*S*）-2,6-二氨基-*N*-[（1*S*）-1-甲基-2-苯乙基]己酰胺二甲磺酸盐（甲磺酸赖氨酸安非他命）（123）的合成

在反应瓶中加入化合物 **123-5** 2.79g（6.1mmol）、THF 30mL，搅拌滴加 2.89g（30.5mmol）甲磺酸，室温搅拌反应 7h。抽滤，滤饼用 15mL 冷 THF 洗涤，所得固体用 0.5mL 水和 20mL 异丙醇重结晶，真空干燥得白色固体 **123** 1.2g，收率为 76%～78%（含重结晶），化学纯度为 99.86%（HPLC 法），光学纯度为 99.72%（HPLC 法）。

^{1}H-NMR（400MHz，DMSO-d_6）δ：8.35（1H，d，J＝8.4Hz），7.25～7.31（2H，m），7.21（3H，dd，J＝10.4Hz，7.1Hz），4.03～4.16（1H，m），3.64（1H，t，J＝6.2Hz），2.67～2.79（2H，m），2.65（2H，dd，J＝8.2Hz，4.4Hz），2.39（6H，s），1.44（4H，td，J＝15.6Hz，8.2Hz），1.13（3H，d，J＝6.6Hz），0.89～1.10（2H，m）。

^{13}C-NMR（101MHz，DMSO-d_6）δ：167.4，139.0，129.2，128.1，126.2，52.0，46.5，41.8，39.8，38.5，30.4，26.4，20.8，20.7。

HRMS（m/z）：264.2076 [M＋Na]$^+$。

参考文献

[1] Merck Index 15th：5571.
[2] 尤启冬，林国强．手性药物研究与评价．北京：化学工业出版社，2011：542-543.

[3] WO，05032474，2005.
[4] US，05054561，2005.
[5] Krishnan S，et al. Drug Metab Dispos，2007，35：180.
[6] Krishnan S，et al. J Clin Pharmacol，2008，48：293.
[7] Blick SKA，et al. Pediatr Drugs，2007，9：129-135.
[8] Biederman J，et al. Clin Ther，2007，29：450-463.
[9] Faraone S V. Expert Opin Pharmacother，2008，9：1565-1574.
[10] EP，167555，2005.
[11] WO，2005000334，2005.
[12] JP，2007500242，2007.
[13] 高升华，等. 中国药物化学杂志，2016，26（5）：402-405。
[14] Nichols D，et al. J Med Chem，1973，16（5）：480-483.
[15] US，0234002 A_1，2009.
[16] US，0157706 A_1，2012.
[17] Hartung C G，et al. Tetrahedron，2000，56（29）：5157-5162.
[18] Wagner J，et al. Tetrahedron Asymmetry，2003，14（3）：2119-2125.
[19] Hass H，et al. J Org Chem，1950，15（1）：8-14.
[20] Ivan Y，et al. J Chem Soc，1996，16（16）：2041-2050.
[21] Kabalka G，et al. Tetrahedron，1990，46（4）：7443-4757.
[22] Schmidt Brigitter F，et al. J Med Chem，1994，37：3812-3817.
[23] Aggarwal A，et al. J Med Chem，1990，33：1500-1511.
[24] US，0004336，2010.
[25] US，042955，2007.
[26] WO，121552，2006.
[27] US，105486，2007.
[28] US，223735，2007.
[29] 冷玲玲. 中国药物化学杂志，2007，17（6）：403.
[30] Tarmal I，et al. J Pharma Sci，1988，87：1542-1546.
[31] Schenk J，et al. Progress in Drug Resech，2002，59：59.
[32] Tasinskj D R，et al. J Psychopharmacol，2009，23：4.

124 盐酸托莫西汀（Atomoxetine Hydrochloride）

【别名】 Ly-139603，Strattera®；tomaxetine（游离碱）。

【化学名】 (*rR*)-*N*-Methyl-*r*-(2-methylphenoxy) benzenepropanamine hydrochloride；(*R*)(—)-*N*-methyl-3-(*o*-tolyloxy)-3-phenyl-propylamine hydrochloride。

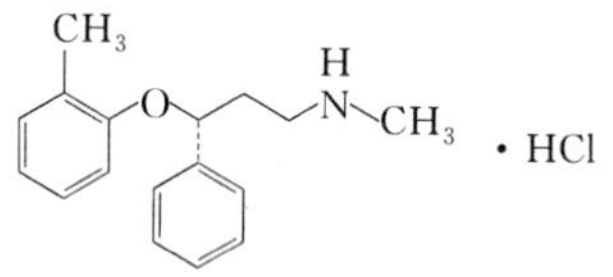

托莫西汀	CAS [83015-26-3]	$C_{17}H_{21}NO$	255.36
盐酸托莫西汀	CAS [82248-59-7]	$C_{17}H_{21}NO \cdot HCl$	291.82

【研发厂商】 Eli Lilly（美国）公司。

【首次上市时间和国家】 2003 年 1 月在美国上市。

【性状】 白色固体（或结晶），mp 166～168℃，$[\alpha]_D^{25}=-38.01°$，$[\alpha]_{365}^{25}=-177.26°$（$c$=1，甲醇），也有报道，白色结晶，mp 162～164℃，$[\alpha]_D^{23}=-41.37°$（c=1.02，甲醇）。

【用途】 本品为甲苯氧苯丙胺衍生物，可选择性抑制去甲肾上腺素（NE）的突触前转运，增强去甲肾上腺素功能，而起到抗 ADHD（attention deficit hyperactivity disorder；注意缺陷多动障碍），一般多认为其发病机制与儿茶酚胺类神经递质多巴胺和去甲肾上腺素翻转效应降低有关。本品可选择性抑制去甲肾上腺素的突触前运转，增强去甲肾上腺素功能，从而改善 ADHD 的症状，间接促进认知的完成和注意力的集中。对其他神经递质受体（如胆碱能、组胺、多巴胺、5-羟色胺以及 α-肾上腺素受体）几乎无亲和力。

本品适用于注意力缺陷障碍（ADHD）的治疗。

【合成路线】 具体路线如下。

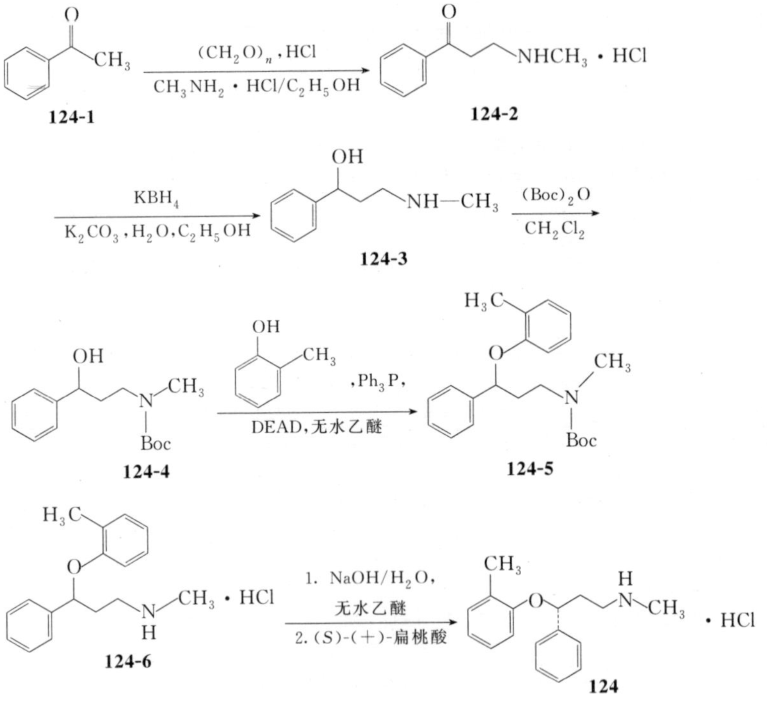

1. *N*-甲基-*β*-苯甲酰乙胺盐酸盐（124-2）的制备

在反应瓶中加入甲胺盐酸盐 16.28g（0.24mol）、多聚甲醛 12.0g（0.40mol）和 80mL 无水乙醇，搅拌下滴加 5 滴盐酸（浓 HCl），加热回流 1h 至溶液澄清，然后加入苯乙酮（**124-1**）24g（0.20mol），1h 内加完。继续搅拌反应 6h。停止反应，静置析晶，抽滤，用无水乙醇洗涤滤饼，得到的晶体大部分为甲胺盐酸盐，可以回收利用。将母液减压浓缩蒸除乙醇，残留物用水蒸气蒸馏至馏出物（液）澄清，无油状苯乙烯酮馏出为止。减压蒸除水至近干，静置析晶，用丙酮重结晶，得白色晶体 **124-2** 24.8g，收率为 62.1%，mp 137～138℃（文献［20］：mp 141～142℃）。

^{1}H-NMR（$CDCl_3$）δ：2.79（3H，s，NCH_3），3.42（2H，t，J = 6.61Hz，CH_2CN），3.70（2H，t，J=6.64Hz，CH_2N），7.45（2H，t，J=7.62Hz，PhH），7.59（1H，t，J=7.41Hz，PhH），7.94（2H，t，J=7.13Hz，PhH），9.62（2H，NH_2^+）。

2. *N*-甲基-3-苯基-3-羟基丙胺（124-3）的制备

在反应瓶中加入 K_2CO_3 50.5g（0.36mol）和水 150mL，搅拌溶解后，依次加入 **124-2** 24.0g（0.12mol）和乙醇 180mL，溶解后分 4 次加入硼氢化钾 13.0g（0.24mol）（1h 之内加完）。继续搅拌反应 12h。减压蒸除乙醇，冷却至室温，用无水乙醚（100mL×3）提取，再用氯仿提取（100mL×3），合并提取液，用饱和 NaCl 溶液洗至 pH=8 左右，用无水 $MgSO_4$ 干燥，过滤，滤液减压蒸除溶剂，剩余物冷冻析晶，得略带黄色固体，用正己烷重结晶，得白色晶体 **124-3** 8.33g，收率为 42%，mp 61～62℃（文献［20］：mp 62～63℃）。

^{1}H-NMR（DMSO-d_6）δ：1.65（2H，m，CH_2CN），2.25（3H，s，NCH_3），2.51

(2H，m，CH_2N)，4.64 (1H，t，J=6.4Hz，PhCH)，7.19～7.38 (5H，m，Ph—H)。

3. *N*-甲基-*N*-叔丁氧羰基-3-苯基-3-邻甲苯氧基丙胺 (124-5) 的制备

在反应瓶中加入 **124-3** 8.33g (0.05mol)、二氯甲烷 100mL，搅拌溶解，再加入二碳酸二叔丁酯 [$(Boc)_2O$] 12g (0.055mol)，室温搅拌反应 0.5h。蒸除 CH_2Cl_2 得 **124-4**，加入 200mL 无水乙醚搅拌溶解，依次加入偶氮二甲酸二乙酯 (DEAD；Diethyl azodicarboxylate；CAS [1972-28-7]) 9.58g (0.55mol)、邻甲基苯酚 (*o*-Cresol) 5.95g (0.055mol)，缓慢加入三苯基膦 [Ph_3P] 14.4g (0.055mol)，溶液变成浅黄色，室温下搅拌反应 24h。有白色粉末状固体产生。停止反应，抽滤，得白色粉末状固体和浅黄色滤液，白色固体为三苯氧膦，将滤液用稀 NaOH 水溶液洗涤两次，再用无水 Na_2SO_4 干燥，过滤，滤液进行硅胶柱色谱分离纯化，得白色晶体 **124-5** 4.2g，收率为 80%，mp 83～84℃。

^{1}H-NMR (DMSO-d_6) δ：1.42 [9H，s，C$(CH_3)_3$]，2.16 (2H，m，CH_2CN)，2.38 (3H，s，Ph-CH_3)，2.88 (3H，s，NCH_3)，3.48 (2H，t，J=6.87Hz，CH_2N)，5.18 (1H，dd，J=4.02Hz，8.52Hz，Ph—CH)，6.58～7.37 (9H，m，Ph—H)。

4. *N*-甲基-3-苯基-3-邻甲苯氧基丙胺盐酸盐 (124-6) 的制备

在反应瓶中加入 **124-5** 14.2g (0.04mol)、150mL 乙酸乙酯-盐酸溶液，室温下搅拌反应 6h。加入 100mL 水，充分搅拌后静置分层，分取有机相用稀盐酸水溶液 (50mL×2) 提取，合并水相，用 NaOH 水溶液调至 pH=9，用乙酸乙酯 (100mL×3) 提取，有机相用无水 Na_2SO_4 干燥，过滤，滤液减压蒸除大部溶剂乙酸乙酯，滴加 100mL 乙酸乙酯盐酸，搅拌均匀后放置析晶。抽滤，用乙酸乙酯洗滤饼，得白色晶体 **124-6** 干燥后得量为 10.9g，收率为 93.4%，mp 132～134℃ (文献 [21]：mp 132～135℃)。

IR (KBr)：3433cm^{-1}，2955cm^{-1}，1597cm^{-1}，1493cm^{-1}，1235cm^{-1}，1118cm^{-1}，1036cm^{-1}，766cm^{-1}，710cm^{-1}。

^{1}H-NMR ($CDCl_3$) δ：2.29 (3H，s，$PhCH_3$)，2.50 (2H，m，CH_2CN)，2.56 (3H，s，NCH_3)，3.11 (2H，t，CH_2N)，5.36 (1H，dd，J=4.8Hz，7.8Hz，PhCH)，6.57～7.35 (9H，m，PhH)，9.67 (2H，NH_2^+)。

^{13}C-NMR ($CDCl_3$) δ：155.1，140.0，130.7，128.8 (2C)，128.0，126.8，126.7，125.7 (2C)，120.7，112.7，76.4，46.2，34.6，32.9，16.6。

EI-MS (m/z)：255 ([M]$^+$，2)，151 (3)，148 (6)，108 (2)，104 (3)，91 (3)，77 (4)，44 (100)。

5. (*R*)-(−)-*N*-甲基-3-(邻-甲苯氧基)-3-苯基丙胺盐酸盐(盐酸托莫西汀) (124) 的合成

在反应瓶中加入上步制备的化合物 **124-6** 10.5g (0.036mol) 和 80mL 2.5mol/L 氢氧化钠水溶液，搅拌溶解。溶液用无水乙醚 (50mL×3) 提取，有机相用饱和的 NaCl 水溶液洗涤一次，用无水 Na_2SO_4 干燥，过滤除干燥剂，滤液蒸除一半溶剂，剩余物中加入(*S*)-(+)-扁桃酸 5.48g (0.036mol)，于室温下搅拌反应 48h。静置，玻璃棒刮擦反应瓶壁，有固体析出，抽滤，用无水乙醚洗涤固体，干燥，得白色固体 5.57g，mp 123～124℃。将此白色固体溶于 50mL 2.5mol/L NaOH 水溶液中，用乙酸乙酯 (50mL×3) 提取，用饱和食盐水洗涤有机相一次，用无水 Na_2SO_4 干燥，过滤，滤液蒸除大部分溶剂，滴加 50mL 乙酸乙酯-盐酸溶液，搅拌均匀后放置析晶，抽滤，用乙酸乙酯洗涤，干燥得白色晶体 **124** 3.66g，收率为 34.9%，mp 161～163℃，$[\alpha]_D^{20}$=−39.4° (c=1，MeOH) [文献 [22]：mp 160～162℃，$[\alpha]_D^{20}$=−41.4° (c=1，甲醇)]，HPLC 光学纯度为 98.4%。

^{1}H-NMR ($CDCl_3$) δ：2.29 (3H，s，$PhCH_3$)，2.51 (2H，m，CH_2CN)，2.61 (3H，s，NCH_3)，3.13 (2H，CH_2N)，5.38 (1H，dd，PhCH)，6.58～7.35 (9H，m，

Ph—H), 9.67 (2H, NH_2^+)。

参考文献

[1] Merck Index 15th: 854.
[2] 汪啸洋. 世界上市新药 2. 北京: 化学工业出版社, 2010: 194-196.
[3] 四川美康医药软件研究开发有限公司. 药物临床信息参考. 成都: 四川出版集团四川科学技术出版社, 2006: 849-850.
[4] 张志清, 等. 21 世纪新药临床应用手册. 北京: 化学工业出版社, 2006: 146-149.
[5] DE, 2500110, 1975.
[6] US, 4314081, 1982.
[7] EP, 52492, 1982.
[8] Gao Y, et al. J Org Chem, 1988, 53: 4081-4084.
[9] Farid N A, et al. J Clin Pharmacol, 1985, 25: 296.
[10] Gehlert D R, et al. J Neuroche, 1995, 64: 2792.
[11] Ring B J, et al. Dru Metab Dispos, 2002, 30: 319.
[12] Heil S H, et al. Drug Alcohol Depend, 2002, 67: 149.
[13] Kratochvil C J, et al. J Am Acal Child Adolesc Psychiatry, 2002, 41: 776.
[14] Allen A J, et al. Neurology, 2005, 65: 1941.
[15] Sauer J M, et al. Clin Pharmacokinet, 2005, 44: 571-590.
[16] 魏斌, 等. 中国新药杂志, 2003, 12 (2): 142-143.
[17] US, 4313896A, 1982.
[18] Ashokk, et al. Tetrahedron Lett, 1991, 32 (16): 1901-1904.
[19] 奚倬勋, 等. 中国药物化学杂志, 2005, 15: 282-284.
[20] HUANG Y H, et al. 中国药物化学杂志, 1996, 6 (1): 56-58.
[21] US, 5023269, 1991.
[22] Schneder M P, et al. Tetrahedron Asymmetry, 1992, 3 (4): 525-528.
[23] Cavcler F, et al. Tetrahedron Lett, 1996, 37 (29): 5131-5134.
[24] 何晓强. 中国药学杂志, 2010, 45 (7): 1103-1106.
[25] US, 4777291, 1988。
[26] 李爱军, 等. 河北科技大学学报, 2008, 29 (4): 328-331.
[27] US, 2006/009530, 2006.
[28] 马培奇, 等. 药学进展, 2005, 29 (3): 142-143.

125 盐酸右哌甲酯 (Dexmethylphenidate Hydrochloride)

【别名】 Focalin®, Focalin XR。

【化学名】 Methyl-(2*R*)-2-phenyl-2-[(2*R*)-piperidin-2-yl]acetate hydrochloride。

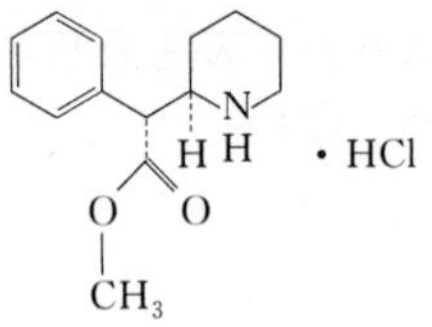

消旋体（游离碱）	CAS [113-45-1]	$C_{14}H_{19}NO_2$	233.31
消旋体（盐酸盐）	CAS [298-59-9]		
盐酸右哌甲酯	CAS [19262-68-1]	$C_{14}H_{19}NO_2 \cdot HCl$	269.77

【研发厂商】 美国 Celgene 生物技术公司研发，并同瑞士 Novartis 公司联合上市（除加拿大市场）。

【首次上市时间和国家】 2002 年 1 月首次在美国上市。

【性状】 白色到米色粉末，易溶于水和甲醇，溶于乙醇，微溶于氯仿和丙酮，在水中的溶解度为 0.182mg/mL，等电点 pK_a=8.77，mp 224～226℃。

【用途】 本品是盐酸哌甲酯的右旋光学异构体，能有效治疗注意力缺乏-多动障碍症

(ADHD；attention deficit-hyperactivity disorder)。本品为中枢神经系统激动剂，可阻断突触前神经元对去甲肾上腺素和多巴胺的重摄取，并增加这些单胺进入神经元突触间隙的释放量。本品适应证适用于治疗儿童注意力缺陷症、多动障碍症。

【合成路线】

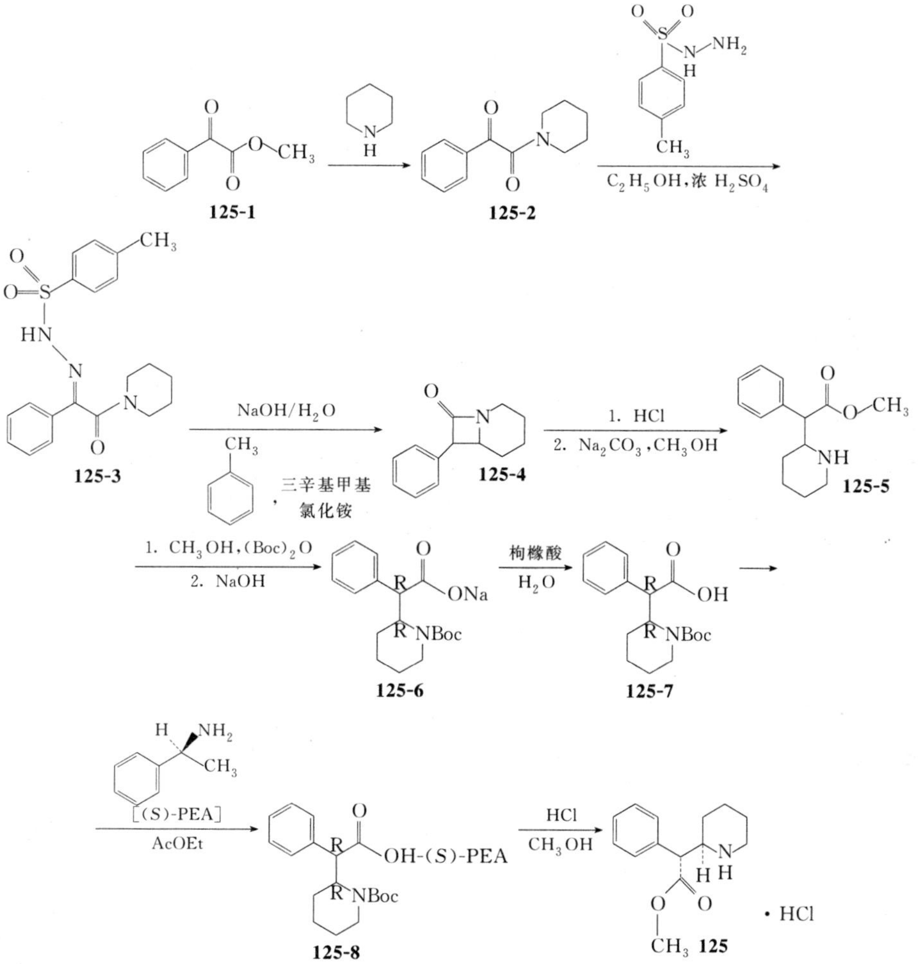

1. 1-(苯乙二酮)哌啶（125-2）的制备

在反应瓶中加入苯甲酰甲酸甲酯（**125-1**）150.0g（0.9137mol），然后通过恒压漏斗慢慢加入哌啶 102.0g（1.12mol），边加边搅拌，并维持反应体系的温度在 45～55℃，加完后再加入约 50mL 甲醇，重结晶，得白色固体 **125-2** 192.6g，收率为 97.02%，mp 107～108℃（文献［12］：收率为 96.00%，mp 107～108℃）。

2. 1-（苯乙二酮）哌啶对甲苯磺酰肼（125-3）的制备

在反应瓶中加入上步制备的化合物 **125-2** 192.6g（0.8865mol）和对甲苯磺酰肼 178.0g（0.9558mol），搅拌混合，再加入乙醇 390mL 和 98%浓硫酸 1.740g（0.01775mol），搅拌升温至回流。TLC 跟踪，**125-2** 斑点消失后，于 5℃下静置过夜。抽滤得颗粒状微黄色固体 **125-3** 305.5g，收率为 89.40%，mp 186～188℃（文献［12］：收率为 90.60%，mp 191℃）。

3. 7-苯基-1-氮杂二环[4.2.0]-8-庚酮（125-4）的制备

在反应瓶中加入上步制备的化合物 **124-3** 305.5g（0.7925mol）（**125-3** 的纯度不足 100%，此数据是折算成 100%后的物质的量，以下同理）。甲苯 1.5L，搅拌溶解，再加入三辛基甲基氯化铵 3.050g（0.007546mol），于 20～30℃加入 50%的 NaOH 水溶液 66.60mL（0.8325mol/L），升温至回流。待 **125-3** 反应完全后加入 500.0g 碎冰，温度降至 15℃，静置后分层，分液，用甲苯提取，收集有机相，浓缩，得黄色油状液体，用无水乙醚重结晶，得白色固体 **125-4** 157.7g，收率为 98.87%，mp 84～88℃（文献［12］：收率为 103.0%，mp 87℃）。

4. 1-苯基-2-(2′-哌啶)乙酸甲酯(消旋体)（125-5）的制备

在反应瓶中加入上步制备的化合物 **125-4** 157.7g（0.7836mol）、甲醇 100mL，于室温下和搅拌下通入干燥的 HCl 气体。搅拌反应 24h。TLC 跟踪，原料斑点消失，抽滤，得白色晶状固体，将其加至锥形瓶中，加入 400mL 水，加 Na_2CO_3 调 pH 至 9～10，用乙酸乙酯提取，分取有机相，浓缩除去溶剂得油状液体 **125-5** 161.5g，收率为 88.34%（文献［12］：收率为 76.90%）。

5. *N*-叔丁氧羰基-thero-利他林酸钠盐（125-6）的制备

在反应瓶中加入 100mL 甲醇、上步制备的化合物 **125-5** 161.5g（0.6922mol），搅拌溶解，于 10～20℃下滴加含有 $(Boc)_2O$ 120.6g（0.5527mol）的甲醇溶液 100.0mL，于 40～50℃下搅拌反应 1h。TLC 跟踪，原料斑点消失。一次性加入含 NaOH 38.80g（0.9700mol）的水溶液 100.0mL，搅拌回流至原料斑点消失。减压蒸出甲醇，补加 100.0mL 水，4℃下保温搅拌过夜。将析出的固体过滤，滤饼分别用冰水（20.0mL×2）和正己烷（30.0mL×2）洗涤，减压干燥得固体 **125-6** 172.2g，收率为 72.92%（文献［12］：收率为 74.50%）。

6. *N*-叔丁氧羰基-thero-利他林酸（125-7）的制备

在反应瓶中加入水 200.0mL、上步制备的化合物 **124-6** 172.2g（0.5044mol），搅拌混合，再加入柠檬酸 127.1g（0.6616mol），于室温下搅拌反应 2h。反应完，用乙酸乙酯提取（60.0mL×3），有机相经干燥后浓缩，得油状液体，用乙酸乙酯重结晶，得无色透明块状颗粒 **125-7** 156.1g，收率为 97.05%，mp 133～134℃（文献［12］：收率为 98.10%，mp 133～134℃）。

7. *N*-叔丁氧羰基-thero-利他林酸和（*S*)-1-苯乙胺复合物（125-8）的制备

在反应瓶中（20～40℃下）加入含 **125-7** 156.1g（0.4887mol）的乙酸乙酯溶液 200.0mL，搅拌下滴加（*S*)-1-苯乙胺 35.55g（0.2919mol）。混合物于 40℃下搅拌反应 1h。再在 4℃下搅拌过夜。过滤析出的固体，真空干燥，粗品用甲醇重结晶，得白色粉末状固体 **125-8** 119.0g，收率为 57.03%，$[\alpha]_D^{20}=-28.6°$（$c=CH_3OH$）（文献［12］：收率为 59.06%）。

8. (2*R*)-苯基-2-[(2*R*)-哌啶-2-基]乙酸甲酯盐酸盐(盐酸右哌甲酯)（125）的合成

在反应瓶中依次加入上步制备的化合物 **125-8** 119.0g（0.2787mol）、甲醇 250mL，于搅拌和室温条件下通入干燥的 HCl 气体，TLC 跟踪，检测原料斑点消失，将反应液浓缩，蒸去部分甲醇，置于冰箱中，有固体析出，析出完全后过滤，滤饼用乙酸乙酯洗涤，抽干，真空干燥，得白色粉末状固体 **125**（粗品）70.55g，收率为 93.84%，mp 220～223℃，$[\alpha]_D^{20}=87.0°$（$c=1$，CH_3OH）［文献［12］：收率为 97.2%，mp 222～224℃，$[\alpha]_D^{20}=87°$（$c=1$，CH_3OH）］。

9. 125 的精制

将 **125** 粗品 70.55g（0.2615mol）加至 74～75℃的 84.30mL 的热水中，升温至 80～82℃，至溶液澄清（搅拌下），然后冷却至室温（20～22℃），得到有固体的悬浮液体，加入 37%的浓 HCl 26.17g（以滴加方式加入），滴加时控制温度（内温）低于 25℃，滴加完，冷却至 0～5℃，室温搅拌 30min。过滤，滤饼用冷水（0～5℃）洗涤，50～55℃下真空干燥，得白色结晶状固体 **125** 64.14g，收率为 91.82%，mp 222～223℃，$[\alpha]_D^{20}=87°$（$c=1$，

CH_3OH)。(文献[12]:收率为92.97%,mp 222~224℃),$[\alpha]_D^{20}=88°$ ($c=1$, CH_3OH)。

IR (KBr): 1743cm^{-1}。

^1H-NMR (D_2O) δ: 1.34~1.84 (6H, m), 3.09 (1H, dt, $J=3.12$Hz 和 $J=10.6$Hz), 3.16 (1H, m), 3.68 (3H, s), 3.82 (3H, t), 3.94~3.97 (1H, d), 7.25~7.42 (5H, m)。

MS (m/z) 234 $[M+H]^+$。

元素分析 $C_{14}H_{20}ClNO_2$: C, 62.33; H, 7.47; N, 5.19; Cl, 13.14。实测值: C, 62.33; H, 7.34; N, 5.23; Cl, 13.12

125 总收率为26%~24%。

利他林酸

英文名 Ritalinicacid [α-phenyl- (2-piperidinyl) acetic acid]。

CAS [19395-41-6]。

参考文献

[1] Merck Index 15th: 6183.
[2] Arnold L E, et al. J Child Adolesc Psychopharmacol, 2004, 14: 542.
[3] Silva R, et al. J Child Adolesc Psychopharmacol, 2004, 14: 555.
[4] US, 2507631, 1950.
[5] US, 2957880, 1960.
[6] 汪啸洋. 世界上市新药2. 北京: 化学工业出版社, 2010: 203-204。
[7] 郭文. 世界临床药物, 2004, 25 (4): 252-254.
[8] 吴增, 等. 海峡药学, 2010, 22 (9): 211-213.
[9] 张杰, 等. 中国医药工业杂志, 2016, 47 (8): 973-976.
[10] 张飞龙, 等. 有机化学, 2016, (9): 2162-2167.
[11] CN, 102134208A, 2011.
[12] US, 7247730 B_2, 2007.
[13] Prashad M, et al. Organic Process Research & Development, 1999, 4 (1): 55-59.
[14] US, 6359139, 2000.
[15] Prashad M, et al. J Org Chem, 1999, 64 (5): 1750-1753.
[16] Thai D L, et al. J Med Chem, 1998, 41 (4): 591-601.
[17] US, 6100401, 1996.
[18] US, 6242464, 1998.
[19] US, 2015/259290, 2015.

126 阿普斯特 (Apremilast)

【别名】 CC-10004, Otezla®, QCR-202。

【化学名】 *N*[2-[(1*S*)-1-(3-Ethoxy-4-methoxypheny)-2-(methylsulfonyl)ethyl]-2,3-dihydro-1,3-dioxo-1*H*-isoindol-4-yl]acetamide。

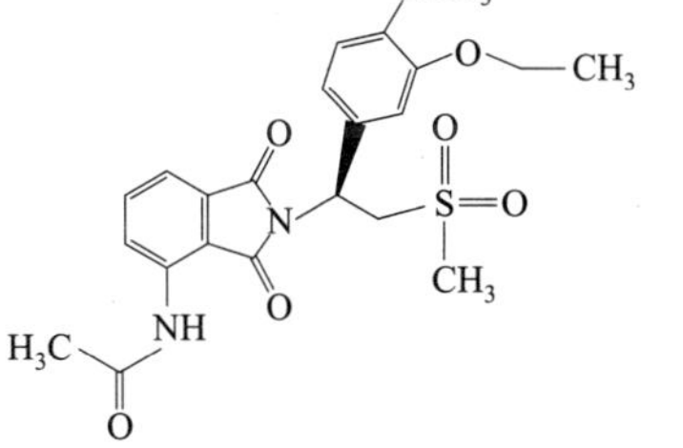

阿普斯特 CAS [608141-41-9] $C_{22}H_{24}N_2O_7S$ 460.50

【研发厂商】 新基 (Celgene) 生物技术公司 (美国新泽西州 Summit)。

【首次上市时间和国家】 2014 年 3 月 25 日美国 FDA 批准首次在美国上市。该品是首个 PDE-4 抑制剂。

【性状】 用乙醇/丙酮结晶为固体。本品水中溶解度为 0.012mg/mL。其消旋体为黄色固体，mp 144℃，在水中溶解度为 0.0034mg/mL。

【用途】 本品为一种选择性磷酸二酯酶-4（PDE-4）抑制剂，商品名为 Otezla®，该品是美国 FDA 批准的首个也是唯一用于斑块型银屑病治疗的 PDE-4 抑制剂，用于适合光疗和系统疗法的中度至重度斑块型银屑病（Plaque Psoriasis）成人患者的治疗。Otezla® 的优势有以下几个方面：

① 它可抑制多种促炎症介质（PDE-4、TNF-α、IL-2、干扰素-γ、白三烯、NO 合成酶）的生成而发挥抗炎作用。

② 磷酸二酯酶-4（PDE-4）选择性抑制剂，除批准用于银屑病性关节炎外，2014 年 9 月 FDA 批准用于光疗或全身疗法的中重度治疗斑块状银屑病患者。

③ 临床试验显示，本品可减少中重度斑块状银屑病患者的红斑、增厚和脱屑。

④ 临床试验证明，本品耐受性好，不良反应较小，临床试验中 Otezla® 治疗组与安慰剂比较，患者显示 PsA 体征和症状的改善，包括触痛、关节肿胀和身体功能。本品适应证：适合用于治疗有活动性银屑病关节炎的成年患者。

【合成路线】 参见文献［2，5，20］。

文献［2］的合成路线和方法：

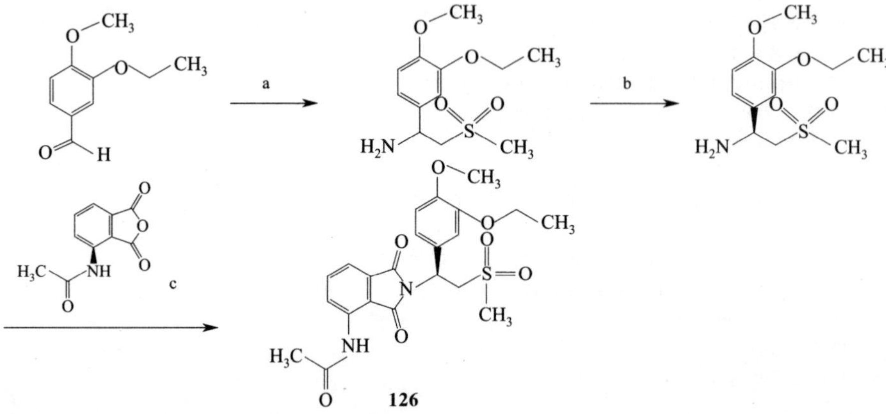

试剂和条件：a. LiN（$SiMe_3$）$_2$，然后 Me_2SO_2/*n*-BuLi/BF_3Et_2O，－78℃；b. *N*-Ac-L-亮氨酸，MeOH；c. HOAc 回流反应。

文献［5］的合成路线去掉了硅锂试剂和超低温（－78℃）反应，起始原料以 3-乙氧基-4-甲氧基苯腈代替了上合成路线中的 3-乙氧基-4-甲氧基苯甲醛，易于规模生产，总收率为 51.2%。

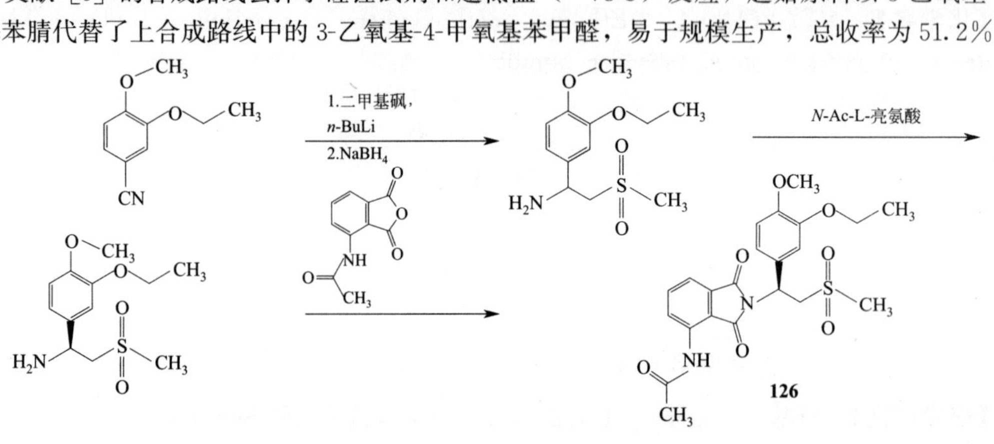

文献［20］的合成路线的工艺比较详细，很有参考价值。详细介绍［20］的工艺。

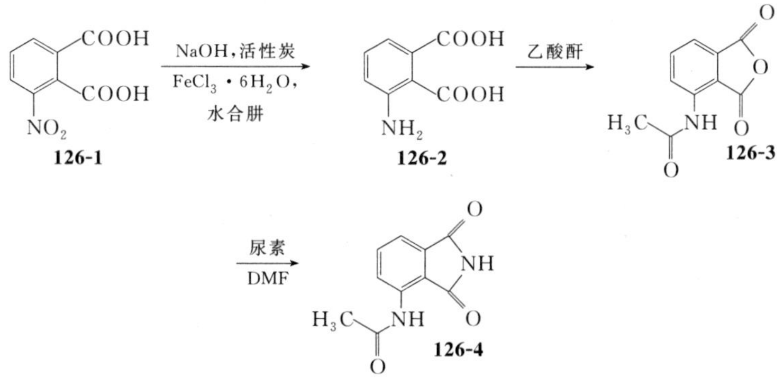

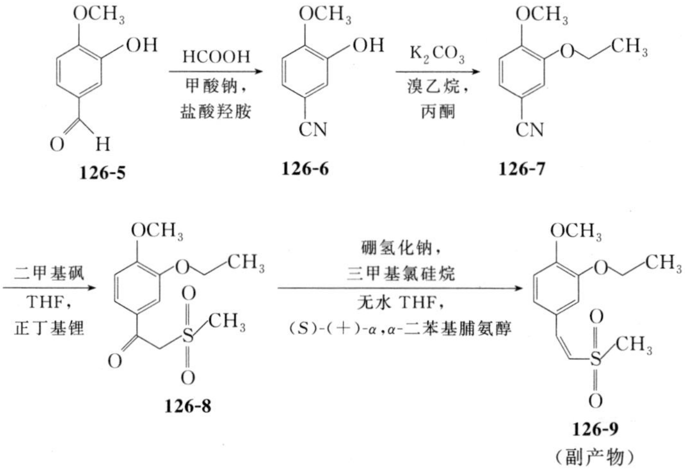

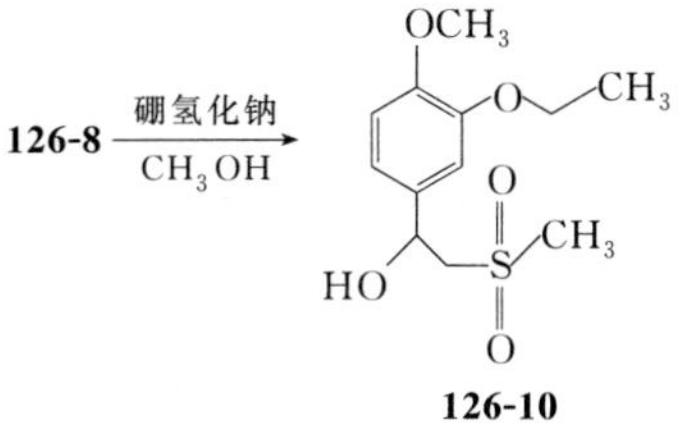

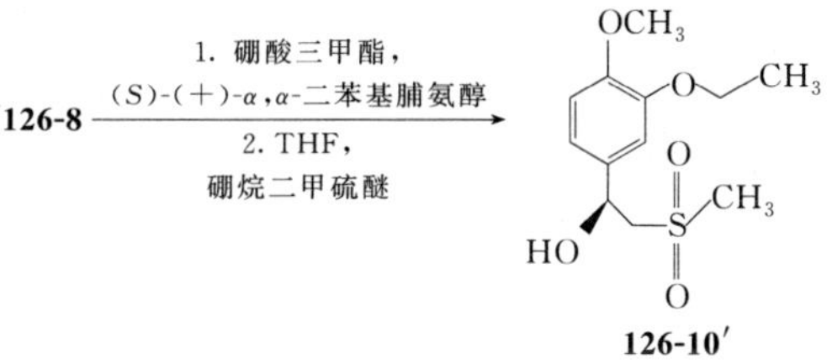

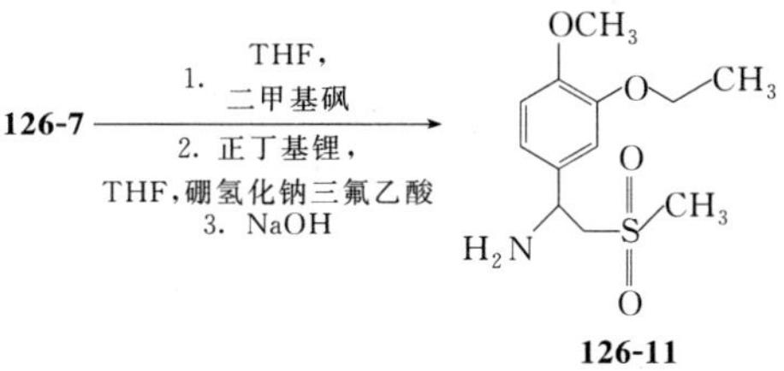

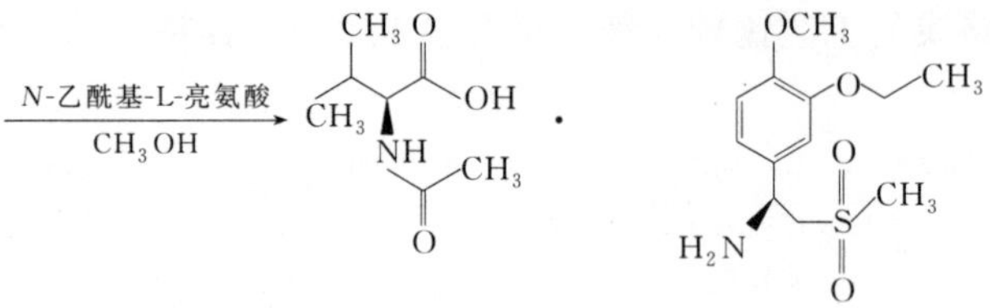

126-12

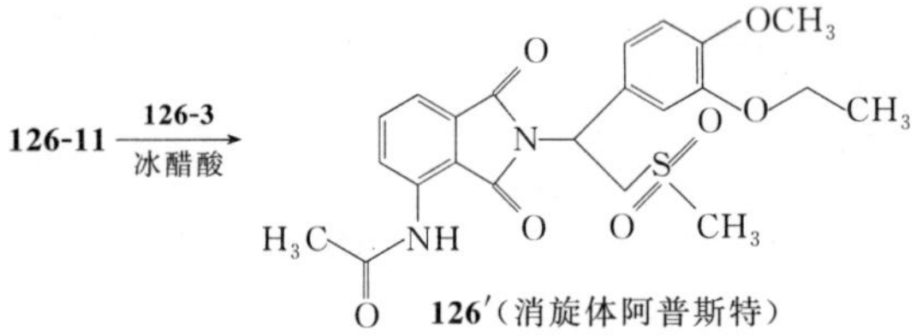

126′（消旋体阿普斯特）

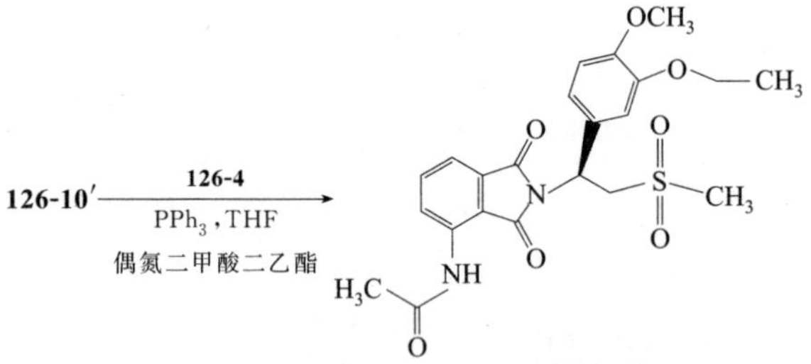

126（阿普斯特）

126-12 $\xrightarrow[\text{冰醋酸}]{\textbf{126-3}}$ **126**（阿普斯特）（拆分合成 **126**）

1. 3-氨基邻苯二甲酸（126-2）的制备

在反应瓶中加入 3-硝基邻苯二甲酸（**126-1**）4.08g（19.32mmol）、3mol/L NaOH 30mL，加热搅拌至 70℃，再加入 $FeCl_3 \cdot 6H_2O$ 0.51g（1.9mmol）和活性炭 0.3g，搅拌 15min。最后逐滴加 85%的水合肼 2.4mL（48.3mmol），搅拌反应 8h（TCL 监测确认反应完成），抽滤，无色滤液中加入 2mol/L 盐酸水溶液，直至 pH 达 3，析出大量粉色固体，抽滤，用乙醇洗涤滤饼，得白色固体，烘干后得 **126-2** 2.8g，收率为 80%，mp 172～176℃（文献［21］：mp 177℃）。

IR（KBr）：3430.32cm^{-1}，1715.81cm^{-1}，1634.44cm^{-1}，1527.09cm^{-1}。

^{1}H-NMR（400MHz，DMSO-d_6）δ：6.68（1H，d，J = 7.3Hz，Ar—H），6.84（1H，d，J=8.3Hz，Ar—H），7.05～7.27（1H，m，Ar—H）。

^{13}C-NMR（101MHz，DMSO-d_6）δ：112.37，115.65，118.58，131.68，136.24，149.18，169.50，170.46。

2. 3-乙酰氨基邻苯二甲酸酐（126-3）的制备

在反应瓶中依次加入 **126-2** 2.8g（15.47mmol）、乙酸酐 5.0mL，搅拌加热回流。TLC 监测反应，反应 10h。反应完，将反应液于冰浴中搅拌 15min。析出固体，加入乙醚搅拌，抽滤，滤饼用乙醚洗涤，得黄色片状固体，干燥，得 **126-3** 2.49g，收率为 78.5%，mp 180～182℃（文献［21］：mp 185～186℃）。

IR（KBr）：3351.94cm^{-1}，1841.38cm^{-1}，1766.28cm^{-1}，1700.24cm^{-1}，1603.12cm^{-1}。

^{1}H-NMR（400MHz，$CDCl_3$）δ：2.34（3H，s，CH_3），7.69（1H，d，J=7.3Hz，Ar-H），7.82～7.93（1H，m，Ar-H），8.97（1H，d，J = 8.5Hz，Ar-H），9.12

（1H，s，NH）。

^{13}C-NMR（101MHz，$CDCl_3$）δ：24.97，115.40，120.06，126.00，130.62，138.28，138.81，161.81，164.64，169.23。

3. 3-乙酰氨基邻苯二甲酰亚胺（126-4）的制备

在反应瓶中加入 **126-3** 2.49g（12.15mmol）、尿素 1.5g（24.98mmol）、DMF 20mL。搅拌加热回流，TLC 监测反应，反应 8h。反应结束后冷却至室温，加入 20mL 水，搅拌 15min。析出固体，抽滤，滤饼用水洗 3 次，抽干，得淡黄色固体，烘干得 **126-4** 2.1g，收率为 85%。mp 238～242℃（文献[21]：mp 242℃）。

IR（KBr）：3301.75cm^{-1}，1762.38cm^{-1}，1690.89cm^{-1}，1609.45cm^{-1}，1523.03cm^{-1}。

^{1}H-NMR（400MHz，DMSO-d_6）δ：2.19（3H，3，CH_3），7.50（1H，d，J = 7.3Hz，Ar-H），7.76（1H，t，J = 7.8Hz，Ar-H），8.46（1H，d，J = 8.4Hz，Ar-H），9.68（1H，s，NH），11.42（1H，s，NH）。

^{13}C-NMR（101MHz，DMSO-d_6）δ：24.77，118.11，118.29，125.64，133.27，136.10，136.90，169.14，169.64，170.68。

EI-MS（70eV）（m/z）：204，162，144，118，91，43。

4. 3-羟基-4-甲氧基苯甲腈（126-6）的制备

在反应瓶中依次加入 3-羟基-4-甲氧基苯甲醛（**126-5**）10.04g（65.99mmol）、甲酸 45mL、甲酸钠 13.75g（132.16mmol），搅拌加热至 85℃。在 85℃下，30min 内分五次加入盐酸羟胺 6.12g（88.07mmol），搅拌，TLC 监测，反应 5h。反应完，停止加热，冷却至室温后往反应液中加入 220mL 饱和盐水，搅拌 30min。抽滤，用水洗固体直至 pH=7，最后将固体于 50℃下真空干燥，得粉色固体 **126-6** 9.04g，收率为 92%，mp 129～132℃（文献[22]：mp 130～132℃）。

IR（KBr）：3320cm^{-1}，2930cm^{-1}，2280cm^{-1}，1611cm^{-1}，1578cm^{-1}，1510cm^{-1}。

^{1}H-NMR（400MHz，$CDCl_3$）δ：3.98（3H，s，CH_3），5.78（1H，s，OH），6.92（1H，d，J=8.3Hz，Ar-H），7.17～7.26（2H，m，Ar-H）。

^{13}C-NMR（101MHz，$CDCl_3$）δ：56.16，104.64，110.77，117.64，119.01，125.63，145.95，150.24。

5. 4-甲氧基-3-乙氧基苯甲腈（126-7）的制备

在反应瓶中依次加入 **126-6** 10g（67.11mmol）、溴乙烷 25mL（335.2mmol）、K_2CO_3 10.25g、60mL 丙酮，搅拌加热至回流。TLC 监测确认反应终点，反应 8h。停止加热，自然冷却至室温，将反应液旋蒸至干（除去溶剂），再用水和乙酸乙酯提取，分取有机相，用无水 Na_2SO_4 干燥，过滤，滤液旋蒸除去溶剂，得粉色固体 **126-7** 11.09g，收率为 94%，mp 69～70℃（文献[23]：mp 70℃）。

^{1}H-NMR（400MHz，$CDCl_3$）δ：1.49（3H，t，J = 6.9Hz，CH_3），3.92（3H，s，CH_3），4.10（2H，dd，J = 13.6Hz，6.7Hz，CH_2），6.91（1H，d，J = 8.3Hz，Ar-H），7.08（1H，s，Ar-H），7.27（1H，d，J=6.9Hz，Ar-H）。

^{13}C-NMR（101MHz，$CDCl_3$）δ：14.48，56.04，64.75，103.94，111.51，115.40，119.26，126.31，148.43，153.06。

EI-MS（70eV）（m/z）：177，149，134，106，51。

6. 1-(3-乙氧基-4-甲氧基苯基)-2-(甲磺酰基)乙酮（126-8）的制备

在反应瓶中加入二甲基砜 2.6g（28.3mmol）、THF 10mL，用 N_2 置换反应瓶系统中空气 3 次，冷却降温至 0～10℃，再加入 13mL 正丁基锂溶液（2.4mol/L 的 THF 溶液，31.2mmol），并控制温度在 0～10℃，搅拌 3h。再加入 4.0g（22.60mmol）**126-7** 溶于 10mL THF 的溶液（仍在 0～10℃下慢慢滴入），滴加完，将系统升温至 35℃，搅拌 6h 反应完全，然后滴加盐酸溶液淬灭反应，搅拌 2h。将反应液旋蒸蒸干溶剂，加入水后抽滤，得到 4.96g 白色固体 **126-8**，收率 81%，mp 118～120℃。

^{1}H-NMR（400MHz，$CDCl_3$）δ：1.52（3H，t，*J*＝7.0Hz，CH_3），3.16（3H，s，CH_3），3.99（3H，s，CH_3），4.19（2H，q，*J*＝7.0Hz，CH_2），4.57（2H，s，CH_2），6.98（1H，t，*J*＝13.8Hz，Ar-H），7.56（1H，d，*J*＝1.7Hz，Ar-H），7.64（1H，dd，*J*＝8.5Hz，1.9Hz，Ar-H）。

^{13}C-NMR（101MHz，$CDCl_3$）δ：14.61，41.73，56.26，61.18，64.56，110.40，111.76，124.88，128.77，148.75，155.10，187.37。

EI-MS（70eV）(*m*/*z*)：272，179，151，123，79，65。

7. 1-(3-乙氧基-4-甲氧基苯基)-2-甲磺酰基乙烯（126-9）的制备（副产物）

在反应瓶中依次加入硼氢化钠 0.1g（2.6mmol）、三甲基氯硅烷 0.3g（2.8mmol）、无水 THF10mL，搅拌加热回流反应 1h。然后将反应液置于室温搅拌反应。在室温下，加入预先溶于 THF 中的手性催化剂（*S*)-(＋)-α,α-二苯基脯氨醇 0.102g（0.4mmol），室温搅拌 1h。滴加 0.54g（2mmol）**126-8** 溶于 13mL THF 的溶液，控制在 3h 内滴完。室温搅拌反应 8h。TLC 监控反应进程。反应结束，将反应液旋蒸至干，往剩余物中加入水和乙酸乙酯，进行两相分配，取有机相依次用水（20mL×1）、饱和 $NaHCO_3$ 溶液（20mL×1）、饱和 NaCl 溶液（20mL×1）洗涤。合并有机相用无水 Na_2SO_4 干燥。过滤，滤液浓缩后用硅胶柱色谱分离纯化［洗脱剂：石油醚/乙酸乙酯（体积比＝3∶1）］，经后处理，得到类白色固体 **126-9** 0.31g，结构确证为羰基还原得到醇然后脱水产物（为副产物）。

^{1}H-NMR（400MHz，$CDCl_3$）δ：1.52（3H，t，*J*＝6.7Hz，CH_3），3.06（3H，s，CH_3），3.94（3H，s，CH_3），4.15（2H，q，*J*＝6.8Hz，CH_2），6.78（1H，d，*J*＝15.3Hz，CH），6.92（1H，d，*J*＝8.2Hz，CH），7.03（1H，s，Ar-H），7.13（1H，d，*J*＝8.3Hz，Ar-H），7.57（1H，d，*J*＝15.3Hz，Ar-H）。

^{13}C-NMR（101MHz，$CDCl_3$）δ：14.73，43.54，56.07，64.50，111.31，111.36，123.33，123.43，124.82，144.13，148.69，152.26。

8. 1-(3-乙氧基-4-甲氧基苯基)-2-甲磺酰基-乙醇(消旋体)（126-10）的制备

在反应瓶中加入 **126-8** 0.54g（2mmol）和甲醇 30mL，在冰水浴中搅拌 10min。再分批加入硼氢化钠 0.1g（2.6mmol），在 0～5℃下反应 5h。TLC 跟踪反应，反应完成后加入 2mol/L 稀盐酸 5mL，搅拌反应 30min。停止反应，旋蒸反应液至干后加入乙酸乙酯和水各 10mL，提取，水相分别用乙酸乙酯提取两次（10mL×2），合并有机相，用无水 Na_2SO_4 干燥，过滤，滤液旋蒸至干，得白色固体 **126-10** 0.46g，收率为 85%，mp 91～92℃。

^{1}H-NMR（400MHz，$CDCl_3$）δ：1.50（3H，t，*J*＝7.0Hz，CH_3），3.07（3H，s，CH_3），3.18（1H，d，*J*＝14.7Hz，CH），3.48（1H，dd，*J*＝14.7Hz，10.2Hz，CH），3.89（3H，s，CH_3），4.13（2H，q，*J*＝7.0Hz，CH_2），5.31（1H，d，*J*＝8.9Hz，OH），6.86～6.96（3H，m，Ar-H）。

^{13}C-NMR（101MHz，$CDCl_3$）δ：14.78，42.84，56.05，62.57，64.47，69.24，110.05，111.61，117.92，133.50，148.77，149.54。

9. (*R*)-(＋)-1-(3-乙氧基-4-甲氧基苯基)-2-(甲磺酰基)乙醇 (126-10′) 的制备

在反应瓶中加入（S)-(＋)-α,α-二苯基脯氨醇 0.102g(0.4mmol)和 THF5mL,用 N_2 置换空气 3 次,冷却降温至 0～10℃,再搅拌下加入硼酸三甲酯 0.05g(0.48mmol),搅拌 1h。加入还原剂硼烷二甲硫醚 2.0mL,并控制温度在 0～10℃下搅拌 3h。35℃滴加含 **126-8** 0.54g (2mmol)的 5mL THF 溶液,滴加完,在 35℃下搅拌反应 8h。反应完,加入饱和 NH_4Cl 溶液淬灭反应,旋蒸干溶剂,剩余物中加入水和乙酸乙酯进行两相分配,分取有机相用无水 Na_2SO_4 干燥,过滤,滤液旋蒸至干,得类白色固体 **126-10′** 0.45g,收率为 82%,mp 91～92℃, $[\alpha]_D^t$=21.45(d=1dm,c=0.0035,EA)。

^{1}H-NMR(400MHz,$CDCl_3$) δ:同消旋体 **126-10**。

^{13}C-NMR(101MHz,$CDCl_3$) δ:同消旋体 **126-10**。

10. 1-(4-甲氧基-3-乙氧基)苯基-2-(甲磺酰基)乙胺 (126-11) 的制备

在反应瓶中加入二甲砜 2.66g（28.30mmol)、THF 20mL，在室温下搅拌 10min。再置于冰水浴中，使反应液处于 0～5℃下分批加入正丁基锂 13mL（2.4mol/L 的 THF 溶液，31.2mmol)，然后加入 4.0g（22.60mmol）**126-7** 溶于 10mL THF 的溶液，控制反应液温度在 0～5℃下，TLC 监控反应，反应 6h 后，再分批加入硼氢化钠 1.21g（31.99mmol)，TLC 监控反应，反应 4h。最后逐滴加入 6.0mL 三氟乙酸，TLC 监控反应，反应 1h。将反应液加热至 45℃，加入 4mol/L NaOH，最后将反应液加热至回流，回流反应 3h。再冷却至室温搅拌，旋蒸反应液除去溶剂，加入水和乙醇各 5mL，在室温下搅拌 1h。抽滤，滤饼用水和乙醇洗涤，得到白色固体 **126-11** 粗品，将其用乙醇重结晶，得白色固体 **126-11** 4.75g，收率为 77%，mp 116～118℃。

^{1}H-NMR（400MHz，$CDCl_3$）δ：1.48（3H，t，J=7.0Hz，CH_3），1.65（2H，s，NH_2），2.92（3H，s，CH_3），3.25（1H，d，J=3.3Hz，CH_2），3.32（1H，d，J=9.4Hz，CH_2），3.87（3H，s，CH_3），4.11（2H，d，J=7.0Hz，CH_2），4.61（1H，dd，J=9.4Hz，3.3Hz，CH），6.85（1H，d，J=8.1Hz，Ar-H），6.91（2H，d，J=9.2Hz，Ar-H）。

^{13}C-NMR（101MHz，$CDCl_3$）δ：14.80，42.47，50.99，56.04，63.15，64.50，110.76，111.65，118.21，135.43，148.78，149.17。

EI-MS（70eV）(m/z)：273，193，180，152，125，93。

11. (*S*)-1-(4-甲氧基-3-乙氧基)苯基-2-(甲磺酰基)乙胺-*N*-乙酰基-L-亮氨酸盐 (126-12) 的制备

在反应瓶中依次加入 **126-11** 2.54g（9.3mmol)、*N*-乙酰基-L-亮氨酸 1.04g (6.0mmol)、甲醇 65mL，搅拌加热回流，TLC 监控反应，反应 5h。反应完，停止加热反应。自然冷却析出固体，抽滤，滤饼用甲醇洗涤，抽干后，再次用甲醇重结晶得到白色固体 **126-12** 1.87g，收率为 45%，$[\alpha]_D^t$=−80°（c=0.005g/mL，DMSO，t=22.1℃)。

^{1}H-NMR（400MHz，DMSO-d_6）δ：0.85（3H，d，J=6.5Hz，CH_3），0.89（3H，d，J=6.6Hz，CH_3），1.34（3H，t，J=7.0Hz，CH_3），1.45～1.53（2H，m，CH_2），1.63（1H，tt，J=12.7Hz，6.5Hz，CH），1.84（3H，s，CH_3），2.96（3H，s，CH_3），3.45（1H，dd，J=14.3Hz，9.2Hz，CH），3.74（3H，s，CH_3），4.03（2H，q，J=7.0Hz，CH_2），4.19（1H，dd，J=15.0Hz，8.0Hz，CH_2），4.29（1H，dd，J=9.1Hz，3.9Hz，CH_2），6.91（2H，s，Ar-H），7.04（1H，s，Ar-H），8.07（1H，d，J=7.9Hz，NH）。

^{13}C-NMR (101MHz, DMSO-d_6) δ: 15.25, 21.82, 22.83, 23.34, 24.79, 42.41, 50.79, 51.30, 55.98, 62.18, 64.12, 111.90, 112.15, 118.95, 137.23, 148.61, 148.40, 169.62, 174.82。

12. *N*-[2-[1-(3-乙氧基-4-甲氧基苯基)-2-(甲磺酰基)乙基]-2,3-二氢-1,3-二氧-1*H*-异吲哚-4-基]乙酰胺(消旋体阿普斯特)(126′)的合成

在反应瓶中依次加入 **126-11** 1.01g (3.7mmol) 和 **126-3** 0.8g (3.9mmol)、冰醋酸 8mL，搅拌回流反应 8h。TLC 监控反应，反应结束后，将反应液冷却静置至室温。将其旋蒸至干，加入水和乙酸乙酯进行提取，有机相依次用水 (20mL×1)、饱和 $NaHCO_3$ 溶液 (20mL×1)、饱和盐水 (20mL×1) 洗涤。合并有机相，用无水 Na_2SO_4 干燥，过滤，滤液旋蒸至干，得黄色固体粗品。用乙醇/丙酮 (体积比=2:1) 的混合溶剂重结晶，得淡黄色固体 **126′** 1.42g，收率为 83.3%，mp 152～155℃。

^{1}H-NMR (400MHz, $CDCl_3$) δ: 1.49 (3H, t, J=7.0Hz, CH_3), 2.29 (3H, s, CH_3), 2.89 (3H, s, CH_3), 3.75 (1H, d, J=10.3Hz, CH), 3.87 (3H, s, CH_3), 4.13 (2H, q, J=7.0Hz, CH_2), 4.58 (1H, dd, J=14.3Hz, 10.6Hz, CH_2), 5.89 (1H, dd, J=10.5Hz, 4.3Hz, CH_2), 6.87 (1H, d, J=8.8Hz, Ar-H), 7.11 (2H, s, Ar-H), 7.51 (1H, dd, J=7.3Hz, 0.6Hz, Ar-H), 7.64～7.72 (1H, m, Ar-H), 8.78 (1H, d, J=8.4Hz, Ar-H), 9.48 (1H, s, NH)。

^{13}C-NMR (101MHz, $CDCl_3$) δ: 14.71, 24.95, 41.67, 48.66, 54.62, 55.99, 64.61, 111.60, 112.58, 115.18, 118.24, 120.35, 125.01, 129.34, 131.10, 136.13, 137.69, 148.74, 149.88, 167.51, 169.14, 169.55。

MS-ESI (m/z): 483.01 $[M+Na]^+$。

13. *N*-[2-[(1*S*)-1-(3-乙氧基-4-甲氧基苯基)-2-(甲磺酰基)乙基]-2,3-二氢-1,3-二氧-1*H*-异吲哚-4-基]乙酰胺(阿普斯特)(126)的合成

在反应瓶中依次加入三苯基膦 0.2g (1.1mmol)、**126-10′** 0.2g (0.73mmol)、**126-4** 0.15g (0.73mmol)，用 N_2 置换净空气，在 N_2 保护下，加入 THF 10mL，室温搅拌至固体全溶，再将反应液置于冰水浴冷却下搅拌 10min。直至反应液温度为 0～5℃，再逐滴加入偶氮二甲酸二乙酯 0.3mL (1.15mmol)，搅拌反应 4h。将反应液旋蒸干溶剂，用水和乙酸乙酯提取，有机相用饱和 $NaHCO_3$ 溶液和饱和盐水分别洗涤两次，合并有机相用无水 Na_2SO_4 干燥，过滤，浓缩滤液，剩余物用硅胶柱色谱分离纯化 [洗脱剂：乙酸乙酯/石油醚 (体积比=1:3)]。经后处理得到淡黄色固体 **126** 0.24g，收率为 70%，mp 152～155℃，$[\alpha]_D^t$=23.8° (c=0.00771g/mL, EA, t=22.7℃)。

^{1}H-NMR (400MHz, $CDCl_3$) δ: 与 **126′**相同。

^{13}C-NMR (101MHz, $CDCl_3$) δ: 与 **126′**相同。

MS-ESI (m/z): 461.10 $[M+H]^+$。

14. 拆分合成 126

在反应瓶中依次加入 **126-12** 1.56g (3.5mmol) 和 **126-3** 0.9g (4.4mmol)，最后加入冰醋酸 12mL，搅拌回流反应 8h。TLC 监控反应，反应完，将反应液冷却静置至室温。然后将其溶剂旋蒸至干，加入乙酸乙酯和水进行提取，有机相依次用水 (20mL×1)、饱和 $NaHCO_3$ 溶液 (20mL×1)、饱和盐水 (20mL×1) 洗涤。合并有机相，用无水 Na_2SO_4 干燥，过滤，滤液旋蒸干溶剂得黄色固体粗产物，将其用乙醇/丙酮 (体积比=2:1) 混合溶剂重结晶，得到淡黄色固体 (阿普斯特 **126**) 1.35g，收率为 83.3%，ee 值为 98.4%，mp

152～155℃，$[\alpha]_D^t$=24.1°（d=2dm，c=0.00771g/mL，EA，t=22.7℃）。

^{1}H-NMR（400MHz，$CDCl_3$）δ：与**126′**相同。

^{13}C-NMR（101MHz，$CDCl_3$）δ：与**126′**相同。

MS-ESI（m/z）：461.04 $[M+H]^+$；483.03 $[M+Na]^+$；HRMS：calcd for $C_{22}H_{25}N_2O_7S$ $[M+H]^+$ 461.1382，Found 461.1377。

(*S*)-(+)-*α*,*α*-二苯基脯氨醇

英文名　(S)-(+)-α,α-Diphenyl-2-pyrrolidinemethano。

CAS [112068-01-6]。

分子式　$C_{17}H_{19}NO$（253.34）。

结构式

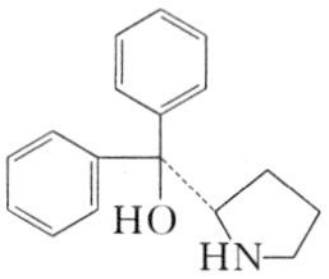

偶氮二甲酸二乙酯

英文名　Diethyl azodicarboxylate。

CAS [1972-28-7]。

分子式　$C_6H_{10}N_2O_4$（174.15）。

结构式

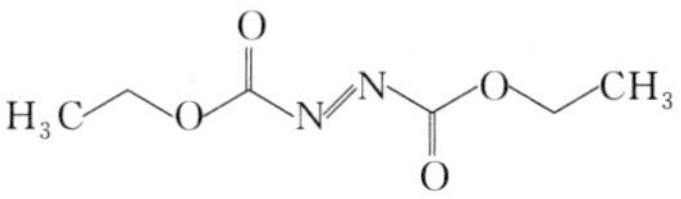

参考文献

[1] Merck Index 15th：740.
[2] Man H W，et al. J Med Chem，2009，52（6）：1522-1524.
[3] US，2013/217918A1，2013.
[4] US，2014/081032A1，2014.
[5] 江珊，等. 广州化工，2015，43（10）：107-108.
[6] 赵倩，等. 现代药物与临床，2014，29（4）：428-433.
[7] US，2007/427638，2008.
[8] Verbeeck S，et al. J Org Chem，2010，75（15）：5126-5133.
[9] Patil S V，et al. Org Prep Proced Int，2013，45（4）：314-320.
[10] Conti M，et al. J Biol Chem，2003，278：5493-5496.
[11] Odingo J O et al. Exp Opin Ther Pat，2005，15：773-787.
[12] CN，10386470A，2014.
[13] US，0081032A，2014.
[14] US 0217918A1，2015.
[15] Ruchelman A L，et al. Tetrehedron Asymmetry，2015，26（10-11）：553-559.
[16] US，6962940B2，2005.
[17] WO，2003/080049，2003.
[18] US，7250515，2007.
[19] Harisha A S，et al. Tetrahedron，2016，72（22）：2880-2889.
[20] 赵圣印，黄强. 东华大学硕士学位论文，2015.
[21] Bogert M T，et al. JACS，1909，31（1）：483-490.

［22］ Li L J，et al. E-J Chem，2006，V3（12）：164-168.
［23］ Buck J S，et al. JACS，1932，54（8）：3302-3309.
［24］ 程青青，等. 上海医药，2012，33（13）：5-10.
［25］ FranKs M E，et al. Lancet，2004，363（9423）：1802-1811.
［26］ 李小明，等. 安徽医药，2006，10（16）：464-466.
［27］ US，2006/0183787，2006.
［28］ US，7276529，2007.
［29］ US，2007/0155791，2007.
［30］ CN，104744323，2015.
［31］ CN，104447443，2015.
［32］ CN，104761474，2015.
［33］ Corey E J，et al. JACS，1987，109（5）：1551-1559.
［34］ Masui M，et al. Synlett，1997，1997（3）：273-274.
［35］ CN，102046167，2011.
［36］ CN，104761484 A，2015.
［37］ WO，2012/083153 A_1，2012.
［38］ Watanabe T，et al. Chem Pharm Bull，1978，26（2）：530-538.
［39］ 岳海艳，等. 精细化工中间体，2004，35（3）：44-45.
［40］ WO，2004/024703 A_1，2004.
［41］ Jiang B，et al. Tetrahedron Letters，2000，41（52）：10281-10283.
［42］ Zhou Y H，et al. Synthetic Communications，2014，44（10）：1515-1520.
［43］ CN，104892486 A，2015.
［44］ Kaufinan T S，et al. Tetrahedron Letters，1996，37（30）：5329-5332.
［45］ 林添，等. 精细化工中间体，2010，40（5）：29-31.

127 他替瑞林（Taltirelin）

【别名】 TA-0910，Ceredist®。

【化学名】 (4*S*)-Hexahydro-1-methyl-2,6-dioxo-4-primidinecarbonyl-L-histidyl-L-prolinamide;(*S*)-*N*-(1-methyl-4,5-dihydrooroty)-L-histidyl-L-prolinamide tatrahydrate。

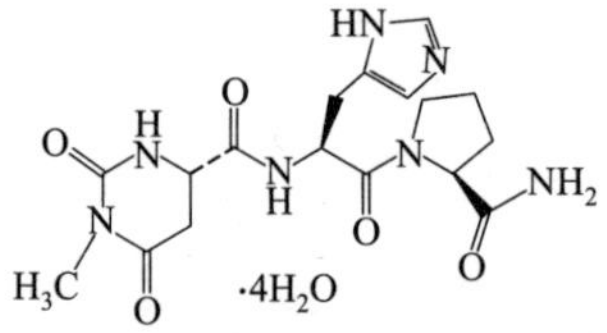

他替瑞林	CAS［103300-74-9］	$C_{17}H_{23}N_7O_5$	405.42
他替瑞林四水合物	CAS［201677-75-0］	$C_{17}H_{23}N_7O_5 \cdot 4H_2O$	475.46

【研发厂商】 日本 Tarake Seiyaku 公司。

【首次上市时间与国家】 2000 年 7 月，日本。

【性状】 水合物，mp 72～75℃，$[\alpha]_D^{23}=-13.6°$（$c=1$，H_2O），白色无气味晶体，溶于水、乙酸、乙醇，微溶于甲醇、乙腈。LD_{50}：小鼠，经口＞5000mg/kg，静注＞2000mg/kg；大鼠，经口＞5000mg/kg，雄大鼠，静注＝799mg/kg，雌大鼠，静注＝946mg/kg。

【用途】 本品是促甲状腺素释放激素（TRH）的类似物，可以刺激促甲状腺激素（TSH）的分泌；TRH 除具有内分泌作用外，还可发挥一定的中枢神经系统（CNS）作用，包括提高运动活性，拮抗利舍平诱导的体温降低，以及拮抗戊巴比妥诱导的睡眠。此外，在动物 CNS 疾病模型中的药理学研究显示，TRH 可改善抑郁、血循环性休克、意识紊乱、记忆力减退和运动机能障碍。然而，临床研究显示，TRH 在体内快速代谢降解，作用时间短。另外，TRH 产生内分泌作用的剂量远低于对 CNS 的起效剂量，因而临床应用受到限制。

本品为合成的 TRH 类似物。药理学研究显示本品经由脑 TRH 受体对 CNS 产生强而持久的多重作用。本品对 CNS 的兴奋作用比 TRH 强 10～100 倍，作用持续时间比 TRH 长约 8 倍。本品对 TRH 受体的亲和力约为 TRH 的 1/11，因而本品的内分泌作用比 TRH 弱，但本品在体内比 TRH 稳定。另外，本品对促甲状腺素（TSH）释放的作用为 TRH 的 1/11～1/6。TSH 释放是由一个包括甲状腺激素的强负反馈系统调节的。该负反馈系统也会抑制本品潜在的内分泌作用。本品适应证：适用于改善脊髓小脑变性病人的共济失调（小脑萎缩的治疗）。本品上市剂型是片剂，规格 5mg。

【合成路线】 介绍文献［13］的方法路线。

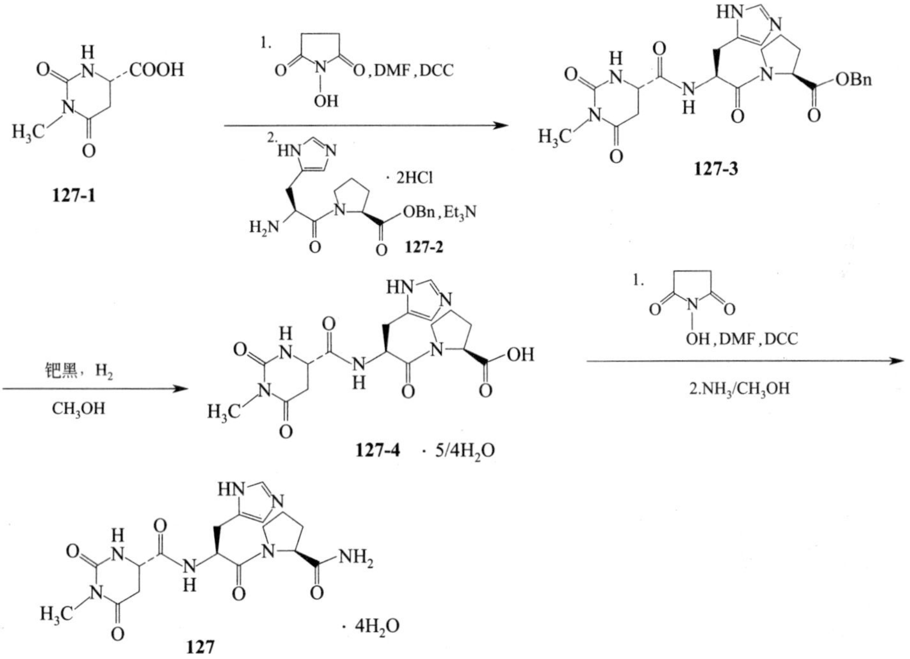

1.（1-甲基-L-4,5-二氢乳清酰）-L-组氨酰-L-脯氨酸苄酯（127-3）的制备

在反应瓶中加入 1-甲基-L-4,5-二氢乳清酸（**127-1**）（可按文献［4，14］的方法制备）1.56g、*N*-羟基琥珀酰亚胺 1.15g 和 DMF 20mL，搅拌溶解，再搅拌加入 1,3-二环己基碳二亚胺（DCC）2.06g，加完，将该混合物在室温搅拌反应 2h，置于反应瓶中作为 A 液备用。

在另一反应瓶中加入 L-组氨酰-L-脯氨酸苄酯二盐酸盐（**127-2**）3.43g 和 DMF 30mL，搅拌溶解，再加入三乙胺 1.67g（在 0℃下加入），将混合物在同温度下搅拌反应 20h。过滤掉析出物，往滤液中加入（0℃下）上述制备的 A 液，然后在 0℃搅拌反应 4h。在 10℃下再搅拌反应过夜。过滤掉反应液中的不溶物，减压浓缩蒸除 DMF。剩余物用 1%盐酸溶解，再滤去不溶物，滤液用氯仿洗涤干净，加入 $NaHCO_3$ 调至 pH＝8，将其过 HP-20 树脂柱（商品名：MIC、GEL CHP-20P，三菱化成株式会社制造）（柱尺寸：2.7cm×34cm），依次用水（500mL）、20%甲醇（500mL）和 50%甲醇（300mL）洗涤净，用 70%甲醇洗脱，洗脱流出液蒸除溶剂后，得油状物 **127-3** 3.65g。

IR（$CHCl_3$）：3300cm^{-1}，1725cm^{-1}，1680cm^{-1}。

将 650mg 上述制备的油状物用 1mol/L 盐酸溶解，冷冻干燥，得 **127-3** 的盐酸盐 690mg，为粉状物，$[\alpha]_D^{22}=-39.8°$（$c=0.5$，H_2O）。

IR（$CHCl_3$）：1720cm^{-1}，1640～1680cm^{-1}。

^{1}H-NMR（DMSO-d_6）δ：1.7～2.4（4H，m），2.90（3H，s），2.4～3.9（6H，m），3.9～4.2（1H，m），4.3～4.5（1H，m），4.6～5.0（1H，m），5.09（2H，s），7.2～7.5（5H，m），8.96（1H，s）。

MS（m/z）：496 [M]$^+$。

2.（1-甲基-L-4,5-二氢乳清酰）-L-组氨酸-L-脯氨酸·5/4 水合物（127-4）的制备

在氢化反应瓶中加入上步制备的化合物 **127-3** 700mg 和甲醇 20mL，搅拌溶解，再加入钯黑催化剂 20mg，搅拌下通入 H_2，于室温、常压反应 3h。反应完全后过滤，滤渣用少量甲醇洗涤，抽干，往滤液中加 20mL 水溶解析出的结晶，过滤，滤液蒸除溶剂，剩余物加入甲醇结晶，过滤，滤饼干燥得 **127-4** 290mg，mp 233～236℃（分解），$[\alpha]_D^{20}=-17.2°$（$c=0.5$，H_2O）。

IR：1715cm^{-1}，1680cm^{-1}，1630cm^{-1}。

^{1}H-NMR（D_2O）δ：1.7～2.4（4H，m），2.6～3.9（6H，m），3.03（3H，s），4.0～4.45（2H，m），4.95（1H，t），7.27（1H，s），8.57（1H，s）。

3. *N*-[[(4*S*)-六氢-1-甲基-2,6-二氧代-4-嘧啶基]羰酰基]-L-组氨酰-L-脯氨酰胺（他替瑞林）（127）的合成

在反应瓶中加入 **127-4** 4.29g、*N*-羟基琥珀酰亚胺 1.15g、DCC 2.26g 和 DMF 30mL，于 0℃搅拌反应 40min。在室温搅拌反应 80min。降至 0℃加入 15% NH_3-甲醇溶液 30mL，在 0℃搅拌反应 30min。在室温反应 1h。反应完，反应液按第一步反应同样方法处理（但 CHP-20 树脂柱用 2L 水洗净后，再用 10%甲醇水溶液洗脱），经重结晶，25℃干燥过夜得 **127** 3.3g，mp 72～75℃，$[\alpha]_D^{25}=-13.6$（$c=1$，H_2O）。

IR：3400cm^{-1}，3250cm^{-1}，1710cm^{-1}，1660cm^{-1}，1610cm^{-1}，1540cm^{-1}。

^{1}H-NMR（D_2O）δ：1.6～2.3（4H，m），3.0（3H，s），2.7～3.2（2H，m），3.6～4.0（2H，m），4.2～4.6（2H，m），4.7～5.2（3H，m），7.0（1H，s），7.71（1H，s）。

参考文献

[1] Merck Index 15 th：9177.
[2] EP，168042，1986.
[3] US，4665056，1987.
[4] Suzuki M，et al. J Med Chem，1990，33：2130-2137.
[5] 日本公开特许 87-234029.
[6] Morikawa S，et al. J Pharm Biomed Anal. 1998，16：1267.
[7] Yamamura M，et al. Jpn J Pharmacol，1990，53：451.
[8] Iwasaki Y，et al. Neurol Res，1997，19：613.
[9] Kinoshita K，et al. CNS Drug Rev，1998，4：25-41.
[10] Moriyasu M，et al.，Folia Pharmacol Jpn，1996，107（6）：285.
[11] Yarbrough G G，et al. Prog Neurobiol，1979，12：291-312.
[12] 尤启冬，林国强．手性药物研究与评价．北京：化学工业出版社，2011：507-508.
[13] 日本公开特许 86-033197.
[14] Suzuki M，et al. Chem Pharm Bull，1989，37：1764.
[15] Oppler S J，et al. J Am Chem Soc，1953，75：6086.
[16] 日本公开特许 84-36612.
[17] 日本公开特许 85-9518.
[18] 日本公开特许 77-116465.
[19] 李晓东．国外医药（合成药生化药制剂分册），2002，23（1）：54-55.

128 米拉贝隆（Mirabegron）

【别名】 YM-178，Betmiga®，Myrbetriq®（美国商品名），贝坦利，Betanis®（日本

商品名）。

【化学名】 2-Amino-*N*-[4-[2-[[(2*R*)-2-hydroxy-2-phenylethyl]amino]ethyl]phenyl]-4-thiazoleacetamide;(*R*)-2-(2-aminothiazol-4-yl)-4′-[2-[(2-hydroxy-2-phenylethyl)amino]ethyl]acetanilide。

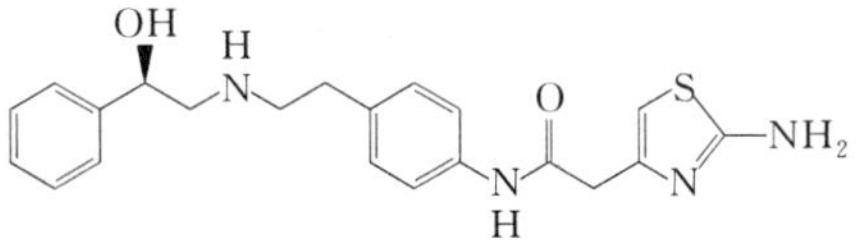

米拉贝隆　CAS [223673-61-8]　$C_{21}H_{24}N_4O_2S$　396.51

【研发厂商】 日本安斯泰来制药（Astellas）公司。

【首次上市时间与国家】 2011 年 9 月 16 日首次在日本上市，2012 年 6 月 28 日经美国 FDA 批准在美国上市。

【性状】 白色固体，mp 137～139℃。

【用途】 储尿期本品主要通过作用于 β_3 受体使膀胱逼尿肌松弛并增加其稳定性。在人类逼尿肌细胞和尿道上皮细胞上共发现 3 种 β 受体亚型（β_1、β_2 和 β_3），β_3 受体的 mRNA 主要在人逼尿平滑肌细胞上表达，占膀胱组织 β 受体 mRNA 的 97%。β 受体 mRNA 的表达及其信号通路的功能暗示了 β_3 受体在正常及病变膀胱中起到中流砥柱的作用。

在体外人类膀胱条带药理学实验中，本品与人膀胱逼尿肌细胞 β 受体结合，可使膀胱逼尿肌第一时间松弛，其主要通过激活腺苷酸环化酶，进一步产生 cAMP 来诱导其松弛，这是改善 OAB 症状最基本的理论。然而，最近研究发现，在逼尿肌细胞 β_3 受体调节中，除了独立的 cAMP 信号通路之外，K^+ 通道和特别的 BK 通道也可能涉及 β_3 受体调节的膀胱松弛。

动物模型已经证实了 β_3 受体激动剂米拉贝隆在膀胱中的效应，结果显示出本品（米拉贝隆）在不改变排尿压力或残留尿量的前提下可增加膀胱的容积。另有研究发现，本品能显著降低或阻断麻醉小鼠膀胱充盈期机械敏感性传入神经纤维活动，主要是 C 类神经纤维，暗示其机制可能涉及直接作用于传入神经纤维。

本品用于治疗成年人的有急迫性尿失禁、尿急和尿频的症状的膀胱过度活动症（overactive bladder，OAB），作为第一个用于治疗 OAB 的 β_3 肾上腺素受体激动剂类药物，本品为患者提供了新的治疗方案，并且其片剂服用方便，服用剂量小，成人为 50mg/d，药效显著，服药后迅速吸收，血浆质量浓度在 2～3h 内达到峰值，半衰期为 25～35h，能明显减轻 OAB 患者的痛苦。该药主要经水解酶代谢，部分经葡萄糖醛酸轭合酶及 CYP 代谢，主要以原型形式或经尿液和粪便排出体外，部分经呼吸排泄。

【合成路线】 参见文献 [1]。

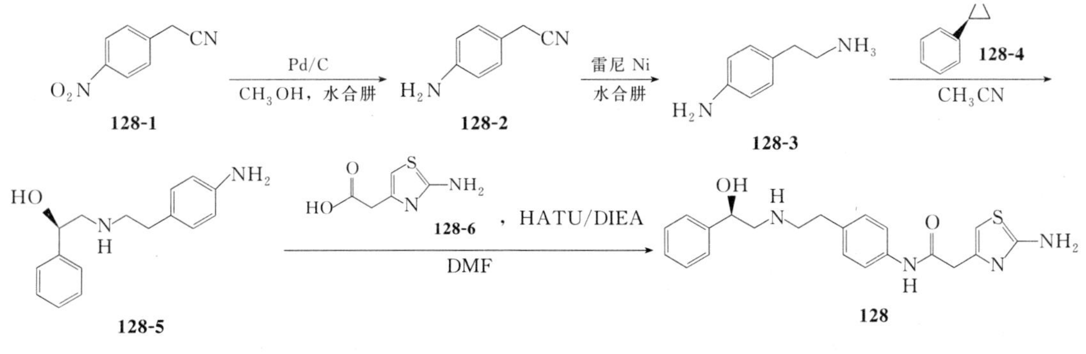

1. 对氨基苯乙腈（128-2）的制备

在反应瓶中加入甲醇 200mL、对硝基苯乙腈（**128-1**）32g（0.2mol），搅拌下和 N_2 保护下再加入 10%的 Pd/C 催化剂 3.2g，缓慢滴加水合肼 32g，滴加过程中保持反应温度为 20～25℃，会有大量气泡出现，滴加完，继续搅拌反应 2h。TLC 监控［展开剂：PE/EA（7∶1）］显示原料反应完全，抽滤，除去反应液中的催化剂（回收），滤液不经处理［内含 **128-2**］直接用于下步反应。

2. 对氨基苯乙胺（128-3）的制备

在反应瓶中加入上步所得的含 **128-2** 的反应液（一批量）、雷尼镍（Raney Ni）3.2g，在 N_2 保护下，搅拌滴加（缓慢加）水合肼 50g，滴加过程中维持反应温度为 25℃，滴加完后升温至 50～55℃，保持反应 5h。TLC 监控［展开剂：PE/EA（7∶1）］原料反应完全，过滤除去雷尼镍，滤液减压浓缩，得纯净的黄色液体 **128-3** 24g［以 **128-1** 计收率为 88.9%］，纯度为 98.7%［HPLC 归一化法：色谱柱为 Waters Xbridge C_{18} 柱（4.6mm×250mm，5μm）；流动相为甲醇/水（1∶1）；检测波长为 230nm；柱温 25℃；流速 0.5mL/min］。

^{1}H-NMR（400MHz，DMSO-d_6）δ：6.98（2H，dt，J_1=8.4Hz，J_2=2.0Hz，Ar-H），6.63（2H，dt，J_1=8.4Hz，J_2=2.0Hz，Ar-H），3.57（2H，brs，NH_2-H），2.89（2H，t，J = 6.8Hz，CH_2-H），2.63（2H，t，J = 6.8Hz，CH_2-H），1.15（2H，bra，NH_2-H）。

^{13}C-NMR（100MHz，DMSO-d_6）δ：144.6，129.8，129.6，115.3，43.8，39.3。

3. (*R*)-2-[(4-氨基苯乙基)氨基]-1-苯乙醇（128-5）的制备

在反应瓶中加入 **128-3** 23g（0.167mol）、(*R*)-氧化苯乙烯［(*R*)-Styrene oxide］（**128-4**）20g（0.167mol）和乙腈 200mL，搅拌溶解，加热至 70℃，维持在该温度下搅拌反应 10h。TLC 监控［展开剂：PE/EA（7∶1）］，原料反应完全，减压蒸出溶剂乙腈，再加入正己烷 70mL，冷却至−5℃，搅拌过程中逐渐有大量固体析出，过滤，用一定量冷甲苯（20mL）洗涤，滤饼烘干得 **128-5** 38.5g，收率为 89.7%。

^{1}H-NMR（400MHz，DMSO-d_6）δ：7.20～7.33（5H，m，Ar-H），6.84（2H，d，J=12.0Hz，Ar-H），6.48（2H，d，J = 8.0Hz，Ar-H），5.26（1H，s，OH-H），4.83（2H，s，NH_2-H），4.60（1H，t，J = 8.0Hz，CH-H），2.58～2.73（4H，m，C_2H_4-H），2.52（2H，d，J=8.0Hz，CH_2-H）。

^{13}C-NMR（100MHz，DMSO-d_6）δ：147.2，145.12，129.42，128.38，127.66，127.20，126.32，114.44，71.95，58.11，51.76，35.68。

ESI-MS（m/z）：257［M+H］$^+$。

4. 2-氨基-*N*-[4-[2-[[(2*R*)-2-羟基-2-苯基乙基]氨基]乙基]苯基]-4-噻唑乙酰胺（米拉贝隆）（128）的合成

在反应瓶中加入 **128-5** 20g（0.078mol）、DMF 250mL、2-氨基噻唑-4-乙酸（**128-6**）13.6g（0.086mol）（可外购，也可参见文献［19］进行合成）、HATU 46g（0.12mol）和 DIEA 30g（0.234mol），于室温下搅拌反应 13h。TLC 监控［展开剂：PE/EA（5∶1）］，显示 **128-5** 反应完全后，向反应液中加入饱和盐水 600mL，进行洗涤，用 CH_2Cl_2 提取（200mL×3），合并有机相，再用饱和盐水（100mL）洗涤一次，将洗好的有机相减压浓缩除溶剂，得 **128** 粗品，粗品用甲醇/水（体积比=3∶1）混合液（100mL）重结晶，得白色固体 **128** 26g，收率为 83.9%，mp 140～142℃（文献［2］：mp 137～139℃），纯度为 99.51%［HPLC 归一化法：色谱柱为 Waters Xbridge C_{18} 柱（4.6mm×250mm，5μm）；

流动相为甲醇/磷酸盐缓冲液（1∶3）（含 0.05mol/L 的磷酸二氢胺和 0.5%的三乙胺，用磷酸调节 pH 至 6.0）；检测波长为 210nm；柱温 25℃；流速 1mL/min]。

^{1}H-NMR（400MHz，DMSO-d_6）δ：7.50（2H，d，J=8.0Hz，Ar-H），7.29（4H，t，J=8.0Hz，Ar-H），7.21（1H，t，J=8.0Hz，Ar-H），7.11（2H，d，J=12.0Hz，Ar-H），6.93（2H，s，NH_2-H），6.30（1H，s，CH-H），5.26（1H，s，OH-H），4.60（1H，s，CH-H），3.45（2H，s，CH_2-H），2.71～2.75（2H，m，CH_2-H），2.65（4H，d，J=4.0Hz，C_2H_4-H）。

^{13}C-NMR（100MHz，DMSO-d_6）δ：168.71，168.28，146.34，145.08，137.64，135.56，129.25，128.38，127.21，126.33，119.44，103.05，71.93，58.02，51.25，35.84。

ESI-MS（m/z）：397 [M+H]$^+$。

HATU

英文名　1-[Bis(dimethylamino)methylene]-1*H*-1,2,3-triazolo[4,5-b]pyridinium-3-oxid hexa fluorophosphate。

中文名　*O*-(7-氮杂苯并三唑-1-基)-*N*,*N*,*N'N'*-四甲基脲六氟磷酸酯。

分子式　$C_{10}H_{15}F_6N_6OP$。

CAS [148893-10-1]。

结构式

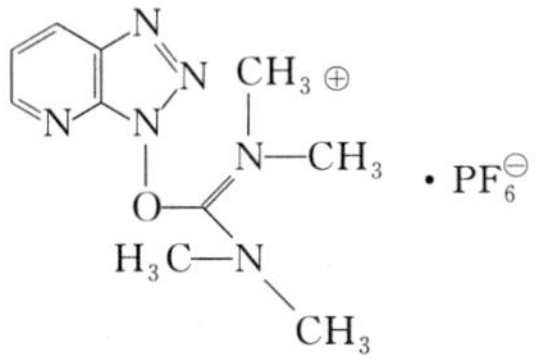

用途　缩合剂，偶联剂，mp 183～185℃，对水不稳定。

DIEA

英文名　*N*,*N*-Diisopropylethylamine。

中文名　二异丙基乙胺。

分子式　$C_8H_{19}N$。

CAS [7087-68-5]。

结构式

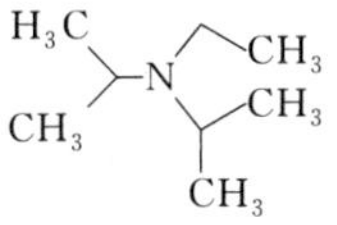

用途　作合成试剂。

参考文献

[1] 毛龙飞，等. 化学研究与应用，2016，28（4）：521-524.

[2] 章磊，等. 中国医药工业杂志，2014，45（1）：9-12.

[3] CN，103193730，2013.

[4] 郑亚东，等. 山东化工，2016，45（1）：3-5，9.

[5] 唐启东. 中国药物化学杂志，2012，22（6）：544.

[6] US，6346532 B_1，2002.

[7] Takasu T, et al. J Pharmacol Exp Ther, 2007, 321 (2): 642-647.
[8] Takusagawa S, et al. Drug Metab Dispos, 2012, 40 (4): 815-824.
[9] EP, 1440969, 2002.
[10] CN, 104016943A, 2014.
[11] CN, 103896872 A, 2014.
[12] Brian M A, et al. Tetrahedron Lett, 1984, 25 (45): 5219-5222.
[13] Hiroaki K, et al. J Org Chem, 2012, 77: 9313-9328.
[14] Atsuko N, et al. Chem Pharm Bull, 1989, 37 (3): 808-810.
[15] Tobias A, et al. Tetrahedron Lett, 2007, 19 (11): 1282-1284.
[16] Lee J G, et al. Synthesis, 2001, 32 (23): 81-84.
[17] 李芷琪，等．河南师范大学学报（自然科学版），2016，44 (2)：85-88.
[18] 张启龙．济南大学硕士学位论文，2017.
[19] 黄婷，等．合成化学，2017，25 (5)：437-439.
[20] 李杨．黑龙江大学化学化工材料学院硕士学位论文，2014.
[21] Pradeep K, et al. Tetrahedron Asymmetry, 2004, 15 (24): 3955-3959.

129 L-谷氨酰胺（L-Glutamine）

【别名】 左谷酰胺，麸氨酰胺，Gln，Q,2-amino glutaramic acid，Stimulina，Cebrogen。

【化学名】 (*S*)-2,5-Diamino-5-Oxopentanoic acid;Glutamic acid-5-amid;α-Aminoglutamic acid。

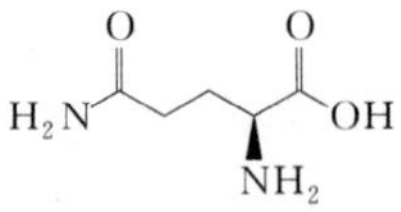

CAS［56-85-9］ $C_5H_{10}N_2O_3$ 146.15

【研发厂商】 1883 年 Schulze 从甜菜中发现。日本寿制药株式会社合成。

【首次上市时间和国家】 1979 年日本作抗溃疡药投放市场。

【性状】 用水或稀乙醇中结晶为精细不透明的针状结晶，mp 185～186°（分解），$[\alpha]_D^{23}$ +6.1°（c=3.6），pK_1=2.17；pK_2=9.13。在 30℃时，20.8mL 水可溶解 1g 本品；在 18℃时，38.5mL 水可溶解 1g 本品；在 0℃时，56.7mL 水可溶解 1g 本品。本品几乎不溶于甲醇（3.5mg/100mL，在 25℃）、乙醇（0.46mg/100mL，23℃）、乙醚、苯、丙酮、乙酸乙酯、氯仿。

【用途】 本品是构成蛋白质的一种氨基酸，在生命活动中起着重要的作用。它不仅是一种重要的生化试剂，同时也是一种有发展前途的药物。由于本品具有能使消化器官黏膜再生修补的生理功能，它是治疗胃溃疡、慢性胃炎的有效药物。此外，它还有增进脑神经机能的作用，可用来治疗神经衰弱，改善脑出血后的记忆障碍；还能促进智力不足儿童的智力发育；防止癫痫发作等。

【合成路线】 制备方法有天然产物提取法、合成法和发酵法。介绍文献［10］的合成方法之一，即以 L-谷氨酸为起始原料经酯化、酰肼化、氢化还原 3 步反应制得本品。

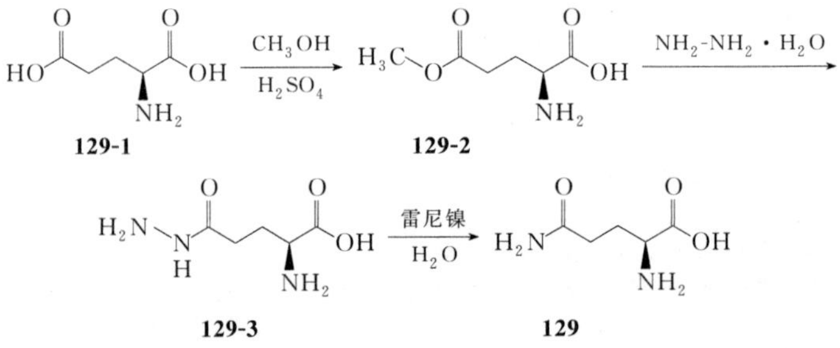

1. L-谷氨酸-γ-甲酯（129-2）的制备

在反应瓶中加入L-谷氨酸（**129-1**）14.7g（0.1mol）、无水甲醇240mL，搅拌溶解。在冰浴冷却和搅拌下降温至10～15℃，缓慢滴加95% H_2SO_4 7.5mL，滴加完，室温继续搅拌反应3h。冷却，用二乙胺的甲醇溶液（2∶1）调节体系至pH=8左右，将反应液置于冰箱过夜。过滤出固体，用甲醇洗涤滤饼、干燥，得**129-2** 14g，收率为87%，mp 170～171℃。

2. L-谷氨酰肼（129-3）的制备

在反应瓶中加入**129-2** 8g（0.05mol），控制温度在20℃以下，搅拌下缓慢加入85%水合肼12mL（约0.3mol），搅拌反应0.5h。加入甲醇20mL，置于冰箱中过夜。过滤，用22.5mL甲醇洗涤滤饼，干燥，得**129-3** 7.4g，收率为92.5%，mp 160～161℃。

3. (*S*)-2,5-二氨基-5-氧代戊酸(L-谷氨酰胺)（129）的合成

在反应瓶中加入**129-3** 20g（0.125mol）、水240mL，搅拌加热溶解。再加入新制备的催化剂雷尼镍（W-4型）40g，于68℃下搅拌下反应3h。反应完，将反应液过滤，滤渣（催化剂）用20mL水洗涤，将洗液和滤液合并，加入24%硫化铵水溶液40mL，用乙酸调节pH至4左右，此时有NiS沉淀生成。加入硅藻土5g，混合物在50℃下加热10min。过滤，滤液浓缩至产物析出。过滤，用甲醇洗涤，干燥，得**129** 12.5g，收率为63%，mp 185～186℃。

化学合成法的另一路线：

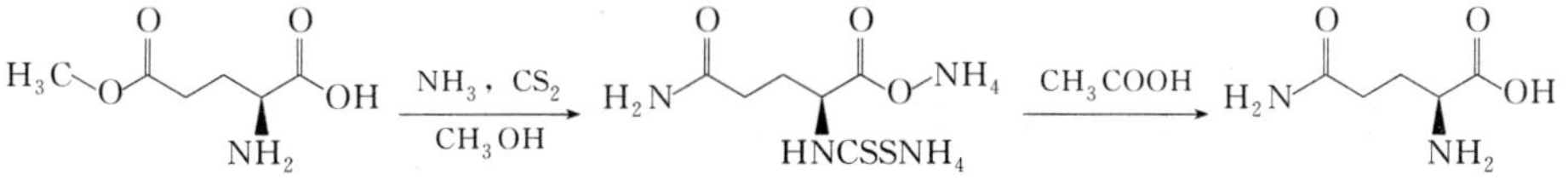

129-2 **129-4** **129**

参考文献

[1] Merck Index 15th：4507.
[2] 李永新，等．第三军医大学学报，2001，23（5）：571-572.
[3] 池江涛．浙江大学硕士学位论文，2003.
[4] 池江涛，等．化学反应工程与工艺，2002，18（2）：163-167.
[5] Polanuer B，et al. J Chromatogr，1992，594：173.
[6] Smith R J，et al. J Parenter Enteral Nutr，1990，14（Suppl），94s-99s.
[7] Souba W W，et al. J Nutr Biochem，1993，4：2-9.
[8] Smith R J，et al. J Parenter Enteral Nutr，1990，14（Suppl）：40s-44s.
[9] Moskovitz B，et al. Pharmacol Res，1994，30：61-71.
[10] 章思规，等．精细化学品及中间体手册：上卷．北京：化学工业出版社，2004：936-937.
[11] US，2790000，1957.
[12] EP，146265，1985.
[13] 李为民，等．化工时刊，1999，13（9）：16-19.
[14] 周烽，等．化工时刊，2009，23（9）：50～52，55.
[15] 陈世文，等．实用医药杂志，2004，20（2）：153-154.
[16] 陈群英，等．生物工程学报，2004，20（3）：456-460.
[17] 汤亚杰，等．食品科学，2008，29（3）：499-503.
[18] 秦永忠，等．齐鲁药事，2006，25（11）：40-41.
[19] JP，57163489.
[20] US，2788370，1957.
[21] Ger Offen，2158562.
[22] Ger Offen，1124044.
[23] 河合吉雄．日本化学会志，1960，81：934.
[24] 望月英隆．日本医学介绍，1996，17（1）：11-12（日文）.
[25] 日本公开特许．昭58-126795，1983.

［26］ 日本公开特许，平 3-112953，1991.
［27］ 王书平，等．安徽农业科学．2009，37（22）：10375-10377.

130　依利格鲁司特（Eliglustat）

【别名】 Genz-99067，Genz-112638（Tartrate，酒石酸盐），Cerdelga®。

【化学名】 *N*-［(1*R*,2*R*)-2-(2,3-Dihydro-1,4-benzodioxin-6-yl)-2-hydroxy-1-(1-pyrrolidinylmethyl)ethyl］octanamide；*N*-［(1*R*,2*R*)-1-(2,3-dihydro-1,4-benzodioxin-6-yl)-1-hydroxy-3-(pyrrolidin-1-yl)propan-2-yl］octanamide。

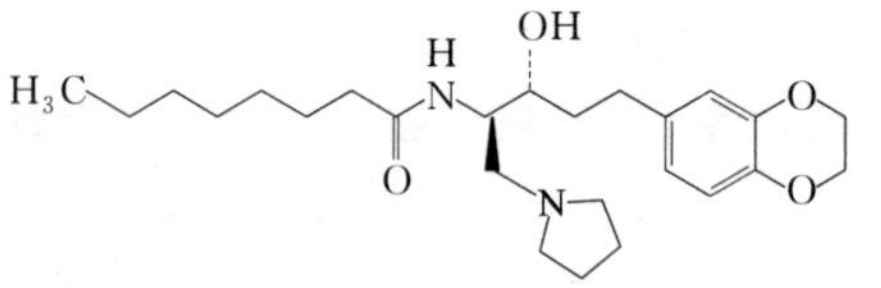

依利格鲁司特	CAS［491833-29-5］	$C_{23}H_{36}N_2O_4$	404.55
依利格鲁司特酒石酸盐	CAS［928659-70-5］	$(C_{23}H_{36}N_2O_4)_2 \cdot C_4H_6O_6$	959.19

【研发厂商】 由赛诺菲（Sanofi）及其旗下健赞公司（Genzyme Corp）（美国）共同研发。

【首次上市时间和国家】 2014 年 8 月获美国 FDA 批准首次在美国上市，2015 年在欧盟上市。

【性状】 白色固体，mp 87～88℃。

【用途】 本品是一种强效、高度特异性神经酰胺类似物抑制剂，靶向葡萄糖神经酰胺合成酶（GCS），能够降低葡萄糖神经酰胺的产生。本品（Cerdelga®）适用于肝脏药物代谢酶细胞色素 P450 2D6（CYP2D6）代谢基因型为弱代谢（PM）、中等代谢（IM）、快代谢（EM）的Ⅰ型代谢病成人患者的长期治疗，但不适应于超速代谢者（UM）。

【合成路线】 具体路线如下。

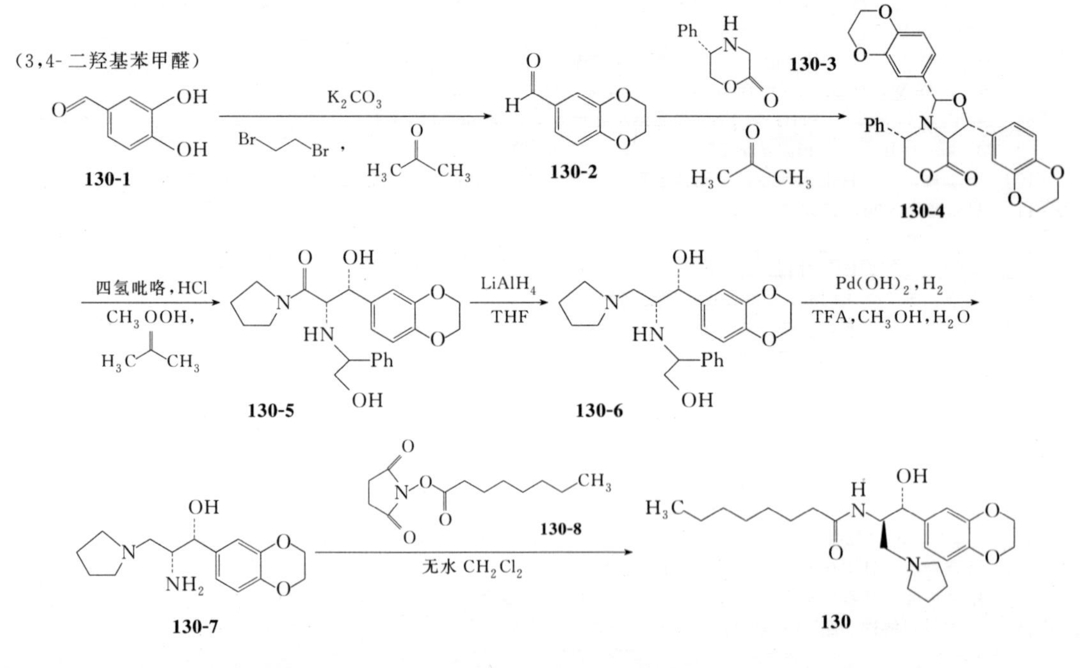

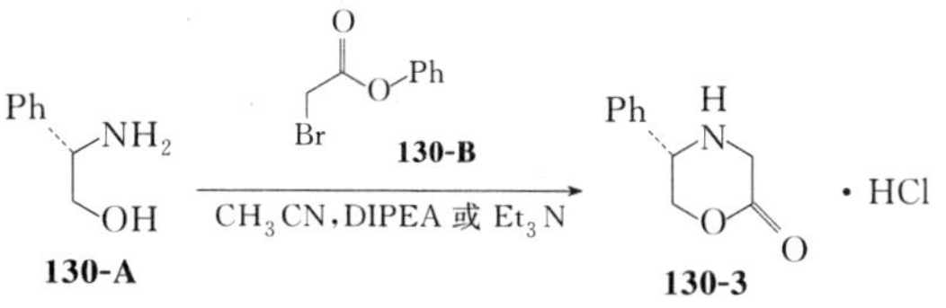

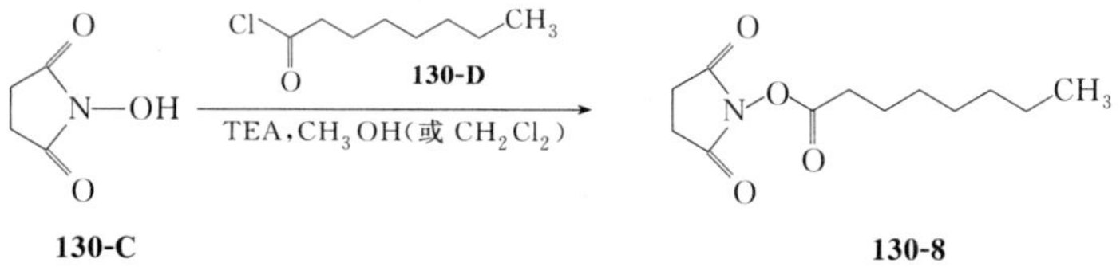

1. 苯并二氧六环-6-酮（130-2）的制备

在反应瓶中加入 K_2CO_3 53.2g、100mL 丙酮和 24.3mL 1,2-二溴乙烷，搅拌升温至回流。取 3,4-二羟基苯甲醛（**130-1**）27.6g 溶于 200mL 丙酮中，然后滴入反应液，滴加完，搅拌回流 15h。TLC 监测，发现有产物生成，但反应不完全。继续回流反应一段时间，发现仍有原料剩余，直接进行后处理。抽滤，滤饼用丙酮洗两次。滤液旋蒸至干，剩余物溶于乙酸乙酯中，用 1mol/L NaOH 洗去剩余原料，水洗一次，饱和盐水洗一次。然后有机相用无水 Na_2SO_4 干燥，抽滤，滤液旋蒸至干，得到油状物，在其中加入 100mL 石油醚搅拌 1h。有固体析出。抽滤，滤饼用石油醚洗涤几次。晾干，最后得灰白色固体 **130-2** 20.03g，收率为 62.5%。

^{1}H-NMR（400MHz，$CDCl_3$）δ：4.32（4H，t），6.98（1H，d），7.39（2H，m），9.81（1H，s）。

2. （5*S*）-5-苯基吗啡啉-2-酮（130-3）的制备

在反应瓶中加入 1.37g L-苯甘氨醇（**130-A**）和 3.23g 三乙胺（TEA），用 25mL 乙腈溶解。取 2.365g 溴乙酸苯酯（**130-B**）溶于 8mL 乙腈中，在 N_2 保护下将苯甘氨醇的溶液加入其中，搅拌回流反应 20h。TLC 检测反应完全后，在 45℃ 旋蒸去乙腈，加 10mL 乙酸乙酯再次旋蒸至干，保证乙腈的含量低于 5%。得到的黄色油状物中加入 20mL 乙酸乙酯，降温至 0℃ 搅拌，有白色固体析出，抽滤除去固体，用乙酸乙酯洗涤两次，滤液旋蒸至干，用乙酰氯和乙醇配制 HCl 的乙酸乙酯溶液，倒入其中，搅拌，有白色固体析出。抽滤，滤饼分别用乙酸乙酯和乙醚洗涤。真空干燥，得 **130-3** 的盐酸盐。然后用饱和 $NaHCO_3$ 水溶液调至碱性，用乙酸乙酯提取，提取液用无水 Na_2SO_4 干燥，抽滤，滤液旋蒸至干，得到油状物 **130-3** 0.924g，收率为 55%。

^{1}H-NMR（400MHz，$CDCl_3$）δ：2.1（1H，brs），3.91（2H，q），4.19（1H，dd），4.31（1H，t），4.41（1H，dd），7.41（5H，m）。

3. (1*S*,3*S*,5*S*,8a*S*)-1,3-双(2′,3′-二氢苯并二噁英-(1,4)-6-基)-5-苯基四氢噁唑并[4,3-c][1,4]噁嗪-8-酮（130-4）的制备

在反应瓶中加入 **130-3** 9.24g、**130-2** 25.66g 和丙酮 250mL（反应瓶上装有分水器和冷凝管及 N_2 通入扦管），搅拌溶解，在 N_2 保护下搅拌回流反应 6h。反应过程中溶液逐渐变色，由淡黄色逐渐变为深黄及至红褐色。TLC 检测，有产物生成，但仍有原料剩余，继续反应 6h。至原料的量无变化。将反应液旋蒸除去丙酮，得红褐色油状物。在其中加入 200mL 乙酸乙酯溶解。取 58g 亚硫酸钠溶于 100mL 水中，加至含产物的乙酸乙酯溶液中，以除去剩余的化合物 **130-2**，搅拌 1h，生成大量白色固体。抽滤，保留

固体，滤液分液。然后有机相用水、盐水洗涤，用无水 Na_2SO_4 干燥，抽滤，蒸干滤液，得油状物粗产品。在另一反应瓶中加入该粗产品，再加入乙醚搅拌，油状物变黏稠，过夜后发现变成固体贴于瓶底，用勺子碾碎后继续搅拌 4h。抽滤，用乙醚洗涤滤饼几次，至产物较纯，得到 **130-4** 17.24g（粉末状固体），收率为 68%，mp 113～119℃（熔距）。

^1H-NMR（400MHz，$CDCl_3$）δ：4.08～4.16（2H，m），4.19（4H，m），4.24（4H，s），4.28～4.41（2H，m），5.27～5.32（2H，m），6.65（1H，d），6.80～6.95（5H，m），7.17～7.28（5H，m）。

4. (2*S*,3*R*,1″*S*)-3-(2′,3′-二氢苯并[1,4]二噁英-6′-基)-3-羟基-2-(2″-羟基-1″-苯基乙氨基)-1-吡咯烷-1-基-丙酮-1-酮（130-5）的制备

在反应瓶中加入 7.5g **130-4** 纯品、75mL 丙酮和 7.5mL 四氢吡咯，搅拌溶解，并于室温（常温下）搅拌反应 4h。TLC 检测至原料反应完全。将反应液旋蒸至干（除去丙酮和四氢吡咯），得油状物。加入 100mL 甲醇和 70mL 1mol/L 盐酸，再回流反应。产物斑点消失出现在原点后停止反应。将反应液旋蒸去甲醇后加入乙酸乙酯，分液，乙酸乙酯层用 1mol/L 盐酸洗涤。然后水相用乙酸乙酯洗两次，洗去杂质，然后用 $NaHCO_3$ 饱和水溶液调至呈碱性，用乙酸乙酯提取，有机相用无水 Na_2SO_4 干燥，抽滤，滤液旋蒸至干，得到 **130-5** 粗产品（有一个极性稍小的杂质点）4.46g（开始为油状物，静置过夜后变为固体），收率为 71%。

重结晶精制粗产物：取 3.5g **130-5** 粗产物，开始加入 3mL 乙酸乙酯，升温至回流，然后补加溶剂，加至 8mL 乙酸乙酯时完全溶解。静置冷却三天后抽滤，固体滤饼用乙酸乙酯洗涤，再用石油醚洗涤，抽干，干燥，得 **130-5** 纯品 2.8g，熔距为 110～113℃。

^1H-NMR（400MHz，$CDCl_3$）δ：1.15～1.45（4H，m），1.87～1.97（1H，m），2.28～2.30（1H，m），2.83～2.92（1H，m），3.00～3.06（2H，m），3.74（2H，d），3.83（1H，t），4.18（4H，s），4.47（1H，d），6.70～6.93（3H，m），7.19～7.26（5H，m）。

5. (2*S*,3*R*,1″*S*)-1-(2′,3′-二氢苯并[1,4]二噁英-6-基)-2-(2″-羟基-1″-苯基-乙基氨基)-3-吡咯烷-1-基-丙醇-1-醇（130-6）的制备

在反应瓶中加入 10mL 无水 THF、四氢铝锂 0.68g，搅拌下常温下并在 N_2 保护下滴加 2.00g **130-5** 溶于 30mL 无水 CH_2Cl_2 的溶液。搅拌反应，TLC 检测［展开剂：CH_3OH/DCM（1∶10）］至原料反应完全，进行后处理。加入 20mL 乙酸乙酯，搅拌 1h，再滴加 1mol/L NaOH 水溶液，然后加入 NaOH 固体，有白色悬浊物出现，抽滤。滤液加水后进行分液，水相用乙酸乙酯提取 3 次，有机相用 1mol/L 盐酸提取，与产品成盐，用乙酸乙酯洗涤两次洗去产生的少量杂质，再调回碱性，然后用乙酸乙酯提取，提取液用无水 Na_2SO_4 干燥，抽滤，滤液旋蒸至干，得黄色油状物 **130-6** 1.90g，收率为 98%。

^1H-NMR（400MHz，$CDCl_3$）δ：1.65～1.75（4H，m），2.15～2.25（1H，m），2.43（4H，m），2.63～2.72（1H，m），2.90～3.00（1H，m），3.45～3.54（1H，m），3.56～3.64（1H，m），3.70～3.81（1H，m），4.28（4H，s），4.42（1H，d），6.74～6.88（3H，m），7.19～7.36（5H，m）。

6. (1*R*,2*R*)-2-氨基-1-(2′,3′-二氢苯并[1,4]二噁英-6-基)-3-吡咯烷-1-基-1-丙醇（130-7）的制备

在反应瓶中加入 20mL 甲醇、化合物 **130-6** 1.2g、水 2mL，搅拌溶解，再加入 0.46mL

三氟乙酸（TFA）和0.24g 98%氢氧化钯，通入 H_2，常压下25℃搅拌反应4h。TLC检测至原料反应完全后进行处理。通过硅藻土抽滤，除去氢氧化钯，用水和甲醇混合液洗涤滤渣，合并洗液和滤液，旋蒸除去甲醇，所得的水相用乙酸乙酯洗涤，然后用NaOH溶液调至pH=13，用乙酸乙酯提取，有机相用无水 Na_2SO_4 干燥，抽滤，滤液旋蒸至干，得到**130-7** 0.80g，为无色油状物，收率为95%。

^{1}H-NMR（400MHz，$CDCl_3$）δ：1.71～1.82（4H，m），2.41～2.68（6H，m），3.07～3.14（1H，m），3.45（1H，s），4.28（4H，s），4.54（1H，d），6.74～6.88（3H，m），7.19～7.36（5H，m）。

7. *N*-羟基琥珀酰亚胺辛酸酯（130-8）的制备

在反应瓶中加入 *N*-羟基琥珀酰亚胺（**130-C**）1.15g、甲醇10mL，搅拌溶解，再加入1.7mL三乙胺（TEA）。在常温下加入2.05mL辛酰氯（**130-D**），有白色固体析出。搅拌升温回流反应12h。TLC检测，基本反应完全。将反应液抽滤，滤饼弃去，滤液旋蒸至干，剩余物用乙酸乙酯溶解，用等体积的水洗涤，除去三乙胺盐酸盐，再用饱和 $NaHCO_3$ 溶液洗涤，然后有机相用无水 Na_2SO_4 干燥，过滤。得到的滤液中加入等体积甲苯，旋蒸除去乙酸乙酯，有白色固体析出。抽滤，用甲苯洗涤滤饼，抽干，得白色片状固体**130-8** 1.84g，收率为77%。

^{1}H-NMR（400MHz，$CDCl_3$）δ：0.88（3H，t），1.26～1.42（8H，m），1.71～1.78（2H，m），2.60（2H，t），2.84（4H，brs）。

8. *N*-[(1*R*,2*R*)-2-(2,3-二氢-1,4-苯并二氧六环-6-基)-2-羟基-1-(1-吡咯烷基甲基)乙基]辛酰胺（依利格鲁司特）（130）的合成

在反应瓶中加入无水 CH_2Cl_2 15mL、化合物**130-7** 1.58g，搅拌混合，再加入1.32g中间体**130-8**溶于10mL无水 CH_2Cl_2 的溶液。在 N_2 保护下室温反应12h。原料反应完全后，往反应液中加入20mL 1mol/L NaOH溶液，搅拌1h。分相，水相用 CH_2Cl_2 提取两次。合并有机相，然后用1mol/L NaOH溶液洗涤两次，再用水洗两次，用无水 Na_2SO_4 干燥，过滤，滤液旋蒸至干，得无色油状物2.14g，收率为93%［此为**130**粗品］。

精制方法：取100mL正庚烷和100mL CH_2Cl_2 配成混合溶剂。在2.14g粗品中加入70mL混合溶剂，搅拌，升温回流，然后冷却至40℃，将溶液移入锥形瓶中，瓶中剩余的油状物继续加入混合溶剂，重复上述过程两次。移出来的溶液继续冷却，发现溶液变浑浊，静置后发现底部有油状物析出，TLC检测仍然不纯，静置两天，即可发现白色针状晶体析出。抽滤，洗涤，晾干，即得精制品**130**。

^{1}H-NMR（400MHz，$CDCl_3$）δ：0.87（3H，t），1.15～1.30（8H，m），1.45～1.55（2H，m），1.71～1.82（4H，m），2.10（2H，t），2.62～2.68（4H，m），2.75～2.85（2H，m），4.18～4.24（1H，m），4.23（4H，s），4.89（1H，d），5.84（1H，d），6.74～6.88（3H，m）。

参考文献

［1］ Merck Index 15th：3599.
［2］ WO，03008399，2003.
［3］ US，7196205，2007.
［4］ McEachern K A，et al. Mol Genet Metab，2007，91：259.
［5］ Peterschmitt M J，et al. Clin Pharmacol，2011，51：695.
［6］ Lukina E，et al. Blood，2010，116：893，4095.

[7] Cox T M, et al. Curr Opin Investig Drugs, 2010, 11: 1169-1181.
[8] 杨斌.北京化工大学硕士学位论文, 2016.
[9] 闫伟洋, 等.中国新药杂志, 2015, (13): 1493-1497.
[10] Lukina E, et al. Blood Cell Mol Dis, 2014, 53 (4): 274-276.
[11] Peterschmitt M J, et al. Mol Genet Metab, 2015, 114 (2): 93.
[12] CN, 104557851 A, 2015.
[13] CN, 102617441 A, 2012.
[14] 陈清奇.新药化学全合成路线手册(精).北京: 化学工业出版社, 2018: 152.
[15] WO, 2015/059679, 2015.
[16] 刘林玉, 等.遗传, 2015, 37 (6): 510-516.
[17] Dellaria J R, et al. J Org Chem, 1989, 5 (16): 3916-3926.
[18] 杜磊, 孙铁民.中国药物化学杂志, 2015, (2): 157-157.

131 地夫可特 (Deflazacort)

【别 名】 DL-458-IT, AzacorT, Lantadin, Deflan, Calcort, Oxazacort, L-5458, Flantadin, 地氟可特。

【化 学 名】 (11*β*, 16*β*)-21-(Acetyloxy)-11-hydroxy-2′-methyl-5′*H*-pregna-1, 4-dieno [17,16-d]oxazole-3,20-dione。

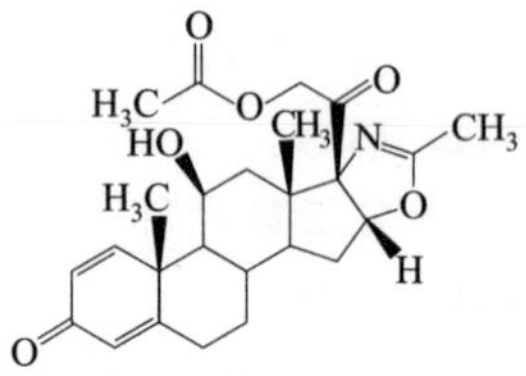

地夫可特 CAS [14484-47-0] $C_{25}H_{31}NO_6$ 441.52

【研发厂商】 意大利 Gruppo Lepetit S. P. A 公司。

【首次上市时间和国家】 1985 年意大利。

【性状】 以丙酮/己烷结晶, mp 255～256℃, 为白色晶体, $[\alpha]_D = +62.3°$ ($c=0.5$, 氯仿)。UV λ_{max} (甲醇) = 241～242nm, ($E_{1cm}^{1\%} = 352.5$), LD_{50} 小鼠经口为 3200mg/kg。

【用途】 本品为甾体抗炎药, 为第三代糖皮质激素, 具有抗炎、抗过敏、增加糖原异生等作用。本品作用相当于泼尼龙的 10～20 倍, 氢化可的松的 40 倍。本品用于治疗原发及继发性肾上腺皮质功能减退、风湿胶原病、皮肤病、变应性疾病、眼科疾病、暴发性和播散性肺结核、造血系统疾患、溃疡性结肠炎、特发性肾病综合征、造血系统恶性肿瘤等疾病。

【合成路线】 参见文献 [13]。

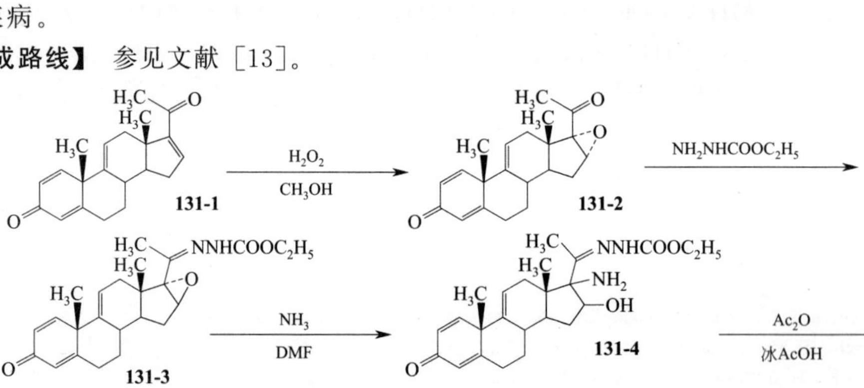

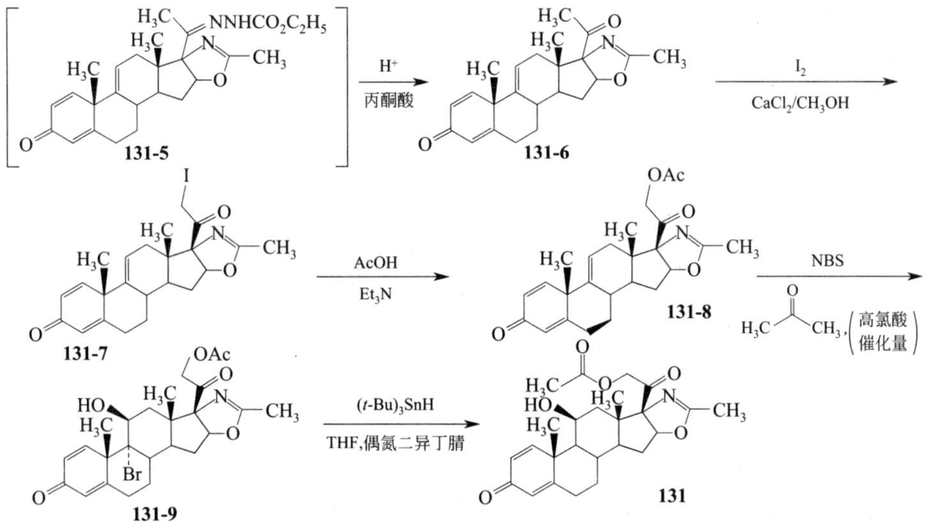

1. 16α,17α-环氧-孕甾-1,4,9(11)-三烯-3，20-二酮（131-2）的制备

在反应瓶中加入甲醇 100mL 和孕甾-1,4,9(11),16(17)-四烯-3,20-二酮(5ST)（**131-1**）10g（0.032mol），搅拌溶解，再在搅拌下加入 H_2O_2（30%）50mL（0.441mol）和 30mL 20%的 KOH/甲醇溶液，控制温度在 30℃下搅拌反应 2h。TLC 监控反应完全后，将反应液倒入 1000mL 冰水中，过滤，得 **131-2** 9g，收率为 85.6%，mp 147～150℃。用乙醇重结晶，得精制品 **131-2** 8g，收率为 76%，mp 159～162℃。

^{1}H-NMR（400MHz，$CDCl_3$）δ：1.04（3H，s），1.40（3H，s），2.04（3H，s），3.77（1H，s），5.55（1H，d，J=2.4Hz），6.05（1H，t，4-H），6.27（1H，dd，J=10Hz），7.18（1H，d，J=10Hz）。

2. 16α,17α-环氧-孕甾-1,4,9(11)-三烯-3,20-二酮-20-乙氧羰基腙（131-3）的制备

在反应瓶中加入冰醋酸 80mL 和 **131-2** 8g（0.025mol），搅拌溶解，于室温下加入肼基甲酸乙酯 8g（0.077mol），搅拌反应 7min 后倒入 530mL 10%的 NaOH 溶液和 270mL 冰水中，过滤，得 **131-3** 9.8g，收率为 96.7%，mp 172～175℃。

^{1}H-NMR（400MHz，DMSO-d_6）δ：0.94（3H，s），1.24（3H，t，J=9.6Hz），1.38（3H，s），1.65（3H，s），3.72（1H，s），4.13（2H，q，J=9.6Hz），5.52（1H，d，J=7.2Hz），5.98（1H，t，4-H），6.15（1H，dd，J=13.2Hz），7.41（1H，d，J=13.2Hz），10.03（1H，s）。

3. 16α-羟基-17α-氨基-孕甾-1,4,9(11)-三烯-3,20-二酮-20-乙氧羰基腙（131-4）的制备

在反应瓶中加入 DMF 100mL、化合物 **131-3** 9.8g（0.024mol），搅拌溶解，在室温下通入氨气，反应 16h 后 TLC 显示反应完全，倒入 100mL 冰水中，过滤，得 **131-4** 5g，滤液用乙酸乙酯提取 3 次，再用水洗 3 次，浓缩得 **131-4** 2g，固体混合共得 **131-4** 7g，收率为 69.4%，mp 201～205℃。

^{1}H-NMR（400MHz，$CDCl_3$）δ：0.72（3H，s），1.32（3H，t，J=7.2Hz），1.40（3H，s），1.86（3H，s），4.25（2H，q，J=7.2Hz），5.11（1H，brs），5.50（1H，d，J=7.2Hz），6.08（1H，brs），6.28（1H，dd，J=10Hz），7.17（1H，d，J=10Hz），7.59（1H，brs）。

4. (17α,16α-d)-噁唑啉-2′-甲基孕甾-1,4,9(11)-三烯-3,20-二酮（131-6）的制备

在反应瓶中加入冰醋酸 35mL 和化合物 **131-4** 7g（0.016mol），搅拌溶解，于室温下加入乙酐 21mL (0.123mol)，搅拌 1h。TLC 显示反应完全（这时已得到 **131-5**）后，加入 50%丙酮酸（pyruvic acid）28mL（0.200mol），升温至 100℃，1h 后 TLC 显示反应完全后倒入 300mL 10%的 NaOH 和 400mL 冰水的混合溶液中，搅拌，过滤，得 **131-6** 5g，收率为 83.4%，mp 200～202℃，将滤饼固体用甲醇重结晶，得水解物精品 **131-6** 4g，收率为 66.7%，mp 251～251.5℃。

^{1}H-NMR (400MHz, $CDCl_3$) δ: 0.68 (3H, s), 1.40 (3H, s), 1.95 (3H, s), 2.25 (3H, s), 5.36 (1H, d, J=6.0Hz), 5.59 (1H, d, J=5.6Hz), 6.06 (1H, s), 6.28 (1H, dd, J=10Hz), 7.17 (1H, d, J=10Hz)。

5. [17α,16α-d]-噁唑啉-2′-甲基-孕甾-1,4,9(11)-三烯-3,20-二酮-21-乙酸酯 (131-8) 的制备

在反应瓶中加入甲醇 5mL 和上步制备的化合物 **131-6** 5g (0.014mol)，搅拌溶解，并加入 1/3 量的 11.1% $CaCl_2$/甲醇溶液（由 1.5g $CaCl_2$ 与 15mL 甲醇配制而成），冷却至 6℃时加入 7.5g 氧化钙细粉末，继续冷却至 0℃时，搅拌下开始滴加碘液 [5g (0.020mol) 碘加 2/3 量的 11.1%氯化钙/甲醇溶液]，控制滴加时内温不超过 4℃，1h 左右滴完，滴加完，维持内温为 0℃，保温反应 1h。TLC 监测反应完成后，搅拌下加入 25mL CH_2Cl_2，过滤，滤液用 5%硫代硫酸钠溶液中和，静置分层，分相，分取水相用 CH_2Cl_2 提取，合并有机相，水洗，得到 21-碘化物 (**131-7**) 的溶液，往该溶液中加入 30mL 冰醋酸和 67.5mL 三乙胺，搅拌加热回流 0.5h。TLC 监测反应完成后，冷却至 30℃，加入 75mL 水，分层，有机相水洗，减压浓缩至干，剩余物用甲醇重结晶，得 **131-8** 4g，收率为 69.04%。

^{1}H-NMR (400MHz, $CDCl_3$) δ: 0.74 (3H, s), 1.39 (3H, s), 1.96 (3H, s), 2.17 (3H, s), 4.92～4.94 (2H, AB, dd, J=0.4Hz), 5.30 (1H, d, J=4.4Hz), 5.59 (1H, d, J=2.4Hz), 6.06 (1H, s), 6.28 (1H, dd, J=10Hz), 7.17 (1H, d, J=10Hz)。

6. 9α-溴-11β-羟基-[17α,16α-d]-噁唑啉-2′-甲基-孕甾-1,4-二烯-3,20-二酮-21-乙酸酯 (131-9) 的制备

在反应瓶中加入丙酮 180mL、上步制备的化合物 **131-8** 4g (0.009mol)，搅拌溶解，并冷却至 0℃，加入高氯酸溶液 0.5mL，反应瓶内温会有略微上升，继续冷却降温至 0℃时，开始分 3 次加入 3.8g (0.021mol) *N*-溴代丁二酰亚胺 (NBS)，每次加入间隔 15min。维持反应温度为 8℃，保温搅拌反应 0.5h。TLC 监测反应完成，反应结束，加入亚硫酸钠溶液中和，减压浓缩蒸除丙酮，剩余物经处理用甲醇重结晶，过滤，干燥，得 **131-9** 4g，收率为 81.3%。

^{1}H-NMR (400MHz, $CDCl_3$) δ: 1.03 (3H, s), 1.69 (3H, s), 2.02 (3H, s), 2.18 (3H, s), 2.92 (1H, d, J=2.4Hz), 4.82～5.02 (2H, AB, dd, J=0.4Hz), 5.28 (1H, d, J=4.4Hz), 6.06 (1H, s), 6.34 (1H, dd, J=10Hz), 7.20 (1H, d, J=10Hz)。

7. (11β,16β)-21-(乙酰氧基)-11-羟基-2′-甲基-5′*H*-孕(甾)烷-1,4-二烯并[17,16-d]噁唑-3,20-二酮(地夫可特) (131) 的合成

在反应瓶中加入 THF 80mL、化合物 **131-9** 4g (0.008mol)，搅拌溶解，加热回流，再加入三特丁基锡氢 3g (0.010mol) 和 0.2g 偶氮二异丁腈，保持回流反应 2h。TLC 监测反应完成后，将反应液减压浓缩除去 THF，剩余物为 **131** 的粗品，用甲醇重结晶得 **131** 3.2g，收率为 94.32%，mp 255～256.5℃。

^{1}H-NMR (400MHz, $CDCl_3$) δ: 1.01 (3H, s), 1.48 (3H, s), 1.96 (3H, s), 2.12 (3H, s), 4.41 (1H, d, J=2.4Hz), 4.82～4.92 (2H, AB, dd, J=0.4Hz), 5.28 (1H, d，J=4.4Hz)，5.99（1H，s)，6.23（1H，dd，J=10Hz)，7.43（1H，d，J=10Hz)。

^{13}C-NMR（MeOD）δ：13.9，18.6，20.3，21.6，31.8，33.0，35.3，35.4，42.3，45.9，48.8，51.8，56.9，68.4，70.4，86.2，95.7，122.6，127.9，159.6，169.3，172.0，174.1，188.8，202.4。

参考文献

[1] Merck Index 15th：2865.
[2] BE，679820，1966.
[3] GB，1077393，1967.
[4] US，3436389，1969.
[5] Nathansohn G，et al. J Med Chem，1967，10：799.
[6] Schiatti P，et al. Arzneim-Forsch，1980，30：1543.
[7] Assandri A，et al. Eur J Drug Metab Pharmacokinet，1980，5：207.
[8] Assandri A，et al. Adv Exp Med Biol，1984，171：9.
[9] Hahn B H，et al. J Rheumatol，1981，8：783.
[10] Hahn T J，et al.，Calcif Tissue Int，1980，31：109.
[11] Cavallo-Perin P，et al. Eur J Clin Pharmacol，1984，26：357.
[12] Imbimbo B，et al. Adv Exp Med Biol，1984，171：241.
[13] 朱灿．上海交通大学药学院硕士学位论文，2015.
[14] US，6103895，2000.
[15] CN，101418032 A，2009.
[16] Nathansohn G，et al. Gazz Chim Ital，1965，95：1338.
[17] NL，6605174（CA，1967，66：65758k）.
[18] GB，1119081（CA，1968，69：97015u）.
[19] EP，322630，1990.
[20] 丁雯，等．药学学报，2014，49（6)：921-926.

132 盐酸绿卡色林（Lorcaserin Hydrochloride）

【别名】 APD-356（绿卡色林盐酸盐)，Lorqess（绿卡色林盐酸盐)，BelviQ®（盐酸绿卡色林)。

【化学名】 (1R)-8-Chloro-2,3,4,5-tetrahydro-1-methy-1H-3-benzazepine hydrochloride。

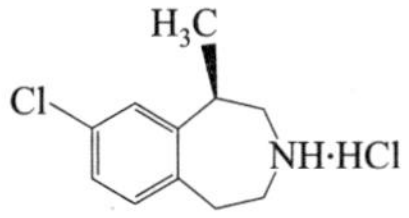

绿卡色林	CAS［616202-92-7］	$C_{11}H_{14}ClN$	195.69
盐酸绿卡色林	CAS［846589-98-8］	$C_{11}H_{14}ClN \cdot HCl$	232.15

【研发厂商】 美国艾尼纳（Arena）制药公司研发的新型减肥药。

【首次上市时间和国家】 2012年6月27日由美国FDA批准首次在美国上市。

【性状】 盐酸绿卡色林（Lorcaserin Hydrochloride）为吸湿性晶体，mp 201℃，很容易转化为半水合的结晶体。

【用途】 本品是一种新型减肥药，是5-HT$_{2C}$受体抑制剂；其作用机制是激动丘脑下部的5-羟色胺受体，以达到控制食欲和调节新陈代谢的目的。与已上市的其他减肥药如芬氟拉明和芬特明相比，本品的优势在于其作用的靶器官只限于脑组织，而不像其他两个药那样对全身的5-羟色胺受体均有作用，因此不会导致因激动心脏附近的5-羟色胺受体而引起心瓣膜疾病的发生。

体外试验结果表明，Lorcaserin对5-HT$_{2C}$受体的亲和性比对5-HT$_{2A}$受体的亲和性高约15倍，比对5-HT$_{2B}$受体的亲和性高约100倍，其对HEK-293细胞中5-HT$_{2C}$受体、5-

HT_{2A} 受体和 5-HT_{2B} 受体的 EC_{50} 分别为 11nmol/L、260nmol/L 和 1100nmol/L。5-HT_{2B} 受体与非选择性羟色胺结合可能引起心脏瓣膜病变，而 5-HT_{2A} 受体与非选择性羟色胺结合可引起一些与中枢神经系统相关的不良反应。由于本品对 5-HT_{2C} 受体的高亲和性，因此，用其治疗肥胖症时更安全。

本品（BelviQ®）适于被作为辅助用于减低热量膳食和增加身体活动对慢性体重处理在成年患者中有初始体重指数（BM）：

① 30kg/m^2 或更大（肥胖）；

② 27kg/m^2 或更大（过重），存在至少体重相关合并症（如高血压、血脂异常，2 型糖尿病）。

【合成路线】 共有十条合成路线。介绍文献［13］和文献［18］的路线。

文献［13］的路线：

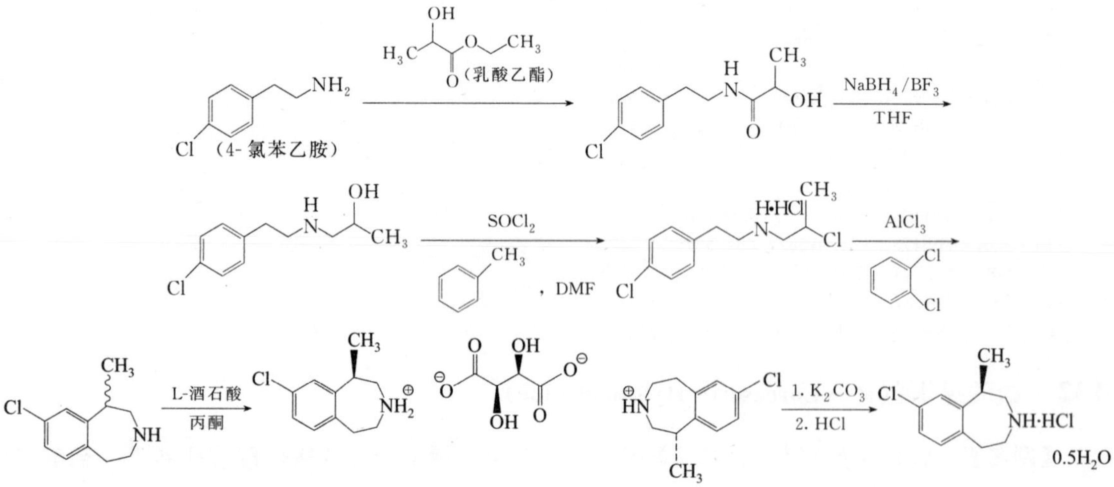

文献［18］的路线：以对氯苯乙酸为起始原料经 7 步反应而得盐酸绿卡色林。详细介绍该合成路线的工艺。

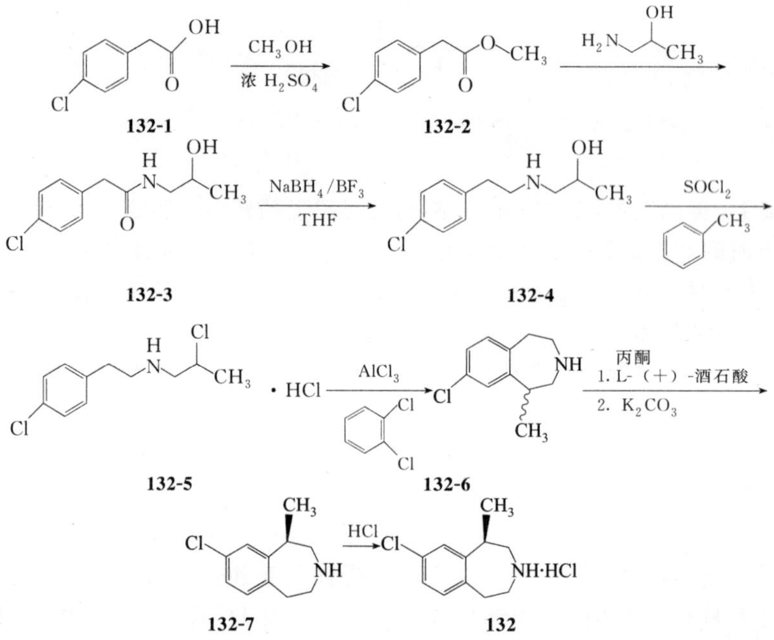

1. 对氯苯乙酸甲酯（132-2）的制备

在反应瓶中加入甲醇 50mL、对氯苯乙酸（**132-1**）50.0g（0.293mol），搅拌溶解，在室温下滴加 5.1mL（0.147mol）浓 H_2SO_4，控制缓慢滴加，保持温度不变，滴加完，搅拌反应 2h。将反应液倒入 300mL 水中，用乙酸乙酯（100mL×3）提取，合并有机相，用水洗涤有机相至中性，用饱和 NaCl 溶液洗涤，用无水 Na_2SO_4 干燥，抽滤，滤液减压浓缩，得浅黄色液体 **132-2** 53.5g，收率为 98.9%。

2. 2-(4-氯苯基)-*N*-(2-羟基丙基)乙酰胺（132-3）的制备

在反应瓶中加入 **132-2** 53.5g（0.290mol），搅拌室温下缓慢滴加 27mL（0.348mol）异丙醇胺，滴加完，移至 90℃油浴保温搅拌反应 12h。保温搅拌下缓慢加入 300mL 水，加完，自然降温（移出油浴）至室温，搅拌析晶 3h。抽滤，滤饼用水（50mL×2）洗涤，干燥，得白色固体 **132-3** 55.6g，收率为 84.2%，mp 120～122℃（文献 [25]：mp 125～127℃）。

^{1}H-NMR（400MHz，DMSO-d_6）δ：1.39（3H，d，J=6.5Hz，CH_3），3.31（2H，t，J=6.0Hz，CH_2），3.46（2H，s，CH_2），4.14（1H，d，CH），7.28（2H，d，J=8.4Hz，Ph-H），7.35（2H，d，J=8.4Hz，Ph-H），8.38（1H，s，NH）。

ESI-MS（m/z）：228.1 $[M+H]^+$。

3. 1-[[2-(4-氯苯基)乙基]氨基]-2-羟基丙烷（132-4）的制备

在反应瓶中加入 55.6g（0.244mol）**132-3**、THF 600mL、23.3g（0.610mol）$NaBH_4$，搅拌，呈白色浑浊液，在氩气保护下，冰盐浴降温至－5℃，缓慢滴加 46mL（0.366mol）三氟化硼乙醚溶液，控制滴速，保持温度在 0℃下，加完，将反应瓶移至油浴回流 4h。然后将反应液冷却至 0℃，缓慢滴加 60mL 甲醇，加完，再加入（滴加）10%盐酸 60mL，再移至油浴回流 1h。冷却至室温，将反应液浓缩至无液体蒸出（减压下进行），用饱和 Na_2CO_3 溶液调至 pH=10 左右，用乙酸乙酯（300mL×4）提取，合并有机相，用水洗 2 次，用饱和 NaCl 水洗涤，用无水 Na_2SO_4 干燥，抽滤，滤液减压蒸去溶剂，得白色固体 **132-4** 46.9g，收率为 89.9%，mp 137～139℃（文献 [25]：mp 139～141℃）。

^{1}H-NMR（400MHz，DMSO-d_6）δ：1.02（3H，d，J = 6.0Hz，CH_3），2.39～2.48（2H，m，CH_2），2.66～2.76（4H，m，CH_2×2），3.62～3.67（1H，m，CH），4.44（1H，s，OH），7.23（2H，d，J=8.0Hz，Ph-H），7.33（2H，d，J=8.0Hz，Ph-H）。

ESI-MS（m/z）：214.2 $[M+H]^+$。

4. 1-[[2-(4-氯苯基)乙基]氨基]-2-氯丙烷盐酸盐（132-5）的制备

在反应瓶中依次加入 **132-4** 46.9g（0.219mol）、甲苯 500mL、少量 DMF，搅拌，升温至 55℃，缓慢滴加 32mL（0.438mol）氯化亚砜，控制滴速，保持温度增幅在 3℃内，滴加完，保温反应 2h。反应完，静置冷却至室温，抽滤，滤饼用甲苯洗涤 2 次，干燥，得白色固体 **132-5** 51.9g，收率为 88.3%，mp 142～144℃（文献 [25]：mp 139～141℃）。

^{1}H-NMR（400MHz，DMSO-d_6）δ：1.54～1.55（3H，d，J = 6.4Hz，CH_3），3.02～3.05（2H，m，CH_2），3.14～3.18（2H，m，CH_2），3.21～3.26（1H，m，CH_2），3.39～3.40（1H，m，CH_2），4.54～4.59（1H，m，CH），7.29（4H，d，J=8.4Hz，Ph-H），7.42（2H，d，J=8.4Hz，Ph-H），9.40（1H，s，NH）。

ESI-MS（m/z）：232.1 $[M+H]^+$。

5. (*R*,*S*)-1-甲基-8-氯-2,3,4,5-四氢-1*H*-3-苯并氮杂䓬（132-6）的制备

在反应瓶中依次加入 **132-5** 51.9g（0.193mol）、邻二氯苯 500mL，搅拌，在冰浴冷却下降温至 0℃，分批加入 38.6g（0.290mol）三氯化铝，控温在 0℃以下，加完，将反应瓶移至油浴升温至120℃，保温反应6h。将反应液冷却至室温，倒入200mL 10%的盐酸中，搅拌10min。分液，有机相再用10%盐酸洗涤（200mL×4），弃去有机相，合并盐酸溶液相，用NaOH溶液调至pH=14，搅拌10min。用甲苯提取（300mL×4），合并甲苯相，稀碱水溶液洗有机相3次，用饱和NaCl水溶液洗涤，用无水Na_2SO_4干燥，过滤，滤液减压浓缩，得浅黄色油状物**132-6** 35.2g，收率为93.2%。

^{1}H-NMR（400MHz，DMSO-d_6）δ：1.36（3H，d，J=6.8Hz，CH_3），2.88（2H，brs，CH_2），3.00～3.05（1H，m，J=6.8Hz，CH），3.21（1H，d，J=13.6Hz，CH_2），3.29（2H，d，J=10.4Hz，CH_2），3.50（1H，t，J=13.6Hz，CH_2），7.24（3H，brs，Ph-H），9.55（1H，s，NH）。

ESI-MS（m/z）：196.1 $[M+H]^+$。

6.(*R*)-1-甲基-8-氯-2,3,4,5-四氢-1*H*-3-苯并氮杂䓬(绿卡色林)(132-7)的合成

在反应瓶中加入消旋的绿卡色林（**132-6**）35.2g（0.180mol）、丙酮200mL，搅拌加热至50℃，缓慢滴加含L-(+)-酒石酸6.8g（0.045mol）的10mL水溶液，滴加完，保温反应1h。自然冷却至室温，搅拌2h。抽滤，滤饼用适量的丙酮洗涤，干燥，得白色固体27.8g，收率为57.1%，用丙酮/水（体积比=80∶40）重结晶，得白色固体19.3g，收率为69.5%，mp 198～200℃。该产品用于下步反应。

在另一反应瓶中加入上述制备的白色固体19.3g（0.036mol）、水200mL，室温搅拌，加入9.9g（0.0713mol）K_2CO_3，加完，搅拌反应1h。反应完，反应液用CH_2Cl_2（200mL×3）提取，合并有机相，用水、饱和盐水洗涤，再用无水Na_2SO_4干燥，过滤，浓缩滤液，得透明油状物**132-7** 13.8g，收率为98.8%。

7.(*R*)-8-氯-2,3,4,5-四氢-1-甲基-1*H*-3-苯并氮杂䓬盐酸盐（盐酸绿卡色林）(132)的合成

在反应瓶中加入**132-7** 13.8g（0.071mol）、乙酸乙酯10mL，搅拌下冰浴降温至0℃，缓慢滴加2mol/L HCl的乙酸乙酯溶液35.3mL，保温搅拌3h。抽滤，滤饼用乙酸乙酯（50mL×2）洗涤，干燥，得白色固体**132** 14.2g，用29mL 95%乙醇重结晶，静置析晶过夜。抽滤，得白色结晶性粉末**132** 13.0g，收率为79.6%，mp 183～184℃。

^{1}H-NMR（400MHz，DMSO-d_6）δ：1.36（3H，d，J=6.8Hz，CH_3），2.88（2H，brs，CH_2），3.00～3.05（1H，m，J=6.8Hz，CH），3.21（1H，d，J=13.6Hz，CH_2），3.29（2H，d，J=10.4Hz，CH_2），3.50（1H，t，J=13.6Hz，CH_2），7.24（3H，brs，Ph-H），9.55（1H，s，NH）。

^{13}C-NMR（150MHz，$CDCl_3$）δ：18.0，31.3，34.5，45.1，50.7，126.4，126.9，132.0，138.6，145.9。

ESI-MS（m/z）：196 $[M+H]^+$。

参考文献

[1] Merck Index 15th：5638.
[2] WO，03086306，2003.
[3] US，6953787，2005.
[4] Smith B M，et al. J Med Chem，2008，51（2）：305-313.
[5] Thomsen W J，et al. J Pharmacol Exp Ther，2008，325：577.
[6] Smith S R，et al. N Engl J Med，2010，363：245.
[7] 张灵芝，等．高等学校化学学报，2017，38（10）：1778-1787.
[8] 贺新，等．中国新药杂志，2016，25（23）：2676-2682.
[9] WO，2005/003096，2005.
[10] WO，2006/93693，2006.
[11] 康银花．药学研究，2008，32（9）：423-425.

[12] WO，06069363，2006.
[13] 王琳．郑州大学硕士学位论文，2015.
[14] 贺光亮．广州化工，2014，42（8）：20-21，25.
[15] 黄敏．杭州师范大学硕士学位论文，2012.
[16] 王吴苏，等．药学与临床研究，2014，22（3）：237-238.
[17] 刘文峥，等．中国医药工业杂志，2016，47（3）：347-351.
[18] 吴之波．精细化工中间体，2016，46（4）：27-31，35.
[19] 石卫峰，等．中国新药杂志，2014，23（2）：127-133.
[20] 郑宗基，等．转化医学电子杂志，2014，1（3）：168-170.
[21] Smith B M，et al. Bioorg Med Chem，2005，15（5）：1467-1470.
[22] WO，2005/019179，2005.
[23] WO，2007/120517，2007.
[24] WO，2008/070111 A，2008.
[25] WO，2015/102017 A_1，2015.
[26] CN，103333111A，2013.
[27] WO，2008/070111 A_2，2008.
[28] KR，201400335526（A），2014.
[29] US，20160024014 A1，2016.
[30] US，2003225057 A1，2003.
[31] CN，105367497 A，2016.
[32] Zhu Q H，et al. Org Process Res Dev，2015，19（9）：1263-1267.
[33] CN，105348797 A，2016.
[34] CN，104119236 A，2014.
[35] WO，2014/187768，2014.
[36] CN，103755635 A，2014.
[37] CN，105348196 A，2016.
[38] WO，2008/0045502，2008.
[39] 韩航，等．药学与临床研究，2015，23（1）：45-46.
[40] 钟杭，等．中国药物化学杂志，2012，22（6）：543.

133 巨大戟醇甲基丁烯酸酯（Ingenol Mebutate）

【别名】 Picato®，PEP005。

【化学名】 (1*aR*,2*S*,5*R*,5*aS*,6*S*,8*aS*,9*R*,10*aR*)-5,5a-Dihydroxy-4-(hydroxymethyl)-1,1,7,9-tetramethyl-11-oxo-1a,2,5,5a,6,9,10,10a-octahydro-1H-2,8a-methanocyclopenta[a]cyclopropa[e][10]annulen-6-yl(Z)-2-methylbut-2-enoate。

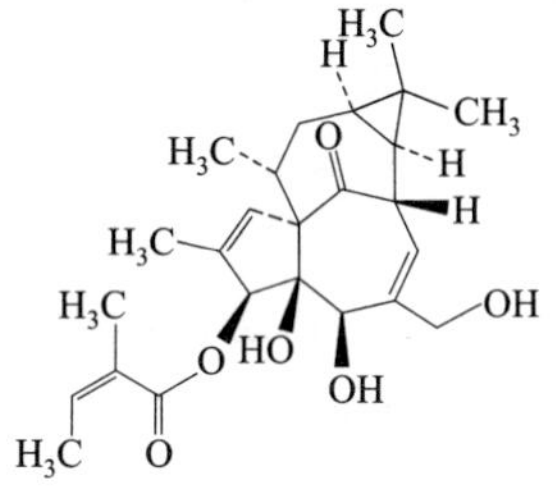

巨大戟醇甲基丁烯酸酯 CAS［849146-39-0］ $C_{25}H_{34}O_6$ 430.53

【研发厂商】 丹麦 Leo Pharma 公司。

【首次上市时间和国家】 2012 年 1 月 23 日美国 FDA 批准在美国上市。

【性状】 白色粉末，在三氯甲烷中的溶解度为 41mg/mL。

【用途】 本品是一种能够激活蛋白激酶 C 的细胞死亡诱导剂，临床上用于 AK 的局部治疗［AK 病为日光性角化病（Actinic Keratosis）］。AK 是一种由于长期日光暴晒所导致的癌前病变，有可能恶变为皮肤癌。主要用来治疗日光性角化症（actinic keratosis，AK）

的本品制剂是0.015%的Picato®凝胶，用于治疗头部和面部AK，用法为每日1次，连用3d；0.05%的Picato®凝胶用于治疗躯干及四肢AK，用法为每日1次，连用2d。

【合成路线】 以巨大戟醇（132-1）为原料，用丙酮保护羟基得巨大戟醇-5,20-丙酮化合物**133-2**，以**133-3**与**133-4**反应得混合酸酐（**133-5**），**133-2**与**133-5**反应得**133-6**，**133-6**在酸性条件下脱保护基后得目标化合物**133**（参见文献［1］）。

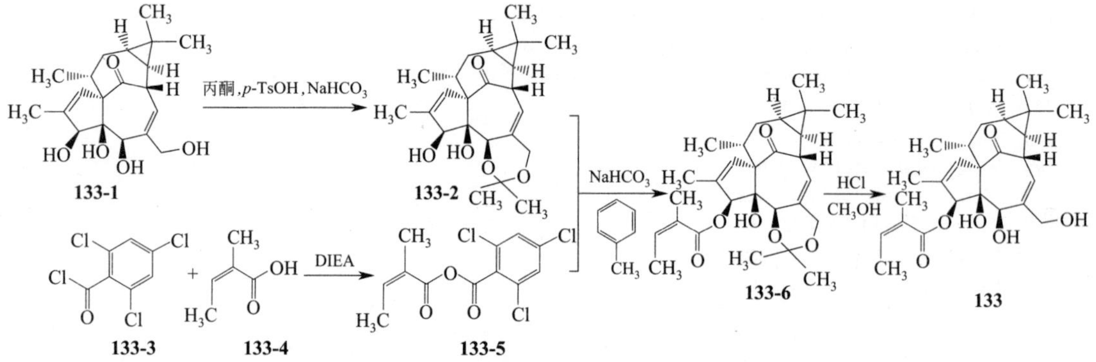

1. 巨大戟二萜醇-5,20-丙酮化合物（133-2）的制备

在反应瓶中加入对甲苯磺酸单水合物的丙酮溶液（0.47mg/mL）22.5mL、巨大戟二萜醇（**133-1**）1.00g（2.3mmol），搅拌溶解。溶液在室温下搅拌反应25min。往反应液中加入饱和的$NaHCO_3$水溶液0.2mL。反应完，将反应混合液真空浓缩。浓缩剩余物用盐水稀释，用乙酸乙酯提取，合并有机相，用无水Na_2SO_4干燥该有机相，过滤除去干燥剂，滤液真空浓缩。浓缩剩余物用硅胶柱色谱分离纯化［洗脱剂：庚烷/乙酸乙酯（19∶1）～(0∶1)，梯度洗脱］，经后处理，得**133-2**的白色固体616mg，收率为69%（也可以参见文献［9］）。

^{1}H-NMR（$CDCl_3$，300MHz），δ：5.91（1H，q，J＝1.5Hz），5.77～5.82（1H，m），4.25（1H，d，J＝4.5Hz），4.07～4.20（3H，m），3.93（1H，s），3.51（1H，s），2.41～2.57（2H，m），2.25（1H，ddd，J＝15.7Hz，8.4Hz，2.9Hz），1.85（3H，d，J＝1.5Hz），1.77（1H，dt，J＝15.8Hz，5.9Hz），1.41（3H，s），1.35（3H，s），1.13（3H，s），1.05（3H，s），1.00～0.87（4H，m），0.70（1H，td，J＝8.4Hz，6.4Hz）。

2. ［(*Z*)-2-甲基丁-2-烯酰基］2,4,6-三氯苯甲酸酯（133-5）的制备

在反应瓶中加入二氯甲烷3.0mL，在氩气保护下加入2-甲基-2(*Z*)-丁烯酸（angelicacid，当归酸）**133-4** 601mg（6.0mmol），搅拌溶解。仍在氩气保护下和5～10℃下，1min内往该溶液中加入二异丙基乙胺（DIEA）1.23mL（7.20mmol）。再往反应液中（在3～6℃下）加入2,4,6-三氯苯甲酰氯（**133-3**）1.12（7.20mmol），4min内加完。将反应液于2℃下搅拌反应45min。加入石油醚9.0mL。所得悬浊液用快速硅胶柱色谱分离纯化［洗脱剂：石油醚/二氯甲烷（3∶1）］，经后处理得白色固体**133-5** 605mg，收率为33%（可参见文献［13］）。

^{1}H-NMR（$CDCl_3$，300MHz）δ：7.40（2H，s），6.42（1H，qq，J＝7.4Hz，1.5Hz），2.09（3H，dq，J＝7.4Hz，1.5Hz），1.97（3H，p，J＝1.5Hz）。

3. 巨大戟二萜醇-5,20-丙酮化合物-3-当归酸酯（133-6）的制备

在反应瓶中加入甲苯2.5mL、化合物**133-2** 233mg（0.60mmol）、上步制备的化合物**133-5** 231mg（0.75mmol）和$NaHCO_3$ 75.6mg（0.90mg），搅拌混合，并在100℃下保温搅拌反应22h。反应完，将反应混合物过滤，滤渣用甲苯洗涤，抽干，合并洗液和滤液，真空浓缩。浓缩剩余物用硅胶柱色谱（快速法）分离纯化［洗脱剂：庚烷/乙酸乙酯

(19∶1)～(3∶2)，梯度洗脱]，经后处理得白色固体 **133-6** 215mg，收率为76%。

本步骤中如果没有 $NaHCO_3$ 的情况下，所得到的产物会含有2%～3%的巨大戟二萜醇-5,20-丙酮化合物-3-巴豆酸酯（ingenol-5,20-acetonide-3-tiglate），造成产物不纯。

^{1}H-NMR（$CDCl_3$，300MHz）δ：6.03～6.13（2H，m），5.75～5.81（1H，m），5.66（1H，s），4.08～4.27（3H，m），4.02（1H，s），3.19（1H，s），2.53～2.68（1H，m），2.27（1H，ddd，*J* = 15.8Hz，9.1Hz，3.0Hz），1.95～2.02（3H，m），1.87～1.94（3H，m），1.68～1.81（4H，m），1.47（3H，s），1.43（3H，s），1.09（3H，s），1.05（3H，s），0.98（3H，d，*J* = 7.1Hz），0.90（1H，dd，*J* = 11.9Hz，8.4Hz），0.69（1H，td，*J* = 8.7Hz，6.4Hz）。

4. (1*aR*,2*S*,5*R*,5*aS*,6*S*,8*aS*,9*R*,10*aR*)-5,5*a*-二羟基-4-(羟甲基)-1,1,7,9-四甲基-11-氧代-1*a*,2,5,5*a*,6,9,10,10*a*-八氢-1*H*-2,8*a*-甲基环戊基[a]环丙烷[e][10]轮烯-6-基-(*Z*)-2-甲基丁-2-烯酸酯(巨大戟醇甲基丁烯酸酯)(133)的合成

在反应瓶中加入上步制备的化合物 **133-6** 7mg（0.015mmol），用适量甲醇溶解，然后加入1%浓盐酸水溶液，于室温下搅拌反应1h。反应液用乙醚稀释，加入水，充分振摇后分相，水相用乙醚提取，合并有机相，真空浓缩，所得剩余物经硅胶柱色谱分离纯化[洗脱剂：石油醚/乙酸乙酯（1∶1）]，经后处理得 **133** 4mg，收率为63%。

^{1}H-NMR（300MHz，$CDCl_3$）δ：6.17（1H，qq，*J* = 7.3Hz，1.4Hz），6.02～6.08（2H，m），5.54（1H，s），4.29（1H，d，*J* = 4.5Hz），4.01～4.22（4H，m），3.48（1H，s），2.46～2.60（1H，m），2.17～2.40（2H，m），2.02（3H，dq，*J* = 7.2Hz，1.4Hz），1.91～1.95（3H，m），1.68～1.83（4H，m），1.09（3H，s），1.05（3H，s），0.82～1.01（4H，m），0.61～0.77（1H，m）。

参考文献

[1] WO，2012010172，2012.
[2] Ersvaer E，et al. Toxins (Basel)，2010，2 (1)：174-194.
[3] Fallen R，et al. Skin Therapy Lett，2012，17 (2)：1-3.
[4] 李晓静. 中国药物化学杂志，2012，22 (3)：252.
[5] WO，2008131491，2008.
[6] WO，2007059594，2007.
[7] WO，2006063382，2006.
[8] Appendino，et al. Eur J Org Chem，1999；3413.
[9] Opferkuch，et al. Z Naturforschung，1981，36B：878-887.
[10] Beeby P. Tetrahedron Lett，1977，38：3379-3383.
[11] Hoskins W M. J Chem Soc Perkin Trans I，1977：538-544.
[12] Sorg B，et al. Z Naturforsch，1982，37B：748-756.
[13] Matthew B，et al. Org Lett，2007，9：663-666.
[14] Appendino G，et al.，J Nat prod，1999，62：76-79.
[15] Girin M A，et al. J Chromatogr，1993，637：206-208.
[16] Ogbourne S M. Anti-cancer Drugs，2007，18：357-362.
[17] Sayed M D，et al. Experienta，1980，36：1206-1207.
[18] Hohmann J，et al. Planta Med，2000，66：291-294.
[19] US，7449492.
[20] Merck Index 14th：646.

134　盐酸沙丙蝶呤（Sapropterin Dihydrochloride）

【别名】 Kuvan®，科望，R-THBP，6R-BH_4，SUN 0588，Biopten，沙普蝶呤，Bioten。

【化学名】 (6*R*)-2-Amino-6-[(1*R*,2*S*)-1,2-dihydroxypropyl]-5,6,7,8-tetrahydro-4

(1H)-pteridinone dihydrochloride;(6R)-L-erythro-tetrahydrobiopterin dihydrochloride。

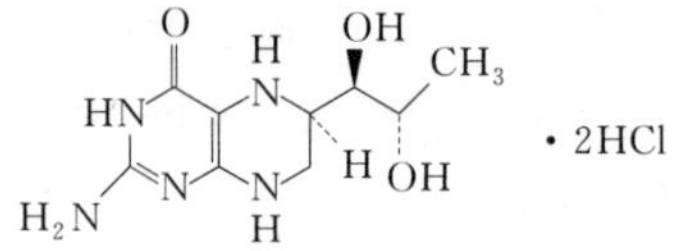

沙丙蝶呤	CAS [62989-33-7]	$C_9H_{15}N_5O_3$	241.25
盐酸沙丙蝶呤	CAS [69056-38-8]	$C_9H_{15}N_5O_3 \cdot 2HCl$	314.17

【研发厂商】 日本 Suntory 公司（日本三得利公司）、美国 BioMarin Pharmaceutical Inc（美国拜玛林制药公司）于 2015 年从美国 Merck & Co Inc（MRK，默沙东公司）收购了 Kuvan®的全球权益。

【首次上市时间和国家】 1992 年作为促智药（可引起多巴胺释放，用于识别障碍性疾病，以恢复识别功能，改善和增强记忆）在日本首次上市。2007 年 12 月 13 日美国 FDA 批准拜玛林制药公司生产的该药以 Kuvan®商品名作为首个治疗苯丙酮尿症的特异性药物在美国上市，之后相继在各国上市。

【性状】 游离碱的 pK'=5.05，UV λ_{max}（0.1mol/L 盐酸）=265nm（ε 14000）。其二盐酸盐（盐酸沙丙蝶呤）为白色结晶或结晶性粉末，无臭，味略酸。本品极易溶于水，较难溶于甲醇，极难溶于乙醇，几乎不溶于乙醚，mp 245～246℃（分解），$[\alpha]_D^{25}=-6.81°$（c=0.665，0.1mol/L 盐酸）。也有报道本品 $[\alpha]_D^{25}=-6.39°$（c=0.68，0.1mol/L 盐酸）。也有报道本品为针状结晶，mp 250～252℃。

【用途】 1992 年以促智药上市，本品具有一种特异性的多巴胺释放作用，即通过多巴胺能神经末梢特异性受体的中介而发挥作用。此外，本品也能调节乙酰胆碱的释放。脑池内给予本品 300μg，小鼠大脑皮层、纹状体及脑干的多巴胺、5HT 及其代谢物的浓度明显增加。脑膜内给予本品 100mg/kg，使经 α-甲基酪氨酸处理的小鼠活动减退逆转，并使其大脑中去甲肾上腺素、多巴胺及其代谢物的浓度减少。东莨菪碱与脑栓塞引起的小鼠、大鼠记忆损害试验证实，本品有抗遗忘活性。老龄大鼠腹腔注射本品 1mg/kg，显示学习加速。据此认为本品具有使损伤的大脑单胺代谢正常化的作用，导致心理激活及小鼠和大鼠认识功能改善。本品临床用于识别障碍性疾病，以恢复识别功能，改善和增强记忆。

2007 年 12 月 16 日美国 FDA 批准 Bio Marin 制药公司生产商品名为 Kuvan®的本品上市，用于治疗苯丙酮尿症（PKU）。因为 Kuvan®（科望）为四氢生物蝶呤（BH_4）二盐酸盐合成产品。BH_4 是苯丙氨酸羟化酶（PAH）的辅因子，苯丙氨酸（Phe）在 PAH 的作用下发生羟基化反应而得酪氨酸。PKU 患者体内 PAH 活性弱甚至无活性，BH_4 则能激活 PAH，促进其体内 Phe 的正常氧化代谢，并降低某些患者体内 Phe 水平。

BH_4 缺乏症是罕见病，由于科望在临床研究中，其安全性和有效性患者反应良好，所以于 2008 年 12 月和 2011 年又分别获得了欧盟和中国上市的批准。

【合成路线】 有以下几条合成路线。

合成路线一：以 L-赤式生物蝶呤（**134-1**）（L-erythro-biopterin）为起始原料，经一定压力下发生氢化反应后成盐而得盐酸沙丙蝶呤（参见文献 [1，2，26]）。

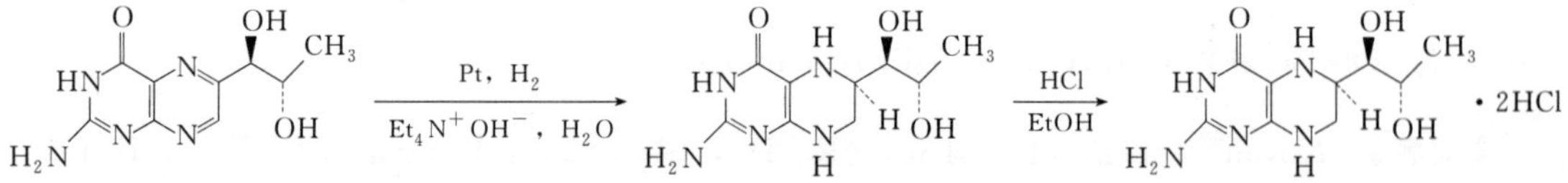

134-1 **134-2** **134

1. (6*R*)-2-氨基-6-[(1*R*,2*S*)-1,2-二羟基丙基]-5,6,7,8-四氢-4(1*H*)-蝶啶酮（134-2）的制备

在氢化高压釜中加入水 95mL、L-赤式生物蝶呤（**134-1**）[**134-1** 的合成可参见文献[26]] 1.0g（0.00422mol），搅拌下加入铂黑催化剂 0.20g，并加入 10%四乙铵氢氧化物调至混合液 pH=12.0，然后用 N_2 置换釜中空气 3 次，再用 H_2 置换釜中 N_2 3 次，充氢（氢压为 10～9.81MPa）于−5～0℃下进行氢化反应（搅拌转速为 1000r/min）20h。反应完，将氢气排放至常压，加入 5mL 浓盐酸，然后将催化剂过滤分离。滤液减压浓缩（控制加热用的水浴温度＜35℃），剩余物即为沙丙蝶呤游离碱粗品（**134-2**）。**134-2** 的分子式：$C_9H_{15}N_5O_3$。

2. (6*R*)-2-氨基-6-[(1*R*,2*S*)-1,2-二羟基丙基]-5,6,7,8-四氢-4(1*H*)-蝶啶酮二盐酸盐（盐酸沙丙蝶呤）（134）的合成

在反应瓶中加入 **134-2** 一批量，在搅拌和室温条件下加入 2.9mL 3mol/L 盐酸溶于 90mL 乙醇的溶液，充分搅拌后静置冷却析晶，过滤，得 **134** 1.13g，收率为 85%（以 **134-1** 计），$[\alpha]_D^{25}=-6.39°$（c=0.68，0.1mol/L HCl）。

^{1}H-NMR（CD_3OD+D_2O）δ：3.70～4.10 [5H,m,H-C(6,7,1′,2′)]，1.40[3H,d,J=6Hz,H-C(3′)]。

134 的分子式：$C_9H_{17}Cl_2N_5O_3$（或 $C_9H_{15}N_5O_3 \cdot 2HCl$）。

文献[3，18]也是上述合成方法，即以生物蝶呤（biopterin）[mp 305～310℃（分解）]为原料进行氢化反应后用盐酸成盐而得 **134**。产物纯度为 99.5%，其收率为 67%（以生物蝶呤为计标基准），$[\alpha]^{25}=-6.81°\pm0.05°$（$c$=0.665 或 0.67，0.1mol/L HCl）。

文献[4]仍用该路线，但工艺条件有差异。方法如下：在氢化反应器中加入 10mL 10% K_2CO_3 的水溶液，搅拌下加入 10mg 氧化铂，使其分散好，然后仍在搅拌下往该混悬液中通入 H_2 来活化铂催化剂，活化完全后（氢吸收完全），往反应器加 50mg 纯的 L-赤式生物蝶呤溶于 10mL 10% K_2CO_3 水溶液的混合溶液，在搅拌下进行氢化反应。反应在常温、常压下进行，通 H_2 氢化反应 10h。反应完（吸 H_2 到终点），将反应液过滤，分离出催化剂，其滤液用盐酸酸化，酸化后的滤液经 HPLC 分析[色谱柱为 Whatman partisil 10 SC×4×250mm；流动相为 30mmol/L-$NH_4H_2PO_4$（H_3PO_4），pH=3.0]。得到的四氢生物蝶呤（6*R*)/(6*S*）比率是 6.4。

将上述分析好的滤液减压浓缩，往浓缩液中加入乙醇，沉淀出的无机盐通过过滤除去。滤液继续浓缩，直至四氢生物蝶呤二盐酸盐以沉淀析出，此时再加入乙醇，以促进产物以沉淀形式完全析出，过滤，得到四氢蝶呤二盐酸盐，即盐酸沙丙蝶呤（**134**）55mg。

所得产物 **134** 按上述同样的 HPLC 法分析其产物的（6*R*)/(6*S*）比率为 6.0。

文献[5]所介绍的工艺方法如下：在高压釜中加入 1000mL 纯水，搅拌下加入 1g 二氧化铂和 10g L-生物蝶呤，用 KOH、磷酸二氢钾调节 pH 至 11.5，置换净釜中空气后充入 4.0MPa 的氢气，于 14℃下反应 50h（确认至反应不吸氢）。过滤掉催化剂，加入浓盐酸调节 pH 至 1 后减压蒸馏除去水，所得固体用 HPLC 分析测得（6*R*)/(6*S*）比率为 4.2，用 400mL 乙醇溶解该固体，将不溶的无机盐过滤除去，滤液减压除去溶剂，加入 3mol/L 盐酸 80mL 进行溶解，滴加 160mL 无水乙醇后，加入晶种，在 4℃下放置使晶体析出，抽滤，得白色固体，再加入 3mol/L 盐酸 50mL 进行溶解，往溶液中缓慢滴加 40mL 无水乙醇，在 4℃下放置 6h 缓慢析晶，抽滤，干燥得 **134** [(6*R*)-四氢生物蝶呤盐酸盐] 3.96g，纯度＞99.8%，ee 值＞99.8%，收率为 30%。

文献［6］所介绍的工艺方法如下：在高压釜中加入 50mL 水和 0.05g 二氧化铂，搅拌下加入 0.5g L-生物蝶呤，然后用氢氧化钾和磷酸二氢钾调至 pH＝11.5，置换净釜中空气后，充 H_2 至 4.0MPa，于 14℃下反应 50h（确认反应至不再吸氢）。过滤掉催化剂，加入浓盐酸调至 pH＝1，将该反应液减压蒸除水，所得固体用 HPLC 分析测得（6*R*）/（6*S*）比率为 5.1，加入 20mL 乙醇溶解产物，不溶的无机盐过滤除去，滤液减压除去溶剂，加入 2.5mL 3mol/L 盐酸溶解，滴加 5mL 无水乙醇，加入晶种，在 0℃下放置析晶，抽滤，得到白色固体，用 1.5mL 3mol/L 盐酸溶解，向溶液中缓慢滴加 1.5mL 无水乙醇后，在 0℃下放置 6h 缓慢析晶，抽滤，干燥，得（6*R*）-四氢生物蝶呤（**134**）的白色晶体 0.27g，纯度＞99.5%，ee 值＞99.5%，收率为 41%。

合成路线二：以 L-鼠李糖二乙基缩硫醛（**134-3**）（L-rhamnose diethyl mercaptal）为起始原料，**134-3** 在乙酸溶剂中与 H_2O_2 反应制得 1′,1′-二乙基磺酰基-L-鼠李糖（**134-4**），**134-4** 在水中与 28%的氨水反应制得 5-脱氧-L-阿拉伯糖（5-deoxy-L-arabinose）（**134-5**），**134-5** 的水溶液（前述反应阶段所得）用乙酸酸化后再加入乙酸乙酯，混合后与苯肼（phenylhydrazine）反应而得 5-脱氧-L-阿拉伯糖苯腙（**134-6**）的乙酸乙酯溶液，往该溶液中加入少量 DMAP，再加入乙酐与之反应而得三乙酰氧-5-脱氧-L-阿拉伯糖苯腙（**134-7**），**134-7** 的乙酸乙酯溶液中加入甲醇后与 6-羟基-2,4,5-三氨基嘧啶、高氯酸锂三水合物水溶液反应而得四氢蝶呤衍生物（**134-8**），**134-8** 经 35% H_2O_2 处理而得 1′,2′-*O*-二乙酰基-L-生物蝶呤（**134-9**），**134-9** 用盐酸脱乙酰而得 L-生物蝶呤（**134-10**），**134-10** 经催化氢化后得四氢生物蝶呤游离碱（**134-11**），**134-11** 经浓盐酸成盐最后得盐酸沙丙蝶呤（**134**）参见文献［7～9，27］。

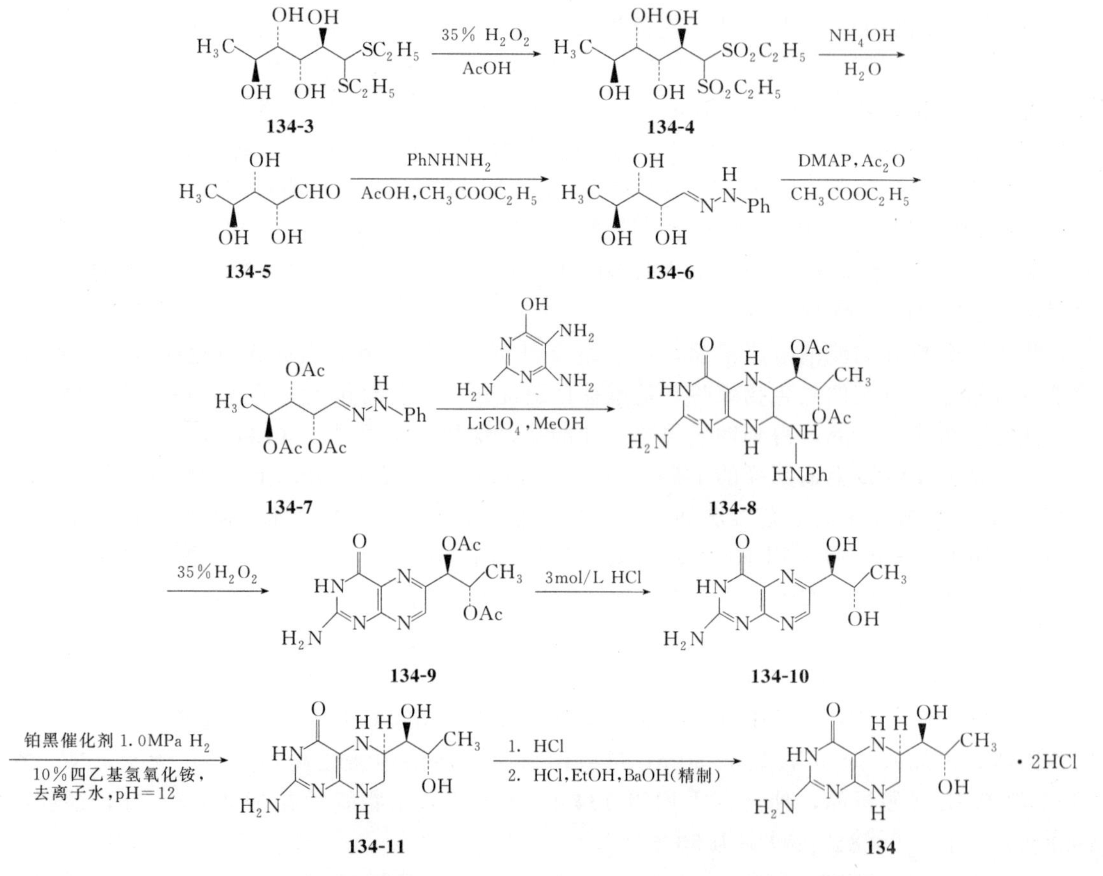

1. 1′,1′-二乙基磺酰基-L-鼠李糖（134-4）的制备

在反应瓶中加入580g乙酸和1.2g浓盐酸，搅拌溶解，然后加入L-鼠李糖二乙基缩硫醛（**134-3**）100g（0.370mol）悬浮于上述溶液中，在搅拌下滴加（环境温度下）35% H_2O_2 200g（2.06mol），在30min内滴完。滴加完，将反应混合物于15℃的环境温度下搅拌反应72h。反应完往反应液中加入4.0g乙酸钠溶于50mL水的溶液。再加入亚硫酸氢钠以除去失活的过量的H_2O_2。将反应混合物于40℃下真空浓缩，得粗品**134-4**。未经纯化直接用于下步反应。

2. 5-脱氧-L-阿拉伯糖（134-5）的制备

在反应瓶中加入500mL纯水（40℃下）和上步制备的化合物**134-4**粗品，搅拌溶解，冷却后加入28%氨水将其溶液碱化，将混合物于20℃下搅拌反应过夜。过滤分离出以沉淀析出的晶体，分别用水、乙酸乙酯洗涤，分离出水相再用乙酸乙酯洗2次，则得**134-5**的水溶液，未经纯化直接用于下步反应。

3. 5-脱氧-L-阿拉伯糖苯腙（134-6）的制备

在反应瓶中加入上步制备的**134-5**的水溶液一批量，再加入乙酸将其溶液酸化（pH=6），加入乙酸乙酯500mL，搅拌混合，然后往该溶液加入苯肼52.0g（0.480mol）（加入时控制在10℃下进行），将反应混合物在同温下（10℃）搅拌反应2h。用20% NaOH水溶液中和反应液，充分搅拌后静置分层。分取有机相，水相用250mL乙酸乙酯提取，合并有机相，用无水Na_2SO_4干燥，过滤，得到**134-6**的乙酸乙酯溶液，直接用于下步反应。

4. 三乙酰氧-5-脱氧-L-阿拉伯糖苯腙（134-7）的制备

在反应瓶中加入上步制备的**134-6**的乙酸乙酯溶液一批量、催化剂DMAP 9.0g（0.074mol），搅拌溶解，然后在10℃下滴加乙酐120.82g（1.183mol），滴毕，在同温度下搅拌反应过夜。加入250mL水，搅拌30min。静置反应液，分相，将水相和有机相分开，往有机相中加入20%的NaOH水溶液，使有机相中和，再分取有机相用无水Na_2SO_4干燥，过滤，滤液经真空浓缩，得浓的**134-7**乙酸乙酯溶液，直接用于下步反应。

5. 四氢蝶呤衍生物（134-8）的制备

在反应瓶中加入上步制备的**134-7**的乙酸乙酯溶液一批量、500mL甲醇、6-羟基-2,4,5-三氨基嘧啶41.74g（0.296mol）和水300mL，搅拌混合，再加入23.73g（0.140mol）高氯酸锂三水合物溶于200mL水的溶液，反应混合物于50℃下搅拌6h。得到**134-8**的水溶液直接用于下步反应。

6. 1′,2′-*O*-乙酰基-L-生物蝶呤（134-9）的制备

在反应瓶中加入制备的**134-8**水溶液一批量，搅拌下滴加35% H_2O_2溶液1.405mol，滴加完，于20℃下将反应混合物搅拌反应8h。析出结晶，过滤、收集，分别用水和甲醇洗涤滤饼则得**134-9**，可用于下步反应。

7. L-生物蝶呤（134-10）的制备

在反应瓶中加入上步制备的化合物**134-9**一批量，搅拌下加入3mol/L盐酸，形成悬浮液，将该悬浮液于50℃下搅拌2h。然后用活性炭将其脱色（加热下），热过滤去除活性炭，滤液用28%氨水中和，冷却析晶，过滤，干燥，得**134-10** 23.13g。

8. L-四氢生物蝶呤（游离碱）（134-11）的制备

在氢化反应釜中加入**134-10** 2.4g（10.1mmol）、二氧化铂104mg（0.48mmol）和去离子水120mL，加10%四乙基氢氧化铵（30mL）调至pH=12，用N_2置换釜中空气后，用H_2置换净N_2，维持氢压在1.0MPa，室温下反应24h。确认反应到终点后，将反应液转至玻璃反应瓶中，加浓盐酸酸化（约加浓盐酸 12mL），过滤，滤液减压蒸除溶剂，剩余物 **134-11** 中（6*R*）/（6*S*）比率为 12.0，此为 **134-11** 的粗品。

9. L-四氢蝶呤二盐酸盐（盐酸沙丙蝶呤）（134）的合成

在反应瓶中加入 **134-11** 粗品和 10%盐酸（1∶1），搅拌混合溶解，降温至 0℃析晶，过滤，干燥，得白色针状结晶 **134** 2.7g，收率为 81.5%，mp 250～252℃，$[\alpha]_D^{20}=-6.69°$（$c=0.68$，0.1mol/L 盐酸），纯度为 99.6%［HPLC 归一化法：色谱柱为 Partisil-10SCX 柱（4.5mm×250mm，5μm）；流动相为 0.01mol/L 磷酸铵溶液/0.01mol/L 硫酸铵溶液（30∶3，pH=3.0）；检测波长为 265nm；流速 1.0mL/min］。

^{1}H-NMR（400MHz，D_2O）δ：3.80～3.89（4H，m），3.61～3.67（1H，m），1.36（3H，d，$J=4.4$Hz）。

^{13}C-NMR（100MHz，D_2O）δ：159.9，154.7，153.1，87.8，73.6，70.3，55.8，39.4，21.9。

HR-ESI-MS（$m/z+Q$）：241.1245［$M-2HCl+H$］$^+$。

合成路线三（与合成路线二有相似之处）：该路线是以 L-鼠李糖一水合物为起始原料经 9～10 步反应而得盐酸沙丙蝶呤（**134**）参见文献［1，7，9，10～12，14］。

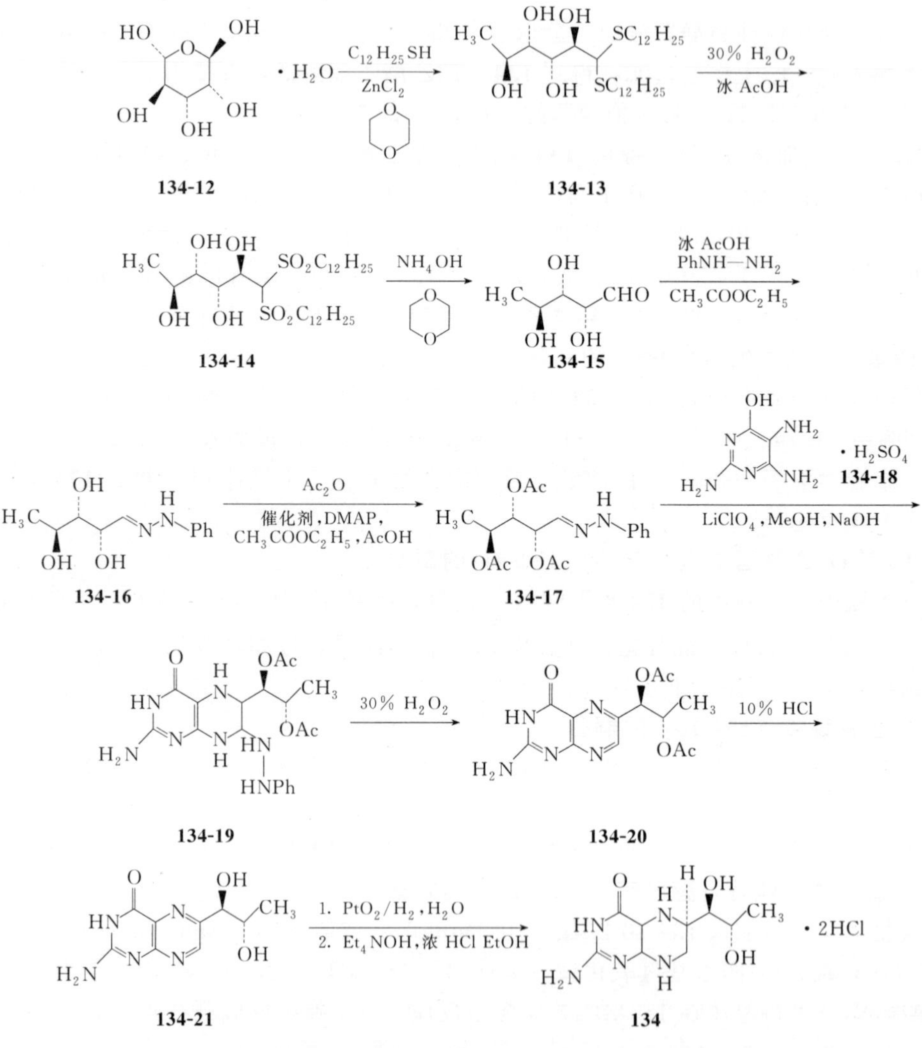

1. L-鼠李糖二（十二烷基）缩硫醛（134-13）的制备

在反应瓶中加入L-鼠李糖-水合物 **134-12** 10.0g（55mmol）、二噁烷（dioxane）100mL和无水氯化锌15.0g（110mmol），搅拌均匀后加入十二烷基硫醇27.6mL（115mmol），反应混合物于室温下搅拌反应10h。反应完，将反应液加至150mL去离子水中，过滤，滤饼用少量乙醇洗涤后再经乙醇重结晶，得白色固体 **134-13** 27.2g，收率为90.0%，mp 112.4～113.9℃（文献［11］：mp 111～112℃）。

^{1}H-NMR（400MHz，$CDCl_3$）δ：4.90（1H，s），4.42（1H，d，J=5.6Hz），4.17（1H，s），4.14～4.16（1H，m），4.07（1H，d，J=7.6Hz），3.79～3.80（2H，m），3.54～3.59（1H，m），2.58～2.64（4H，m），1.51～1.55（4H，t，J=6.8Hz），1.25～1.34（36H，m），1.12（3H，d，J=6.0Hz），0.86（6H，t，J=5.6Hz）。

2. 1,1-二(十二烷基磺酰基)-2,3,4,5-四羟基己烷（134-14）的制备

在反应瓶中加入冰醋酸160mL和 **134-13** 22.0g（40mmol），室温下搅匀后滴入30% H_2O_2 150mL，滴加完后升温至60～65℃搅拌反应4h。反应完，将反应液冷却至室温，过滤，滤饼用少量去离子水洗涤后干燥，得白色固体 **134-14** 21.2g，收率为86.2%，mp 110.3～111.6℃（文献［11］：mp 114～116℃）。

^{1}H-NMR（400MHz，$CDCl_3$）δ：4.68（2H，brs），4.52（1H，s），4.16～4.20（1H，m），3.77～3.85（1H，m），3.43～3.59（4H，m），1.84～1.90（4H，m），1.44～1.46（4H，m），1.33（3H，d，J=4.0Hz），1.26（32H，brs），0.88（6H，t，J=4.4Hz）。

3. 5-脱氧-L-阿拉伯糖（134-15）的制备

在反应瓶中加入二噁烷180mL和 **134-14** 18.0g（29mmol），搅拌溶解，加入25%氨水180mL，室温搅拌反应2h。过滤，滤液用乙酸乙酯（100mL×2）洗涤，所得的水相即为 **134-15** 的水溶液，不需纯化直接用于下步反应。

4. 2,3,4-*O*-三乙酰基-5-脱氧-L-阿拉伯糖苯腙（134-17）的制备

在反应瓶中加入上步制备 **134-15** 水溶液（一批量）和冰醋酸80mL（反应过程在氩气保护下进行）调至pH=6，加入乙酸乙酯70mL，冷却至5℃，加入苯肼2.12mL（21.6mmol），保温（5℃）反应1.5h。反应完，分离出乙酸乙酯层，依次用去离子水（50mL×2）、饱和NaCl溶液（50mL）洗涤，用无水 Na_2SO_4 干燥，过滤，滤液即为化合物 **134-16** 的乙酸乙酯溶液。

在另一反应瓶中加入 **134-16** 的乙酸乙酯溶液（上述制备一批量）、4-二甲基氨基吡啶（DMAP）514mg（4.2mmol）和乙酐6.8mL（71.2mmol），室温下搅拌反应8h。加入去离子水50mL，搅拌30min后静置，分出乙酸乙酯层，依次用饱和 $NaHCO_3$ 溶液（50mL）、饱和NaCl溶液（50mL）洗涤，用无水 Na_2SO_4 干燥，过滤，滤液减压蒸除溶剂，得到橘红色油状物 **134-17** 8.0g，不需纯化直接用于下步反应。

5. 2-氨基-6-[(1*R*,2*S*)-1,2-二羟基丙基]-4(1*H*)-蝶呤酮（134-21）的制备

在反应瓶中加入由甲醇500mL、上步得到的 **134-17** 8.0g和无水高氯酸锂446mg（4.2mmol），搅拌均匀后再加入2,4,5-三氨基-6-羟基嘧啶硫酸盐（**134-18**）3.4g（14.2mmol）、NaOH 1.14g（28.4mmol）和去离子水40mL所配成的溶液，在氩气保护下升温回流搅拌反应8h。将含 **134-19** 的反应液冷却至室温，滴入30% H_2O_2 7.2mL（71mmol），室温搅拌反应12h。在0℃下冷却2h后过滤，滤饼用少量甲醇和去离子水洗涤，抽干，所得深褐色固体 **134-20** 与10%盐酸（50mL）在另一反应瓶中（在氩气保护下）回流搅拌反应 30min。反应结束后减压蒸除溶剂，剩余物中加入 10%氨水 40mL，于 0℃下放置过夜。过滤，滤饼用去离子水和少量丙酮洗涤，抽干，干燥，所得粗品用 50%乙酸重结晶，得浅黄色固体 **134-21** 2.93g。5 步反应的收率为 42.3%。**134-21** mp >280℃，$[\alpha]_D^{20}=-65.5°$（$c=0.2$，0.1mol/L 盐酸）［文献［13］：mp >300℃，$[\alpha]_D^{20}=-66.8°$（$c=0.2$，0.1mol/L 盐酸）］。

^{1}H-NMR（400MHz，$CDCl_3$）δ：9.40（1H，s），6.10～6.80（5H，brs），5.41（1H，d，$J=5.2$Hz）4.57～4.67（1H，m），1.66（3H，d，$J=6.4$Hz）。

6.（6*R*）-2-氨基-6-［（1*R*，2*S*）-1，2-二羟基丙基］-5，6，7，8-四氢蝶啶-4（1*H*）-酮二盐酸盐（盐酸沙丙蝶呤）（134）的合成

在氢化釜中加入 **134-21** 2.4g（10.1mmol）、二氧化铂 104mg（0.48mmol）和去离子水 120mL，搅拌下加 10%四乙基氢氧化铵 30mL 调至 pH=2，用 H_2 置换釜内空气 3 次后，维持 H_2 压在 1.0MPa 下，室温反应 24h。反应完，反应液加浓盐酸 12mL 酸化，过滤，滤液减压蒸除溶剂，剩余物中（6*R*）/（6*S*）异构体的比率约为 12.0。用乙醇/10%盐酸（1∶1）重结晶，得白色针状结晶 **134** 2.7g，收率为 81.5%，mp 250～252℃（分解），$[\alpha]_D^{20}=-6.69°$（$c=0.68$，0.1mol/L 盐酸）［文献［1］：$[\alpha]_D^{20}=-6.39°$（$c=0.68$，0.1mol/L 盐酸）］，纯度为 99.6%［HPLC 归一化法（条件同合成路线二中所述）］。

^{1}H-NMR（400MHz，D_2O）δ：3.80～3.89（4H，m），3.61～3.67（1H，m），1.36（3H，d，$J=4.4$Hz）。

^{13}C-NMR（100MHz，D_2O）δ：159.9，154.7，153.1，87.8，73.6，70.3，55.8，39.4，21.9。

HR-ESI-MS（*m/z* *Q*）：242.1245［M−2HCl］$^+$。

合成路线四：一种以消旋体中间体拆分路线合成盐酸沙丙蝶呤的方法。该路线以 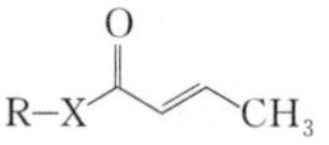

为起始中间体，式中 R 可以是—$CH_2CH_2CH_3$、、—CH_3，其中 X 可以是—NH、O 和—NH 等，以 R=—$CH_2CH_2CH_3$，X=—NH 为例介绍该合成路线（参见文献［15～18］）。

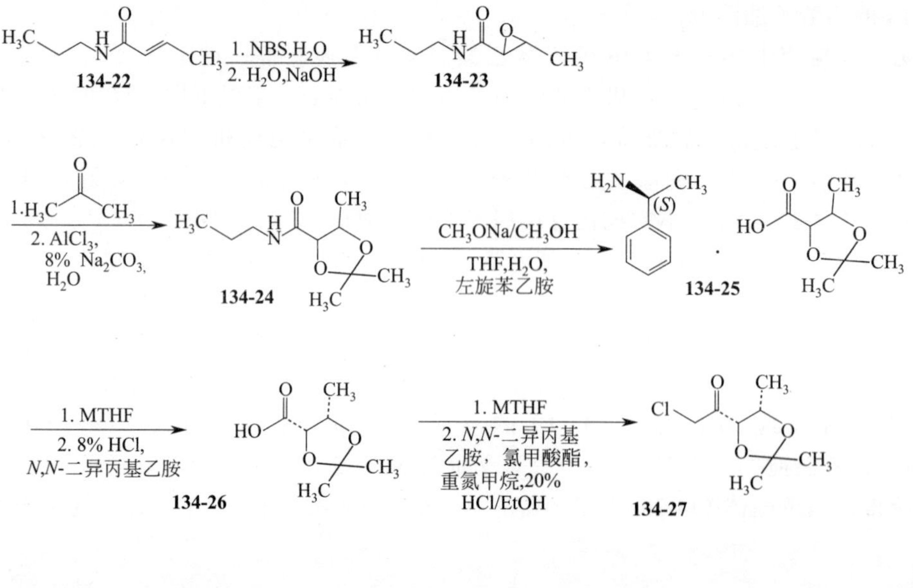

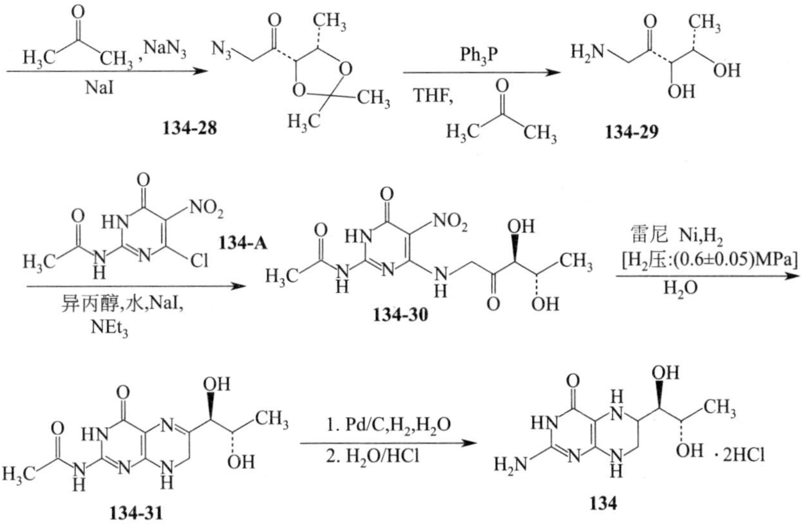

1. 2,3-环氧丁酸丙酰胺（134-23）的制备

往 2000L 反应釜中加入 950L 纯水，95kg（1eq）巴豆酸丙酰胺（**134-22**）（10mL/g），将体系升温到（40±5)℃，加入 208kg（1.5eq）NBS（*N*-溴代丁二酰亚胺；succinbromimide），保温搅拌反应 3h。反应完，向体系中加入 300kg（1.5eq）15%的 NaOH 溶液，保温反应 3.5h。提取，浓缩，得 **134-23** 67.6kg，收率为 63%。

2. 2,3-丙缩酮丙基丁酰胺（134-24）的制备

往 2000L 反应釜中加入 219kg（8eq）丙酮，搅拌下，加入 25kg（0.4eq）的 $AlCl_3$，控温在（20±5)℃下，加入 67.6kg（1.0eq）**134-23**，保温搅拌反应 8h。向体系再加入 939kg 的 8%的碳酸钠（1.5eq）溶液，体系经分液，提取，浓缩得到 75.1kg **134-24**，收率为 79%。

3. 2,3-丙缩酮丁酸苯乙胺盐（134-25）的制备

向 1000L 反应釜中加入 450.6L 的四氢呋喃，75.1kg（1eq）**134-24**（6mL/g），升温至（30±5)℃，加入 11.3g（1.2eq）纯水和 117.2kg（1.2eq）29%甲醇钠的甲醇溶液，保温搅拌反应 6h。离心，滤饼用 525.7L（7mL/g）的四氢呋喃溶解，加入 127.1kg（2eq）L-*α*-苯乙胺，于（22±5)℃保温反应 4h。离心，干燥，得 27.3kg（**134-25**），收率为 26%。

4. (4*S*,5*S*)-2,2,5-三甲基-1,3-二氧杂环戊烷-4-甲酸（134-26）的制备

向 72L 反应瓶中加入 28L 的 2-甲基四氢呋喃（MTHF），5.6kg（1eq）**134-25**（5mL/g），再在搅拌下向体系加入 8%稀盐酸水溶液调节 pH 为 2±0.5，控温在（0±5)℃下，保温搅拌反应 1h。分相，分取有机相，向有机相中加入 4.5kg（1eq）的 *N*,*N*-二异丙基乙胺，将体系浓缩得 **134-26** 3.0kg，收率为 95%。

5. (4*S*,5*S*)-2,2,5-三甲基-5-氯乙酰基-1,3-二氧杂环戊烷（134-27）的制备

在 72L 反应瓶中加入 30L 的 2-甲基四氢呋喃（MTHF）和 3.0kg 的 **134-26**（10mL/g）、4.3kg（2eq）的 *N*,*N'*-二异丙基乙胺，搅拌下降温至（−20±5)℃，再加入 2.7kg（1.3eq）的氯甲酸酯，保温搅拌下反应 1.5h。通入重氮甲烷气体 1.5h。加入 10.3kg（3eq）的 20%氯化氢乙醇溶液，反应 1.5h。加入三乙胺调节 pH 至 8±0.5，提取，分液，浓缩，得到 3.1kg **134-27**，收率为 85%。

6. (4*S*,5*S*)-2,2,5-三甲基-5-(2-叠氮基乙酰基-1,3-二氧杂环戊烷)（134-28）的制备

在 72L 反应瓶中加入 31L 的丙酮溶剂、3.1kg **134-27**（10mL/g）、1.9kg（1.8eq）的叠

氮钠和0.5kg（0.2eq）的碘化钠，体系在（30±5)℃保温搅拌反应25h。过滤，浓缩，得到含3.05kg **134-28** 的丙酮溶液，收率为95%。

7. (3*S*,4*S*)-1-氨基-3,4-二羟基-2-戊酮（134-29）的制备

在100L反应釜中，加入30.5L（10mL/g）THF、4.4kg（1.1eq）的三苯基膦和0.3kg（1.1eq）水，体系用枸橼酸调至pH=3±0.5（在搅拌下），加入含3.05kg（1eq）**134-28** 的丙酮溶液，保温搅拌（20±5℃）反应8h。抽滤，浓缩，得到含1.8kg的 **134-29** 的滤液，直接投下一步反应，收率为90%。

8. 2-乙酰氨基-5-硝基-6-[(3*S*,4*S*)-3,4-二羟基-2-氧代戊基氨基]嘧啶-4-酮（134-30）的制备

往50L反应瓶中加入18.9L（9mL/g）异丙醇，2.3L（1.1mL/g）纯水、0.1kg（0.1eq）NaI、1.76kg（1.1eq）的化合物 **134-A**（2-乙酰氨基-6-氯-5-硝基-3*H*-嘧啶-4-酮），0.92kg（1eq）的 **134-29** 和3.5kg（5eq）三乙胺，搅拌，体系于（50±5)℃保温反应6h。加入磷酸二氢钾-磷酸氢二钾水溶液调节体系pH至7±0.5，过滤，得1.02kg **134-30**，收率为45%。

9. 乙酰氨基-7,8-二氢蝶呤（134-31）的制备

在100L高压釜中加入2.0kg（1eq）的 **134-30**、70L（35mL/g）纯水和0.6kg（0.3g/g）雷尼Ni催化剂，用 N_2 置换釜中空气三次，再用 H_2 置换釜中 N_2 三次，充 H_2 至压力为(0.6±0.05)MPa，控温至（20±5)℃，充氢搅拌反应20h。反应完，将反应液过滤，调节pH=11.5±0.5，得到含1.7kg **134-31** 的水溶液，直接用于下步反应。

10. (6*R*)-四氢生物蝶呤二盐酸盐（盐酸沙丙蝶呤）(134）的合成

在氢化釜中加入上步制备的含 **134-31** 1.7kg的水溶液和0.255kg（0.15g/g）的20% Pd/C催化剂，通入 H_2 至釜内压力（釜应预先排净空气）为（0.6±0.05)MPa，搅拌下将体系控温在（20±5)℃，压力在（0.6±0.05)MPa氢化反应80h。反应完全后，淬灭到10.29kg（7eq）15%的稀盐酸中，充分搅拌后，抽滤，干燥，得粗品 **134**。粗品 **134** 用25L（14.7mL/g）甲醇于（20±5)℃重结晶纯化，得到0.95kg **134** 纯品，收率为50%，纯度为98.5%，对映体过量（ee值）99.2%。

综合上述合成路线进行分析，前三种合成路线都要通过制备5-脱氧-L-阿拉伯糖中间体这一步，而该中间体在反应溶液中易降解，且前三种合成路线合成产品的立体选择性不高，而第四种合成路线适合工业化生产，且产品纯度高，收率高，产物立体选择性高。

参考文献

[1] US，4713454，1987.

[2] EP，0191335，1986.

[3] 日本公开特许，1985—204786.

[4] EP，0153696，1985.

[5] CN，102443006 B，2016.

[6] WO，048451 A_1，2012.

[7] US，0142573 A_1，2006.

[8] WO，088979 A_1，2009.

[9] 武梅，等．中国医药工业杂志，2016，47（7)：832-834.

[10] WO，157388，2011.

[11] WO，070862，2006.

[12] Randi K G. J Org Chem，2012，77（5)：2134-2141.

[13] Morik，et al. Eur J Org Chem，1989，(12)：1267-1269.

[14] 日本公开特许，1984-21685.

[15] CN，102633799 B，2014.

[16] CN，102627644 B，2014.
[17] WO，049614 A_2，2005.
[18] Matsuura S，et al. Heterocycles，1985，23：3115-3120.
[19] 艾敏．药学进展，2015，46（4）：259-264.
[20] 王卓飞，等．生物科学进展，2015，46（4）：259-264.
[21] 田静朴，等．医学综述，2015，21（22）：4061-4064.
[22] 吴叶红，等．中国新药杂志，2009，18（6）：478-479.
[23] 田颖，等．科学技术与工程，2013，13（22）：6564-6568.
[24] 世界临床药物，2008，（2）：65-66.
[25] WO，152609 A_1，2013.
[26] Matsuura S，et al. Bull Chem，Soc Jpn，1975，48：3767.
[27] Patterson E L，et al. J Am Chem Soc，1956，78：5868-5871.
[28] Morik K，et al. Eur J Org Chem，1989，（12）：1267-1269.
[29] WO，152608 A_1，2013.
[30] CN，101160310B，2010.
[31] CN，10103893，2012.
[32] 日本公开特许，2009-298754.

135 瑞加德松（Regadenoson）

【别名】 瑞加诺松，CVT-3146，Lexiscan®，类伽腺苷，Rapiscan。

【化学名】 2-[4-[(Methylamino)carbonyl]-1*H*-pyrazol-1-yl]adenosine；1-(6-amino-9-β-D-ribofuranosyl-9*H*-purin-2-yl)-*N*-methyl-1*H*-pyrazole-4-carboxamide；[1-[9-[(4*S*,2*R*,3*R*,5*R*)-3，4-dihydroxy-5-(hydroxymethyl) oxolan-2-yl]-6-aminopurin-2-yl] pyrazol-4-yl]-*N*-methylcarboxamide。

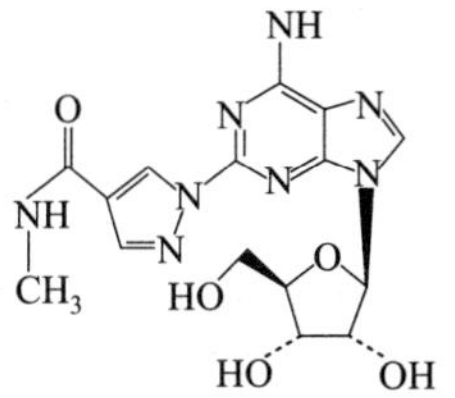

瑞加德松	CAS [313348-27-5]	$C_{15}H_{18}N_8O_5$	390.36
瑞加德松一水合物	CAS [875148-45-1]	$C_{15}H_{18}N_8O_5 \cdot H_2O$	408.38

【研发厂商】 由美国 Gilead Sciences 公司原研，开发上市公司为吉利德帕洛阿尔托股份有限公司（CV Therapeutics Inc）。

【首次上市时间和国家】 2008 年首次在美国上市。

【性状】 白色至类白色固体，mp 177～188℃，也有文献报道 mp 179～186℃。

【用途】 本品是一种新型低亲和力 A_{2A} 腺苷受体激动剂（$K_1 \approx 1.3\mu mol/L$），对 A_1 腺苷受体亲和力低，仅为 1/10（$K_i > 16.5\mu mol/L$），对 A_{2B} 和 A_3 腺苷受体的亲和力很弱（如果有的话）。本品激活 A_{2A} 腺苷受体，选择性地作用于冠状动脉，引起血管扩张。它能增加冠脉血流量，且其对冠脉血管扩张作用时间比腺苷更长，但不会引起显著的低血压和其他不良反应。临床上本品用作心脏造影中的冠状血管扩张剂。

【合成路线】 推荐文献 [12] 的合成路线。

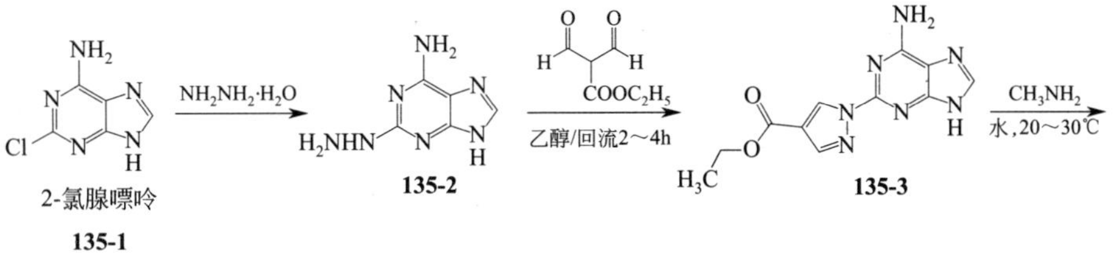

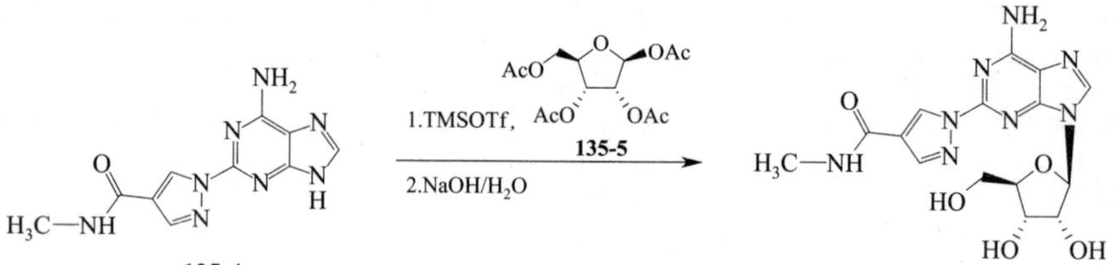

135-4　　135

1. 2-肼基腺嘌呤（135-2）的制备

在反应瓶中加入2-氯腺嘌呤（**135-1**）（纯度为98.3%）422.5g（2.5mol）和85%的水合肼2.5L（48.5mol），搅拌加热至120℃，在N_2保护下反应2h。冷却至室温，过滤，滤饼用水（1L）洗涤，于60～70℃减压烘干，得白色固体**135-2** 371.3g，收率为90%，mp 323～328℃（文献[12]：mp>300℃）。

2. 1-(6-氨基-9*H*-嘌呤-2-基)-1*H*-吡唑-4-羧酸乙酯（135-3）的制备

在反应瓶中加入无水乙醇7.2L，**135-2** 363.0g（2.2mol），搅拌溶解，再加入2-甲酰基-3-氧代丙酸乙酯（纯度为97.8%）435.6g（3.3mol），加热搅拌回流反应2h。反应完，将反应液冷却至室温，过滤，烘干滤饼得黄色固体**135-3** 480.5g，收率为80%，mp 308～314℃。

^{1}H-NMR（400MHz，DMSO-d_6）δ：13.19（1H，s），8.91（1H，s），8.17（1H，s），8.07（1H，s），7.60（2H，s），4.24～4.35（2H，m），1.29～1.36（3H，m）。

ESI-MS（m/z）：274 $[M+H]^+$。

3. 1-(6-氨基-9*H*-嘌呤-2-基)-1*H*-吡唑-4-甲酰甲胺（135-4）的制备

在反应瓶中加入30%甲胺溶液2.8L和上步制备的化合物**135-3** 464.1g（1.7mol），搅拌溶解，室温下反应3h。将反应液减压蒸除溶剂，剩余物中加水2.8L，室温下搅拌6h。过滤，烘干滤饼，得浅褐色固体**135-4** 350.9g，收率为80%，mp 312～318℃。

^{1}H-NMR（400MHz，DMSO-d_6）δ：12.81（1H，s），8.94（1H，s），8.32（1H，s），8.17（1H，s），8.07（1H，s），7.60（2H，s），2.75（3H，s）。

ESI-MS（m/z）：259 $[M+H]^+$。

4. [1-[9-[(4*S*,2*R*,3*R*,5*R*)-3,4-二羟基-5-(羟甲基)氧代戊烷-2-基]-6-氨基嘌呤-2-基]吡唑-4-基]-*N*-甲基甲酰胺；1-(6-氨基-9-*β*-D-呋喃核糖基-9*H*-嘌呤-2-基)-*N*-甲基-1*H*-吡唑-4-甲酰胺（瑞加德松）（135）的合成

在N_2保护下，往反应瓶中加入乙腈1.3L、化合物**135-4** 309.6g（1.2mol）和*N*,*O*-双（三甲硅基）乙酰胺237mL，搅拌混合，加热至55～60℃，全溶后滴入含1,2,3,5-四-*O*-乙酰基-*β*-D-核糖（**135-5**）（纯度98.2%）454.0g（1.4mol）的乙腈溶液（1.3L）和含TMSOTf（trimethylsilyltrifluoromethanesulfonate，三氟甲基磺酸三甲基硅酯）557g（2.5mol）的乙腈溶液（0.7L），滴加完，将反应混合物于50～60℃下搅拌反应3h。冷却至室温，加入5mol/L NaOH水溶液1.8L，室温反应3h。静置分层，分取有机相加入去离子水4.5L，加热至50～55℃，析出固体。45min后再加入去离子水4.5L，冷却至10℃，继续搅拌45min，过滤，滤饼用水（1L）洗涤，抽干，于55～60℃减压干燥，得类白色固体**135** 351g，收率为75%，mp 179～186℃（文献[13]：mp 177～188℃），纯度为98.6%（为粗品）[HPLC法：色谱柱为Agilent XDB-C_{18}柱（4.6mm×250mm，5μm）；流动相为0.01mol/L辛烷磺酸钠溶液/乙腈（70∶30）；检测波长260nm；柱温25℃；流速1.0mL/min]。

^{1}H-NMR（400MHz，DMSO-d_6）δ：8.97（1H，s），8.43（1H，s），8.35～8.37

(1H，m)，8.07（1H，s)，7.79（2H，s)，5.95（1H，d，J=6.1Hz)，5.51（1H，d，J=6.1Hz)，5.25（1H，d，J=4.6Hz)，5.02～5.06（1H，m)，4.61～4.66（1H，m)，4.18～4.19（1H，m)，3.97～3.99（1H，m)，3.56～3.72（2H，m)，2.77（3H，d，J=4.3Hz)。

^{13}C-NMR（100MHz，DMSO-d_6）δ：26.0，62.0，71.0，74.1，86.2，87.4，118.3，120.6，130.1，140.5，141.4，150.7，151.0，156.9，162.2。

ESI-MS（m/z）：391［M+H］$^+$。

参考文献

［1］ 吴立前，等．中国医药工业杂志，2014，45（6）：595-598.
［2］ 吴立前，等．中国医药工业杂志，2015，46（7）：683-686.
［3］ Jaroudi W A，et al. J Am College Cardiol，2009，54（13）：1123-1130.
［4］ Lieu H D，et al. J Nucl Cardiol，2007，14（4）：514-520.
［5］ WO，2000078779.
［6］ Zablocki J，et al. Nucleosides Nucleotides Nucleic Acids，2001，20（4-7）：343-360.
［7］ Palle V P，et al. Bioorg Med Chem Lett，2002，12（20）：2935-2939.
［8］ US，6514949，2003.
［9］ WO，2012149196.
［10］ Challenger S，et al. Organic Process Research & Development，2008，12（4）：575-583.
［11］ 吴立前，等．中国医药工业杂志，2015，（7）：5-6.
［12］ Montgomery J A，et al. J Am Chem Soc，1957，79（9）：2185-2188.
［13］ WO，2013026424.
［14］ 罗海荣，等．中国医药工业杂志，2014，45（8）：705-707.
［15］ Merck Index 15th：8247.
［16］ 尤启冬，林国强．手性药物研究与评价．北京：化学工业出版社，2011：863-864.
［17］ WO，2007092372.
［18］ Elzein E，et al. J Med Chem，2004，47（19）：4766-4773.
［19］ 黄震华．中国新药与临床杂志，2010，29（10）：793-796.
［20］ Nair V，et al. Nucleos Nucleot Nucl，2007，26（6-7）：651-654.
［21］ Jagtap P G，et al. Bioorg Med Chem Lett，2004，14（6）：1495-1498.
［22］ Matsuda A，et al. J Med Chem，1992，35（2）：241-252.
［23］ Nair V，et al. J Org Chem，1985，50（3）：406-408.
［24］ Lee J，et al. Bioorg Med Chem Lett，2003，13（6）：1087-1092.
［25］ Tilburg E W，et al. J Med Chem，2002，45（2）：420-429.
［26］ WO，2008143667.
［27］ Francom P，et al. J Org Chem，2003，68（2）：666-669.
［28］ Robins M J，et al. Can J Chem，1981，59：2608-2611.
［29］ 邹栩，等．世界新药动态与分析．上海：第二军医大学出版社，2010：212-214.
［30］ Niiya K，et al. J Med Chem，1992，35（24）：4557-4561.
［31］ Major D T，et al. J Org Chem，2002，67（3）：790-802.
［32］ US，5208327，1993.
［33］ Robins M J，et al. Can J Chem，1981，59：2601-2607.
［34］ Qu G，et al. Indian J Chem，Sec B，2005，44（1）：196-197.
［35］ Korboukh I，et al. J Med Chem，2012，55（14）：6467-6477.
［36］ Andrzejewska M，et al. Nucleos Nucleot Nucl，2002，21（1）：73-78.
［37］ US，200590660.
［38］ Hocek M，et al. Collect Czech Chem Commun，2002，67（3）：325-335.
［39］ WO，2005056571.
［40］ WO，2008/745.
［41］ Braendvang M，et al. Synthesis，2006，（18）：2993-2995.
［42］ Zhang B，et al. Biochemistry，2007，46（13）：4100-4109.
［43］ US，5696255，1997.
［44］ US，2005/106101.
［45］ Allin S M，et al. Tetrahedron，2008，64（33）：7745-7758.

[46] Berzin V B, et al. Rus J Bioorg Chem, 2009, 35 (2): 193-196.
[47] Nbile M, et al. Biocatal Biotransform, 2010, 28 (5~6): 395-402.
[48] Walt D R, et al. J Am Chem Soc, 1984, 106 (1): 234-239.
[49] Taverna-Porro M, et al. Tetrahedron Lett, 2008, 49 (16): 2642-2644.
[50] US, 6403567, 2002.
[51] Gao Z, et al. J Pharmacol Exp Ther, 2001, 298: 209.

中文名索引
(中文名后为该药物在本书中的编号)

英文名索引

（英文名后为该药物在本书中的编号）

分子式索引

(分子式后为该药物在本书中的编号)

美国化学文摘CA登记号索引

（CA登记号后为该药物在本书中的编号）